七　律

——著《望目辨证诊断学》有感

王今觉

遥辞日下陟冰峰，

云霭苍茫渺鹘鹰。

驰马天山腾紫雾，

驱驼瀚海战黄风。

丽天日月立纬经，

彻地雷光示晦明。

半世精研察目奥，

解玄祛痰撣殷柽。

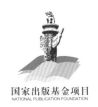

国家出版基金项目
NATIONAL PUBLICATION FOUNDATION

望目辨证诊断学

王今觉　著

中国中医药出版社

·北　京·

图书在版编目（CIP）数据

望目辨证诊断学 / 王今觉著 . -- 北京 : 中国中医药出版社，2013.12
（2025.4 重印）
ISBN 978-7-5132-1646-3

Ⅰ.①望… Ⅱ.①王… Ⅲ.①望诊（中医）—辨证—诊断学
Ⅳ.① R241.2

中国版本图书馆 CIP 数据核字（2013）第 286064 号

中国中医药出版社出版

北京经济技术开发区科创十三街 31 号院二区 8 号楼
邮政编码　100176
传真　010-64405721
山东临沂新华印刷物流集团有限责任公司印刷
各地新华书店经销

开本 889×1194　1/16　印张 63　字数 1548 千字
2013 年 12 月第 1 版　2025 年 4 月第 5 次印刷
书号　ISBN 978 - 7 - 5132 - 1646 - 3

定价　398.00 元
网址　www.cptcm.com

服 务 热 线　010-64405510
购 书 热 线　010-89535836
维 权 打 假　010-64405753

微信服务号　zgzyycbs
微商城网址　https://kdt.im/LIdUGr
官 方 微 博　http://e.weibo.com/cptcm
天猫旗舰店网址　https://zgzyycbs.tmall.com

内容提要

《望目辨证诊断学》在继承《内经》和华佗望目诊病理论基础上，揭示脏腑在白睛的分布部位，开创性地阐述目裹特征、黑睛特征、白睛特征（包括白睛形态特征、白睛血脉特征）及其相互关系与变化所具有的普遍规律、临床意义和诊断全身各科疾病证候的理论和方法。

著者研究"望目辨证"已 52 年之久。全书写作历时 12 年有余，共计 150 余万字，1000 多幅珍贵眼象图片，便于读者学习掌握。

运用"望目辨证"诊断法可以使中医诊断比仅仅运用观察舌象、脉象诊断法更直观、更客观、更具体、更全面、更准确、更及时、更具有前瞻作用和推测预后作用，如将"望目辨证"诊断法与当前广泛应用的传统舌诊、脉诊正确结合运用，可使中医临床诊断更加准确、及时。

本书具有突出的当代中医学特点，并为临床诊断疾病证候和未病先防提供了自汉代华佗以降失传一千余年的具有中医学传统的望目诊断学理论和方法，也为进一步研究和发展中医学打下基础。本书可供中医临床、科研、教学等中医工作者使用。对于医学专业以外的读者来说，在阅读本书之后，可大体得知自身健康状况，为未病先防，或为采用中医方法体检提供一个新途径。

路 序

　　《黄帝内经》是中医理论的渊薮，指导临床之圭臬，是中国特色原创思维的源泉，是取之不尽、用之不竭的宝贵财富，有待我们认识和发扬。《素问·五脏生成》曰"诸脉者皆属于目"，《灵枢·大惑论》曰"目者，五脏六腑之精也，营卫魂魄之所常营也……是故瞳子黑眼法于阴，白眼赤脉法于阳也，故阴阳合传而精明也"。《素问》《灵枢》中更有多篇经文（如《根结》篇）记述"命门者，目也"之论。在中医学发展过程中，历代不少医家对"命门"学说非常重视。考"命门"内系元阴元阳，为水火生命之源，目窍乃精气出入之门户，医家通过"生命之门"可以观察人体气血精气等生命情状。由此可见，早在《内经》时期，我们的前辈医学家已经十分重视目窍。新中国成立以来，在党的中医政策照耀下，一些医家（如朱老良春等）依据上述理论而有"观眼识痔""肝炎与眼血管变化"等报道，充分表明了内脏一有失调即可从眼象中表现出来，故《灵枢·五癃津液别》篇云："五脏六腑……目为之候。"

　　望诊在中医四诊中居于首位。《难经·六十一难》云"望而知之谓之神"。"望目辨证"属于望诊范畴，具有神奇与传神之处。色者，神之旗也。可见，望诊具有十分重要意义。《景岳全书·论难易》云："望闻问切，欲于四者去其三，吾恐神医之不神矣。"因此，我们如果既能准确掌握"望目辨证"理论和方法，又能熟练运用四诊合参，自能更好地分析病证，更有效地解决患者的病痛。

　　《望目辨证诊断学》共分五卷。第一卷为望目辨证的理论基础，从目之解剖结构、目与全身脏腑经脉关系记述"望目"的组织基础及中医学理论基础；第二卷为望目辨证方法及眼象特征，记述著者总结发现的与传统习用的"五轮八廓"等多种关于脏腑分布部位明显不同的五脏六腑、奇恒之腑在白睛的分布部位，记述白睛特征、白睛血脉特征的解剖组织基础、中医学原理及其临床意义；第三卷至第五卷属各论性质，从中医学角度客观具体阐述目裹、黑睛、白睛的颜色、形态特征，白睛上的形态特征如点、条、斑、雾漫、月晕、结、包、丘、岗、岛、泡的分布部位和临床诊断意义，白睛血脉分布部位、颜色、形态、粗细、长短、浮沉、相互关系及其变化等具有的临床诊断意义，记述望目辨病位、病因、病机、病性、病势、十六纲及脏腑证候，提示出"目"与全身各脏腑客观存在的联系和脏腑"辨证"规律，指出通过"望目"可以"辨证"，即著者首创之"望目辨证"。"望目辨证"在同一疾病中能诊断不同患者的个性证候特征，而在不同患者中可以体现同一证候的共性，从而为临床诊断提供一个新的理论和方法。全书记述翔实、直观、客观，容易学习，便于掌握，图文并茂，十分难能可贵。

王今觉教授是中国中医科学院中药研究所研究员、主任医师，2003 年以师承导师来我院授业解惑，得以相识，知其毕业于北京中医学院（现北京中医药大学）中医专业，业医五十余年，曾带研究生，他嗜经典如甘旨，沉潜好学，勤求古训，重视临床，善于总结，博采众长，淡泊名利，性格直爽，心胸坦荡，以病人为亲人，疗效卓著，《内经》说"志闲而少欲，心安而不惧"恰似对他的写照。早在中学时代起，即拜其父之友名老中医二人为师，对望诊产生好奇；工作后，以钻研望目诊病为己任，朝揣夕摩，寒暑不辍，比对五十余年研究总结，终于历经十二寒暑，在继承《黄帝内经》《中藏经》及华佗望目诊病理论基础上著成具有明显中医特色并融汇现代医学知识的专著——《望目辨证诊断学》，这是自华佗以来的重要发现。在本书出版之际，得以先睹为快，诚所谓"有志者事竟成"，故乐为之序。

国医大师　中国中医科学院广安门医院主任医师

路志正

2012 年 7 月 8 日于北京怡养斋

颜 序

在《黄帝内经》中，有多篇经文阐述了"目"与全身脏腑经络密切关联；有多篇经文论及"命门者，目也"，指出"目"是生命之门。汉·华佗提及通过观察白睛上众多细小血脉的"形色丝络"可以"验内之何脏腑受病"。这些论述为王今觉教授通过观察双目、重点观察白睛以诊知内脏病证提供了"望目辨证"的中医学理论基础。

健康者之白睛，无论球结膜或球结膜之下巩膜表面或巩膜之内，均不呈现明显血管，仅在穹隆部有微细血管，一般难被窥及。但是，当身体发生某种病变时，我们可以在双目的相关部位视及动脉、静脉、血管网或静脉丛所出现的变化；当结膜、角膜、虹膜或睫状体等罹病时，虽然也可有血管明显变化，但与反映五脏六腑病证的特征存在区别。西医学认为，当巩膜内的血管显露时，大约有50％病例可以找到全身疾病。王今觉教授从中医学角度指出，只要身体患病，尽管病情极其轻浅，甚至人体毫无感觉时，在白睛的相应部位即可明显呈现某些具有相关诊断学意义的特征，并可被诊察之。

《望目辨证诊断学》以临床实践为依据，具体记述了人体五脏六腑、奇恒之腑在白睛的分布部位，并从西医学角度记述"望目辨证"的解剖生理基础、从中医学角度记述了"望目辨证"的中医学理论基础和"望目辨证"理论；其记述的白睛特征和白睛血脉特征的临床意义和"望目辨证"方法，既具有中医学特色，又发扬了中医学的传统优势。著者在书中的某些部分，如西医学的"布散"作用与中医学的"气化"作用等等，已初步涉及中医学与西医学的一些异曲同工之处。如果以本书某些内容为切入点，可能进一步发现中医学理论的一些现代数据，使中医学和当代科学技术紧密结合，从而创造出新的具有中国特色的中国医学。

"望目辨证"具有明显的诊断学优势，比仅仅应用观察舌象、脉象、诊断法更直观、更客观、更全面、更准确、更及时、更具有前瞻作用和推测预后作用。如果将"望目辨证"与其他诊法共同应用，则可使中医诊断更准确。

书中关键内容附有插图和彩色照片，图文并茂，便于实际应用，具有临床使用价值。

王今觉教授是我的学生，毕业后由国家统一分配到新疆边境地区工作。他运用中医和西医两门科学为新疆各兄弟民族诊病疗疾，刻苦钻研医学理论，认真总结临床经验，在调回中国中医科学院之后，仍然勤学不辍，现已学验俱丰，终于总结出了五十多年临床实践经验，并历时十二年著成《望目辨证诊断学》专著。当本书出版之际，我写一篇序文，愿与读者共飨。

国医大师　北京中医药大学教授

颜正华

2012 年 7 月 10 日

🔲 刘 序

　　尽管早在《黄帝内经》时期就已经提到了"目"的不同部位与脏腑的对应关系，如《灵枢·大惑论》"精之窠为眼，骨之精为瞳子，筋之精为黑睛，血之精为络，其窠气之精为白眼，肌肉之精为约束"。后世医家据此归纳为"五轮学说"：即瞳仁属肾，称为水轮；黑睛属肝，称为风轮；两眦血络属心，称为血轮；白睛属肺，称为气轮；眼睑属脾，称为肉轮。并且认为，观察五轮的形色变化，可以诊察相应脏腑的病变，但并未形成系统的望目辨证体系，所以临床应用受到了很大的限制。

　　王今觉先生在熟练掌握传统诊断技术的基础上，经过五十余年的临床实践，在《黄帝内经》理论和华佗望目诊病论述基础上，创建了"望目辨证诊断学"并写成了专著。全书百余万字，图文并茂，内容丰富，叙述详尽，同时还融入了现代医学知识。"望目辨证诊断学"在对眼睛的颜色、形态、动作等各种特征进行详尽观察的基础上，对于白睛的颜色和白睛的各种形态特征，如点、条、斑、雾漫、月晕、结、包、丘、岗、岛、泡等，以及白睛的血脉特征如颜色、形态、长短、粗细、浮沉、血脉根支及走向等仔细观察，详尽阐述了脏腑在白睛上的定位与证候间的关系等，具有诊断直观、客观、及时、准确、全面、方便、迅速、不易受外界影响等特点。该方法具有简单易学的特点，不仅适用于指导临床医师诊断疾病，而且还可以指导非医学专业读者了解自身健康状况，是对中医诊断学的重要完善和发展。

有幸在付梓之前能够先睹王先生大作，感受颇多。我深深体会到，此书是王先生用"心"所写，不光有临床详尽观察的记载，更有其敏锐独特的理论升华。它展示给大家的不光是丰富、系统的望目辨证方法，更有如何在临床实践中开展中医研究的独特方法，是难得的一部实践与理论结合的大作！作者理论扎实，经验丰富，医文俱佳，在本书付梓之际，欣然命笔，爰为之序！

中国中医科学院常务副院长　首席研究员

刘保延

2013 年 10 月 22 日

自 序

《灵枢·根结》云"命门者，目也"，指出眼睛是"命门"，这也就是说，眼睛是生命之门。我们通过生命之门可以观察生命内在的情状。《黄帝内经》中有很多观察眼睛变化以诊断病证的论述，这表明先辈医学家早在数千年前的《黄帝内经》时代已经发现"望目"可以诊断疾病。

据明·王肯堂《证治准绳》记载："华元化云：'目形类丸，瞳神居中而前，如日月之丽东南而晚西北也。内有大络六，谓心、肺、脾、肝、肾、命门各主其一；中络八，谓胆、胃、大小肠、三焦、膀胱各主其一；外有旁支细络，莫知其数，皆悬贯于脑，下连脏腑，通畅血气往来，以滋于目，故凡病发，则有形色丝络显见，而可验内之何脏腑受病也。'"根据《证治准绳》的记载，著者得知，汉代华佗继承并进一步发展了《黄帝内经》的医学理论和诊断方法。可惜，由于诸侯淫威，兵燹浩劫，世事沧桑，年代浸远，导致医圣华佗通过生命之门以观察人体生命情状的理论与方法自汉末至今已失传一千八百余年。

1960 年 2 月，我一边上高中，一边拜父亲的尹姓朋友之妻汪大夫和父亲的朋友李佑生大夫为师，开始正规学习中医。在学徒期间，看到家传医籍中华佗的论述，甚为钦佩和好奇。但是，全身疾病怎样在白睛上出现反应？各种"形色丝络"在白睛的不同部位与何脏腑相关？如何在"病发"时观察白睛的"形色丝络"？白睛特征、白睛血脉特征等眼部特征与全身疾病究竟存有何种内在联系？为什么存有内在联系？其规律是什么？这一系列的问题一直深深萦绕在我的心中。

1962 年，我考取北京中医学院（现北京中医药大学）中医系系统学习中医学和西医学，此后又历经五十余年不断实践，考虑到华佗提出的"大络""中络"在内眼，但限于华佗所处历史条件，推测华佗应当主要依靠肉眼观察患者外眼的"形色丝络"等特征以诊断"内之何脏腑受病"，终于总结分析出各脏腑在白睛的具体分布部位、白睛形色丝络所具有的中医学诊断意义，以及如何通过"望目"诊断五脏六腑、奇恒之腑的证候。

所谓"望目"，是望诊双目，全面观察双目变化，既望诊目裹、黑睛，也望诊白睛，而重点望诊双目白睛形态特征和血脉特征。"辨"是辨别、辨析、辨认、辨清。"证"指"证候"，又可称"候"。这些"证候"在同一疾病中，体现人体所患疾病的个性；在不同疾病中，可体现疾病所具有的共性。这种通过全面观察双目变化，从病位、病因、病性和病机角度综合客观辨析全身脏腑各科疾病证候、推测病势为主要特点的诊断学理论与方法符合中医学理论，著者命之曰"望目辨证诊断学"。

眼部征象可称作"眼象"。运用"望目辨证"可以使中医诊断比仅仅运用观察舌象、脉象诊断法更直观、更客观、更具体、更全面、更准确、更及时、更具有前瞻作用和推测预后作用。当"望目辨证"得出的诊断与常规舌象、脉象诊断不一致时，以"望目辨证"得出的诊断为准。如将"望目辨证"诊断法与当前广泛应用的传统舌诊、脉诊等正确结合运用，并与闻诊、问诊和其他望诊及切诊合参，则可使中医临床诊断更加全面、准确、及时。

在《内经》理论基础上，形成于隋唐时代的"五轮八廓"理论和诊断方法在诊治眼科病证方面具有明显的指导意义和广泛的影响，本书之前的相关文章和专著多依此立论。然而，著者在临床实践中发现，很多疾病在水轮、风轮、肉轮并无明显变化，很难体现全面诊断中医"证候"的作用。于是，著者在《黄帝内经》理论和华佗望目诊病论述基础上，继承和借鉴古今散见的望眼诊病文献，努力发掘中医学宝库中的瑰宝，认真总结五十余年临床经验和研究成果，历经十二寒暑，终于著成《望目辨证诊断学》。"望目辨证诊断学"属于中医学望诊范畴，体现的理论和诊法有别于"五轮八廓"理论和诊断方法，适用于诊断全身各科病证。

著者认为，"证候"是"病"的一部分，是疾病具有个性的部分，"证"不能代替"病"。在同一疾病中，"证"体现出"病"的个性；在不同疾病中，"证"体现出"病"的共性。医者务必认识到"证"与"病"密切联系，也务必要认识到不能舍弃"病"而单独研究"证"。但是，"证"确实有其立论依据。"望目辨证诊断学"即通过"望目"以辨析疾病的病位、病因、病机、病性、病势以诊断疾病"证候"的诊断学理论和方法。从辨证方法的角度看，"望目辨证诊断学"属于"脏腑病因、病机辨证法"。

《书经·商书·说命下》曰："人求多闻，时惟建事。学于古训，乃有获。"《诗经·大雅》云："靡不有初，鲜克有终。"著者长达半个世纪的努力研究和总结，亦可从字面上这样理解吧！

本书为当代中医临床诊断疾病证候和治未病提供了自汉代华佗以降湮没一千八百余年的具有中医学传统的诊断学理论和方法，并为进一步研究和发展中医学打下基础。

"望目辨证"的诊断学理论和方法便于学习，容易掌握。书中内容可供中医临床、科研、教学等中医工作者使用。对于医学专业以外的读者来说，在阅读本书之后，可大体得知自身健康状况，为未病先防或为采用中医方法体检提供一个新途径，也可为进一步观察、检查提供线索。

由于著者个人见解有限，而医学实践无涯，因此书中难免挂一漏万、不够完整，甚或错误，诚盼读者、专家不吝指正，以便再版时修改、补充。

公元 2013 年 6 月　中国中医科学院　王今觉　谨识

凡 例

一、本书系通过"望目"以诊断疾病"证候"（或称"证"）的专著。同一患者可以同时罹患"寒证"和"热证"，而形成"寒热错杂"证候或"寒热夹杂"证候。在"眼象"方面，同一患者的不同"眼象"所表示的"证候"既可以出现于寒证中，也可以出现在热证中。

二、本书所述"证候"依脏腑相生的生理规律为序，每一脏腑按虚、实、虚实夹杂顺序记述；寒热证候则按寒证在前、热证在后的顺序记述。如某一证候涉及两个或两个以上脏腑，则在最后出现的脏腑所在章节中记述。当涉及眼象时，一般依第二卷第二篇记述的先后顺序。但是，其某一眼象尤为重要时，则优先记述。

三、每一脏腑的虚、实和虚实夹杂证候，均首先记述本脏腑证候，次述与相关脏腑形成的证候，但仍按脏腑相生的顺序记述。

四、女子胞和男子外肾的病证均归入第五卷·第三篇·第三章记述，其余尚有很多与女子胞和男子外肾相关的证候，则仍置于相应脏腑病证中记述。

五、一张照片中有时有多种特征，为方便读者辨认，每幅照片均以箭头标示所述特征。照片中，箭头前方为标示的特征。

六、常见证候尽量附以眼象照片。为使照片与文字内容一致，每幅照片均附编码。编码依卷·篇·章及证候排列为序。

七、某些眼象照片由于取材过早，限于当时摄影条件不甚理想，此次出版予以删裁，暂不收采。

八、在记述各有关眼象的文字中，为尽量完整保持望目所见各证候的特征及其依据的望目辨证原理，也为了方便读者查阅和应用本书，使望目辨证不仅具有理论价值，也能具有一定实用价值，故本书在保留完整眼象记述及尽量精简的原则下，有一些重复文字，以便读者在实际运用中可以得到较完整的印象。

九、由于眼象是在光照各不相同的诊室及病房中长期陆续摄取，限于当时的条件，有些照片的色度、亮度、对比度等不够一致，效果不尽如人意，但已收采的大部分眼象照片尽量采用较近年代的照片，基本可以说明问题，聊供学习时参考，不足之处，容再版时逐步完善。

第一卷　望目辨证的理论基础

第二卷　望目辨证方法及眼象特征

第三卷　望目辨病因、病势及相关证候

第四卷　望目辨十六纲及标本盛衰

第五卷　望目辨脏腑证候

第一卷

望目辨证的理论基础

第一篇　望目辨证的解剖组织基础

第一章　目之解剖

目，亦称眼、眼睛、眼珠、眼目等，是视觉器官，故亦可称作"视器"。"目"位于眼眶之内。从中医学角度看，"目"既可视物，又是观察人体生命状态的门户，依《内经》理论可称为"命门"。这是由于"目"通过经络气血与全身脏腑密切联系，具备反映生命状态的相应解剖基础、生理基础和病理基础。

我们的祖先在数千年前已经深知剖析人体，以观察各脏腑、组织、器官的位置、形态、结构，了解生理、病理规律及其意义。例如《素问·阴阳应象大论》指出："上古圣人，论理人形，列别脏腑，端络经脉，会通六合，各从其经。气穴所发，各有处名；溪谷属骨，皆有所起；分部逆从，各有条理；四时阴阳，尽有经纪；外内之应，皆有表里。"经文"论理人形，列别脏腑，端络经脉"即论述注重人体组织结构和解剖关系，"会通六合，各从其经；气穴所发，各有处名；溪谷属骨，皆有所起；分部逆从，各有条理；四时阴阳，尽有经纪；外内之应，皆有表里"则说明在《内经》时代，古人即已注重人体组织结构、解剖关系与内在生理联系。

《素问·太阴阳明论》云："脾与胃以膜相连耳，而能为之行其津液。何也？岐伯曰：足太阴者，三阴也，其脉贯胃属脾，络嗌，故太阴为之行气于三阴。阳明者，表也，五脏六腑之海也，亦为之行气于三阳，脏腑各因其经而受气于阳明，故为胃行其津液。"经文中，既指出脾胃的解剖关系，又指出脾胃的生理功能。

《素问·举痛论》云："黄帝问曰：余闻善言天者必有验于人，善言古者必有合于今，善言人者必有验于己。如此，则道不惑而要数极，所谓明也。今余问于夫子：令言而可知，视而可见，扪而可得，令验于己，而发蒙解惑，可得而闻乎？"《素问·气交变大论》亦云："余闻之，善言天者必应于人，善言古者必验于今，善言气者必彰于物，善言应者同天地之化，善言化、言变者通神明之理。"《灵枢·禁服》云："必审按其本末，察其寒热，以验其脏腑之病。"经文中，天与人相对，古与今相对，气与物相对，应与化相对，化、变与理相对，由此可知，早在《内经》时期，古人已提出在诊病时应注意望诊、注意问诊、注意扪诊（扪即切按之意，故扪诊又称"按诊""切诊"，西医或称"触诊"），已经十分明白观察、了解自然界是为了解决人们遇到的困难，分析古代的问题是为了解决当前存在的问题，研究病痛是为了明白患病的内在原理以祛除病痛，做到所讲道理能让人理解，所指体征能让人看得清楚，触摸可及，并能重复验证，令人茅塞顿开。可见在《内经》这部巨著中，并不厚古薄今，也不讲抽象空洞哲理。

《内经》时期的古代医家已经认识到经脉、络脉纵横分布都有一定规律，筋腱有一定的起止部位，骨骼长短大小都可以观测计量。例如《素问·皮部论》云："皮有分部，脉有经纪，筋有结络，骨有度量。"可见，古代医家十分注重观测、计量人体解剖特征和相互关系。

《内经》时期的古代医家也已经认识到人体组织结构是患病的物质基础，指出医家必须遵循这种思想，正确掌握、运用相关知识。例如《素问·调经论》云："人有精、气、津液、四肢、九窍、五脏、十六部、三百六十五节，乃生百病。"《素问·征四失论》云："夫经脉十二，络脉三百六十五，此皆人之所明知，工之所循用也。"此处"工"指医家。

《灵枢·经脉》云："人始生，先成精；精成而脑髓生，骨为干，脉为营，筋为刚，肉为墙，皮肤坚而毛发长；谷入于胃，脉道以通，血气乃行。"《灵枢·经水》云："若夫八尺之士，皮肉在此，外可度量切循而得之，其死可解剖而视之，其脏之坚脆，腑之大小，谷之多少，脉之长短，血之清浊，气之多少，十二经之多血少气，与其少血多气，与其皆多血气，与其皆少血气，皆有大数。"经文进一步概括指出人体组织结构、主要生理功能及其自然属性。

此外，《灵枢·骨度》全篇尚记述头、胸、缺盆（锁骨上窝）、髑骬（胸骨）等诸多人体解剖部位名称和相关数据。《灵枢·五十营》记述"人一呼脉再动，气行三寸；一吸脉亦再动，气行三寸。呼吸定息，脉行六寸"等，指出人体经脉之气在生理状态下，一昼夜之内循环运行五十周。《灵枢·营气》指出营气在身体的运行路线。《灵枢·脉度》指出手足三阳、三阴、跷脉、督脉、任脉的长度。《灵枢·营卫生会》则指出营血生成、运行，以及营卫的生理功能。《灵枢·肠胃》指出唇、口、舌、咽、胃、小肠、广肠（笔者按：即大肠）的尺寸乃至容积。《灵枢·平人绝谷》指出胃、小肠、广肠的解剖测量及容积。《灵枢·本脏》云："五脏者，固有小大、高下、坚脆、端正、偏倾者，六腑亦有小大、长短、厚薄、结直、缓急。""五脏皆坚者无病，五脏皆脆者不离于病。"论述脏腑状态与健康的关系。《灵枢·阴阳二十五人》云"按其寸口、人迎以调阴阳，切循其经络之凝涩"，指出在诊断时注重切诊及其原因。《灵枢·九针论》云"人之所以成生者，血脉也"，指出正是由于人有血脉，才可以成为生命。

《难经·二十三难》指出"手三阳之脉从手至头，长五尺""手三阴之脉从手至胸中，长三尺五寸""足三阳之脉从足至头，长八尺""足三阴之脉从足至胸，长六尺五寸""人两足跷脉从足至目长七尺五寸""督脉、任脉各长四尺五寸"。《难经·四十二难》指出胃、肠、肝、心、脾、肺、肾、胆、小肠、大肠、膀胱等脏腑器官的容积、大小、功能，指出口、齿、舌、咽、喉咙、肛门等脏腑器官的大小、重量及功能。《难经·四十三难》专述胃的容积及部分功能。

从以上论述表明，古人早在《内经》《难经》时期即已认为人体由物质构成，并且已经从解剖学角度实际测量得到脏腑经脉组织的相关数据。

可见，中医学的传统是自古以来十分重视人体形态和组织结构，重视组织结构的生理功能、病理变化及其意义，并形成中国医学特有的理论。

从中国医学史可以得知，中国医学自古以来都吸收所处时代海内外的科技成果，使中国医学从而能够伴随历史发展而不断发展。历史长河延续至今，现代科学在我国已有一百多年时间。我们在研究中医"望目辨证诊断学"时，亦应重视和掌握当前医学界已经普遍了解的中医学和现代科学相关人体组织解剖学内容。

我们了解"目"之生理解剖结构，将有助于探寻中医"望目辨证"的生理病理解剖基础，深入推进中医"望目辨证"诊断学不断发展。

第一节　目之结构

目由目系、目珠及附属组织构成。从中医角度看，"目"主要由目系、目珠及经脉气血构成。目珠由黑睛、白睛和相关结构组成。白睛指巩膜、角膜巩膜缘、球结膜、球结膜下筋膜组织、球筋膜组织和球结膜之间的疏松蜂窝组织构成。因"望目辨证"重点观察白睛，故本书突出阐述白睛。

一、目系

"目系"也称"目本"，又名"眼系"（《灵枢·寒热病》），故"目系"又称"眼系"。眼系由经络、筋脉及其所运行的气血构成。从西医学的角度看，则由血管、视神经和结缔组织构成。

视神经是指由视乳头至大脑额叶下方第三脑室底部之视交叉的一段视觉组织（图 1-1-1-1 ~ 3），长 4 ~ 5cm。视神经由视网膜视觉细胞之后，穿过巩膜，在眼球后方，向脑行进，两侧视神经交会而形成视交叉（图 1-1-1-1）。交会之后，再向后止于脑中之视丘（图 1-1-1-2 ~ 3）。视神经与脊髓中的白质成分相似，外面包有软脑膜、蛛网膜和硬脑膜。据统计，视神经有有髓神经纤维 120 万根，其中 90% 的直径较小，约为 1μm，10% 的直径为 2 ~ 10μm。视神经纤维无再生能力。从中医学角度看，目系是目与脑相连的经络形成的束带，是"目"连接脑与其他脏腑经脉之主要通道。

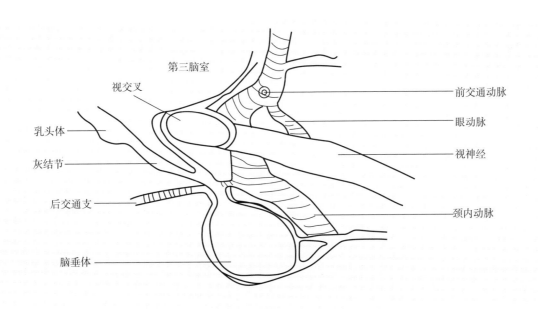

图 1-1-1-1　视神经、视交叉与颈内动脉、眼动脉示意图

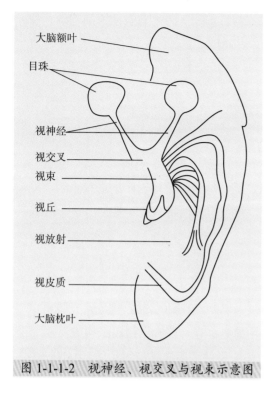

图 1-1-1-2　视神经、视交叉与视束示意图

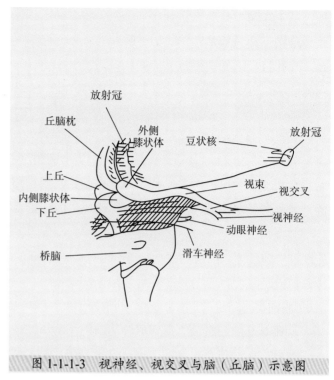

图 1-1-1-3　视神经、视交叉与脑（丘脑）示意图

二、目珠

目珠又称眼球、眼珠。《内经》之后的著名医学家唐·孙思邈云"眼者，轻膜裹水"，唐·王焘《外台秘要》云"轻膜裹水，圆满精微，皎洁明净，状如宝珠，称曰眼珠。"仔细观察，眼珠是略扁形椭圆样球体，水平径略大于上下径，由眼球壁和眼内容物组成。眼球前端之中央部称前极，后端之中央部称后极，赤道则位于两极中间。眼球重约 7g。

（一）眼球壁
眼球壁可分为内层、中层、外层。

1. 眼球壁内层

内层指视网膜。从视网膜内面观察，有小窝的白斑为视乳头，视网膜中央动脉和静脉经此进出视网膜，在视乳头外侧 4mm 处是视网膜接受光线最敏感之处，名黄斑。黄斑中心有极小的窝，称"中央凹"。

视网膜与中层一样也有虹膜部、睫状体部和视神经部。

2. 眼球壁中层

中层系血管膜，分布有色素及血管。主要有脉络膜、睫状体、虹膜三部分。

脉络膜　脉络膜位于血管膜的后部，属固有血管膜，为有颜色的薄膜，贴于巩膜的内面，与巩膜松弛结合，有多数血管和毛细血管穿过，两膜之间形成脉络膜周围间隙。

睫状体　血管膜的中部是睫状体，位于巩膜移行于角膜的深面。睫状体是眼血管膜增厚的部分，几乎完全由小血管和毛细血管构成，分布有三叉神经第一支的鼻睫神经的长睫状神经支和三叉神经第三支睫状神经节感觉部的鼻睫神经支。

虹膜　血管膜的前部为虹膜，是眼血管膜的最前部，呈额状位，圆盘形，中心有圆孔，即瞳孔。瞳孔直径随光线强弱及物体远近而经常变动。虹膜与睫状体相接的部分是睫状缘，游离的部分为瞳孔缘，近瞳孔缘有由环形肌束构成的瞳孔括约肌，近睫状缘有由肌束构成的瞳孔开大肌，布有动眼神经短支及三叉神经第三支睫状神经节感觉部的鼻睫神经支。虹膜睫状缘与睫状体及虹膜结合处形成虹膜角，在虹膜角内，布有梳状韧带。梳状韧带由很多小梁构成，小梁之间隔以淋巴间隙，成为虹膜角间隙。

虹膜又称"黄仁"（出《银海精微》），亦称"虹彩"（明·程玠《眼科易知录》），今西医学称之为"虹膜"。"黄仁"（虹膜）之前为"黑睛"（今西医学称之为"角膜"）。

眼前房位于角膜及虹膜之间，前壁为角膜和小部分巩膜，后壁为虹膜前表面、晶状体前表面及极少部分睫状体。前房内含水样透明液体，称房水。眼后房的后壁是睫状小带（晶体悬韧带）和晶状体，前壁是虹膜后表面的色素上皮，侧壁为睫状突，后房环绕在晶状体周围，也含水样透明液体（房水）。眼前房与后房靠虹膜角间隙与瞳孔相通。正常的"虹膜"随人种而有不同颜色，国人显黑褐色。

3. 眼球壁外层

外层或称外膜，或称纤维膜，由巩膜、角膜构成。

巩膜　巩膜约为整个眼球壁外层的六分之五至五分之四，后部有孔，连于目系的硬脑膜，属纤维性构造。巩膜前部与角膜相连。睫状神经从视神经周围的巩膜部穿过巩膜，巩膜后部布有后短睫状神经，巩膜前部布有长睫状神经。巩膜的感觉神经丰富。（其余见本篇第五节"目之白睛"）

角膜巩膜缘　（具体见本篇第五节"目之白睛"）

角膜　角膜位于目珠前部，透明，范围较小，约为整个眼球壁外膜的六分之一至五分之一，曲率较大于巩膜。从组织学结构看，角膜从前到后分为五层：上表皮细胞层、前弹力层、实质层、后弹力层、内皮细胞层；一说角膜上表皮细胞层为球结膜表皮组织之继续延伸而成，布有五至六层表皮细胞，紧贴角膜，不可移动。角膜没有血管，依靠房水以及分布于球结膜和角膜巩膜缘的前睫状动脉毛细血管扩散作用获得营养，因为具备此种组织结构，才可使角膜清澈透明。但是，也因此而在病变时会使角膜周边来源于球结膜和角巩缘的毛细血管可以向角膜延伸生长，使角膜出现新生血管。当角膜出现新生血管时，虽可修复角膜病变，但亦将因此而遗留斑痕，影响视力。

著者认为，"角膜"可称"黑睛"。"黑睛"（出《银海精微》），尚可称黑仁、乌睛、乌轮（均见《银海精微》），又称黑眼（《灵枢·大惑论》）、乌珠（明·王肯堂《证治准绳·杂病》）、黑珠（明·邓苑《一草亭目科全书》）、神珠、青睛（均见清·黄庭镜《目经大成》），位于目之正前方，正当白睛中央，圆形，无色透明。"角膜"（黑睛）前方及后方润以"神水"，黑睛后方者西医学称之为"房水"，黑睛前方者西医学称之为"泪液"。

角膜上分布有三叉神经第一支的鼻睫神经的长睫状神经支、三叉神经第三支睫状神经节感觉部的鼻睫神经支，当神经穿越巩膜，经过脉络膜上腔，抵达角膜巩膜缘以后，逐级失去髓鞘的纤细小分支布行于角膜上皮细胞间，形成上皮细胞间神经丛，故角膜极敏感。

（二）眼球内容物

主要有视网膜、玻璃体、晶状体。

　　视网膜　视网膜遮盖于血管膜内面，来源于胚胎时期的神经外胚层，是由脑神经组织突直接发育而来。视网膜的视部紧贴于脉络膜的内面，具备重要的视物机能。除色素上皮以外，视网膜为透明薄膜，但因血流及视杆细胞内视紫红质影响而略显红紫色。视神经进入视网膜处形成视神经乳头（或称视盘），视神经乳头呈淡粉红色，视乳头中心部有视网膜中央动脉、静脉，少数人具有源于后睫状短动脉的视网膜睫状动脉。黄斑呈微黄色，中心凹位于黄斑中心。

　　玻璃体　玻璃体系清亮的凝冻状物质，表面包有透明的、薄薄的玻璃体膜，近似球形，与视网膜相贴，前方有玻璃体窝，以适合于容纳晶状体的后面。

　　晶状体　呈扁圆形双凸透镜形状，后面更为凸隆，完全透明、无色，不含血管，外包透明的晶状体囊。晶状体恰好在瞳孔及虹膜之后、玻璃体之前，起自视网膜睫状体部的眼睫状小带附着于晶状体四周，是为晶体悬韧带，以固定晶状体于正常位置。

　　前已述及，角膜没有血管，角膜依靠房水、泪液以及分布于球结膜和角膜巩膜缘的前睫状动脉毛细血管扩散作用获得营养。晶状体、玻璃体也没有血管，是依靠周围的毛细血管发挥扩散功能以获取营养。血管所具有的这一扩散作用恰如中医经典著作中所述"气"的功能之一。中医理论中的"气"，一指功能，一指在有生命的人体内不断流动着的微细到难以见到的靠布散而发挥营养作用的物质。《灵枢·营气》云："黄帝曰：营气之道，内谷为宝，谷入于胃，乃传之肺，流溢于中，布散于外。"可知《内经》明确记述"布散"作用。角膜、晶状体、玻璃体获得之滋养即属"营气"布散于脉管之外而产生的结果，与"气"之布散作用异曲同工。

三、目的附属组织

　　目的附属组织一般认为由目肌、泪器、目帘、半月襞、泪阜、泪湖、泪点和结膜构成。本节只述泪器、目帘、半月襞、泪阜、泪湖、泪点，结膜另作重点叙述，目肌另节叙述。

（一）目肌
具体见本篇第四节"目之肌肉"。

（二）泪器
泪腺、泪囊、泪小管、泪小点以及鼻泪管构成泪器。（按：此方面内容本书记述从略。）

（三）目帘
　　目帘又称眼睑。眼睑由皮肤、肌肉、结缔组织和结合膜（又称"结膜"）构成，位于眼球的前方，分为上眼睑、下眼睑两部分。当上眼睑和下眼睑闭合时，可完全遮蔽眼球，是保护眼球的结构。眼睑的前面凸隆，后面凹陷，睑缘游离，两睑缘围成睑裂，眼睑可自由开合，上、下睑的侧方相互结合形成眼角。外侧角称外眦，内侧角称内眦。外眦锐利，内眦圆钝。提起上眼睑的肌肉称上睑提肌。上睑提肌的主要成分是骨骼肌纤维，由动眼神经支配；另一小部分是平滑肌，其神经来源于颈上交感神经节的交感节后纤维。

（四）半月襞、泪阜、泪湖、泪点

半月襞　内眦之结膜形成一处半月形皱襞，外侧弯凹，其上下角向颞侧穹隆延伸，类似新月，故亦称结膜半月皱襞，胎化上相当于动物第三眼睑之遗迹。结膜半月皱襞组织松弛，类似球结膜那样松弛、可移动，但较球结膜为厚，布有丰富血管，受交感神经支配。当目珠内转时，半月襞外侧之凹面皱襞与球结膜之间形成深约2mm的空隙，外转时则空隙消失。

泪阜　泪阜位于内眦，适值半月襞之鼻侧，呈红色或红黄色乳头状或卵圆形突起，高约5mm，宽约3mm。我们可认为泪阜是结膜的附属结构，但泪阜不属于结膜，乃为一微小皮肤岛，表层有变异复层上皮覆盖，上皮层有杯状细胞和副泪腺，表层之下有脂肪和结缔组织，表面有细微白色软毛，内有皮脂腺和汗腺，属于变异之皮肤组织；深层有内直肌鞘的部分纤维，与内直肌节制韧带相连，受滑车下神经支配，由来自睑内侧动脉的分支供血滋养，血管十分丰富，其淋巴液回流至颌下淋巴结。当目珠外转时，受半月形皱襞牵拉而突出隆起；目珠内转时，则下陷而隐没（图1-1-1-4）。

泪湖　半月襞与泪阜所在部位称泪湖。

泪点　在睑缘内眦附近有乳头状突起，其顶部小孔即为泪点，是泪小管的起始处。

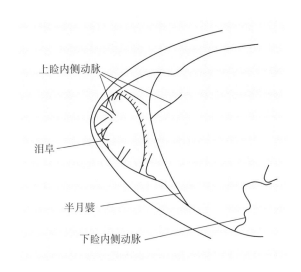

图1-1-1-4　目内眦示意图（左眼上视位）

上睑内侧动脉

泪阜

半月襞

下睑内侧动脉

（五）结膜

结膜又称"结合膜"，可分成睑结膜、穹隆结膜和球结膜三部分。这三部分结膜紧密接续，构成完整的结膜囊。

睑结膜　衬于眼睑内面的结膜为睑结膜，由眼睑皮肤在眼睑独立缘转向眼睑的内面而移行成为睑结膜。睑结膜与眼睑紧贴，不能移动。睑结膜表面为多层圆柱细胞，混有杯状细胞，接近睑缘之结膜表面平滑。睑缘部结膜呈现有显著之乳头，间以微细凹纹。

穹隆结膜　睑结膜向球结膜移行过程中，位于穹隆部位的结膜称作穹隆结膜。穹隆结膜在眼穹隆部呈环状凹陷，分为上穹隆结膜和下穹隆结膜；也可分为上穹隆结膜、下穹隆结膜、颞侧穹隆结膜和鼻侧穹隆结膜四部分。上穹隆结膜深达眶上缘水平，距上睑缘1～1.3cm，距角膜上缘0.8～1cm；下穹隆结膜距下睑缘约0.9cm，距角膜下缘亦0.8～1cm；颞侧穹隆结膜深而大，距角膜缘约1.4cm；鼻侧穹隆结膜最浅，距角膜缘约0.7cm。

穹隆结膜组织结构最厚，最松弛，最易形成皱襞，富含弹力纤维，松弛附着于上睑提肌和直肌鞘筋膜延伸部，当上睑提肌和直肌收缩时即牵动穹隆结膜，并带动球结膜。穹隆结膜之下的疏松结缔组织使穹隆结膜十分松弛。穹隆结膜由周围动脉弓供血，血管丰富，淋巴组织较多。当颅底或眶骨骨折时，血液可经此进入结膜之下，甚至可达角膜缘。

球结膜 具体见本篇第五节"目之白睛"。

此外，眼眶内尚布有眶骨膜、眶脂体等组织，本书从略。

第二节 目之神经

一、眼睑之神经

（一）感觉神经

从西医解剖学角度看，上眼睑、下眼睑及睑结膜的感觉神经主要来源于三叉神经眼支（三叉神经第一支）。三叉神经眼支（三叉神经第一支），又名眼神经。

上眼睑皮肤和结膜的感觉神经主要来源于眼神经分出的额神经中的眶上神经和滑车上神经。

内眦部上眼睑、下眼睑和结膜的感觉神经来源于滑车上神经和滑车下神经。

外眦部上眼睑的感觉神经来源于泪腺神经。

睫状体、巩膜、角膜的感觉神经来源于眼神经分出的鼻睫神经中的长睫状神经和短睫状神经。

下眼睑皮肤的感觉神经来源于眶下神经，眶下神经系三叉神经上颌支（第二支）的分支。三叉神经上颌支（第二支），又名上颌神经。

（二）运动神经

从西医解剖学角度看，眼睑部、泪囊部、睫状部、睑板下部之肌肉由面神经颧支和颞支支配。

上睑提肌由动眼神经上支支配，眼轮匝肌由面神经颧支支配，眼轮匝肌上部、皱眉肌、额肌由面神经颞支支配。

（三）植物性神经

眼睑血管和平滑肌由来源于海绵窦交感神经丛的颈上交感神经节的分支支配。

二、结膜之神经

（一）上睑结膜鼻侧、半月襞及相应的穹隆部结膜神经

上睑结膜鼻侧、半月襞及相应的穹隆部结膜神经来源于滑车神经睑支。

上睑结膜中部及相应的穹隆部结膜神经来源于眶上神经及额神经睑支。

上睑结膜颞侧及相应的穹隆部结膜神经来源于泪腺神经分支。

（二）下睑结膜及相应的穹隆部结膜神经

下睑结膜及相应的穹隆部结膜神经来源于上颌神经之眶下神经睑支（图 1-1-1-5）。

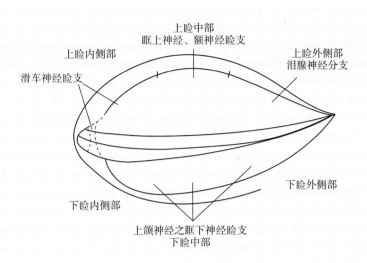

图 1-1-1-5　结膜神经支配示意图（左眼）

（三）球结膜神经

球结膜神经来源于长睫状神经、短睫状神经、前睫状神经分支，当这些神经分支进入巩膜内角膜缘部神经丛时，于目珠表面球结膜与巩膜之间形成结膜神经丛，有一部分神经纤维在角膜缘部形成角膜缘部神经丛。

第三节　目之血管

目之血管十分丰富。眼睑、目珠、目系及目肌均布有动脉及静脉。此外，尚布有淋巴系统。这些血管系统和淋巴系统承担重要生理功能。

一、眼睑之血管

（一）动脉血管

眼睑由来自于颈内动脉之眼动脉分支的眶动脉系统和来自颈外动脉的面动脉系统及由眶动脉系统与面动脉系统组成之血管网供血滋养。

1.眶动脉系统

眼动脉发自颈内动脉（图 1-1-1-1），当颈内动脉穿过硬脑膜，离开海绵窦之后（适值第五次弯曲之内侧），位于蛛网膜下隙，在视神经硬脑膜蛛网膜鞘内，伴视神经迂曲前行，穿过视神经管，于视神经之下，继在视神经之外，再行至视神经管之眶端，穿出硬脑膜鞘，进入眼眶，于视神经之上、上直肌之下，至内侧，形成眶动脉系统。

眶动脉系统与眼相关的主要分支有鼻背动脉、眶上动脉和泪腺动脉。

（1）鼻背动脉

鼻背动脉属眼动脉之分支，自眼动脉分出后，穿过眶隔，于睑内侧韧带上方向下至鼻，与内眦眦角动脉及颜面动脉之终末支相交通，布于睑内侧、泪囊及附近皮肤。

（2）睑内侧动脉

睑内侧动脉来源于鼻背动脉。当眼动脉运行到上斜肌滑车下方时分出上下两支，称上睑内侧动脉和下睑内侧动脉（图1-1-1-6），在睑内侧韧带的上方和下方穿出眼眶，进入上、下眼睑，并与睑外侧动脉吻合，于上睑近缘、睑板前面形成边缘动脉弓，在上睑板上缘形成周围动脉弓，上睑动脉弓分布于上睑结膜、穹隆结膜和内眦部球结膜。

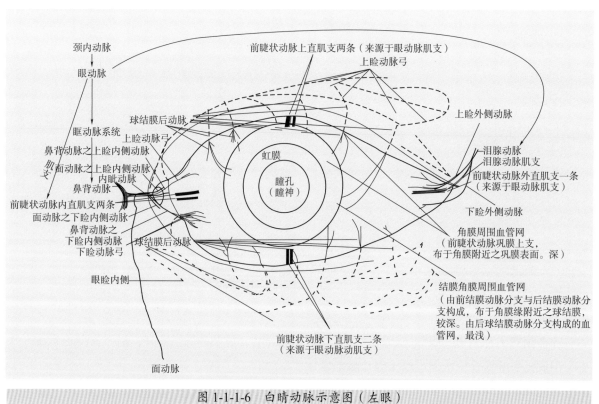

图1-1-1-6　白睛动脉示意图（左眼）

上睑动脉弓于上睑板上缘与上睑提肌之间发出，达到睑结膜下方；再分出上行小分支，于睑膜之下，向上运行达上睑穹隆部，绕过穹隆顶部时，由球结膜之下向角膜缘方向运行，是为球结膜后动脉，以滋养球结膜（图1-1-1-7～8）。与上行小分支同时发出的下行小分支垂直下行，在睑缘部与睑缘动脉弓短支吻合，滋养全部上睑结膜。睑缘动脉弓位于上、下眼睑约3mm。

下睑周围动脉弓滋养下睑结膜、下穹隆结膜，尚发出分支穿过睑板至球结膜之下，滋养下部球结膜（图1-1-1-7）。当下睑周围动脉弓缺如时，由下睑附近动脉弓和下直肌动脉肌支（属下直肌动脉分支）滋养下睑结膜、下穹隆结膜和下部球结膜。

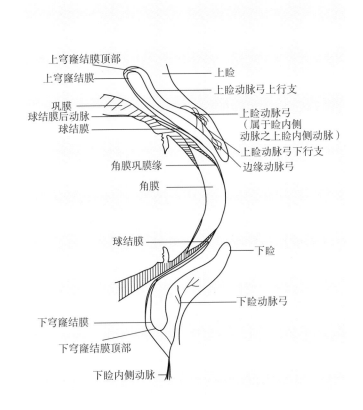

图 1-1-1-7 球结膜后动脉形成示意图（左眼矢状面）

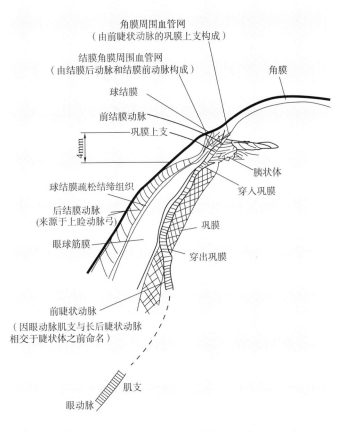

图 1-1-1-8 前睫状动脉、球结膜动脉、眼球筋膜示意图

（3）眶上动脉

眶上动脉于眼动脉与视神经交叉处沿上直肌穿眶上孔（或眶上切迹）至皮下、上直肌、上睑提肌、上眼睑及眼窝骨膜等处，滋养上睑、上睑提肌、额骨板障、额窦、额部皮肤及头皮。

（4）泪腺动脉

泪腺动脉系眼动脉之泪腺分支。大多数人的泪腺动脉于视神经孔处自眼动脉分出，某些人的泪腺动脉也可由脑膜中动脉发出，自眶上裂入眶，沿外直肌上缘至泪腺，其间有数个细小分支滋养上眼睑和下眼睑皮肤，并与睑内侧动脉弓吻合，参与形成睑深动脉弓。

（5）睑外侧动脉

当泪腺动脉穿过泪腺以后成为睑外侧动脉，布于上眼睑外侧和下眼睑外侧，另有一部分分布到外眦部球结膜（图 1-1-1-9）。

可见鼻背动脉主要分布于睑内侧，眶上动脉主要分布于睑上部及额部，泪腺动脉主要分布于睑外侧。

2. 面动脉系统

颈外动脉分出面动脉系统。面动脉从颈外动脉发出后，经下颌，上行至内眦部，形成内眦动脉；再经过内眦韧带及泪囊浅部，通过眶隔，与眼动脉之鼻支（鼻背动脉分支）相接。

面动脉系统有面动脉、颞浅动脉、眶下动脉及其分支：

（1）面动脉

面动脉主要分布于睑内侧，形成上睑内侧动脉和下睑内侧动脉，在内眦部形成内眦动脉（图1-1-1-6），滋养内眦及下眼睑内侧皮肤，面动脉尚与鼻背动脉、眶上动脉、眶下动脉吻合。

（2）颞浅动脉

颞浅动脉在外耳门前方向上穿过颧弓，至颞部皮肤之下，于眶上缘分为额支和顶支，滋养上、下睑外侧皮肤及眼轮匝肌上部。

（3）眶下动脉

眶下动脉自眶下孔出眶，主要分布于下睑，滋养下睑内侧及泪囊（图1-1-1-9）。

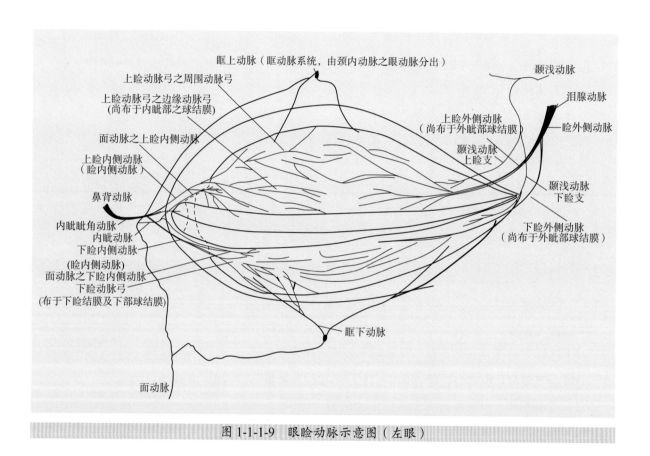

图1-1-1-9　眼睑动脉示意图（左眼）

（二）静脉血管

眼睑静脉较动脉粗大。眼睑的静脉血分别在上、下眼睑形成静脉丛。

上睑静脉血于上穹隆静脉丛入眦角静脉，再入面静脉和颞静脉，回流至海绵窦。

下睑静脉血则一部分入眦角静脉，另一部分直接入面静脉。

睑板的浅静脉血回流至面静脉和颞浅静脉，深静脉血则回流至海绵窦。

眦角静脉、面静脉及眼静脉皆无瓣膜，可互相交流。

（三）淋巴

睑板浅层淋巴丛接受眼睑皮肤和眼轮匝肌的淋巴回流，睑板深层淋巴丛接受睑板和睑结膜的淋巴回流。此后，颞侧淋巴回流至耳前淋巴结、腮腺浅淋巴结和腮腺深淋巴结，鼻侧淋巴回流至颌下淋巴结，最后汇入颈深淋巴结。

二、目珠之血管

（一）动脉

目珠之血液滋养由眼动脉供应血液。

眼动脉为颈内动脉之分支，位于颈内动脉穿过硬脑膜、离开海绵窦之后，当颈内动脉由颈总动脉平行于甲状软骨上缘处分出（少部分人的眼动脉源于大脑中动脉）。颈内动脉向上至颅底，贯穿颈动脉管进入颅腔，经海绵窦在视交叉外侧分为多支。

兹简要概述眼动脉与目系、眼巩膜、眼球结膜直接有关的主要分支如下：

1. 视网膜中央动脉

视网膜中央动脉由眼动脉在靠近视神经管处发出，约当眼球后极 1cm 处与视神经并行，构成目系，入眼内，滋养视网膜。

2. 后睫状动脉

在眼动脉跨过视神经处发出后睫状动脉。后睫状动脉有长短两支，其短支（短后睫状动脉）有12～20 个分支，于视神经四周穿入眼球，布于脉络膜；后睫状动脉之长支（长后睫状动脉）分有二歧，与前睫状动脉交流成动脉丛，滋养睫状体。

3. 眼动脉肌支

眼动脉肌支分为三支：一支布于上直肌、上斜肌、上睑提肌，一支布于下直肌、内直肌、下斜肌，一支入眼球与长后睫状动脉相交于睫状体之前部，成为前睫状动脉。

4. 前睫状动脉

负责滋养上、下、内、外四条直肌。其中，上直肌、下直肌、内直肌各有两条动脉，外直肌有一条动脉，这些动脉向前运行直达巩膜和结膜，滋养巩膜和结膜，并发出分支，靠近角膜缘者，穿过巩膜进入睫状体，与长后睫状动脉构成虹膜动脉大环，另一部分则于巩膜表面向前运行形成角膜缘血管网（图 1-1-1-6）。

5. 泪腺动脉

大多数人的泪腺动脉于靠近视神经管处自眼动脉发出，沿外直肌上缘随泪腺神经向前分布到泪腺，再向前分布到球结膜、睑结膜与眼睑。

6. 睑外侧动脉

系泪腺动脉分支之一，当越过泪腺后，分为上、下睑外侧动脉，滋养上、下眼睑，并与睑内侧动脉吻合，形成睑板上、下缘的动脉弓。此外，泪腺动脉之颞支与颞深前动脉吻合、泪腺动脉之颧支与面横动脉吻合，泪腺动脉之脑膜反支穿过眶上裂与大脑中动脉分支吻合，构成颈内动脉与颈外动脉吻合。泪腺动脉之肌支则滋养外直肌。

7.睑内侧动脉

睑内侧动脉共二条，自眼动脉到达上斜肌滑车下方时发出，于泪囊后方下行，在睑内侧韧带旁穿过眶隔，分别向外抵达上、下眼睑，与睑外侧动脉吻合，在上睑近睑缘之睑板前形成边缘动脉弓，在上睑板上缘形成周围动脉弓（图1-1-1-9）。

需要引起本书读者注意之处：来自上睑动脉弓的血管布于睑结膜、穹隆结膜和球结膜，睑内侧动脉在下睑形成的下睑动脉弓血管分支亦布于球结膜，但是，是布于下部之球结膜。

供给眼球中层的动脉细小分支在虹膜部互相吻合，形成大动脉环和小动脉环。

眼球之血管运动神经来自三叉神经第三支的睫状神经节交感部海绵窦交感神经丛。

（二）静脉

静脉多伴动脉运行。

睑结膜、穹隆部结膜、大部分球结膜的静脉血回流至睑静脉，于上穹隆和下穹隆部形成静脉丛，再汇入面静脉。

前结膜静脉血回流至前睫状静脉，再汇入眼静脉。

由前睫状动脉滋养的角膜周围区域的静脉血回流至肌静脉。

静脉血由上眼静脉和下眼静脉注入海绵窦。海绵窦乃颅内之静脉窦，由蝶骨眶上裂至颞骨岩部尖端硬脑膜隙所形成，有颈动脉、外展神经、动眼神经、滑车神经、三叉神经通过，与上下岩样窦、横窦内颈静脉、翼状静脉相交通，为头部大部分静脉汇集之处。左右海绵窦靠横窦相连，海绵窦内血液入颈静脉。

主要静脉血管有：

1.视网膜中央静脉

视网膜中央静脉与视网膜中央动脉一同通过筛板，在球后1cm左右与视神经离开，通过蛛网膜下隙和硬脑膜蛛网膜鞘，汇入海绵窦，或汇入上眼静脉。

2.上眼静脉

眶上静脉、眦角静脉合流成上眼静脉。上眼静脉伴眼动脉向后运行，沿途接受伴眼动脉回流的静脉血，包括视网膜中央静脉、筛前静脉、筛后静脉、泪腺静脉、上二涡状静脉，跨过视神经，在外直肌上方经眶上裂而入海绵窦。

3.下眼静脉

下直肌、下斜肌、泪囊、下二涡状静脉合成下眼静脉，进入海绵窦。下眼静脉与翼状静脉、面静脉皆相连通。

4.涡状静脉

脉络膜、睫状体、虹膜、巩膜内血管丛和角膜缘血管网的静脉血汇入涡状静脉。每一侧涡状静脉在眼内运行时多为一支或两支，在出巩膜之前多汇成一支，亦有不汇合而径直穿出巩膜者，于外眼汇合成一支较粗的静脉血管。涡状静脉在眼内段多为5～7支，穿出巩膜后可为4～5支，斜穿巩膜的长度为2～5mm，颞上支涡状静脉约在赤道后5mm处穿出巩膜，鼻上支在7mm处穿出巩膜，颞下支约在6mm处穿出巩膜，鼻下支约在5.5mm处穿出巩膜，恰于上、下直肌两侧，颞上支涡状静脉靠近上斜肌肌腱，颞下支涡状静脉靠近下斜肌肌腱侧，分别汇集颞上、鼻上、颞下、鼻下区域的脉络膜血液。

5. 眶下静脉

眶下静脉与眶下动脉伴行，汇入翼静脉丛，与下眼静脉交通。

6. 眦角静脉

具体见第五节"目之白睛"。

第四节　目之肌肉

"目肌"为"目"之附属组织。主要由六条肌肉构成。

一、上直肌

上直肌起源于围绕视神经孔的总腱环上部，位于视神经孔上部，前部附着于巩膜，与眼窝上壁之间有眼睑提肌及额神经，与内直肌、下斜肌之间有眼动脉，与外直肌之间有泪腺动脉及神经。上直肌由动眼神经上支支配，眼动脉上肌支、泪腺动脉分支供血滋养。有学者观察，当目珠在原位时，上直肌发挥作用时主要使目珠上转，也可使目珠内转和外旋；当目珠沿水平方向外转25°时，上直肌平面与视轴重合，则上直肌仅能使目珠上转，而不能使目珠内转和内旋。

二、下直肌

下直肌起源于围绕视神经孔的总腱环下部，位于视神经孔下部，前部附着于巩膜，其肌鞘分支附着于下眼睑，由动眼神经下支支配，眼动脉下肌支、眶下动脉分支供血滋养。有学者观察，当目珠在原位时，下直肌发挥作用时主要使目珠下转，也可使目珠内转和外旋；当目珠沿水平方向外转25°时，下直肌平面与视轴重合，则下直肌仅能使目珠下转，而不能使目珠内转和外旋。

三、内直肌

内直肌起源于围绕视神经孔的总腱环内侧，位于视神经孔内下部，前部附着于巩膜，位于上斜肌下方，由眼动脉下肌支供血滋养，亦由动眼神经下支支配。当内直肌发挥作用时，可使目珠内转。

四、外直肌

外直肌起源于围绕视神经孔的总腱环外侧，位于腱部，另一小部分起源于蝶骨大翼的眶表面，与动眼神经上下支、鼻睫神经等接近，分两支附于蝶骨裂之上方与下方，沿外侧眼窝壁向前，附着于角膜后缘的巩膜。上方有滑车神经、额神经、泪腺神经、泪腺回归动脉、上眼静脉等，前端有泪腺动脉、泪腺神经。外直肌由外展神经支配，眼动脉上肌支、泪腺动脉分支供血滋养。当外直肌发挥作用时，可使目珠外转。

五、上斜肌

上斜肌之第一肌腹起源于蝶骨体，视神经孔之内上方，非常靠近围绕视神经孔的总腱环内上。第二肌腹则起源于滑车（滑车是一纤维软骨），位于视神经孔内缘，沿内上壁至接近眼窝缘处，贯穿纤维环向外下后呈扇形斜附于眼球赤道后的巩膜上部，由滑车神经支配，眼动脉上肌支供血滋养。当单独作用时主要使目珠内旋，亦使目珠下转和外转。

六、下斜肌

下斜肌起于上颌骨眶面，向后经下直肌及眼窝下壁之间，向上附于眼球巩膜下方之后外部，由眼动脉下肌支、眶下动脉分支供血滋养，亦由动眼神经下支支配。当单独作用时，主要使目珠外旋，亦使目珠上转和外转（图1-1-1-10）。

在目之肌肉中，上直肌最长，下直肌最短，内直肌略长于外直肌。上直肌、内直肌后方直接附着于视神经鞘，故视神经病变时，转动眼球可引起眼痛。

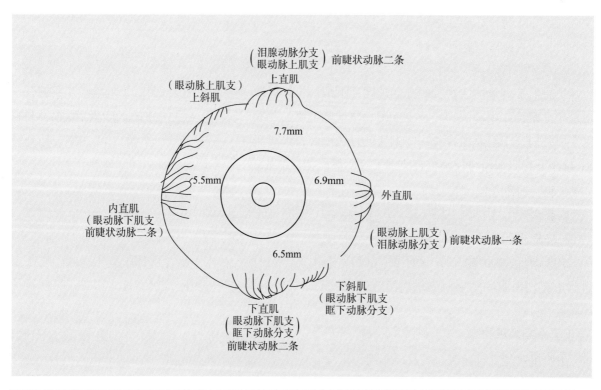

图1-1-1-10 眼外肌附着示意图（左眼）

第五节　目之白睛

健康人的白睛颜色润白、平滑、光泽，如煮熟的蛋白，可称为蛋白色或瓷白色，运行自如，平稳适中。

一、白睛之组织结构

白睛是"目"呈现白色的部分。白睛又称"白眼珠"，或称白眼、白珠、白仁、眼白。白睛由巩膜、角巩缘、球结膜、球结膜和巩膜之间的球结膜下筋膜组织、球筋膜组织和球结膜之间的疏松蜂窝组织构成。

球结膜、球结膜和巩膜之间的球结膜下筋膜组织、球筋膜组织和球结膜之间的疏松蜂窝组织中布有丰富微细血管，但这些微细血管平时不极度充盈，而不显现出来，因而使白睛主要呈现巩膜清纯洁白色泽。

（一）巩膜

巩膜属于纤维性构造，不透明，质地厚而坚韧，其后部尤厚。成年人巩膜后部厚约 0.1cm，由后向前逐渐变薄，在赤道附近厚约 0.06cm，紧临直肌肌腱附着处之后部厚约 0.03cm，巩膜与角膜之间以很浅的巩膜沟为界，巩膜与角膜汇合处厚约 0.08cm。

正常的巩膜润白、平滑、光泽，如煮熟的蛋白，呈蛋白色或瓷白色。儿童之巩膜较薄，脉络膜色素细胞使巩膜呈淡蓝色；年长之人略显黄色。人们常云"人老珠黄"，不仅指出颜色衰老，而且指出因为岁月浸积，或失于调养，脂质沉积于巩膜，而使白睛显现脂质所具有的黄色。此外，我们应该注意到，黄疸病人白睛呈黄色并不是由于巩膜之内的黄色素引起，而是因为球结膜内血管丰富，由溢于血液中的胆红素造成。

巩膜在组织学结构上可分为三层：巩膜内层，巩膜中层和巩膜上层。

巩膜内层　亦称巩膜棕黑层，因有一薄层不规则黑色素细胞而呈淡棕色。其中，有很多睫状血管和神经形成的沟槽。巩膜内层与脉络膜外表面存有潜在间隙，即脉络膜上腔。

巩膜中层　是巩膜实质层，主要由不规则排列的致密胶原纤维束构成。

巩膜上层　位于巩膜最外层，由疏松结缔组织构成。

（二）角膜巩膜缘

角膜巩膜缘又称角巩缘、角巩膜缘或角巩膜汇合处，位于巩膜向角膜移行部，宽 0.15～0.3cm，呈环带状围绕角膜。角巩缘前界系结膜与角膜上皮，后界系角膜向巩膜移行部。角巩缘在巩膜表面凹陷呈浅沟，可称外巩膜沟，与外巩膜沟相对之巩膜内面亦有浅沟，可称内巩膜沟。内巩膜沟后唇部的三角形凸起称巩膜突，巩膜突的尖端指向前内方，巩膜突的前表面附有小梁网，后表面附有睫状肌，内巩膜沟处有小梁网和巩膜静脉窦。小梁网是由有孔的结缔组织（主要是由胶原纤维和弹力纤维）构成的网架状结构。

在角巩缘可以找到角膜的每一相应组织层。

（三）球结膜

衬于眼球表面的结膜为球结膜。球结膜布于角巩缘部及巩膜上，纤薄而无色透明，透过巩膜上的球结膜可以看见球结膜之下白色的巩膜。

从组织学结构看，球结膜属黏膜组织，表面为上皮层，下面为固有层。固有层又可分为两层：上层为腺样层，下层为纤维层。

1.上皮层

球结膜表面为数层扁平细胞，亦混有杯状细胞，极平滑，杯状细胞以穹隆部、半月皱襞最多，近鼻侧次之。杯状细胞系单细胞黏液腺，总数约为150万个，能分泌黏液，以湿润角膜和结膜，是为眼表泪膜之最内层。由穹隆部至角膜缘，深层细胞变高，浅层细胞变扁平，腺体逐渐减少，直至杯状细胞消失，类似表皮性质，但无角化现象。

2.固有层

腺样层　有学者观察，球结膜之腺样层于出生后3～4个月开始出现，此后随成长而增大。腺样层由纤细的结缔组织构成，很薄，为50～70μm，结缔组织之间存在网眼，网眼之间有淋巴细胞、组织细胞和肥大细胞，尤以内眦和外眦部位最多。

纤维层　球结膜之纤维层由眼球筋膜构成，内含血管、神经、平滑肌（Müller平滑肌）和浆液性副泪腺（Krause副泪腺）。

（四）眼球筋膜

眼球筋膜位于球结膜与巩膜之间（图1-1-1-8）。眼球筋膜系松宽之结缔组织，无色透明，甚薄，内有纤维结缔组织和丰富的弹力纤维，使结膜富有弹性和韧性，故巩膜上的球结膜可以推拉移动。

（五）球结膜与眼球筋膜之间的疏松结缔组织

球结膜与眼球筋膜之间为蜂窝状疏松结缔组织（图1-1-1-8），十分疏松，生理状态下可随眼球运动而移动。恰因其十分疏松，故当某些原因导致水湿偏盛时易于发生水肿。严重时，水肿的球结膜可以形成水泡，甚至可以凸出睑裂之外。

在有色人种，有些人的穹隆结膜、结膜角膜缘、半月皱襞、泪阜、前睫状血管穿出处可见由黑色素细胞形成的结膜黑色素痣、结膜黑色素瘤或先天性结膜黑变病等，可为葡萄膜色素沿血管增殖所致，多属生理现象。白色人种亦偶有所见，但不着色。

二、白睛之血管

（一）位于巩膜的血管

1. 长睫状动脉、短睫状动脉及其细小分支

巩膜之内主要有长睫状动脉、短睫状动脉及其细小分支。

2. 前睫状动脉和巩膜上层血管丛

在巩膜上层、眼球筋膜与巩膜之间、巩膜前部表层、直肌附着处之前有前睫状动脉的主要分支、小动脉、毛细血管及小静脉，在眼外肌之间和角巩缘构成巩膜上层血管丛（角膜周围血管网）。

3. 虹膜大环

前睫状动脉源于眼动脉肌支，有上直肌、下直肌、内直肌（各 2 条分支）及外直肌（1 条）七条分支，这七条分支皆源自眼动脉肌支，在直肌的止端附近穿出巩膜，于后结膜动脉的深层向角膜缘走行，当距角膜缘 2～4mm 处穿入巩膜，进入睫状体，参与形成虹膜大环（图 1-1-1-11）。

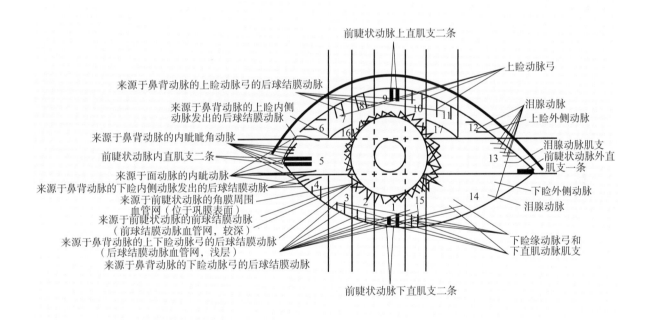

图 1-1-1-11　血管在白睛上的分布与脏腑分布相互关系模式图

4. 后长睫状动脉、后短睫状动脉

在巩膜后部，位于视神经周围有后长睫状动脉、后短睫状动脉（伴有长睫状神经、短睫状神经）穿过。

5. 涡静脉

在巩膜中部，位于眼球赤道部之后（约 4mm 处）有涡静脉穿过（图 1-1-1-12）。

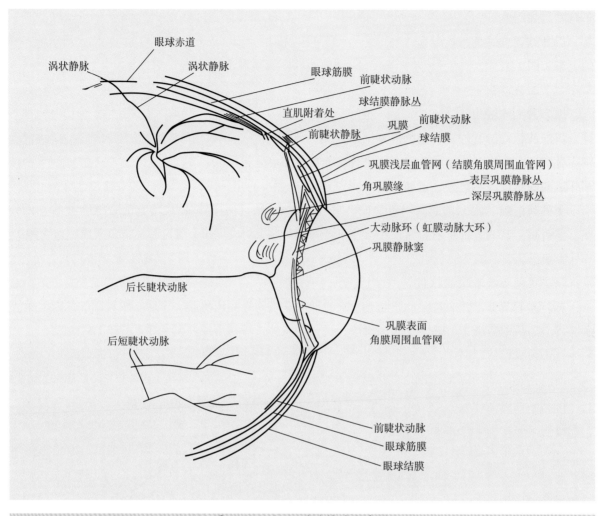

图 1-1-1-12　巩膜动静脉示意图

（二）位于球结膜之血管

1. 动脉

（1）上睑内侧动脉和下睑内侧动脉

鼻背动脉之睑内侧动脉于睑内侧韧带的上方和下方分出上睑内侧动脉和下睑内侧动脉，穿出眼眶，进入上、下眼睑，并与睑外侧动脉吻合，形成上睑动脉弓和下睑动脉弓，有一部分上睑内侧动脉和下睑内侧动脉布于内眦部球结膜（图 1-1-1-6）。上睑内侧动脉和下睑内侧动脉布于内眦部球结膜的动脉负责滋养内眦部球结膜。

（2）后球结膜动脉

上睑动脉弓有上行小分支，于睑结膜之下，向上运行达上睑穹隆部，并绕过穹隆顶部，由球结膜之下向角膜缘方向运行，成为后球结膜动脉（或称球结膜后动脉）。白睛上部之后球结膜动脉负责滋养大部分上部球结膜。

下睑周围动脉弓则有分支穿过下睑睑板至下部球结膜之下，负责滋养大部分下部球结膜。若当下睑周围动脉弓缺如时，由下睑缘动脉弓和下直肌动脉肌支（属下直肌动脉分支）滋养下睑结膜、下穹隆结膜和下部球结膜。

后球结膜动脉位于球结膜浅层，是为眼球筋膜与球结膜之间的球结膜下血管，位于前结膜动脉的上层（图 1-1-1-8）。

（3）泪腺动脉和上睑外侧动脉、下睑外侧动脉

大多数人的泪腺动脉于靠近视神经管处自眼动脉发出，沿外直肌上缘随泪腺神经向前分布到泪腺，再向前运行，其中一支分为上睑外侧动脉和下睑外侧动脉，在滋养上、下眼睑时，与睑内侧动脉吻合，形成睑板上、下缘的动脉弓，当分布到睑结膜与眼睑时，有一部分细小分支自上而下分布到外眦部球结膜，一般常见 4~6 个分支。

此外，泪腺动脉之颞支与颞深前动脉吻合、泪腺动脉之颧支与面横动脉吻合，泪腺动脉之脑膜反支穿过眶上裂与大脑中动脉分支吻合，从而构成颈内动脉与颈外动脉吻合。泪腺动脉之肌支则滋养外直肌。

（4）内眦眦角动脉

鼻背动脉于睑内侧韧带上方向下至鼻，分出内眦眦角动脉。眦角动脉在眦角自上而下分出 4~6 个细小分支，分布于内眦部球结膜。

（5）内眦动脉

前已述及，面动脉来源于颈外动脉，当经过下颌、上行至内眦部时，也形成上睑内侧动脉和下睑内侧动脉，在内眦部形成内眦动脉，滋养内眦。但是，面动脉主要分布于上睑内侧和下睑内侧，滋养内眦及上、下眼睑内侧皮肤，并与鼻背动脉分支相接。

（6）前球结膜动脉

前睫状动脉在进入巩膜前发出巩膜上支，向前运行，成为前球结膜动脉。前球结膜动脉负责滋养角膜缘及附近的球结膜（图 1-1-1-8）。前球结膜动脉位于球结膜深层，当眼球筋膜与巩膜之间，位于后球结膜动脉下层。

（7）结膜角膜周围血管网

后球结膜动脉的终末支与前球结膜动脉的分支在角膜缘附近形成环绕角膜缘的结膜角膜周围血管网。结膜角膜周围血管网位于角膜缘浅层，弯曲环绕，较浅。由此可知，角膜缘浅层血管网主要由后球结膜动脉与前球结膜动脉的分支构成，角膜周围的球结膜（球结膜角膜附近）靠后球结膜动脉和前球结膜动脉（源于前睫状动脉）滋养。

（8）角膜周围血管网

前睫状动脉的巩膜上支向前分出许多小分支，互相吻合，在角膜缘深层形成位于巩膜表面的角膜周围血管网。角膜周围血管网位置较深。

因此，从西医角度看，来源于鼻背动脉的上睑动脉弓和下睑动脉弓的后球结膜动脉构成白睛表面角膜周围最浅的血管网。

位于角膜周围较深的血管网是来源于前睫状动脉的前球结膜动脉与后球结膜动脉分支构成的结膜角膜周围血管网。

若布于球结膜的血管充血则称"结膜充血"。结膜充血位置较浅，较常见，血管表浅，较弯曲，较粗，颜色鲜红，分支清晰，越靠近穹隆越明显，伴随牵拉结膜而移动。

位于角膜周围最深层的血管网为来源于眼动脉肌支的前睫状动脉构成的分布于巩膜表面的角膜

周围血管网。角膜缘深层血管网主要由前睫状动脉分出的巩膜上支构成，较直，较深，呈放射状，若此血管充血，即称"睫状充血"。睫状充血则靠近角膜缘处，呈放射状排列，颜色黯红，分支不清，位置较深，血管较直，牵拉结膜时不能移动。从局部分析，结膜充血多反映结膜或浅层角膜病变，病较轻浅。睫状充血病情较结膜充血严重，多属眼球本身疾患，如急性闭角型青光眼、葡萄膜炎、深层角膜病变等。

角膜上皮细胞与球结膜上皮细胞接续时，角巩缘的细胞位于上皮细胞下面的由结缔组织形成的皱褶中。上皮皱褶呈放射状进入角膜，皱褶内的结缔组织中布有血管和淋巴管。

2. 静脉

球结膜的静脉大多伴随动脉运行，但数目多于动脉。

（1）上、下穹隆部静脉丛

大部分球结膜的静脉血回流至睑静脉，于上穹隆和下穹隆部形成静脉丛，汇入面静脉，再汇入面静脉系统，在上、下穹隆部形成明显的静脉丛。

（2）前结膜静脉

前结膜静脉血回流至前睫状静脉，再汇入眼静脉系统。

（3）前睫状静脉

由前睫状动脉供血的角膜周围区域，其前睫状静脉血经过眼静脉的静脉网回流至肌静脉。

（4）眦角静脉

眶上静脉与额静脉汇集于内眦部位之眦角，成为眦角静脉。

（5）巩膜静脉窦、巩膜间静脉丛与球结膜静脉丛

角巩缘部布有巩膜静脉窦。巩膜静脉窦位于角巩缘、巩膜内沟的基底部，是一条环绕角巩缘一周的环形管道，与25～35条具有集合作用的小管相连，再汇入深层巩膜静脉丛，与巩膜间静脉丛和表层巩膜静脉丛相汇合，连接前睫状静脉。一部分集合管绕过深层巩膜静脉丛，穿过巩膜，成为房水静脉，再汇入球结膜静脉丛（图1-1-1-12）。

角巩缘部的血管襻可来源于结膜和巩膜。

第六节　白睛血管分布部位

根据前述各节内容可知，从西医学角度看，白睛各部血管均俱有相应名称。

一、动脉

大部球结膜由源于鼻背动脉的睑内侧动脉的后球结膜动脉、内眦眦角动脉、来源于泪腺动脉的睑外侧动脉、来源于面动脉的血液供血滋养。其中，布于白睛各部位的血管各有不同。

1. 白睛下部

白睛下部的血脉来源于鼻背动脉的下睑内侧动脉形成的由下睑动脉弓发出的后球结膜动脉，或下睑缘动脉弓和下直肌动脉肌支。

在后球结膜动脉深层，尚布有源于眼动脉的前睫状动脉 2 条下直肌支。（按：此"深层"指眼球筋膜与巩膜之间，相对于眼球筋膜与球结膜之间而言。下同）此 2 条前睫状动脉分支，连同其他 5 条前睫状动脉分支，均在直肌的止端附近穿出巩膜，于后结膜动脉的深层向角膜缘走行，当距角膜缘 2～4mm 处穿入巩膜，故在某种情状时可于白睛见到突兀"无根"的血管。

2. 白睛内下部

白睛内下部的血脉来源于鼻背动脉的内眦眦角动脉、下睑内侧动脉形成的下睑动脉弓发出的后球结膜动脉，以及来源于面动脉系统的下睑内侧动脉分支。

在后球结膜动脉深层尚布有来源于眼动脉的前睫状动脉下直肌支分支和内直肌分支。

3. 白睛内眦部

白睛内眦部的血脉来源于鼻背动脉的内眦眦角动脉，眦角动脉在内眦由上而下布有 4～6 条细小分支；来源于上睑内侧动脉和下睑内侧动脉的后球结膜动脉分支亦有一部分分布于白睛内眦部。

源于面动脉的内眦动脉及其上睑内侧动脉和下睑内侧动脉分支亦布于内眦。

在后球结膜动脉深层尚布有源于眼动脉的前睫状动脉 2 条内直肌支。

4. 白睛内上部

白睛内上部的血脉来源于鼻背动脉的上睑内侧动脉形成的上睑动脉弓发出的后球结膜动脉。

来源于面动脉的内眦动脉的上睑内侧动脉亦布于内眦上部。

在后球结膜动脉深层尚布有来源于眼动脉的前睫状动脉上直肌支分支和内直肌分支。

5. 白睛上部

白睛上部的血脉来源于鼻背动脉的上睑内侧动脉形成的上睑动脉弓发出的后球结膜动脉。

在后球结膜动脉深层尚布有来源于眼动脉的前睫状动脉上直肌支 2 条。

6. 白睛外上部

白睛外上部的血脉来源于鼻背动脉的上睑内侧动脉形成的上睑动脉弓发出的后球结膜动脉，来源于泪腺动脉的上睑外侧动脉与睑内侧动脉形成上睑动脉弓之后布于外眦部球结膜的分支，以及泪腺动脉的外直肌分支。

在后球结膜动脉深层尚布有来源于眼动脉的 2 条前睫状动脉上直肌分支和外直肌分支。

7. 白睛外眦部

白睛外眦部的血脉来源于泪腺动脉的外直肌分支，以及泪腺动脉的上睑外侧动脉和下睑外侧动脉分支，常见由上而下布有 4～6 条细小分支。

在深层尚布有来源于眼动脉的前睫状动脉外肌支 1 条。

8. 白睛外下部

白睛外下部的血脉来源于鼻背动脉的下睑内侧动脉形成的下睑动脉弓发出的后球结膜动脉，来源于泪腺动脉的下睑外侧动脉与睑内侧动脉形成下睑动脉弓之后布于外眦部球结膜的分支。

在深层尚布有来源于眼动脉的 1 条前睫状动脉外直肌支的分支。

9. 角巩缘附近

角巩缘附近浅层布有来源于鼻背动脉的上睑动脉弓和下睑动脉弓的后球结膜动脉构成白睛表面角膜周围最浅的血管网。

位于角膜周围较深的血管网是来源于前睫状动脉的前球结膜动脉分支与后球结膜动脉分支构成

的结膜角膜周围血管网。

在深层布有位于巩膜表面的由前睫状动脉的巩膜上支形成的角膜周围血管网（图 1-1-1-11）。

二、静脉

球结膜的静脉多伴随动脉运行，且数目多于动脉。

前结膜静脉伴前结膜动脉运行，回流至前睫状静脉；前睫状静脉伴前睫状动脉运行，回流至眼静脉。

眦角静脉伴眦角动脉运行，回流至鼻背静脉。

后球结膜静脉伴后球结膜动脉运行，上部球结膜静脉血回流至上睑静脉，下部球结膜静脉血回流至下睑静脉，在回流途中分别于上穹隆、颞侧穹隆、下穹隆、鼻侧穹隆及白睛形成静脉丛。

在巩膜表层有表层巩膜静脉丛，在巩膜深层有深层巩膜静脉丛。

在球结膜之巩膜部有球结膜静脉丛。

这些静脉丛与穹隆静脉丛在某种情状时十分明显，与其他眼部征象一样，为我们从事望目辨证诊断提供了十分明确客观的白睛特征。

三、血管网

球结膜的小动脉和小静脉之间存在密集的微细网状分支，形成交错重叠的毛细血管网，总体有球结膜浅层的毛细血脉网和深层毛细血脉网。

需要注意之处：健康者之白睛，无论球结膜或球结膜下之巩膜表面或巩膜之内，均不显现明显血管，仅在穹隆部有微细血管，一般难被窥及，但当身体发生某种病变时，我们即可在相关部位视及动脉、静脉、血管网或静脉丛出现变化及其所产生的颜色；当结膜、角膜、虹膜或睫状体等罹病时，虽然也可有血管明显扩张而显露出来，可是，与反映五脏六腑及奇恒之腑病证的特征存在区别。西医学认为，当巩膜内的血管显露时，大约有 50% 病例可以找到全身疾病。著者认为，实际上，只要身体患病，或病情虽极轻浅，甚至人体毫无感觉时，不一定在巩膜，而是在全部白睛（包括巩膜、结膜和角巩缘）的相应部位即可明显呈现相关特征，并可被医家诊察之。

全身疾病为什么会在白睛上出现反映？白睛特征、白睛血脉特征与全身疾病为什么存有内在联系？白睛特征、白睛血脉特征与全身疾病究竟存有何种内在联系？已经超出当前西医学理论范围，仅从西医学角度则无人可以作出准确解释。然而，我们的先辈医学家，早在数千年前的《内经》时代就已经发现其中的颠扑不破的医学理论，在汉代华佗时期又有细致、具体发展。可惜，由于世事沧桑，诸侯淫威，兵燹浩劫，年代浸远，使医圣华佗的理论与方法自汉代末年至今已淹没失传一千八百年之久。

第二章　望目辨证的中医学藏象经络基础

《黄帝内经》简称《内经》，是中医学理论的渊薮，也是"望目辨证"的理论基础。《内经》中记述黄帝与岐伯、伯高、雷公、少俞、桐君、鬼臾区、少师等贤人讨论医药学，故迄今当有五千余年历史。但是，大多学者认为《黄帝内经》成书于春秋、战国直至汉代。若依产生于汉代而论，则距今最少也有两千多年。当前有不少专家认为《黄帝内经》并非成书于一人之手，亦非一时之作，而是在长期流传过程中经众多医家逐渐积累编撰而成。就目前所知，著者认为《黄帝内经》最晚成书于春秋、战国时代，只不过秦汉时代有人补撰少数内容，并逐渐出现多种不同传本，但无论流传版本如何丰富繁多，后世中医药学传统理论均在此基础上发展而来，则是中医学界之公论。

《黄帝内经》由《素问》八十一篇和《灵枢》八十一篇两大部分构成，为现存传世最早的重要医学理论典籍。

早在《内经》时期，我们的前辈医学家已经十分重视望目诊断。当前，我们从《内经》经文中仍可看出在诊断过程中重视"阴阳"之时，将望色和诊脉置于十分重要位置，如据《素问·上古天真论》论述，若欲抗御衰老，其中有一条要求是做到"嗜欲不能劳其目，淫邪不能惑其心"，指出如果嗜欲过度将使"目"过劳；当人体过于烦劳时可导致阴虚阳亢而发生煎厥，使"目"失去视力，使耳闭塞失去听力。如《素问·生气通天论》云："阳气者，烦劳则张，精绝，辟积于夏，使人煎厥，目盲不可以视，耳闭不可以听。"《素问·阴阳应象大论》云："善诊者，察色按脉，先别阴阳。"从经文可见，在诊断时，望色和切脉十分重要，甚至望色重于切脉。

《内经》已明确指出，人体显现的微小颜色变化，可以从"目"察看得知。《素问·五脏生成》云："诸脉者皆属于目。""五色微诊，可以目察。"清·张隐庵注曰"五色之微见，可以目内察之"，说明微小的颜色变化可以通过观察双目而得知。"以"，介词，此作"在""于"解。《素问·移精变气论》云："色脉者，上帝之所贵也。""上古使僦贷季理色脉而通神明，合之金木水火土、四时、八风、六合，不离其常，变化相移，以观其妙，以知其要。""治之要极，无失色脉"，经文指出望色和诊脉均十分重要。《素问·诊要经终论》云："太阳之脉，其终也，戴眼。""少阳终者……目睘绝系，一日半死。""阳明终者，口目动作。"从以上诸多经文论述可见，"目"与生命的基本状态至关重要，察目可以诊知身体状态。

《内经》明确告诉我们在诊断时应该观察双目和双目颜色，以辨析脏腑病理变化，《素问·脉要精微论》云："切脉动静，而视精明，察五色，观五脏有余不足，六腑强弱，形之盛衰，以此参伍，决死生之分。"经文中"视精明，察五色"可以理解为观察双目，辨别颜色，既望诊全身颜色，也望诊双目颜色。可见观察双目及其颜色，并参用其他方法诊断疾病，十分重要，十分必要。经文指出，通过切脉和察看双目，观察五色变化，可以诊知脏腑气血盈亏盛衰，经过综合分析，可以得到病证能治愈或是难以治愈的重要诊断。

临床实践表明，能够保存八方风气变换，五行更迭盛衰，真实显示虚实转化规律特征的器官，是不易受外界干扰、令呵欠呻吟那样如秋毫般细微变化都可以显示出来的"目"。简而言之，目可以反映身体极微小的变化状态，"望目"可以诊察疾病，如《素问·保命全形论》云："能存八动之变，五胜更立，能达虚实之数者，独出独入，呿吟至微，秋毫在目。"经文中"存"当为保存、收存，"八动之变"指八方风气变化，"五胜更立"指五行相生相克，更迭变化，"秋毫在目"意为一目了然。

通过反映于相应脏腑部位的颜色可以使医家诊知某脏腑患有何种病证，这种诊断方法相对来说也较为客观和直观，如《素问·举痛论》云："五脏六腑固尽有部，视其五色，黄、赤为热，白为寒，青、黑为痛。此所谓视而可见者也。"（《灵枢·五色》云"青、黑为痛，黄、赤为热，白为寒"与《素问·举痛论》所述内容实质相同。）《素问·皮部论》云："其色多青则痛，多黑则痹，黄、赤则热，多白则寒，五色皆见，则寒热也。"

《素问·经络论》云："夫络脉之见也，其五色各异，青黄赤白黑不同，其故何也？"经文之意，指出络脉颜色各不相同，这主要因为疾病证候不同，导致络脉颜色出现差别。

《灵枢》也有经文告诉我们，在诊断时通过望目可以诊知邪正消长情况，全面了解病人情状，用统一的诊断标准，整体诊断疾病，观察患者形体状态，听诊患者声音，可以诊知邪正虚实，还告诉我们，医师之中的高手懂得在眼目上观察五色，而诊知脏腑气血虚实。《灵枢·九针十二原》认为望目可以诊知邪正消长情况，如经文云："见其色，察其目，知其散复。"《灵枢·小针解》云："睹其色，察其目，知其散复。一其形，听其动静者，言上工知相五色于目。""所以察其目者，五脏使五色循明。"《灵枢·四时气》云："睹其色，察其目，以知其散复者，视其目色，以知病之存亡也。一其形，听其动静者，持气口人迎，以视其脉，坚且盛且滑者，病日进；脉软者，病将下。"由此可知，在诊断时通过"望目"能够诊知邪正消长情况，全面了解病人情状，用统一的诊断标准，整体诊断疾病，观察患者形体状态，听诊患者声音，可以诊知邪正虚实；通过"目"可以观察五脏六腑状态，如《灵枢·五癃津液别》云："五脏六腑……目为之候。"《灵枢·五色》又云："黄、赤为风，青、黑为痛，白为寒，黄而膏润为脓，赤甚者为血，痛甚为挛，寒甚为皮不仁。"《灵枢·五音五味》云："视其颜色，黄、赤者多热气，青、白者少热气，黑色者多血少气。"由此可见，黄色、赤色主热，青色、白色主寒；"黑色者多血"此指血液瘀积过多，而形成瘀血重证。"少气"指阳气衰少，几欲败绝。经文虽然可指望面色，但亦可指望目，《灵枢·邪客》云："因视目之五色以知五脏，而决死生，视其血脉，察其色，以知其寒热痛痹。"

《内经》指出，颜色与一定脏腑相关，出现某些颜色可能表示相应脏腑患病，如《灵枢·论疾诊尺》云："目赤色者病在心，白在肺，青在肝，黄在脾，黑在肾，黄色不可名者，病在胸中。"经文"黄色不可名"指色黄而兼有其他颜色，难以用单一颜色描述。胸中有心肺，主气血运行。此种情状多为气血兼病，兼夹湿饮痰瘀郁风等复杂致病因素时，而出现兼夹证候。《灵枢·论疾诊尺》又云："诊血脉者，多赤多热，多青多痛，多黑为久痹，多赤、多黑、多青皆见者，寒热。"当然，我们绝不能仅仅凭借颜色而机械得出诊断印象。望目，包括望诊眼目所显现的颜色，还要诊视目之"血脉"，包括察看"血脉"颜色，以诊知五脏情况及寒、热、痛、痹，并决定患者病势趋向，可见"目"是观察生命状态之门。

上述《内经》经文论述目能反映全身脏腑状态，是因为目与全身脏腑经络存在密切联系，这在《内经》中存有大量丰富论述。为了说明通过望目可以观察人体生命状态，寻找"目是观察人体生命状态门户"（目是"命门"）的中医学理论基础和临床基础，我们有必要沿着医圣华佗的思路，复习《内经》中古人早已发现的目与全身脏腑经络的密切联系。

第一节 目与全身脏腑

一、目与肝

（一）目与肝相通联

《素问·金匮真言论》云："东方青色，入通于肝，肝开窍于目，藏精于肝。"这是说，东方之气运行可呈现青色，与肝相应，肝在体表开启的孔窍是目，而目的精气藏于肝。

《灵枢·脉度》云："五脏常内阅于上七窍也。故肺气通于鼻，肺和则鼻能知臭香矣。心气通于舌，心和则舌能知五味矣。肝气通于目，肝和则目能辨五色矣。脾气通于口，脾和则口能知五谷矣。肾气通于耳，肾和则耳能闻五音矣。"这段经文表明，通过身体上部的七个孔窍常可向内观察位于身体内部的五脏。究其根源，是因为五脏的状态可以显露于身体上部的七个孔窍。"阅"，查阅、观察，此处指察看显现于外的表象而得知五脏内在的情况。经文"肝气通于目，肝和则目能辨五色矣"是说肝气通联于目，肝气和调就可以使目能够辨别清楚五色。从而表明目与肝直接通联。

《灵枢·五阅五使》云："鼻者肺之官也，目者肝之官也，口唇者脾之官也，舌者心之官也，耳者肾之官也。""官"指器官、功能。经文中五官指鼻、目、口唇、舌、耳五个器官。五官也显现出五脏表现于外的功能，鼻是肺的外在表现，目是肝的外在表现，口唇是脾的外在表现，舌是心的外在表现，耳是肾的外在表现。这也说明，五脏六腑情况常常由体内而显露在位于身体外部的七个孔窍，医家通过身体上部的七个孔窍可以观察位于身体内部五脏六腑的状况。

（二）肝与血

《素问·调经论》载："帝曰：人有精、气、津液、四支、九窍、五脏、十六部、三百六十五节，乃生百病。百病之生，皆有虚实。今夫子乃言有余有五，不足亦有五，何以生之乎？岐伯曰：皆生于五脏也。夫心藏神，肺藏气，肝藏血，脾藏肉，肾藏志，而此成形。志意通，内连骨髓，而成身形五脏。五脏之道，皆出于经隧，以行血气。血气不和，百病乃变化而生。"本段经文是说，人体有精、气、津液、四支、九窍、五脏、十六部、三百六十五节，因而可发生各种各样的病变。这各种各样的疾病都存在虚与实。当前的问题是各种"实"与"虚"的病变是怎样产生的呢？岐伯说：这各种各样的疾病都发生于五脏。心脏调解、敛摄人体的神，肺脏调解、敛摄人体的魄，肝脏调解、敛摄人体的血，脾脏调解、敛摄人体的肉，肾脏调解、敛摄人体的志，由此构成人体。情志畅达可使气血运行正常，连通身体深层的骨髓。五脏是人体的核心，五脏的基本功能必须通过经脉以运行气血，使身体各部紧密联系，而协调地发挥作用。如果血与气不协调，就会形成各种疾病。从这段经文我们尚可明确得知肝脏蕴藏着人体的血液。

《灵枢·本神》云："肝藏血，血舍魂，肝气虚则恐，实则怒。"这段经文也是说，肝脏调解、敛摄人体的血。同时还告诉我们，血中寄寓人的魂。按：此处之"魂"是指随神气往来的精神活动。如果肝气虚就容易恐惧，如果肝气实则容易发怒。

（三）血与目

《素问·五脏生成》云："人卧，血归于肝。肝受血而能视。"这说明，当人体睡卧之时，血归藏于肝。肝得血液滋养而使目具备视觉功能。

以上说明，目的精气藏于肝，肝与目相通，肝通过藏血而使目得到血，血滋养目，使目具备视觉功能，故肝与目密切联系，从而使目成为"肝之官"。

二、目与心、血和脉

《素问·五脏生成》云："诸脉者皆属于目，诸髓者皆属于脑，诸筋者皆属于节，诸血者皆属于心，诸气者皆属于肺，此四支八溪之朝夕也。"《灵枢·九针论》云："人之所以成生者，血脉也。"经文说明，人体各条经脉都联属于目，全身精髓都联属于脑，筋则与关节相联属，全身之血都联属于心，全身之气均联属于肺。人之所以能够形成为生命，全靠血脉联络与供给营养精微。四肢（上下肢）、八溪（腕、肘、膝、踝）均为这些脉、髓、筋、血、气朝夕出入运行之部位。因脉中运行之物为血与气，人体各条经脉都联属于目，故全身血气均与目相连。

《素问·脉要精微论》云："夫脉者，血之府。"说明脉是血液汇聚、寄寓之处。由于脉中有血，而"诸脉者皆属于目"，故目与血密不可分。《素问·痿论》云："心主身之血脉。"《灵枢·决气》："壅遏营气，令无所避，是谓脉。"说明心脏主管全身血脉，而血在脉中循环。因此，目与全身血脉紧密关连。

《素问·解精微论》云："夫心者，五脏之专精也，目者其窍也。"说明心是五脏精华汇聚而成，目是心脏汇聚五脏精华之后所显现于体表的孔窍。于是，经文不仅已直接阐明目与心、血、脉紧密相连，而且阐明目是汇聚五脏精华之后形成的孔窍。可见，目不仅仅是肝之窍，目不仅仅与肝相连，而且目也是心之窍，目与心、血、脉同样紧密相连。

《灵枢·大惑论》指出"目者心之使"，则说明目是心脏的代表，受心脏的制约，能代表心脏的健康状况。通过目不仅可内阅肝脏，而且可内阅心脏。

以上说明，心、血、脉与目联系密切。心主全身血脉，而血滋养目，全身血脉均与目相连，故心与目联系密切，目能表现心脏的健康状态。又由于血藏于肝，而心主血、脉，故肝、心、血、脉与目密切相关，密切联属。

三、目与脾、胃

《素问·玉机真脏论》云："五脏者，皆禀气于胃。胃者，五脏之本也。脏气者，不能自致于手太阴，必因于胃气乃至于手太阴也。"说明五脏都要依靠胃气，因此胃是五脏的根本。五脏之气不能直接到达肺脏，而必须依靠、借助胃气才能到达肺脏。

《素问·经脉别论》云："饮入于胃，游溢精气，上输于脾，脾气散精，上归于肺。"说明饮食进入胃之后，其精微上输到脾脏，通过脾脏运输布散，才能送达肺脏。

《灵枢·营卫生会》云："人受气于谷，谷入于胃，以传于肺，五脏六腑皆以受气。"《灵枢·五味》云："胃者，五脏六腑之海也，水谷皆入于胃，五脏六腑皆禀气于胃。"《灵枢·玉版》云："人之所受气者，谷也。谷之所注者，胃也。胃者，水谷气血之海也。"《灵枢·动输》云："胃为五脏六腑之海，其清气上注于肺，肺气从太阴而行之。""胃气上注于肺，其悍气上冲头者，循咽，上走空窍，循眼系，入络脑。"上述经文说明，人体接受水谷精气，是依靠胃，胃中的水谷精气传至肺，并从而使五脏六腑都因此得到水谷精气，同时，水谷精气在"上走空窍"时要"循眼系"。可见，眼与胃相连，也表明肝、心、脉、肺等五脏六腑的精气皆来源于脾胃，并且"循眼系，入络脑"，于是可知脾胃与目密切关联。

四、目与肺

《素问·灵兰秘典论》云："肺者相傅之官，治节出焉。"说明肺能够辅助心脏，调节全身气血，使各脏腑组织器官保持协调。

《素问·五脏生成》云："诸气者，皆属于肺。"说明人体全身的气都源于肺，各种气都统属肺脏。

《素问·经脉别论》云："食气入胃，散精于肝，淫气于筋；食气入胃，浊气归心，淫气于脉，脉气流经，经气归于肺。肺朝百脉。"这段经文说明，饮食进入胃之后，经过消化，一部分营养精微输入肝脏，滋养全身的筋脉；另一部分比较浓厚的营养精微归属心脏，输注到血脉之中，流遍全身大小血脉经络，总归于肺。《内经》云心是君主，肺是相傅，这表明肺辅助心。因为心主全身血脉，而全身经脉之气均归于肺，所以肺不仅与心密切联系，而且与全身经脉相连，并进而与目相联系。

《灵枢·决气》云："气脱者，目不明。"说明如若大量损耗"气"，就会使人眼目昏暗、视物不清。

《灵枢·邪客》云："宗气积于胸中，出于喉咙，以贯心脉而行呼吸焉。"也说明肺与心、脉相关，而心、脉与目密切联系，故肺与目关连。也就是说，由于肺主管全身之气，能帮助心脏调节全身气血，全身血脉除与心相连之外，也与肺密切相关，而目与心联系密切，目能代表心的健康状态，故目与肺密切联系，而能反映肺的健康状态。

五、目与肾

《素问·上古天真论》云："肾者主水，受五脏六腑之精而藏之。"说明肾是主管阴精水液的脏器，接受并贮藏五脏六腑之精。

《素问·六节藏象论》云："肾者主蛰，封藏之本，精之处也。"说明肾脏主管潜藏，以密封、贮藏为根本功能，是贮藏人体阴精之处。

《灵枢·本神》云"肾藏精"，直接记述肾脏贮藏人体阴精。

《灵枢·大惑论》云："目者五脏六腑之精也，营卫魂魄之所常营也，神气之所生也。"

综上所述，可见五脏六腑之精藏于肾，而目是五脏六腑之精，故肾与目密切关连。明确论述目是五脏六腑精华汇聚之处，是集中全身营卫魂魄神气生养之器官，也是反映五脏六腑、全身营卫魂魄神气之处。

此外，目与脑髓密切联系：

《素问·阴阳应象大论》云："肾生骨、髓，髓生肝。"说明肾气能生养骨、髓，而髓能生养肝脏。

《素问·五脏生成》云"诸髓者皆属于脑"，《灵枢·海论》云"脑为髓之海""髓海不足则脑转耳鸣，胫酸眩冒，目无所见，懈怠安卧"。表明髓与脑密切相关，脑是髓海，肾与脑（髓海）密切联系，而目与脑（髓海）相连。

这说明肾、脑与目密切关联。此与《素问·解精微论》所云"志与心精共凑于目也"相一致。此处志指肾而言，因"肾藏志"。

由以上《内经》论述可知，肝与血、心与脉、脾与胃、肺、肾、脑、髓等全身脏腑组织与目密切联系。

第二节　目与全身经脉

一、目与肝经相连

《灵枢·经脉》云："肝足厥阴之脉，起于大趾丛毛之际，上循足跗上廉，去内踝一寸，上踝八寸，交出太阴之后，上腘内廉，循股阴，入毛中，过阴器，抵小腹，挟胃，属肝，络胆，上贯膈，布胁肋，循喉咙之后，上入颃颡，连目系，上出额，与督脉会于巅；其支者，从目系下颊里，环唇内，其支者复从肝别贯膈，上注肺。"可见，目与肝经直接相连。

二、目与心经相连

《灵枢·经脉》云："心手少阴之脉起于心中，出属心系，下膈，络小肠；其支者从心系上挟咽，系目系。""手少阴之别名曰通里，去腕一寸半，别而上行，循经入于心中，系舌本，属目系。"可见，目与心经亦直接相连。

三、目与脾经、胃经相连

《灵枢·经别》云："足阳明之正，上至髀，入于腹里，属胃，散之脾，上通于心，上循咽，出于口，上颎颡，还系目系，合于阳明也。足太阴之正，上至髀，合于阳明，与别俱行，上结于咽，贯舌中。"可知，胃、脾、心三者相互联通，且与目相连。

四、目与胆经相连

《灵枢·经别》云："足少阳之正，绕髀，入毛际，合于厥阴；别者，入季胁之间，循胸里，属胆，散之，上肝，贯心以上挟咽，出颐颔中，散于面，系目系，合少阳于目外眦。"可见，目不仅与胆经直接相连，而且与胆经的经别相会于目外眦。

五、目与冲脉相通

《素问·痿论》云："冲脉者经脉之海也，主渗灌溪谷，与阳明合于宗筋，阳明总宗筋之会，会于气街，而阳明为之长，皆属于带脉，而络于督脉。"这样，我们有理由认为，冲脉与督脉、带脉、阳明经脉及全身各经脉均相连通，从而与目相连通。由于阴阳表里相合，经脉相互连通，故使目与全身经脉相连，正如《灵枢·邪气脏腑病形》指出："十二经脉、三百六十五络，其血气皆上于面而走空窍，其精阳气上走于目而为睛。"《灵枢·口问》云："目者，宗脉之所聚也，上液之道也。"所云"宗脉"是汇聚全身经脉精气之后形成的经脉。此处之"上液"，指津液向上渗灌，如《灵枢·五癃津液别》指出"五脏六腑之津液尽上渗于目"，与此同意。

六、目与任脉相连

《素问·骨空论》云："任脉者，起于中极之下，以上毛际，循腹里，上关元，至咽喉，上颐，循面，入目。"指出任脉起始于中极（穴名，位于腹中线脐下四寸）之下（按指会阴穴），向上行到阴阜毛际部位（按指曲骨穴），沿腹壁中线里面上行至关元（穴名，位于腹中线脐下三寸），再上行到咽喉，向上达到面颊，沿着面部进入目内。

七、目与督脉相连

《素问·骨空论》尚云："督脉者，起于少腹以下骨中央，女子入系廷孔，其孔，溺孔之端也。其络循阴器，合篡间，绕篡后，别绕臀至少阴，与巨阳中络者合少阴，上股内后廉，贯脊属肾，与太阳起于目内眦，上额，交巅，上入络脑，还出别下项，循肩髆内，侠脊抵腰中，入循膂，络肾；其男子循茎下至篡，与女子等。其少腹直上者，贯脐中央，上贯心，入喉，上颐还唇，上系两目之下中央。"可见，督脉与肾、膀胱、心、小肠经脉相交会，与脑、与目相连。

由以上《内经》论述可见，肝、心、脾、胃、胆经、冲、任、督脉等全身经脉与目密切联系。

第三节　白睛与全身脏腑

一、白睛与全身脏腑相关联

五脏六腑之精气，全部向上汇聚于眼眶之内，而构成眼睛（或称目、目珠、眼珠、眼球）。其中，肾的精气和肝的精气形成瞳孔，称为"黑眼"；血的精气形成目的血脉；而整个眼窝之内（包括全眼）的全部精气集中于"白眼"，肌肉的精气形成约束眼的结构，包裹着肝肾脾心肺的精气与经脉一同组成目系，向上联属于脑。如《灵枢·大惑论》云："五脏六腑之精气，皆上注于目，而为之睛。精之窠为眼，骨之精为瞳子，筋之精为黑眼，血之精为络，其窠气之精为白眼，肌肉之精为约束，裹撷筋骨血气之精，而与脉并为系，上属于脑。"文中"窠"为鸟兽栖息之所、窝巢或孔洞，此段经文中"窠"可理解为"处所""聚集之处"，目珠即全身精气汇聚之处。"系"，本意可为纽带、联属，此指眼系，为目珠与脑相连之纽带，是维系目与脑相联系的唯一径路，故亦称"目系"或"眼系"。

所谓"窠气之精"，即指全眼的精气、精蕴。目系联属于脑，脑为髓之海，髓由肾所藏五脏六腑之精转化而成，可见目系是"目"联接和维系脑与其他脏腑经脉之纽带与通道。全身脏腑经脉通过目系与目密切相连，因此使目汇聚了"五脏六腑之精气"，而目之精气、精蕴体现于白眼（白睛），于是白睛可以体现全身五脏六腑之精气。

《素问·玉机真脏论》云："五脏者，皆禀气于胃。胃者，五脏之本也。脏气者，不能自致于手太阴，必因于胃气乃至于手太阴也。"文中"手太阴"指"肺"而言。因为肺朝百脉、诸气皆属于肺，所以饮食由脾胃转化成精微之后，必得至肺再转化为"气"，才可使脏腑得到滋养而发挥各自功能。由于"精之窠为眼"，而"窠气之精为白眼"，因此，白眼（白睛）具备"眼"（全眼、全目）的精气、精蕴，并与全身脏腑、经脉、组织、器官密切联系。

二、白睛通过五脏生克乘侮忤而与全身脏腑相联系

医学"五行"学说，在传统中有生、克、乘、侮之说。"忤"是著者提出的术语。

相生：从《素问·阴阳应象大论》和《五运行大论》的论述中可知，"相生"指按一定顺序促进相应脏腑发挥生理功能。

相克：由《素问·五运行大论》经文可知，怒、喜、思、悲、忧、恐从情志角度分别代表五脏，酸苦甘辛咸从五味角度分别代表五脏，体现脏腑相克的生理作用。在脏腑生、克关系中，"生"即帮助生长、促进发挥生理功能。"克"即克制、制约、抑制。这属于生理范畴。

相乘："乘"有乘虚侵袭之意。《素问·五运行大论》云："气有余，则制己所胜而侮所不胜。其不及，则己所不胜，侮而乘之；己所胜，轻而侮之。"相乘有两种情况：其一，与相克之方向相同，由于相克之脏腑的克制作用过强，导致受克太过而形成病理状态；其二，与相生之方向相同，但由

于相生之脏腑乘虚侵扰而形成病理状态。

相侮："侮"有恃强凌弱之意，与相克或相乘之方向相反。相侮指在受克之脏腑感受的病邪过强或病势过于亢盛，或受乘之脏腑的病邪过强或病势过于亢盛，反过来影响克己之脏腑或乘己之脏腑，也有文献称之为反克或反乘。乘、侮关系属病理变化范围。

相忤：根据《内经》脏腑相生的理论，《难经·第十八难》提出"五行子母更相生养"的说法，即生我者为母、我生者为子，而且母子的位置可因与其他脏腑关系而发生变化。如肝生心，则肝为母、心为子；心生脾，则心为母、脾为子；脾生肺，则脾为母、肺为子；肺生肾，则肺为母、肾为子；肾生肝，则肾为母、肝为子。《难经·第七十五难》云"子能令母实，母能令子虚"，指出具有母子关系的脏腑尚具有子病及母的病理变化。"忤"指不顺从，忤逆指不孝顺父母。在脏腑相生的关系中，"母生子"为生理状态，"母病及子"为常见的病理变化，而"子病及母"或"子病犯母"为未顺从正常病理传变，属异常病理传变。而从脏腑为子母关系角度看，则为忤逆，故扼要称之为"忤"或"相忤"。系子脏（或子腑）患病累及母脏（或母腑），也可称为"子忤母"，或相忤。在望目辨证时，白睛眼象可出现"相忤"的变化。

综合以上《内经》论述可知，胃为水谷之海，脾胃为后天之本。脾输送水谷之精微，肝依靠脾胃生成的精气而发挥"连目系""开窍于目"的作用；心依靠脾胃生成的精气发挥"目为心之使"的功能，并使"脉"依靠"心"而发挥联络脏腑、通畅气血作用；肺通过统领诸气，辅助心而发挥与目的关联作用；脾胃产生的后天之精不断补充先天之精，从而使肺、心、脉、脾、胃、肝、肾、脑、髓、骨、气、血等全身诸脏腑、组织与目密切关联。

第四节　白睛与全身经脉

前已述及，白睛由巩膜、角巩缘、球结膜、球结膜下筋膜组织、球筋膜组织和球结膜之间的疏松蜂窝组织构成，亦即除去眼睑和黑睛之外，全眼正面可见的内眦、外眦及黑睛四周的白色部分均属白睛。根据考查，白睛与全身经脉有密切联系。

一、白睛与肝经

《灵枢·经别》尚云："足厥阴之正，别跗上，上至毛际，合于少阳，与别俱行，上结于咽，贯舌中。"此文中第二个"别"字指足少阳胆经之别。由此可见肝经在上至毛际之后，与胆经相合，与胆经之一条经别相伴一同运行。前已述及胆经与目外眦相连，故肝经也与白睛之外眦相连。

二、白睛与心经

《灵枢·经别》云："手少阴之正，别入于渊腋两筋之间，属于心，上走喉咙，出于面，合目内眦。"此经文指出心经与白睛之内眦相连。

三、白睛与胆经

《灵枢·经脉》云："胆足少阳之脉，起于目锐眦，上抵头角，下耳后，循颈，行手少阳之前，至肩上，却交出手少阳之后，入缺盆。其支者，从耳后入耳中，出走耳前，至目锐眦后；其支者，别锐眦，下大迎，和手少阳……"《灵枢·经别》云："足少阳之正，绕髀，入毛际，合于厥阴；别者，入季胁之间，循胸里，属胆，散之，上肝，贯心以上挟咽，出颐颔中，散于面，系目系，合少阳于目外眦。"可见，足少阳胆经除与目系相连之外，也与白睛的目外眦相连。

《灵枢·论疾诊尺》云："诊目痛，赤脉……从外走内者少阳病。"

四、白睛与小肠经

《灵枢·经脉》云："小肠手太阳之脉，起于小指之端……其支者，从缺盆循颈上颊，至目锐眦，却入耳中；其支者，别颊上䪼，抵鼻，至目内眦。"

经文中的"目锐眦"即当今常说之"目外眦"。此段经文指出手太阳小肠经与目内眦、目外眦均相连接。目内眦与目外眦均属白睛，从而白睛与小肠经相连。

《灵枢·营气》云："营气之道，内谷为宝，谷入于胃，乃传之肺，流溢于中，布散于外，精专者行于经隧，常营无已，终而复始，是谓天地之纪，故气从太阴出注手阳明，上行注足阳明，下行至跗上，注大趾间，与太阴合，上行抵髀，从脾注心中，循手少阴，出腋，下臂，注小指，合手太阳，上行乘腋，出䪼内，注目内眦。"说明手太阳小肠经汇集肺及胃、脾、心之"精专者"与白睛内眦相连通。此段论述，同上段《灵枢·经脉》中论述相合。

五、白睛与胃经

《灵枢·经脉》云："胃足阳明之脉，起于鼻之交頞中，分纳太阳之脉。"此处"太阳之脉"指手太阳小肠经脉。此段经文指出足阳明胃经在目内眦与手太阳小肠经相接，目内眦属白睛，从而白睛与胃经、小肠经相连。

《灵枢·论疾诊尺》："诊目痛，赤脉……从下上者阳明病。"

六、白睛与膀胱经

《灵枢·经脉》云："膀胱足太阳之脉，起于目内眦。"这说明足太阳膀胱经与白睛目内眦相连。

《灵枢·论疾诊尺》云："诊目痛，赤脉从上下者，太阳病。"

七、白睛与三焦经

《灵枢·经脉》云："三焦手少阳之脉，起于小指次指之端，上出两指之间……其支者，从耳后入耳中，出走耳前，过客主人前，交颊，至目锐眦。"指出手少阳三焦经与白睛之目外眦相连。

八、白睛与督脉

《素问·骨空论》云："督脉者，起于少腹以下骨中央……与巨阳中络者，合少阴上股内后廉，贯脊属肾，与太阳起于目内眦……入络脑……上系两目之下中央。"文中"巨阳"即"太阳"，指足太阳膀胱经；"少阴"指足少阴肾经。可知此段经文指出白睛之目内眦部位通过督脉联系膀胱经、肾经、脑。

九、白睛与跷脉

《素问·缪刺论》云："邪气客于足阳跷之脉，令人目痛从内眦始。"可见目内眦与足阳跷脉相关联。

《灵枢·脉度》云："跷脉者，少阴之别，起于然骨之后，上内踝之上，直上循阴股，入阴，上循胸里，入缺盆，上出人迎之前，入頄，属目内眦，合于太阳、阳跷而上行。气并相还，则为濡目。"此处之跷脉指阴跷脉，此段经文未述及阳跷脉。经文指出阴跷脉是足少阴肾经的一条支脉，起于内踝之后（按指照海穴），上行至内踝上方，沿大腿内侧进入阴器，沿腹部向上，经胸中，进入缺盆（锁骨上窝），向上出于人迎之前，进入颧部，再入眼，连于白睛之内眦，并与小肠经、膀胱经、阳跷脉相合（当然，这时也与心经、督脉相合），跷脉中的精气与经脉中的精气合并在一起循环运行，濡养眼目。《灵枢·寒热病》云："阴跷、阳跷，阴阳相交，阳入阴，阴出阳，交于目锐眦。"《灵枢·热病》云："目中赤痛，从内眦始，取之阴跷。"以上经文说明阴跷、阳跷既相交于目内眦，又相交于目外眦（图 1-1-1-13）。

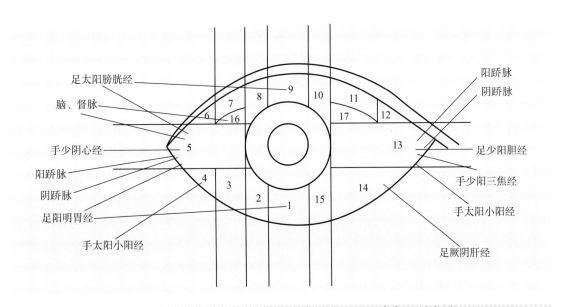

图 1-1-1-13　已知古籍中全身经脉在白睛上的分布部位模式图

综上所述，目内眦布有手少阴心经、手太阳小肠经、足太阳膀胱经、足阳明胃经、督脉、阳跷脉和阴跷脉，目外眦布有足少阳胆经、足厥阴肝经、手太阳小肠经、手少阳三焦经、阳跷脉和阴跷脉。这些经脉是与白睛直接相连的主要经脉。依据《内经》论述，由于经脉存在络属、接续关系，从而使白睛与全身经脉相联系。正如《灵枢·邪气脏腑病形》云："十二经脉、三百六十五络，其血气皆上于面而走空窍。其精阳气上走于目，而为睛。"《灵枢·五癃津液别》云："五脏六腑之津液尽上渗于目。"《灵枢·大惑论》明确指出"五脏六腑之精气皆上注于目而为之精"，"目者，五脏六腑之精也，营卫魂魄之所常营也，神气之所生也"。

通过考察《内经》原文，可以发现全身脏腑经脉之精气体现在目，目能体现全身脏腑经脉精气盛衰变化；又因"其窠气之精为白眼"，白睛与全身脏腑经脉密切相关，故白睛（白眼）不仅能体现全眼之精气、精蕴，而且可体现全身脏腑经脉精气盛衰变化。因此，"目"具有反映五脏六腑、奇恒之腑及全身气血阴阳盛衰变化的生理基础；目之白睛具有反映五脏六腑、奇恒之腑及全身气血阴阳盛衰变化的生理基础。

因此，通过望诊全目及目之白睛可以诊断全身病证。如《灵枢·邪客》云："因视目之五色以知五脏，而决死生，视其血脉，察其色，以知其寒热痛痹。"经文明确提出望诊目之"血脉"，察看"血脉"颜色，可以诊知五脏情况及寒、热、痛、痹，而决定患者病势趋向，为我们望诊白睛血脉颜色等特征，开展望目辨证，明确提供了理论根据和文献依据。并且，可以认为"目"是观察生命状态之门。

从"白睛之血管"、"白睛血管分布部位"可知，在白睛内眦部位分布有源自鼻背动脉的内眦眦角动脉、上睑内侧动脉、下睑内侧动脉，尚分布源自面动脉的内眦动脉、上睑内侧动脉、下睑内侧动脉，源自眼动脉系统的前睫状动脉内直肌动脉分支；在外眦部位布有源自泪腺动脉的上睑外侧动脉、下睑外侧动脉和源自眼动脉系统的前睫状动脉外直肌动脉分支。这些动脉也有分布于上部球结膜和下部球结膜、以及角巩缘的分支。因此，著者认为这些血脉当与中医学中的藏象经络存在一定联系。

源自鼻背动脉的内眦眦角动脉、上睑内侧动脉、下睑内侧动脉布于内眦、上部球结膜和下部球结膜，这些动脉均来源于眶动脉系统，而眶动脉系统来源于眼动脉系统，眼动脉系统来源于颈内动脉；布于外眦部球结膜的上睑外侧动脉、下睑外侧动脉源自睑外侧动脉，睑外侧动脉源自泪腺动脉，而泪腺动脉亦来源于眼动脉。但是，既然布于内眦和外眦部位的动脉均来自眼动脉，为什么从中医学角度呈现各自不同的临床诊断意义？来源于面动脉的内眦动脉布于内眦部位，来源于面动脉的上睑内侧动脉、下睑内侧动脉布于内眦、上部球结膜和下部球结膜。内眦动脉和这些上睑内侧动脉、下睑内侧动脉均来源于面动脉，而面动脉来源于颈外侧动脉。来自颈内动脉、颈外侧动脉的血脉均有布于内眦、上部球结膜和下部球结膜的血管分支，这些分支中的血液存在何种差别？为什么从中医学角度看，分布于目内眦的血脉分属手少阴心经、手太阳小肠经、足太阳膀胱经、足阳明胃经、督脉、阳跷脉和阴跷脉，分布于目外眦的血脉分属足少阳胆经、足厥阴肝经、手太阳小肠经、手少阳三焦经、阳跷脉和阴跷脉？为什么存在不同的临床诊断意义？布于外眦部的前睫状动脉外直肌动脉分支与布于内眦部位、上直肌、下直肌肌支的血脉均源自眼动脉系统的前睫状动脉为什么从中医学角度看存在不同的临床诊断意义？这些血管的分布部位、血管内的血液成分、流量、流速与各脏腑组织器官是否存在各不相同的联系？若存在联系，究竟存有何种目前仅从血管角度尚不能解释清楚的联系？这些联系的规律是什么？这些联系的物质基础是什么？

著者认为，从中医学角度看，其中缘由在于存在着中医学的藏象与经络。中医学的藏象与经络在其中起到当前西医学的循环系统、神经系统等学说尚不能全面阐述的作用。中医学的藏象与经络是一种客观存在的生命现象。中医学从传统的藏象经络角度阐述了这种重要的理论。我们由此可知《内经》的学术思想是"望目辨证"理论的基石，中医学人可从中发现"望目辨证"理论及其中医学理论基础。

第五节　目是命门

古人认为，"目"通过经络与全身脏腑密切关联，"目"是观察生命状态的门户，即"目是命门"。"命门"一词首出于《内经·素问》。《素问·阴阳离合论》云："太阳根起于至阴，结于命门。"这是中医学历史上首次提出"命门"一词，可惜未记述具体部位。

《灵枢·根结》接续《素问·阴阳离合论》之说，云："太阳根于至阴，结于命门。命门者，目也。"指出足太阳膀胱经起于足小趾外侧至阴穴，结于命门，并且明确指出"目"是"命门"。此为首次指出"目"是"命门"。

《灵枢·卫气》云："足太阳之本，在跟以上五寸中，标在两络命门。命门者，目也。"从标本角度指出"命门"是足太阳经络之标，进一步明确指出足太阳经同时在两侧联络命门，并再次指出"命门"就是"目"。因"目"有二，故云"两络命门"。

至此，我们应当明了：双目确是命门。"命门"之"命"指生命，"门"指门户。"门"之本意，为建筑物之出入口。在古代，一扇曰户，两扇曰门，也可统称作"门"或"门户"。"门"可引申为出入之途径、路径，例如《素问·八正神明论》云："知其所在者，知诊三部九候之病而治之，故曰守其门户焉。"《灵枢·九针十二原》云："粗守形，上守神，神乎神，客在门。"经文意思是：低劣的医者刻板教条、死守形迹，高明的医家则能根据病情变化，灵活机动，掌握病证本质，正确诊断，妥善治疗，神而又神，这是因为气血循行、邪正出入有一定的门户。文中"门"即门户，指"出入口"或出入路径。《灵枢·口问》云："口鼻者，气之门户也。"明确指出口鼻是气之出入口，称作"气之门户"。因此，我们可以理解"命门"即生命之门，是生命现象出入之门户，是严密诊察病邪出入之路径，通过"门"可以观知内情，医家通过生命之门，可以观知人体生命情状。

高明的医家在临床时，既要切知脉象，也要诊视双目特征，观察五色变化，从而了解五脏六腑邪正虚实、强弱，相互参照比较，以便诊断病情轻重、病势趋向吉凶。如《素问·脉要精微论》云："切脉动静而视精明，察五色，观五脏有余不足、六腑强弱、形之盛衰，以此参伍，决死生之分。"

《灵枢·九针十二原》云："观其色，察其目，知其散复，一其形，听其动静，知其邪正。"《灵枢·小针解》云："睹其色，察其目，知其散复，一其形，听其动静者，言上工知相五色于目。""相"即观察、审视。《灵枢·小针解》又云："所以察其目者，五脏使五色循明。"此处之"一"，谓统一、全面、整体。"一其形"，即全面了解病人情状、整体诊断疾病，因此，高明的医家懂得观察眼睛出现的五色及变化，而诊知脏腑气血虚实。关于"循明"，可见于《素问·六节藏象论》云："草生五色，五色之变，不可胜视；草生五味，五味之美，不可胜极。嗜欲不同，各有所通。天食人以五气，地食人以五味。五气入鼻，藏于心肺，上使五色修明，音声能彰。"由此可知

《灵枢·小针解》根据《素问·六节藏象论》这段经文所论"循明"意即"修明"。"五色修明"即"五色明润"。

《灵枢·四时气》明确指出："赌其色，察其音，知其散复者，视其目色，以知病之存亡也。"可见望目色可以诊病，而且可知病势趋向。《灵枢·五癃津液别》云："五脏六腑，心为之主，耳为之听，目为之候。"此处之"候"，为伺望侦察随时变化的情状。"目为之候"，即通过"目"能观察了解五脏六腑随时变化的情状，也可理解为目能表现五脏六腑疾病证候。

《灵枢·五癃津液别》云："五脏六腑，心为之主，耳为之听，目为之候，肺为之相，肝为之将，肾为之主外，故五脏六腑津液尽上渗于目。"经文指出五脏六腑的精华全部集中于"目"，经文中"目为之候"即指出"目"是反映五脏六腑伴随时间变化而呈现征象的部位。有人称"目为之候"的"候"指"占候"，而"占候"之意为根据天象变化以测吉凶，然而，在医学上则是根据"目"之变化以诊断五脏六腑变化的状态，从而推断五脏六腑的健康状态。

《灵枢·邪客》云："因视目之五色，以知五脏，而决死生，视其血脉，察其色，以知其寒热痛痹。"经文明确提出察看"目之五色"及"目之血脉"的颜色可以诊知五脏情况及寒、热、痛、痹，从而决定患者病势趋向。从这个角度看，也可以表明"目"是观察生命状态之门。

唐·王冰曰："命门者，藏精光照之所，则两目也。"清·张隐庵曰："命门者，太阳为水火生命之原，目窍乃精气所出之门也。"从这些论述我们也可以知道"命门"为生命状态之门。"目"是"命门"，即"目"是观察生命状态之门。王冰的认识与《内经》所论相同。

综上所述，因为"目"具有反映五脏六腑及全身气血阴阳盛衰变化的生理基础，所以"望目"能观察生命状态，能了解脏腑经脉的生理病理变化，能辨析疾病证候。据此，著者认为《内经》所论"命门者，目也"是"望目辨证"的重要理论基础。

附：关于命门的其他学说

除前述所论"命门"之外，自古也有关于"命门"的其他认识。本书扼要概述如下：

一、关于"小心""肾间动气"与命门

（一）关于"小心"

《素问·刺禁论》云："鬲肓之上，中有父母，七节之傍，中有小心。"意在横膈之上有"父母"，在第七脊节之附近有"小心"。"父母"此指心肺。考察《素问·腹中论》有"其气溢于大肠，而著于肓"之论，《素问·痹论》云："荣者，水谷之精气也，和调于五脏，洒陈于六腑，乃能入于脉也，故循脉上下，贯五脏，络六腑也；卫者，水谷之悍气也，其气剽疾滑利，不能入于脉也，故循皮肤之中，分肉之间，熏于肓膜，散于心腹。"《难经·三十二难》："心肺独在膈上……心者血，肺者气，血为营，气为卫，相随上下，谓之营卫，通行经络，营周于外，故令心肺在鬲上也。"这是因为血为营，由心所主，气属卫，为肺所主，营与卫相伴协调运行，周流全身及经脉内外，所以

使心肺位居横膈之上。可见，荣气即营气，经文中"鬲"指横膈膜，"父母"代指心肺，"肓"指肓膜，指膈上、心下的部位。

但是，"小心"是何脏腑，在何部位，具何功能？经文未述。文中"七节"即第七脊节。依据传统理论认识，经络所起之处为本，所止之处为标，计数时则从本至标。督脉起于下，由下向上贯脊运行，故"七节"乃由下向上数之第七脊节（若从上数则为第十四节），适值第二腰椎。考"旁"是四方、四傍，可引申为"侧""附近"。经文"小心"，是指如"心"一样具有搏动，但比"心"为小。那么，是何器官在第二腰椎附近如"心"那样搏动，且比"心"为小？从人体解剖学可知，左肾上界位于第十一、十二胸椎体之间，下界为第二、三腰椎体之间；右肾上界位于第十二胸椎体上半，下界平第三腰椎。肾动脉平肠系膜上动脉稍下处发出，肠系膜上动脉平第一腰椎的腹主动脉发出，此处正是"七节"附近，若与体表相应则位于脐附近。腹主动脉即降主动脉位于膈肌以下之主动脉，跟随"心"之搏动而连同搏动，但搏动力度与范围则较"心"为小。因此可以推断，位于两肾中间跟随心脏搏动的腹主动脉即"小心"。

（二）关于"肾间动气"

《难经》又称《黄帝八十一难经》，成书于汉代以前，是一部以《黄帝内经》中的一些问题设问答疑的著作。"难"指问难与解答难题。《难经》对《内经》的某些论述（如脏腑形态、功能、脉象、诊法、经脉、针法等）有所阐述及发挥，并对后世产生影响。

《难经·八难》曰："诸十二经脉者，皆系于生气之原。所谓生气之原者，谓十二经之根本也，谓肾间动气也。此五脏六腑之本，十二经脉之根，呼吸之门，三焦之原。"《难经·六十六难》曰："脐下肾间动气者，人之生命也，十二经之根本也，故名曰原。三焦者，原气之别使也，主通行三气，经历于五脏六腑。原者，三焦之尊号也，故所止辄为原。"从上述《八难》《六十六难》文中可以看出"肾间动气"具备"生气之原""五脏六腑之本，十二经脉之根，呼吸之门，三焦之原""人之生命"，"通行三气，经历于五脏六腑""守邪之神"等重要作用，又称作"原"。

（三）"小心""肾间动气"与命门

《难经·三十六难》曰："命门者，诸神精之所舍，原气之所系也，男子以藏精，女子以系胞。"《难经·三十九难》亦曰："命门者，谓精神之所舍也，男子以藏精，女子以系胞，其气与肾通。"从《三十六难》《三十九难》文看，"诸神精之所舍，原气之所系"与《八难》《六十六难》所述"肾间动气"作用一致，《三十六难》《三十九难》将这种作用认为是"命门"的作用，而《八难》《六十六难》认为这种作用是"肾间动气"的作用，因此有人认为"肾间动气"是"命门"。然而，"肾间动气"是"小心"，于是有人认为"小心""肾间动气"是"命门"。

上述《难经》文中，"系"指连属、维系，意即十二经脉都与"肾间动气"相连属。"原"指十二经脉之气均以"肾间动气"为根本。"三气"指上中下三焦之气。"守邪之神"指抵御病邪，使邪不能伤正之功能。"肾间"指两肾之中间。"动气"，据李时珍《脉诀考证·男女脉位》云："丹溪朱震亨曰：'昔轩辕使伶伦截嶰谷之竹作黄钟律管，以候天地之节气；使岐伯取气口作脉法，以候人之动气'，可知"动气"乃脉管搏动之现象，即脉象。"肾间动气"即两肾之间的搏动现象，实为腹主动脉搏动形成的脉象。"候"即伺望侦察，诊断，或曰"诊"。"候人之动气"即为人诊脉。

考《难经·十六难》云："假令得肝脉，其外证善洁、面青、善怒，其内证脐左有动气，按之牢若痛。""假令得心脉，其外证面赤、口干、喜笑，其内证脐上有动气，按之牢若痛。""假令得脾脉，其外证面黄、善噫、善思、善味，其内证当脐有动气，按之牢若痛。""假令得肺脉，其外证面白、善嚏、悲愁不乐、欲哭，其内证脐右有动气，按之牢若痛。""假令得肾脉，其外证面黑、善恐、欠，其内证脐下有动气，按之牢若痛。"本文中，"牢"本可为"坚固"或"坚硬"意，此处指气机结滞，触诊产生"抵抗感"。"若"此处为连词，可作"或""和""与""而"解。

明·李梴《医学入门》云："人两肾中间，白膜之内，一点动气，大如箸头，鼓舞变化，大阖周身，熏蒸三焦，消化水谷，外御六淫，内当万虑，昼夜无停。"

李时珍云："三焦者元气之别使，命门者三焦之本元。命门指所居之府而言，为藏精系胞之物，三焦指分治之部而名，为出纳腐熟之司，一为体，一为用也。其体非脂非肉，白膜里之，在脊骨第七节，两肾中央，系着于脊，下通二肾，上通心肺脑，为生命之原，相火之主，精气之府……《内经》所谓'七节之旁，中有小心'是也。"

因而，后世有医家认为"小心"是"肾间动气"，"小心""肾间动气"是命门。后世根据诊查"肾间动气"可以诊断疾病，发展形成"腹诊"，通过触按腹主动脉搏动所表现的状态以诊断疾病。如清·俞根初《通俗伤寒论》云："凡诊脐间动气者，密排右三指或左三指，以按脐上下左右，动而和缓有力，一息二至，绕脐充实者，肾气充也；一息五六至，冲任伏热也；按之虚冷，其动沉微者，命门不足也；按之躁热，其动细数，上支中脘者，阴虚气冲也；按之分散一至者，为元气虚败；按之不动，而指如入灰中者，为冲任空竭之候。"清·吴贞《伤寒指掌》云"动气筑筑然动于脐旁上下左右，甚则连及虚里心胁，而浑浑振动，此病由于妄汗、妄下，血气大亏，以致肾气不纳，鼓动于下而作也"，伤寒"动气在脐之上下左右，不可汗，亦不可下也"。指出诊查肾间动气的方法和临床意义。

从以上所述可以看出，"命门"属于诊断器官。

若依《难经》所述"命门"是"生命之原""通行三气，经历于五脏六腑，诸神精之所舍，原气之所系，男子以藏精，女子以系胞"，则"命门"具有众多生理功能，与《内经》所论"目"是"命门"相距甚远。但是，在《难经》此种说法基础上，却形成"腹诊"学派。

二、关于"右肾"与命门

《难经·三十六难》曰："肾两者，非皆肾也。其左者为肾，右者为命门。命门者，诸神精之所舍，原气之所系也，男子以藏精，女子以系胞。故知肾有一也。"《难经·三十九难》亦曰："其左为肾，右为命门。命门者，谓精神之所舍也，男子以藏精，女子以系胞，其气与肾通。"文中一曰"神精"，一曰"精神"，并指出肾为一，命门亦为一，命门是右肾，功能与《八难》《六十六难》所述相同。

元·滑寿云："肾之有两者，以左者为肾，右者为命门也。男子于此而藏精，受五脏六腑之精而藏之。女子于此而系胞，是得精而能施化，胞则受胎之所也。原气为脐下肾间动气，人之生命，十二经之根本也。此篇言非皆肾也，《三十九难》亦言'左为肾，右为命门'，而又云其气与肾通，是肾之两者，其实则一尔。"

这样，同一《难经》著作中，《八难》《十六难》《六十六难》与《三十六难》《三十九难》前后所述存在明显不同，令人难以信其正确。

考《内经》从无"左为肾，右为命门"之说。《素问·六节藏象论》指出"肾者主蛰，封藏之本，精之处也"，《素问·奇病论》指出"胞络者系于肾"，并未论述命门具备"男子以藏精，女子以系胞"功能。

在中医传统整体观念中，历来既十分重视脏腑功能，又十分重视脏腑解剖。从当前解剖学看，左右两肾组织结构相同，称"左为肾，右为命门"缺乏依据。在临床实践中也无论据表明左右两肾不一样。《灵枢·卫气》阐明足太阳经脉"两络命门"，指出命门有二而非一，左目、右目均为"目"，两目功能相同，此与肺左右各一，但左右两肺功能相同一样，肾虽有二，左右两肾功能也完全相同。临床实践证明，《内经》的认识是正确的认识，并与解剖所见一致。《难经》将"肾间动气"认做"命门"，则此"命门"为一而非二；若认为"肾两者，非皆肾也。其左者为肾，右者为命门"，则肾为一，命门亦为一，与《黄帝内经》所论"两络命门"所述双"目"是"命门"亦相距甚远。

三、关于"阳气"是命门

清·陈士铎《石室秘录》云："命门者，先天之火也。"清·冯兆张《冯氏锦囊》云："人何以生？生于火也。""造化以阳为生之根，人生以火为命之门。""命门是生身之阳气，人之受胎，先禀此命。"然而，在中医传统整体观念中，一个脏腑中阴阳兼备，阴阳协调，阴阳相生，阴阳互根，阴阳可以在一定条件下转化，但从无一脏只有阴、一脏只有阳。肾脏也如其他脏腑一样含有阴阳，即肾阴肾阳，常人（不病之人）应阴阳平衡、协调，若肾阴肾阳失衡则会处于疾病状态，若肾阴肾阳分开，则会因阴阳离决而导致严重后果。正如《素问·生气通天论》"凡阴阳之要，阳密乃固。两者不和，若春无秋，若冬无夏，因而和之，是谓圣度。故阳强不能密，阴气乃绝；阴平阳密，精神乃治；阴阳离决，精气乃绝"所论，阴阳不能分开。因此，认为"肾两者，非皆肾也。其左者为肾，右者为命门……故知肾有一也"以及"命门是阳气"均与脏腑实际情况不符，也与临床实践不符。

此外，关于命门尚有"两肾"说、"冲脉"说、"穴位"说、"尺脉"说、"子宫"说、"丹田"说等，著者认为均存在与脏腑生理及临床实际不符之处，难以经受实践检验，又因诸说不属本书范围，恕不赘述。

第二篇　关于"望目"诊病理论

第一章　华佗望目诊病理论

除《内经》之外，医圣华佗最早明确指出观察白睛可以诊断全身疾病。

华佗，东汉·沛国谯（今安徽亳县）人，又名旉，字元化，尝云："目形类丸，瞳神居中而前，如日月之丽东南而晚西北也。内有大络六，谓心、肺、脾、肝、肾、命门各主其一；中络八，谓胆、胃、大小肠、三焦、膀胱各主其一；外有旁支细络，莫知其数，皆悬贯于脑，下连脏腑，通畅血气往来，以滋于目，故凡病发，则有形色丝络显见，而可验内之何脏腑受病也。"

华佗原文之意是：目的形态像圆圆的弹丸，瞳神位于正中而朝向正前方，双目像日月在天空那样谐调运行。目之内有大络六条，各自联系心、肺、脾、肝、肾、命门；有中络八条，各自联系胆、胃、大肠、小肠、上焦、中焦、下焦和膀胱；目之外层周边有众多数不胜数的细小络脉，全都在上与脑相连通，在下与脏腑相连接，以便气血循环畅通，滋养双目。所以每当发生病患，就会在目的外表出现形态、颜色、络脉大小粗细等方面的明显变化，从而可以诊察检验体内哪个脏腑受到疾病侵害了。

考"丽"本意为"旅行"，亦作"偶、成双""附着、结系"解，可引申为"行动进止"。《灵枢·邪客》云："天有日月，人有两目。"联系华佗所述"如日月之丽东南而晚西北"，可知古人已将两目比做日月，眼睛像日月挂在天上那样谐调运行，早在东南，晚在西北。《银海精微》云："夫眼者，乃五脏之精华，如日月丽天，昭明而不可掩者也。"文中"日月丽天"，即宗华佗之意指出"日月附着于天，谐调运行不休"。

《灵枢·玉版》云："人之所受气者，谷也。谷之所注者，胃也。胃者，水谷气血之海也。海之所行云气者，天下也；胃之所出气血者，经隧也。经隧者，五脏六腑之大络也。"可知所述"大络"即络脉之大者，华佗文中所述之"大络"当指眼中较大之络脉。根据华佗论述可知，六条"大络"中，除五脏各联一络之外，命门尚有一络，此络即联系"目"之经络。由前述第一章第一节可知，目系由视神经、血管和结缔组织构成，"目系"中既含有连接五脏的"大络"、连接六腑的"中络"，也含有连接"命门"的"大络"。而且，不但内眼的"大络""中络"连接脏腑，外眼的"旁支细络"也同样连接脏腑。

著者认为，因"大络""中络"在内眼，限于华佗当时的历史条件，很难看到内眼的情状，故著者推测华佗是依靠肉眼观察患者外眼"形""色"及"旁支细络"的颜色、形态、长短、粗细等变化，望诊肉眼可及的白睛特征及白睛血脉特征以诊断"内之何脏腑受病"。此处之"内"，指体内、内在脏腑。

由于目内六条大络、八条中络以及目外众多"莫知其数"的"旁支细络"与脑及内在脏腑相连，致使脏腑病变可影响于目，目可反映脏腑状态及变化；又因"目之精"为白眼，白眼与全身脏腑经脉密切相关，故白眼（白睛）不仅能体现全眼之精气、精蕴，而且可体现全身脏腑经脉精气盛衰变化。因此，白睛具有反映五脏六腑及全身气血阴阳盛衰变化的生理基础，位于外眼白睛的"莫知其数"的"旁支细络"在生理状态下发挥"通畅血气往来，以滋于目"的作用，在病理状态下则能通过明显可见的"形色丝络"变化而"可验内之何脏腑受病"。因此，"望目"可观察脏腑情况。

由前述内容可知，目、目之白睛均与全身五脏六腑及其经络相连，"目"是观察生命状态之门。"目是命门"的学术思想来源于《内经》，华佗望目诊病的理论是以《内经》论述的理论为基础。

考察古代医学文献，可以发现自华佗之后，古代医家对目与全身脏腑关系十分重视，虽然论述较少，但是关于"目"与全身脏腑关系，仍不乏精辟论述，今择要如下：

隋·巢元方《诸病源候论》云："五脏六腑，阴阳精气，皆上注于目。""夫目是五脏六腑之精华，宗脉之所聚。""目者五脏六腑之精华，宗脉之所聚也。筋骨血气之精，与脉并为目系。系上属于脑。"所云"系上属于脑"即目系向上联属于脑，这说明目与脑密切联系。

《银海精微》云："目为五脏之精华，一身之要系。""要系"此指重要的汇合、系聚之处。

唐·王焘《外台秘要》云："眼者，六神之主也。"按："六神"此指心、肺、肝、肾、脾、胆。

宋·王怀隐《太平圣惠方·卷三十二·眼论》云："夫六识之中，双眸为上，所以称为日月，喻若丽珠。""目者，五脏之精气也。五脏有病，皆形于目。""夫眼者，法天地日月也。天地清净，日月光明。""眼为户牖，所通万事，无不视之，好恶是非，自然分别。"按："六识"此处可指见、闻、嗅、味、觉、知六种认识功能。"户"为单扇门，"牖"为窗，"户牖"即门窗。"眼为户牖"即眼睛是门窗。此文指出眼目可观察万物，通过眼目可观察身体状态，其实亦即"目为命门"之意。从文中可见宋·王怀隐已经指出五脏患病能反映于目，目是观察身体内在情况之门户。宋·王怀隐在同一篇文章中也记述了五轮八廓。

元·李东垣云："夫五脏六腑之精气，皆禀受于脾土而上贯于目。脾者诸阴之首也，目者血气之宗也，故脾虚则五脏之精气皆失所司，不能归明于目矣。心者君火也，主人之神，宜静而安，相火代行其令。相火者包络也，主百脉，皆荣于目。"说明目与脾心密切相关。

明·葆光道人云："故目者，五脏中气所成也。""眼为户牖，所通万物无不视之，好恶是非，自然分别。"

上述各位前贤从生理、病理及临床角度说明目与全身脏腑疾病关系，说明古代不止华佗一人认识到通过"望目"可以了解身体状态，华佗之后的诸多医家也已认识到华佗指出的真理，只是据目前所知，医圣华佗最早提出这一真知灼见，是开历史之先河者。

但是，限于历史因素，历经沧海桑田，时至今日，如何在"病发"时通过观察白睛外在的"莫知其数"、"皆悬贯于脑，下连脏腑"的"旁支细络"所"显见"的"形色丝络"，而"验内之何脏腑受病"？尚未见具体文献论述。根据著者考察，实际上，自华佗之后，在望诊全目特征之同时，主要望诊白睛特征和白睛血脉特征以诊断全身疾病的理论与方法已经失传，至今已失传很久。

第二章　五轮八廓诊病理论

从现有文献看，华佗望目诊病的论述失传之后，自隋、唐以降逐渐兴起"五轮八廓"理论和诊法。"五轮八廓"理论主要依据《灵枢·大惑论》所述"精之窠为眼，骨之精为瞳子，筋之精为黑眼，血之精为络，其窠气之精为白眼，肌肉之精为约束"，阐述眼与脏腑的关系。

第一节　"五轮"理论

"五轮"理论核心论点是眼可划定"五轮"，内应五脏，其中"瞳孔"为水轮，属肾；黑眼（按实指虹膜，可称"黄眼或灰眼"）为风轮，属肝；"白眼"为气轮，属肺；"白眼"上的血脉为血轮，属心；胞睑（"约束"）为肉轮，属脾。"五轮"理论是基本依"五行"理论，将眼的相关部位（瞳孔、黑眼、白眼、"白眼"上的血脉、胞睑）如轮相环，分别规定作水轮、风轮、气轮、火轮、肉轮，各自联系肾、肝、肺、心、脾五脏。"轮"，比喻圆如车轮，环如车轮，轮轮相套。

唐·孙思邈《银海精微·卷之上·五轮八廓总论》："人有两眼，犹如天地之有两曜……故五脏分五轮。""五轮，肝属木，曰风轮，在眼为乌睛；心属火，为血轮，在眼为二眦；脾属土，曰肉轮，在眼为上下胞睑；肺属金，曰气轮，在眼为白仁；肾属水，曰水轮，在眼为瞳人。"

宋·王怀隐《太平圣惠方·卷三十二·眼论》云："眼有五轮，风轮、血轮、气轮、水轮、肉轮，五轮应于五脏，随气之主也。"

金·刘完素《河间六书》云："眼通五脏，气贯五轮。"指明眼与五脏相通，五脏之气与五轮相贯通。若眼生疾病，可以通过患病部位辨知与何脏相关。

第二节　"八廓"理论

"廓"，此指外周、外部，或如城郭护卫之意。"八廓"将外眼（含胞睑）命名为八个部位（或曰八个方位，或曰八个区域），在形成初期并无具体部位，所谓"无位有名"。后世，将目及目裹（胞睑）划分成八个区域，称作"八廓"与"腑"相应。但是，关于八廓的位置、脏腑相配、临床意义，自产生以来便各家说法不一。

《银海精微·卷之上·五轮八廓总论》云："八卦名八廓。""至若八廓，无位有名。大肠之腑为天廓，脾胃之腑为地廓，命门之腑为火廓，肾之腑为水廓，肝之腑为风廓，小肠之腑为雷廓，胆之腑为山廓，膀胱之腑为泽廓，斯为眼目之根本，而又藉血为之腧络。"又云：

"天廓属大肠，传送，肺金，乾卦；

火廓属心，抱阳，命门经，离卦；

地廓属脾胃，水谷之海，坤卦；

水廓属肾经，会阴，坎卦；

风廓属肝经，养化，巽卦；

山廓属胆经，清净，艮卦；

雷廓属心、小肠经，关泉，震卦；

泽廓属膀胱经，津液，兑卦。"

八卦之图："肝为养化之廓""胆为清净之廓""膀胱津液之廓""胃名水谷之廓""命门抱阳之廓""大肠传送之廓""小肠关泉之廓""肾属会阴之廓"。

从佚名氏《眼科龙木论》中，可以看出"传道廓"与肺相关，"水谷廓"与脾、胃相关，"抱阳廓"与命门相关，"会阴廓"与肾相关，"清净廓"与肝相关，"关泉廓"与小肠相关，"养化廓"与三焦、肝相关，"津液廓"与膀胱、肾相关。

明·傅仁宇《审视瑶函》认为："乾肺大肠传送廓，坎肾膀胱津液场，命门上焦会阴艮，胆肝清净震之方。肝络中焦巽养化，小肠离火心胞阳，肾络下焦关泉兑，坤脾水谷胃为强。"此段文意是：

肺、大肠在乾卦方位，属传送廓；

脾、胃在坤卦方位，属水谷廓；

命门、上焦在艮卦方位，属会阴廓；

肾、下焦在兑卦方位，属关泉廓；

胆、肝在震卦方位，属清净廓；

心胞、小肠在离卦方位，属抱阳廓；

肝、中焦在巽卦方位，属养化廓；

肾、膀胱在坎卦方位，属津液廓。

清·吴谦等《医宗金鉴·眼科心法要诀》云："瞳人水廓黑睛风，天廓白睛部位同，内眦火雷外山泽，上下胞属地廓宫。"指出八廓部位，并注曰："八廓者，水廓、风廓、天廓、火廓、雷廓、山廓、泽廓、地廓也。谓之廓者，犹城郭卫御之义也。瞳人属坎，水廓也。黑睛属巽，风廓也。白睛属乾，天廓也。内眦，大眦也，属离火，震雷之廓也。外眦，小眦也，属艮山，兑泽之廓也。两胞属坤，地廓也。此明八廓以八卦立名，示人六腑、命门、包络之部位也。"

《医宗金鉴·眼科心法要诀》指出八廓与脏腑的关系："津液水廓属膀胱，养化风廓是胆方，传导天廓大肠是，水谷地廓胃家乡，关泉雷廓命门主，抱阳内眦火小肠，外眦三焦清净泽，会阴山廓包络疆。"其注曰：

"'内眦火小肠'，谓内眦火廓，属小肠也。

'外眦三焦清净泽'，谓外眦属三焦，清净泽廓也。

津液廓即水廓，水廓属肾，肾与膀胱为表里，膀胱为津液之腑，故又名焉。

养化廓即风廓，风廓属肝，肝与胆为表里，胆为少阳，主长养化育，故又名焉。

传导廓即天廓，天廓属肺，肺与大肠为表里，大肠为传导之官，故又名焉。

水谷廓即地廓，地廓属脾，脾与胃为表里，胃纳水谷，故又名焉。

抱阳廓即火廓，火廓属心，心与小肠为表里，依附于阳，故又名焉。

关泉廓即雷廓，命门者龙雷之火，故名关泉，附于火廓也。

清净廓即泽廓，三焦者阳相火也，蒸化水谷，为决渎之官，故名清净，附于火廓也。

会阴廓即山廓，包络者阴相火也，依附于心，为臣使之官，故名会阴，附于火廓也。"

《医宗金鉴·眼科心法要诀》指出八廓与脏腑主病的关系："风廓属胆水膀胱，大肠天廓地胃乡，火廓小肠雷廓命，山泽三焦包络方。"注云："此明八廓所属也。风廓即风轮也，风轮属肝，肝与胆为表里，故轮主脏为肝病，廓主腑为胆病。

水廓即水轮也，水轮属肾，肾与膀胱为表里，故轮主脏为肾病，廓主腑为膀胱病。

天廓即气轮也，气轮属肺，肺与大肠为表里，故轮主脏为肺病，廓主腑为大肠病。

地廓即肉轮也，肉轮属脾，脾与胃为表里，故轮主脏为脾病，廓主腑为胃病。

火廓、雷廓、泽廓、山廓即血轮之部位也。血轮属心，心与小肠为表里，故轮主脏为心病，廓主腑为小肠病。

其雷廓命门、泽廓三焦、山廓包络，皆附于血轮者，以命门、三焦、包络俱属相火，当秉命于君火，故当附焉。"

由以上古代医家论述可以看出，关于"八廓"部位，《银海精微》《眼科龙木论》《审视瑶函》《医宗金鉴》等重要文献均有记述。但是，这些文献所述"八廓"部位存在明显差异，有些"廓"与"轮"重叠。例如：《银海精微》称"膀胱之腑为泽廓"，在《眼科龙木论》称"津液廓"，《审视瑶函》同《眼科龙木论》，但《医宗金鉴》泽廓又名"清静廓"属三焦并非膀胱，而《审视瑶函》"清静"与肝胆相联系，既非三焦亦非膀胱，可见各家分歧较大。

"五轮八廓"理论优势与局限

《审视瑶函》认为可凭轮上血丝"或粗细连断，或乱直赤紫，起于何位，侵犯何部，以辨何脏何腑之受病。"根据"五轮八廓"理论，脏属本，"轮"属标，诊法多以"五轮"血脉的颜色、形态、起于何部、侵及何部而辨别何脏腑受病，当"五轮"中的某一"轮"发生病变时，可推测相应脏腑发生病变，可从与其相应的脏腑论治；若某脏腑发生病变时，相应的"轮"也可出现变化，因此，观察眼部"五轮八廓"出现的外在变化，可以推断脏腑内在的病变。

《医宗金鉴·眼科心法要诀》"按"曰："眼科皆以五轮属脏，配五行，八廓属脏腑，配八卦，遂使脏腑混淆，无所适从。夫五轮既属脏，八廓自应属腑。今改定之，俾学者按'轮''廓'之部位视之，而病之在脏在腑，自能了然矣。"

著者观察到，当眼睛某轮出现病变时，依"五轮八廓"理论并考虑全身整体情状，在诊断眼科疾病、用药或用眼针治疗某些疾病方面，可以获得疗效；然而，当脏腑病变时，反应在眼睛"五轮八廓"上的变化就没有那么确切和明显。例如，在一般情况下肝、胆、肾病证常见，而水轮、风轮、水廓、风廓等却很少出现"形色丝络"方面的变化。"八廓"理论在临床应用方面则不够确切，不够广泛，不够普遍。

"五轮八廓"理论认为白睛属肺、大肠，因此，只能反映肺与大肠病变，可是，临床实践显示，全身脏腑经脉病证在白睛上可以出现众多明显客观的相应特征与变化，而肺与大肠并无病变。

这样，用五轮八廓理论解释眼的组织结构、生理和病理，从而使五轮八廓理轮成为中医的独特理论。著者认为"五轮八廓"理论确实提供了一种诊断疾病的理论和方法，但主要是诊断和治疗眼科疾病的理论和方法，而不是能够充分提供临床辨析全身各科疾病证候的理论与方法。著者认为，辨析全身脏腑病证应以华佗首先在《内经》理论基础上提出的望目诊病理论为宜。

从另一个角度看，根据《内经》的论述，即使依"五轮八廓"理论认为"白睛属肺"，同样可由于前述"肺朝百脉"等原理而阐明白睛与全身脏腑经脉相联系，从而能够反映全身状况，为"望目辨证"在望诊全目特征时，重点望诊白睛特征及白睛血脉特征以"验内之何脏腑受病"提供理论基础。

第三章　"望目辨证"诊病理论

本节之前，已述及目是命门，以及与目相关的医学理论与文献依据，可知目是观察生命状态之门，透过这扇"门"，可以窥见"门"内情况，故望目能够诊知人体五脏六腑病证，得知患者病证趋向，从而为我们开展望目辨证明确提供了理论根据和文献依据。

本篇第一章也述及当前幸存于世的一段华佗论述："目形类丸，瞳神居中而前，如日月之丽东南而晚西北也。内有大络六，谓心、肺、脾、肝、肾、命门各主其一；中络八，谓胆、胃、大小肠、三焦、膀胱各主其一；外有旁支细络，莫知其数，皆悬贯于脑，下连脏腑，通畅血气往来，以滋于目，故凡病发，则有形、色、丝络显见，而可验内之何脏腑受病也。"文中论述目"内有大络六"，可知五脏所主五络之外，尚有一络由命门所主，即命门专有一条"大络"。依《内经》所说"命门者，目也"，可知此处之命门即目，亦即目专有一条"大络"。华佗望目诊病的理论是著者提出望目辨证的理论渊源之一。

从第一篇所述眼部解剖可知，华佗的论述具有解剖学基础。具体某脏腑在眼睛上的具体部位，则是本书此后记述内容。

由于内眼六条大络、八条中络以及外眼众多"莫知其数"的"旁支细络"与脑及内在脏腑相连，致使脏腑病变可影响于目，目可反映脏腑状态及变化；又因目之精为白眼，故白眼与全身脏腑经脉密切相关，白眼（白睛）不仅能体现全眼之精气、精蕴，而且可体现全身脏腑经脉精气盛衰变化。因此，白睛具有反映五脏六腑及全身气血阴阳盛衰变化的生理基础，位于白睛的"莫知其数"的"旁支细络"在生理状态下发挥"通畅血气往来，以滋于目"的作用；在病理状态下，则与白睛上的其他特征一起，通过明显可见的"形色丝络"变化，"可验内之何脏腑受病"。

望目辨证理论认为，人体以脏腑为中心，经络联系表里、上下、脏腑和组织器官，气血津液运行其中，维持生理功能，传递病理变化，"目"内有五条大络、八条中络与五脏六腑、奇恒之腑相连，并专有一条大络通过髓海与全身脏腑组织相连，与其他五大络、八中络形成"目"的内在络脉，目外白睛上的众多旁支细络与目内大络、中络共同构成全"目"的络脉，从而使"目"能体现全身脏腑经脉之精气，而"白睛"能体现"目"之精气，故"白睛"可体现全身脏腑经脉之精气。全身脏腑在白睛上均有相应反映部位，使脏腑藏于体内而征象见于目外，脏腑病变可影响于目，"望目"可反映脏腑情状及变化，诊断疾病证候，推测预后。《内经》所论"命门者目也"，意即目是反映生命状态之门，是观察生命状态之门。华佗文中"细络"指白睛血脉及伴行之卫气。客观存在的生理解剖结构为中医学理论提供了切实可靠的实体物质基础。

可见"望目辨证"的中医学理论基础是此前论述的《内经》藏象学说、经络学说、命门学说及医圣华佗在《内经》理论基础上形成的望目诊病理论。"望目辨证"理论渊源于《内经》理论和华佗的学术思想。

第二卷

望目辨证方法及眼象特征

第一篇　望目辨证方法及白睛表面的脏腑分布部位

第一章　望目辨证方法

"辨证"属于诊断学范畴。在中医学中，不但要辨清"病"，还要辨清"证"，这是诊断的重要环节。

诊疗过程中，能够认识"病"、辨清"病"，十分必要，十分重要，但是还不够，而是应该在正确诊断"病"之后，尚能准确认识"证"、辨清"证"，亦即在"辨病"之后需要"辨证"，或在"辨证"之后应鉴别诊断出此"证"是什么"病"的"证"。这是中医学独到之处。这种分析疾病、认识疾病的思维能力优于从西方传入我国的医学体系。

第一节　实施望目辨证的条件

一、适当的光线

白睛血脉特征和白睛形态特征均具有一定颜色。在望目辨证时，最好使光照亮度、色度相对固定，或适当考虑光照亮度、色度产生的影响。当望目辨证时，宜有适当的光线，以便医家能准确看清眼象。因此，要有适当的光源。常用的光源有如下几类：

（一）固定光源

一般病房、门诊以及家庭都具有日光灯、节能灯等，当然，如有充足的自然光则更理想。如为黄光灯，则应排除黄色光线所造成的假象。

（二）移动光源

如固定光源不够理想，宜采用可移动的光源，达到可以看清眼象必需的光线。

二、望目辨证的辅助工具

（一）放大镜

据著者推测，限于历史条件，远在两千年前汉代华佗望目诊病时，当直接用肉眼观察双目及双目白睛所显示的各种特征。历史发展到今天，我们在望目辨证时，除用肉眼观察之外，配合使用凸透镜（放大镜）以放大双目，是当前从事望目辨证的简单便捷用具。凸透镜（放大镜）的放大倍数最好在四倍以上，以便看清楚白睛表面呈现的所有细微特征。

由于医家时常出诊、巡诊或会诊，医疗环境和条件难以绝对固定，因此，为了利于看清眼象，作出明确诊断，自带光源的凸透镜是当前理想诊断用具。

（二）具备放大功能的超微距、高像素数字照相机

使用具备放大功能的超微距、高像素数字照相机，既能清晰望诊双目，还能客观保存眼象资料，有利于临床研究与教学。

（三）计算机

配置理想的摄像头，并与计算机相连，研制相应的计算机软件程序，则不但放大倍数多，观察眼象更加清楚，而且保存资料、分析资料也方便、准确、客观、真实，是开展临床科学研究与临床教学的必要条件。

在门诊条件下，照相机或摄像头应配有固定光源、三脚架等固定设备，保存客观而明确的临床诊断。

第二节　运用望目辨证的操作规范

一、望目辨证手法

正确掌握望目辨证手法十分重要。在望目辨证时，需要观察每只眼睛的下上左右四个方位。为了全面看清五脏六腑、奇恒之腑反映于白睛上的全部特征，在观察瞬间，应尽量使白睛相应部位充分显露。因此，医家有必要用手指适当帮助患者张大眼睑。

兹以使用凸透镜为例，说明观察患者双目白睛手法。用照相机、摄像头望目辨证时，手法仿此。

观察患者右目具体手法：当观察患者右目下部时，让患者向上看右眼正上方位置，医家右手持凸透镜，左手食指轻轻向下拉动患者下睑，此时医家可真切看清患者白睛下部诸特征。当观察患者右目上部时，让患者向下看正下方位置，医家右手持凸透镜，左手拇指轻轻向上拉动患者上睑，此

时医家可真切看清患者白睛上部诸特征。当观察患者右目左侧时，医家右手持凸透镜，让患者向右看右方与患者眼睛平行位置某物体，此时医家可真切看清患者右眼白睛左部诸特征。当患者眼睑肿胀或松弛低垂，遮蔽白睛时，医家可用左手食指和中指轻轻向上下拉动，分开患者眼睑，以充分显露白睛。当观察患者右目右侧时，医家右手持凸透镜，让患者向左看左方与患者眼睛平行位置某物体，此时医家可真切看清患者右眼白睛右部诸特征。

观察患者左目具体手法：当观察患者左目下部时，让患者向上看左眼正上方位置，医家右手持凸透镜，左手食指轻轻向下拉动患者下睑，此时医家可真切看清患者白睛下部诸特征。当观察患者左目上部时，让患者向下看正上方位置，医家右手持凸透镜，左手拇指轻轻向上拉动患者上睑，此时医家可真切看清患者白睛上部诸特征。当观察患者左目左侧时，医家右手持凸透镜，让患者向右看右方与患者眼睛平行位置某物体，此时医家可真切看清患者左眼白睛左部诸特征。当患者眼睑肿胀或松弛低垂，遮蔽白睛时，医家可用左手食指和中指轻轻向上下拉动，分开患者眼睑，以充分显露白睛。当观察患者左目右侧时，医家右手持凸透镜，让患者向左看左方与患者眼象平行位置某物体，此时医家可真切看清患者左眼白睛右部诸特征。

当患者目裹肿胀或松弛、低垂、遮蔽白睛时，医家可用左手食指和中指轻轻向上下拉动，分开患者目裹，以充分显露白睛。

二、在望目辨证时的注意事项

在望目辨证时，医家要带好口罩，并注意随时消毒双手，务必保持双手清洁，避免交叉感染。

医家一手持放大镜，另一手撑开受检者的眼睑，以便充分暴露白睛特征和白睛血脉特征。在观察之前，应告知患者需要医家帮助张大眼睑，以免患者缺乏思想准备而感到突然，或突然移动体位，或突然瞬目，或突然向前看，以避免误触眼珠。医家的动作应当敏捷、准确，手指的力度宜轻重适当，当患者处于卧位，或昏迷、半昏迷状态时，动作尤其应当敏捷、准确，防止触及角膜或球结膜。

医家在用手拉动受检者眼睑时，动作要轻柔，不可将眼睑提拉或按压于眶骨上，也不可向下按压眼球。

当使用自带光源凸透镜时，灯光不宜直接照在瞳孔上，以免引起患者不适。

三、准确运用望目辨证的要点

1.熟记五脏六腑、奇恒之腑在白睛的分布部位。

2.从中医学角度，掌握眼睑、白睛、黑睛各种特征及其相互关系与变化显示出的各种临床意义。

3.将五脏六腑、奇恒之腑各部位与相关特征具有的中医学临床意义统一考虑，综合分析，可以诊断出相应的证候。若为比较简单的证候，通过一幅眼象照片即可得出证候诊断。若证候复杂，须通过两幅或两幅以上眼象照片方可诊断出该患者罹患的证候。

第二章　白睛表面的脏腑部位及相关生理基础

关于五脏六腑、奇恒之腑等脏腑、组织在白睛上的分布部位，根据著者考察现存历代文献，迄今未见华佗记述脏腑在白睛分布部位的文字。究其原因，是由于历史因素，导致华佗的临床经验未能更多地以文字或绘图形式保存下来，至今已经失传约一千八百年之久。

著者依据《内经》理论、《内经》经文涉及脏腑病变呈现于白睛的位置及华佗望目诊病理论，结合积累五十余年的医学临床实践经验，发现脏腑组织在白睛上的分布各有特定的部位，与五轮八廓部位明显不同。

五脏六腑、奇恒之腑等脏腑组织在白睛分布部位的大体规律是由瞳孔边缘、虹膜边缘的水平切线与垂直切线相互交叉而划分出的白睛区域，构成五脏六腑、奇恒之腑等脏腑组织在白睛上的分布部位（图 2-1-2-1）。

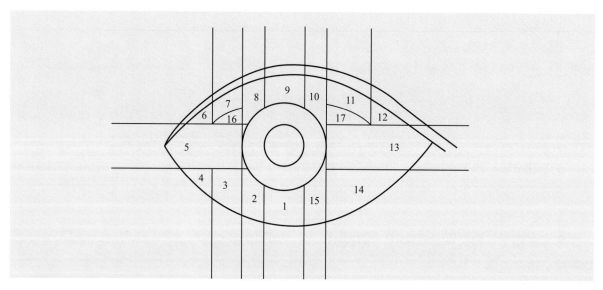

图 2-1-2-1　白睛表面的脏腑分布部位示意图（左眼）

1.胃　2、15.脾　3.大肠　4.小肠　5.心　6.乳　7.肺　8、10.肾　9.膀胱　11.女子胞（男子为外肾）　12、14.肝　13.胆　16.脑、骨之颈臂手及相应之髓　17.骨之腰骶腿足及相应之髓部。

5、6、7、16 为心、乳、肺、脑、骨之颈臂手及相应之髓部，属上焦。1、2、3、4、15 为胃、脾、大肠、小肠部属中焦。8、9、10、11、12、13、14、17 为肾、膀胱、女子胞或外肾、肝、胆、骨之腰骶腿足及相应之髓部，属下焦。

第一节　五脏在白睛表面的分布部位及相关生理基础

一、肝脏在白睛表面的分布部位及相关生理基础

1. 肝脏在白睛表面的部位

肝在白睛表面的部位，未见文献记述。经过著者分析总结，发现胆与脾之外眦侧部位之间和胆与肾之外眦侧部位之间为肝（图2-1-2-1）。

2. 肝脏在白睛表面部位分布的血脉

此部主要布有泪腺动脉，来源于泪腺动脉的下睑外侧动脉、下睑缘动脉弓、下直肌动脉肌支、下睑动脉弓发出的后球结膜动脉和上睑外侧动脉。在后球结膜动脉深层布有来源于眼动脉下肌支血管。主要布于此部的静脉为颞侧穹隆静脉丛和球结膜静脉。这为中医藏象、经络学理论提供一定的组织解剖基础。

3. 肝脏在白睛表面部位的经脉

此部布有足厥阴肝经。临床实践表明，由于肝与胆生理相连，互为表里，故肝病之后，每在白睛胆部位之下部和上部出现相应白睛特征和白睛血脉特征。

二、心脏在白睛表面的分布部位及相关生理基础

1. 心脏在白睛表面的部位

心脏分布于白睛的内眦部位（图2-1-2-1）。

2. 心脏在白睛表面部位分布的血脉

此部主要布有来源于鼻背动脉的上睑内侧动脉、下睑内侧动脉、内眦眦角动脉，来源于面动脉的内眦动脉，来源于上睑动脉弓的后球结膜动脉亦有一部分分布于白睛内眦部。主要布于此部的静脉为眦角静脉。这些，均为中医藏象、经络学理论提供一定的组织解剖基础。

3. 心脏在白睛表面部位的经脉

此部布有手少阴心经。《灵枢·经别》云："手少阴之正……合目内眦。""手少阴"即指"心"，经文所述"心"在白睛分布部位与临床实践相符。临床实践表明，当中医学理论中的"心"发病之后，每在内眦部位出现相应白睛血脉特征和白睛特征。

三、脾脏在白睛表面的分布部位及相关生理基础

1. 脾脏在白睛表面的部位

脾脏在白睛表面的部位，未见文献记述。著者经过多年临床分析总结，终于发现了脾脏在白睛表面的分布部位位于胃部位之两侧（图2-1-2-1）。

2. 脾脏在白睛表面部位分布的血脉

此部主要布有源于鼻背动脉的下睑内侧动脉形成的下睑动脉弓发出的后球结膜动脉，球结膜下部的血脉源于下穹隆的下睑周围动脉弓分支，在生理变异情况下，也有一些人的球结膜下部血脉源于下睑缘动脉弓和下直肌动脉的肌支。主要布于此部的静脉为下部球结膜静脉丛。

3. 脾脏在白睛表面部位的经脉

此部布有足太阴脾经。临床实践表明，由于脾与胃相为表里，故脾病之后，每每在胃旁出现相应血脉特征和白睛特征。

四、肺脏在白睛表面的分布部位及相关生理基础

1. 肺脏在白睛表面的部位
心与肾的内眦侧部位之间，靠近肾之内眦侧部位为肺（图 2-1-2-1）。

2. 肺脏在白睛表面部位分布的血脉

此部主要布有来源于鼻背动脉的上睑内侧动脉形成的上睑动脉弓发出的后球结膜动脉，深层为眼动脉上肌支。主要布于此部的静脉为上部球结膜静脉。

3. 肺脏在白睛表面部位的经脉

此部布有手太阴肺经。《灵枢·五色》云："目内眦上者，膺、乳也。""膺"即胸，胸中有肺，故心与肾的内眦侧部位之间，靠近肾之内眦侧部位为肺（图 2-1-2-1）。虽然经文未明确指出是眼睑外部还是眼睑内部，但当胸肺患病时可以反映于白睛所示部位。临床实践表明，当肺及其所主部位患病后，可于此部见到白睛特征与白睛血脉特征。

五、肾脏在白睛表面的分布部位及相关生理基础

1. 肾脏在白睛表面的部位
肾脏在白睛表面部位，未见文献记述。经过著者分析总结，发现肾脏在白睛表面的分布部位位于膀胱部位之两侧（图 2-1-2-1）。

2. 肾脏在白睛表面部位分布的血脉

此部主要布有源于鼻背动脉的上睑内侧动脉发出的后球结膜动脉，来自上穹隆的上睑周围动脉弓分支，在深层尚有来源于眼动脉上肌支形成的前睫状动脉分支，在后球结膜动脉（来源于上睑动脉弓）深层尚布有来源于眼动脉上肌支血脉。主要布于此部的静脉为上部球结膜静脉。由此可知，上述部位的白睛血脉可以反映不同脏腑的病理状态，这也为中医藏象、经络学理论提供一定的组织解剖基础。

3. 肾脏在白睛表面部位的经脉

临床实践表明，由于肾与膀胱相为表里，组织解剖学显示肾与膀胱通过输尿管相连，而肾病之后，每在膀胱两侧出现相应白睛特征和白睛血脉特征。据此推断，此部布有足少阴肾经。

第二节　六腑在白睛表面的分布部位及相关生理基础

一、胆在白睛表面的分布部位及相关生理基础

1. 胆在白睛表面的部位

胆腑分布于白睛的外眦部位（图 2-1-2-1）。

2. 胆在白睛表面部位分布的血脉

白睛表面的胆腑部位主要布有泪腺动脉发出的睑外侧动脉、上睑外侧动脉、下睑外侧动脉分支，深层布有眼动脉发出的前睫状动脉外直肌支。主要布于此部的静脉为颞侧穹隆静脉丛。

3. 胆在白睛表面部位的经脉

此部布有足少阳胆经，手少阳三焦经，手太阳小肠经，足厥阴肝经，阳跷脉，阴跷脉。《灵枢·论疾诊尺》云"诊目痛，赤脉从上下者太阳病，从下上者阳明病，从外走内者少阳病。"经观察，经文所述膀胱腑、胃腑、胆腑在白睛分布部位与临床实践相符。临床实践表明，由于胆与肝相为表里，组织解剖学显示胆与肝紧密相连，而胆病之后，每在白睛外眦部位出现相应白睛特征和白睛血脉特征。

二、小肠在白睛表面的分布部位及相关生理基础

1. 小肠在白睛表面的部位

心下为小肠。内眦部是一个区域，"心"在白睛的分布部位为内眦部，小肠在"心"之下，但也在内眦部位，只是在心之下方的内眦部位（图 2-1-2-1）。

2. 小肠在白睛表面部位分布的血脉

白睛表面的小肠腑部位主要布有鼻背动脉的下睑内侧动脉、内眦眦角动脉以及来源于面动脉的内眦动脉。主要布于此部的静脉为眦角静脉。

3. 小肠在白睛表面部位的经脉

此部布有手太阳小肠经。《灵枢·经脉》云："小肠手太阳之脉……其支者……至目锐眦……其支者……至目内眦。"《灵枢·营气》云："谷入于胃，乃传之肺……合手太阳……注目内眦。"虽然经文指出手太阳小肠经既与白睛之内眦相连，又与外眦相连接，但从临床实践看，小肠病变多反映于目内眦，这也说明手太阳小肠经汇集胃、脾、肺、心之"精专者"，与白睛内眦相连通。临床实践表明，小肠患病之后，以及心移热于小肠之后，每每在内眦部出现相应的白睛特征和白睛血脉特征。

三、胃在白睛表面的分布部位及相关生理基础

1. 胃在白睛表面的部位

在白睛表面，瞳孔正下部为胃腑部位（图 2-1-2-1）。

2. 胃在白睛表面部位分布的血脉

白睛表面的胃腑部位主要布有来源于眼动脉系统的鼻背动脉的下睑内侧动脉的下睑动脉弓发出的后球结膜动脉分支，来源于前睫状动脉发出的下直肌动脉肌支，以及来源于面动脉的内眦动脉发出的下睑内侧动脉的下睑动脉弓分出的后球结膜动脉分支。主要布于此部的静脉为下部球结膜静脉。

3. 胃在白睛表面部位的经脉

此部布有足阳明胃经。《灵枢·论疾诊尺》云："诊目痛，赤脉……从下上者阳明病。"经观察，经文所述胃腑在白睛分布部位与临床实践相符。

四、大肠在白睛表面的分布部位及相关生理基础

1. 大肠在白睛表面的部位

大肠在白睛表面的部位，未见文献记述。经过著者分析总结，发现小肠与脾之内眦侧部位之间为大肠部位（图 2-1-2-1）。

2. 大肠在白睛表面部位分布的血脉

白睛表面的大肠腑部位主要布有鼻背动脉的下睑内侧动脉及其形成的下睑动脉弓发出的后球结膜动脉。主要布于此部的静脉为下部球结膜静脉丛。这为中医藏象、经络学理论提供一定的组织解剖基础。

临床实践表明，由于大肠与小肠在解剖组织上相连接，大肠病之后，每在小肠与脾之间出现相应白睛血脉特征和白睛特征。

3. 大肠在白睛表面部位的经脉

经观察，经文所述大肠腑在白睛分布部位与临床实践相符。我们已知"心"分布于内眦部，近处有泪阜组织，内眦部之泪阜为微小皮肤小岛，有皮脂腺和汗腺，属于皮肤组织范畴，"肺"有一部分分布于泪阜部位，这与"肺主皮毛"、"肺为相辅之官"、肺可辅助心脏功能等中医学传统理论一致，而心与小肠相表里，小肠与大肠相连，大肠与肺为表里，故"大肠"在"小肠"之下，并且也靠近泪阜部位，这为我们探索胸肺病证反映于白睛的这一特定部位提供了分析思路。据此推断，此部布有手阳明大肠经。

五、膀胱在白睛表面的分布部位及相关生理基础

1. 膀胱在白睛表面的部位

在白睛表面，瞳孔正上部为表示膀胱腑患病的部位（图 2-1-2-1）。

2.膀胱在白睛表面部位分布的血脉

白睛表面的膀胱腑部位主要布有源于鼻背动脉的上睑动脉弓发出的后球结膜动脉分支，在后球结膜动脉深层尚布有来源于眼动脉的前睫状动脉的上直肌支。主要布于此部的静脉为上部球结膜静脉。

3.膀胱在白睛部位的经脉

此部布有足太阳膀胱经。《灵枢·论疾诊尺》云："诊目痛，赤脉从上下者太阳病。"经观察，经文所述膀胱腑在白睛分布部位与临床实践相符。

第三节　奇恒之腑在白睛表面的分布部位及相关生理基础

一、脑、胸骨及以上各骨相应之"髓"在白睛表面的分布部位及相关生理基础

1.脑及骨之颈臂手，以及相应之髓在白睛表面的部位

脑及骨之颈臂手，以及相应之髓在白睛表面的部位，未见文献记述，著者通过临床实践逐渐总结发现肺之内环部位，自"心部位"向"肾部位"依次为脑及骨之颈椎、臂、手，以及相应之髓（图2-1-2-1）。

2.脑及骨之颈臂手，以及相应之髓在白睛部位分布的血脉

此部较浅部位主要布有来源于鼻背动脉的上睑内侧动脉形成的上睑动脉弓发出的后球结膜动脉，较深的血脉是前结膜动脉，深层为眼动脉上肌支。布于此部的静脉伴随动脉，主要为上部球结膜静脉。

3.脑及骨之颈臂手，以及相应之髓在白睛部位分布的经脉

临床实践表明，当脑、髓、骨之颈臂手患病之后，每在上述内环部位出现相应白睛特征。《素问·奇病论》云"髓者以脑为主"，故奇恒之腑在白睛的分布部位中，髓和脑在一起，而骨之颈椎、臂、手占据白睛"肺"之内环区域（图2-1-2-1）。据此推断，此部布有手少阴心经、足少阴肾经、督脉。

二、腰骨及以下各骨相应之"髓"在白睛表面的分布部位及相关生理基础

1.腰骨、骶骨、腿骨、足骨及相应之"髓"在白睛表面的部位

白睛表面的腰骨、骶骨、腿骨、足骨及相应之"髓"的部位，未见文献记述。著者通过临床实践逐渐总结发现，白睛肾之外眦侧的部位与女子胞（或外肾）之内环部位，自"肾"至"肝"依次为腰骨、骶骨、腿骨、足骨及相应之髓部（图2-1-2-1）。

2.腰骨、骶骨、腿骨、足骨及相应之"髓"在白睛表面部位分布的血脉

此部布有后结膜动脉（较浅）和前结膜动脉（较深），即在白睛内环区域看到的较浅的血脉是后球结膜动脉，较深的血脉是前球结膜动脉。布于此部的静脉伴随动脉，为上部球结膜静脉。

3. 腰骨、骶骨、腿骨、足骨及相应之"髓"在白睛部位分布的经脉

临床实践表明，由于骨之腰、骶、腿、足及相应之髓均位于下部，故腰、骶、腿、足患病之后，每在白睛肾之外眦侧的部位与女子胞（或外肾）之内环部位出现相应白睛特征。据此推断，此部布有足少阴肾经，督脉，冲脉，任脉，足厥阴肝经，阳跷脉，阴跷脉。这为中医藏象、经络学理论提供一定的组织解剖基础。

三、脉在白睛表面的分布部位及相关生理基础

白睛表面"脉"的部位，未见文献记述。根据《灵枢·决气》云："中焦受气，取汁，变化而赤，是谓血。""壅遏营气，令无所避，是谓脉。"著者观察、分析，由于各脏腑均有血脉，故"脉"在白睛无专属部位。

四、女子胞或外肾在白睛表面的分布部位及相关生理基础

1. 女子胞或外肾在白睛表面的部位

女子胞或外肾在白睛表面的部位，未见文献记述。著者通过临床实践逐渐总结发现，白睛肾之外眦侧的部位与肝部位之间的内环部位（图 2-1-2-1），在女子为女子胞（包括子宫、附件及附属腺体），在男子为外肾（包括阴茎、睾丸、附属腺体以及前列腺）。

2. 女子胞或外肾在白睛表面部位分布的血脉

此部主要布有来源于泪腺动脉的上睑外侧动脉，源于鼻背动脉的上睑内侧动脉发出的后球结膜动脉，来自上穹隆的上睑周围动脉弓分支，在深层尚有来源于眼动脉上肌支形成的前睫状动脉分支，在后球结膜动脉（来源于上睑动脉弓）深层尚布有来源于眼动脉上肌支血脉。主要布于此部的静脉为上部球结膜静脉。

3. 女子胞或外肾在白睛部位的经脉

临床实践表明，女子胞或外肾患病之后每在肾的外眦侧部位与肝之间出现相应白睛特征和白睛血脉特征。据此推断，此部布有足少阴肾经、督脉、冲脉、任脉以及足少阳胆经、足厥阴肝经。

附："乳"在白睛表面的分布部位及相关生理基础

1. "乳"在白睛表面的部位

白睛表面"乳"的部位位于白睛心部位与肺部位之间（图 2-1-2-1）。《灵枢·五色》云："目内眦上者，膺、乳也。"根据这一论述，著者除找到五脏六腑、奇恒之腑以外，在白睛找到乳腺部位。前已述及，膺即胸，胸中有肺，胸外有乳，肺位于心与肾内眦侧部位之间，乳在白睛分布于肺之靠近心的部位（图 2-1-2-1）。经著者临床经验证实，"乳"在白睛分布部位与《内经》文献记载相符。

2. "乳"在白睛表面部位分布的血脉

此部主要布有来源于鼻背动脉的上睑内侧动脉形成的上睑内侧动脉、上睑动脉弓发出的后球结

膜动脉、内眦眦角动脉，深层为眼动脉上肌支。主要布于此部的静脉为上部球结膜静脉。

3."乳"在白睛表面部位的经脉

据临床实践推断，此部布有手少阴心经、足阳明胃经、足少阴肾经、冲脉、任脉及足厥阴肝经。

此外，以下两个问题尚值得思考：

一、考虑到当前科技状态，可知角膜缘及角膜附近的球结膜血脉源于走行在后结膜动脉深层的前睫状动脉距角膜缘 4mm 处穿入巩膜前发出的巩膜上支移行成的前结膜动脉。前结膜动脉位于后结膜动脉的深层，即后结膜动脉较表浅，前结膜动脉位置较深。也就是说，我们在白睛内环区域（角膜周围）看到的较浅的血脉是后球结膜动脉；在白睛内环区域（角膜周围）看到的较深的血脉是前球结膜动脉（即靠近巩膜的球结膜上的血脉是前球结膜动脉）。

角巩缘附近浅层布有由后球结膜动脉和前球结膜动脉分支形成的球结膜角膜周围血管网，在深层布有由前睫状动脉的巩膜上支形成的角膜周围血管网。

静脉伴随动脉，经末端极微细血脉的气化作用使动脉静脉相交通。血是物质，行于脉中，既靠心气推动（即靠心收缩与舒张推动），也靠脉气推动（即靠脉管自身运动推进），构成营血行于脉中、卫气行于脉外的气血运行生理状态。可见此处之"气"是功能，是推动营血运行的一种生理功能，是人体生活状态下的一种生命现象，如果人体生命终结，则"气"亦消亡。

我们临床观察白睛上的"旁支细络"虽然有"血管"参与，但著者是从中医学角度考虑其理论基础及诊察实体。亦即著者认为，其间应当有经络体系参与，并从而形成临床上脏腑在白睛的特定代表部位。目前仅看到经络现象，而尚未发现经络体系，这一方面说明经络是一种生命现象，只存在于生物的生活状态，另一方面，也为我们提出在这些领域尚有诸多值得深入研究思考的课题。

各脏腑在白睛的特定代表部位自古代《内经》时期以降，经医圣华佗，直至当今本书问世，已被医家发现，公之于众，并由于具有临床指导意义，而有望迄今以后可广泛用于临床，造福人类。

二、脏腑组织器官在双目表面分布部位以两目连线中点为对称线，垂直分为左右两边，左右对称分布。

五脏六腑、奇恒之腑在白睛表面的分布部位，就人体上中下而言，心、肺分布部位为上，脾、胃、大小肠分布部位为中，肾、膀胱、肝、胆分布部位为下，与三焦所辖脏腑一致。

一般情况下，左目对应人体左半身，右目对应人体右半身。人体左右各一的脏腑器官，如肺、肾等双器官，左应左，右应右。如果只有一个脏腑组织器官，如肝、胃等单脏腑器官，左目对应脏腑器官的左半部，右目对应脏腑器官的右半部，但是对于气机运行来说，则肝气升于左，肺气降于右。当患者仅余一目时，则只能望诊其仅存之目，并依据上述原理综合考虑。

三、需要说明，"乳"不属五脏六腑，亦不属奇恒之腑，但临床常见乳腺疾病。为了方便叙述相应组织器官，利于临床实际应用，故附于以上记述之中，并绘之于图。

脏与腑分开叙述，奇恒之腑另行记述，依此顺序，只为利于记忆，记述也节省篇幅。

四、《内经》中的一些篇章记述了某些脏腑在白睛表面的部位，著者在本书中一一列明出处。某些脏腑在白睛表面的部位未见古今文献记载，则均系著者多年临床经验总结。这些脏腑在白睛表面的分布部位已经经受多年临床检验，并将根据遵循临床实际的科学原则，继续接受临床实践检验。

五、反映于白睛的五脏六腑部位，奇恒之腑部位，以及乳房在白睛表面分布部位，明显与隋唐以降各眼科文献流传之"五轮八廓"所记述的各种部位不同。

关于"五轮八廓"脏腑分布部位，因本书已在前述章节指出各家说法存在诸多差别，且不属本书重点，兹不详述。

六、在望目辨证时，观察相关特征出现于白睛的部位十分重要。著者引用《素问·玉版论要》云："色见上下左右，各在其要。"即指出临床时必须重视分析相关特征出现在何脏腑组织所属部位，这段经文虽未专指望目诊断，但由此可以启发我们，准确熟练掌握每一脏腑反映于白睛"视而可见"的部位，故十分重要。《素问·举痛论》云："五脏六腑固尽有部，视其五色，黄、赤为热，白为寒，青、黑为痛，此所谓视而可见者也。"因此，医家在诊断时，既要注意观察脏腑组织器官出现于白睛表面的部位，也要注意观察这些部位所显露的各种特征等等。

由此可以认为，《内经》经文指出了望诊总规律：首先应分清脏腑部位，其次应分清颜色所显示的临床诊断意义和有关形态特征所显示的临床诊断意义。至于望目辨证，则在此基础上形成和发展，并更为细致具体。

第二篇　目裹特征

"目裹"为"目"的最外层，能开、合，具有保护眼睛的功能，并略具保护眼眶的功能，其内部的结缔组织亦具保护眼睛功能，并具有支持目珠功能。目裹与眼的凹陷部位（包括眼眶）可统称"目窠"。

"目裹"一词，首见于《素问·平人气象论》。"目裹"又可称"眼胞"（晋·王叔和《脉经》）、"睑"（隋·巢元方《诸病源候论·卷二十八》）、"眼皮""眼睑"（《秘传眼科龙木论》）、"睑胞"（唐·孙思邈《银海精微》）、"脾"（明·王肯堂《证治准绳·杂病》）、"目胞"（清·张璐《张氏医通》卷八），亦可称"目帘"。

《银海精微》认为上眼睑可称"胞"，下眼睑可称"睑"，《张氏医通》认为上眼睑属脾，下眼睑属胃。但实际上，下眼睑也属肝胆。当前，多认为"目裹"可统称"胞睑"或"眼睑"。一般情况下，目裹多指下目裹。目裹与脾胃最密切相关，但也与肝胆有关。脾胃也常受其他脏腑影响，如生理状态下心生脾、脾生肺、肝克脾、脾克肾，病理状态下可出现心虚及脾、脾虚及肺、脾虚肾侮（肾侮脾）、脾虚肺忤（肺忤脾）、脾虚肝乘（肝乘脾）、心乘脾等各不相同的病机变化，这些病机可以单独影响脾或胃，或脾胃同时受到影响，从而表现各具特征的临床眼象，在望诊目裹时也有可能发现相应目裹特征。

正常"目裹"的颜色可因人种或个体不同而有差别，但总与人体面色相同，并随人种或个体不同或凹陷、或平缓、或略隆起。

伴随人体年岁增长，"目裹"逐渐呈现肌肤干燥、皱折、松弛下垂而出现"眼袋"或黯黯等衰老变化。"目裹"的病理变化则主要表现在颜色和浮壅方面。

第一章　目裹皮肤颜色特征

临床出现病变的目裹皮肤颜色多为黯色、青色、淡青色、紫色。

一、目裹皮肤"黯色"

"黯色"的颜色特征：此指在正常的皮肤颜色中兼呈灰黑的颜色（图2-2-1-1）。

形成目裹"黯色"的主要解剖组织基础：血液成分轻微改变，血氧交换轻微减弱，血液中的氧分压轻微降低，动脉血氧含量较低，血氧饱和度降低，血液轻微瘀滞于毛细血管床，聚集一定程度

65

的脱氧血红蛋白，血液颜色可以变成黯色，皮肤的颜色也呈黯色。

形成目裹"黯色"的主要原理：气化功能和推动血液运行的动力可称为气机。生理状况下，脾血来源于心血（此属于"心生脾"的一部分），血液运行靠气机运转。当心血暗耗时，可使心脏气机乏力，运血能力减弱，形成心脏气虚血瘀，气机运行轻微减慢可使血液运行轻微减慢，从而导致脾气虚和脾血不足。当肝郁脾虚时，也可导致心血耗损，从而形成肝心脾气虚血瘀，气机运行减慢。由于脏腑组织病证可以通过经络与目裹密切联系，而目裹为脾脏所主，故令目裹皮肤的颜色呈现"黯色"。

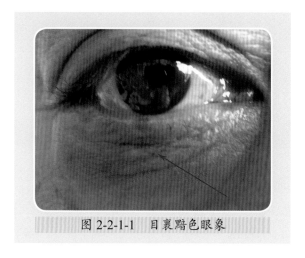

图 2-2-1-1　目裹黯色眼象

目裹皮肤"黯色"的临床意义：主心脾血瘀轻证。若为击打钝挫外伤所致，主外伤后期表现。若下目裹皮肤黯色，主肝郁脾虚、心血暗耗、血瘀轻证。

二、目裹皮肤"青色"

"青色"的颜色特征：青色是深蓝绿色。根据荀子《劝学》"青，取之于蓝而青于蓝"可知，青色比蓝色尤显深绿的颜色。

形成目裹"青色"的主要解剖组织基础：血液成分改变，血液中红细胞和血红蛋白的血氧交换明显减弱，血液流速明显变慢，静脉血氧含量明显降低，供应组织的血液总量明显减少，动-静脉血氧含量差加大，血液严重瘀滞于毛细血管床，并聚集过多的脱氧血红蛋白，形成血液运行瘀滞状态，血液颜色可以由红色变成青色，皮肤的颜色也呈青色。

形成目裹"青色"的主要原理：生理情况下，肝脏能克制脾脏功能，以调节脾脏功能。当肝气抑郁，影响脾脏功能时，可使脾脏功能减弱，这是一种病理变化。脾脏功能减弱，即脾气虚。脾气虚则导致血脉末梢气化功能减弱，血液运行迟缓、减慢，血液成分改变，形成"肝气郁滞"而"脾气虚弱"状态，以致血中营气减少，使血液失其本来之赤色，转而呈现青色。由于皮肤中的血脉不显红色而转呈青色，从而导致皮肤也呈现青色。因为营可生热，营少则热少，热少则生寒，故患者多有寒象。由于脏腑组织病证可以通过经络与目裹密切联系，而目裹为脾脏所主，故令目裹皮肤的颜色呈现青色。

目裹皮肤"青色"的临床意义：主肝郁脾虚、血瘀较重证。若为击打钝挫外伤所致，主外伤后期表现。

三、目裹皮肤"淡青色"

"淡青色"（图 2-2-1-2）的颜色特征：淡青色是比青色略浅淡的颜色。青是蓝绿色，淡青色是淡蓝绿色。

形成目裹"淡青色"的主要解剖组织基础：血液成分改变，红细胞和血红蛋白血氧交换减弱，血液流速变慢，形成较严重瘀血状态，导致血液颜色变为淡青色，血管的颜色也呈淡青色，使皮肤颜色表现为淡青色。

形成目裹"淡青色"的主要形理：同目裹皮肤颜色"青色"，但病证较轻微。

目裹皮肤"淡青色"的临床意义：主肝郁脾虚、血瘀证。若为击打钝挫外伤所致，主外伤后期表现。若下目裹皮肤淡青色，主肝气虚肝郁、心脾气虚血瘀轻证。

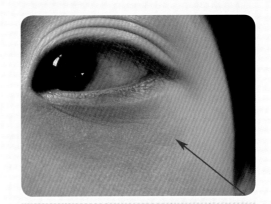

图 2-2-1-2　目裹淡青色眼象

四、目裹皮肤"紫色"

"紫色"的颜色特征：赤色而黯可称"紫色"（图 2-2-1-3）。

形成目裹"紫色"的主要解剖组织基础：血液瘀滞于毛细血管床，聚集一定程度的脱氧血红蛋白，使血脉颜色红中带黯，而变成紫色，皮肤的颜色也呈紫色。属循环性缺氧与组织性缺氧共同形成的复合性缺氧。

形成目裹"紫色"的主要原理：各种相关因素影响血液，血中津液减少，血液明显浓缩，营气相对增多，形成明显瘀血状态，气化功能减弱，导致血液红而色深，成为紫色。

目裹皮肤"紫色"的临床意义：多为击打钝挫外伤所致，主外伤初期表现。

若紫色的白晴血脉以偏红为主，多主实热盛兼血瘀重证。在紫色中，若以红色为主，多为新伤，热尚明显。若紫色中以偏黯色为主，则已有时日，热兼血瘀，即将转为寒证。

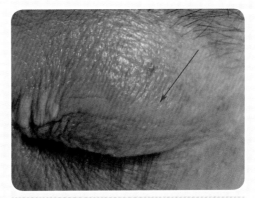

图 2-2-1-3　目裹紫色眼象

五、目裹皮肤"紫黯色"

"紫黯色"的颜色特征：比"紫色"略黯的颜色（图 2-2-1-4）。

形成目裹"紫黯色"的主要解剖组织基础：正常情况下，末梢血管中的脱氧血红蛋白平均浓

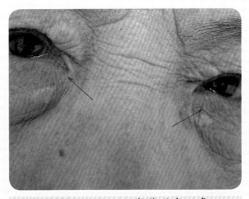

图图 2-2-1-4　目裹紫黯色眼象

度为每升 2.6g，当末梢血管血液中的脱氧血红蛋白超过正常值，但尚低于每升 5g 时，血液成分出现明显改变，血液中红细胞和血红蛋白的血氧交换极明显减弱，血液流速极慢，血流量明显减少，微循环中出现少量微小血栓，形成很轻微的弥散状血管内凝血表现，血液颜色可以变成紫黯色，血管的颜色呈紫黯色，并使皮肤颜色也呈紫黯色。

形成目裹"紫黯色"的主要原理：各种相关因素影响血液运行，或部分血液溢出血脉之外，以致血脉气化功能减弱，形成血脉内外普遍的瘀血状态，导致血液紫色而黯。血瘀重而气化不足易生寒，故病证有由热转为寒之虞。由于脏腑组织病证通过经络与白睛密切联系，故目裹皮肤亦呈现紫黯色。

目裹皮肤"紫黯色"的临床意义：多为击打钝挫外伤所致，主外伤中期表现。多系外伤已有时日，属热兼血瘀，即将转为寒证。

第二章　目裹皮肤形态特征

第一节　目裹浮肿

"目裹浮肿"在临床常见目裹壅肿和目裹浮肿两类临床表现。

一、目裹壅肿

"目裹壅肿"的临床形态特征：目裹（按指全部眼睑）微微肿胀隆起，肤色可变、可不变。

形成"目裹壅肿"的主要解剖组织基础：目裹由皮肤、肌肉、结缔组织和结合膜（又称"结膜"）构成。少量组织液普遍轻微瘀滞于目裹的皮肤、肌肉和结缔组织中，可使这些软组织轻度隆起，从而造成目裹壅肿表现。

形成目裹"目裹壅肿"的主要原理：心主血、主司推动血液运行，肺主气、辅助心脏发挥推动血液运行功能，脾主肌肉、能运化水湿。当过于劳思、睡眠过少时，或过于忧伤时，大多先令心脾气虚。这是由于劳思悲哀可以损伤心、脾、肺的生理功能，导致气血不足，气血运行缓慢，同时影响运化水湿，以致血中津液瘀滞于软组织之中。由于脏腑组织病证可以通过经络不仅与白睛密切联系，而且与目裹密切联系，故令目裹因水湿过多而呈现壅肿状态。此外，由于受重力影响，最常见下肢胫骨前缘的肌肉中出现水液积聚，显现凹陷性水肿。

"目裹壅肿"的临床意义：主心脾气虚、水湿失运轻证。临床常有患者自述晨起时目裹微肿，多主患者患有此类证候。尽管病证轻微，但亦应予重视，适当诊治为宜。

二、目裹卧蚕

"目裹卧蚕"的临床形态特征：目裹（按指全部眼睑）明显肿胀隆起，而以下目裹（下眼睑）尤其明显，肤色不变。下目裹浮肿每呈卧蚕状，故可称"目下卧蚕"（图 2-2-2-1）。

形成"目裹卧蚕"的主要解剖组织基础：同"目裹壅肿"。

形成"目裹卧蚕"的主要原理：肺主气、辅助心脏发挥推动血液运行功能、通调水道，脾主肌肉、能运化水湿，肾主利水。当病邪从上侵犯人体时，可令气血滞涩，营卫失和，肺脾肾升降失常，以致在病发初期使水湿阻于目裹、面部等人体上部组织松弛部位，并由于受重力影响，最先见于下目裹，正如《灵枢·水胀》"水始起也，目窠上微肿，如新卧起之状，其颈脉动，时咳，阴股间寒，足胫肿，腹乃大，其水已成矣。"因

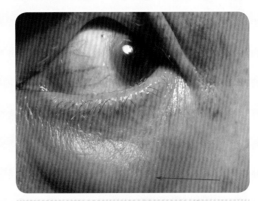

图 2-2-2-1　目裹卧蚕眼象

为目裹主要与脾胃功能关系密切，且"诸脉者皆属于目"，所以，由于脏腑组织病证可以通过经络不仅与白睛密切联系，而且与目裹密切联系，故令下目裹因水湿过多而呈现浮肿如卧蚕状态。

"目裹卧蚕"的临床意义：主脾肾湿郁、水湿失运证。此证多为肾病初期，但病已形成，宜抓紧诊治为宜。

第二节　目裹肿胀

一、目裹红肿

"目裹红肿"的临床形态特征：目裹红肿隆起，宛如桃李，肿硬拒按，故又可称"胞肿如桃"。

形成"目裹红肿"的主要解剖组织基础：同"目裹壅肿"。

形成"目裹红肿"的主要原理：风热毒邪侵犯，导致肺脾壅热，湿瘀风毒上攻目裹，使目裹肿胀如桃。

"目裹红肿"的临床意义：主肺脾壅热、湿瘀风毒证。

二、目裹青紫

"目裹青紫"的临床形态特征：目裹青紫隆起，肿硬拒按，也可称"胞肿如桃"。

形成"目裹青紫"的主要解剖组织基础：同"目裹壅肿"。

形成"目裹青紫"的主要原理：风热毒邪侵犯，导致肺脾湿瘀、风毒上攻目裹，以致目裹肿胀如桃。

"目裹青紫"的临床意义：主肺脾湿瘀、风毒寒证。

第三章　目裹运动障碍特征

健康人的目裹（眼睑）平稳，舒缓适中，运行自如，若出现震颤或不能自主运行，则应考虑已经罹患病证。

一、目裹震颤及相关特征

1. 目裹震颤

目裹震颤又可称眼睑眴动。

"目裹震颤"的临床形态特征：目裹阵阵跳动，或紧或缓，或疏或频，不能自制，甚则牵及眉际。清·黄庭镜《目经大成》称"目眴"，康维恂《眼科菁华录》称"胞轮振跳"，其实即眼睑肌肉震颤。

形成"目裹震颤"的主要解剖组织基础：目裹由皮肤、肌肉、结缔组织和结合膜，由面神经颧支和颞支支配，眼轮匝肌上部、皱眉肌由面神经颞支支配。当面神经颧支和颞支过于兴奋、或抑制功能过于衰弱时，可使目裹产生抽搐。

形成"目裹震颤"的主要原理：脾胃气虚，可形成"肝乘脾证"，以致虚风内动。脾气虚不能生血，血虚不能濡养筋脉，可致肝脏阴血虚，血不养筋，形成"脾虚生风证"。风邪外犯目裹，侵袭经脉，可令经气阵阵滞涩，形成"肝乘脾、肺忤脾证"，形成"外风乘脾、脾虚生风证"。总之，上述因素均可引起目裹筋惕肉眴，发为目裹震颤。

"目裹震颤"的临床意义：主虚风内动证。

2. 目裹肤色青蓝、震颤

"目裹肤色青蓝、震颤"的临床形态特征：目裹阵阵跳动，或紧或缓，或疏或频，不能自制，目裹肤色青蓝。

形成"目裹肤色青蓝、震颤"的主要解剖组织基础：同"目裹震颤"。

形成"目裹肤色青蓝、震颤"的主要原理：脾胃气虚，导致"肝乘脾"，以致虚风内动。

"目裹肤色青蓝、震颤"的临床意义：主肝风内动、肝乘脾证。

3. 目裹肤色㿠白、震颤

"目裹肤色㿠白、震颤"的临床形态特征：目裹阵阵跳动，或紧或缓，或疏或频，不能自制，目裹肤色㿠白。

形成"目裹肤色㿠白、震颤"的主要解剖组织基础：同"目裹震颤"。

形成"目裹肤色㿠白、震颤"的主要原理：脾主肌肉，脾胃气虚，故肤色㿠白，以致脾虚生风。

"目裹肤色㿠白、震颤"的临床意义：主脾虚生风证。

4. 目裹震颤、白睛赤涩、或睑边赤烂

"目裹震颤、白睛赤涩、或睑边赤烂"的临床形态特征：目裹阵阵跳动，或紧或缓，或疏或频，不能自制，白睛赤涩、或睑边赤烂。

形成"目裹震颤、白睛赤涩、或睑边赤烂"的主要解剖组织基础：同"目裹震颤"。

形成"目裹震颤、白睛赤涩、或睑边赤烂"的主要原理：外风侵袭，脾胃受邪，可致白睛赤涩、或睑边赤烂，以致脾虚生风，目裹震颤。

"目裹震颤、白睛赤涩、或睑边赤烂"的临床意义：主外风乘脾、脾虚生风证。

此外，尚可见于有机磷农药急性中毒、汞中毒等，此时患者多有中毒表现。

二、目裹下垂及相关特征

1. 目裹下垂

"目裹下垂"的临床形态特征：上目裹下垂，遮蔽瞳孔，甚者遮蔽全目，无力提起，且不能自主运动。"目裹下垂"在《诸病源候论》称"睢目""侵风"，《银海精微》称"胞垂"，《圣济总录》称"眼睑垂缓"，《目经大成》称"睑废"。

形成"目裹下垂"的主要解剖组织基础：从西医解剖学角度看，眼睑部、泪囊部、睫状部、睑板下部之肌肉由面神经颧支和颞支支配，上睑提肌由动眼神经上支支配，眼轮匝肌由面神经颧支支配，眼轮匝肌上部、皱眉肌由面神经颞支支配，当相关病因使面神经颧支、颞支和动眼神经上支功能受损或完全丧失时，可使上睑部分下垂或完全下垂，且不能自主上提。

形成"目裹下垂"的主要原理：目裹由肌肉构成，脾主肌肉，胃与脾相表里，故目裹由脾胃所主。由于肾阳可以生脾阳，肾气可以生脾气，所以当肾阳虚时可以导致脾阳虚、当肾气虚时可以导致脾气虚而影响上目裹，导致目裹肌肉力量不足，难以提起上目裹，从而造成目裹部分下垂或完全下垂。若由外因损伤目裹经脉，例如火热外邪、外伤、毒物等，导致目裹脉气涩乏，难以提起上目裹，也可导致目裹下垂。

"目裹下垂"的临床意义：主目裹气虚证。但是，由何原因导致目裹气虚，尚宜再深入辨析。

2. 目裹下垂、肤色淡白

"目裹下垂、肤色淡白"的临床形态特征：上目裹下垂，遮蔽瞳孔，甚者遮蔽全目，无力提起，且不能自主运动，目裹肤色淡白，或虚浮。

形成"目裹下垂、肤色淡白"的主要解剖组织基础：同"目裹震颤"。

形成"目裹下垂、肤色淡白"的主要原理：肾阳虚，不足以生脾阳，肾脾阳气俱虚，可致肌力匮乏，水湿渗泄不足，难以提起上目裹，而造成目裹下垂，或可出现目裹虚浮，或兼见目裹虚浮。

"目裹下垂，肤色淡白"的临床意义：主肾脾气虚、目裹气虚证。

3. 目裹下垂、肤色青黯

"目裹下垂、肤色青黯"的临床形态特征：上目裹下垂，遮蔽瞳孔，甚者遮蔽全目，无力提起，且不能自主运动，目裹肤色青黯。

形成"目裹下垂、肤色青黯"的主要解剖组织基础：同"目裹震颤"。

形成"目裹下垂、肤色青黯"的主要原理：肝风乘脾，目裹之中的脉气滞涩，以致目裹麻木不仁，并上胞下垂。

"目裹下垂、肤色青黯"的临床意义：主肝风乘脾、脾气虚、目裹气虚证。

4.目裹下垂、边缘红黯

"目裹下垂、边缘红黯"的临床形态特征：上目裹下垂，遮蔽瞳孔，甚者遮蔽全目，无力提起，且不能自主运动，目裹边缘红黯。

形成"目裹下垂、边缘红黯"的主要解剖组织基础：同"目裹震颤"。

形成"目裹下垂、边缘红黯"的主要原理：热毒等外邪袭人，侵及目裹，导致目裹边缘肤色红黯，目裹脉气涩乏，目裹肌肉无力，以致上胞下垂。

"目裹下垂、肤色红黯"的临床意义：主外邪袭人，导致目裹气虚证。由梅毒、肿瘤或目裹疔疮也可导致目裹经脉涩乏，难以提起上目裹，可致此类证候。

第三篇　眼球运动障碍特征

正常人的眼球可随人控制，运动自如而平稳。虽然在生理状态下，当极度侧视时可出现眼球震颤，但只是临时和短暂的表现。若出现不由自主地震颤，或眼球转动障碍，则属病理状态，提示罹患相应病证。

第一章　眼球震颤及相关特征

一、眼球震颤

"眼球震颤"的临床形态特征：眼球呈现不能自主的震颤运动，其眼球震颤方向可呈水平、上下、斜向、旋转乃至复合状态。

形成"眼球震颤"的主要解剖组织基础："眼球"又可称"目珠"，眼球运动靠眼肌牵拉，眼肌主要由六条肌肉构成，靠神经支配，其中，上直肌由动眼神经上支支配，下直肌由动眼神经下支支配，内直肌亦由动眼神经下支支配，外直肌由外展神经支配，上斜肌由滑车神经支配，下斜肌由动眼神经下支支配。当然，动眼神经、滑车神经、外展神经可与皮质下中枢或内侧纵束相关，而这又与大脑皮质的眼运动中枢（如额叶中枢、枕叶中枢等皮质中枢，两眼侧方同向运动中枢、两眼垂直同向运动中枢、两眼集合运动中枢等皮质下运动中枢）相关联。当与眼球运动相应的部位发生病变或受到病变影响或受到毒物影响时，这些支配眼肌的神经发生病变或使眼肌发生病变，均可导致眼球运动障碍或发生震颤。

形成"眼球震颤"的主要原理：眼球与五脏六腑密切相关，根据《内经》理论，眼球震颤属风邪为患，而风邪总属于肝脏司理，故眼球震颤当属风证。

"眼球震颤"的临床意义：主"风"证。

二、眼球震颤、目裹肤色青黯

"眼球震颤、目裹肤色青黯"的临床形态特征：眼球呈现不能自主的震颤运动，其眼球震颤方向可呈水平、上下、斜向、旋转乃至复合状态，目裹肤色青黯。

形成"眼球震颤，目裹肤色青黯"的主要解剖组织基础：从略。

形成"眼球震颤，目裹肤色青黯"的主要原理：风邪袭肝，肝风乘脾，血瘀滞涩目络，导致眼球震颤，目裹青黯。

"眼球震颤，肤色青黯"的临床意义：主风邪袭目实证。此证可见于巴比妥类药物中度中毒、脑型放射病、晕动病等。此时宜观察黑睛与白睛的其他相关特征继续辨证，或结合问诊，以得出全面准确的临床诊断。

三、眼球震颤、目裹肤色淡黯

"眼球震颤、目裹肤色淡黯"的临床形态特征：眼球呈现不能自主的震颤运动，其眼球震颤方向可呈水平、上下、斜向、旋转乃至复合状态，目裹肤色淡黯。

形成"眼球震颤，目裹肤色淡黯"的主要解剖组织基础：从略。

形成"眼球震颤，目裹肤色淡黯"的主要原理：风邪袭肝，肝风乘脾侮肺，导致肺脾气虚，血瘀滞涩目络，导致眼球震颤，目裹淡黯。

"眼球震颤，目裹肤色淡黯"的临床意义：主肺脾气虚、风邪袭目虚证。此证可见于晕动病虚证患者。此时宜观察黑睛与白睛的其他相关特征继续辨证，或结合问诊，以得出全面准确的临床诊断。

第二章　眼球转动障碍及相关特征

一、眼球转动障碍

"眼球转动障碍"的临床形态特征：眼球呈现不能自主运动状态。

形成"眼球转动障碍"的主要解剖组织基础：从略。

形成"眼球转动障碍"的主要原理：脾肺气虚，导致眼球气血不足，目络滞涩，以致眼球不能自主转动。

"眼球转动障碍"的临床意义：主气虚阻滞眼球证。此时宜观察黑睛与白睛的其他相关特征继续辨证，或结合问诊，以得出全面准确的临床诊断。

二、眼球转动障碍、目裹肤色青黯

"眼球转动障碍、目裹肤色青黯"的临床形态特征：眼球不能自主运动，目裹肤色青黯。

形成"眼球转动障碍、目裹肤色青黯"的主要解剖组织基础：从略。

形成"眼球转动障碍、目裹肤色青黯"的主要原理：脾肺气虚，眼球气血不足，瘀血滞涩目络，导致眼球转动障碍。

"眼球转动障碍、肤色青黯"的临床意义：主脾肺气虚、瘀血滞涩目络证。此证可见于氯丙嗪类药物中毒。此时宜观察黑睛与白睛的其他相关特征继续辨证，或结合问诊，以得出全面准确的临床诊断。

三、眼球转动障碍、目裹肤色淡黯

"眼球转动障碍、目裹肤色淡黯"的临床形态特征：眼球不能自主运动，目裹肤色淡黯。

形成"眼球转动障碍、目裹肤色淡黯"的主要解剖组织基础：从略。

形成"眼球转动障碍、目裹肤色淡黯"的主要原理：脾肺严重气虚，眼球气血严重不足，瘀血滞涩目络，导致眼球转动障碍。

"眼球转动障碍、目裹肤色淡黯"的临床意义：主脾肺气虚、瘀血滞涩目络重证。此证可见于氯丙嗪类药物中毒。此时宜观察黑睛与白睛的其他相关特征继续辨证，或结合问诊，以得出全面准确的临床诊断。

第四篇　白睛特征

第一章　白睛底色特征

　　临床实践表明，"望目"应望诊全目，既望诊白睛，也望诊瞳孔、黑睛和目裹（眼睑）。由于瞳孔、黑睛、目裹特征在诊断全身证候方面很少具备明确诊断专一证候的意义，故"望目辨证"虽然需要望诊全目的各种相应特征，但不以望瞳孔、黑睛、目裹特征及其临床意义为主。大多数情况下，"望目辨证"时主要望诊白睛。

　　临床时，我们可以看到，由于罹患疾病或受到外伤之后，可使患者呈现相应证候，而使白睛显现一定的临床特征。例如，当外伤剧烈疼痛、濒临生命危机时，虽然可以导致瞳孔变化，如瞳孔收缩而黑睛变小，白睛色青，《灵枢·玉版》云："以为伤者，其白睛青，黑睛小，是一逆也。"经文所述，正是严重外伤时所看到的眼部体征。但是，当外伤尚未危及生命时，白睛及白睛血脉可呈现明显颜色变化、白睛特征变化，以及白睛血脉在颜色、形态、粗细、浮沉、长短、根支、走向等变化。

　　青赤黄白黑等五色是尽人共识的颜色（除色盲或色弱者之外）。但是，现实生活中的每一种颜色并不十分标准，常有很多属于过渡颜色或复合颜色。这就如病证那样，虽然可以为了便于教学，通过总结临床实践规律而制定一些病证模式，但是，疾病证候本身并不完全依照人为规定的模式标准发生发展，而是受各种因素影响形成各种错综复杂、千差万别的病证。同样道理，我们既要注意常见的单纯颜色，也要注意过渡颜色或复合颜色。

　　我们已知"白睛"属于外眼，由球结膜、巩膜以及球结膜和巩膜之间的筋膜构成。球结膜和筋膜皆纤薄而透明，故白睛颜色主要为巩膜的颜色。巩膜由大量胶原纤维及少量弹性纤维纵横交结编织而成。胶原蛋白由成纤维细胞分泌，在细胞外聚合为胶原纤维，经少量黏合质黏结为胶原纤维，而胶原纤维的生化成分为Ⅰ型胶原蛋白。胶原纤维在新鲜时呈白色，韧性大，抗拉力强，故可形成白色实体隆起。巩膜由大量较粗的胶原纤维和弹力纤维致密交织构成，球结膜纤薄透明，故白睛主要显示巩膜颜色。

　　本章记述白睛颜色特征及其临床意义。此处所说的"白睛颜色"专指透过球结膜而看到巩膜显出的颜色。由于白睛上存在众多呈现各种颜色的血脉和各色各样的形态特征，从而使白睛自身的颜色仿佛如同绘画中的底色，故"白睛颜色"也可称"白睛底色"。

正常的白睛润白、平滑、坚实、光泽，颜色如煮熟的蛋白，呈蛋白色或瓷白色。三岁以前儿童的巩膜较薄，脉络膜色素细胞使白睛呈淡蓝色；年长之人略显黄色，这是因为较多脂质沉积于巩膜而使白睛略略显现淡黄色。

除正常出现的白睛颜色之外，我们尚应密切注意病理状态时白睛出现的颜色变化。在病理状态下，白睛底色可以呈现多种颜色，以下分别记述较常见的白睛底色（白睛颜色）。

一、白睛底色"淡白色"

形成"白睛淡白色"的主要解剖组织基础：巩膜中血管较少，而表层结缔组织中的血管较多。红细胞的细胞质中含有略嗜酸性的血红蛋白，大量红细胞聚集在一起时呈现红色。然而，当各种相关因素（例如生成的红细胞减少或大量失血等）影响血液而使血浆中血红蛋白减少，或血液中红细胞减少时，可使血液颜色变得浅淡，此时，不仅血管呈现淡白色，聚有较多血管的巩膜也相应呈现淡白色（图 2-4-1-1）。

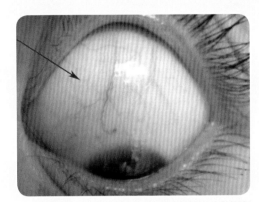

图 2-4-1-1　白睛淡白色眼象

形成"白睛淡白色"的主要原理："气"既是生成脏腑血脉组织的物质基础，也是使脏腑血脉组织显示生命活动的根本动力。当气虚较重时，则无以形成营血，营血色红，营血衰少，脏腑血脉组织颜色则由红色转变为淡白色。由于脏腑血脉组织通过经络与白睛相连，脏腑组织、血脉组织颜色变为淡白色，故白睛底色也呈现淡白色。气虚较重导致阳不足，阳不足则阴盛，故阳虚证为"阴证"。热为阳，寒为阴，阳不足而阴相对转盛，故生"寒"。

"白睛淡白色"的临床意义：主阳虚证，但一般系阳虚重证。若与相关血脉同时出现，可主阳虚寒证，此亦属阴证。这种眼象表示阴证中以物质不足引发的气虚致阳虚、虚寒证。白睛淡白色若与沉细血脉一同出现，主阳虚致虚寒证。本证可见形寒肢冷，面色㿠白，乏力，气短，困倦，懒言，舌淡，脉沉迟等。

二、白睛底色"苍白色"

"白睛苍白色"特征：苍白色是较正常儿童白睛"淡蓝"色尤浅、并且缺乏光泽的颜色（图 2-4-1-2）。

形成"白睛苍白色"的主要解剖组织基础：巩膜中血管较少，而表层结缔组织中的血管较多。红细胞的细胞质中含有略嗜酸性的血红蛋白，大量红细胞聚集在一起时呈现红色。然而，当各种相关因素（例如生成的红细胞减少或大量失血等）影响血液而使血浆中血红蛋白减少，或血液中红细胞极度减少时，可使血液颜色变得极浅淡，此时，不仅血管呈现"苍白色"，聚有较多血管的巩膜也相应呈现苍白色。

形成"白睛苍白色"的主要原理：当先天或后天因素使人体精气不足，导致气虚不足以生血；或某些相关因素导致相应脏腑的功能虚弱，形成气虚不足以摄血；或外伤出血，乃致大失血时，以及当血脉拘挛或收缩时，均可使血中营气减少，营气、卫气成分减少，进一步可导致功能失调。由于气属阳，当气虚严重时导致阳虚，阳虚则不足以温养脏腑，以致脏腑功能活动（包括代谢功能）减弱；又由于阳虚可致阴盛，从而表现为寒证，此即因严重气虚导致阳气不足，阳虚则寒，故《素问·举痛论》等篇从颜色辨析云"白为寒"，《灵枢·五音五味》云"青、白者少热气"，血色极浅淡，并有青白二色同时出现时，则血脉接近苍白色。由于全身脏腑病证通过经络气血与"目"密切联系，而"目"具备反映生命状态的相应解剖生理基础，故白睛呈现苍白色。

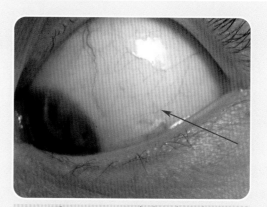

图 2-4-1-2　白睛苍白色眼象

"白睛苍白色"的临床意义：主阳虚寒证。白睛"苍白色"若与沉细血脉一同出现时，主阳虚致虚寒重证。当出现极度气血虚弱（包括西医诊断为"贫血"的疾病）时，例如失血过多、大病导致人体正气极端衰弱、钩虫病气血虚证等病变时，可见到白睛颜色苍白眼象，此时血红蛋白多为 5～9g/dL，严重者血红蛋白 <5g/dL。此种眼象表示阴证中以物质不足、阻滞气机引发的"阳虚寒重证"。其实，"阳虚寒重证"的本质为严重阳气不足而兼气虚气滞血瘀证。本证可见形寒肢冷，脘腹冷痛，面色苍白，乏力，声低，懒言，气短，困倦，便溏，舌淡，脉沉迟。

治疗"阳虚寒重证"宜在辨准疾病的前提下采用补气行气、温阳活血法。

三、白睛底色"黄色"

"白睛黄色"特征：白睛底色呈现黄色，黄色分布均匀，不隆起于巩膜表面。黄色是构成颜色的三基色之一（图 2-4-1-3）。

形成"白睛黄色"的主要解剖组织基础：正常红细胞的寿命为 120 天，每天约有 1% 红细胞老化裂解。当血液中红细胞衰老破裂之后释出血红蛋白，血红蛋白中的血红素经血红素氧合酶作用转为胆绿素，胆绿素经胆绿素还原酶催化形成胆红素；此外，肝脏、肾脏也可形成少部分胆红

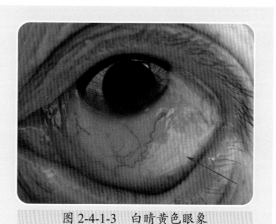

图 2-4-1-3　白睛黄色眼象

素。大体上正常人每天约形成胆红素 250~350mg。一般情况下，健康成人约有血液 5000mL，正常血液中所含血清总胆红素低于 1mg/dL。当血清中的总胆红素浓度升高，含量接近 2mg/dL 时，则在临床上显出肉眼可见黄疸，使人体组织、体液、黏膜、皮肤以及巩膜染成黄色。当血液中的胆红素浓度含量超过 2mg/dL 而小于 5mg/dL 时，即可在临床上明显出现肉眼可见黄疸，而巩膜表层结缔组织中血管较多，所含胆红素也较易通过纤薄透明的球结膜和筋膜，故白睛最先因巩膜"黄染"而变黄。

形成"白睛黄色"的主要原理：由于内湿或外湿病邪侵犯，湿邪郁阻蕴热，阻滞肝胆气机，导致气机升降失常，影响肝胆疏泄，使胆液溢入血液，并经血液游行于人体组织、体液、肌肤黏膜及白睛，而最先将巩膜染成黄色以致形成白睛"黄色"。由于脏腑组织通过经络与白睛及白睛血脉相连，外溢于血液中的胆红素也流溢于白睛巩膜，使我们透过球结膜而看到巩膜的颜色，故白睛的底色及其相应的脏腑部位的白睛底色呈现黄色。由此，我们注意到，黄疸病人白睛呈黄色是由于湿邪郁阻气机而出现的一种临床表现。

"白睛黄色"的临床意义：主湿邪郁热证。望目辨证时，白睛特征出现的黄色是体内湿邪郁积化热反映在白睛的颜色。此证中的湿热可以是在湿邪郁积日久之后转化而成，但亦可以由湿热病邪直接形成者。常见于西医学诊断的胆汁瘀积性黄疸或急性溶血性黄疸等肝胆疾病以及相关疾病，如肝炎、肝硬变、胆囊炎、胆石病、胆道肿瘤、胆道狭窄等；胰腺炎、胰腺肿瘤等；化学毒物中毒、某些药物（如新生霉素）中毒、某些感染、寄生虫病、肠炎、肿瘤，乃至糖尿病等多种疾病。

治疗"湿邪郁热证"时，宜在辨准疾病的前提下，采用相应的各种"化湿解郁、清热退黄法"，其中应以化湿解郁为主。

四、白睛底色"淡黄色"

"白睛淡黄色"特征：白睛底色淡黄色。淡黄色即浅黄色。特征为白睛淡黄色分布均匀，不隆起于巩膜表面（图 2-4-1-4）。

形成"白睛淡黄色"的主要解剖组织基础：同形成白睛"黄色"的主要解剖组织基础。但是，此类白睛淡黄色患者血液中的胆红素较少，血清总胆红素浓度仅仅接近 2mg/dL，故仅在临床上显出肉眼可见的淡淡的黄疸。

形成"白睛淡黄色"的主要原理：人体气血虚弱，或胎禀不足，而内湿或外湿病邪侵犯人体，湿邪郁阻较轻微，气机升降失常影响肝胆疏泄之后，进入血液的胆液较少，经血液游行于人体组织、体液、肌肤黏膜及白睛的胆红素较少，

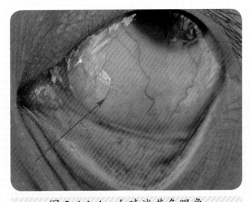

图 2-4-1-4　白睛淡黄色眼象

故白睛仅呈现"淡黄色"。

"白睛淡黄色"的临床意义：主湿邪郁阻证。此多为较轻的湿邪郁阻证，并且化热亦较轻微。此种眼象常见于西医诊断的溶血性黄疸，可伴随贫血，亦常出现于西医诊断的肝胆病证，如肝炎、肝硬变、胆囊炎、胆石病、胆道肿瘤、胆道狭窄等；胰腺炎、胰腺肿瘤等；化学毒物中毒、寄生虫病、某些感染、肿瘤，乃至糖尿病等多种疾病，亦可见于兼有气虚或血虚而呈现的证候，此时，当依相关眼象等体征诊断之。

治疗"湿邪郁阻证"时，宜在辨准疾病的前提下采用相应的各种"散湿化湿或兼以解表法"。

五、白睛底色"金黄色"

"白睛金黄色"特征：白睛金黄色，即黄如金色。白睛底色金黄色特征为白睛金黄色分布均匀，不隆起于巩膜表面（图2-4-1-5）。

形成"白睛金黄色"的主要解剖组织基础：同形成白睛"黄色"的主要解剖组织基础。但是，此类白睛金黄色患者血液中的总胆红素浓度远远超过5mg/dL，但一般小于10mg/dL。

形成"白睛金黄色"的主要原理：当湿邪蕴积化热之后，或湿热病邪阻滞肝胆气机，而人体正气未虚，湿热病邪蕴蒸，使胆液大量溢入血脉，外溢于血液中的大量胆红素流溢于脏腑组织，使颜色变金黄色。由于脏腑组织通过经络与白睛及白睛血脉相连，通过经络作用，外溢于血液中的胆红素也流溢于白睛巩膜，使

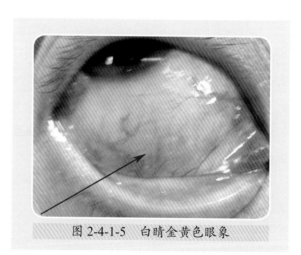

图2-4-1-5 白睛金黄色眼象

我们透过纤薄透明的球结膜而看到巩膜的颜色，故白睛的底色及其相应脏腑部位的白睛底色可以呈现金黄色。

"白睛金黄色"的临床意义：主湿热郁阻肝胆证。白睛此种颜色属"阳黄"。最常见于西医诊断的肝细胞性黄疸，如急性黄疸型肝炎等病；某些药物所致化学毒物中毒等。

治疗"湿热郁阻肝胆证"时，宜在辨准疾病的前提下采用相应的各种"清化湿热，解郁疏肝、利胆退黄法"。

六、白睛底色"黯黄色"

"白睛黯黄色"特征：白睛底色黄而略黯，分布均匀，不隆起于巩膜表面（图2-4-1-6）。

形成"白睛黯黄色"的主要解剖组织基础：在形成白睛"黄色"的主要解剖组织基础上，患者血液中的总胆红素浓度一般大于10mg/dL，且胆红素氧化为胆绿素，乃至氧化为胆青素，故在临床上可见白睛呈现黯黄色甚至黑褐色。

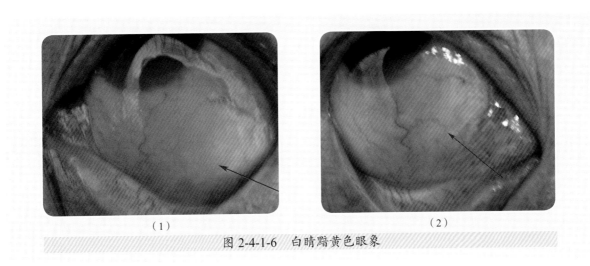

（1） （2）

图 2-4-1-6 白睛黯黄色眼象

形成"白睛黯黄色"的主要原理：由于内湿或外湿等寒湿病邪严重侵犯人体，阻滞气机运行，气机升降严重迟滞，影响肝胆疏泄，导致肝、胆、脾脏之气血运行不畅，形成肝郁血瘀，血中"营"气更新减缓，并受到寒湿病邪影响，裹挟大量胆液泛溢血中，胆液与瘀血交结，郁遏阳气，流布于脏腑组织而显现黯黄色。黄主湿邪为患；湿邪阻滞气机运行，导致瘀血较重，故白睛色黯。由于脏腑组织通过经络与白睛相连，巩膜表层结缔组织中黯色血液较多，故通过纤薄透明的球结膜和筋膜，可在白睛看到巩膜呈现黯黄色乃至黑褐色。"湿"属"阴"，"寒瘀"属"阴"，"寒瘀"导致白睛底色黯黄，故"白睛底色黯黄"主"阴证"。

"白睛黯黄色"的临床意义：主湿郁寒瘀证，属阴证。此种黄疸属"阴黄"。

常见于梗阻性黄疸，多出现于西医诊断的肝硬变、肝癌、肝昏迷等；胆石病、胆道肿瘤、胆道狭窄等；胰腺炎、胰腺肿瘤等；化学毒物中毒、寄生虫病、某些感染、肿瘤，乃至糖尿病等多种疾病表现为"湿郁寒瘀证"。本证可见身面黯黄，脘腹冷痛，胁痞闷或痛或不痛，乏力，声低，懒言，气短，困倦，纳呆，便溏，舌淡黯黄，脉沉细弦，或沉细弦迟或沉细弦数。此外，可据白睛血脉颜色及粗细浮沉诊断是否兼有虚证，若兼有虚证则属虚实夹杂证候。

治疗"湿郁寒瘀证"时，宜在辨准疾病的前提下采用相应的各种"温化湿寒、解郁疏肝法"，或兼以"活血消积法"等。

若湿郁寒瘀较轻，可形成"湿郁寒瘀轻证"，此时白睛底色为"淡黯黄色"。

七、白睛底色"红色"

"白睛红色"特征：白睛底色呈现红色，红色分布均匀，不隆起于巩膜表面。红色是构成颜色的三基色之一（图 2-4-1-7）。

形成"白睛红色"的主要解剖组织基础：较多红细胞聚集在一起，并迅速流动，血氧分压、血氧容量、动脉血氧含量与血氧饱和度增高，但细胞生物氧化过程受损、动-静脉血氧含量差减少、血中氧合血红蛋白增加，使血液颜色较正常色红，于是，极微小的毛细血管充血，使颜色变红，并因鲜血自微小的毛细血管轻微渗出，而使球结膜筋膜和球结膜表现为较均匀的红色。

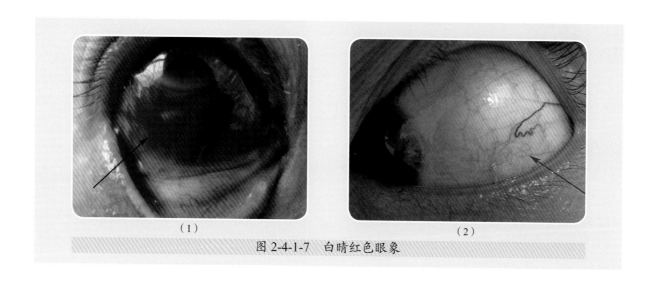

图 2-4-1-7　白睛红色眼象

　　另有"结膜充血"当注意与此区别。"结膜充血"指球结膜血管明显隆起，且模糊不清，但不伴有鲜血自微小的毛细血管轻微渗出，也不伴有血脉相互密集交织成网状和细胞浸润。此多为西医学诊断的由过敏引起的"过敏性结膜炎"。

　　形成"白睛红色"的主要原理：由于邪盛而正亦盛，血流过速，实热亢盛。如《素问·经络论》云："热多则淖泽，淖泽则黄、赤。"《素问·举痛论要》云"黄、赤为热"、《素问·皮部论》云"黄、赤则热"、《灵枢·五色》及《素问·举痛论要》云"黄、赤为热"、《灵枢·论疾诊尺》云"诊血脉者，多赤多热"均同。经文"黄"指黄色，黄色可反映热证；"赤"指大红色，此色较正常红色尤其鲜明而红，亦主热证。

　　"白睛红色"的临床意义：主热证。正常白睛底色应呈现蛋白色（或称磁白色），若白睛转为红色，则属罹患实热证候。白睛表面全部呈现红色，在西医学中多见于一些细菌感染或病毒感染，细菌感染引发的疾病如急性大叶肺炎、支气管肺炎、支气管扩张并发感染、鼠疫、兔热病、眼部绿脓杆菌感染、眼部流感杆菌感染、眼部李司忒杆菌感染、眼部杆菌属感染、鼻孢子菌病、急性钩端螺旋体病败血症、回归热等，病毒感染引发的疾病如病毒性感冒、麻疹等；立克次体感染，如流行性斑疹伤寒、地方性斑疹伤寒、沙虱毒（恙虫病）、Q 热等；衣原体感染，如沙眼衣原体感染；以及汽油中毒、锰中毒、慢性砷中毒等病，白睛局部底色红色可见于糖尿病、急性胆囊炎、急性胰腺炎、急性胃炎、妊娠恶阻、高血压病、心脑血管硬化、心绞痛、脑血管出血、脑血栓形成等脑血管意外患者的某个阶段。

　　若白睛底色为"淡红色"，主轻微热证。

　　若白睛底色为"粉红色"，主血虚发热证。

　　若白睛底色为"红黯色"，主实热兼血瘀证。

　　若白睛底色为"黯红色"，主实热兼血瘀而血瘀尤重证。

　　若白睛底色为"红色"，但其他眼象显示为气虚证者，主气虚发热证。

　　若白睛底色为"红色"，但其他眼象显示为阴虚证者，主阴虚发热证；若白睛底色为"殷红色"者，亦可主阴虚发热证。

　　治疗"实热证"，采用各种相应的"清热法"，如辛凉解表法、清热泻火法、清热解毒法等；治疗"气虚发热证",采用各种相应的"补气清热法";治疗"血虚发热证",采用各种相应的"补血清热法";治疗"阴虚发热证",采用各种相应的"养阴清热法",兼有血瘀则宜兼化瘀血等等。

八、白睛底色"淡蓝色"

"白睛淡蓝色"特征:白睛底色呈现淡蓝色,分布均匀,不隆起于巩膜表面。淡蓝色较蓝色为浅(图2-4-1-8)。

形成"白睛淡蓝色"的主要解剖组织基础:血液成分改变,例如血中钙代谢紊乱、磷代谢紊乱,红细胞和血红蛋白的血氧交换明显减弱,血液流速慢,血液颜色可以变成"淡蓝色"。当巩膜变薄时,白睛可呈现"淡蓝色"。

形成"白睛淡蓝色"的主要原理:各种相关因素影响肝、肾,以及脾、心,导致血液成分改变,形成明显瘀血状态,气化功能明显减弱。因为血瘀重、气化不足而容易产生内寒,寒邪收引,既可导致血脉痉挛,也可导致肢体、肌肤拘挛,从而形成内风,此即"寒邪生风"。而由于

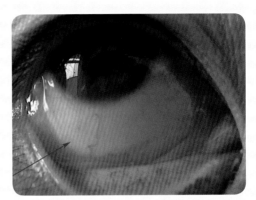

图2-4-1-8　白睛淡蓝色眼象

寒邪生风,以致"营"气减少而寒气偏多,但由于病变尚轻,故血液呈淡蓝色。由于脏腑组织病证通过经络与白睛密切联系,故白睛相应脏腑部位的底色也呈现"淡蓝色"。

"白睛淡蓝色"的临床意义:主寒邪轻证,可兼寒邪生风证,也可兼寒实疼痛证,但均比后述之白睛底色蓝色表示的证候为轻。此证以肺肝心、肾脾心病变为主。西医学诊断的感冒、肝炎初期、心肌缺血、心力衰竭、先天性全身骨骼骨质疏松症、巩膜炎、巩膜炎后期、久病痉厥、面肌抽搐、眼睑痉挛等病常可见到此种眼象,某些疾病危重阶段出现弥散性血管内凝血时亦可见此眼象。

治疗"肝、肾、脾、心寒瘀兼疼痛证"宜在辨准疾病的前提下采用各种相应的温法,或温化活血止痛法,或兼用温血息风法,可酌用补法,如温补肝肾祛寒法,补益肝、肾、脾、心,兼以温经活血法等各种相应的法则。

九、白睛底色"蓝色"

"白睛蓝色"特征:白睛底色呈现蓝色,蓝色分布均匀,不隆起于巩膜表面。蓝色是构成颜色的三基色之一。此指呈现于白睛底色的颜色(图2-4-1-9)。

形成"白睛蓝色"的主要解剖组织基础:我们已知正常巩膜为蛋白色(或称"磁白色");巩膜的深层为脉络膜,脉络膜由含有丰富血管和黑

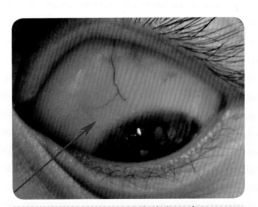

图2-4-1-9　白睛蓝色眼象

色素的疏松结缔组织构成。当脉络膜血管严重瘀血时，透出巩膜深层的脉络膜颜色，可使白睛呈现"蓝色"。

形成"白睛蓝色"的主要原理：各种相关致病邪气蕴积，肝肺肾脾受邪气郁阻，比如肝邪郁遏而侮肺乘脾，肾邪郁遏而忤肺侮脾，肺气受邪导致相傅治节失常，气化不足，形成气血郁遏状态；或白睛自身发病时，均可因为气血郁遏而使白睛呈现蓝色；也可由于其他疾病影响，导致脏腑组织病证通过经络反映于白睛，从而使白睛呈现"蓝色"。由于气血郁遏可以形成气机滞结、逆乱，可导致诸暴强直、眩晕振掉、肢体肌肉不遂，而构成寒邪生风。若寒邪引发血脉滞结、郁阻不畅时，则可引起疼痛。

"白睛蓝色"的临床意义：主气血郁遏、寒邪生风证，可兼痛证。西医学诊断的巩膜炎、后巩膜炎、巩膜炎后期，常见的全身疾病如带状疱疹、结核病、梅毒病、麻风病、风湿性关节炎病、系统性红斑狼疮、痛风、心脏病心力衰竭，以及某些感染等病，均有可能在疾病的某个阶段使白睛底色呈现蓝色。

由白睛底色"蓝色"和"淡蓝色"眼象可见，不独高热生风、阴虚生风、血虚生风，临床上也存在"寒邪生风"，只不过白睛底色"蓝色"表示寒邪生风较重，"淡蓝色"表示寒邪生风较轻。

治疗时，宜在辨准疾病的前提下综合考虑其他眼象相关特征，辨析出完整的证候，然后采用各种相应的理气化瘀治疗方法。

第二章　白睛干湿特征

在白睛表面，除出现白睛颜色（指白睛底色）特征之外，尚可出现汪泪、干燥等白睛特征。

第一节　白睛特征"汪泪"

"白睛汪泪"的特征：白睛呈现眼泪汪汪的状态。大多情况下，泪水并不流出，但也有时并未因哭泣而泪水流出眼外。

形成"白睛汪泪"的解剖组织基础：正常情况下，泪水由泪囊泌出后经泪小点进入眼球结膜囊，起润泽作用。当球结膜充血水肿时，可导致泪水回流受阻，形成"白睛汪泪"状态。

形成"白睛汪泪"的主要原理：风邪外袭，导致肺气失宣，泪液循环失畅，存于白睛表面而致出现眼泪汪汪特征。

"白睛汪泪"的临床意义：主要从以下三类情况考虑相应临床意义。一是白睛汪泪、底色不变：多主外感风寒表证。二是白睛汪泪、底色红，常见以下两种可能：一主外感风热表证，二主罹患某些温病（传染病），此时多兼白睛血脉表证特征，如麻疹常见白睛底色红而眼泪汪汪。三为情志受到激惹，导致情绪失控。

治疗"白睛汪泪"所表示的证候宜在仔细辨准疾病前提下，采用相应的各种解表法，如辛温解表，辛凉解表，或透疹解毒等法，或从情志因素考虑相应治法。

第二节　白睛特征"干燥"

"白睛干燥"特征：白睛液体分泌减少，显示白睛干燥状态（图2-4-2-1）。

形成"白睛干燥"的解剖组织基础：正常情况下，泪水由泪囊泌出后经泪小点进入眼球结膜囊，起润泽作用，当泪液分泌减少时，可形成"白睛干燥"状态。

形成"白睛干燥"的主要原理：后天乏源，或高热灼阴，或情志耗液，导致脾胃气阴不足，肺肾阴虚，白睛表面津液匮乏，而使津液难以濡养润滑白睛。

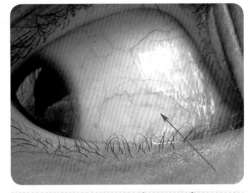

图2-4-2-1　白睛干燥眼象

"白睛干燥"的临床意义：主津少。可主虚证，如阴虚、气虚、血虚、阳虚证等，但也可为虚实夹杂证。此时宜结合观察白睛血脉颜色，再下诊断。

（1）白睛干燥、白睛血脉淡色：主气虚证。可见于西医学诊断的长期慢性肺结核、免疫功能缺乏病、干燥综合征等。

（2）白睛干燥、白睛血脉粉色：主血虚证。可见于西医学诊断的维生素A缺乏病等。

（3）白睛干燥、白睛血脉鲜红色、红黯色、绛色等：主高热灼阴证。常见于暑、火、热、温、燥、疫病高热阶段显出的证候。可见于西医学诊断的多种高热病变。

（4）白睛干燥、白睛血脉殷红色：主阴虚证。西医学诊断的自身免疫性结膜炎可见此种眼象。

此外，白睛底色若见紫色，可主血瘀热盛或将转寒证；若见黯色，可主血瘀证；若见褐色，可主湿浊证；若见黄褐色，可主湿浊郁热证；若见灰色，可主湿证；若见灰褐色，可主痰邪郁热证；若见黯灰色，可主痰血郁结里寒证；若见黯褐色，可主痰血郁结里热证；若见青色，可主气滞兼瘀证；若见青黑色，可主气滞瘀重证；若见灰黑色，可主湿郁寒蕴重证；若见黯黑色，可主血瘀寒盛、气血败绝证。为节省篇幅，余不赘述。

第三节　白睛特征"浮壅"

一、白睛特征"无色浮壅"

"白睛无色浮壅"的临床形态特征：白睛表面湿润，并显壅肿浮起的状态（图2-4-2-2）。

形成"白睛无色浮壅"的解剖组织基础：巩膜、球结膜与巩膜之间的眼球筋膜组织、眼球筋膜组织和球结膜之间的疏松蜂窝组织、球结膜组织布有球结膜下血管，故当巩膜、眼球筋膜、眼球疏松蜂窝组织、球结膜出现较轻微的弥散浸润样水肿或兼以较少量组织液浸润而浮肿时，可使球结膜表面过于湿润，呈现看似微微浮起的湿润壅肿状态，构成"白睛浮壅"眼象。

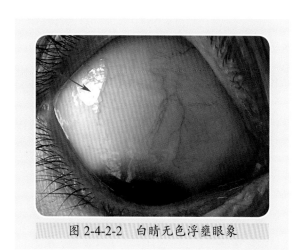

图 2-4-2-2　白睛无色浮壅眼象

形成"白睛无色浮壅"的主要原理：由于脏腑组织器官受到病邪侵犯，导致气机不宣；或脏腑组织器官受到病邪侵犯，导致气机阻滞，失于和降，可使脏腑组织轻微水肿。由于脏腑组织病证通过经络与白睛密切联系，故可在白睛相应的脏腑部位呈现轻度水湿滞留，而出现白睛浮壅状态。

"白睛无色浮壅"的临床意义：主水湿郁阻证。常见于西医学诊断的急性肾炎初起，此时多表现风寒表实证。当然，慢性胃炎、慢性肠炎、慢性肾炎、慢性肾盂肾炎、结核性肾炎等亦可见此特征。

若"白睛无色浮壅"主要呈现于白睛肺脏部位，且肺脏部位白睛血脉青色、细、沉、血脉边界与周围组织界线清晰则主表寒重证，此为寒邪外束，正气未虚，邪正相争，血脉收引所致。

若肺脏部位白睛血脉青色、细、血脉边界与周围组织界线清晰则主表寒证，此亦为寒邪外束，正气未虚，邪正相争，血脉收引所致，但此证寒邪略轻。

治疗"白睛无色浮壅"所表示的证候宜在仔细辨准疾病前提下，采用相应的辛温解表散寒祛湿法，或各种相应的利水渗湿法。

二、白睛特征"红色浮壅"

"白睛红色浮壅"的临床形态特征：白睛表面呈现红色、湿润并呈壅肿浮起的状态（图 2-4-2-3）。

形成"白睛红色浮壅"的解剖组织基础：巩膜、眼球筋膜、眼球疏松蜂窝组织、球结膜出现较轻微的弥散浸润样水肿，并兼以较少量血液浸润而浮肿，使球结膜表面呈现红色、过于湿润并微微浮起的壅肿状态，构成"红睛浮壅"眼象。

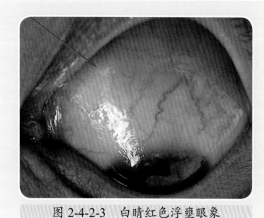

图 2-4-2-3　白睛红色浮壅眼象

形成"白睛红色浮壅"的主要原理：由于脏腑组织器官受到病邪侵犯导致气机不宣；或脏腑组织器官受到病邪侵犯，导致气机阻滞，失于和降，可使脏腑组织充血和轻微水肿。由于脏腑组织病证通过经络与白睛密切联系，故可在白睛相应的脏腑部位呈现轻度水湿滞留，而出现白睛浮壅状态。

"白睛红色浮壅"的临床意义：主风邪袭肺、

风热表证，或风寒表邪化热证。西医学诊断的流行性感冒，麻疹，急性或慢性细菌性结膜炎，沙眼，过敏性结膜炎，流行性出血热，因球结膜充血、水肿可以出现"白睛红色浮壅"眼象；前巩膜炎局部病灶周围、某些中毒病证（如锰中毒、镉中毒等）也可出现"白睛红色浮壅"眼象特征。一般情况下，"白睛红色浮壅"所主病证尚较轻微。

治疗"红色白睛浮壅"所表示的证候宜在仔细辨准疾病前提下，采用相应的辛凉解表法，散风解表中兼以清热解毒法，或透疹解毒法。

第四节　白睛特征"水肿"

一、白睛特征"无色水肿"

"白睛无色水肿"的临床形态特征：在白睛表面呈现过于水湿光泽、弥散、均匀隆起的无色透明浮肿状态，称为白睛水肿。透过这层白睛水肿，基本可以看到白睛底色（图2-4-2-4）。

形成"白睛无色水肿"的解剖组织基础：我们已知白睛是由球结膜、巩膜、球结膜与巩膜之间的眼球筋膜组织、眼球筋膜组织和球结膜之间的疏松蜂窝组织构成。当巩膜、球结膜与巩膜之间的眼球筋膜组织、眼球筋膜组织和球结膜之间的疏松蜂窝组织和球结膜组织之间的球结膜下血管因渗透压改变而使血中水液渗出时，可使球结膜出现弥散水肿。球结膜实际是一囊状组织。从西医角度看，出现"白睛水肿"的解剖学部位为球结膜囊内充水，使白睛球结膜出现"白睛无色水肿"眼象特征。

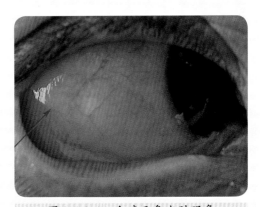

图2-4-2-4　白睛无色水肿眼象

形成"白睛无色水肿"的主要原理：由于脏腑组织器官受到病邪侵犯导致气机不宣、或气机阻滞、或气机失于和降，可使脏腑组织轻度水肿。由于脏腑组织病证通过经络与白睛密切联系，故可在白睛相应的脏腑部位呈现轻度水湿滞留，而出现白睛水肿状态；当病变涉及较多脏腑时，整个白睛表面均可出现水肿。

"白睛无色水肿"的临床意义：主气滞水湿郁积、水肿证。因"湿"邪性寒，故此时多属气滞寒饮证。当然，辨别寒证抑或热证也要考虑白睛血脉等其他特征综合辨析之。但是，白睛水肿可以明确提示"气滞水湿郁积、水肿证"。常见于西医学诊断的脏腑组织明显水肿，如胃炎、肠炎、心性水肿、肝性腹水、盆腔积液、肝硬变水肿、胆囊积液、胆囊癌肝转移引发的腹水、风湿性关节炎关节肿胀，以及某些其他原因引起的水肿病等。

若为黯色水肿，则表示"气滞寒湿郁积、水肿证"，此属寒证。

若整个白睛严重水肿，则为病势发展，相应脏腑水肿，病情危重。

二、白睛特征"红色水肿"

"白睛红色水肿"的临床形态特征：在白睛表面呈现过于水湿降气而光泽、弥散或局限弥散、均匀的红色透明或半透明浮肿状态，称为"白睛红色水肿"（图 2-4-2-5）。

形成"白睛红色水肿"的解剖组织基础：当巩膜、球结膜与巩膜之间的眼球筋膜组织、眼球筋膜组织和球结膜之间的疏松蜂窝组织和球结膜组织之间的球结膜下血管因渗透压改变而使少量血液与水液一同渗出，容易使球结膜出现弥散红色水肿。

形成"白睛红色水肿"的主要原理：由于脏腑组织器官受到病邪侵犯导致气机不宣、或气机阻滞、或气机失于和降，可使脏腑组织在发生瘀血之后出现水肿及轻度出血。由于脏腑组织病证通过经络与白睛密切联系，故可在白睛相应的脏

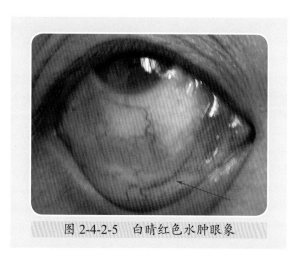

图 2-4-2-5　白睛红色水肿眼象

腑部位呈现轻度水湿滞留，使白睛出现水肿伴以轻微出血状态，而形成红色水肿；当病变涉及较多脏腑时，整个白睛表面均可出现红色水肿。

"白睛红色水肿"的临床意义：主脏腑湿阻蕴热、水肿证。肝、肺、胃等脏腑受到"火"邪、或"热"或"温"邪侵犯，导致脏腑湿阻蕴热证时，脏腑组织水肿较严重，常出现白睛红色水肿，西医学诊断的急性或慢性细菌性结膜炎，沙眼或球结膜充血、充水，过敏性结膜炎，高脂血症，糖尿病，痛风，肝炎，胃炎，肠炎，胃肠出血，盆腔炎，盆腔积液、以及流行性出血热等某一脏腑或脏腑局部水肿或出血，均可呈现白睛红色水肿眼象。若整个白睛红色水肿，则为病势发展，病情危重。

若白睛红色水肿颜色较浅而呈淡红色水肿，表示脏腑湿阻蕴热、出血或水肿较轻证候。

若白睛红色水肿兼以条状隆起，为红色水肿兼红色岗，主湿阻蕴热、血瘀痰热气结、水肿实证。

若白睛呈现红黯色水肿，表示脏腑湿阻蕴热、血瘀、水肿证候。若为淡红黯色水肿，则表示脏腑较轻的湿阻蕴热、血瘀、水肿证候。

若白睛呈现黯红色水肿，表示脏腑湿阻血瘀、水肿，而严重血瘀证候。

这一眼象从"望目辨证诊断学"角度为医家在诊治水肿和出血时，考虑运用活血止血方药提供有益的理论原则和参考。

第三章　白睛形态特征

在白睛表面，除出现白睛颜色（指白睛底色）特征之外，尚可出现各种形态特征，主要有点、条、斑、雾漫、月晕、结、包、丘、岗、岛、泡、白睛浮壅、白睛汪泪、白睛干燥等。其中，点、

条、斑、雾漫是与白睛表面相平的特征，可有不同颜色和不同形状；结、包、丘、岗、岛、泡、白睛浮壅、水肿是高出于白睛表面的特征，也可有多种颜色和多种形态。白睛汪泪、白睛干燥属白睛表面的特征。月晕是与白睛表面相平的白睛形态特征，岛是高出于白睛表面的白睛形态特征。辨证时，均宜考虑其他眼象，综合分析判断。

在望目辨证时，既要望诊白睛颜色特征，也必须望诊白睛表面的形态特征，注意考虑白睛表面形态特征出现的部位、颜色、形态、浮沉及走向，并应考虑白睛表面形态特征与白睛血脉之间的关系等与其他各种特征构成的相互关系。综合考虑，全面辨析这些特征所构成的相对完整全面的临床意义。

白睛表面形态特征出现于何脏腑部位，即表示该脏腑出现相应病理变化，从而有助于得出准确的临床印象。

各脏腑部位的白睛特征如有尖端指向，则尖端指向表示病势走向。《灵枢·五色》云："五色各有脏部，有外部、有内部也。色从外部走内部者，其病从外走内；其色从内走外者，其病从内走外。""其色上锐，首空向上，下锐向下，在左右亦如法。"虽然经文未明确专指望目，但从原理和临床实践看，对"望目辨证"有相同意义。根据这一原则和著者临床实践经验，我们在望诊白睛时，白睛特征如有所指向，则从其所指方向看其指向何脏腑，以推测病势向何脏腑发展。

白睛形态特征具有多种颜色，我们在望目辨证时宜格外注意。

第一节　不隆起于白睛表面的白睛特征

本节记述不隆起于白睛表面的特征。白睛特征点、条、斑、雾漫是与白睛表面相平的特征。需要注意之处是白睛特征的颜色不同，所具有的临床意义也不同。以下记述点、条、斑、雾漫相关颜色及其临床意义。

一、白睛特征"点"

"点"的临床形态特征："点"是不突出于白睛表面的圆形色点。"点"表现于白睛时有两类情况，一种是在白睛血脉末端出现的且不突出于白睛表面的膨大圆点；一种是在白睛表面的孤立圆点，圆点周围并无白睛血脉。总之，"点"均为不高于白睛表面的圆形特征。

形成"点"的解剖组织基础：球结膜、球结膜筋膜或巩膜中的血管末端因各种原因导致血液循环障碍、压力增大而膨胀成球形，由于这个膨大的微小球形末梢血管不高出于球结膜表面，故从医者的角度看呈现"点"状白睛特征。

当然，我们务必明确，由于生命由物质构成，因此，"形成'点'的解剖组织基础"只是形成"点"的物质基础，并不是形成"点"状白睛特征的中医学原理。基于这一原则，本书所述形成各种白睛特征的"解剖组织基础"也只是提及形成各种白睛特征的物质基础。

形成"点"的主要原理：当脏腑组织由于各种原因而出现气滞血瘀时，可影响末梢血脉气化功能，因脏腑组织病证通过经络与白睛密切联系，故在白睛相应脏腑部位深层极细小动脉末端和极细小静脉末端衔接处构成极微细血脉网而持续不断地发挥"气化"功能时，因脏腑组织出现气滞血瘀，末梢动脉血液向末梢静脉回流时阻力相应增加，末梢血脉管壁膨胀，但是在管壁张力作用下而呈圆形，亦即血脉末端微循环受阻而发生微小血栓。这些微小血栓形成之后，因其尚未高于白睛表面，于是形成圆形小点。所以，我们在临床实践中可以看到白睛相应脏腑部位出现圆形小点特征。至于白睛表面看似孤立的圆点，实际在圆点的深层仍与血脉相连，只是透过球结膜而在眼巩膜上看不见与"点"相连的血脉而已。

"点"的临床意义：主气滞血瘀证，可夹湿邪、寒邪、热邪等。由于致病邪气不同，血中营气与卫气多少不一，致使白睛"点"可在上述原理基础上发生不同病理变化而呈现不同颜色。

在治疗气滞血瘀证时，宜在辨准疾病的前提下，采用各种相应的理气活血法，并根据兼夹证候佐以相应治疗法则。

（一）白睛特征"黯色点"

"黯色点"的临床形态特征：位于白睛表面的黯色圆点（图2-4-3-1）。

形成"黯色点"的解剖组织基础：在白睛血管形成"点"的过程中，因血管末端膨大之处血液瘀滞，循环失畅，血中红细胞含氧量减少，而使血管末端颜色变黯。

形成"黯色点"的主要原理：当脏腑组织由于各种原因影响末梢血脉气化功能时，可出现气滞血瘀状态。因脏腑组织病证通过经络与白睛密切联系，故在白睛相应脏腑部位深层极细小血脉末端因"气化"阻力增加，而导致末梢血脉管壁膨胀呈圆形，亦即血脉末端微循环受阻而发生瘀血而形成微小血栓，这些微小血栓形成之后，因其尚未高于白睛表面，于是形成圆形小点。由于末梢血脉营血运行阻滞，使血脉颜色变黯，故在白睛出现"黯色点"。

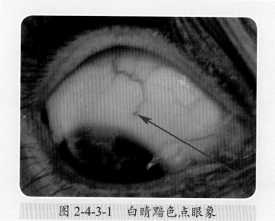

图 2-4-3-1　白睛黯色点眼象

"黯色点"的临床意义：主气滞血瘀，而以血瘀为主的证候。

在治疗气滞血瘀、而以血瘀为主的证候时，宜在辨准疾病的前提下，采用各种相应的理气活血法，并重点佐以活血药物。

（二）白睛特征"灰色点"

"灰色点"的临床形态特征：位于白睛表面的灰色圆点（图2-4-3-2）。

形成"灰色点"的解剖组织基础：在白睛血管形成"点"的过程中，因血管末端膨大之处血液轻微瘀滞，循环失畅尚未十分严重，血中含氧量仅相对减少，而略呈黯色，但因血中白细胞增多，管壁轻微水肿，所以显出灰色，血管末端颜色也变为灰色，并形成"灰色点"。

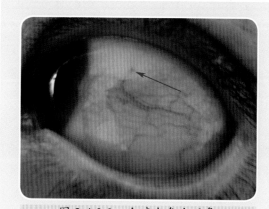

图 2-4-3-2　白睛灰色点眼象

形成"灰色点"的主要原理：在上述形成"点"的病理改变基础上，因病邪侵袭，血中卫气增多、增强，以抗御病邪，导致血中卫气偏多而营气相对偏少，以及因阴湿病邪阻遏阳气而使血中营气相对减少（"湿"属阴邪），从而使血液颜色由红转浅。由于脏腑组织通过经络与白睛血脉相连，所以我们在临床实践中可以看到在白睛相应脏腑部位因卫气相对增多、营气减少并受阴湿之邪阻遏，导致白睛血脉营气不足而使血脉呈灰色；由于白睛血脉属于末梢血脉，当脏腑组织出现气滞血瘀，末梢动脉血液向末梢静脉回流时阻力相应增加，末梢血脉管壁膨胀，但血脉末端微循环受阻而发生灰色微小膨大，从而使我们看到"灰色点"。

由此可见，在大多数生理情况下，卫气与营气相伴而行，营气行于血脉之中，卫气行于血脉之外。此外，卫气也可与营气相伴而行于血脉之内。但在病理情况下，卫气受病邪影响，并当病情需要时则单独运行于血脉之外，而发挥祛邪、抗病作用。按：此为著者提出的看法。

"灰色点"的临床意义：在一般情况下，"点"有两种临床形态，"灰色点"也有两种临床意义。当灰色点连接白睛血脉时，主气滞湿郁证；当灰色点孤立出现时，主气虚气滞湿郁证。从西医学角度看，罹患急性肾炎、胃肠炎、寄生虫病可见此种眼象。

在治疗气滞血瘀、兼湿郁证候时，宜在辨准疾病的前提下，采用各种相应的理气活血法，佐以祛湿药物；当治疗气虚气滞、血瘀湿郁证候时，宜在辨准疾病的前提下，采用各种相应的补气理气活血法，佐以解郁祛湿药物。

（三）白睛特征"黯灰色点"

"黯灰色点"的临床形态特征：位于白睛表面的黯灰色圆点（图2-4-3-3）。

形成"黯灰色点"的解剖组织基础：在白睛血管形成"点"的过程中，因血管末端膨大之处血液瘀滞重于"灰色点"而轻于"黯色点"，血中含氧量相对减少，白细胞增多，所以血管末端颜色由红色转变为黯灰色，而形成"黯灰色点"。

形成"黯灰色点"的主要原理：在上述形成"灰色点"的原理基础上，因瘀血较重，导致血脉末端"气化"障碍较严重，使血色变黯，而形成"黯灰色点"。

"黯灰色点"的临床意义：当黯灰色点连接白睛血脉时，主气滞血瘀夹湿证，罹患寄生虫病者多见此种眼象；当黯灰色点孤立出现时，主气虚血瘀夹湿证，多常见于外科或妇科手术之后而正气未完全恢复时产生的相关证候；若出现于肺

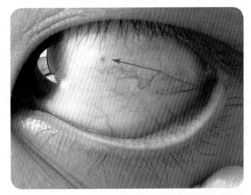

图2-4-3-3　白睛黯灰色点眼象

部位可以表示肺气虚血瘀夹湿而引发咳嗽。有本眼象特征的病人，大多病程较长。

在治疗气滞血瘀、夹湿证候时，宜在辨准疾病的前提下，采用各种相应的理气活血祛湿法则；当治疗气滞血瘀湿郁证候时，宜在辨准疾病的前提下，采用各种相应的理气活血解郁祛湿法则。

（四）白睛特征"红色点"

"红色点"的临床形态特征："红色点"为红色圆形小点，圆点周围多无白睛血脉相连，即"红色点"多在白睛表面孤立出现。此"红色点"的红色较正常血脉颜色红而略深，呈深红色，但习惯

上称之为"红色点"（图 2-4-3-4）。

形成"红色点"的解剖组织基础：在白睛血管形成"点"的过程中，因血管中红细胞大量瘀滞，使血管颜色较正常尤红，又因血管末端膨大，从而形成"红色点"。

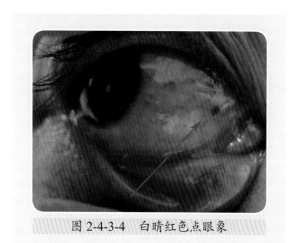

图 2-4-3-4　白睛红色点眼象

形成"红色点"的主要原理：脏腑罹患"热"邪，血液运行加速，但"热"邪可以阻滞气机而影响末梢血脉气化功能，使血脉运行阻力增大，导致血行瘀滞，血中"营"气因为瘀阻而相对增多，"营"色红，故血脉较正常色"红"。当末梢动脉血液向末梢静脉回流时，血脉"气化"阻力相应增加，导致管壁膨胀，在管壁张力作用下末梢动静脉衔接点可形成圆形膨大。由于脏腑组织通过经络与白睛血脉相连，所以末梢血脉管壁膨胀反映在眼象上则使白睛血脉末端呈现深红色圆形小点。

"红色点"的临床意义：主血瘀热证。罹患高血压病血瘀热证者常见"红色点"。若于白睛肺、胃、胆、肠或脑部位同时出现"红色点"，可见于内伤病、妇科病，也可见于外感病，如温病、疫病高热发疹期等，此时宜结合白睛血脉综合辨析证候。

在治疗血瘀郁热证候时，宜在辨准疾病的前提下，采用各种相应的清热凉血活血法，或佐以解毒法，并根据疾病使用专用药物。

（五）白睛特征"红黯色点"

"红黯色点"的临床形态特征："红黯色点"为红黯色圆形小点，圆点周围多无白睛血脉相连，即"红黯色点"多在白睛表面孤立出现。此"红黯色点"的较正常血管颜色红而黯（图 2-4-3-5）。

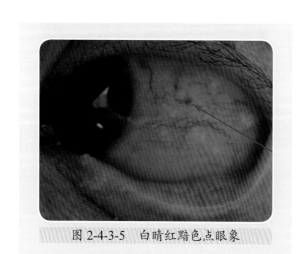

图 2-4-3-5　白睛红黯色点眼象

形成"红黯色点"的解剖组织基础：在白睛血管形成"点"的过程中，因血管中红细胞严重瘀滞，使血管颜色较正常红而色黯，又因血管末端膨大，从而形成"红黯色点"。

形成"红黯色点"的主要原理：在出现"红色点"原理基础上，当热邪导致血瘀更甚时，血脉在红色基础上变黯，可形成红黯色点。

"红黯色点"的临床意义：主血热兼瘀证。若在白睛肺、胃、胆、肠或脑部位同时出现"红黯色点"，可见于结核病，内伤病，如炎症、囊肿或息肉继发感染；也可见于外感病，如急性热病、温病、疫病高热发疹期等。

在治疗血热兼瘀证候时，宜在辨准疾病的前提下，采用各种相应的清热凉血活血法，或佐以解毒法，并根据疾病使用专用药物。

（六）白睛特征"紫色点"

"紫色点"的临床形态特征："紫色点"为紫色圆形小点，圆点周围可与白睛血脉相连，也可不与白睛血脉相连（图2-4-3-6）。

形成"紫色点"的解剖组织基础：在白睛血管形成"点"的过程中，因血管中红细胞严重瘀滞，使血管颜色变为紫色，又因血管末端膨大，从而形成"紫色点"。

形成"紫色点"的主要原理：在形成"红色点"的病理基础上，当热邪更甚时，营气聚集过多，但血液运行不畅，瘀滞更加严重，使血液呈现紫色。由于脏腑组织通过经络与白睛血脉相连，所以白睛血脉末端管壁膨胀，使血脉末端呈现紫色圆形小点。

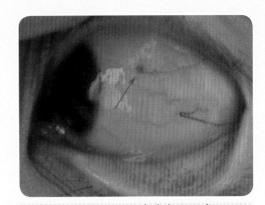

图2-4-3-6　白睛紫色点眼象

"紫色点"的临床意义：主热盛血瘀证。罹患高血压病热盛血瘀证而血瘀郁热严重时，常见紫色点。若在白睛肺、胃、胆、肠或脑部位同时出现"紫色点"，主"温"邪发疹热盛血瘀证，可见于急性非传染性热病、传染性热病如温病、疫病热盛发疹期等。

在治疗热盛血瘀证候时，宜在辨准疾病的前提下，采用各种相应的清热凉血活血法，或佐以解毒法，并根据疾病使用专用药物。

（七）白睛特征"紫灰色点"

"紫灰色点"的临床形态特征："紫灰色点"为紫灰色圆形小点，圆点周围可与白睛血脉相连，也可不与白睛血脉相连（图2-4-3-7）。

形成"紫灰色点"的解剖组织基础：在白睛血管形成"点"的过程中，因血管中红细胞严重瘀滞，但血中含氧量相对减少，而使血管颜色变为紫色；由于白细胞增多，而管壁轻微水肿，所以血管末端颜色转变为紫灰色；又因血管末端膨大，从而形成"紫灰色点"。

形成"紫灰色点"的主要原理：在形成白睛特征"紫色点"和"灰色点"的病理改变基础上，当血热且瘀滞严重时，血中"营"气更新受到极严重影响，使血液颜色由红色转为紫灰色；又因血行瘀阻，运行迟缓，动静脉末端"气化"

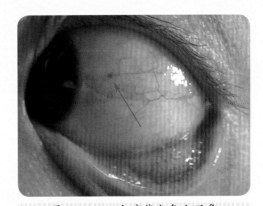

图2-4-3-7　白睛紫灰色点眼象

转慢，由于血管张力作用，末梢血脉形成微小圆形膨大。由于脏腑组织通过经络与白睛血脉相连，所以在白睛相应脏腑部位出现白睛血脉末端膨大的紫灰色圆点。

"紫灰色点"的临床意义：主热盛血瘀湿郁证。多见于寄生虫病热盛血瘀湿郁证，当湿热郁积时可见此种眼象，尤以蛔虫病多见。

在治疗热盛血瘀湿郁证候时，宜在辨准疾病的前提下，采用各种相应的清热凉血、活血祛湿法，或佐以解毒法，并根据具体寄生虫种类使用专用药物。

（八）白睛特征"蓝色点"

"蓝色点"的临床形态特征："蓝色点"为蓝色圆形小点，圆点周围可与白睛血脉相连，也可不与白睛血脉相连（图2-4-3-8）。

形成"蓝色点"的解剖组织基础：在白睛血管形成"点"的过程中，因红细胞严重瘀滞，新陈代谢严重障碍，血管痉挛变细，血管中血液流量减少，而使血管颜色变为蓝色，又因血管末端膨大，从而形成"蓝色点"。

形成"蓝色点"的主要原理：若气机运行阻滞使营气更少，运行更慢，使更多气血瘀滞于微

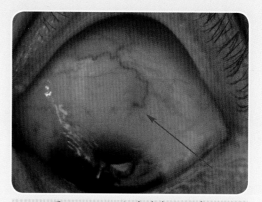

图2-4-3-8　白睛蓝色点眼象

小血脉，脏腑末梢气血运行严重受阻，导致末梢血脉中的血液广泛弥散凝涩迟滞，血脉末端气血循行严重障碍，"气化"严重转慢，可致血液颜色由红转蓝；当血脉末端压力增大，但未至破裂的时候，可以导致末梢血脉形成微小圆形膨大。由于脏腑通过经络与白睛血脉相联系，白睛的末梢血脉上也因此形成蓝色、微小、圆形、不突出于白睛表面的膨大，使我们看到白睛相应脏腑部位的血脉末端出现蓝色圆点。

"蓝色点"的临床意义：主血瘀寒证，也可主寒痛证。

由于蓝色圆形小点周围可与白睛血脉相连，也可不与白睛血脉相连，故"蓝色点"也有两种临床意义：第一种是蓝色点周围与白睛血脉相连，表示因气滞引起疼痛，故"蓝色点"主气滞寒痛证；或者可以认为出现"蓝色点"眼象时，该患者出现较严重的瘀血寒证，并伴有气滞引起的疼痛证。这是由于血行瘀滞甚、血脉中的营气更少而显"寒"气更盛，故"蓝色点"可主寒痛证。第二种是孤立的蓝色点，则常见于罹患寄生虫病血瘀湿郁寒证患者。

在治疗寒证时，宜在辨准疾病的前提下，根据证候虚实等属性采用各种相应的理气活血温阳法则。

（九）白睛特征"青色点"

"青色点"的临床形态特征："青色点"为青色圆形小点，圆点周围可与白睛血脉相连，也可不与白睛血脉相连（图2-4-3-9）。

形成"青色点"的解剖组织基础：在白睛血管形成"点"的过程中，因红细胞严重瘀滞，新陈代谢障碍，使血管颜色变为青色，又因血管末端膨大，从而形成"青色点"。

形成"青色点"的主要原理：由于气血瘀滞，或血液流出血脉之外导致气机运行阻滞，血脉中营气运行不畅，脏腑组织之中以及血脉末梢

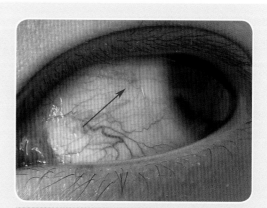

图2-4-3-9　白睛青色点眼象

气血运行迟缓，微小血脉末端气滞血瘀，气化功能受阻，营气更新减缓，血脉凝涩，使血脉阳气不

足、阴气偏盛，导致血脉呈现青色。因气血运行迟缓可以导致血液瘀滞于血脉之中，故可形成微小血脉末端膨大。由于脏腑组织通过经络与白睛血脉相连，所以在白睛相应脏腑部位的白睛血脉末端也膨大成为青色小圆点。寒邪凝涩可以导致脉管拘挛，故白睛可以呈现迂曲的白睛血脉。

当外伤等剧痛使脉管拘挛而严重阻滞气机时，既影响脏腑组织局部气血运行，也影响末梢血脉运行及其气化功能，使血脉因挛缩而运行阻力增大。由于脏腑通过经络与白睛血脉相联系，故脏腑出现病证之后在白睛末梢血脉管壁出现拘挛迂曲和青色圆形小点。

"青色点"临床意义：主气滞血瘀痛证。由于青色圆形小点周围可与白睛血脉相连，也可不与白睛血脉相连，故"青色点"也有两种临床意义。当外伤致瘀，导致气滞时，可引起疼痛，故独立的"青色点"在主气滞证时，也主因气滞产生的疼痛实证，或者可以认为出现青色"点"眼象时，患者常伴有气滞疼痛实证，此痛多为外伤疼痛。当青色点与白睛血脉相连时，主气滞疼痛轻证。若白睛出现"青黯点"，则主气滞血瘀而血瘀较重证候。若"青黯点"所连白睛血脉迂曲，则疼痛可十分明显。

在治疗气滞血瘀疼痛证候时，宜在辨准疾病的前提下，根据证候虚实等属性采用各种相应的理气活血止痛法则。

（十）白睛特征"青黑色点"

"青黑色点"的临床形态特征："青黑色点"为青黑色圆形小点，圆点周围可与白睛血脉相连，也可不与白睛血脉相连（图2-4-3-10）。

形成"青黑色点"的解剖组织基础：在白睛血管形成"点"的过程中，因红细胞严重瘀滞，新陈代谢严重障碍，使血管颜色变为青黑色，又因血管末端膨大，从而形成"青黑色点"。

形成"青黑色点"的主要原理：在上述形成青色"点"的原理基础上，当血瘀严重时，血中"营"气更新受到严重影响，使血液颜色由红色转为青黑色；又因血行瘀阻，运行迟缓，动静脉末端"气化"很慢，末端压力增大，但未至破裂，遂导致末梢血脉形成微小圆形膨大。由于脏腑组织通过经络与白睛血脉相连，使白睛末梢血

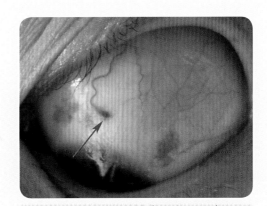

图2-4-3-10 白睛青黑色点眼象

脉形成微小圆形膨大，所以在白睛相应脏腑部位出现白睛血脉末端膨大的青黑色圆点。

"青黑色点"的临床意义：主陈久气滞血瘀证。此眼象多见于陈久外伤患者。

在治疗气滞血瘀疼痛重证时，宜在辨准疾病的前提下，根据证候虚实等属性采用各种相应的理气活血止痛、而以活血为主的法则。

二、白睛特征"条"

"条"的临床形态特征："条"的形态是不隆起于白睛表面的有颜色的长条样形状，其一侧或两侧常伴随有颜色的条形斑片。

形成"条"的解剖组织基础:"条"的解剖组织基础是"目"之前结膜静脉回流至前睫状静脉时由于静脉瘀血,继而在白睛巩膜较深层形成瘀血,而在白睛表面显露已经瘀血的静脉颜色及静脉之间的颜色,呈现出瘀血之后形成的条形斑迹,以及紧傍瘀血之后所形成的瘀血带附近的瘀水带,从而在白睛相应脏腑部位出现相应颜色的"条"状形态特征。

在巩膜表层有表层巩膜静脉丛,在巩膜深层有深层巩膜静脉丛。在球结膜之巩膜部有球结膜静脉丛。这些静脉丛与穹隆静脉丛在某种情状时十分明显,与其他眼部征象一样,为我们从事望目辨证诊断提供了十分明确客观的白睛解剖组织基础。

形成"条"的主要原理:当机体脏腑组织罹患病邪之后,正气欲迫邪外出,正邪交争导致血中卫气偏多而营气相对偏少,或导致血中营气与卫气运行缓滞而形成瘀血,从而使血脉颜色变深;而紧傍瘀血的血脉附近则可形成瘀水带,瘀血的病灶附近也可形成瘀水带。因脏腑组织病证通过经络与白睛密切联系,故这些瘀血和瘀水也影响目之血脉,并在目上表现出来,形成因瘀血带和瘀水带而呈现的黯红色、黯色、黯灰色、灰白色或淡白色条状特征。黯红色、黯色、黯灰色或灰白"条"的一侧或两侧尚多伴有各种不同颜色的条状特征。

"条"的临床意义:"条"的颜色不同,具有不同的临床意义。

在治疗时,宜在辨准疾病的前提下,根据证候采用相应的治疗法则。

(一)白睛特征"淡白色条"

"淡白色条"的临床形态特征:白睛相关脏腑部位出现不隆起于白睛表面的淡白色条状特征。"淡白条"的一侧或两侧可有灰色、或黯色、或青色、或蓝色条形斑,而使中间之白条尤其明显,著者简称之为"淡白条"(图 2-4-3-11)。

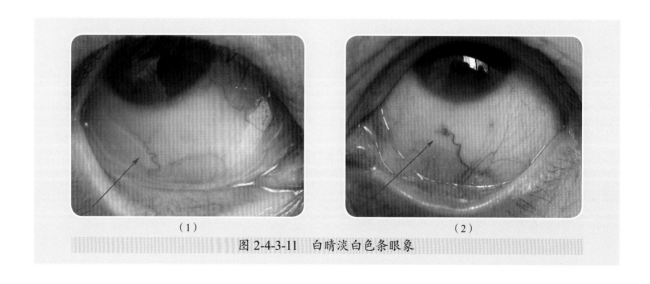

(1)　　　　　　　　　　　　　　　　　(2)

图 2-4-3-11　白睛淡白色条眼象

形成"淡白色条"的解剖组织基础:"淡白色条"的解剖组织基础是目之前结膜静脉回流至前睫状静脉时由于静脉瘀血,巩膜较深层血管管壁及管壁周围组织水肿;此时,白睛相应血管周围组织由于红细胞携氧量呈现不同程度减少,而使血液颜色变浅,从而在白睛相应脏腑部位出现"淡白色条"形态特征。"淡白色条"的周围每每伴有灰色、或黯灰色、或淡青色、或淡蓝色等等条形"斑"或"雾漫",从而在白睛相应脏腑部位出现尤其明显的淡白色的"条"状形态特征。

形成"淡白色条"的主要原理："卫气"色白，"营气"色红，当机体脏腑组织中由"卫气"和"营气"构成的"正气"明显不足时，营气相对少于卫气，而卫气相对增多，使血液颜色因营气不足由红转浅，从而形成我们能看到淡白色。因为脏腑组织病证通过经络与白睛密切联系，故可在白睛相应脏腑部位呈现"淡白色条"。

"淡白色条"的临床意义：主正气虚证，或称"气虚证"。大多数情况下，此眼象表示病程较长。

在治疗"气虚证"时，宜在辨准疾病的前提下，根据采用各种相应的补气法、或补气生血法，这也是临床时每每采用"补气生血法"的原因。

（二）白睛特征"灰白色条"

"灰白色条"的临床形态特征：白睛相关脏腑部位出现不隆起于白睛表面的灰白色条状形态特征，简称之为"灰白条"（图 2-4-3-12）。

形成"灰白色条"的解剖组织基础："灰白色条"的解剖组织基础是巩膜较深层血管出现瘀血，红细胞携氧减少，而在瘀血之后形成瘀血带附近的严重瘀水带，包括血管壁及血管周围组织均出现瘀水。瘀血色黯，兼以严重瘀水则使组织变灰，瘀水重于瘀血则颜色以灰白为著，从而在白睛相应脏腑部位出现灰白色的"条"状形态特征。

形成"灰白色条"的主要原理：当机体脏腑组织严重罹患"湿""饮"病邪之后，水湿潴留，由于"湿"均属阴邪，黏腻重着，阻滞气机运行，"饮"由"湿"邪凝聚而成，"湿""饮"病

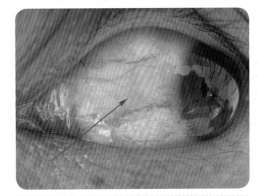

图 2-4-3-12　白睛灰白色条眼象

邪阻滞营气与卫气运行，导致营气与卫气运行缓滞可形成瘀血，而紧傍瘀血出现水湿潴留，当水湿潴留重于瘀血时，可使血脉湮没于水湿之下，形成灰白色。因为脏腑组织病证通过经络与白睛密切联系，所以湿邪和瘀血也影响"目"之血脉，使白睛相应脏腑部位的血脉也同样湮没于水湿之下，并在白睛表现出来，故可在白睛相应脏腑部位呈现灰白色条。

"灰白色条"的临床意义：主湿邪夹瘀，而湿饮儿重证。大多病程较长，尚较常见于手术之后。

在治疗湿饮夹瘀，而湿饮较重证时，宜在辨准疾病的前提下，根据采用各种相应的化瘀祛湿法，但以祛湿化饮之药剂量较大为法。

（三）白睛特征"黯色条"

"黯色条"的临床形态特征：白睛相关脏腑部位出现黯色条状形态特征（图 2-4-3-13）。

形成"黯色条"的解剖组织基础："黯色条"的解剖组织基础是巩膜较深层的血管出现瘀血，红细胞携氧较少，使血色由红变黯，从而在白睛相应脏腑部位出现黯色的"条"状形态特征。

形成"黯色条"的主要原理：当机体脏腑组织罹患病邪之后，正气欲迫邪外出，正邪交争导

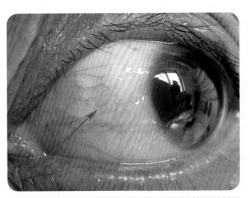

图 2-4-3-13　白睛黯色条眼象

致营气与卫气运行缓滞，末梢血脉气化功能严重障碍时，血中营气不能及时更新而使颜色变黯，形成一定程度的瘀血状态。因脏腑组织病证通过经络与白睛密切联系，故在白睛相应脏腑部位巩膜较深层的细小血脉末端因"气化"阻力增加，而使血液颜色变黯，并形成明显的瘀血带，故从白睛表面看呈现黯色条状特征，称之为"黯色条"。

"黯色条"的临床意义：主血瘀轻证。

在治疗血瘀轻证时，宜在辨准疾病的前提下，采用各种相应的活血法，并酌用理气法。

（四）白睛特征"黯灰色条"

"黯灰色条"的临床形态特征：白睛相关脏腑部位出现黯灰色条状形态特征，简称之为"黯灰色条"（图 2-4-3-14）。

形成"黯灰色条"的解剖组织基础："目"之前结膜静脉回流至前睫状静脉时由于巩膜较深层瘀血，从而显"黯"色；而在瘀血之后形成瘀血带附近的瘀水带，从而在白睛相应脏腑部位出现相应颜色的"黯灰色条"状形态特征。

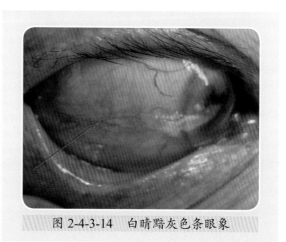

图 2-4-3-14　白睛黯灰色条眼象

形成"黯灰色条"的主要原理：当病邪侵袭，导致末梢血脉气化功能严重障碍时，血脉处于严重瘀血状态，紧傍瘀血的周围组织因瘀水状态而形成瘀水带；此外，当病邪侵袭，人体卫气抗邪，正邪交争时，血中卫气相对偏多而营气相对偏少，营气与卫气运行缓滞，由于"卫气"色白，"营气"色红，瘀血色黯，紧傍瘀血的附近出现水湿潴留，故血液呈现黯灰色。因脏腑组织病证通过经络与白睛密切联系，故在白睛相应脏腑部位巩膜较深层的细小血脉末端血液颜色变黯，变黯的血脉周围傍有瘀水，从白睛表面看，则白睛血脉呈现黯灰色条状特征，著者称之为"黯灰色条"。

"黯灰色条"的临床意义：主血瘀痰湿郁结证。

在治疗血瘀痰湿郁结证时，宜在辨准疾病的前提下，采用各种相应的活血祛痰化湿法则。

（五）白睛特征"黯红色条"

"黯红色条"的临床形态特征：白睛相关脏腑部位出现黯红色条状形态特征（图 2-4-3-15）。

形成"黯红色条"的解剖组织基础："黯红色条"的解剖组织基础是巩膜较深层的血管出现轻微瘀血，血中多量红细胞聚集之后使血液呈现红色，轻微瘀血则红细胞携氧能力略减，使血色呈黯红色，而在瘀血之后形成瘀血带附近的瘀水带，从而在白睛相应脏腑部位出现黯红颜色的"条"状形态特征。

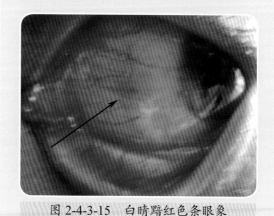

图 2-4-3-15　白睛黯红色条眼象

形成"黯红色条"的主要原理：当机体脏腑组织罹患病邪之后，正气欲迫邪外出，正邪交争导致营气与卫气运行增速而机体发热，但血中营气不能及时更新，从而使血液颜色变深，呈现黯红色；而在瘀血之后形成瘀血带附近的瘀水带，故白睛血脉也由此而相应变成黯红色，瘀血带附近形成条状瘀水带，而在白睛表面呈现黯红色条状特征，称之为"黯红色条"。

"黯红色条"的临床意义：主瘀热夹湿证。

在治疗瘀热证时，宜在辨准疾病的前提下，采用各种相应的清热凉血、活血祛湿法则。

（六）白睛特征"蓝色条"

"蓝色条"的临床形态特征：白睛相关脏腑部位出现蓝色条状形态特征（图2-4-3-16）。

形成"蓝色条"的解剖组织基础："蓝色条"的解剖组织基础是巩膜较深层血管出现较陈久瘀血，红细胞携氧大减，使血色由红变蓝，从而在白睛相应脏腑部位出现蓝色的"条"状形态特征。

形成"蓝色条"的主要原理：当末梢血脉气化功能障碍时，血中营气更新减慢，兼以气血运行缓滞，形成瘀血状态，从而使相应脏腑部位细小血脉末端血液颜色变为蓝色；紧傍瘀血组织的周围因瘀血而产生瘀水状态，形成湿邪郁阻，但

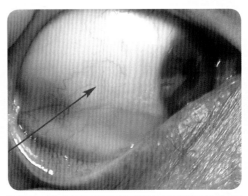

图2-4-3-16　白睛蓝色条眼象

证候尚不十分严重。因脏腑组织病证通过经络与白睛密切联系，故白睛相应脏腑部位较深层的细小血脉及其周围的血液颜色变为蓝色，白睛表面血脉呈现蓝色条状特征，称之为"蓝色条"。

"蓝色条"的临床意义：主气滞湿郁兼寒轻证。这是由于湿、瘀均呈寒性，并且均比较轻浅之故。

在治疗气滞湿郁兼寒轻证时，宜在辨准疾病的前提下，采用各种相应的温化瘀血、解郁祛湿法则。

（七）白睛特征"青色条"

"青色条"的临床形态特征：白睛相关脏腑部位出现青色条状形态特征（图2-4-3-17）。

形成"青色条"的解剖组织基础："青色条"的解剖组织基础是巩膜较深层的血管出现较严重的陈久瘀血，红细胞携氧减少，使血色由红变青，从而在白睛相应脏腑部位出现青色的"条"状形态特征。

形成"青色条"的主要原理：当末梢血脉气化功能严重障碍时，血中营气更新减慢，兼以气血运行滞涩，形成气滞血瘀状态；并有少量血液渗出血脉附近，在血脉内和血脉外形成瘀血状

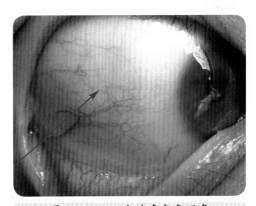

图2-4-3-17　白睛青色条眼象

态，使血液颜色变为青色，而在瘀血带附近出现瘀水带，但瘀血和瘀水已不轻微。因脏腑组织病证通过经络与白睛密切联系，故白睛相应脏腑部位较深层的细小血脉及其周围的血液颜色变为青色，从白睛表面看，呈现青色条状特征，称之为"青色条"。

"青色条"的临床意义：主气滞血瘀、湿郁兼寒证。由于湿邪、瘀血均呈明显寒性，故本眼象表示的寒证较严重。

在治疗气滞血瘀、湿郁兼寒证时，宜在辨准疾病的前提下，采用各种相应的温化瘀血、解郁祛湿法则。

通过以上记述可知"条"的临床意义或主湿证，或主饮证，或主痰证，并与"瘀"相关。当主"瘀证"时则与湿、饮或痰相关。若"条"之一侧有"斑"表示病证尚轻；"条"之两侧有较深的条形"斑"表示病证较重。

"条"提示医家在治"湿""饮""痰"时，尚宜注意治"气"及治"血"。例如在治"湿"时，白睛特征"条"提示医家除直接运用或散湿、或渗湿、或化湿、或利湿等法治疗"湿"邪之外，尚宜注意运用或行气或降气或活血或散血等理气化瘀法等相应治则。

三、白睛特征"斑"

"斑"的临床形态特征："斑"是圆形、椭圆形或各种不规则形态的不隆起于白睛表面的有色斑片。

形成"斑"的解剖组织基础：在巩膜表层有表层巩膜静脉丛，在巩膜深层有深层巩膜静脉丛，在球结膜之巩膜部有球结膜静脉丛，这些静脉丛与穹隆静脉丛在某种情状时十分明显，与其他眼部征象一样，为我们从事望目辨证诊断提供了十分明确客观的白睛解剖组织基础。

当球结膜静脉丛、巩膜静脉丛、巩膜静脉或静脉窦中的血液运行缓慢，或来源于球结膜、球结膜筋膜或巩膜的血管瘀血、乃至出血等血液循行异常，或血液中的血浆外溢时，可在白睛呈现不高于白睛表面的肉眼可见的斑片状颜色特征，从而在白睛形成"斑"。

至于白睛黄染（此指白睛底色变黄）则是因为患者球结膜受胆红素影响而使白睛变黄，并非巩膜上有色素，不属于"斑"。

形成"斑"的主要原理：当相关病邪导致气血循行缓滞，阻碍营气与卫气运行，而导致水湿或津血溢于脉外，但又受到正气约束时，形成局部病理斑片状病理改变。由于脏腑组织病证通过经络与白睛密切联系，所以病邪也影响于目，而在白睛相应脏腑部位形成相关颜色的斑片状病理改变，故将此种白睛特征称作"斑"。

"斑"的临床意义：主湿饮痰证，或主瘀血，或主兼夹病证，如夹湿、夹热、夹寒等。不同颜色的"斑"所表示的临床意义各不相同。我们依据"斑"之出现部位判别病变发生于何脏腑，再依据颜色、形态、方向可以诊断其临床意义。若为弧形斑，则弧形之锐角所指方向为将受影响的脏腑，如已进入相关脏腑部位则为已影响相关脏腑。

治疗白睛特征"斑"所表示的证候时，宜根据当时白睛血脉颜色、粗细、浮沉、长短等特征所表示的临床意义及相关白睛特征颜色、形态等各种特征综合考虑，在辨准疾病的前提下，依据所主证候及兼夹证候，采用相应的治疗方法，并可根据治未病的原则采用适当的预防方法。

"斑"具体颜色与临床意义如下：

（一）灰色斑系列

1. 白睛特征"淡灰白色斑"

"淡灰白色斑"的临床形态特征："淡灰白色斑"指弧形、圆形、椭圆形或各种不规则形态的不隆起于白睛表面的灰白色斑片。望目辨证时白睛特征出现的"淡灰白色斑"呈几近白色的、极浅淡的灰色。"白"指颜色浅淡、几近白色（图2-4-3-18）。

形成"淡灰白色斑"的解剖组织基础："淡灰白色斑"是由于巩膜间静脉丛和表层巩膜静脉丛血液循环缓慢，形成瘀血，导致血管壁发生轻度水肿、渗出，呈现肉眼可见的淡灰白色斑片。"淡灰白色斑"是瘀水范围略大而呈现几近白色的极浅淡灰色的斑片。

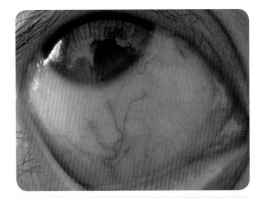
图2-4-3-18　白睛淡灰白色斑眼象

形成"淡灰白色斑"的主要原理：由于阳气不足，血行缓慢，可以形成瘀血；水湿缓慢渗出，可以形成内湿阻滞。因此，阳虚和水湿阻滞并存时，可以在白睛呈现淡灰白色斑片。

"淡灰白色斑"的临床意义：主阳虚夹湿证。

在治疗"阳虚夹湿证"时，宜在辨准疾病的前提下，根据采用各种相应的温阳化湿法、或补阳生血化湿法，药力宜更大。

2. 白睛特征"灰色斑"

"灰色斑"的临床形态特征："灰色斑"指圆形、椭圆形或各种不规则形态的不隆起于白睛表面的灰色斑片。望目辨证时白睛特征出现的"灰色"，其实是介于黑色和白色之间的颜色（图2-4-3-19）。

形成"灰色斑"的解剖组织基础："灰色斑"是由于巩膜间静脉丛和表层巩膜静脉丛血液循环缓慢，形成瘀血状态，红细胞携氧减少，血色变黯，而在瘀血形成之后血管壁及血管周围组织均出现瘀水。瘀血色黯，兼以严重瘀水则使组织变灰，瘀水重于瘀血则颜色以灰色为著，从而在白睛相应脏腑部位出现灰色的"斑"状形态特征。

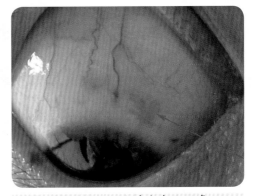
图2-4-3-19　白睛灰色斑眼象

形成"灰色斑"的主要原理：从中医学角度看，湿为实邪、阴邪，当湿饮之邪导致气血循行缓滞时，阻碍营气与卫气运行，运化水湿能力减弱，导致水湿阻滞气机。由于气滞产生瘀血，当瘀血较轻时，血色略略变黯；而当气血循行缓滞时，血中水湿浮于脉外，由于湿邪并不十分严重，而瘀血也尚较轻微，故形成灰色的病理颜色改变。由于脏腑组织病证通过经络与白睛密切联系，所以湿饮之邪也影响于目，使白睛相应脏腑部位产生灰色斑片。

"灰色斑"的临床意义：主湿阻气机证。

西医学诊断的慢性胃炎，慢性肠炎，慢性气管炎、支气管炎，支气管哮喘，胸膜炎，慢性阻塞性肺气肿兼轻度细小支气管炎，肾炎，腹膜炎，腹水，心脏病，外科病，妇科病，肿瘤，手术后遗症等疾病患者可见此特征。白睛肾、肝部位灰色弧形斑主女子胞（或男子外肾）湿阻气机、冲任失调证，表示女子胞（或男子外肾）罹患疾病。

在治疗湿饮阻滞气机证时，宜在辨准疾病的前提下，采用各种相应的化湿饮、理气解郁散结法。

3. 白睛特征"灰褐色斑"

"灰褐色斑"的临床形态特征："灰褐色斑"指圆形、椭圆形或各种不规则形态的不隆起于白睛表面的灰褐色斑片。望目辨证时白睛特征出现的"灰褐色斑"呈灰而兼褐色（图2-4-3-20）。

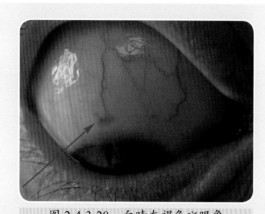
图 2-4-3-20　白睛灰褐色斑眼象

形成"灰褐色斑"的解剖组织基础："灰褐色斑"是由于巩膜间静脉丛和表层巩膜静脉丛血液循环缓慢，形成瘀血状态，红细胞携氧减少，使血色由红变黯；而在瘀血之后，不仅血管壁出现瘀血和瘀水，血管周围组织亦出现瘀血和瘀水；瘀血色黯，兼以瘀水，当瘀水重于瘀血时，则使组织变灰；血浆色黄，较多量的红细胞聚集在一起时色红，当兼有血管壁发生红细胞和血浆小范围轻度渗出时，则呈现肉眼可见的灰色兼褐色，即灰褐色。当白睛上代表相应脏腑组织的血管也发生这种病理改变时，即可呈现灰褐色斑片。

形成"灰褐色斑"的主要原理：因湿为实邪、阴邪，当湿邪较严重时，阻碍营卫运行，导致气滞血瘀；有瘀血则血色变黯；湿邪和瘀血纠结，导致湿邪与瘀血滞于脉内或浮于脉外，湿邪多则色灰，郁积日久则可化热，热则色黄或色赤，从而形成灰褐色的病理颜色改变。由于脏腑组织病证通过经络与白睛密切联系，所以也使白睛相应脏腑部位产生灰褐色斑片。

"灰褐色斑"的临床意义：主湿邪郁热证。此眼象多见于西医学诊断的慢性支气管炎，胸膜炎，心脏病，肝炎，各种水肿病而炎症明显时期，以及妊娠恶阻，不孕，不育等各科疾病。

当治疗湿邪郁热证时，宜在辨准疾病前提下，采用各种相应的化湿清热法则。

4. 白睛特征"灰絮斑"

"灰絮斑"的临床形态特征：灰色斑片之中可见散在众多颜色略深的黯色或略带灰黑色之絮状小片。横向棉絮状条索称作"絮状小片"，淡灰色斑片中散在"絮状小片"的淡灰色斑称之为"灰絮斑"（图2-4-3-21）。

形成"灰絮斑"的解剖组织基础："灰絮斑"是由于巩膜间静脉丛和表层巩膜静脉丛血液循环明显变缓，血管壁发生水肿渗出；血行缓慢使血氧交换减少，血氧交换减少使血液颜色变黯；由于血管壁发生水肿，部分水液渗出于血管之外，变黯的瘀血因受水肿影响而使我们看到条状灰斑；而当血液渗出血管时，血浆也一同渗出，血浆中的纤维蛋白原变成纤维蛋白，并与血细胞凝固成肉眼可见的固体形态，呈现为肉眼可见的灰色絮状斑片，即称"灰絮斑"。

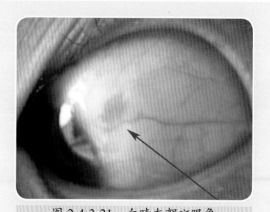
图 2-4-3-21　白睛灰絮斑眼象

形成"灰絮斑"的主要原理：从中医学角度看，当人体正气不足，湿邪阻碍营气与卫气运行时，可导致气血循行缓滞，形成气虚血瘀状态。同时，由于气虚不能敛摄血液，导致血中营气与卫气逸出血脉之外，进一步形成瘀血状态。当瘀血与"湿"纠集于脉外时，可形成灰色絮状的病理物质。由于脏腑组织病证通过经络与白睛密切联系，所以也使白睛相应脏腑部位产生灰色絮状斑片，称之为"灰絮斑"。

"灰絮斑"的临床意义：主气虚湿阻兼瘀证。多见于罹患气管炎、支气管炎、糖尿病、宫颈炎、子宫及附件炎、乳腺增生等患者。灰絮斑的颜色可深可淡。若为淡色灰絮斑色，表示气虚湿阻兼瘀证，而以气虚为主；若灰絮斑颜色极淡则为气虚湿阻兼瘀而气虚较甚证；若灰絮斑颜色较深，多主气虚湿阻兼瘀而湿邪较甚证；若灰絮斑颜色兼黯，多主气虚湿阻兼瘀、而兼夹瘀血较甚证。

灰絮斑的斑片随病证情况可大可小，"灰絮斑"中的"絮"多，表示病证严重；"灰絮斑"中的"絮"少，表示病证较轻。多数情况下，"灰絮斑"片大，则病证严重；片小，则病证较轻。灰色深，表示湿重；灰色浅，表示湿轻；灰色浅淡，表示兼有气虚；灰色极浅淡，表示兼以严重气虚。

当考虑糖尿病气虚湿阻兼瘀证时，则属糖尿病寒证、阴证。由此可见，我们宜注意糖尿病除以阴虚内热为主的证候或兼瘀血证候之外，尚宜注意气虚湿阻兼瘀证。

"灰絮斑"出现在何脏腑部位，即表示该脏腑出现病理变化。"灰絮斑"也可出现于被"乘"脏腑部位，此时宜考虑"施乘"之脏腑。例如，若在白睛膀胱部位或肾部位看到灰絮斑，除考虑膀胱或肾出现病理变化以外，尚宜考虑多为脾脏或胃腑气虚湿郁乘肾或膀胱，至于究竟是脾还是胃，宜察看何脏腑出现相应眼象。

当治疗气虚湿阻兼瘀证时，宜在辨准疾病的前提下，采用各种相应的补气理气、活血化湿法则，并宜根据疾病采用针对相应疾病病位、病性的药物。

（二）黯色斑系列

1.白睛特征"黯色斑"

"黯色斑"的临床形态特征："黯色斑"指圆形、椭圆形或各种不规则形态的不隆起于白睛表面的黯色斑片。望目辨证时白睛特征出现的黯色，指深灰色至灰黑色斑（类似藕粉色，图2-4-3-22）。

形成"黯色斑"的解剖组织基础："黯色斑"是由于巩膜间静脉丛和表层巩膜静脉丛血液循环明显缓慢，或血液流至血管壁以外而形成瘀血，导致血液中红细胞携氧减少，使血液颜色由红变黯，透过球结膜看到巩膜上呈现肉眼可见的黯色斑片。

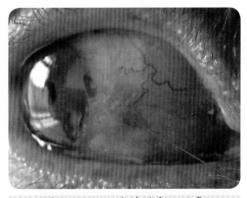

图2-4-3-22　白睛黯色斑眼象

另有"结膜色素痣"当与此相区别。"结膜色素痣"虽是发生于球结膜，但多位于角膜缘或睑裂部，且稍稍隆起于球结膜；"斑"则可发生于外眼任何部位，完全不隆起于球结膜，并伴随病证变化而变化，病情严重时可变大，病情减轻时可变小，病证消退后可消失。

形成"黯色斑"的主要原理：当脏腑瘀血较严重时，脏腑气血循行缓滞，血脉末端的气化功能变弱，营气更新减慢，导致血色由红变黯；同时，由于血行缓滞形成瘀血而使血脉变粗，并使瘀滞的血液周围发生轻微水液渗出，即在瘀血区域周围形成瘀水带，这使瘀血区域呈现明显黯色斑片。因脏腑组织病证通过经络与白睛密切联系，故在白睛相应脏腑部位较深层的血液颜色由红变黯，从白睛表面看，则呈现黯色斑片特征。

"黯色斑"的临床意义：主血瘀证。

"淡黯色斑"主较轻的血瘀证，并可兼寒证。

"黯色弧形斑"主较长期演变的慢性的血瘀证。

"黯色条形斑"主较短期的慢性血瘀证。

黯色斑两侧伴随淡白条主血瘀周围发生轻微水液渗出，即在瘀血周围已形成瘀水带，此主血瘀夹湿证。

黯色斑出现在心脏部位多见于心脏病患者，也多见于失眠患者。肾肝部位同时出现黯色弧形斑多见于女子胞病变或男子外肾病变，如冲任失调、女性不孕、男性不育等。若为淡黯色弧形斑则主较轻浅的冲任失调证。妊娠之后，也可出现淡黯色弧形斑，此时宜仔细辨析。

白睛颈、腰、腿、足等部位出现黯色斑，表示相应组织器官出现气滞血瘀，多表现沉重、疼痛、麻、木或不能随意运动症状。此多见于脊柱（如颈椎、胸椎、腰椎或腰骶椎）骨质、椎间盘或相关部位软组织病变。

"黯色斑"可见于西医学诊断的慢性胃炎，消化性溃疡，肝病，肾病，心脏病，尘肺，肺气肿，寄生虫病，乳腺增生，骨质增生，椎间盘脱出，神经、精神疾病等内、外、妇、男、儿等各科疾病。

当治疗血瘀证时，宜在辨准疾病的前提下，采用各种相应的活血法则，并宜根据相关兼证佐以适当治疗法则。

2. 白睛特征"黯灰色斑"

"黯灰色斑"的临床形态特征："黯灰色斑"指圆形、椭圆形或各种不规则形态的不隆起于白睛表面的黯灰色斑片。望目辨证时白睛特征出现的黯灰色，属深灰兼黑色，亦可称黑灰色，以生活中常见物品比喻，呈"藕粉冻"色（图2-4-3-23）。

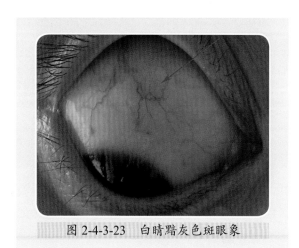

图2-4-3-23 白睛黯灰色斑眼象

另有"坏死性巩膜炎"发病后期出现的"巩膜局部黯灰色斑"亦当注意与此区别："巩膜局部黯灰色斑"的局部巩膜变薄（是为透露出巩膜之下的脉络膜颜色），周围存有较粗大的血管，此特征多出现于"坏死性巩膜炎"之后，但此种眼象具有"望目辨证诊断学"意义。

形成"黯灰色斑"的解剖组织基础："黯灰色斑"是由于巩膜间静脉丛和表层巩膜静脉丛血液循环明显缓慢，形成瘀血；形成瘀血之后，血液颜色和血管壁颜色因血氧交换减慢而使变黯；当血液中的水液渗出于血管壁时，可在血管壁及血管壁周围形成显著水肿和瘀水，但瘀血和瘀水尚未高出于球结膜表面，从而呈现肉眼可见的黯灰色斑片。

　　形成"黯灰色斑"的主要原理：当湿邪严重时，阻碍营卫运行，影响血脉末梢的气化功能，导致气滞血瘀，使血脉颜色由红变黯。当血液运行缓慢之后，血液可渗出血脉之外，形成血脉之外的瘀血；紧傍瘀血的血脉，以及紧傍渗出于脉外而形成的瘀血附近可进一步形成湿邪郁积，进而阻滞气血运行，从而形成瘀血和湿邪共同郁阻气机的病理状态。血瘀则色黯，湿甚则色灰，脏腑组织的颜色也在由红转黯的基础上进一步变为黯灰色。由于脏腑组织病证通过经络与白睛密切联系，所以也使白睛相应脏腑部位出现上述相应病理改变，而产生黯灰色斑片。

　　"黯灰色斑"的临床意义：主湿郁血瘀寒证。此证瘀邪较重。因湿为实邪、阴邪，湿邪属寒，湿邪致瘀亦属寒，故黯灰色斑主湿邪瘀血郁积寒证。由此提示我们，"湿"邪常与"瘀血"并存，治"湿"宜考虑治"瘀血"，且宜适当采取"温"法。当然，若"黯灰色斑"与红色血脉或红黯色血脉同时出现则宜与血脉颜色综合辨析，可考虑瘀血郁热证候。若肾肝部位同时出现黯灰色弧形斑多见于女子胞病变或男子外肾病变，常见于冲任失调、女性不孕、男性不育等患者。若为淡黯灰色弧形斑则主较轻浅的冲任失调证，或可能已经妊娠。

　　有西医学者认为"黯灰色斑"仅为巩膜色素斑，无临床意义。其实，据著者临床观察，"黯灰色斑"常可见于西医学诊断的慢性胃炎，消化性溃疡，肝病，寄生虫病，风湿病如风湿性关节炎、类风湿性性关节炎等，以及外科病，妇科病等内、外、妇、男、儿科多种疾病表现为湿郁血瘀证患者。

　　治疗湿郁血瘀寒证时，宜在辨准疾病的前提下，采用各种相应的温化水湿、解郁活血法则。治疗湿郁血瘀热证时，宜在辨准疾病的前提下，采用各种相应的利水渗湿、解郁清热活血法则。

　　此外，可见白睛黯褐色斑：主湿邪郁热夹瘀证。按：此证兼夹瘀血较著。

（三）白睛特征"青蓝色斑"

　　"青蓝色斑"的临床形态特征：指圆形、椭圆形、弧型或各种不规则形态的不隆起于白睛表面的青蓝色斑片（图2-4-3-24）。

　　形成"青蓝色斑"的解剖组织基础："青蓝色斑"是由于巩膜静脉或巩膜静脉窦血液循行严重瘀滞，红细胞严重瘀积，红细胞携氧量明显减少，血氧代谢严重障碍，使血液由红色变为青而兼蓝色，但尚未导致血脉隆起，可以形成肉眼可见的青蓝色斑片。

　　形成"青蓝色斑"的主要原理：当脏腑瘀血严重时，血中营气"气化"更新速度严重变慢，脏腑气血循行严重迟滞，导致气机阻滞，而形成气滞血瘀，使血液颜色由红色转为青蓝色；同时，由于血行迟滞形成瘀血而使血脉变

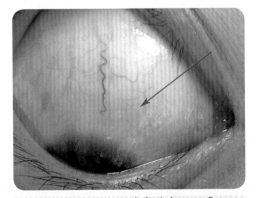

图2-4-3-24　白睛青蓝色斑眼象

粗，并使瘀滞的血液周围发生水液渗出，在青蓝色瘀血区域周围形成瘀水带。因脏腑组织病证通

过经络与白睛密切联系，故在白睛相应脏腑部位较深层的细小血脉因瘀血渗出使"气化"功能障碍，血液颜色由红色变为青蓝色，从白睛表面看则呈现青蓝色斑片特征，著者称之为"青蓝色斑"。

"青蓝色斑"的临床意义：主气滞寒瘀证候，可兼痛证。此证可见于西医学诊断的慢性胃炎，消化性溃疡，肝病、心脏病、外伤血瘀以及各种疼痛等内、外、妇、男、儿科多种疾病。

治疗气滞寒瘀证候时，宜在辨准疾病的前提下，采用各种相应的温阳理气活血法则。

（四）黄色斑系列

1.白睛特征"黄色斑"

"黄色斑"的临床形态特征：指圆形、椭圆形或各种不规则形态的不隆起于白睛表面的黄色斑片，又称"黄斑"（图2-4-3-25）。

白睛特征颜色：黄色是构成颜色的三基色之一。

形成"黄色斑"的解剖组织基础：血液中的血浆色黄。当球结膜筋膜或巩膜血管血液中的血浆渗出时，能呈现肉眼可见的黄色斑片。

形成"黄色斑"的主要原理："黄色斑"多为湿邪蕴积，导致脏腑营气瘀积于动脉，血中津液渗出于血脉之外，形成气血郁积，日久化热状态。由于脏腑组织病证通过经络与白睛密切联系，白睛相应脏腑部位较深层的细小血脉周围也出现津液渗出现象，因津液色黄，故在白睛相应脏腑部位可见黄色斑片特征，称之为"黄色斑"。

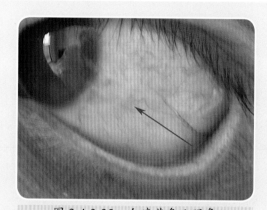

图2-4-3-25 白睛黄色斑眼象

"黄色斑"的临床意义：主湿邪郁热证。此眼象较前述"灰褐色斑"湿邪郁热更严重。望目辨证时白睛特征出现的黄色是体内湿邪化热时反映在白睛的颜色。湿邪化热大多是在湿邪郁积日久之后，转化而成。可见于西医学诊断的胃炎，胃溃疡，肝炎（包括初期肝炎），胆囊炎，肝硬变，胰腺炎，糖尿病，高脂血症，重症肌无力，黄带，泌尿系感染，妊娠恶阻等内、外、妇、男、儿、五官科等多种疾病。

若为"黯黄色斑"则表示血瘀湿郁证。

治疗湿邪郁热证候时，宜在辨准疾病的前提下，采用各种相应的清化湿热、解郁理气法则。

2.白睛特征"淡黄色斑"

"淡黄色斑"的临床形态特征：指圆形、椭圆形或各种不规则形态的不隆起于白睛表面的淡黄色斑片，又称"淡黄斑"。白睛特征颜色：淡黄色即浅黄色（图2-4-3-26）。

形成"淡黄色斑"的解剖组织基础："淡黄斑"多为球结膜筋膜或巩膜血管血液中的血浆发

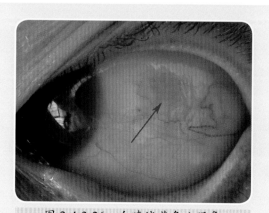

图2-4-3-26 白睛淡黄色斑眼象

生缓慢和极少量渗出于血管周边时形成的斑片。

形成"淡黄色斑"的主要原理："淡黄色斑"多为湿邪蕴积较轻，脏腑营气瘀积较轻，血中津液渗出较少，气血郁积、日久化热状态亦较轻微。由于脏腑组织病证通过经络与白睛密切联系，白睛相应脏腑部位较深层的细小血脉周围出现津液渗出现象较轻微，因津液色黄，故在白睛相应脏腑部位可见淡黄色斑片特征，著者又称之为"淡黄斑"。

"淡黄色斑"的临床意义：主湿邪郁热轻证。此多为湿邪郁积化热较轻微时所呈现的白睛特征。可见于西医学诊断的肝炎，胆囊炎，肝硬变，糖尿病，泌尿系感染等内、外、妇、男、儿科多种疾病。"淡黄色斑"与中医眼科学"白睛溢血"吸收期的表现相同，这表明白睛溢血吸收期也存在湿邪郁热证。

治疗湿邪郁热较轻证候时，宜在辨准疾病的前提下，采用各种相应的清化湿热、解郁清热法则，可适当佐以理气法则。

3. 白睛特征"黄褐色斑"

"黄褐色斑"的临床形态特征：指圆形、椭圆形或各种不规则形态的不隆起于白睛表面的黄而偏褐色斑片，又称"黄褐斑"（图 2-4-3-27 ）。

形成"黄褐斑"的解剖组织基础：球结膜筋膜或巩膜血管血液中的血浆长时间、较大量渗出于血管周围，血浆逐渐浓缩，形成黄褐色斑片，称之为"黄褐色斑"，或称"黄褐斑"。

形成"黄褐色斑"的主要原理：湿邪蕴积阻碍气血运行，使脏腑营血瘀积，导致瘀血状态；此时，血中津液渗出于血脉之外，郁积日久之后，湿邪和津液化热；津液色黄，瘀积日久则可转为黄褐色；湿邪瘀积日久也可变黄或变黄褐色。由于脏腑组织病证通过经络与白睛密切联系，白睛相应脏腑部位较深层的细小血脉周围

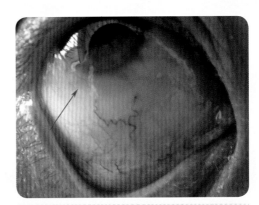

图 2-4-3-27　白睛黄褐色斑眼象

也因出现津液长时间渗出而变黄褐色，故在白睛相应脏腑部位可见黄褐色斑片特征，形成"黄褐色斑"。

"黄褐色斑"的临床意义：主湿浊郁热证。湿邪郁积日久，可以化热、兼瘀，而形成"湿浊"。因此，当白睛出现"黄褐色斑"时，提示医家在治疗原则方面，除祛湿（或化湿、或燥湿、或利湿等）清热解郁之外，尚宜运用理气活血药。

某些学者认为，"黄褐色斑"仅为巩膜色素斑，无临床意义。其实，据著者临床观察，"黄褐色斑"眼象多见于西医学诊断的高脂血症，肝炎，肝硬变，胆囊炎，胰腺炎，糖尿病，宫颈炎，宫颈糜烂等内、外、妇、男、儿科多种疾病。

4. 白睛特征"黄点斑"

"黄点斑"的临床形态特征："黄点斑"指在黄色斑片之中可见散在众多颜色略深的黄色或略带黄灰色或黄黑色之细密小点，称之为"黄点斑"。"黄点斑"的黄色斑片可显多种黄色，黄色斑片随

病证情况可大可小，其中之"点"可多可少，颜色可深可浅（图 2-4-3-28）。

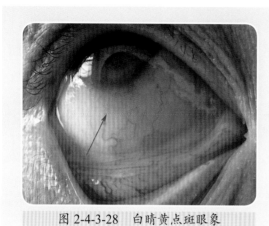

图 2-4-3-28 白睛黄点斑眼象

形成"黄点斑"的解剖组织基础："黄点斑"多为血液中的血浆少量渗出于血管之后，血浆中的纤维蛋白原转化为纤维蛋白，纤维蛋白与白细胞凝结成较小的肉眼可见的瘀血，而形成黄色斑片中夹有点状物的斑片，即成"黄点斑"。

形成"黄点斑"的主要原理：湿邪蕴积阻碍气血运行，血中津液渗出于血脉之外，湿邪和津液蕴结化热；津液色黄，故可呈现黄色斑片；而血中津液与湿邪瘀积日久，可形成黄色略深的或略带灰黑色之细密小点。著者将此斑称之为"黄点斑"。系湿热郁阻气机，导致湿热与气机郁结而成。由于脏腑组织病证通过经络与白睛密切联系，白睛相应脏腑部位较深层的细小血脉周围也因出现湿、热、瘀、气滞互结而形成的"黄点斑"。

"黄点斑"的临床意义：主湿郁化热、血瘀气结证。多见于西医学诊断的各类"炎症"（包括外周循环系统发生的静脉炎，静脉瓣炎等，"结石"以及妊娠恶阻患者。出现在何脏腑区域，即表示该脏腑患病。在某些情况下，尽管证候出现于被"乘"脏腑区域，但亦宜考虑施乘之脏腑患病。例如，若在胃区看到黄点斑，多可考虑肝（或胆）乘胃，此时即可考虑"施乘"之脏腑为胆或肝，至于究竟是胆还是肝，宜依据以前章节记述之"根支走向"察看何脏腑出现相应血脉，即可诊断受到何脏腑影响。

多数情况下，黄点斑中的"点"大，多为结石病证；黄点斑中的"点"小，多表示西医学诊断的各类"炎症"；黄点斑中的黄色斑片大，则病证严重；黄色斑片小，则病证较轻；黄点斑中的"点"多，表示病证严重；黄点斑中的"点"少，表示病证较轻。

由于黄点斑系湿邪导致气机郁滞化热、血瘀气结而成，因此，当白睛出现黄点斑时，提示医家在治疗原则方面，除祛湿（或化湿、或利湿等）清热之外，尚宜采用理气、化瘀药物。

5. 白睛特征"黄条斑"

"黄条斑"的临床形态特征：在"黄条斑"的黄色斑片之中可见散在众多颜色略深的黄色或略带灰黑色之纵向长条。著者将此斑称之为"黄条斑"。"黄条斑"可显多种黄色，随病证情况可大可小（图 2-4-3-29）。

形成"黄条斑"的解剖组织基础："黄条斑"多为血液中的血浆少量渗出于血管之后，血浆中的纤维蛋白原转化为纤维蛋白，纤维蛋白与较多量的白细胞凝结成较小的肉眼可见的条状瘀血，从而形成黄色斑片中夹有条状物的斑片，即成为"黄条斑"。

形成"黄条斑"的主要原理：湿邪蕴积阻碍气血运行，血中津液渗出于血脉之外，湿邪和津液蕴结化热；日久可形成众多颜色略深的黄色或略带灰黑色之纵向长条。由于脏腑组织病证通过经络与白睛密切联系，白睛相应脏腑部位巩膜较深层的细小血脉周围也因出现湿、热、瘀、气滞互结而形成的黄色斑片中夹有颜色略深的黄色或略带灰黑色之纵向长条，即成为"黄条斑"。

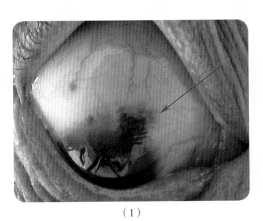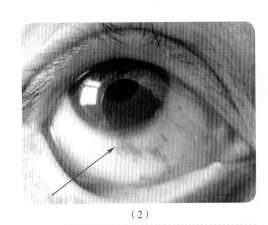

（1）　　　　　　　　　　　　　　　　（2）

图 2-4-3-29　白睛黄条斑眼象

"黄条斑"的临床意义：主"湿""气"阻滞、郁热较重证。"黄条斑"可见于西医学诊断的多种脏腑组织器官罹患炎症的患者，如肝炎、胆囊炎、胃炎、肺炎、膀胱炎、糖尿病等。其中，当罹患"糖尿病"者见到"黄条斑"时，多为糖尿病实热证，属病程尚短、病证尚轻微。

若"斑"为褐色，则为热甚；若"斑"色淡，多兼气虚；若"斑"色兼黯，多属兼夹瘀血较甚。

从西医学角度看，因为黄斑系列已显示兼有瘀血，而在"炎"症类的疾病病机中即已兼有瘀血因素，所以当白睛特征出现"黄条斑"时，可考虑"炎"症类疾病的热证。

"黄条斑"出现在何脏腑区域，即表示该脏腑出现病理变化；"黄条斑"也可出现于被"乘"脏腑区域或施侮（反乘）脏腑区域，此时宜考虑施乘或施侮（反乘）之脏腑。例如，若在肝区看到黄条斑，可考虑肝脏病证，也宜考虑是否有肺热乘肝或脾实侮肝，此时可考虑施乘之脏腑为肺胃或施侮（反乘）脏腑为脾，至于究竟是肺还是脾，尚宜察看何脏腑出现相应血脉及其他相关特征，例如宜依据以前章节记述之"根支走向"察看何脏腑出现相应血脉。

多数情况下，黄色斑片大，则病证严重；黄色斑片小，则病证较轻；"黄条斑"中的"条"多，表示病证严重；"黄条斑"中的"条"少，表示病证较轻微。

由于"黄条斑"系湿、热、瘀、气滞互结而形成，因此，当白睛出现"黄条斑"时，提示医家在治疗原则方面，宜采用祛湿（或化湿、或利湿等）清热、理气、活血法，并根据湿、热、瘀、气滞孰轻孰重而酌定药物配方及剂量。

6. 白睛特征"黄絮斑"

"黄絮斑"的临床形态特征：黄色斑片之中可见散在众多颜色略深的黄色或略带灰黑色之絮状小片。著者将横向棉絮状条索称作"絮状小片"，而将黄色斑片中散在絮状小片的黄色斑片称之为"黄絮斑"。黄絮斑片随病证情况可大可小，可显多种黄色（图 2-4-3-30）。

形成"黄絮斑"的解剖组织基础："黄絮斑"多为血液中的血浆渗出于血管之后，血浆中的纤维蛋白原转化为纤维蛋白，纤维蛋白与多量白细胞凝结成较小的肉眼可见的絮状沉淀物，而形成黄色斑片中夹有絮状物的斑片，即成为"黄絮斑"。

形成"黄絮斑"的主要原理：湿邪蕴积阻碍气血运行，血中津液与水谷精微渗出于血脉之外，由于水谷精微味甘、性缓，兼与湿邪、津液蕴结，日久可以化热。此种由精微、津液、湿邪及瘀血蕴积之后形成的病邪可进一步阻碍气血运行，并形成众多颜色略深的黄色或略带灰黑色之横向絮状小片。由于脏腑组织病证通过经络与白睛密切联系，白睛相应脏腑部位较深层的细小血脉周围也因出现精微与津液、湿邪、瘀血蕴结，并阻碍气机运行，而形成黄色斑片中夹有颜色略深的黄色或略带灰黑色之横向絮状小片，即称之为"黄絮斑"。

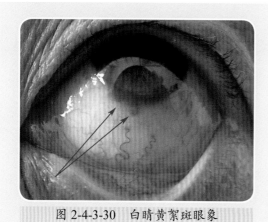

图 2-4-3-30　白睛黄絮斑眼象

"黄絮斑"的临床意义：主湿阻瘀热证。多见于罹患糖尿病，膀胱炎，尿道炎，前列腺炎等病。淡黄色黄絮斑主较轻的湿阻瘀热证。

因为黄斑系列已显示兼有瘀血郁热，而此种眼象显示的糖尿病病机，则表示既有湿邪郁热又兼有气滞瘀血因素。白睛黄絮斑所显示的证候与糖尿病自身疾病证候（从西医学角度看，属于自身功能减弱，兼以血循障碍和炎症反应）亦十分符合，所以当白睛特征出现"黄絮斑"时，可考虑糖尿病、膀胱炎、尿道炎、前列腺炎等病的热证，此属阳证。黄絮斑出现在何脏腑区域，即表示该脏腑出现病理变化；也可出现于被乘脏腑区域，此时宜考虑施乘或施侮之脏腑。此时宜察看何脏腑出现相应血脉。

多数情况下，黄絮斑片大，则病证严重；黄色斑片小，则病证较轻。黄色深，表示热重病重；黄色浅，表示热轻病轻。"黄斑"中的"絮"多，表示病证严重；"黄斑"中的"絮"少，表示病证较轻。若"黄絮斑"的斑为褐色，则为热甚；若斑色淡黄，多兼气虚；若斑色黄而絮色较黯，多属兼夹瘀血较甚；若斑色黄而兼灰，多兼湿邪较甚；若斑色黄但絮色兼青黯，多主气滞较著；若斑色黄褐，主湿热较著证。

由于"黄絮斑"可以为精微与津液、湿邪、瘀血蕴结，并阻碍气机运行，尚兼气滞、郁热而形成的证候，因此，当白睛出现"黄絮斑"时，提示医家在治疗原则方面，除滋养精微和津液、祛湿（或化湿、或利湿等）及清热之外，尚宜运用理气、活血药物。

7. 白睛特征"黯褐色斑"

"黯褐色斑"的临床形态特征："黯褐色斑"指圆形、椭圆形或各种不规则形态的不隆起于白睛表面的黯褐色斑片。望目辨证时白睛特征出现

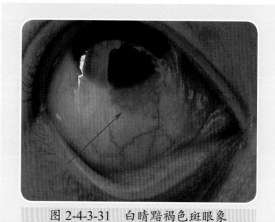

图 2-4-3-31　白睛黯褐色斑眼象

的褐色为黄而黯色，黯褐则较褐尤显灰黑色（图 2-4-3-31）。

形成"黯褐色斑"的解剖组织基础："黯褐色斑"是由于巩膜静脉或巩膜静脉窦血液循行严重缓滞，形成瘀血；形成瘀血之后血液颜色和血管壁颜色因血氧交换减慢而变黯；血浆色黄，当血液循环障碍导致血液中的血浆大量渗出于血管壁时，可形成渗出的血浆夹杂瘀血而形成斑片，此即我们透过球结膜看到的球结膜筋膜或巩膜显示出的肉眼可见的黯褐色斑片，称之为"黯褐色斑"。

形成"黯褐色斑"的主要原理：因湿为实邪、阴邪，当湿邪阻碍营卫运行时，导致气滞血瘀，湿邪和瘀血聚集，滞于脉内或浮于脉外。湿邪阻滞气机也可导致瘀血；湿邪郁积可化热；瘀血色黯，湿邪郁积化热则色黄，从而形成黯褐色的病理颜色改变。由于脏腑组织病证通过经络与白睛密切联系，所以也使白睛相应脏腑部位产生黯褐色斑片。

"黯褐色斑"的临床意义：主湿邪郁热夹瘀证。可见于西医学诊断的慢性胃炎，消化性溃疡，肝病等内、外、妇、男、儿科多种疾病表现为湿邪郁热夹瘀证。

治疗湿邪郁热夹瘀证时，宜在辨准疾病的前提下，采用各种相应的化湿解郁清热、活血法则。

（五）红色斑系列

在红色斑系列中，有下述颜色斑片较为常见：

1. 白睛特征"粉色斑"

"粉色斑"的临床形态特征：指圆形、椭圆形或各种不规则形态的不隆起于白睛表面的粉色斑片，又称"粉斑"（图 2-4-3-32）。

形成"粉色斑"的解剖组织基础：我们已知正常的血液中存有大量红细胞，当大量红细胞聚集在一起时，使血液呈现红色。在正常红细胞的细胞质中含有血红蛋白，正常的血红蛋白为红色。"粉色斑"多为血中血红蛋白偏少，当血液自血脉溢出时血色也较正常色浅，故所形成的斑片颜色呈粉色。

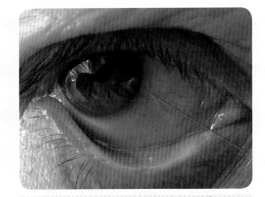

图 2-4-3-32　白睛粉色斑眼象

形成"粉色斑"的主要原理：营气色红，当营气减少时，则使血色由红转浅，而呈粉色。当血减少时，气也随之减少，气摄血能力减弱，每每导致出血，但因营气已少，故流出血脉之外的血色呈现粉色，而形成粉色斑片，称之为"粉色斑"。

"粉色斑"的临床意义：主血虚低热证。血虚证产生的的"热"属虚热。

"血虚证"常见于吐血、衄血、便血、崩、漏、产后失血过多、外伤出血过多等各种原因导致血液流失过多，或因饮食劳倦导致生血不足，或因寄生虫耗损血液，故见到"血虚证"宜仔细辨清是何种疾病导致的"血虚证"，并根据具体病证确定治则与方药。

2. 白睛特征"粉黯色斑"

"粉黯色斑"的临床形态特征：指圆形、椭圆形或各种不规则形态的不隆起于白睛表面的粉黯色斑片，又称"粉黯斑"（图 2-4-3-33 ）。

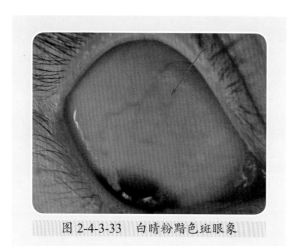

图 2-4-3-33　白睛粉黯色斑眼象

形成"粉黯色斑"的解剖组织基础："粉黯色斑"多为血中血红蛋白偏少，血中红细胞含氧量减少，而使血液颜色变黯，从而使血液自血脉渗溢至脉管之外时，血色呈粉黯色。

形成"粉黯色斑"的主要原理：血液中的营气减少则使血色由红转浅，而呈粉色。当脏腑瘀血时，气血循行缓滞，营气更新减慢，可导致血色由红变黯。当营气减少与营气更新减慢同时存在、且较轻微时，则使血脉呈现粉黯色。当这样的血液缓慢渗出血脉之外时，则形成"粉黯色斑"。

"粉黯色斑"的临床意义：主血虚血瘀、郁热证。但是，此时血虚明显，而血瘀郁热尚较轻浅。如果血瘀重于血虚，则可呈现黯粉色斑。

3. 白睛特征"红色斑"

"红色斑"的临床形态特征：指圆形、椭圆形或各种不规则形态的不隆起于白睛表面的红色斑片，又称"红斑"。红色斑片随病证情况可大可小。

形成白睛"红色斑"的解剖组织基础："红色斑"多为新近微小血脉破裂，血液中较多红细胞自血脉溢出，而呈现由较大量新鲜出血所形成的斑片。因血中红细胞和血色素相对偏多，使血液颜色较正常色红，故可在白睛形成红色斑片。"红色斑"多位于球结膜之下、巩膜之上的球结膜筋膜部位（图 2-4-3-34 ）。

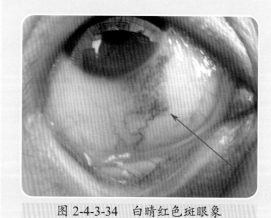

图 2-4-3-34　白睛红色斑眼象

另有"结膜下出血"当注意与此区别。"结膜下出血"虽然在结膜下可见鲜红色点状或片状出血，但同时伴有球结膜表层血管自穹隆部开始明显扩张而呈现的充血状态，靠近穹隆部较重，逐渐向角膜缘扩展，靠近角膜缘逐渐减轻。按：此种鲜红色"结膜下出血"多属西医学诊断之病毒引起的流行性球结膜炎或细菌引起的急性球结膜炎。

形成"红色斑"的主要原理：因病导致患者实热亢盛，或因病导致血脉压力过高，或因外伤碰撞等各种原因均可导致血液溢出血脉之外，当白睛血脉中的血液流出血脉之外时，即可在白睛形成红色斑片，称之为"红色斑"。

"红色斑"的临床意义：主热证，多为实热，并有可能出现脏器组织渗血或出血。此时宜考察白睛血脉的颜色、根支状态等相关眼象。

"红色斑"与中医眼科学"白睛溢血"初期表现相同。可见于咳嗽，鹭鸶咳，肝风内动，温病，疫病等高热患者。西医学诊断的肺炎，百日咳痉咳期，高热，痉厥，脑出血，脑梗等病均可呈现红色斑；高血压，动脉硬化，急性胃炎，慢性胃炎，肾炎，紫癜，血友病，白血病等血液病，肠伤寒等传染病，败血症如急性钩端螺旋体病败血症期，亦均可在不同部位的眼球结膜之下看到"红色斑"。

治疗实热证候时，宜在辨准疾病的前提下，酌用各种相应的清热凉血、活血止血法则。

4. 白睛特征"紫红色斑"

"紫红色斑"的临床形态特征：指圆形、椭圆形或各种不规则形态的不隆起于白睛表面的紫红色斑片（图 2-4-3-35）。

形成"紫红色斑"的解剖组织基础："紫红色斑"多为血行减缓，血液相对浓缩，红细胞严重瘀滞，血液黏度过大，而血中含氧量减少，从而使血液颜色变为紫红色；当微小血脉破裂，血液自血脉溢出时，可形成紫红色斑片，称之为"紫红色斑"。

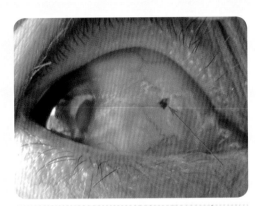

图 2-4-3-35　白睛紫红色斑眼象

形成"紫红色斑"的主要原理：在形成"红色斑"的病理基础上，当热邪更甚、时间较久时，营气聚集过多，血液运行不畅，瘀滞更加严重，使血液呈现紫红色。由于脏腑组织通过经络与白睛血脉相连，故白睛相应脏腑部位出现"紫红色斑"。

"紫红色斑"的临床意义：主实热兼瘀证。"紫红色斑"与中医眼科学"白睛溢血"患病时间略久之后的表现相近，可见于较陈旧的出血之后形成的瘀血。西医学诊断的急性肺炎，百日咳，动脉硬化，紫癜，前巩膜炎，出血性肠炎，脑出血，脑梗等常见此类眼象；亦可见于球结膜下出血患者。

治疗实热兼瘀证候，宜在辨准疾病的前提下，酌用各种相应的清热凉血、活血止血法则，但治疗不同疾病时，其用药及剂量方面存在差别，宜仔细斟酌。

5. 白睛特征"殷红色斑"

"殷红色斑"的临床形态特征：指圆形、椭圆形或各种不规则形态的不隆起于白睛表面的殷红色斑片，称"殷红色斑"（图 2-4-3-36）。

形成"殷红色斑"的解剖组织基础："殷红色斑"多为血中血浆偏少而红细胞相对偏多，可使血色呈现红中略黯的颜色，称之为殷红色。此

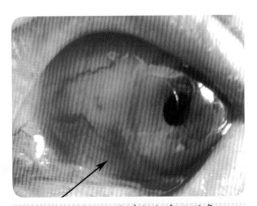

图 2-4-3-36　白睛殷红色斑眼象

时，当血液自血脉溢出时，可以形成殷红色斑片，由于血色较正常红色深而略黯，即成为"殷红色斑"。

形成"殷红色斑"的主要原理：由于各种原因使血或血中的"精""津""液"等相对减少，而"营"气相对增多，营色本红，相对过多时，则使血色较正常红而略黯，即呈殷红色。由于脏腑组织通过经络与白睛血脉相连，所以当白睛血脉破裂出血时可形成殷红色斑片，著者称之为"殷红色斑"。

"殷红色斑"的临床意义：主阴虚虚热证。多见于虚劳内伤或体弱阴虚患者。西医学诊断的高血压，动脉硬化，肺结核，支气管结核，淋巴结结核，肾炎，紫癜，血友病，白血病，月经不调，不孕或不育等病属阴虚虚热证者常见此种眼象，并且每每兼有少量渗血。

治疗阴虚虚热证候时，宜在辨准疾病的前提下，采用各种相应的滋补"精""津""液"或"血"等法则，并可酌情佐以清热凉血药物，或酌情选用清热活血药物。

四、白睛特征"雾漫"

"雾漫"的临床形态特征："雾漫"主要是自穹隆部发出的向整个白睛呈雾状弥散样扩展的不隆起于白睛表面的颜色浸染状态，有如薄雾弥散；也有少数为出现在黑睛周围的环状雾样弥散状态，称"环状雾漫"。

"雾漫"明显与"单纯性表层巩膜炎"在巩膜和球结膜的表现不同："雾漫"本身不痛，亦没有压痛。"黯红色雾漫"虽与"单纯性表层巩膜炎"在巩膜和球结膜的表现接近，但"黯红色雾漫"周围没有水泡与白睛浮壅（即"雾漫"周围没有水肿），也不引发瞳孔缩小。

形成"雾漫"的解剖组织基础：白睛极微细血脉中的血浆或全血缓慢渗出血脉之外，形成由深渐浅的雾样弥散状态，著者称之为"雾漫"。

形成"雾漫"的主要原理：形成"雾漫"多依次为肝、心、肾、肺、脾胃等相应脏腑顺序，当受邪之后导致气血蕴积，脏腑中的血液出现郁阻及缓慢轻微渗出时，瘀积化热而致气机上窜，引发内风。此时，外周血脉循行压力增高，使发挥气化作用的极微细血脉中的血浆或全血因气血循行阻力增大而发生轻微渗出，形成"雾漫"。由于脏腑组织通过经络与白睛血脉相连，故可在白睛末梢血脉中的血液也发生缓慢、轻微渗出，以致在白睛相应脏腑部位看到由深渐浅的渗出，从而形成白睛"雾漫"眼象。

当气虚而导致血瘀，以致营血相对不足时，也可使相应脏腑发挥气化作用的极微细血脉中的血液因气血循行阻力增大而发生轻微渗出。当血液出现缓慢轻微渗出时，由于脏腑组织通过经络与白睛血脉相连，故可在白睛相应脏腑部位看到自穹隆部位向瞳孔方向的由深渐浅的渗出，从而形成白睛"雾漫"。

"雾漫"的临床意义：主风证，可主外风证，但以主内风证较多见。"雾漫"的实质多为肝、心、肾、肺、脾胃以及奇恒之腑等相应脏腑出现缓慢、轻微血液渗出病变，或者相关脏腑病变之后使血液出现缓慢、轻微渗出，从而形成"风邪"为患。"雾漫"颜色不同，可表明寒热虚实等各种"风邪"证候，包括陈久性质的风邪证候。

从血液循行角度看，也可以说"雾漫"表明正在不断发生的或已经发生了一段时间而尚未痊愈的内脏血液轻微渗出状态。这些病变可以分别与心、肝、肾、肺、脾胃以及奇恒之腑等相应脏腑的病证相关。由此也可看出，"脑"不独与"心"有关，也与"肝"有关，并且也与肾、肺、脾胃等脏腑有关。有人提出在中医学理论中用"脑"来代替"心"，提出是"脑"主神明，而不是"心主神明"，我们知道，"脑"虽然是奇恒之腑，具有与"神"密不可分的关系，但提出"脑主神明"之真正企图实际是打算用西医理论中的脏器组织代替中医脏腑组织，这种说法忽略了除心、脑可以引发"风"邪之外，肝、肾、肺、脾胃等很多脏腑均可引发"风"邪，因而脱离了中医学理论，也不符合临床实际，是一种片面的不正确的不符合中医学理论的说法。

正常人无雾漫。无风者无雾漫。临床实践表明，风邪为患可在眼象上出现病变特征，如《素问·风论》云："风气与阳明入胃，循脉而上至目内眦；其人肥则风气不得外泄，则为热中而目黄。"经文指出了在内眦部位可以出现黄色雾漫。著者在临床实践中也看到"雾漫"多出现于白睛外眦或内眦属于肝或心的白睛部位，但"雾漫"也可以出现于与其他脏腑部位相关的穹隆部位。根据"雾漫"出现于不同脏腑部位，可知风邪不独发生于肝或心，也可发生于其他脏腑。"雾漫"可随证候不同而呈现各种颜色，《内经》此处论及黄色雾漫。其实，"雾漫"不仅仅有黄颜色。根据当今时代临床特点，著者发现"雾漫"常见红色或黯红色，当然也有黄色等其他颜色。

以下记述已知常见雾漫的有关情况：

（一）雾漫颜色

1. 淡色雾漫系列

（1）白睛特征"淡色雾漫"

"淡色雾漫"的临床形态特征："淡色雾漫"主要是自穹隆部发出的向整个白睛呈雾状弥散样扩展的不隆起于白睛表面的淡色浸染状态，有如薄雾弥散散开。"淡色雾漫"的颜色与白睛"淡色"血脉相同，在此专指较"淡粉"颜色尤浅的颜色（图2-4-3-37）。

形成"淡色雾漫"的解剖组织基础：当各种相关因素（例如生成的红细胞减少或大量失血等）使血浆中血红蛋白减少或血液中红细胞减少，但尚未致极严重时，血液颜色可以变成较"淡粉色"尤浅的颜色，血管的颜色也呈较"淡粉色"尤浅的颜色，可称之为"淡色"。当这种血液从巩膜、球结膜筋膜的极微细血脉中缓慢渗出血脉之外时，可以形成淡色雾样弥散状态，著者称之为"淡色雾漫"。

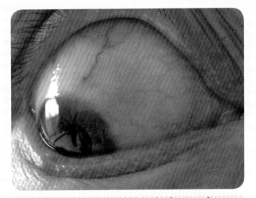

图2-4-3-37　白睛淡色雾漫眼象

形成"淡色雾漫"的主要原理：形成"淡色雾漫"多为肝、心、脾胃、肾、肺等相应脏腑因精血津液等物质不足或功能不足，导致气虚不足以摄血，使血脉渗透压改变，脉中的血液渗出脉外，而形成由于气虚而导致虚风内动的病理变化。由于脏腑组织通过经络与白睛血脉相连，故可在白睛血脉中的血液也发生缓慢、轻微渗出，以致在白睛相应脏腑部位呈现由深渐浅的渗出，从而形成白睛"淡色雾漫"眼象。

"淡色雾漫"的临床意义：主气虚内风证。

治疗气虚内风证候时，宜在辨准疾病的前提下，采用各种相应的补气息风法则。

（2）白睛特征"淡黯色雾漫"

"淡黯色雾漫"的临床形态特征："淡黯色雾漫"主要是自穹隆部发出的向整个白睛呈雾状弥散样扩展的不隆起于白睛表面的淡黯色浸染状态，有如薄雾弥散散开。"淡黯色雾漫"的颜色与白睛"淡黯色"血脉相同。"淡黯"色为淡色中略显灰黑色（图2-4-3-38）。

形成"淡黯色雾漫"的解剖组织基础：当各种相关因素（例如生成的红细胞减少或大量失血等）使血浆中血红蛋白减少或血液中红细胞减少，但尚未致极严重时，由于血液成分改变，血氧交换减弱，血液颜色可以变成"淡黯色"。当这种血液从巩膜、球结膜筋膜的极微细血脉中缓慢渗出血脉之外时，可以形成淡黯色雾样弥散状态，称之为"淡黯色雾漫"。

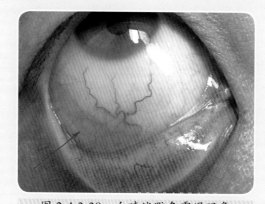

图2-4-3-38　白睛淡黯色雾漫眼象

形成"淡黯色雾漫"的主要原理：此处所述之"气"指功能而言。由于气虚导致血脉气化功能减弱，或血脉末梢气化功能减弱，或脏腑气化功能减弱，血液运行减慢，营血瘀积于脏腑、血脉、或组织之中。于是，由于气虚而导致血瘀，脏腑、血脉、或组织的颜色在淡色中带有黯色，即形成轻微"血瘀"状态。总之，是因为"气"虚不足以推动血液运行，从而使原本赤色的血脉转为淡黯色。由于脏腑组织通过经络与白睛血脉相连，故可在白睛血脉中的血液也发生缓慢、轻微渗出，以致在白睛相应脏腑部位呈现由深渐浅的渗出，从而形成白睛"淡黯色雾漫"眼象。气虚血瘀可使血脉渗透压改变，脉中的血液渗出脉外，而形成由于气虚血瘀而导致虚风内动的病理变化。

"淡黯色雾漫"的临床意义：主气虚血瘀内风证。

治疗气虚血瘀内风证候时，宜在辨准疾病的前提下，采用各种相应的补气活血息风法则。

2.黄色雾漫系列

（1）白睛特征"黄色雾漫"

"黄色雾漫"的临床形态特征："黄色雾漫"主要是自穹隆部发出的向整个白睛呈雾状弥散样扩展的不隆起于白睛表面的黄色浸染状态，有如薄雾弥散（图2-4-3-39）。

形成"黄色雾漫"的解剖组织基础：我们已知血浆为微黄色，比重为1.030左右，水分占92%，其中所含固体成分为球蛋白、白蛋白、纤维蛋白原和无机盐类。若巩膜、球结膜筋膜的极微细血脉中的血浆缓慢渗出血脉之外时，可以形成黄色雾样弥散状态，称之为"黄色雾漫"。

形成"黄色雾漫"的主要原理：形成"黄色雾漫"多为肝、心、脾胃、肾、肺等相应脏腑因受湿浊病邪侵袭之后导致气血蕴积化热，气机上窜，引发内风。此时，外周血脉循行压力增高，

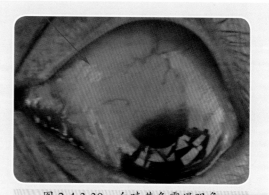

图2-4-3-39　白睛黄色雾漫眼象

使发挥气化作用的极微细血脉中的血浆因气血循行阻力增大而发生轻微渗出。由于脏腑组织通过经络与白睛血脉相连，故可在白睛血脉中的血液也发生缓慢、轻微渗出，以致在白睛相应脏腑部位呈现由深渐浅的渗出，从而形成白睛"黄色雾漫"眼象。

"黄色雾漫"的临床意义：主湿浊郁热内风证。

治疗湿浊郁热内风证候时，宜在辨准疾病的前提下，采用各种相应的祛湿浊、解郁清热息风法则。

（2）白睛特征"淡黄色雾漫"

"淡黄色雾漫"的临床形态特征："淡黄色雾漫"主要是自穹隆部发出的向整个白睛呈雾状弥散样扩展的不隆起于白睛表面的淡黄色浸染状态，有如薄雾弥散散开（图2-4-3-40）。

形成"淡黄色雾漫"的解剖组织基础：当巩膜、球结膜筋膜的极微细血脉中的血浆轻微、少量、缓慢渗出血管之外时，可以形成淡黄色雾状弥散状态，著者称之为"淡黄色雾漫"。

形成"淡黄色雾漫"的主要原理：同"形成白睛'黄色雾漫'特征的原理"，但病变较轻微。

"淡黄色雾漫"的临床意义：主湿邪郁热内风证。

治疗湿邪郁热内风证时，宜在辨准疾病的前提下，采用各种相应的祛湿、解郁清热息风法则，但配方及药物剂量与治疗"黄色雾漫"所主证候时存在差别。

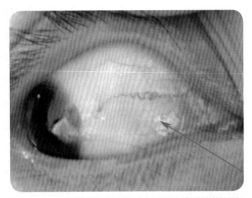

图2-4-3-40　白睛淡黄色雾漫眼象

（3）白睛特征"黄褐色雾漫"

"黄褐色雾漫"的临床形态特征："黄褐色雾漫"主要是自穹隆部发出的向整个白睛呈雾状弥散样扩展的不隆起于白睛表面的黄色浸染状态，有如薄雾弥散散开。

形成"黄褐色雾漫"的解剖组织基础：当巩膜、球结膜筋膜的穹隆部血脉中的血浆长时间、较大量渗出于血管周围，血浆逐渐浓缩时，变成黄褐色，遂形成黄褐色雾样弥散状态，称之为"黄褐色雾漫"。

形成"黄褐色雾漫"的主要原理：同形成白睛黄色雾漫的原理，但病变时间较久。血中津液渗出于血脉之外，郁积日久，而致气机上窜引发内风。此时，外周血脉循行压力增高，血浆因气血循行压力增大而发生渗出成为湿邪。津液色黄，瘀积日久则转为黄褐色。湿邪瘀积日久成为湿浊，变为黄褐色，在血脉之内或渗出血脉之外，均可引发头昏、头晕、振颤、强直、运动不自如，或麻木、喎斜等内风表现。由于脏腑组织病证通过经络与白睛密切联系，白睛相应脏腑部位较深层的细小血脉周围也因长时间渗出现象而变黄褐色，在白睛相应脏腑部位可见黄褐色雾漫特征。

"黄褐色雾漫"的临床意义：主湿浊郁热、内风较重证候。

治疗湿浊郁热内风较重证候时，宜在辨准疾病的前提下，采用各种相应的祛湿浊、解郁清热息风法则，但配方及药物剂量与治疗"黄色雾漫"和"淡黄色雾漫"所主证候时存在差别。

（4）白睛特征"黯黄色雾漫"

"黯黄色雾漫"的临床形态特征："黯黄色雾漫"是自穹隆部发出的向整个白睛呈雾状弥散样扩展的不隆起于白睛表面的黯黄色浸染状态，有如薄雾弥散散开（图2-4-3-41）。

形成"黯黄色雾漫"的解剖组织基础：巩膜、球结膜筋膜的微细血脉中的血液缓慢渗出血脉之外，而血液中含氧量较少，可以形成黯黄色雾样弥散状态，著者称之为"黯黄色雾漫"。

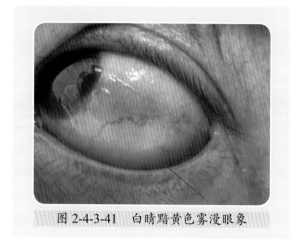

图2-4-3-41　白睛黯黄色雾漫眼象

形成"黯黄色雾漫"的主要原理：相应脏腑因受湿痰病邪之后导致气血蕴积，形成瘀血，此时，外周血脉循行压力增高，使发挥气化作用的极微细血脉中的血浆因气血循环压力增大而发生轻微渗出，并进而导致气机上窜，引发内风。由于脏腑组织通过经络与白睛血脉相连，故可在白睛末梢血脉中的血液也发生缓慢、轻微渗出，在白睛相应脏腑部位看到由深渐浅的渗出，形成白睛"黯黄色雾漫"眼象。

"黯黄色雾漫"的临床意义：主湿痰血瘀郁积生风证。此证多属湿痰血瘀、寒郁内风证。

治疗湿痰血瘀郁积生风证候时，宜在辨准疾病的前提下，采用各种相应的祛湿痰、活血解郁、息风法则。若寒郁明显，则宜酌加温通活血或温开药物。

（5）白睛特征"淡黯黄色雾漫"

"淡黯黄色雾漫"的临床形态特征："淡黯黄色雾漫"是自穹隆部发出的向整个白睛呈雾状弥散样扩展的不隆起于白睛表面的淡黯黄色雾样浸染状态，有如薄雾弥散散开（图2-4-3-42）。

形成"淡黯黄色雾漫"的解剖组织基础：巩膜、球结膜筋膜的微细血脉中的血液缓慢渗出血脉之外，血液中含氧量仅轻微减少，可以形成淡黯黄色雾样弥散状态，称之为"淡黯黄色雾漫"。

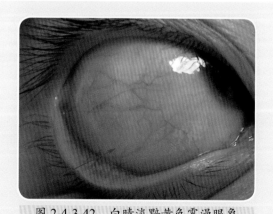

图2-4-3-42　白睛淡黯黄色雾漫眼象

形成"淡黯黄色雾漫"的主要原理：脏腑因受湿痰病邪侵袭，导致气血轻微蕴积。此时，外周血脉循行压力轻微增高，极微细血脉中的血浆因气血循环压力增大而发生轻微渗出，引发气机上窜，形成内风。由于脏腑组织通过经络与白睛血脉相连，故可使白睛末梢血脉中的血液也发生缓慢、轻微渗出，以致在白睛相应脏腑部位看到由深渐浅的渗出，从而形成白睛"淡黯黄色雾漫"眼象。

"淡黯黄色雾漫"的临床意义：主湿痰血瘀郁积生风轻证。此证多属湿痰血瘀、寒郁内风轻证，内风将愈时也可见到此种眼象。

治疗湿痰血瘀郁积生风轻证时，宜在辨准疾病的前提下，采用各种相应的祛湿痰、活血解郁、息风法则，但配方及药物剂量与治疗"黄色雾漫"所主证候时存在差别。若寒郁明显，则宜酌加温通活血或温开药物。

3.粉色雾漫系列

（1）白睛特征"粉色雾漫"

"粉色雾漫"的临床形态特征："粉色雾漫"是自穹隆部发出的向整个白睛呈雾状弥散样扩展的不隆起于白睛表面的粉色雾样浸染状态，有如薄雾弥散散开（图2-4-3-43）。

形成"粉色雾漫"的解剖组织基础："粉色雾漫"多为血中血红蛋白偏少，导致血色较正常色浅，而呈粉色。同时，血液因血脉压力增高而逐渐缓慢渗出，在穹隆部形成薄雾状浸染形态而形成粉色雾漫。

形成"粉色雾漫"的主要原理：当脏腑血虚，兼受湿痰病邪侵袭，导致气血轻微蕴积，而血脉压力也轻微增高，极微细血脉中的血浆因气血循行压力增大而发生轻微渗出时，可以引发气机上窜，内风妄动。由于脏腑组织通过经络与白睛血脉相连，故在白睛末梢血脉中的血液也发生

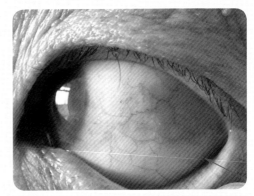

图2-4-3-43　白睛粉色雾漫眼象

缓慢、轻微渗出，以致在白睛相应脏腑范围看到穹隆部由深渐浅的粉色渗出，从而形成白睛"粉色雾漫"眼象。

"粉色雾漫"的临床意义：主血虚内风证。

治疗血虚内风证时，宜在辨准疾病的前提下，采用相应的补血息风法则。

（2）白睛特征"粉色略黯雾漫"

"粉色略黯雾漫"的临床形态特征："粉色略黯雾漫"是自穹隆部发出的向整个白睛呈雾状弥散样扩展的不隆起于白睛表面的粉色略黯雾样浸染状态，有如薄雾弥散散开（图2-4-3-44）。

形成"粉色略黯雾漫"的解剖组织基础："粉色略黯雾漫"多为血中血红蛋白偏少，而血液中的红细胞因瘀滞而含氧量减少，使血液颜色较正常色浅而黯。同时，血液因血脉压力增高而逐渐缓慢渗出，在穹隆部形成薄雾状浸染状态而形成粉色略黯雾漫。

形成"粉色略黯雾漫"的主要原理：当脏腑血虚，兼受湿痰病邪侵袭，导致气血蕴积，血脉循行压力增高，极微细血脉中的血浆渗出时，可以引发气机上窜，内风妄动。由于脏腑组织通过经络与白睛血脉相连，故在穹隆部血脉中的血液

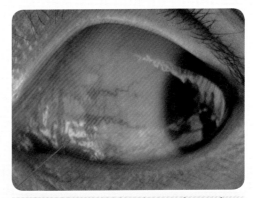

图2-4-3-44　白睛粉色略黯雾漫眼象

也发生缓慢、轻微渗出，以致在白睛相应脏腑范围穹隆部形成由深渐浅的粉色略黯的薄雾状浸染形态，而形成白睛"粉色略黯雾漫"眼象。

"粉色略黯雾漫"的临床意义：主血虚热郁内风证。按：此属本虚（血虚）标实（血瘀血郁）

证，但以瘀血较明显。

治疗血虚热郁内风证时，宜在辨准疾病的前提下，采用相应的补血解郁清热息风法则。

（3）白睛特征"黯粉色雾漫"

"黯粉色雾漫"的临床形态特征："黯粉色雾漫"是自穹隆部发出的向整个白睛呈雾状弥散样扩展的不隆起于白睛表面的黯粉色雾样浸染状态，有如薄雾弥散散开（图2-4-3-45）。

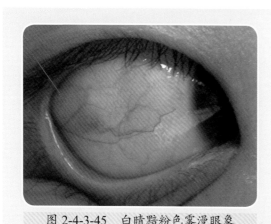

图2-4-3-45　白睛黯粉色雾漫眼象

形成"黯粉色雾漫"的解剖组织基础：在血虚基础上，血液中的含氧量明显减少时，可使血液颜色明显变黯；故当血脉压力增高而逐渐缓慢渗出形成薄雾状浸染形态时，可形成黯粉色雾漫。

形成"黯粉色雾漫"的主要原理：脏腑血虚，兼受湿痰病邪侵袭，导致气血蕴积，血液瘀滞于血脉，血行压力增高，而逐渐缓慢渗出，可以引发气机妄动，形成内风。由于脏腑组织通过经络与白睛血脉相连，故在穹隆部血脉中的血液也发生缓慢、轻微渗出，以致在白睛相应脏腑范围穹隆部形成由深渐浅的黯粉色的雾样弥散浸染形态，形成白睛"黯粉色雾漫"眼象。

"黯粉色雾漫"的临床意义：主血虚血瘀、内风证。在此证候中，以瘀血较著，而血虚降为次要位置。

治疗血虚血瘀内风证时，宜在辨准疾病的前提下，采用相应的补血解郁、散寒息风法则。

4. 红色雾漫系列

（1）白睛特征"红色雾漫"

"红色雾漫"的临床形态特征：白睛穹隆部呈现鲜红色雾样弥散扩展的不隆起于白睛表面的红色浸染状态。此处之"红色"指赤红色，亦可称大红色，是较正常红色更鲜明的颜色（图2-4-3-46）。

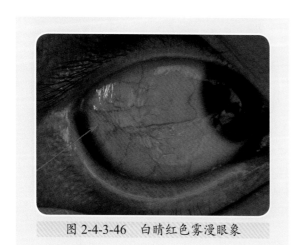

图2-4-3-46　白睛红色雾漫眼象

形成"红色雾漫"的解剖组织基础：前已述及，大量红细胞聚集在一起可使血液呈现红色，但在发热状态下，由于热血刺激心脏窦房结而使心率增速，血流加速，新陈代谢加强，人体耗氧量增加，血中所含二氧化碳也增加，从而使血液呈现较正常尤红的颜色，著者称之为"红色"（按即"鲜红色"，或称"赤红色"、"大红色"）。若在发热之同时，血脉压力也增高，使血液逐渐缓慢渗出于血管之外，而在穹隆部形成薄雾状浸染形态，即形成"红色雾漫"。

形成"红色雾漫"的主要原理：脏腑热盛，血流增速，兼受湿痰侵扰，导致气血蕴积热甚，血脉压力增高，逐渐缓慢渗出，可以引发气机妄动，形成内风。因而从眼象中可以认识到，呈现红色雾漫的脏腑所患证候中必兼有湿痰因素和血瘀因素。由于脏腑组织通过经络与白睛血脉相连，故在穹隆部血脉中的血液也发生缓慢、轻微渗出，以致在白睛相应脏腑范围穹隆部形成由深渐浅的红色雾样弥散浸染形态，形成白睛"红色雾漫"眼象。

"红色雾漫"的临床意义：主实热风证。红色雾漫呈现于不同脏腑部位可以表示不同证候。例如，红色雾漫出现于肝脏部位表示肝热动风证，出现于心脏部位表示心热动风证，出现于脾脏部位表示脾热动风证，出现于肺脏部位表示肺热动风证，出现于肾脏部位表示肾热动风证，出现于胃腑部位表示胃热动风证等。若为淡红色雾漫，则表示较轻的实热风证。若为淡红色无根雾漫，则表示气虚虚热内风证。

治疗热盛动风证时，宜在辨准疾病的前提下，采用相应的清热凉血、平息内风法则。

（2）白睛特征"殷红色雾漫"

"殷红色雾漫"的临床形态特征：白睛穹隆部呈现殷红色雾样弥散扩展的不隆起于白睛表面的殷红色浸染状态（图2-4-3-47）。

形成"殷红色雾漫"的解剖组织基础：当血液中血浆偏少而红细胞相对增多，兼以过量红细胞聚集在一起时，可使血液呈现殷红色。因此，当血脉压力增高而使血液逐渐缓慢渗出形成薄雾状浸染状态时，可形成"殷红色雾漫"。

形成"殷红色雾漫"的主要原理：脏腑阴虚，导致精、血、津液亏虚而心跳加快，血流增速，兼受湿痰侵扰，阻滞气机，以致内热明显，兼以瘀血，使血脉压力增高，逐渐缓慢渗出，可以引发气机妄动，形成内风。阴虚内热血流加速致血脉色红而兼黯。血脉色红而黯故令血脉呈现

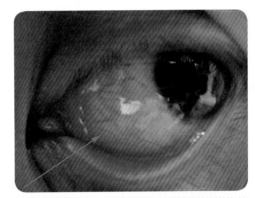

图2-4-3-47　白睛殷红色雾漫眼象

殷红色。由于脏腑组织通过经络与白睛血脉相连，故在穹隆部血脉中的血液也发生缓慢、轻微渗出，以致在白睛相应脏腑范围穹隆部形成由深渐浅的殷红色雾样弥散浸染形态，形成白睛"殷红色雾漫"眼象。

"殷红色雾漫"的临床意义：主阴虚内风证。

治疗阴虚内风证时，宜在辨准疾病的前提下，根据津、精、液、血孰虚，或孰虚为主，而采用相应的养阴息风法则。

（3）白睛特征"黯红色雾漫"

"黯红色雾漫"的临床形态特征：白睛穹隆部呈现黯红色雾样弥散扩展的不隆起于白睛表面的殷红色浸染状态（图2-4-3-48）。

形成"黯红色雾漫"的解剖组织基础：当血液中的大量红细胞因严重瘀滞而导致含氧量减少时，可使血液颜色由红色变为黯红色。当血管压

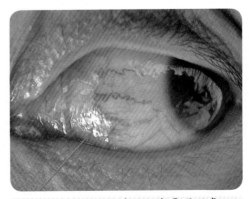

图2-4-3-48　白睛黯红色雾漫眼象

力增高而逐渐缓慢渗出形成薄雾状浸染形态时，可形成黯红色雾漫。

形成"黯红色雾漫"的主要原理：脏腑热盛，血流增速，兼受湿痰侵扰，以致形成瘀血，气血蕴积热甚，使血脉压力增高，逐渐缓慢渗出，可以引发气机妄动，形成内风。由于脏腑组织通过经络与白睛血脉相连，故在穹隆部血脉中的血液也发生缓慢、轻微渗出，以致在白睛相应脏腑范围穹隆部形成由深渐浅的黯红色雾样弥散浸染形态，形成白睛"黯红色雾漫"眼象。

"黯红色雾漫"的临床意义：主热郁血瘀内风证。此证以血瘀实热内风为主。

治疗热郁血瘀内风证时，宜在辨准疾病的前提下，采用相应的清热解郁、活血息风法则。

（4）白睛特征"黑睛周围红黯色环状雾漫伴虬脉"

"红黯色环状雾漫伴虬脉"的临床形态特征：在黑睛周围出现的红黯色环状雾漫，即位于白睛、但在黑睛周围并靠近黑睛呈现红（较红色更鲜明，亦可称鲜红色，或称大红色）而兼黯色环状雾漫，同时伴有自黑睛周围发出的较粗大、由粗渐细，并与红黯色环状雾漫相同颜色的虬髯状血脉。"红黯色"为红兼黯色，虽然黯色较著，但仍以红色为主，也可称"紫红色"。

形成"赤色环状雾漫伴虬脉"的解剖组织基础：前已述及，后睫状动脉之一条长支（长后睫状动脉）与前睫状动脉交流成动脉丛，滋养睫状体；眼动脉之一条肌支入眼球与长后睫状动脉相交于睫状体之前部，成为前睫状动脉；而前睫状动脉的一条靠近角膜缘的分支，穿过巩膜进入睫状体，与长后睫状动脉构成虹膜动脉大环，另一部分则于巩膜表面向前运行形成角膜缘血管网。当角膜缘深层周围血管网（或称"角膜周围血管丛"，即前睫状毛细血管网）充血扩张时，血液中红细胞聚集在一起，并迅速流动，细胞生物氧化过程受损，动 - 静脉血氧含量差减少；毛细血管中氧合血红蛋白略增加，血浆减少，血液瘀滞于毛细血管床，并聚集一定程度的脱氧血红蛋白，从而使血液颜色变成红黯色，血管的颜色也呈"红黯色"。因血脉压力增高使血液逐渐缓慢渗出，于是在角膜周围形成薄雾状浸染形态，而形成"红黯色环状雾漫伴虬脉"，或可称"紫红色环状雾漫伴虬脉"。

形成"红黯色环状雾漫伴虬脉"的主要原理：当病邪侵及肝、肾、肺时，由于热邪亢盛，热灼津液，导致血中津液减少，但人体正气未虚，"营"气相对大量增多，血液明显浓缩，虽然营阴运行增速，但气化功能减弱，形成瘀血状态，此即邪热郁遏而阻碍气血运行，血脉压力增高，使血液逐渐缓慢渗出，气机逆乱而生风，于是在黑睛周围形成红黯色薄雾样浸染形态，并且伴有自黑睛周围发出的较粗大、由粗渐细、与红黯色环状雾漫相同颜色的虬髯状血脉，而形成"红黯色环状雾漫伴虬脉"眼象。

"红黯色环状雾漫伴虬脉"的临床意义：主肝肾肺热瘀夹风实证。从西医学角度看，此种眼象多见于角膜炎、虹膜睫状体炎、葡萄膜炎等引起的睫状充血，亦可见于念珠菌病角膜炎、曲菌病角膜炎伴发的睫状充血。

治疗此类"肝肾肺热瘀夹风实证"宜在辨准疾病的前提下采用相应的各种清泻脏腑风热、兼以解郁之法。

5. 蓝色雾漫系列

（1）白睛特征"蓝色雾漫"

"蓝色雾漫"的临床形态特征："蓝色雾漫"主要是自穹隆部发出的向整个白睛呈雾样弥散扩展的不隆起于白睛表面的蓝色浸染状态，有如薄雾弥散散开（图2-4-3-49）。

形成"蓝色雾漫"的解剖组织基础：当血液中的血红蛋白及红细胞出现较严重凝结时，血中含氧量严重减少，可使血液颜色变为蓝色；故当血脉压力增高而逐渐形成薄雾状浸染形态时，可呈现蓝色雾漫。

形成"蓝色雾漫"的主要原理：脏腑受邪侵害之后，血行郁阻，使发挥气化作用的极微细血脉中的气血循行阻力增大，血脉压力增高，而发生轻微、缓慢渗出，导致气机上窜，引发风证。因血中"营"气大减，故血液颜色变为蓝色。由于脏腑组织通过经络与白睛血脉相连，故可使白睛末梢血脉中的血液也发生缓慢、轻微渗出，以致在白睛相应脏腑部位看到由深渐浅的渗出，从而形成白睛"蓝色雾漫"眼象。

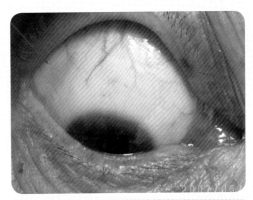

图 2-4-3-49　白睛蓝色雾漫眼象

"蓝色雾漫"的临床意义：主寒郁风邪证。淡蓝色雾漫表示寒郁风邪较轻证候。

治疗"寒郁风邪证"宜在辨准疾病的前提下采用相应的各种温阳解郁、驱寒祛风法，可佐以理气、化湿、活血等法。

（2）白睛特征"黯蓝色雾漫"

"黯蓝色雾漫"的临床形态特征："黯蓝色雾漫"主要是自穹隆部发出的向整个白睛呈雾样弥散扩展的不隆起于白睛表面的黯蓝色浸染状态，有如薄雾弥散散开（图 2-4-3-50）。

形成"黯蓝色雾漫"的解剖组织基础：当血液中的血红蛋白及红细胞出现极严重凝结时，血中含氧量极度减少，可使血液颜色变为黯蓝色；故当血脉压力增高而逐渐形成薄雾状浸染形态时，可呈现黯蓝色雾漫。

形成"黯蓝色雾漫"的主要原理：与"形成白睛'蓝色雾漫'特征的原理"相同，但血行郁阻较之更严重。

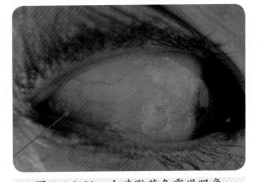

图 2-4-3-50　白睛黯蓝色雾漫眼象

"黯蓝色雾漫"的临床意义：主寒郁风邪重证。

《素问·风论》又云："风入系头，则为目风眼寒。"可见头部有风邪入侵，可以引起眼目受风，在眼目出现寒邪为患的征象。

治疗"寒郁风邪重证"亦宜在辨准疾病的前提下采用相应的各种温阳解郁、驱寒祛风法，可佐以理气、化湿、活血等法。

6. 青色雾漫系列

（1）白睛特征"青色雾漫"

"青色雾漫"的临床形态特征："青色雾漫"主要是自穹隆部发出，向整个白睛呈现由深渐浅的雾样弥散状扩展的不隆起于白睛表面的青色浸染状态，有如薄雾弥散散开（图 2-4-3-51）。

形成"青色雾漫"的解剖组织基础：当血液中的血红蛋白及红细胞显著凝聚时，血中含氧量明显减少，可使血液颜色变为青色；故当血脉压力增高而逐渐形成薄雾状浸染形态时，可形成青色雾漫。

形成"青色雾漫"的主要原理：肝、心、肾、肺、脾胃等脏腑气虚受邪侵害之后，气虚抗邪乏力，血液郁阻，外周血脉压力增高，使发挥气化作用的极微细血脉中的气血循行压力增大，而发生

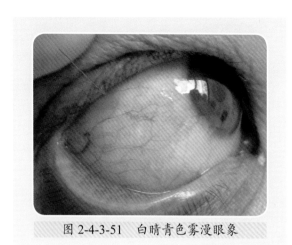

图 2-4-3-51　白睛青色雾漫眼象

轻微、缓慢渗出，导致气机妄动，引发风证。因血中营气减少，故血液颜色变为青色。由于脏腑组织通过经络与白睛血脉相连，故可在白睛发生缓慢、轻微渗出，以致在白睛相应脏腑部位看到由深渐浅的渗出，从而形成白睛"青色雾漫"眼象。

"青色雾漫"的临床意义：主气虚寒郁、动风证。此证属于虚实夹杂证候。

治疗此类气虚寒郁动风证宜在辨准疾病的前提下采用相应的各种补气温通解郁息风法，可佐以理气、化湿以及适当活血法。

（2）白睛特征"淡青色雾漫"

"淡青色雾漫"的临床形态特征："淡青色雾漫"主要是自穹隆部发出的向整个白睛呈雾样弥散扩展的不隆起于白睛表面的淡青色浸染状态，有如薄雾弥散散开（图 2-4-3-52）。

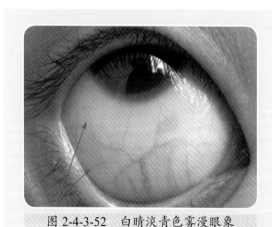

图 2-4-3-52　白睛淡青色雾漫眼象

形成"淡青色雾漫"的解剖组织基础：当血液中的血红蛋白及红细胞轻度凝聚时，血中含氧量减少，可使血液颜色变为淡青色。白睛穹隆部极微细血脉中的压力增高之后，可以造成血液轻微、少量、缓慢渗出血脉之外，从而形成淡青色雾样弥散状态，称之为"淡青色雾漫"。

形成"淡青色雾漫"的主要原理：同形成白睛"青色雾漫"特征的原理，但病理变化较轻微。

"淡青色雾漫"的临床意义：主气虚寒郁、动风轻证。

治疗此类"气虚寒郁、动风轻证"宜在辨准疾病的前提下采用相应的各种补气温通解郁息风法，可佐以理气、化湿以及适当活血等法，但用药剂量须仔细斟酌。

综上所述，雾漫总的临床意义是主"风"，可为内风，亦可为外风。在望诊"雾漫"眼象时，可发现白睛出现风证兼热证、风证兼寒证、风证兼血瘀证、风证兼湿证、风证兼气虚证、风证兼血虚证、风证兼阴虚证等特征，并可依据以下眼象发现病势进退。

（二）白睛雾漫的根梢、形态、走向、面积大小

在具体辨析雾漫表示的临床意义时，除观察颜色之外，尚须依据雾漫根梢、形态、走向、面积大小，综合辨析，以得出全面诊断。

1. 白睛特征"雾漫根梢"

大多数情况下，雾漫以近穹隆部为根，远离穹隆部或角膜部为梢。而"黑睛周围红黯色环状雾漫伴虬脉"则于近角膜部为根。

从根部状态看，雾漫可分为"有根雾漫"和"无根雾漫"两种。

（1）白睛特征"有根雾漫"

"有根雾漫"的临床形态特征："有根雾漫"的白睛特征是从穹隆部（或角膜缘部）向其四周弥散扩展，颜色浸染由深渐浅，最后消失，宛如中国画中的浸染或渲染意境。

形成"有根雾漫"的解剖组织基础：形成"有根雾漫"的血液是从穹隆部血管渗出，故雾漫紧连穹隆部位，著者称之为"有根雾漫"。

形成"有根雾漫"的主要原理：当肝、心、肾、肺、脾胃等相应脏腑气血运行郁滞，导致脏腑的气血循行压力加大时，脏腑在白睛相应穹隆部的表浅末梢血脉中的血液发生缓慢、轻微渗出，可出现"有根雾漫"眼象。

"有根雾漫"的临床意义：有根雾漫主实证。

临床上最常见外眦雾漫，临床意义主肝胆实风证候。内眦雾漫亦较常见，临床意义主心风实证。上穹隆部雾漫主肾风实证、骨或关节风证，随出现脏腑部位不同而与相关脏腑密切相关。当然，尚须依据颜色、根梢、形态、走向、面积大小等眼象综合考虑，整体辨析证候。

治疗"实风证"宜在辨准疾病的前提下采用相应的各种息风法。

（2）白睛特征"无根雾漫"

"无根雾漫"的临床形态特征：无根雾漫的白睛特征是在离开穹隆部一段距离之后开始出现雾漫，然后呈弥散状扩展，可以为扇形，也可以呈现有一个或多个尖端的弥散状扩展状态，仿佛无源之水、无本之木，故著者称之为"无根雾漫"。

形成"无根雾漫"的解剖组织基础：巩膜和球结膜筋膜深层微细血管中的血浆或全血从白睛深层血管缓慢渗出，而未与穹隆部紧密相连，形成由深渐浅的雾样弥散状态，称之为"无根雾漫"。

形成"无根雾漫"的主要原理：脏腑中的营血不足而致血脉深藏于组织深部；营血不足也可使血脉变细，阻力增加；或直接因脏腑营血不足，脏腑失养，血流迟滞，均可使白睛穹隆部较深层末梢血脉中的血液流动缓慢，压力增高，以致轻微渗出，而发生"风"证。但因正气较虚或病势已衰，血脉中的压力较"有根雾漫"小，或血脉中的压力较"有根雾漫"血脉中的压力转小，使血脉中缓慢、轻微渗出的血液未能达到白睛浅层穹隆部而显露于白睛，故白睛雾漫不紧连穹隆部，而是与穹隆部有一小段距离，以致使雾漫看似"无根"。其中，亦应有经络体系在发挥相应作用。

"无根雾漫"的临床意义："无根雾漫"也主"风"证，但多主风邪之虚证，可称"虚风"证候。依颜色等相关眼象不同，可有血虚风证、气虚风证、阴虚风证、阳虚风证以及各种兼夹证候，宜根据前述白睛血脉颜色、粗细等特征确定证候寒热虚实属性。

治疗"虚风证"宜在辨准疾病的前提下采用相应的各种补虚祛风法或补虚息风法。

2. 白睛特征"雾漫形态和走向"

当雾漫之"梢"的形态为扇形时，表示病证正在发展，病势较严重。当雾漫之梢的形态已形成一个或多个尖端时，表示病证正在朝尖端所指脏腑的方向发展，病势已有一定趋向。

当雾漫之梢的形态为平齐状态时，主病势已得到控制，或已停止发展。

当雾漫之梢的形态为月牙状向内凹时，主病势已逐渐向愈。

3. 白睛特征"雾漫面积"

雾漫面积大表示病势严重，雾漫面积小表示病势较轻微。

雾漫面积变大表示病势转重，雾漫面积变小表示病势缓解。

雾漫消失表示"风"证已消退。

4. 白睛特征"雾漫兼象"

雾漫兼白睛无色浮壅：雾漫本应与白睛在同一平面，若兼白睛无色浮壅，表明兼有"湿"证（如水湿郁阻证）或"痰"证。

雾漫兼丘：若雾漫隆起类圆丘形态，是为"雾漫兼丘"，主风兼痰湿证。

雾漫兼岗：若隆起为长条形，是为"雾漫兼岗"，主病邪已深重复杂。"丘"和"岗"的具体情况请见此章第二节。

至于所主证候寒热虚实属性，宜从色泽、有根无根等诸多因素辨析。

五、白睛特征"月晕"

"月晕"的临床形态特征："月晕"是中心有"点"，而"点"周围有"斑"的白睛形态特征，因其仿若圆月之有晕，故称之为"月晕"。此特征不突出于白睛表面。月晕的"点"的颜色较连接的血脉颜色深，血脉末端膨隆成圆形，直径略大于所连接的血脉。"点"周围的"斑"是颜色相对较浅的圆形色斑，宛如月圆时月亮周围存在月晕的景象，称之为"月晕"。"月晕"中间的圆点与白睛位于同一平面。

"月晕"表现于白睛时有两类情况，一种是在白睛血脉末端出现、且与血脉相连；一种是在白睛表面孤立存在，月晕周围并无白睛血脉。

形成"月晕"的解剖组织基础：球结膜、球结膜筋膜或巩膜中的血管末端因各种原因导致血液循环障碍、压力增大，即可膨胀成球形。如果这一球形膨大不突出于白睛表面，即形成"点"；而当这个膨大的微小球形末梢血管发生渗出时，即可在"点"的周围形成不高出于球结膜表面的"月晕"。其实质是白睛血脉末梢"瘀血点"周围出现少量而轻微的血液或淋巴液渗出、及其"瘀水带"而呈现的白睛特征。

形成"月晕"的主要原理：脏腑组织局部因气滞血瘀，或气血痰湿郁结而形成病灶，影响末梢血脉气化，末梢动脉血液向末梢静脉回流时，阻力相应增加，血脉末梢的管壁膨胀并产生渗出，周围出现少量而轻微的血液或水液渗出之后，可在病灶周围形成"瘀血带"或"瘀水带"。因脏腑组织病证通过经络与白睛密切联系，故在白睛相应脏腑部位深层极细小动脉末端和极细小静脉末端衔接处构成"月晕"。

"月晕"的临床意义：主痰气郁结兼风轻证。伴随病因、病机不同，可在气滞血瘀时兼夹湿邪、寒邪、热邪等，形成气滞血瘀内风。由于疾病证候不同，"月晕"可呈现不同颜色。这需要观察月晕中间圆点的颜色以及月晕中间的圆点是空虚还是实体。此时，尚应注意白睛其他特征，综合考虑其他辨证要点。

若月晕中间的圆点空虚，且与白睛位于同一平面，亦主痰气郁结兼风证。此以气郁为主。患此证时，病尚轻微，常见于体积较小、临床表现轻微或尚无临床表现的囊肿、痰核等患者。

若月晕中间的圆点为实体，与白睛位于同一平面，亦主痰气郁结兼风证。此时病亦轻微，但气郁每与湿邪、痰邪或瘀邪互结。常见于体积较小、临床表现轻微或尚无临床表现的结石、肿块、痰核、面瘫，偏瘫，或罹患癫、狂、痫病患者。

此时尚应注意其他白睛形态特征及白睛血脉的各种特征，综合辨析病因和证候要点。

（一）白睛特征"灰色月晕"

"灰色月晕"的临床形态特征：以白睛特征"灰色点"为中心，围有灰色斑，若圆月之有晕（图 2-4-3-53）。

形成"灰色月晕"的解剖组织基础：同形成"灰色点"与"灰色斑"的解剖组织基础。

形成"灰色月晕"的主要原理：同形成"灰色点"与"灰色斑"的原理。

"灰色月晕"的临床意义：当灰色月晕连接白睛血脉时，主气滞湿郁兼风证。若为灰黯色月晕，月晕中间为灰色空泡点，主痰气郁结兼风轻证。西医学诊断的囊肿、积液等病多见此眼象。当灰色月晕孤立出现时，主气虚气滞、湿郁兼风证。

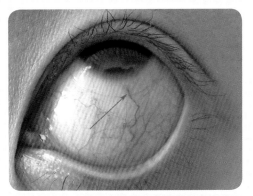

图 2-4-3-53　白睛灰色月晕眼象

（二）白睛特征"黯灰色月晕"

"黯灰色月晕"的临床形态特征：以白睛特征"黯灰色点"为中心，围有灰色斑，若圆月之有晕（图 2-4-3-54）。

形成"黯灰色月晕"的解剖组织基础：同形成"黯灰色点"与"灰色斑"的解剖组织基础。

形成"黯灰色月晕"的主要原理：同形成"黯灰色点"与"灰色斑"的原理。

"黯灰色月晕"的临床意义：当黯灰色月晕连接白睛血脉时，主气滞血瘀、湿郁兼风证。大多病程较长。当黯灰色月晕孤立出现时，主气虚气滞血瘀、湿郁兼风证。西医学诊断的骨质增生，肿瘤，虫积，动脉硬化，高血压，冠心病等多见此种眼象。此证瘀血重于痰湿。若为"黯灰黄色月晕"则为湿郁兼风、热证。

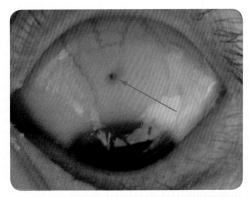

图 2-4-3-54　白睛黯灰色月晕眼象

（三）白睛特征"红色月晕"

"红色月晕"的临床形态特征：以白睛特征"红色点"为中心，围有黯粉色斑，若圆月之有晕（图 2-4-3-55）。

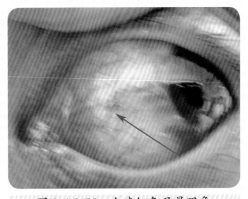

图 2-4-3-55　白睛红色月晕眼象

形成"红色月晕"的解剖组织基础：同形成"红色点"与"黯粉色斑"的解剖组织基础。

形成"红色月晕"的主要原理：同形成"红色点"与"黯粉色斑"的原理。

"红色月晕"的临床意义：当红色月晕连接白睛血脉时，主血瘀郁热兼风证。当红色月晕孤立出现时，主气虚血瘀、郁热兼风证。

（四）白睛特征"红黯色月晕"

"红黯色月晕"的临床形态特征：以白睛特征"红黯色点"为中心，围有红色斑，若圆月之有晕（图 2-4-3-56）。

形成"红黯色月晕"的解剖组织基础：同形成"黯红色点"与"红色斑"。

形成"红黯色月晕"的主要原理：同形成"黯红色点"与"红色斑"的原理。

"红黯色月晕"的临床意义：当红黯色月晕连接白睛血脉时，主血热血瘀兼风证。当红黯色月晕孤立出现时，主气虚血瘀、血热兼风证。

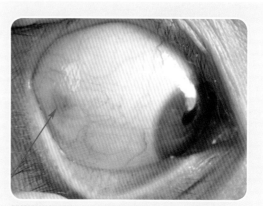

图 2-4-3-56　白睛红黯色月晕眼象

（五）白睛特征"紫红色月晕"

"紫红色月晕"的临床形态特征：以白睛特征"紫红色点"为中心，围有黯红色斑，若圆月之有晕（图 2-4-3-57）。

形成"紫红色月晕"的解剖组织基础：同形成"紫红色点"与"黯红色斑"。

形成"紫红色月晕"的主要原理：同形成"紫红色点"与"黯红色斑"的原理。

"紫红色月晕"的临床意义：当紫红色月晕连接白睛血脉时，主热盛血瘀兼风证。当紫红色月晕孤立出现时，主气虚热盛、血瘀兼风证。

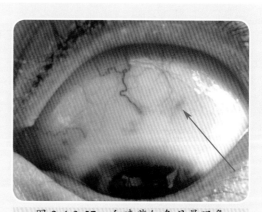

图 2-4-3-57　白睛紫红色月晕眼象

（六）白睛特征"紫灰色月晕"

"紫灰色月晕"的临床形态特征：以白睛特征"紫灰色点"为中心，围有紫红色斑，若圆月之有晕（图 2-4-3-58）。

形成"紫灰色月晕"的解剖组织基础：同形成"紫灰色点"与"紫红色斑"。

形成"紫灰色月晕"的主要原理：同形成"紫灰色点"与"紫红色斑"的原理。

"紫灰色月晕"的临床意义：当紫灰色月晕连接白睛血脉时，主血瘀湿郁兼风证，依其他眼象特征可为热证、可为寒证。当紫灰色月晕孤立

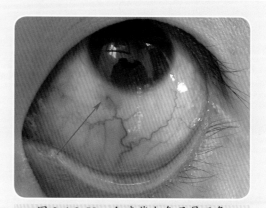

图 2-4-3-58　白睛紫灰色月晕眼象

出现时，主气虚血瘀湿郁兼风、热证。

（七）白睛特征"蓝色月晕"

"蓝色月晕"的临床形态特征：以白睛特征"蓝色点"为中心，围有灰色斑，若圆月之有晕（图2-4-3-59）。

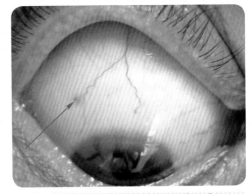

图2-4-3-59 白睛蓝色月晕眼象

形成"蓝色月晕"的解剖组织基础：同形成"蓝色点"与"灰色斑"。

形成"蓝色月晕"的主要原理：同形成"蓝色点"与"灰色斑"的原理。

"蓝色月晕"的临床意义：当蓝色月晕连接白睛血脉时，主血瘀湿郁兼风、寒证；当蓝色月晕孤立出现时，主气虚血瘀湿郁兼风、寒证。若月晕淡蓝色则主血瘀湿郁兼风、寒邪轻证。

（八）白睛特征"青色月晕"

"青色月晕"的临床形态特征：以白睛特征"青色点"为中心，围有蓝色斑，若圆月之有晕（图2-4-3-60）。

形成"青色月晕"的解剖组织基础：同形成"青色点"与"蓝色斑"。

形成"青色月晕"的主要原理：同形成"青色点"与"蓝色斑"的原理。

"青色月晕"的临床意义：当青色月晕连接白睛血脉时，主气滞血瘀痛证。当青色月晕孤立出现时，主气虚气滞血瘀痛证。

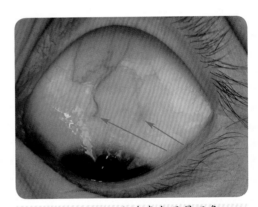

图2-4-3-60 白睛青色月晕眼象

附：瞳孔周围灰色环系列

"瞳孔周围灰色环"是奇恒之腑"脑"病理变化的重要眼象，并伴随罹患"脑气虚证""脑血虚证""脑阴虚证""脑阳虚证"各证候之异而呈现不同眼象。

（一）白睛特征"瞳孔周围灰色环"

"瞳孔周围灰色环"的形态特征：在弥散的自然光线下，环绕瞳孔周围的灰色圆环（图2-4-3-61）。

形成"瞳孔周围灰色环"的解剖组织基础：当巩膜向角膜移行形成宽0.15～0.3cm的"角巩缘"时巩膜表面的"外巩膜沟"与"内巩膜沟"的巩膜静脉窦血管管壁增厚、弹性减弱，小梁

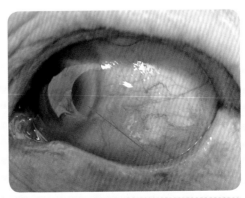

图2-4-3-61 白睛瞳孔周围灰色环眼象

网和巩膜静脉窦的有孔结缔组织（主要是由胶原纤维和弹力纤维构成）老化变性，从而使外观变灰。

形成"瞳孔周围灰色环"的主要原理：当痰湿潴留血脉之内，阻滞气机运行时，形成瘀血兼痰湿阻滞状态，瘀血色黯，兼以痰湿则使颜色变灰。

"瞳孔周围灰色环"的临床意义：主脑气虚夹痰证。

（二）白睛特征"瞳孔周围粉灰色环"

"瞳孔周围粉灰色环"的形态特征：在弥散的自然光线下，环绕瞳孔周围的粉灰色圆环（图2-4-3-62）。

形成"瞳孔周围粉灰色环"的解剖组织基础：同"瞳孔周围灰色环"。

形成"瞳孔周围粉灰色环"的主要原理：当痰湿潴留血脉之内、阻滞气机运行而兼血虚时，形成血虚血瘀兼痰湿阻滞状态，瘀血色黯，血虚色呈粉红色。而当兼以痰湿时，则使颜色变为粉灰色。

"瞳孔周围粉灰色环"的临床意义：主脑血虚血瘀兼湿痰证。

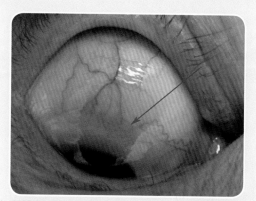

图 2-4-3-62　白睛瞳孔周围粉灰色环眼象

（三）白睛特征"瞳孔周围黄灰色环"

"瞳孔周围黄灰色环"的形态特征：在弥散的自然光线下，环绕瞳孔周围的黄灰色圆环（图2-4-3-63）。

形成"瞳孔周围黄灰色环"的解剖组织基础：同上。

形成"瞳孔周围黄灰色环"的主要原理：当痰湿潴留血脉之内、阻滞气机运行而兼阴虚时，形成阴虚血瘀兼痰湿阻滞状态，瘀血色黯，阴虚色呈殷红色，而当兼以痰湿时，则使颜色变为黄灰色。

"瞳孔周围黄灰色环"的临床意义：主脑阴虚血瘀兼湿痰证。

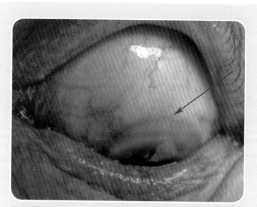

图 2-4-3-63　白睛瞳孔周围黄灰色环眼象

（四）白睛特征"瞳孔周围灰白色环"

"瞳孔周围灰白色环"的形态特征：在弥散的自然光线下，环绕瞳孔周围的灰白色圆环（图2-4-3-64）。

形成"瞳孔周围灰白色环"的解剖组织基础：同上。

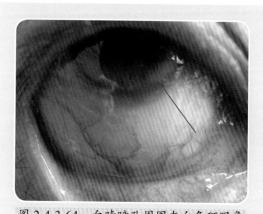

图 2-4-3-64　白睛瞳孔周围灰白色环眼象

形成"瞳孔周围灰白色环"的主要原理：当痰湿潴留血脉之内、阻滞气机运行时，形成瘀血兼痰湿阻滞状态，瘀血色黯，阳虚则色苍白，当严重阳虚而兼以湿痰时，则使颜色变为灰白色。

"瞳孔周围灰白色环"的临床意义：主脑阳虚血瘀兼湿痰证。

第二节　隆起于白睛表面的白睛特征

当人体罹患病证之后，除在白睛上可以出现不高出于白睛表面的特征之外，尚可呈现高出于白睛表面的特征。临床常见白睛上出现的"结""包""丘""岗""岛""泡"等是高出于白睛表面的特征。当这些白睛形态特征的部位、颜色、形态、大小、方向不同时，所具有的临床意义也不同。

一、白睛形态特征"结"

"结"的临床形态特征："结"是高出于白睛表面的圆形小球样隆起，著者将此白睛特征称作"结"。"结"可连在血管末端，也可看似孤立。白睛特征"结"的直径多在 0.1cm 以下，形态上有实体结、空泡结、纽丝结、根虚结和孤立结等。

形成"结"的解剖组织基础：我们已知球结膜和巩膜之间有球结膜下眼球筋膜组织，眼球筋膜组织和球结膜之间有疏松蜂窝组织，这些组织之间十分松弛，且球结膜下布有血管和淋巴管。淋巴管内的淋巴浆是毛细血管动脉端血浆渗出之后形成的一部分液体，属于渗出液，其中蛋白含量低于血浆，单向回流，因而也可认为淋巴是血浆循环的一个旁路。球结膜的淋巴系统由浅层淋巴网和深层淋巴网构成。浅层淋巴网位于球结膜固有层，深层淋巴网包含有较大的淋巴管，位于球结膜的纤维层，这深浅两层的淋巴液向两眦引流，与眼睑淋巴汇合。上睑结膜的淋巴液回流至腮腺淋巴结，下睑结膜的淋巴液回流至颌下淋巴结。在此基础上，当某部位白睛微细血管或淋巴管出现一定程度栓塞时，可以在球结膜之下形成各种形态特征的"结"。

形成"结"的主要原理：当脏腑组织由于湿、饮、痰、瘀而出现较轻微的气机阻滞时，可以在局部形成微小的积聚。由于脏腑组织病证通过经络与白睛密切联系，故在白睛相应脏腑部位因气化阻力增加而形成微小栓塞，于是在白睛相应脏腑部位出现血脉末端膨大隆起，形成圆形小球状隆起。虽然有的"结"看似孤立，其实在"结"的深层仍与经络血脉相连。

"结"的主要常见临床意义："结"多为湿气郁结证、或痰气郁结证、或兼瘀血证。"结"的形态、颜色不同，具有各不相同的临床意义，可显热证，可显寒证；可显实证，可显虚证，但多显虚实夹杂证。

常见白睛特征"结"的颜色为灰色结、黯灰色结、灰褐色结、青色结、青黑色结、红色结、紫色结等，常见"结"的形态为实体结、空泡结、纽丝结、根虚结、孤立结等。"结"的颜色与"结"的形态不能分开，故两者需同时考虑。

（一）白睛特征"实体结"

"实体结"的临床形态特征：白睛相应脏腑部位出现血管末端膨大隆起并与眼球结膜粘连形成圆形小球状隆起，但圆形小球状隆起的中间紧密无空隙，将此"结"称作"实体结"。隆起于白睛表面的有颜色的圆形实体结节，直径在 0.1cm 以下。

形成"实体结"的解剖组织基础：球结膜下眼球筋膜组织，或眼球筋膜组织和球结膜之间的疏松蜂窝组织中的球结膜下血管出现一定程度栓塞时，可以在球结膜之下形成"实体结"。有的"实体结"看似孤立，其实在"实体结"的深层仍与经络血脉相连。

另有"球结膜血管瘤"当与此相区别。"球结膜血管瘤"外观与"实体结"虽存有较大差别，但是，尚宜提起注意。"球结膜血管瘤"多为先天，或出生后不久而发生，外形虽以团块状或海绵状为常见，但也可见到孤立的血管隆起；"实体结"则是后天出现，可发于外眼各相应脏腑部位，且伴随病证变化而变化，伴随病证消失而消失。

形成"实体结"的主要原理：当脏腑组织由于湿、饮、痰、瘀而出现较轻微的气机阻滞时，可致脏腑气机不利，形成湿（或饮、或痰）、或瘀血郁阻，气机结滞证。由于脏腑组织通过经络与白睛血脉相连，故在白睛相应脏腑部位出现球状、中间紧密无空隙的圆形隆起，即著者所称之"实体结"。

"实体结"的临床意义："结"体颜色不同，则或显示寒证，或显示热证。

1. 白睛特征"灰色实体结"

"灰色实体结"的临床形态特征：白睛相应脏腑部位血管末端呈现灰色，与眼球结膜粘连形成的小球状隆起，小球状隆起的中间紧密无空隙，即为灰色实体结（图 2-4-3-65）。

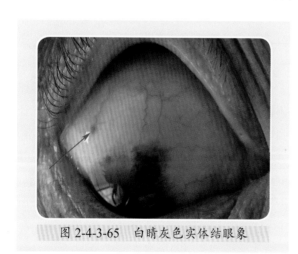

图 2-4-3-65　白睛灰色实体结眼象

形成"白睛灰色实体结"的解剖组织基础：当白睛相应脏腑部位的微细淋巴管出现一定程度栓塞时，淋巴细胞与白细胞在球结膜之下形成圆形小球样隆起，即为白睛特征"灰色实体结"。

形成"灰色实体结"的主要原理：湿邪导致气血循行缓滞，阻碍营气与卫气运行，出现较轻微的气机阻滞，可使血中津液游于脉外，在局部形成微小的积聚。由于脏腑组织病证通过经络与白睛密切联系，故在白睛相应脏腑部位因"气化"阻力增加而形成微小栓塞，于是在白睛相应脏腑部位出现血脉末端膨大隆起，形成圆形灰色小球状隆起，而成为灰色实体结。

"灰色实体结"的临床意义：主湿郁气结证。西医学中各相关系统的结石病，结核病，实体肿瘤初期，某些组织增生病变等，常可见到此种眼象。

治疗"湿郁气结证"宜在仔细辨准疾病的前提下，采用相应的各种化湿散结法，可酌情佐以活血法，或各种相应的复合治疗方法。

2. 白睛特征"黯灰色实体结"

"黯灰色实体结"的临床形态特征："黯灰色实体结"是高出于白睛表面的黯灰色圆形小球样隆起。"黯灰色实体结"可连在血管末端，也可看似孤立（图 2-4-3-66）。

形成"黯灰色实体结"的解剖组织基础：白睛微细血管血流减慢，聚集较多的脱氧血红蛋白，血氧饱和度降低，血液瘀滞，同时伴淋巴管出现一定程度栓塞时，携氧不足的红细胞、淋巴细胞与白细胞在球结膜之下形成圆形小球样隆起，即白睛特征"黯灰色实体结"。

形成"黯灰色实体结"的主要原理：湿邪阻碍营卫运行，导致气血循行瘀滞，并使血中津液浮于脉外，瘀血和"湿"邪在局部形成微小的积聚。由于脏腑组织病证通过经络与白睛密切联系，故在白睛相应脏腑部位因气化阻力增加，及湿邪积滞而形成微小栓塞，于是形成血脉末端膨大隆起，形成黯灰色小球状隆起，而成为黯灰色实体结。

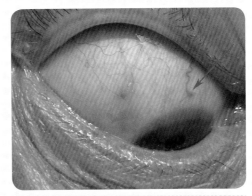

图 2-4-3-66 白睛黯灰色实体结眼象

"黯灰色实体结"的临床意义：主湿郁气结寒瘀证。"湿"性寒，此时瘀血从寒化，亦为寒性，故此特征主寒实证。西医学中各相关系统的结石病、结核病、实体肿瘤，某些组织增生病变等，亦常可见到此种眼象。

治疗"湿郁气结寒瘀证"宜在仔细辨准疾病的前提下，采用相应的各种化湿散结法，并佐以温通活血法，或各种相应的复合治疗方法。

3. 白睛特征"灰褐色实体结"

"灰褐色实体结"的临床形态特征："灰褐色实体结"是高出于白睛表面的灰褐色圆形小球样隆起，小球状隆起的中间紧密无空隙（图 2-4-3-67）。

形成"灰褐色实体结"的解剖组织基础：白睛微细血管血流减慢，血液在血管末端瘀滞、聚集，红细胞和血浆小范围轻度渗出，同时伴淋巴管出现一定程度栓塞时，形成由携氧不足的红细胞、渗出的血浆、淋巴细胞与白细胞共同构成圆形小球样隆起。由于此时的红细胞颜色变黯，血浆色黄，淋巴细胞与白细胞颜色灰白，而导致白睛出现肉眼可见的灰色兼褐色小结，即著者所称之"灰褐色实体结"特征。

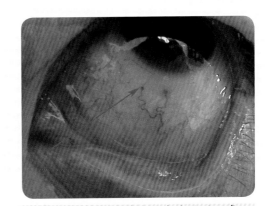

图 2-4-3-67 白睛灰褐色实体结眼象

形成"灰褐色实体结"的主要原理：当湿痰阻碍营卫运行，导致气血循行轻微瘀滞时，血中津液浮于脉外，形成微小的积聚，久而化热，可致脏腑气机不利，形成气机结滞。由于脏腑组织病证通过经络与白睛密切联系，故在白睛相应脏腑部位因气化阻力增加，及湿邪积滞化热而形成微小栓塞，导致血脉末端膨大隆起，形成灰褐色小球状、中间紧密无空隙的圆形隆起，而成为"灰褐色实体结"。

"灰褐色实体结"的临床意义：主湿郁化热气结证。西医学中各相关系统的结石病、结核病、实体肿瘤，某些组织增生病变等，常可见到此种眼象。

治疗"湿郁化热气结证"宜在仔细辨准疾病的前提下，采用相应的各种清热化湿解郁、活血散结法，以及各种相应的复合治疗方法。

4. 白睛特征"红色实体结"

"红色实体结"的临床形态特征："红色实体结"为高出于白睛表面的红色圆形小球样隆起。此"红色实体结"的红色较正常血脉颜色红而略深，呈深红色，但习惯上称之为"红色实体结"。"红色实体结"可连在血管末端，也可看似孤立（图2-4-3-68）。

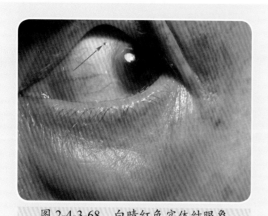

图 2-4-3-68　白睛红色实体结眼象

形成"红色实体结"的解剖组织基础：由于相关因素导致血管管径变细，血管中较多红细胞聚集在一起，快速流动，血小板聚集过多，红细胞大量瘀滞，使血管颜色较正常尤红。当血管末端出现一定程度栓塞时，形成圆形小球样隆起，从而构成"红色实体结"。

形成"白睛红色实体结"的主要原理：当痰邪郁积日久时，可影响相应脏腑气机；当气机郁滞日久之后，可在相应的脏腑组织化热，并影响经脉内外的气血经气运行，使气化阻力相应增加，血中营气因为瘀阻而相对增多，并出现一定程度栓塞，从而形成痰热血瘀气结病证。当血瘀痰热气结成为病灶损害相应脏腑时，通过经络作用，可以在白睛相应脏腑部位的血脉末梢呈现由瘀血和结缔组织形成红色圆形小球样隆起，即红色实体结。

"红色实体结"的临床意义：主痰热血瘀气结证。常见于严重高血压病，脑血栓形成，脑出血初期患者。此属热证。本病证初期可无症状，但也可有低热，乏力，逐渐消瘦，舌红，脉数等临床表现。

在治疗痰热血瘀气结证时，宜在辨准疾病的前提下，采用各种相应的清热凉血活血法，并根据疾病使用药物。

5. 白睛特征"黯红色实体结"

"黯红色实体结"的临床形态特征："黯红色实体结"为高出于白睛表面的黯红色圆形小球样隆起。"黯红色实体结"可连在血管末端，也可看似孤立（图2-4-3-69）。

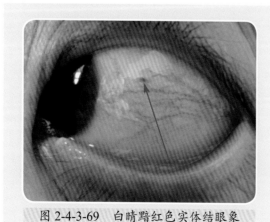

图 2-4-3-69　白睛黯红色实体结眼象

形成"黯红色实体结"的解剖组织基础：相关因素导致血管管径变细，血管中一定数量的红细胞和血小板聚集，导致血行瘀滞，即可因瘀血栓塞而形成圆形小球样隆起，从而呈现"黯红色实体结"。

形成"白睛黯红色实体结"的主要原理：当痰邪郁积日久时，可影响相应脏腑气机；当气机郁滞日久之后，可在相应的脏腑组织化热，并影响经脉内外的气血经气运行，使气化阻力增加，血中营气因为瘀阻而相对增多，并出现一定程度栓塞，从而形成较严重血瘀病变。瘀血与痰热可成为病灶，损害相应脏腑而阻滞气机。通过经络作用，可以在白睛相应脏腑部位的血脉末梢呈现由瘀血和结缔组织形成黯红色圆形小球样隆起，即黯红色实体结。

"黯红色实体结"的临床意义：主血瘀痰热气结证。此属热证。

在治疗血瘀痰热气结证时，宜在辨准疾病的前提下，采用各种相应的活血清热凉血法，并根据疾病使用专用药物。

6. 白睛特征"紫色实体结"

"紫色实体结"的临床形态特征："紫色实体结"为高出于白睛表面的紫色圆形小球样隆起。"紫色实体结"可连在血管末端，也可看似孤立（图 2-4-3-70）。

形成"紫色实体结"的解剖组织基础：相关因素导致血管管径变细，血管中较大量红细胞和血小板聚集，导致气血运行瘀滞，形成紫色血栓。通过经络作用，可以在白睛相应脏腑部位的血脉末梢呈现由紫色血栓塞而形成的紫色圆形小球样隆起，即为"紫色实体结"。

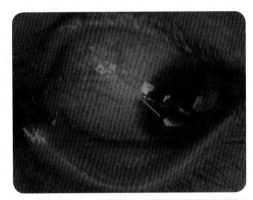

图 2-4-3-70　白睛紫色实体结眼象

形成"白睛紫色实体结"的主要原理：当痰邪郁积日久时，可影响相应脏腑气机；气机郁滞，可形成瘀血；痰邪、瘀血阻滞气机，郁积日久，在相应的脏腑组织化热，由血瘀痰热气结形成病灶。由于患病的脏腑组织气机严重阻滞，并形成严重瘀热，故在相应脏腑组织罹患因血瘀气滞热结而形成的病证。当严重的血瘀痰热气结阻滞气机、而以严重瘀热为主，并形成病灶损害相应脏腑时，通过经络作用，白睛相应脏腑部位可以呈现由瘀血和结缔组织形成的紫色实体结。

"白睛紫色实体结"的临床意义：主血瘀气滞热结实证。本病证初期可无症状，但也可有低热，乏力，逐渐消瘦，舌红，脉沉数等临床表现。

我们宜注意到，治疗上述各"结"所表明的证候时，宜在仔细辨准疾病的前提下，采用相应的各种化湿（或化痰或化瘀）通淋法、或化湿（或化痰或化瘀）散结法、或各种相应的复合治疗方法。

7. 白睛特征"青色实体结"

"青色实体结"的临床形态特征："青色实体结"是高出于白睛表面的青色圆形小球样隆起。"青色实体结"可连在血管末端，也可看似孤立（图 2-4-3-71）。

形成"青色实体结"的解剖组织基础：由于相关因素导致血管管径变细，血管中血小板聚集较多，红细胞瘀滞，血液流动变慢，血氧含量减少，使血液颜色改变为青色，血管颜色因而变青色；当出现一定程度栓塞时，形成圆形小球样隆

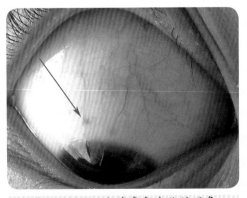

图 2-4-3-71　白睛青色实体结眼象

起，从而形成"青色实体结"。

形成"青色实体结"的主要原理：湿邪严重阻碍营卫运行，导致气血严重瘀滞，"瘀""湿""气滞"在人体脏腑局部郁结成有形病理产物。由于脏腑组织病证通过经络与白睛密切联系，故在白睛相应脏腑部位形成微小栓塞，使血脉末端膨大隆起，形成青色小球状隆起，而成为青色实体结。

"青色实体结"的临床意义：主湿郁气结证。

西医学中各相关系统的结石病，结核病，实体肿瘤初期，某些组织增生病变等，常可见到此种眼象。

8. 白睛特征"青黑色实体结"

"青黑色实体结"的临床形态特征："青黑色实体结"是高出于白睛表面的青黑色圆形小球样隆起。"青黑色实体结"可连在血管末端，也可看似孤立（图 2-4-3-72）。

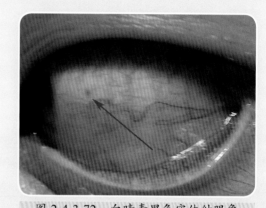

图 2-4-3-72 白睛青黑色实体结眼象

形成"青黑色实体结"的解剖组织基础：由于相关因素导致血管管径变细，血管中血小板聚集过多，红细胞大量瘀滞，血液流动变慢，血氧含量减少，使血液颜色变黯，血管颜色因而变黯，呈现青黑色；当出现一定程度栓塞时，形成圆形小球样隆起，从而形成"青黑色实体结"。

形成"青黑色实体结"的主要原理："瘀""痰""气滞"严重阻碍营卫运行，可以在人体脏腑局部郁结成有形寒性病理产物。由于脏腑组织病证通过经络与白睛密切联系，故在白睛相应脏腑部位形成微小栓塞，使血脉末端膨大隆起，形成青黑色小球状隆起，而成为青黑色实体结。

"青黑色实体结"的临床意义：主痰瘀郁阻证。此时瘀血与痰均属寒性时，可导致寒实证。

（二）白睛特征"空泡结"

"空泡结"的临床形态特征：白睛相应脏腑部位出现圆形小球状隆起于白睛表面的圆形结节，其圆形结节中看似空虚如泡，故将此白睛特征称作"空泡结"，有的"空泡结"看似孤立，其实在"空泡结"的深层仍与经络血脉相连（图 2-4-3-73）。

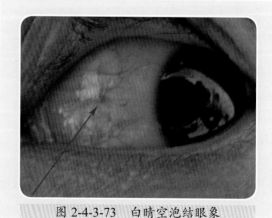

图 2-4-3-73 白睛空泡结眼象

形成"空泡结"的解剖组织基础：我们已知在球结膜和巩膜之间的软组织中布有血管，同时也布有淋巴管，当微细的球结膜淋巴管发生微小淋巴结节（或称"微小淋巴管瘤"）时，可在球结膜出现看似"空泡"状的微小球形隆起，此即"空泡结"。"空泡结"之内的周边若含有少量血液，则"空泡结"四周可略显红色，形成近似红色的"空泡结"。

形成"空泡结"的主要原理：当脏腑组织由于气虚或情志失和，并受湿、饮或痰邪侵扰，而出现较轻微的气机阻滞时，可使相关脏腑气机不利，乃至聚而为"结"。由于脏腑组织通过经络与白睛相连，故在白睛相应脏腑部位出现中间看似空虚如泡的圆形小球状隆起结节，即"空泡结"。

"空泡结"的临床意义：主湿（或痰或血）郁气滞痰结证。西医学诊断的"眼球结膜小泡"与常出现于眼球结膜或眼角膜缘的"空泡结"相近似，西医认为"眼球结膜小泡"属于针对病源微生物（如葡萄球菌、分支杆菌抗原）的迟发性超敏反应；著者则认为"空泡结"除可见于眼部自身疾病之外，尚多见于痕、聚、囊肿等疾病的相关证候。西医学中的囊肿病、非实体肿瘤初期、肠套叠、泡性角结膜眼等，常可见到此种眼象。

治疗"湿（或痰或血）郁、气滞痰结证"宜在仔细辨准疾病是囊肿病、还是非实体肿瘤初期、或是肠套叠等疾病的前提下，辨准寒证还是热证，而后采用相应的各种化湿（或化痰或化瘀）解郁行气散结法，或各种相应的复合治疗方法。

（三）白睛特征"纽丝结"

"纽丝结"的临床形态特征：隆起于白睛表面的有颜色的圆形结节，其圆形结节可为实体，也可为空泡，但均有细小血脉与圆形结节盘纽相连（图2-4-3-74）。

形成"纽丝结"的解剖组织基础：在形成"实体结"或"空泡结"的基础上，因为与"结"相连的数条小血管显露于外，即构成"纽丝结"。

小的"球结膜色素痣"外观与"实体结""纽丝结"有时接近，宜注意区别。"球结膜色素痣"属先天良性错构瘤，多位于角膜缘或睑裂部位，多为黑色，或为红褐色，内无血管。若迅速长入血管，则提示有可能恶变。此外，与艾滋病相关的"卡波西肉瘤"（Kaposi）为呈现于球结膜上的蓝色血管结节，差别较大。"实体结""纽丝结"均为后天出现："实体结"可为孤立结；"纽丝结"虽连有血管，但是以"实体结"或"空泡结"为中心，有细小血脉由圆形结节向

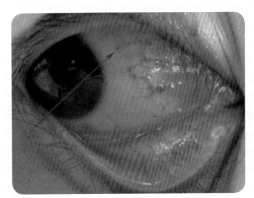

图 2-4-3-74　白睛纽丝结眼象

四周发出，并盘纽相连。"纽丝结"是后天病证在眼部的反应特征，可发于外眼各相应脏腑部位，且伴随病证变化而变化，伴随病证消失而消失。

形成"纽丝结"的主要原理：脏腑组织由于湿、痰、饮、瘀而出现轻微的气机阻滞，气血郁结，脏腑气机不利，牵及血脉，形成痰气郁结血瘀证。由于脏腑组织通过经络与白睛血脉相连，故在白睛相应脏腑部位出现"实体结"或"空泡结"与血脉联结盘绕眼象。

"纽丝结"的临床意义：主痰气郁结血瘀证。多见于癥瘕、积聚，而以血瘀较明显的病证。

西医学诊断的"滤泡"或云"滤泡形成"常出现于眼角膜缘结膜、颞侧球结膜、上睑结膜、上穹隆结膜，滤泡周围绕以小血管，与"空泡结"形成的"纽丝结"近相似，西医认为"滤泡"属于病毒、衣原体、寄生虫或药物引发的结膜炎；当"眼球结膜小泡"纤维化和血管化时，可以机化为实体并绕以小血管，也认为是属于针对病原微生物（如葡萄球菌、分支杆菌抗原）的迟发性超敏反

应。著者则认为由"空泡结"或"实体结"构成的"纽丝结"除可见于眼部自身疾病之外，尚多见于癥瘕、积聚等疾病而以血瘀较为明显的证候。

（四）白睛特征"根虚结"

"根虚结"的临床形态特征："实体结""空泡结"或"纽丝结"上连有一条或一条以上的血脉，这些白睛血脉从穹隆部发出之后，开始时不十分明显，若隐若现，仿佛摄像时焦距欠准，照片影像发"虚"状态，走行一段之后方逐渐明显，称作"根虚结"。并依其相连之"结"或为"实体结"、或为"空泡结"、或为"纽丝结"，而分别称作"根虚实体结""根虚空泡结"或"根虚纽丝结"（图2-4-3-75）。

形成"根虚结"的解剖组织基础：在形成"实体结""空泡结"或"纽丝结"的基础上，与"实体结""空泡结"或"纽丝结"相连的一条或一条以上的血管因血管中的血液较少，血液中未能充分充盈血管，以致血管沉潜于巩膜内，造成连接"结"的血管在穹隆部模糊不够清晰，而形成"根虚结"。

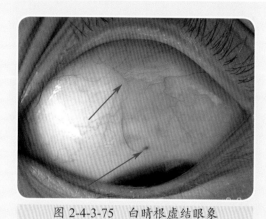

图2-4-3-75 白睛根虚结眼象

形成"根虚结"的主要原理：当患病导致人体脏腑正气虚弱时，在形成"实体结""空泡结"或"纽丝结"的基础上，人体脏腑组织气血不够充沛，脏腑组织血脉因而不够充盈，或血浆中血红蛋白减少，或血液中红细胞减少，血液颜色可以变为淡色，并显得不十分明显。由于全身脏腑病证通过经络气血与"目"密切联系，使"目"具备反映生命状态的相应解剖生理基础，故白睛相应脏腑部位的血脉在连接穹隆部的血脉时若隐若现，呈现虚无缥缈状态，走行一段之后方逐渐明显形成支脉，称作"根虚结"。"根虚实体结""根虚空泡结"或"根虚纽丝结"，总称之为"根虚结"。

"根虚结"的临床意义：主湿痰血瘀、气机郁结、虚实夹杂证，但病证尚较轻微。至于是湿邪、或是痰邪、抑或瘀邪，尚宜从"结"的颜色及相关特征仔细辨析。此等证候中之"虚证"可为气虚，也可为血虚、阴虚、阳虚等证，宜根据相关眼象特征综合考虑，仔细辨证。

治疗"湿痰血瘀、气机郁结兼虚轻证"宜在仔细辨准疾病前提下，辨准属于气虚，还是血虚、阴虚、阳虚，并应辨清寒证还是热证或寒热夹杂证等，而后采用相应的各种化湿（或痰或瘀）行气散结化瘀驱邪、酌以相应的补益法，或采用各种相应的复合治疗方法。若为实证，则不兼用补法。

（五）白睛特征"孤立结"

"孤立结"的临床形态特征：白睛上的"结"孤立存在，四周未连有血管，此种小"结"，宛如大海中的孤立小岛（图2-4-3-76）。

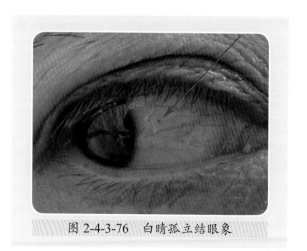

图2-4-3-76 白睛孤立结眼象

形成"孤立结"的解剖组织基础：在形成各种"结"的基础上，与"结"相连的白睛血脉从穹隆部发出之后，始终行走于巩膜深层而从外表看不到，故将此种白睛特征称作"孤立结"，并依"结"之形态不同，分别称作"孤立实体结""孤立空泡结"或"孤立纽丝结"。

形成"孤立结"的主要原理：当患病导致人体脏腑正气虚弱时，血液颜色变淡，并因气虚而导致气滞，使湿痰血瘀与气相结滞，形成积聚。由于全身脏腑病证通过经络气血与"目"密切联系，使"目"具备反映生命状态的相应解剖生理基础，故白睛相应脏腑部位可出现突起于白睛表面的"结节"；但由于气血不足，连接"结节"的血脉潜伏于巩膜深层，以致白睛"结节"宛如大海中的孤立小岛，而成为"孤立结"。依据"结"之形态不同，可分别形成"孤立实体结""孤立空泡结"或"孤立纽丝结"，总称之为"孤立结"。

"孤立结"的临床意义：主湿痰血瘀、气虚郁结轻证。其中，"孤立实体结"主癥积病"湿痰血瘀、气虚郁结轻证"，"孤立空泡结"主瘕聚病"湿痰血瘀、气虚郁结轻证"，"孤立纽丝结"主癥积病"湿痰血瘀、气虚郁结轻证"，但以血瘀较著。

治疗"孤立结"所代表的证候亦宜在仔细辨准疾病前提下，主要辨清是癥积病还是瘕聚病，同时要辨准属于气虚，还是血虚、阴虚、阳虚，并应辨清寒证还是热证或寒热夹杂证等，而后采用相应的各种化湿（或化痰或化瘀）行气散结祛瘀法，酌以相应的补益法，或采用各种相应的复合治疗方法。

二、白睛形态特征"包"

"包"的临床形态特征：高于白睛表面的圆形较小实体隆起，直径在 0.2cm 以内。

"包"本身不痛，没有压痛，周围没有红晕（不充血），没有水泡，不伴有白睛浮壅（没有水肿），故明显与西医学诊断的"结节性表层巩膜炎"不同。

形成"包"的解剖组织基础：巩膜表面或眼球筋膜部位的结缔组织增生（主要为胶原蛋白类物质）而形成以胶原蛋白类为主的堆积物。

形成"包"的主要原理：痰和瘀虽然有时不可用肉眼看见，但对于相应患者来说，痰瘀为患是客观存在。痰和瘀既可是致病因素，也可形成证候，即形成痰证和瘀证。痰证和瘀证在多数情况下为实证，但有时可表现为虚实夹杂证候。无论实证或虚实夹杂证候，总属于具有有形实邪为患范畴，且均可阻滞气机运行。由于体内痰、瘀导致气机阻滞，形成痰与气相结、或瘀与气相结、或痰瘀与气相结状态，乃至结成有形块状病理产物，而在身体形成占位病变。因脏腑组织病证通过经络与白睛密切联系，故可在白睛相应脏腑部位出现隆起于白睛表面的"包"状隆起特征，称为白睛特征"包"。"包"看似孤立，其实在"包"的深层仍与经络血脉相连。此外，当痰邪、瘀邪严重阻滞气机时，则气血运行严重受阻，在病灶周围可形成瘀血，而瘀血周围有由瘀血向瘀水过度的过程，故脏腑组织病变周围瘀血带附近存有瘀水带，故可在白睛相应脏腑部位"包"附近也可形成具有代表瘀血及瘀水的黯斑。

"包"的临床意义：主痰气郁结实证，或痰气血瘀郁结实证。脏腑组织出现癥积实证多见此种眼象。西医学诊断的各类实体瘤多见此种眼象。

"包"与"结"比较，"包"表示的病情较"结"表示的病证重，病程较"结"表示的病程长。

白睛出现"结"时，患者可无不适，或临床表现十分轻微，而"包"所代表的疾病病形则多较明显而严重。"包"可发展为"丘"，"包"暗示病证在不断发展变化，若"包"两端出现尖锐突起，所指脏腑部位多为将要受累之后即将传变之脏腑，表示病势方向。具体临床意义需参考部位、颜色等特征。

（一）白睛特征"灰色包"

"灰色包"的临床形态特征：高于白睛表面的灰色圆形实体隆起，一侧或两侧可有条形黯斑（图 2-4-3-77）。

形成"灰色包"的解剖组织基础：巩膜表面或眼球筋膜部位结缔组织增生，形成以胶原蛋白类为主的半球状赘生物，此即"灰色包"。

形成"灰色包"的主要原理：体内痰与气滞郁阻于脏腑器官组织，形成痰气郁结状态，过多痰邪郁阻体内形成堆积；当严重阻碍气机，导致气滞血瘀时，可在瘀血带周围产生瘀水带。因脏腑组织病证通过经络与白睛密切联系，故可在白睛相应脏腑部位出现痰气郁积，并隆起于白睛表面，形成白睛特征"灰色包"。

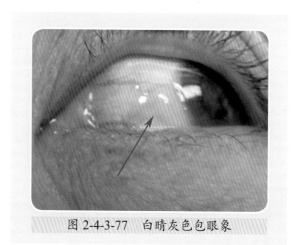

图 2-4-3-77　白睛灰色包眼象

"灰色包"的临床意义：主痰郁气结证。西医学诊断的某些实体瘤等常可见此种眼象。

治疗"灰色包"所代表的证候多宜在仔细辨准疾病前提下，采用相应的化痰理气、化积消癥法。

（二）白睛特征"粉色包"

"粉色包"的临床形态特征：高于白睛表面的粉色圆形实体隆起，其一侧或两侧可有条形黯斑（图 2-4-3-78）。

形成"粉色包"的解剖组织基础：巩膜表面疏松结缔组织大量增生，形成以胶原蛋白类为主的半球状赘生物，当堆积物下层毛细血管中的血液成分改变，并有少量血液渗至包状堆积物时，可以形成"粉色包"。

形成"粉色包"的主要原理：体内痰、气、瘀血郁阻于脏腑，影响脏腑造血功能，形成痰瘀气郁、血虚状态；当痰瘀气郁阻滞于体内相应脏腑组织，严重影响气机时，可在瘀血带周围产生瘀水带。因脏腑组织病证通过经络与白睛密切联系，故可在白睛相应脏腑部位出现痰气郁积，并

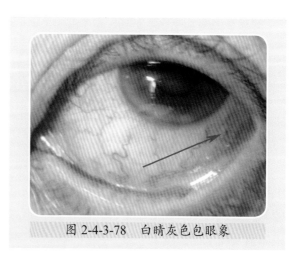

图 2-4-3-78　白睛灰色包眼象

隆起于白睛表面，形成白睛特征"粉色包"，而其一侧或两侧可以出现条形黯斑。

"粉色包"的临床意义：主血虚血瘀、痰气郁结证。此属虚实夹杂证。西医学诊断的某些实体

肿瘤并发贫血及严重感染等常可见此种眼象。

治疗"粉色包"所代表的证候多宜在仔细辨准疾病前提下，采用相应的化痰理气、化积消癥法，并酌情佐以补血法，或补气生血法。

（三）白睛特征"青色包"

"青色包"的临床形态特征：高于白睛表面的青色半球形实体隆起，其一侧或两侧可有条形黯斑（图 2-4-3-79）。

形成"青色包"的解剖组织基础：巩膜表面疏松结缔组织大量增生，形成胶原蛋白类组织堆积，当堆积物下层毛细血管中的血液成分改变，血液中红细胞和血红蛋白血氧交换严重减弱，血液流速过慢，静脉血氧含量明显降低，供应组织的血液总量减少时，动－静脉血氧含量差加大，聚集过多的脱氧血红蛋白，形成严重瘀血状态，血液颜色变成"青色"，而此种血液渗至包状堆积物时，可以形成"青色包"。

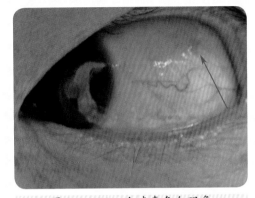

图 2-4-3-79　白睛青色包眼象

形成"青色包"的主要原理：体内痰、气、血郁阻于脏腑组织，血脉气化功能严重减弱，形成严重血瘀状态；血瘀重、气化不足可使营气减少，营气少可使热少，热少则生内寒，寒甚则血液凝滞，从而使血脉不显红色而转呈青色。此外，当瘀血严重时，可阻碍气机，在瘀血带周围产生瘀水带，水性阴寒，故可同时形成寒证。因脏腑组织病证通过经络与白睛密切联系，故可在白睛相应脏腑部位形成青色的痰气郁积而隆起于白睛表面状态，即形成白睛特征"青色包"。《灵枢·五音五味》云"青、白者少热气"，经文所论指出此种病证的要害。

"青色包"的临床意义：主气滞、痰瘀气结寒实证。可兼痛证，如《素问·皮部论》云"其色多青则痛"。气机郁滞不畅可以导致胀痛。"青色包"表示患者在罹患气滞、痰瘀气结寒实证时，以气滞为主。

治疗"气滞、痰瘀气结寒实证"宜在辨准疾病的前提下采用各种相应的"理气活血化痰、散寒消积祛癥法"，但以理气解郁、佐以止痛为主。

（四）白睛特征"青黑色包"

"青黑色包"的临床形态特征：高于白睛表面的青黑色半球形实体隆起，其一侧或两侧可有条形黯斑（图 2-4-3-80）。

形成"青黑色包"的解剖组织基础：在上述形成"青色包"的基础上，巩膜表面疏松结缔组织下层毛细血管血液中的红细胞和血红蛋白血氧交换进一步严重减弱，血流减慢，静脉血氧含量进一步严重降低，供应组织的血液总量减少，动－静脉血氧含量差进一步加大，聚集更多的

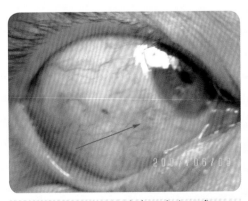

图 2-4-3-80　白睛青黑色包眼象

脱氧血红蛋白，形成严重瘀血状态，以致血液颜色变成"青黑色"，并使之突起于白睛表面，形成"青黑色包"。

形成"青黑色包"的主要原理：体内痰、气、血郁阻于脏腑组织，血脉气化功能严重减弱，形成严重血瘀状态；血瘀重、气化不足使营气减少，营气少则热少，热少则生内寒，寒甚则血液凝滞，从而使血脉不显红色而转呈青黑色。当瘀血严重阻碍气机时，在瘀血带周围产生瘀水带，水性阴寒，故可同时形成寒证。因脏腑组织病证通过经络与白睛密切联系，故在白睛相应脏腑部位呈现青黑色的痰气郁积、并隆起于白睛表面，即形成白睛特征"青黑色包"。

"青黑色包"的临床意义：主血瘀、痰气结滞、寒实兼痛证。气机郁滞不畅可以导致胀痛，血瘀重可导致刺痛，故"青黑色包"可兼主痛证。"青黑色包"表示患者在罹患血瘀、痰气结滞寒实兼痛证时，以血瘀气滞为主。

治疗"血瘀、痰气结滞、寒实兼痛证"宜在辨准疾病的前提下采用各种相应的"理气活血化瘀、散寒消痰祛癥法"，可佐以解郁、止痛法。

三、白睛形态特征"丘"

"丘"的临床形态特征：高于白睛表面的圆形、椭圆形或不规则形的不透明的较大隆起，其直径在 0.2cm 以上。

"丘"又名"肥目"。隋·巢元方《诸病源候论·卷二十八》云："肥目者，白睛上生点注，或如浮萍，或如榆荚，有如胡粉色者，有作青黑色者，似羹上脂，致令目暗，世呼为肥目。"可见"肥目"具备以下特征：生于白睛、隆起于白睛表面、有多种颜色、使白睛不白，而这些特征与著者称之为"丘"的白睛特征完全符合。这说明早在隋代即已发现白睛上有"丘"。

"丘"明显与"结节性表层巩膜炎"不同："丘"本身不痛，亦没有压痛，"丘"的周围没有红晕（不充血），没有水泡，不伴有白睛浮壅（没有水肿）。

形成"丘"的解剖组织基础："丘"多为巩膜表面或眼球筋膜部位主要由脂肪类结缔组织增生以及相关疏松结缔组织增生而形成的赘生物。有的"丘"与血脉相连；有的"丘"看似孤立，其实在"丘"的深层仍与经络血脉相连。

形成"丘"的主要原理：当饮食失当或脏腑功能失调时，可使体内蕴积较重的湿痰、瘀血阻碍脏腑气机，导致湿痰、瘀血蕴阻于血脉，当血脉中的湿痰、瘀血堆积过多则可蕴积于脏腑组织，并可能使脏腑组织体积变大。因脏腑组织病证通过经络与白睛密切联系，故通过经络作用在白睛相应脏腑部位出现湿痰、瘀血堆积，并隆起于白睛表面，形成白睛特征"丘"。

"丘"的临床意义：主湿痰蕴结证，或湿痰瘀血蕴结证。"丘"在白睛何脏腑部位，即表示该脏腑出现相应病证。

不同颜色的"丘"，代表各不相同的临床意义。当在白睛上出现"丘"的时候，一般临床最常见的证候多由于饮食失当所致。因湿痰属于阴邪，故"丘"多代表阴寒证候；但是，湿痰瘀蕴积日久可以化热，此时多出现以黄色系列为主的"丘"，故黄色系列的"丘"在湿痰瘀的基础上，多与热证相关。西医学诊断的高脂血症，高黏度血病，动脉硬化病，妇科带下病常在白睛出现"丘"；某些肿瘤病湿痰或瘀血蕴结证患者，也常在白睛出现"丘"。从而，使我们在中医学理论的基础上，根据不同特征的"丘"可以辨清不同的证候。在辨清证候之后，尚须辨准疾病，并要辨准是何种疾病出现的相关证候。

如果"丘"有尖锐突起，则尖锐突起指向某脏腑即表示病势将向该脏腑方向发展；如果"丘"有一个尖锐突起，表示病势将向该尖锐突起指向的脏腑方向发展；如果"丘"有两个或两个以上尖锐突起，表示病势将同时向尖锐突起指向的两个或两个以上的脏腑方向发展，而形成复杂证候。

（一）灰色丘系列

1. 白睛特征"灰白色丘"

"灰白色丘"的临床形态特征：高于白睛表面的灰白色圆形或椭圆形不透明的较大隆起，其直径在 0.2cm 以上（图 2-4-3-81）。

另有眼巩膜自身的胶原纤维肉芽肿性增殖反应形成的"炎性结节"与此接近，当注意区别：胶原纤维肉芽肿性增殖反应形成的"炎性结节"局部可有炎性渗出，伴有压痛；白睛特征"灰白色丘"则无此表现。

另有"巩膜局部炎性斑块"亦当注意区别。"坏死性巩膜炎"发病初期出现的"巩膜局部炎性斑块"边缘存在较重的炎性反应，而中心部的炎性反应较轻微，周围因无血管环绕而出现颜色较白的区域，并伴有明显压痛；白睛特征"灰白色丘"无此类表现。

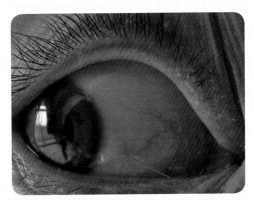

图 2-4-3-81　白睛灰白色丘眼象

形成"灰白色丘"的解剖组织基础：人体血浆中所含的脂类包括甘油三酯、胆固醇、胆固醇酯、磷脂、游离脂肪酸等，可以统称为血脂。血脂在血液中以脂蛋白的形式循环运行。当摄入过多糖和蛋白质之后，糖和蛋白质可转化为脂肪；当直接摄入过多脂肪及胆固醇之后，也可转化为人体内的脂肪。脂肪主要贮存于皮下、肾脏周围、肠系膜等脂肪组织。当脂肪过多时，经过血液循环可以侵入肝脏；也可通过前睫状动脉和涡静脉，于前睫状动脉和涡静脉进出巩膜部位，沉积于巩膜表面。当然，也可通过相关经络系统进出巩膜而沉积于巩膜表面。当巩膜表面以新鲜脂肪组织为主的疏松结缔组织增生堆积时，可以形成灰白色赘生物。

形成"灰白色丘"的主要原理：体内湿痰郁积于脏腑及其血脉，阻碍气机，过多湿痰郁阻体内可形成堆积，使脏腑体积增大，亦可使血管管壁变厚。因脏腑组织病证通过经络与白睛密切联系，故可在白睛相应脏腑部位出现湿痰堆积，并隆起于白睛表面，形成白睛特征"灰白色丘"。

"灰白色丘"的临床意义：主湿痰气郁证。多见于饮食失当，或饮酒较多导致酒病痰湿郁结证。西医学诊断的慢性炎症，如支气管炎、支气管扩张、子宫内膜炎、宫颈炎或附件炎、卵巢囊肿、睾丸炎、附睾炎等，以及轻度高脂血症、轻度动脉硬化病、冠状动脉粥样硬化性心脏病、较严重的自身免疫性疾病等常见此种眼象，妊娠初期也可见此眼象。

治疗"灰白色丘"所表示的证候宜在仔细辨准疾病前提下，采用相应的温化湿痰、佐以理气法。

2. 白睛特征"灰色丘"

"灰色丘"的临床形态特征：高于白睛表面的灰色圆形或椭圆形较大隆起，其直径在0.2cm以上（图2-4-3-82）。

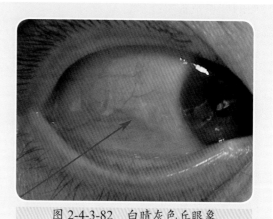

图2-4-3-82 白睛灰色丘眼象

形成"灰色丘"的解剖组织基础：当大量比较新鲜的脂肪沉积于巩膜表面兼有胶原蛋白类物质时，可形成灰色赘生物，形成著者所称之"灰色丘"。

形成"灰色丘"的主要原理：较多的湿痰郁积于脏腑及其血脉，可在脏腑形成较大量湿痰积聚，或在血脉形成较大量湿痰积聚，严重阻碍气机。因脏腑组织病证通过经络与白睛密切联系，故可在白睛相应脏腑部位出现湿痰堆积，并隆起于白睛表面，形成白睛特征"灰色丘"。

"灰色丘"的临床意义：主湿痰郁阻证。多由饮食失当，外邪侵害导致。西医学诊断的慢性胃炎、气管炎、支气管炎、高脂血症、动脉硬化病、某些妇科炎症（临床多表现为带下清稀，或灰带或带若豆渣）等常可见此种眼象。

治疗"灰色丘"所代表的证候宜在仔细辨准疾病前提下，采用相应的祛湿化痰解郁理气法。

（二）黄色丘系列

1. 白睛特征"淡黄色丘"

"淡黄色丘"的临床形态特征：高于白睛表面的淡黄色圆形或椭圆形较大隆起，直径在0.2cm以上（图2-4-3-83）。

另有较轻微的眼球结膜下"皮样脂肪瘤"与此接近，当注意区别：一般认为较轻微的"皮样脂肪瘤"可呈淡黄色，柔软、光滑，为先天性良性肿瘤，多见于颞上象限靠近外眦部、外直肌和上直肌部位之间，可向角膜及眼眶发展，颜色可逐渐加深为黄色。"淡黄色丘"则为后天所得，可发于外眼各相应脏腑部位，且伴随病证变化而变化，伴随病证消失而消失。

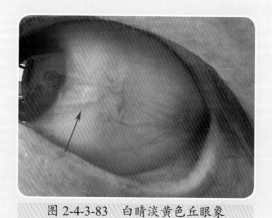

图2-4-3-83 白睛淡黄色丘眼象

形成"淡黄色丘"的解剖组织基础："淡黄色丘"为略陈旧的脂肪细胞聚积在巩膜上形成淡黄色的脂肪赘生物，称之"淡黄色丘"。

形成"淡黄色丘"的主要原理：当湿邪或痰邪长期郁积于脏腑或血脉等器官组织时，郁积导致微微化热，形成痰浊，以致血脉管壁增厚，管径变窄，影响相应脏腑组织气机；湿邪或痰邪也可在相应的脏腑血脉组织阻碍气血运行，造成血瘀状态，并进而郁积化热，使相应脏腑血脉组织罹患湿痰热郁证候。通过经络作用，白睛相应脏腑部位可以呈现由胆固醇及少量脂褐质形成的淡黄色湿痰堆积特征，从而形成白睛特征"淡黄色丘"。

"淡黄色丘"的临床意义：主湿痰郁热证。西医学诊断的高脂血症，轻度动脉硬化病，某些较轻微的妇科炎症（临床多表现为带下黄浊），气管炎，支气管炎，支气管扩张继发感染，肺脓肿，肺结核等常可见此种眼象。

治疗"淡黄色丘"所表示的证候宜在仔细辨准疾病前提下，采用相应的化痰浊、理气清热法。

2. 白睛特征"黄色丘"

"黄色丘"的临床形态特征：高于白睛表面的黄色圆形或椭圆形较大隆起，其直径在 0.2cm 以上（图 2-4-3-84）。

另有眼球结膜下"皮样脂肪瘤"可以呈现黄色，柔软，光滑。此为先天性良性肿瘤，宜注意鉴别。若行"皮样脂肪瘤切除术"，则只可部分切除。"黄色丘"则为后天所得，可发于外眼各相应脏腑部位，且伴随病证变化而变化，伴随病证消失而消失。

形成"黄色丘"的解剖组织基础：组织液长时间浸润于脂肪组织，其中的胆固醇、脂褐质等在巩膜表面堆积而形成赘生物。

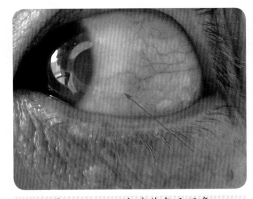

图 2-4-3-84　白睛黄色丘眼象

形成"黄色丘"的主要原理：当湿邪或痰邪长期严重郁积在脏腑血脉组织等器官组织时，可导致血脉管壁增厚，管径变细，虽然血流加速，但仍因营气郁积而形成瘀血。湿、痰、瘀血等病邪阻滞气机，造成血瘀状态。湿、痰、瘀血郁积日久可以在相应的脏腑血脉组织中化热，使相应脏腑血脉组织罹患湿痰热郁兼瘀证候。由于脏腑血脉组织通过经络与白睛相连，故通过经络作用，白睛相应脏腑部位可以呈现由胆固醇及脂褐质形成的"黄色丘"特征。

"黄色丘"的临床意义：主痰浊郁热证。痰邪郁积日久化热、兼瘀可以形成痰浊。痰浊郁积化热形成的证候可以称作"痰浊郁热证"。西医学诊断的高脂血症，动脉硬化病，某些妇科炎症（临床多表现为带下黄浊），男性泌尿生殖系统炎症，气管炎，支气管炎，支气管扩张继发感染，肺脓肿，肺结核等常可见此种眼象。

治疗"黄色丘"所代表的证候宜在仔细辨准疾病前提下，采用相应的化痰浊、清湿热法，佐以理气活血。

3. 白睛特征"黄褐色丘"

"黄褐色丘"的临床形态特征：高于白睛表面的黄褐色圆形或椭圆形较大隆起，其直径在 0.2cm 以上（图 2-4-3-85）。

形成"黄褐色丘"的解剖组织基础：当巩膜上的脂肪组织长时间在白睛表面堆积，脂肪组织之下少数毛细血管血液中的血浆及红细胞渗出时，可以形成以脂肪组织为主的黄褐色赘生物。

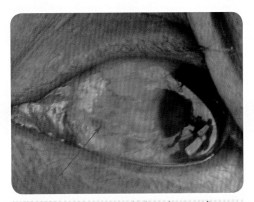

图 2-4-3-85　白睛黄褐色丘眼象

另有"结膜鳞状上皮细胞癌"当注意与此区别。"结膜鳞状上皮细胞癌"多位于角膜缘、泪阜、或睑缘与结膜交接处，属于胶质组织，癌上皮角化，并向深部组织浸润；"黄褐色丘"则是后天生成，主要为脂肪组织长时间在白睛表面堆积，脂肪组织之下少数毛细血管血液中的血浆及红细胞渗出，可发于外眼各相应脏腑部位，且伴随病证变化而变化，伴随病证消失而消失。

形成"黄褐色丘"的主要原理：当湿邪或痰邪长期严重郁积在脏腑血脉等器官组织时，导致血脉管壁增厚，管径变细，虽然血流加速，但仍因营气郁积而形成瘀血。湿、痰、瘀血等病邪阻滞气机，造成血瘀状态；相应脏腑血脉组织亦因湿、痰、瘀血等病邪阻滞气机，郁积日久而化热，形成严重浓厚的痰浊，使相应脏腑组织罹患湿痰热郁兼瘀重证。由于脏腑血脉组织通过经络与白睛相连，故通过经络作用，白睛相应脏腑部位可以呈现由胆固醇及大量脂褐质形成的黄褐色丘特征。

"黄褐色丘"的临床意义：主痰浊郁结重证。西医学诊断的高脂血症（此证甘油三酯数据常严重高于正常值），动脉硬化病，妇科病（患者多黏稠味重黄带），眼科免疫性结膜炎等常可见此种眼象。

治疗"黄褐色丘"所代表的证候宜在仔细辨准疾病前提下，采用相应的化痰浊、清湿热理气活血法。

（三）兼黯色丘系列

1. 白睛特征"灰黯色丘"

"灰黯色丘"的临床形态特征：高于白睛表面的灰黯色圆形或椭圆形较大隆起，其直径在 0.2cm 以上（图 2-4-3-86）。

形成"灰黯色丘"的解剖组织基础：当巩膜上的大量脂肪细胞聚积在一起，兼以血液运行缓滞、红细胞新陈代谢减慢时，可以形成灰黯色的脂肪赘生物，即"灰黯色丘"。

形成"灰黯色丘"的主要原理：较多的湿痰郁积于脏腑及其血脉，比较严重地阻碍气机，在一定程度上形成瘀血，可以导致脏腑及相关血脉出现较大量湿痰郁积夹瘀状态。因脏腑组织病证通过经络与白睛密切联系，故可在白睛相应脏腑部位出现湿痰堆积，并隆起于白睛表面，形成白睛特征"灰黯色丘"。

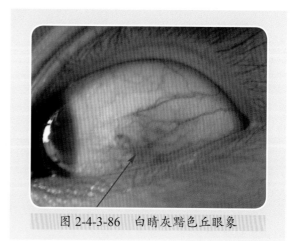

图 2-4-3-86　白睛灰黯色丘眼象

"灰黯色丘"的临床意义：主湿痰郁积血瘀证。此属寒证。西医学诊断的高脂血症，动脉硬化病，酒精性脂肪肝，酒精性肝硬变，亦可见于饮酒过多尚未化热时，或见于妇科白带病，或肿瘤病。

治疗"灰黯色丘"所代表的证候宜在仔细辨准疾病前提下，采用相应的温化痰湿、理气活血散结法。

2. 白睛特征"黯灰色丘"

"黯灰色丘"的临床形态特征：高于白睛表面的黯灰色圆形或椭圆形较大隆起，其直径在 0.2cm

以上（图 2-4-3-87）。

另有"球结膜色素痣"当与此相区别。"球结膜色素痣"外观虽然稍隆起于球结膜表面，痣内无血管，但是"球结膜色素痣"多位于角膜缘或睑裂部位，形态、大小不规则，颜色以黑灰色为主，但也有时为棕红色，属于由神经外胚层形成的先天性错构瘤。"黯灰色丘"则是后天生成，可发于外眼各相应脏腑部位，且伴随病证变化而变化，伴随病证消失而消失。

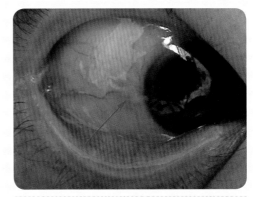

图 2-4-3-87　白睛黯灰色丘眼象

形成"黯灰色丘"的解剖组织基础：当巩膜上的结缔组织大量聚积在一起，兼以血液运行缓滞、红细胞新陈代谢减慢时，可以形成黯灰色的赘生物，即"黯灰色丘"。

形成"黯灰色丘"的主要原理：较多的湿痰郁积于脏腑及其血脉，严重地阻碍气机，形成瘀血，导致脏腑及相关血脉出现较大量湿痰积聚夹瘀状态。因脏腑组织病证通过经络与白睛密切联系，故可在白睛相应脏腑部位出现湿痰堆积，形成隆起于白睛表面，而以"黯"色为主的"黯灰色丘"。

"黯灰色丘"的临床意义：主痰气郁积、血瘀较重证。多见于罹患肿瘤病倾向而显痰气郁结证者。从西医学角度看，高脂血症，动脉硬化病，肿瘤病常可见此眼象。

治疗"黯灰色丘"所代表的证候宜在仔细辨准疾病前提下，采用相应的化痰湿、理气活血、散结法。

3. 白睛特征"黯黄色丘"

"黯黄色丘"的临床形态特征：高于白睛表面的黯黄色圆形或椭圆形较大隆起，其直径在 0.2cm 以上（图 2-4-3-88）。

形成"黯黄色丘"的解剖组织基础：当白睛表面陈旧脂肪组织堆积，兼以脂肪组织之下毛细血管中的血浆及红细胞渗出时间较久时，血液中的红细胞因严重瘀滞而导致含氧量明显不足，可使血液颜色变黯，形成以脂肪组织为主的黯黄色赘生物，即"黯黄色丘"。

形成"黯黄色丘"的主要原理：较多的湿痰郁积于脏腑及其血脉，严重地阻碍气机，形成瘀血，导致脏腑及相关血脉出现痰浊积聚夹瘀状态。因脏腑组织病证通过经络与白睛密切联系，故可在白睛相应脏腑部位出现痰浊堆积，形成隆起于白睛表面的"黯黄色丘"。

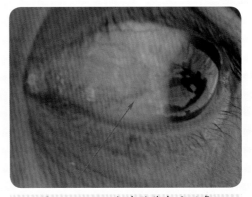

图 2-4-3-88　白睛黯黄色丘眼象

"黯黄色丘"的临床意义：主痰浊血瘀、寒

热夹杂证。此属痰浊阻滞气血运行，痰浊积聚夹瘀，而成寒热夹杂的证候。西医学诊断的高脂血症，动脉硬化病，妇科带下病，肝、胆、胰肿瘤病倾向，或肿瘤初起常见此种眼象。

治疗"黯黄色丘"所代表的证候宜在仔细辨准疾病前提下，采用相应的化痰浊、理气活血散结法。

4. 白睛特征"黯黄褐色丘"

"黯黄褐色丘"的临床形态特征：高于白睛表面的黯黄褐色圆形或椭圆形较大隆起，其直径在0.2cm以上（图2-4-3-89）。

形成"黯黄褐色丘"的解剖组织基础：当白睛表面脂肪组织堆积，兼以脂肪组织之下毛细血管中的血浆及红细胞长时间渗出之后，血液中的红细胞因严重瘀滞而导致含氧量严重不足，血液颜色变黯，使脂肪组织为主的赘生物呈现黯黄褐色，即"黯黄褐色丘"。

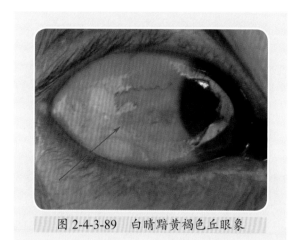

图2-4-3-89 白睛黯黄褐色丘眼象

形成"黯黄褐色丘"的主要原理：湿痰夹瘀血严重郁积于脏腑及其血脉，阻碍气机，导致脏腑及相关血脉出现痰浊积聚、瘀血郁热状态。因脏腑组织病证通过经络与白睛密切联系，故可在白睛相应脏腑部位出现痰浊堆积，形成隆起于白睛表面的"黯黄褐色丘"。

"黯黄褐色丘"的临床意义：主痰浊瘀阻、气血郁结证。西医学诊断的高脂血症，动脉硬化病，妇科带下病，肿瘤病等常见此种眼象。

治疗"黯黄褐色丘"所代表的证候宜在仔细辨准疾病前提下，采用相应的化痰浊郁热、理气解郁散结法。

（四）兼粉色丘及兼红色丘系列

1. 白睛特征"粉色丘"

"粉色丘"的临床形态特征：高于白睛表面的粉色圆形或椭圆形较大隆起，直径在0.2cm以上（图2-4-3-90）。

形成"粉色丘"的解剖组织基础：白睛表面脂肪组织堆积，脂肪组织之下毛细血管中的血液成分改变，并浸入白睛表面的脂肪组织中，使脂肪组织成为粉色赘生物，此即白睛表面的"粉色丘"。

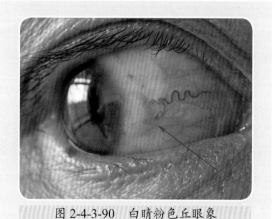

图2-4-3-90 白睛粉色丘眼象

形成"粉色丘"的主要原理：素体血虚，兼以较多的湿邪郁积于脏腑及其血脉，阻碍气机，导致痰湿积聚、轻微化热状态。因脏腑组织病证通过经络与白睛密切联系，故可在白睛相应脏腑部位出现痰湿堆积，形成隆起于白睛表面的"粉色丘"。

"粉色丘"的临床意义：主血虚湿邪郁热轻证。若红色丘则主湿邪郁热证。西医学诊断的高脂血症，动脉硬化病，冠心病，睡眠障碍，慢性喘息性支气管炎，支气管哮喘，肺气肿，肺结核病，肝结核病同时罹患肺结核病，妇科带下病，肿瘤病等常见此种眼象。

治疗"粉色丘"所代表的证候宜在仔细辨准疾病前提下，采用相应的化湿清热、解郁法。

2. 白睛特征"粉黄色丘"

"粉黄色丘"的临床形态特征：高于白睛表面的粉黄色圆形或椭圆形较大隆起，直径在 0.2cm 以上（图 2-4-3-91）。

形成"粉黄色丘"的解剖组织基础：白睛表面陈旧脂肪组织堆积，脂肪组织之下毛细血管中的血液成分改变，血浆中血红蛋白减少或血液中红细胞大量减少，血液颜色变成"粉红色"，当此种血液浸润至陈旧脂肪组织时，可以形成以脂肪组织为主的粉黄色赘生物，此即"粉黄色丘"。

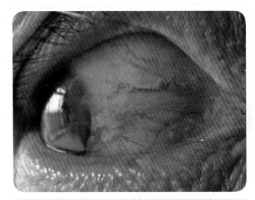

图 2-4-3-91　白睛粉黄色丘眼象

形成"粉黄色丘"的主要原理：素体血虚，兼以较多的湿痰郁积于脏腑及其血脉，阻碍气机，导致血虚及痰浊积聚状态。因脏腑组织病证通过经络与白睛密切联系，故可在白睛相应脏腑部位出现痰浊堆积，形成隆起于白睛表面的"粉黄色丘"。

"粉黄色丘"的临床意义：主血虚湿郁热证。西医学诊断的高脂血症，动脉硬化病，妇科带下病，肿瘤病（包括囊肿、息肉等）等常见此种眼象。

治疗"粉黄色丘"所代表的证候宜在仔细辨准疾病前提下，采用相应的化痰浊郁热、佐以补血法。

3. 白睛特征"红褐色丘"

"红褐色丘"的临床形态特征：高于白睛表面的红褐色圆形或椭圆形较大隆起，其直径在 0.2cm 以上（图 2-4-3-92）。

形成"红褐色丘"的解剖组织基础：白睛表面陈旧脂肪组织堆积，脂肪组织之下毛细血管中的血液成分改变，使血液颜色变成深红色。当此种血液浸润至陈旧脂肪组织时，可以形成以脂肪组织为主的红褐色赘生物，即"红褐色丘"。

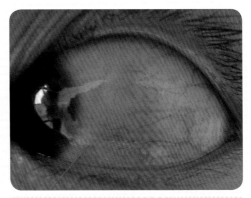

图 2-4-3-92　白睛红褐色丘眼象

另有"球结膜乳头状瘤"当与此相区别。"球结膜乳头状瘤"外观虽然与"红褐色丘"相近，但是，"球结膜乳头状瘤"颜色较鲜红，呈肉样隆起，常有蒂与瘤体相连，多位于角膜缘、泪阜或睑缘部位，属于由病毒引起的球结膜良性肿瘤。此外，"球结膜血管瘤"虽然有海绵样血管瘤，呈现弥散扩张状态，但多为先天或出生后不久即出现的孤立的红色团块样瘤状物。"红褐色丘"则是后天生成，可发于外眼各相应脏腑部位，且伴随病证变化而变化，伴随病证消失而消失。

形成"红褐色丘"的主要原理：当湿邪或痰邪长期严重郁积在脏腑血脉等器官组织时，可以导致血脉管壁增厚，管径变细，虽然血流加速，但仍因营气郁积而形成瘀血，此即湿、痰、瘀血等病邪阻滞气机，造成血瘀状态。湿、痰、瘀血郁积日久，在相应的脏腑血脉组织中化热，使相应脏腑血脉组织罹患严重的湿、痰、瘀血郁积化热而形成痰浊积聚郁热状态。由于脏腑血脉组织通过经络与白睛相连，故白睛相应脏腑部位可以呈现由瘀血、胆固醇及大量脂褐质形成"红褐色丘"。

"红褐色丘"的临床意义：主痰浊郁积热证，此属气血湿痰郁积化热、热结较重证候。属里热证。从西医学角度看，高脂血症，动脉硬化病，高血压病，脂肪肝，肝炎及肝硬变，脑血管血栓形成，血尿酸过高引发的痛风病，妇科带下病，肿瘤病，眼科泡性角结膜炎等常见此种眼象。本病证可有明显发热，身重困倦，嗜睡，肥胖，腰酸，胁痛，腹胀，带下，舌红，舌苔白厚或黄，脉沉数或滑数或弦数等临床表现。

治疗"红褐色丘"所代表的证候宜在仔细辨准疾病前提下，采用相应的清化痰浊、理气解郁法，可佐以散结法。

四、白睛形态特征"岗"

"岗"的临床形态特征：在白睛表面相应脏腑部位出现的几近透明、同时伴有反光的高于白睛表面的梭状隆起，称作"岗"。"岗"的一侧或两侧可无条形黯斑，也可伴有条形黯斑。

形成"岗"的解剖组织基础：眼球表面的球结膜出现皱褶，或发生折叠，或发生隆突，间以少量淋巴液或血液，使球结膜呈现梭状隆起。若在球结膜梭状隆起的一侧或两侧出现陈旧瘀血则可呈现条形黯色斑。

形成"岗"的主要原理：已知身体以脏腑器官组织及其生理现象为生命基础，内有经气昼夜循环运行。若患者痰、气与瘀血郁结，阻滞气机，使经气不畅；或受锐器切割（包括意外刀伤或手术切割），阻断经气运行，呈现经气被阻断征象，可留存加重血瘀征象。由于脏腑组织病证通过经络与白睛密切联系，故可在白睛相应脏腑部位出现白睛特征"岗"。

"岗"的临床意义：多主气滞痰结证。西医学诊断的腺体增生（如甲状腺增生、前列腺增生、乳腺增生等），无菌性炎症（如急性甲状腺炎、慢性甲状腺炎、老年前列腺炎等），囊肿（如甲状腺囊肿、肝囊肿、多囊肾、多囊子宫、多囊卵巢、甲状腺瘤、肝血管瘤、不完全肠梗阻等），息肉（如胆囊息肉）等常见此种眼象。

若"岗"的一侧或两侧存在条形黯斑，则主要表示锐器损伤之后或手术之后形成的气滞痰阻兼瘀证，并留存明显瘀血。

治疗"岗"所代表的证候宜在仔细辨准疾病前提下，采用相应的化湿痰、理气活血散结法，此外宜根据其他眼象特征诊断虚实寒热等证候酌情配伍药物。

（一）白睛特征"灰色岗"

"灰色岗"的临床形态特征：在白睛表面相应脏腑部位出现的几近透明、但略显灰色、同时伴有反光的高于白睛表面的条状或梭状隆起，称作"灰色岗"。"灰色岗"的一侧或两侧可无条形黯斑，也可伴有条形黯斑（图 2-4-3-93）。

"灰色岗"解剖组织基础：眼球表面的球结膜出现隆起，或发生折叠，间以少量白细胞和淋巴液浸润，使球结膜呈现几近透明、但略显灰色、同时伴有反光的梭状隆起。若在球结膜梭状隆起的一侧或两侧出现陈旧瘀血则可呈现条形黯斑。

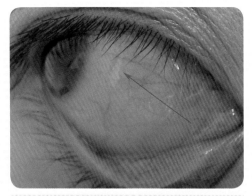

图 2-4-3-93 白睛灰色岗眼象

形成"灰色岗"的主要原理：患者卫气与营气失调，卫气滞留，营血缓滞，使营血不能有效运送、转化湿痰；或发生卫气散逸，未能有效抵御病邪，导致痰、气郁结，阻滞气机，经气不畅，聚而为患。或因机体受锐器切割（按指意外刀伤，或手术切割），可因阻断经气运行，导致卫气与营气失调，卫气散逸，营血滞留，形成痰、气滞结。由于脏腑组织病证通过经络与白睛密切联系，故可在白睛相应脏腑部位出现白睛特征"灰色岗"。

"灰色岗"的临床意义：主痰气郁结证。按：此属痰邪与气机滞结之后形成的证候。这一眼象特征多见于痕、聚病。西医学诊断的高脂血症、动脉硬化症、动脉斑块形成、腺体增生（如甲状腺增生、前列腺增生、乳腺增生等）、某些炎症（如急性甲状腺炎、慢性甲状腺炎、老年前列腺炎、慢性感染等）、冻伤、烧伤、化学品伤害、虫类伤害、囊肿（如甲状腺囊肿、肝囊肿、多囊肾、多囊子宫、多囊卵巢等）、肿瘤（如甲状腺瘤、乳腺肿瘤、子宫肌瘤等）、息肉（如胆囊息肉以及不完全肠梗阻等）以及管腔不通畅（如输卵管不通、胆道梗阻）等常见此种眼象。若为"淡灰色岗"则主气虚痰气郁结证。

若"岗"的一侧或两侧存在条形黯斑，则主要表示锐器损伤之后或手术之后形成的气滞痰郁兼瘀证，并表示留存明显瘀血。

治疗"灰色岗"所代表的证候宜在仔细辨准疾病前提下，采用相应的化痰、理气散结活血法，此外宜根据其他眼象特征诊断虚实寒热等证候酌情配伍药物。

（二）白睛特征"黄色岗"

"黄色岗"的临床形态特征：在白睛表面相应脏腑部位出现的几近透明、黄色、同时伴有反光的高于白睛表面的条状或梭状隆起，称作"黄色岗"。"黄色岗"的一侧或两侧可无条形黯斑，也可伴有条形黯斑（图 2-4-3-94）。

形成"黄色岗"的解剖组织基础：眼球表面的球结膜出现皱褶，或发生折叠，间以少量组织液浸润，使球结膜呈现几近透明、黄色、同时伴有反光的梭状隆起。若在球结膜梭状隆起的一侧或两侧出现陈旧瘀血则可呈现条形黯斑。

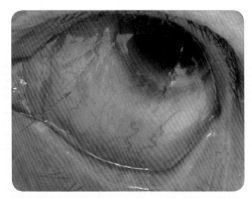

图 2-4-3-94 白睛黄色岗眼象

形成"黄色岗"的主要原理：由于各种致病因素使患者湿阻气机，湿郁化热，湿、热、瘀血滞结，导致卫气涩结，营血缓滞，卫气与营气失调，经气不畅，聚而为患；或受锐器切割（包括意外刀伤或手术），阻断经气运行，导致卫气与营气失调，卫气滞留，营血散逸，形成痰、气、瘀血滞结化热。由于脏腑组织病证通过经络与白睛密切联系，故可在白睛相应脏腑部位出现白睛特征"黄色岗"。若经气被阻断之后在发病部位留存血瘀现象，则可在"黄色岗"的一侧或两侧存在条形黯斑。

"黄色岗"的临床意义：主痰瘀郁热证。按：此属痰、瘀血与气机郁结之后形成的热证。这一眼象特征多见于痕、聚病中的热证。西医学诊断的腺体增生伴发轻微炎症（如甲状腺增生、前列腺增生、乳腺增生等），某些脏器组织出现的炎症（如急性甲状腺炎、慢性甲状腺炎、老年前列腺炎、急性胆囊炎、慢性胆囊炎等），囊肿继发感染（如甲状腺囊肿、肝囊肿、多囊肾、多囊子宫、多囊卵巢、盆腔炎、盆腔积液、甲状腺瘤、肝血管瘤，以及不完全肠梗阻等），息肉继发感染（如胆囊息肉继发感染），寄生虫病等常可看到此种眼象。若"岗"的一侧或两侧存在条形黯斑，则主要表示锐器损伤之后继发感染或手术之后继发感染形成的痰、热、瘀血与气机滞结证，并伴有明显瘀血化热证候。

治疗"黄色岗"所代表的证候宜在仔细辨准疾病前提下，采用相应的化湿痰、清瘀热、理气散结法。此外，宜根据其他眼象特征诊断虚实寒热等证候酌情配伍药物。

（三）白睛特征"淡黄色岗"

"淡黄色岗"的临床形态特征：在白睛表面相应脏腑部位出现的几近透明、但略显黄色、同时伴有反光的高于白睛表面的条状或梭状隆起，称作"淡黄色岗"。"淡黄色岗"的一侧或两侧可无条形黯斑，也可伴有条形黯斑（图2-4-3-95）。

形成"淡黄色岗"的解剖组织基础：同"黄色岗"。

形成"白睛淡黄色实体岗"的主要原理：由于气虚，而体内脏腑组织之中的湿、痰、饮、瘀长期阻滞气机，导致湿、痰、饮、瘀与气相结，气血运行受阻，郁积化热，从而形成血瘀痰热气

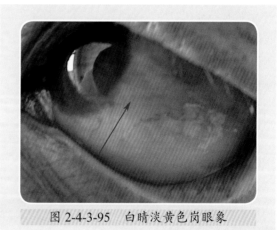

图2-4-3-95　白睛淡黄色岗眼象

结的虚实夹杂证。由于脏腑血脉组织通过经络与白睛相连，故白睛相应脏腑部位可以呈现由胆固醇及脂褐质形成的隆起于白睛表面的"淡黄色实体岗"特征。

"白睛淡黄色实体岗"的临床意义：主血瘀痰热气结轻证。按此系长期患病形成的血瘀痰热气结轻证。按此证虽然比"结"代表的证候严重，但是，病邪尚比较浅。

（四）白睛特征"粉色岗"

"粉色岗"的临床形态特征：高于白睛表面的粉色条状或梭状隆起（图2-4-3-96）。

形成"粉色岗"的解剖组织基础：白睛表面脂肪组织堆积，脂肪组织之下毛细血管中的血液成分改变，并浸入白睛表面的脂肪组织中，使脂肪组织成为粉色条状或梭状隆起，即称之为"粉色岗"。

形成"粉色岗"的主要原理：素体血虚，兼以较多的湿邪郁积于脏腑及其血脉，阻碍气机，导致血虚及痰湿积聚状态。因脏腑组织病证通过经络与白睛密切联系，故可在白睛相应脏腑部位出现痰湿堆积，形成隆起于白睛表面的"粉色岗"。

"粉色岗"的临床意义：主血虚湿邪郁热重证。此证重于"粉色丘"所表示的证候。"淡粉色岗"则表示血虚湿邪郁热较轻证。西医学诊断的高脂血症，动脉硬化症，妇科带下病，肿瘤病等常见此种眼象。

"粉黯色岗"主血虚湿邪郁热血瘀证。脏器发生纤维化、或发生硬变，多见此种眼象。

治疗"粉色岗"所代表的证候宜在仔细辨准疾病前提下，采用相应的化湿清热、佐以补血法。

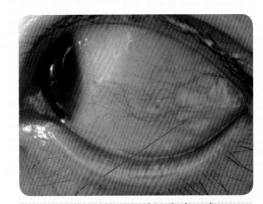

图 2-4-3-96　白睛粉色岗眼象

（五）白睛特征"红色岗"

"红色岗"的临床形态特征：高于白睛表面的红色条形实体隆起，一侧或两侧可有条形黯斑（图 2-4-3-97）。

形成"红色岗"的解剖组织基础：巩膜表面疏松结缔组织大量增生，形成以胶原蛋白为主的组织堆积而成。当堆积物下层毛细血管中的血液成分改变，较多红细胞聚集在一起，并迅速流动，毛细血管中氧合血红蛋白增加，血液颜色变红，并有血液渗至岗状堆积物时，可以形成"红色岗"。

形成"红色岗"的主要原理：由于体内痰、气、瘀血郁阻于脏腑，邪盛而正亦盛，实热亢盛，血流过速，形成痰瘀气郁、血热状态；当痰瘀气郁阻滞于体内相应脏腑组织，严重阻碍气机

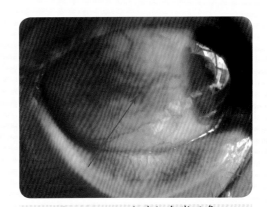

图 2-4-3-97　白睛红色岗眼象

时，可在瘀血带周围产生瘀水带。因脏腑组织病证通过经络与白睛密切联系，故可在白睛相应脏腑部位形成呈现红色的痰气郁积，并隆起于白睛表面状态，形成白睛特征"红色岗"。

"红色岗"的临床意义：主血瘀痰热气结实证。西医学诊断的严重高脂血症，动脉硬化症，糖尿病，炎性病变，实体瘤等常可见此种眼象。若为红黯色岗，则主血瘀痰热气结、而瘀血尤著证。若为淡红黯色岗，则主血瘀痰热气结、而瘀血较轻证。

治疗"红色岗"所代表的证候多宜在仔细辨准疾病前提下，采用相应的清热化痰、理气、化积消癥法，因患者邪盛正亦盛，故可酌以清热祛邪为主。

（六）白睛特征"黯褐色岗"

"黯褐色岗"的临床形态特征：在白睛表面相应脏腑部位出现的几近透明、黯褐色、同时伴有

反光的高于白睛表面的梭状隆起，称作"黯褐色岗"。"黯褐色岗"的一侧或两侧可无条形黯色斑，也可伴有条形黯色斑（图 2-4-3-98）。

形成"黯褐色岗"的解剖组织基础：眼球表面的球结膜出现皱褶，或发生折叠，或发生隆突，间以少量夹有瘀血的组织液浸润，使球结膜呈现黯褐色、同时伴有反光的梭状隆起。若在球结膜梭状隆起的一侧或两侧出现陈旧瘀血则可呈现条形黯色斑。

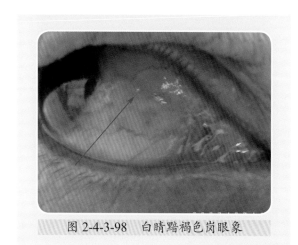

图 2-4-3-98　白睛黯褐色岗眼象

形成"黯褐色岗"的主要原理：由于各种致病因素使患者瘀血夹湿阻滞气机，湿瘀化热，导致血气涩结，聚而为患；或受锐器切割（包括意外刀伤或手术），阻断经气运行，导致湿瘀化热、滞结。由于脏腑组织病证通过经络与白睛密切联系，故可在白睛相应脏腑部位出现白睛特征"黯褐色岗"。若经气被阻断之后在发病部位留存明显血瘀现象，则可在"黯褐色岗"的一侧或两侧存在条形黯色斑。

"黯褐色岗"的临床意义：主血瘀热郁气结证。按此属瘀血与气机郁结之后形成的热证。这一眼象特征多见于癥、积病中的热证。西医学诊断的结缔组织增生伴发轻微炎症（如肝炎肝纤维化、肝硬化、肝硬变腹水、肺炎肺纤维化、尘肺肺纤维化继发感染）等常可看到此种眼象。若"岗"的一侧或两侧存在条形黯色斑，则主要表示锐器损伤之后继发感染或手术之后继发感染形成的热瘀与气机滞结、明显瘀血化热证候。

治疗"黯褐色岗"所代表的证候宜在仔细辨准疾病前提下，采用相应的化瘀、理气解郁热法，此外宜根据其他眼象特征诊断虚实寒热等证候，酌情配伍药物。

（七）白睛特征"黯紫色岗"

"黯紫色岗"的临床形态特征：在白睛表面相应脏腑部位出现的黯紫色、同时伴有反光的高于白睛表面的梭状隆起，称作"黯紫色岗"。"黯紫色岗"的一侧或两侧可无条形黯色斑，也可伴有条形黯色斑（图 2-4-3-99）。

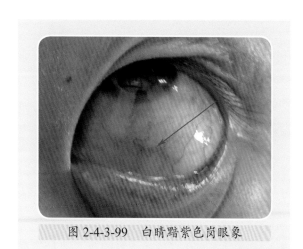

图 2-4-3-99　白睛黯紫色岗眼象

形成"黯紫色岗"的解剖组织基础：眼球表面的球结膜出现皱褶，或发生折叠，或发生隆突，间以夹有少量陈旧瘀血的组织液浸润，使球结膜呈现黯紫色、同时伴有反光的梭状隆起。若在球结膜梭状隆起的一侧或两侧出现陈旧瘀血则可呈现条形黯色斑。

形成"黯紫色岗"的主要原理：由于各种致病因素使患者陈旧瘀血阻滞气机，陈旧瘀血化热、滞结血气运行；或受锐器切割（包括意外刀伤或手术），阻断经气运行，血瘀日久、化热、滞结气机。由于脏腑组织病证通过经络与白睛密切联系，故可在白睛相应脏腑部位出现白睛特征"黯紫色岗"。若经气被阻断之后在发病部位留存明显血瘀现象，则可在"黯紫色岗"的一侧或两侧存在条形黯色斑。

"黯紫色岗"的临床意义：主陈旧瘀血、郁热气结证。此属陈旧瘀血与气机郁结之后形成的热证。这一眼象特征多见于癥、积病中的热证。西医学诊断的结缔组织严重增生伴发较重炎症（如肝炎肝纤维化，肝硬化，肝硬变腹水，肺炎肺纤维化，尘肺肺纤维化继发感染，肿瘤继发感染，某些恶性肿瘤）等常可看到此种眼象。若"岗"的一侧或两侧存在条形黯色斑，主热郁气滞证。主要表示锐器损伤之后继发感染或手术之后继发感染形成热瘀与气机滞结、明显瘀血化热的严重证候，并有可能由热证转寒证。

治疗"黯紫色岗"所代表的证候宜在仔细辨准疾病前提下，采用相应的化瘀、理气解郁活血法，此外宜根据其他眼象特征诊断虚实寒热等证候酌情配伍药物。

（八）白睛特征"青色岗"

"青色岗"的临床形态特征：在白睛表面相应脏腑部位出现的几近透明、但略显青色、同时伴有反光的高于白睛表面的梭状隆起，称作"青色岗"。"青色岗"的一侧或两侧可无条形黯斑，也可伴有条形黯斑（图 2-4-3-100）。

形成"青色岗"的解剖组织基础：眼球表面的球结膜出现皱褶，或发生折叠，间以少量陈旧瘀血浸润，使球结膜呈现几近透明、但略显青色、同时伴有反光的梭状隆起。若在球结膜梭状隆起的一侧或两侧出现陈旧瘀血则可呈现条形黯斑。

形成"青色岗"的主要原理：由于各种致病因素使患者湿阻气机，湿、瘀滞结，导致卫气涩结，营血缓滞，卫气与营气失调，经气不畅，聚而为患；或受锐器切割（包括意外刀伤或手术），

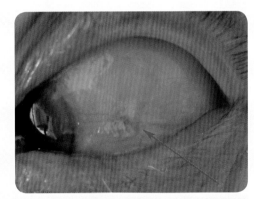

图 2-4-3-100　白睛青色岗眼象

阻断经气运行，导致卫气与营气失调，卫气滞留，营血散逸，形成痰、气、瘀血滞结。由于脏腑组织病证通过经络与白睛密切联系，故可在白睛相应脏腑部位出现白睛特征"青色岗"。若经气被阻断之后在发病部位留存血瘀现象，则可在"青色岗"的一侧或两侧存在条形黯斑。

"青色岗"的临床意义：主痰瘀寒郁证。按此属痰、气、瘀血郁结寒证。西医学诊断的腺体增生，某些脏器组织出现的炎症、囊肿、息肉，以及冻伤、虫类伤害等常可看到此种眼象。若"岗"的一侧或两侧存在条形黯斑，则主痰、气、瘀血滞结寒证或表示锐器损伤之后形成的痰、气、瘀血滞结寒证。"淡青色岗"主较轻的痰瘀寒郁证。

治疗"青色岗"所代表的证候宜在仔细辨准疾病前提下，采用相应的温化寒痰、解郁理气活血散结法，此外，宜根据其他眼象特征诊断虚实寒热等证候酌情配伍药物。

（九）白睛特征"青黑色岗"

"青黑色岗"的临床形态特征：高于白睛表面的青黑色条形实体隆起，一侧或两侧可有条形黯斑（图 2-4-3-101）。

形成"青黑色岗"的解剖组织基础：眼球表面的球结膜出现皱褶，或发生折叠，间以长期陈旧

瘀血，从而呈现青黑色、同时伴有反光的梭状隆起。若在球结膜梭状隆起的一侧或两侧出现严重陈旧瘀血则可呈现条形黯黑色长条形斑。

形成"青黑色岗"的主要原理：在上述"青色岗"的基础上，经气被阻严重，发病部位长期严重留存陈久瘀血，可严重阻断经气运行，导致卫气严重滞留，形成痰、气、瘀血严重滞结，从而形成青黑色岗，并可在"青黑色岗"的一侧或两侧存在黯黑色条形斑。

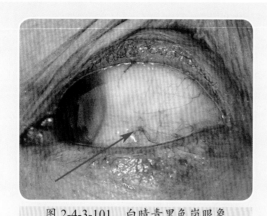

图2-4-3-101　白睛青黑色岗眼象

"青黑色岗"的临床意义：主严重痰瘀寒郁证。西医学诊断的腺体增生，某些脏器组织出现的囊肿、息肉，冻伤等常可看到此种眼象。

治疗"青黑色岗"所代表的证候宜在仔细辨准疾病前提下，采用相应的温化寒痰、解郁理气活血散结法，此外宜根据其他眼象特征诊断虚实寒热等证候，酌情配伍药物。

"岗"和"丘"的实质多为白睛巩膜表面胆固醇、脂褐质、结缔组织增生，并可伴有血瘀；另一相同之处为"岗"和"丘"看似孤立，其实在"岗"和"丘"的深层仍与经络血脉相连。"岗"和"丘"不同之处在于"岗"表示患病时间长于"丘"所代表的患病时间。白睛出现"结""丘"时，患者可无不适，或临床表现十分轻微。"岗"所代表的病证，其"病形"多较明显而严重；"岗"表示病证多属于慢性长期逐渐形成，并且多在不断发展变化，"岗"两端若有尖锐突起，所指脏腑部位多为将要受累传变之脏腑，表示病势方向。

五、白睛形态特征"岛"

"岛"的临床形态特征："岛"是中心有"结"，而"结"周围有"斑"的白睛形态特征，因其仿若湖面中心有小块陆地，故称之为"岛"。

"岛"有两类情况：一种是在白睛血脉末端出现、且与血脉相连；一种是在白睛表面孤立存在，"岛"周围并无白睛血脉，可称作"孤立岛"。

形成"岛"的解剖组织基础：同形成"结"和"斑"的解部组织基础。

形成"岛"的主要原理：当脏腑组织由于湿、痰、饮、瘀等实邪阻滞气机时，影响脏腑气化，可以在脏腑局部形成积聚，并在积聚的周围发生瘀血和瘀水。由于脏腑组织病证通过经络与白睛密切联系，故在白睛相应脏腑部位的血脉也因相应脏腑组织"气化"阻力增加而形成微小栓塞，而当出现栓塞的血管末端发生渗出时，可以在白睛相应脏腑部位"结"的周围出现"斑"，从而形成"岛"。虽然有的"岛"看似孤立，其实"孤立岛"在巩膜表面之下仍与经络血脉相连。

"岛"的临床意义：伴随病因、病机不同，"岛"的形态、颜色也不同，从而具有各不相同的临床意义，如表示湿气郁结兼风证、痰气郁结兼风证、气滞血瘀兼风证、毒聚血瘀诸证等，并可显示热证、寒证、实证、虚证、或虚实夹杂证等。"积""聚"病常见此类眼象。

若"岛"中间的圆点空虚，主痰气郁结证。多见于体积略大、临床表现尚轻微或尚无明显临床表现的结石、肿块、顽痰、面瘫，偏瘫，或罹患癫、狂、痫病患者。若"岛"中间的圆点为实体，亦主痰气郁结较重证。多见于体积较大、临床表现已明显的结石、肿块、顽痰、面瘫，偏瘫，或罹患癫、狂、痫病患者。从西医学角度看，此类眼象多见于腺体增生、息肉、囊肿等良性肿瘤或恶性肿瘤等疾病。

在治疗时，宜在辨准疾病的前提下，根据具体病证及兼夹证候采用相应治疗法则。

常见白睛特征"岛"的颜色为灰色、黯灰色、灰褐色、红黯色、黯红色、青色、青黑色、紫色等，常见"岛"的形态为实体岛、空泡岛、根虚岛、孤立岛等，"岛"的颜色与"岛"的形态不能分开，故两者需同时考虑。

（一）白睛特征"实体岛"

1.白睛特征"灰色实体岛"

"灰色实体岛"的临床形态特征：以白睛特征"灰色实体结"为中心，围有灰色斑（图2-4-3-102）。

形成"灰色实体岛"的解剖组织基础："灰色实体结"与"灰色斑"的解剖组织基础共同构成"灰色实体岛"的解剖组织基础。

形成"灰色实体岛"的主要原理：形成"灰色实体结"与"灰色斑"的原理共同构成"灰色实体岛"特征的主要原理。

"灰色实体岛"的临床意义：当"灰色实体岛"连接白睛血脉时，主湿郁气结兼风证；当白睛灰色月晕中间为较大实体结时，主痰气郁结兼风证。西医学诊断的骨质增生症，肿瘤，虫积，动脉硬化，高血压，冠心病等多见此种眼象。当

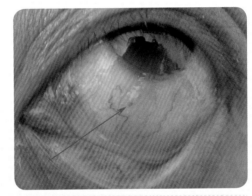

图 2-4-3-102　白睛灰色实体岛眼象

出现"灰色孤立实体结"时，主气虚湿郁气结兼风证。西医学中各相关系统的结石病，实体肿瘤初期，某些组织增生病变等常可见到此种眼象。

2.白睛特征"黯灰色实体岛"

"黯灰色月晕"的临床形态特征：以白睛特征"黯灰色实体结"为中心，围有灰色斑（图2-4-3-103）。

形成"黯灰色实体岛"的解剖组织基础："黯灰色实体结"与"灰色斑"的解剖组织基础共同构成"黯灰色实体岛"的解剖组织基础。

形成"黯灰色实体岛"的主要原理：形成"黯灰色实体结"与"灰色斑"的原理共同构成"黯灰色实体岛"特征的主要原理。

"黯灰色实体岛"的临床意义：当"黯灰色实体岛"连接白睛血脉时，主气滞血瘀、湿郁气

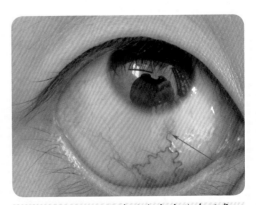

图 2-4-3-103　白睛黯灰色实体岛眼象

结兼风证；当出现"黯灰色孤立实体岛"时，主气虚血瘀、湿郁气结兼风证，大多病程较长。西医学中各相关系统的结石病，实体肿瘤，某些组织增生病变等常可见到此种眼象。

3. 白睛特征"灰褐色实体岛"

"灰褐色实体岛"的临床形态特征：以白睛特征"灰色实体结"为中心，围有褐色斑。"灰褐色实体岛"可连在血管末端，也可看似孤立（图 2-4-3-104）。

形成"灰褐色实体岛"的解剖组织基础："灰色实体结"与"黄色斑"的解剖组织基础共同构成"灰褐色实体岛"的解剖组织基础。

形成"灰褐色实体岛"的主要原理：形成"灰褐色实体结"与"黄色斑"的原理共同构成"灰褐色实体岛"特征的主要原理。

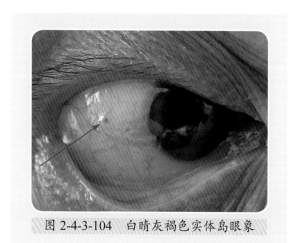

图 2-4-3-104　白睛灰褐色实体岛眼象

"灰褐色实体岛"的临床意义：当"灰褐色实体岛"连接白睛血脉时，主痰热气郁兼风证。当出现"灰褐色孤立实体岛"时，主气虚痰热气郁兼风证，大多病程较长。西医学中各相关系统的结石病，结核病，实体肿瘤，某些组织增生病变并发感染或出血等，常可见到此种眼象。

治疗"痰热气郁兼风证"宜在仔细辨准疾病的前提下，采用相应的各种清热化痰、解郁活血散结祛风法，以及各种相应的复合治疗方法。

4. 白睛特征"红黯色实体岛"

"红黯色实体岛"的临床形态特征：以白睛特征"红黯色实体结"为中心，围有黯粉色斑。"红黯色实体岛"可连在血管中间，也可以连在血管末端，也可看似孤立（图 2-4-3-105）。

形成"红黯色实体岛"的解剖组织基础："红黯色实体结"与"红色斑"的解剖组织基础共同构成"红黯色实体岛"的解剖组织基础。

形成"红黯色实体岛"的主要原理：形成"红黯色实体结"与"红色斑"的原理共同构成"红黯色实体岛"特征的主要原理。

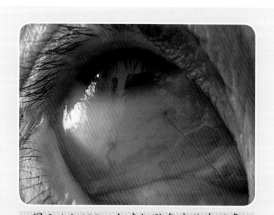

图 2-4-3-105　白睛红黯色实体岛眼象

"红黯色实体岛"的临床意义：当"红黯色实体岛"连接白睛血脉时，主瘀热气结兼风证。当出现"红黯色孤立实体岛"时，主气虚瘀热气结兼风证。西医学中罹患严重高血压病，脑血栓形成，脑出血初期患者常见"红黯色实体岛"。

在治疗瘀热气结兼风证时，宜在辨准疾病的前提下，采用各种相应的凉血活血息风法，并根据疾病使用专用药物。

5. 白睛特征"黯红色实体岛"

"黯红色实体岛"的临床形态特征：以白睛特征"黯红色实体结"为中心，围有紫红色斑（图2-4-3-106）。

形成"黯红色实体岛"的解剖组织基础："黯红色实体结"与"紫红色斑"的解剖组织基础共同构成"黯红色实体岛"的解剖组织基础。

形成"黯红色实体岛"的主要原理：形成"黯红色实体结"与"紫红色斑"的原理共同构成"黯红色实体岛"特征的主要原理。

"黯红色实体岛"的临床意义：当"黯红色实体岛"连接白睛血脉时，主气滞血瘀、痰热气结兼风证；当出现"黯红色孤立实体岛"时，主气虚血瘀、痰热气结兼风证。西医学中各相关系统的结石病、实体肿瘤、某些组织增生病变出现

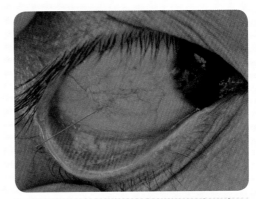

图 2-4-3-106 白睛黯红色实体岛眼象

感染、某些高血压病、脑血栓形成，以及某些脑出血初期患者常见"红黯色实体岛"。

在治疗血瘀痰热气结兼风证时，宜在辨准疾病的前提下，采用各种相应的活血清热、凉血化痰祛风法，并根据疾病酌用药物。

6. 白睛特征"紫色实体岛"

"紫色实体岛"的临床形态特征：以白睛特征"紫色实体结"为中心，围有殷红色斑。"紫色实体岛"可连在血管末端，也可看似孤立（图2-4-3-107）。

形成"紫色实体岛"的解剖组织基础："紫色实体结"与"殷红色斑"的解剖组织基础共同构成"紫色实体岛"的解剖组织基础。

形成"紫色实体岛"的主要原理：形成"紫色实体结"与"殷红色斑"的原理共同构成"紫色实体岛"特征的主要原理。

"紫色实体岛"的临床意义：当"紫色实体岛"连接白睛血脉时，主阴虚血瘀、痰热气结兼风证，当出现"紫色孤立实体结"时，主气虚阴虚、血瘀痰热、气结兼风证。本证属虚实夹杂证，初期可无症状，但也可有低热，乏力，逐渐消瘦等临床表现。

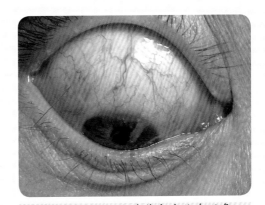

图 2-4-3-107 白睛紫色实体岛眼象

在治疗阴虚血瘀、痰热气结兼风证时，宜在辨准疾病的前提下，采用各种相应的养阴活血、清热化痰息风法；若兼气虚，则兼益气养阴法，并根据疾病酌用药物。

7. 白睛特征"青色实体岛"

"青色实体岛"的临床形态特征：以白睛特征"青色实体结"为中心，围有蓝色斑。"青色实体岛"是高出于白睛表面的青色圆形实体隆起，可连在血管末端，也可看似孤立（图2-4-3-108）。

形成"青色实体岛"的解剖组织基础："青色实体结"与"蓝色斑"的解剖组织基础共同构成"青色实体岛"的解剖组织基础。

形成"青色实体岛"的主要原理：形成"青色实体结"与"蓝色斑"的原理共同构成"青色实体岛"特征的主要原理。

"青色实体岛"的主要常见临床意义：当"青色实体岛"连接白睛血脉时，主气滞血瘀、寒痰气结兼风证；当出现"青色孤立实体结"时，主气虚气滞血瘀、寒痰气结兼风证。西医学中各相关系统的静脉曲张，脏器纤维化或硬变，结石病，实体肿瘤，某些组织增生病变等常可见到此种眼象。

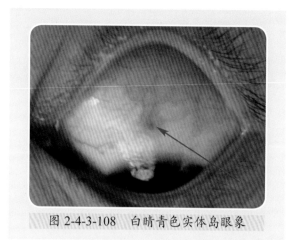

图 2-4-3-108　白睛青色实体岛眼象

在治疗气滞血瘀、寒痰气结兼风证时，宜在辨准疾病的前提下，采用各种相应的理气活血、温化寒痰、解毒祛风法，并根据疾病使用专用药物。

8.白睛特征"青黑色实体岛"

"青黑色实体岛"的临床形态特征：以白睛特征"青黑色实体结"为中心，围有蓝色斑，可连在血管末端，也可看似孤立（图 2-4-3-109）。

形成"青黑色实体岛"的解剖组织基础："青黑色实体结"与"蓝色斑"的解剖组织基础共同构成"青黑色实体岛"的解剖组织基础。

形成"白睛青黑色实体岛"的主要原理：形成"青黑色实体结"与"蓝色斑"的原理共同构成"青黑色实体岛"特征的主要原理。

"青黑色实体岛"的主要常见临床意义：当"青黑色实体岛"连接白睛血脉时，主寒痰血瘀郁阻、气结兼风证；当出现"青黑色孤立实体结"时，主气虚寒痰血瘀郁阻、气结兼风证。西医学中各相关系统的静脉曲张，脏器纤维化或硬

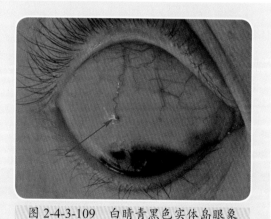

图 2-4-3-109　白睛青黑色实体岛眼象

变，结石病，实体肿瘤，某些组织增生病变等常可见到此种眼象。

在治疗寒痰血瘀郁阻、气结兼风证时，宜在辨准疾病的前提下，采用各种相应的理气活血、温化寒痰、解毒祛风法，并根据疾病使用专用药物。

（二）白睛特征"空心岛"

1.白睛特征"灰色空心岛"

"灰色空心岛"的临床形态特征：以白睛特征"灰色空泡结"为中心，周围有灰色斑（图 2-4-3-110）。

形成"灰色空心岛"的解剖组织基础："灰色空泡结"与"灰色斑"的解剖组织基础共同构成

"灰色空心岛"的解剖组织基础。

形成"灰色空心岛"的主要原理：形成"灰色空泡结"与"灰色斑"的原理共同构成"灰色空心岛"特征的主要原理。

"灰色空心岛"的临床意义：当"灰色空心岛"连接白睛血脉时，主痰湿气郁兼风证；当出现"灰色孤立空心岛"时，主气虚气郁、痰湿气结兼风证。西医学中的迟发性过敏反应，各相关系统的息肉、囊肿、血管瘤、积液等非实体肿瘤，肠套叠，肠梗阻等属中医学"痕""聚"类疾病常可见到此种眼象。

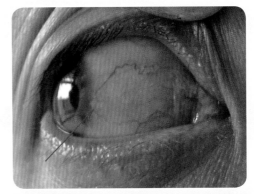

图 2-4-3-110　白睛灰色空心岛眼象

2. 白睛特征"黯灰色空心岛"

"黯灰色空心岛"的临床形态特征：以白睛特征"黯灰色空泡结"为中心，围有灰色斑（图2-4-3-111）。

形成"黯灰色空心岛"的解剖组织基础："黯灰色空泡结"与"灰色斑"的解剖组织基础共同构成"黯灰色空心岛"的解剖组织基础。

形成"黯灰色空心岛"的主要原理：形成"黯灰色空泡结"与"灰色斑"的原理共同构成"黯灰色空心岛"特征的主要原理。

"黯灰色空心岛"的临床意义：当"黯灰色空心岛"连接白睛血脉时，主湿气郁结、血瘀兼风证；当出现"黯灰色孤立空心岛"时，主气虚、

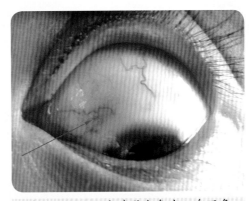

图 2-4-3-111　白睛黯灰色空心岛眼象

湿气郁结、血瘀兼风证，大多病程已较长。西医学中的迟发性过敏反应，各相关系统的息肉、囊肿、血管瘤等非实体肿瘤，肠套叠，肠梗阻等属中医学"痕""聚"类疾病已兼有瘀血时，常可见到此种眼象。

3. 白睛特征"灰褐色空心岛"

"灰褐色空心岛"的临床形态特征：以白睛特征"灰褐色空泡结"为中心，围有黄色斑（图2-4-3-112）。

形成"灰褐色空心岛"的解剖组织基础："灰褐色空泡结"与"黄色斑"的解剖组织基础共同构成"灰褐色空心岛"的解剖组织基础。

形成"灰褐色空心岛"的主要原理：形成"灰褐色空心结"与"黄色斑"的原理共同构成"灰褐色空心岛"特征的主要原理。

"灰褐色空心岛"的临床意义：当"灰褐色

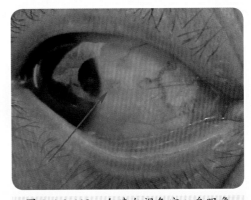

图 2-4-3-112　白睛灰褐色空心岛眼象

空心岛"连接白睛血脉时，主气郁痰热兼风证；当出现"灰褐色孤立空心岛"时，主气虚气郁痰热兼风证，大多病程已较长。西医学中的某些组织增生病变并发感染与出血等，常可见到此种眼象。

4. 白睛特征"红黯色空心岛"

"红黯色空心岛"的临床形态特征：以白睛特征"红黯色空泡结"为中心，围有黯粉色斑（图2-4-3-113）。

形成"红黯色空心岛"的解剖组织基础："红黯色空泡结"与"红色斑"的解剖组织基础共同构成"红黯色空心岛"的解剖组织基础。

形成"红黯色空心岛"的主要原理：形成"红黯色空心结"与"红色斑"的原理共同构成"红黯色空心岛"特征的主要原理。

"红黯色空心岛"的主要常见临床意义：当"红黯色空心岛"连接白睛血脉时，主气郁瘀热兼风证。当出现"红黯色孤立空心岛"时，主气虚气郁、瘀热兼风证。若连接的血脉呈粉色，则主气血虚、气郁、瘀热兼风证。西医学中各相关系统肿瘤（如甲状腺瘤、乳腺肿瘤、子宫肌瘤等），囊肿（如甲状腺囊肿，肝囊肿，多囊肾，多囊子宫，多囊卵巢等），息肉（如胆囊息肉及不完全肠梗阻等），某些组织增生病变并发感染，常可见到此种眼象。

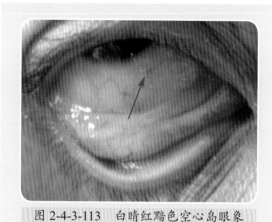

图 2-4-3-113　白睛红黯色空心岛眼象

5. 白睛特征"黯红色空心岛"

"黯红色空心岛"的临床形态特征：以白睛特征"黯红色空泡结"为中心，围有紫红色斑（图2-4-3-114）。

形成"黯红色空心岛"的解剖组织基础："黯红色空泡结"与"紫红色斑"的解剖组织基础共同构成"黯红色空心岛"的解剖组织基础。

形成"黯红色空心岛"的主要原理：形成"黯红色空泡结"与"紫红色斑"的原理共同构成"黯红色空心岛"特征的主要原理。

"黯红色空心岛"的临床意义：当"黯红色空心岛"连接白睛血脉时，主气郁、血瘀兼风证；当出现"黯红色孤立空心岛"时，主气虚气郁、血瘀兼风证。若连接的血脉呈粉色，则主气血虚、气郁、瘀热兼风证。西医学中各相关系统肿瘤（如甲状腺瘤，乳腺肿瘤，子宫肌瘤等），囊肿（如甲状腺囊肿，肝囊肿，多囊肾，多囊子宫，多囊卵巢等），息肉（如胆囊息肉以及不完全肠梗阻等），某些组织增生病变并发感染，常可见到此种眼象。

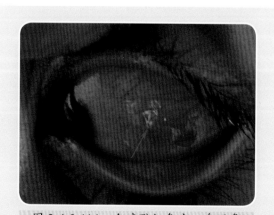

图 2-4-3-114　白睛黯红色空心岛眼象

6. 白睛特征"紫色空心岛"

"紫色空心岛"的临床形态特征：以白睛特征"紫色空泡结"为中心，围有殷红色斑（图 2-4-3-115）。

形成"紫色空心岛"的解剖组织基础："紫色空泡结"与"殷红色斑"的解剖组织基础共同构成"紫色空心岛"的解剖组织基础。

形成"紫色空心岛"的主要原理：形成"紫色空泡结"与"殷红色斑"的原理共同构成"紫色空心岛"特征的主要原理。

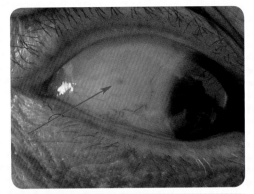

图 2-4-3-115　白睛紫色空心岛眼象

"紫色空心岛"的临床意义：当"紫色空心岛"连接白睛血脉时，主气郁阴虚、血瘀兼风证，当出现"紫色孤立空泡结"时，主气虚气郁、阴虚血瘀兼风证。

7. 白睛特征"青色空心岛"

"青色空心岛"的临床形态特征：以白睛特征"青色空泡结"为中心，围有蓝色斑（图 2-4-3-116）。

形成"青色空心岛"的解剖组织基础："青色空泡结"与"蓝色斑"的解剖组织基础共同构成"青色空心岛"的解剖组织基础。

形成"青色空心岛"的主要原理：形成"青色空泡结"与"蓝色斑"的原理共同构成"青色空心岛"特征的主要原理。

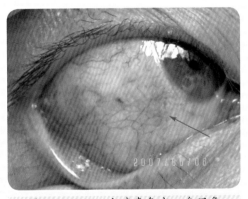

图 2-4-3-116　白睛青色空心岛眼象

"青色空心岛"的临床意义：当"青色空泡岛"连接白睛血脉时，主气郁血瘀、寒痰气结兼风证；当出现"青色孤立空心岛"时，主气虚气郁血瘀、寒痰气结兼风证。西医学中各相关系统的静脉曲张，脏器纤维化或硬变，结石病，实体肿瘤，某些组织增生病变等常可见到此种眼象。

8. 白睛特征"青黑色空心岛"

"青黑色空心岛"的临床形态特征：以白睛特征"青黑色空泡结"为中心，围有蓝色斑，可连在血管末端，也可看似孤立（图 2-4-3-117）。

形成"青黑色空心岛"的解剖组织基础："青黑色空结"与"蓝色斑"的解剖组织基础共同构成"青黑色空心岛"的解剖组织基础。

形成"白睛青黑色空心岛"的主要原理：形成"青黑色空泡结"与"蓝色斑"的原理共同构成"青黑色空心岛"特征的主要原理。

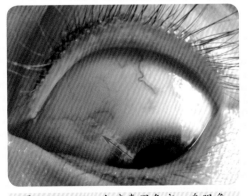

图 2-4-3-117　白睛青黑色空心岛眼象

"青黑色空心岛"的临床意义：当"青黑色空心岛"连接白睛血脉时，主寒痰气郁气结、血瘀兼风重证；当出现"青黑色孤立实体结"时，主气虚寒痰气郁、气结血瘀兼风重证。按此证瘀血尤重。西医学中各相关系统的静脉曲张，脏器纤维化或硬变，结石病，实体肿瘤，某些组织增生病变等常可见到此种眼象。

六、白睛形态特征"泡"

"泡"的临床形态特征：高于白睛表面的圆形、半月形或丘形隆起，其内容物为液体，宛如装入水液或血液的气球或外壁极薄的水囊，著者称之为"泡"。"泡"的一侧或两侧可有条形黯斑。

形成"泡"的解剖组织基础：我们已知球结膜和巩膜之间有球结膜下眼球筋膜组织，眼球筋膜组织和球结膜之间有疏松蜂窝组织，这些组织之间十分松弛，且布有球结膜下血管，因此，当水液或血液渗入时，可以出现局限水肿或血肿，而在白睛形成"泡"样特征。

形成"泡"的主要原理：当元气衰竭时，可致脏腑组织气血运行严重障碍；当水湿、瘀血在脏腑之内发生阻滞时，也可以导致脏腑功能衰竭，进而导致元气衰竭。血中津液溢出脉外即成水湿，水湿渗进脏腑组织可使脏腑组织发生水肿；血液溢出脉外即成瘀血，瘀血渗进脏腑组织可使脏腑组织发生血肿。此处"元气"指脏腑最根本的功能。此类患者脏腑组织均发生水湿与气血阻滞瘀结，最终溢凌心肺，使心肺等脏腑元气衰竭，故脏腑"元气衰竭"总与其中之"心气衰竭"密切相关。由于脏腑经脉与白睛相连，故可在白睛相应脏腑部位出现反映内脏状态的白睛特征"泡"。"泡"的内容物可为水湿，可为瘀血。例如肺水肿可在白睛"肺"部位出现"泡"特征；脑水肿可在白睛"脑"、"肝"、"肾"等部位出现"泡"特征。从西医学角度看，通过此前《目之结构》一节可知，球结膜组织结构松弛，富含弹力纤维，当相应脏腑血液运行严重障碍，水液或血液等体液高度郁积而严重渗出时，在球结膜和巩膜之间的相应部位形成由球结膜包裹的含有体液的囊状隆起，而成为水泡或血泡，从而成为可以在白睛相应脏腑部位看到的各种颜色和形态的"泡"，构成反映内脏状态的白睛特征。

"泡"的临床意义：主饮邪内阻证，多属气虚饮邪内阻证；个别为阴虚饮邪内阻证。凡白睛出现上述各种"泡"，尤其需要慎重辨析病性与病势。当"泡"较小时，病邪较轻，预后尚较乐观；当"泡"较大、或白睛大部、或白睛全部均出现"泡"时，主元气已经受损，病势严重，病已危笃；若"泡"很大，隆起如球，则主饮邪内阻、元气大衰证。此类患者的脏腑组织均发生饮邪与气血阻滞，郁结成饮，最终溢凌心肺，使心肺等脏腑元气衰竭，故"泡"多为"饮邪郁阻气机"，或"心气衰竭、饮邪泛溢"所致。当一个白睛脏腑部位出现"泡"时，表明该脏腑出现相应病证；当全部白睛均出现"泡"时，表明全部脏腑均出现相应病证，此时表示已经出现严重心气衰竭和脑水肿。但是，"心气衰竭"可为心气首先衰竭，而后影响他脏；也可由他脏先病，然后影响心脏，导致"心气衰竭"。所以，应观察"泡"首先出现于何脏腑部位，或"泡"以何脏腑为主、向何脏腑发展，牵及何脏腑。"泡"所主证候多属虚实夹杂证候。需要注意之处在于，其中有些饮邪内阻证以实证为主、有些患者则为由虚证发展至实证，构成虚实夹杂证。因此，尚宜注意从"泡"的具体部位、特征等仔细辨别。以下记述临床常见"泡"的相关内容。

1. 白睛特征"灰色泡"

"灰色泡"的临床形态特征：高于白睛表面的圆形或半月形或丘形呈现灰色的"泡"状特征，其内容物为液体，宛如装入水液的气球或外壁极薄的水囊（图2-4-3-118）。

形成"灰色泡"的解剖组织基础：眼球筋膜组织和球结膜之间疏松蜂窝组织出现局限水肿。

形成"灰色泡"的主要原理：患者多由心脾气虚，或由脏腑乘、侮、忤等病理变化导致正气虚弱，气血运行过缓，血中津液溢出脉外，形成水湿泛溢于脏腑组织，使脏腑组织发生水肿。此为由气虚导致水湿泛溢，故脏腑组织呈现灰色水肿状态。

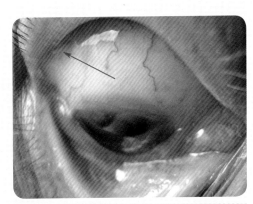

图2-4-3-118 白睛灰色泡眼象

由于脏腑经脉与白睛相连，故可在白睛相应脏腑部位出现反映内脏状态的白睛特征"灰色泡"，此"泡"为水泡，内容物为水湿。

"灰色泡"的临床意义：主气虚湿郁、寒饮证。

治疗"灰色泡"所表示的证候宜在仔细辨准疾病前提下，采用相应的补益元气、化湿解郁、温化水湿法，因湿邪和饮邪多由严重血瘀所致，故宜酌伍活血药。

2. 白睛特征"淡白色泡"

"淡白色泡"的临床形态特征：高于白睛表面的圆形或半月形或丘形呈现淡白色的"泡"状特征，其内容物为液体，宛如装入水液的气球或外壁极薄的水囊。按：此处"淡白色泡"指几近无色透明、但并不完全透明的水泡，此"泡"内容物为水湿，体积较大（图2-4-3-119）。

形成"淡白色泡"的解剖组织基础：眼球筋膜组织和球结膜之间疏松蜂窝组织出现局限水肿。

形成"淡白色泡"的主要原理：患者多由心脾气虚，或由脏腑乘、侮、忤等病理变化导致脏

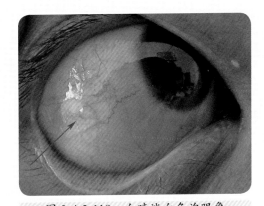

图2-4-3-119 白睛淡白色泡眼象

腑元气严重虚弱，气血运行过缓，血中津液溢出脉外，形成水湿泛溢于脏腑组织，使脏腑组织发生水肿。此为由严重气虚导致水湿泛溢，故脏腑组织呈现颜色淡白、严重水肿状态。由于脏腑经脉与白睛相连，故可在白睛相应脏腑部位出现反映内脏状态的白睛特征"淡白色泡"。

"淡白色泡"的临床意义：主气虚、阳虚、饮邪郁积寒重证。若目之大部分白睛均显著隆起呈泡状，主元气虚衰、饮邪郁积寒甚重证。

治疗"淡白色泡"所表示的证候宜在仔细辨准疾病前提下，采用相应的大补元气、温阳化湿利水法，因水湿由多严重血瘀所致，故宜酌伍活血药。

3. 白睛特征"淡黄色泡"

"淡黄色泡"的临床形态特征：高于白睛表面的圆形或半月形或丘形呈现淡黄色的"泡"状特征，其内容物为液体，宛如装入水液的气球或外壁极薄的水囊（图2-4-3-120）。

形成"淡黄色泡"的解剖组织基础：较大量组织液渗入眼球筋膜组织和球结膜之间的疏松蜂窝组织而形成局限水肿。

形成"淡黄色泡"的主要原理：患者多由脏腑乘、侮、忤等复杂病理变化导致气机郁阻，气血运行过缓，血瘀较重，蕴积化热，血中津液溢出脉外，形成脏腑组织瘀血及湿溢水肿。此为由气滞导致血瘀湿溢，脏腑组织呈现淡黄色水肿状态。由于脏腑组织病证通过经络与白睛密切联系，故可在白睛相应脏腑部位因血脉压力增高而出现溢出血脉之外的淡黄色津液，成为反映内脏状态的白睛特征"淡黄色泡"。

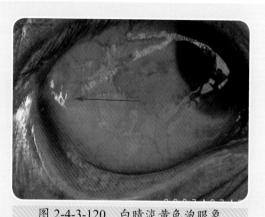

图2-4-3-120　白睛淡黄色泡眼象

"淡黄色泡"的临床意义：主饮邪郁热证。

治疗"淡黄色泡"所代表的证候宜在仔细辨准疾病前提下，采用相应的清化痰饮法，可适量选用补气养阴药。

4. 白睛特征"红色泡"

"红色泡"的临床形态特征：高于白睛表面的圆形或半月形或丘形呈现红色的"泡"状特征，其内容物为血与水湿兼而有之（图2-4-3-121）。

形成"红色泡"的解剖组织基础：眼球筋膜组织和球结膜之间疏松蜂窝组织出现局限出血而形成血肿。

形成"红色泡"的主要原理：患者多由脏腑乘、侮、忤等病理变化导致元气虚弱，气机郁阻，气虚伴随气滞难以推动气血运行，以致气血运行过缓，血瘀严重，郁而化热，导致瘀血与津液一同溢出脉外。瘀血与水湿泛溢于脏腑组织，使脏腑组织形成瘀血肿胀。此为由气虚、气滞导致瘀血与水湿郁热泛溢，由于气滞较轻而邪热较重，故脏腑组织呈现红色肿胀状态。白睛相应脏

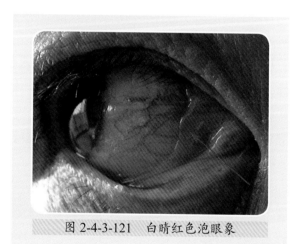

图2-4-3-121　白睛红色泡眼象

腑部位因血脉压力增高而出现溢出血脉之外的红色血液为主的渗出物，成为反映内脏状态的白睛特征"红色泡"。

"红色泡"的临床意义：主气虚饮邪郁积、血热血瘀重证。若"红色泡"面积渐渐变大，则为病势发展，病情愈加重。若为淡红色泡，则为气虚饮邪郁积、血热血瘀较轻证。若为淡红略黯色泡，则为气虚饮邪郁积、血热血瘀、而血瘀较重证。

治疗"红色泡"所表示的证候宜在仔细辨准疾病前提下，采用相应的补益元气、清热活血、化

饮利水法。因饮邪由水湿蕴热而成，故可从清热利水化湿入手，并宜适当伍用活血药物。

5. 白睛特征"黯红色泡"

"黯红色泡"的临床形态特征：高于白睛表面的圆形或半月形或丘形呈现黯红色的"泡"状特征，其内容物为血与水湿兼而有之（图 2-4-3-122）。

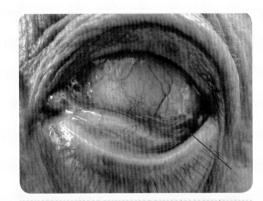

图 2-4-3-122　白睛黯红色泡眼象

形成"黯红色泡"的解剖组织基础：眼球筋膜组织和球结膜之间疏松蜂窝组织出现局限出血而形成血肿。

形成"黯红色泡"的主要原理：患者多由脏腑乘、侮、忤等病理变化导致气虚，气机郁阻，伴随气滞，难以推动气血运行，以致气血运行过缓，血瘀严重，郁而化热，导致瘀血与津液一同溢出脉外，瘀血与水湿泛溢于脏腑组织，使脏腑组织形成瘀血肿胀。此为由气虚、气滞导致瘀血与水湿郁热泛溢。由于瘀血较重，故脏腑组织呈现黯红色肿胀状态。由于脏腑组织病证通过经络与白睛密切联系，故可在白睛相应脏腑部位因血脉压力增高而出现溢出血脉之外的黯红色血液为主的渗出物，成为反映内脏状态的白睛特征"黯红色泡"。

"黯红色泡"的临床意义：主气虚湿饮郁积蕴热、血瘀重证。若"黯红色泡"面积渐渐变大，则为病势发展，病情愈加危重。若黯红色泡较浅淡，为湿饮郁积蕴热及血瘀尚较轻证候。

治疗"黯红色泡"所代表的证候宜在仔细辨准疾病前提下，采用相应的补气、清热活血、化饮利水法。因饮邪由水湿蕴结而成，故可从利水化湿入手，并适当伍用活血药物。

6. 白睛特征"紫红色泡"

"紫红色泡"的临床形态特征：高于白睛表面的圆形或半月形或丘形呈现紫红色的"泡"状特征，其内容物为瘀血与水湿兼而有之（图 2-4-3-123）。

形成"紫红色泡"的解剖组织基础：眼球筋膜组织和球结膜之间疏松蜂窝组织出现较陈旧的局限血肿。

形成"紫红色泡"的主要原理：患者多由脏腑乘、侮、忤等病理变化导致元气虚弱，气机郁阻，气虚伴随气滞难以推动气血运行，以致气血运行过缓，血瘀严重，郁而化热，导致瘀血与津液一同溢出脉外，瘀血与水湿泛溢于脏腑组织，使脏腑组织形成瘀血肿胀。此为由气虚、气滞导致瘀血与水湿郁热泛溢，故脏腑组织呈现紫红色肿胀状态。由于脏腑经脉与白睛相连，故可在白睛相应脏腑部位出现反映内脏状态的白睛特征"紫红色泡"。

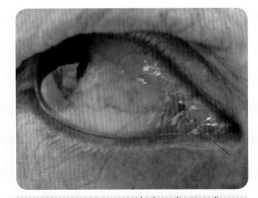

图 2-4-3-123　白睛紫红色泡眼象

"紫红色泡"的临床意义：主气虚饮邪郁积、血瘀热盛重证。

治疗"紫红色泡"所表示的证候宜在仔细辨准疾病前提下，采用相应的补益元气、寒温并用、活血化饮法。因饮邪由水湿蕴积而成，故可从化湿利水入手，但宜掌握好所用药物的药性寒温尺度。

7. 白睛特征"殷红色泡"

"殷红色泡"的临床形态特征：高于白睛表面的圆形或半月形或丘形呈现殷红色的"泡"状特征，其内容物为瘀血与水湿兼而有之（图2-4-3-124）。

形成"殷红色泡"的解剖组织基础：眼球筋膜组织和球结膜之间疏松蜂窝组织出现局限血肿。

形成"殷红色泡"的主要原理：患者多由脏腑乘、侮、忤等病理变化导致阴虚，而阴虚之后导致气机郁阻，难以推动气血运行，以致血液中的津液渗出血脉之外，郁而化热，导致瘀血与水

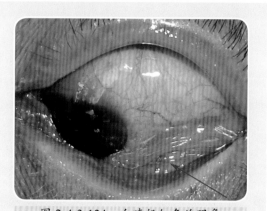

图 2-4-3-124　白睛殷红色泡眼象

湿泛溢于脏腑组织腔隙之内，使脏腑组织腔隙中形成饮邪肿胀，此为由阴虚导致血中津液泛溢。由于脏腑经脉与白睛相连，故可在白睛相应脏腑部位出现反映内脏状态的白睛特征"殷红色泡"。

"殷红色泡"的临床意义：主阴虚、饮邪郁积证。按此属虚实夹杂证候。

治疗"殷红色泡"所代表的证候宜在仔细辨准疾病前提下，采用相应的补阴化饮利水法，此属补虚泻实并用法。

8. 白睛特征"蓝色泡"

"蓝色泡"的临床形态特征：高于白睛表面的圆形或半月形或丘形呈现紫色的"泡"状特征，其内容物主要为瘀血（图2-4-3-125）。

形成"蓝色泡"的解剖组织基础：眼球筋膜组织和球结膜之间疏松蜂窝组织出现局限血肿。

形成"蓝色泡"的主要原理：患者由于脏腑乘、侮、忤等病理变化导致气机郁阻，严重血瘀，血中营气气化功能严重不足，以致寒从内生；元气虚弱，可致气虚生寒；气虚失摄，可致血溢脉外，形成瘀血；津液溢出脉外形成水湿。当瘀血与津液溢出脉外之后，泛溢于脏腑组织可使脏腑组织形成瘀血肿胀。由于脏腑经脉与白睛相连，故可在白睛相应脏腑部位出现反映内脏状态的白睛特征"蓝色泡"。

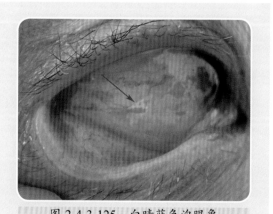

图 2-4-3-125　白睛蓝色泡眼象

"蓝色泡"的临床意义：主气虚气郁血瘀、寒饮重证。

治疗"蓝色泡"所表示的证候宜在仔细辨准疾病前提下，采用相应的补益元气、温化寒饮法。因水饮之邪系瘀血所致，故可酌伍温阳活血法。

9. 白睛特征"青色泡"

"青色泡"的临床形态特征：高于白睛表面的圆形或半月形或丘形呈现青色的"泡"状特征，其内容物为液体，宛如装入水液的气球或外壁极薄的水囊（图 2-4-3-126）。

形成"青色泡"的解剖组织基础：眼球筋膜组织和球结膜之间疏松蜂窝组织出现局限水肿。

形成"青色泡"的主要原理：患者多由脏腑乘、侮、忤等病理变化导致元气虚弱，气机郁阻，气虚伴随气滞难以推动气血运行，以致气血运行过缓，血瘀较重，血中营气气化功能严重不足；津液溢出脉外，形成脏腑组织瘀血；水湿泛溢于脏腑组织使脏腑组织发生水肿。此为由气虚、气滞严重而导致水湿泛溢，故脏腑组织呈现青色水肿状态。由于脏腑经脉与白睛相连，故可在白睛相应脏腑部位出现反映内脏状态的白睛特征"青色泡"，此"泡"内容物为水湿与瘀血兼而有之。

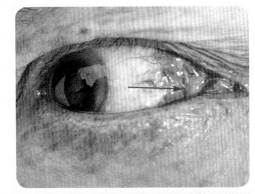

图 2-4-3-126　白睛青色泡眼象

"青色泡"的临床意义：主气虚气郁血瘀、寒饮严重，而寒邪尤著。

治疗"青色泡"所代表的证候宜在仔细辨准疾病前提下，采用相应的补益元气、温化水湿法，因水湿多由严重血瘀所致，故宜酌伍活血药。

10. 白睛特征"紫黑色泡"

"紫黑色泡"的临床形态特征：高于白睛表面的圆形或半月形或丘形呈现紫黑色的"泡"状特征，其内容物主要为瘀血（图 2-4-3-127）。

形成"紫黑色泡"的解剖组织基础：眼球筋膜组织和球结膜之间疏松蜂窝组织出现局限血肿。

形成"紫黑色泡"的主要原理：患者由于脏腑乘、侮、忤等病理变化导致气机郁阻，严重血瘀，气化功能严重障碍，血液涩滞内结，寒从内生；元气虚弱，无力统摄血液，可致血溢脉外，形成瘀血；津液与血一同溢出脉外，郁阻脏腑，由水湿与瘀血导致脏腑、皮肤等组织肿胀。由于脏腑经脉与白睛相连，故可在白睛相应脏腑部位出现反映内脏状态的白睛特征"紫黑色泡"。

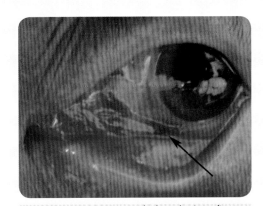

图 2-4-3-127　白睛紫黑色泡眼象

"紫黑色泡"的临床意义：主气虚、饮邪郁积、血瘀气滞、阴阳即将离决危重证。此时病已危笃。

治疗"紫黑色泡"所表示的证候宜在仔细辨准疾病前提下，采用相应的大补元气、温阳活血利水法，并须酌情佐以温里回阳法。

第五篇　白睛血脉特征

　　健康人的白睛颜色润白，表面平滑、光泽，呈蛋白色或瓷白色（儿童之白睛略呈淡蓝色，年长者之白睛略显黄色），只在穹隆部有短小、红色、光泽血脉。当罹患病证时，白睛血脉则及时出现明显变化。

　　人体表浅的血管在中医学领域有各种称呼，如络脉、浮络、结络、孙络、细络、血络、赤脉、血脉等，怎样称呼白睛上的血管，是我们应当确定的一个问题。

一、络脉，浮络、结络

　　一般情况下，看不见人体的经脉，只能感知经脉现象，或通过三部九候感知某些经脉状态。

　　大多数情况下，络脉是指经脉的分支，因此，经脉分出的支脉可以称络脉。络脉中有营血运行。

　　能轻易看得见的浮现于外的血管我们可以称作络脉，如《灵枢·经脉》云："诸脉之浮而常见者，皆络脉也。""经脉者，常不可见也，其虚实也，以气口知之。脉之见者，皆络脉也。"这段经文所指络脉均浮现于皮肤之下，透过皮肤表面可以看到有"青筋"隆起，虽云"能看到"，但也只是看到络脉的形象，可以触摸到，实际并不能真正看到。这种"络脉"当前西医多称之为"静脉"或"浅静脉"。

　　因这种"络脉"浮现于皮肤之表，故有时也可称之为"浮络"，意即"络脉"之浮露可见者，《素问·皮部论》云"其所生病各异，别其分部，左右上下，阴阳所在，病之始终""视其部中有浮络者"，即指此而言。经文提出察看"浮络"可以区别何部生病。

　　除上述名称之外，另一种是盘结的血管，如《素问·刺腰痛》云："在郄中结络如黍米，刺之，血射以黑，见赤血而已。"《灵枢·阴阳二十五人》云："其结络者，脉结血不行，决之乃行。"经文"络"即"络脉"，"结络"即迂曲盘结之络脉。当络脉迂曲瘀结时，其血色"黑"，但如文中所示，在一定条件下，例如治疗某些病证而"决之"之时，可以转"赤"。"决之"即疏导、疏通，无论用针刺法，或用药物治疗，均可。

二、孙络

　　孙络是经脉分出络脉之后，由络脉再分出的别支，极细小而众多。

　　孙络的主要作用也是通畅营卫气血，但主要是通过气化作用维护气血循环，即使是骨缝中也至少有深入其中的十条孙络，例如《素问·气穴论》云："孙络三百六十五穴会，亦以应一岁，以溢奇邪，以通荣卫""孙络之脉别经者，其血盛而当泻者，亦三百六十五脉，并注于络，传注十二络脉，非独十四络脉也，内解泻于中者十脉。"可见孙络极细小而众多。

《灵枢·脉度》云："经脉为里，支而横者为络，络之别者曰孙"。经文中"孙"即"孙络"。孙络中亦有营血运行。

孙络多位于臂手、胫足，如《灵枢·百病始生》云："其着孙络之脉而成积者，其积往来上下，臂手孙络之居也，浮而缓，不能句积而止之。"孙络也属于脉，其中亦有营血运行。

三、血络

"血络"一词也见于《素问》，如《素问·调经论》云："刺留血奈何？岐伯曰：视其血络，刺出其血，无令恶血得入于经以成其疾。"

血络可刺，刺血络出血可以治病，如《灵枢·杂病》云"取足太阳腘中血络""中热而喘，取足少阴腘中血络"。可见血络是含有丰富血液的络脉。

然而，如果刺血络失当则可能引发昏晕等不应出现的现象，如《灵枢·血络》提出"刺血络而仆者，何也？"可见"血络"可刺，但刺之失当，可以引起昏仆。

四、血脉

《素问·痿论》云："心主身之血脉。"提出"血脉"一词。

根据《内经》记述，身体上下各处均有血脉，细小的血脉象针样粗细，粗大的血脉如筷子般粗细，可见血脉的直径差别很大。如《灵枢·血络》记述了血脉形象："血脉者，盛、坚、横以赤，上下无常处，小者如针，大者如箸。"

《内经》明确提出诊视目之"血脉"，察看"血脉"颜色，可以诊知寒、热、痛、痹，如《灵枢·邪客》云："因视目之五色以知五脏，而决死生；视其血脉，察其色，以知其寒热痛痹。"《灵枢·论疾诊尺》云："诊血脉者，多赤多热，多青多痛，多黑为久痹，多赤、多黑、多青皆见者，寒热。"《灵枢·九针论》云："人之所以成生者，血脉也。"在目上暴露于外、视而可见之"血脉"，其实即白睛上的血脉。这种血脉是内有营血流动、外有卫气循行的细小络脉，当代多称之为"血管"或"毛细血管"。白睛血脉也是有粗有细，其细小者"如针"，其粗大者虽不"如箸"，但有时也相当粗壮。从望目可以诊病的临床实践证明，血脉不仅是赖以成为生命的物质基础，也是可以通过血脉形色丝络等特征而诊断疾病证候的形态学基础。

五、细络

华佗曾指出，目内有六条大络，八条中络，目"外有旁支细络，莫知其数，皆悬贯于脑，下连脏腑，通畅血气往来，以滋于目，故凡病发，则有形色丝络显见，而可验内之何脏腑受病也"。所述"旁支细络"即我们望目辨证时察看的呈现于双目白睛上的细小络脉。

所谓"细络"即细小络脉。白睛上的细小络脉，均可称为"细络"。

六、赤脉

当由于身体脏腑罹患某种病证而细小络脉变赤时，这些变赤的细小络脉可称为"赤脉"。《内经》即将红色细小的络脉称为"赤脉"。

白睛上的赤脉具有临床诊断疾病的意义，如《灵枢·论疾诊尺》云"诊目痛，赤脉从上下者太阳病"等等。

临床实践表明，白睛上的赤脉是全身暴露于外、可供直接客观观察的络脉，属于络脉中的孙络或细络，是为络脉之极细小者。

著者认为，由于这些细小络脉并不总是赤色，而是随同病证及时转变成各种与病证相关的颜色，所以不宜统称为"赤脉"，只有当呈现赤色时，方可称为"赤脉"。

综上所述，无论络脉、浮络、结络、孙络、血络、细络、赤脉，还是血脉，其中都有营血在流动，其外均有卫气在运行。因此，同样如所联络的经脉一样，营在脉中，卫在脉外。当然，卫气也可与营气相伴而行于血脉之内。

从西医学角度看，白睛上的细小络脉当前多普遍称为"血管"，是运行血液的管道，这些血管实际是全身极细小的终末动脉和静脉。从中医角度看，这些微细的血管是维持气血循行，提供眼目新陈代谢，联通五脏六腑的细小络脉。著者认为，遵照《内经》之说，将白睛上的细小络脉称为"血脉"更为妥当。

正常状态，白睛血脉存在于穹隆部，只有当脏腑罹患病证时，才在相应的脏腑部位有"形色丝络显见"等诸多临床变化，我们据此得以望目辨证，诊断疾病证候。

第一章　白睛血脉颜色特征

正常白睛血脉的颜色为红色。

"红色"的白睛血脉颜色特征：白睛呈现较短的"红色"血脉。红色是构成颜色的三基色之一。

形成白睛血脉"红色"的主要解剖组织基础：大量红细胞聚集在一起时呈现红色，红细胞的细胞质中含有略嗜酸性的血红蛋白，正常的血液呈现红颜色。球结膜纤薄而透明，透过球结膜可以看见球结膜之下的血管。

形成白睛血脉"红色"的形成原理：前已述及，此不赘述。

白睛血脉"红色"的临床意义：从血脉颜色范畴看，"红色"系白睛血脉的正常颜色。主气血和调，身体健康。

正常白睛血脉颜色为红色。当人体罹患病证时，可见多种白睛血脉颜色。根据病证不同，白睛血脉有时呈现单纯颜色，有时呈现复合颜色。为便于记述，先记述白睛呈现的单纯颜色，后记述复合颜色。

第一节　白睛血脉单色特征

当人体患病之后，在白睛有关脏腑部位出现与证候相应的白睛血脉，而每一条白睛血脉均具有一定颜色，可呈现单一颜色，也可呈现较复杂的复合颜色。为便于记述，本节记述临床常见单一颜色的白睛血脉及其与证候的总体规律。

一、白睛血脉"鲜红色"

"鲜红色"的白睛血脉颜色特征：白睛呈现长短、形态不一的"鲜红色"血脉。较红色更鲜明，可称赤色，亦可称大红色（图 2-5-1-1 ）。

形成白睛血脉"鲜红色"的主要解剖组织基础：较多红细胞聚集在一起，并迅速流动，血氧分压、血氧容量、动脉血氧含量与血氧饱和度均正常，但细胞生物氧化过程受损，动－静脉血氧含量差减少，毛细血管中氧合血红蛋白增加，血脉颜色较正常色红。

形成白睛血脉"鲜红色"的主要原理：由于邪盛而正亦盛，实热亢盛，血流过速，如《素问·经络论》云："热多则淖泽，淖泽则黄、赤。"《素问·举痛论》云"黄、赤为热"、《素问·皮部论》云"黄、赤则热"、《灵枢·五色》及《素

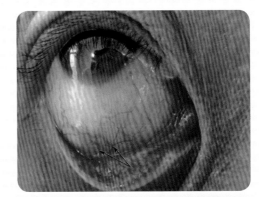

图 2-5-1-1　白睛血脉鲜红色眼象

问·举痛论要》云"黄、赤为热"、《灵枢·论疾诊尺》云"诊血脉者，多赤多热。"均同。经文"黄"指黄色，黄色可反映热证；"赤"指大红色，此色较正常红色尤其鲜明而红，小主热证。

"鲜红色"的临床意义：主热证。西医学多认为此种血管表现属于"组织性缺氧"。

血脉鲜红色、有根主实热证。

血脉鲜红色、粗主燥热证。

血脉鲜红色、粗、根虚或无根主气血虚燥热证。

白睛鲜红色、弯钩主郁热实证。

若白睛血脉淡红色，则表示较轻的热证。

治疗"实热证"宜在辨准疾病的前提下采用各种相应的"清热法"，如"清热泻火法""清热燥湿法""清热解毒法""清热凉血法"等。

二、白睛血脉"粉色"

"粉色"的白睛血脉颜色特征：白睛呈现长短、形态不一的"粉色"血脉。粉色属浅红色（图

2-5-1-2）。

形成白睛血脉"粉色"的主要解剖组织基础：血液成分改变，血浆中血红蛋白略减少或血液中红细胞略减少时，动脉血氧含量降低，血液颜色可以变成"粉色"，血管的颜色也呈"粉色"。

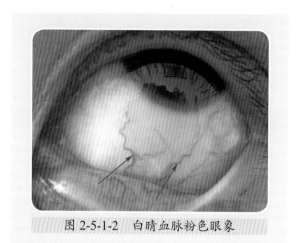

图 2-5-1-2　白睛血脉粉色眼象

形成白睛血脉"粉色"的主要原理：各种相关因素（例如先天或后天因素导致气虚不足以生血时；或各种急、慢性出血；或因各种相关因素例如过度思虑或寄生虫等病暗耗血液），使人体生成的红细胞较少或流失的血液较多，以致血液成分改变，血液不足（或云血液亏损），使脏腑组织中的血液颜色变成"粉色"。由于脏腑组织病证通过经络与白睛密切联系，故白睛相应脏腑部位的血脉也呈现"粉色"。

"粉色"的临床意义：主血虚证。西医诊断的"贫血"亦多见此种眼象。从西医学角度看，可认为此种血管表现属于"血液性缺氧"。

治疗"血虚证"宜在辨准疾病的前提下采用相应的各种"补血法"，如"补气生血法"等。

三、白睛血脉"淡色"

"淡色"的白睛血脉颜色特征：白睛血脉"淡色"指白睛血脉颜色"浅淡"。白睛血脉"淡色"在此专指较"淡粉"颜色尤浅的颜色（图 2-5-1-3）。

形成白睛血脉"淡色"的解剖组织基础：我们已知红细胞的细胞质中含有略嗜酸性的血红蛋白，大量红细胞聚集在一起时呈现红色。然而，当各种相关因素（例如生成的红细胞减少或大量失血等）影响血液，主要使血浆中血红蛋白减少或血液中红细胞减少，但尚未致极严重时，血液颜色可以变成较"淡粉色"尤浅的颜色，血管的颜色也呈较"淡粉色"尤浅的颜色，称之为"淡色"。

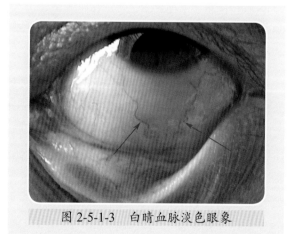

图 2-5-1-3　白睛血脉淡色眼象

形成白睛血脉"淡色"的主要原理：当先天或后天因素使人体精气不足，导致气虚不足以生血时；或各种因素导致肺、脾的功能虚弱，形成气虚不足以摄血时；或外伤出血时，可使血脉颜色变成较"淡粉色"尤浅的颜色，即"淡色"。这是因为"气"是生成营血的物质基础和根本动力，当"气"虚时则无以生成营血，以致营血减少，脏腑组织颜色的红色也减少，故变"淡"色。由于脏腑组织病证通过经络与白睛密切联系，故白睛相应脏腑部位的血脉也呈现"淡色"。

"淡色"的临床意义：主气虚证。由于"气虚"尚未致"阳虚"的程度，故患者可无明显"寒证"现象。

治疗"气虚证"宜在辨准疾病的前提下采用各种相应的"补气法"。

四、白睛血脉"灰色"

"灰色"的白睛血脉颜色特征：灰色是介于黑色与白色之间的颜色（图2-5-1-4）。

形成白睛血脉"灰色"的主要解剖组织基础：血液成分改变，红细胞和血红蛋白血氧交换减弱，血管壁水肿、变厚，血液颜色轻微变黯，血管的颜色可以呈现"灰色"。

形成白睛血脉"灰色"的主要原理：痰饮郁积阻碍气血运行，导致血中"营"气相对不足，营气色赤，营气不足且有痰饮郁积，导致血脉狭窄并较正常位置深沉，故血脉颜色由赤转灰。我们在观察白睛血脉时可以看到白睛血脉呈现灰色。

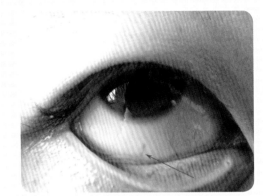

图 2-5-1-4　白睛血脉灰色眼象

"灰色"的临床意义：主痰饮郁积证。

治疗"痰饮郁积证"宜在辨准疾病的前提下采用各种相应的"祛痰化饮、解郁利水法"，并宜佐以活血法。

五、白睛血脉"紫色"

"紫色"的白睛血脉颜色特征：白睛呈现长短、形态不一的"紫色"血脉。赤色而黯可称"紫色"（图2-5-1-5）。

形成白睛血脉"紫色"的主要解剖组织基础：血液成分改变，血液中较多红细胞聚集在一起，并迅速流动，血氧分压、血氧容量、动脉血氧含量与血氧饱和度较正常，但细胞生物氧化过程受损，动脉及静脉血氧含量差明显减少；虽然毛细血管中氧合血红蛋白略增加，但血液瘀滞于毛细血管床，也聚集一定程度的脱氧血红蛋白，从而使血脉颜色红中带黯，而变成"紫色"，血管的颜色也呈"紫色"。此属循环性缺氧与组织性缺氧共同形成的复合性缺氧。

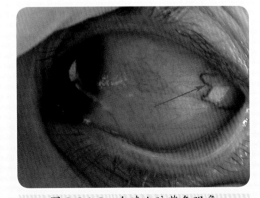

图 2-5-1-5　白睛血脉紫色眼象

形成白睛血脉"紫色"的主要原理：各种相关因素影响血液，例如由于热邪亢盛，热灼津液，导致血液成分改变，血中津液减少，血液明显浓缩，营气相对大量增多，形成特别明显的瘀血状态，气化功能明显减弱，由于热盛则白睛血脉红而色深，瘀重则血脉色黯，热盛兼严重血瘀则血脉转为紫色。

"紫色"的临床意义：主热盛证候，有由热转寒之虞。

若紫色的白睛血脉以偏红为主，多主实热盛兼血瘀重证。这是由于实热亢盛，兼有重度瘀血，但热尚明显。

若紫色的白睛血脉以偏黯色为主，则主实热盛兼血瘀重证，即将转为寒证。

若紫色的白睛血脉以偏蓝色为主，则主实热盛兼血瘀重证，已经开始转寒。

总体规律是，兼红色属热证，兼蓝色属寒证。从西医学角度看，可认为此种血管表现属于"循环性缺氧"与"组织性缺氧"共同形成的"复合性缺氧"。

治疗此种眼象所表示的证候宜在辨准疾病的前提下采用相应的各种"清实热活血法"；治疗"实热盛兼血瘀重证，且已有转寒征象"者，宜在辨准疾病的前提下采用相应的各种"清热活血、佐以温化瘀血法"；治疗"实热盛兼血瘀重证，已开始转寒"者，宜在辨准疾病的前提下采用相应的各种"寒温并用、温化瘀血法"。

六、白睛血脉"黯色"

"黯色"的白睛血脉颜色特征：指在赤色血脉中呈现灰黑的颜色（图 2-5-1-6）。

形成白睛血脉"黯色"的主要解剖组织基础：血液成分轻微改变，血氧交换轻微减弱，血液中的氧分压轻微降低，动脉血氧含量较低，血氧饱和度较低，血液轻微瘀滞于毛细血管床，聚集一定程度的脱氧血红蛋白，血液颜色可以变成"黯色"，血管的颜色也呈"黯色"。

形成白睛血脉"黯色"的主要原理：气化功能和推动血液运行的关键动力可称为"气机"。各种相关因素影响血液，导致血脉的气化功能轻微减弱，或脏腑气化功能轻微减弱，气机运行轻微减慢，而使血液运行轻微减慢，从而形成轻微"瘀血"状态，使原本赤色的血脉转为黯色。由于脏腑组织病证通过经络与白睛密切联系，故白睛相应脏腑部位的血脉也呈现"黯色"。

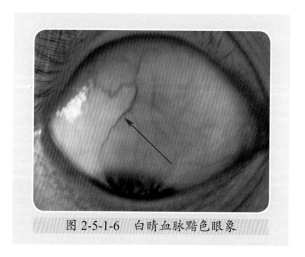

图 2-5-1-6　白睛血脉黯色眼象

"黯色"的临床意义：主瘀血证，多兼寒证。西医学多可认为此种血管表现属于"循环性缺氧"。

治疗"瘀血证"宜在辨准疾病的前提下采用各种相应的"活血法"，如"行气活血法"及"温阳活血法"等。

七、白睛血脉"蓝色"

"蓝色"的白睛血脉颜色特征：蓝色是构成颜色的三基色之一。本书指临床所见病证呈现于白睛血脉的颜色（图 2-5-1-7）。

形成白睛血脉"蓝色"的主要解剖组织基础：血液成分改变，血液中红细胞和血红蛋白的血氧交换减弱，血液流速减慢，血液中的氧分压降低，动脉血氧含量降低，血氧饱和度降低，血液郁滞于毛细血管床，聚集脱氧血红蛋白，血液颜色可以变成"蓝色"，血管颜色也因而呈现"蓝色"。

形成白睛血脉"蓝色"的形成原理：各种相关因素影响血液，导致气虚影响营血形成，而致营血减少，脏腑组织颜色变淡白；气虚则缺乏推动营血运行动力，此即由于气虚而导致血脉末梢气化功能减弱，使一个乃至多个脏腑气化功能减弱，导致血瘀，引发血脉收引、痉挛，出现气机郁滞状态，从而可以形成"气滞"。"气滞"导致血液运行缓滞、瘀阻，血液成分改变，使原本赤色的血液转为蓝色，脏腑组织血脉的颜色也变为蓝色。因血脉收引、痉挛可使血脉远端阳气不足，而形成寒证。气属阳，气虚则阳不足，阳不足则阴相对较盛；并且阳不足则生寒，故形成气虚血瘀兼寒证。由于血脉收引、痉挛可以产生疼

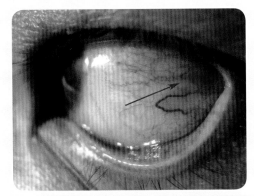

图 2-5-1-7　白睛血脉蓝色眼象

痛，故白睛血脉蓝色者可兼痛证。由于脏腑组织病证通过经络与白睛密切联系，故白睛相应脏腑部位的血脉也呈现蓝色。气属阳，气滞则阳气不能通达，而形成阴盛，阴盛则寒，此即蓝色表示寒证的原理。

"蓝色"的临床意义：主气滞寒证，或气滞寒瘀痛证。多属气滞血瘀寒实证，兼痛证。若白睛血脉"淡蓝色"，主气滞寒瘀轻证，亦可兼痛证。西医学可认为此种血管表现属于"循环性缺氧"。病者可以感到胀、憋，或呈针刺样疼痛，口不渴，脘痞冷痛，舌蓝，脉沉迟等。

治疗"气滞寒证"宜在辨准疾病的前提下采用各种相应的"理气活血法"，如"行气活血法""行气化瘀法"等各种相应的治法。亦可酌加行气止痛药。

八、白睛血脉"青色"

"青色"的白睛血脉颜色特征：深蓝色。根据荀子《劝学》"青，取之于蓝而青于蓝"可知，青色甚于蓝色，即比蓝色尤深的颜色。

形成白睛血脉"青色"的主要解剖组织基础：血液成分改变，血液中红细胞和血红蛋白的血氧交换明显减弱，血液流速明显变慢，静脉血氧含量明显降低，供应组织的血液总量明显减少，动-静脉血氧含量差加大，血液严重瘀滞于毛细血管床，并聚集过多的脱氧血红蛋白，形成血液运行瘀滞状态，血液颜色可以由红色变成"青色"，血管的颜色也呈"青色"。

形成白睛血脉"青色"的主要原理：各种相关因素影响血液，导致血脉末梢气化功能明显减弱，或很多血脉的气化功能明显减弱，使一个乃至多个脏腑的气化功能明显不足以维持正常的生理功能，脏腑气机郁滞不畅，引发血脉收引、痉挛，血液运行明显迟缓、减慢，血液成分严重改变，推动血液运行的动力也严重减弱，在气滞的基础上进而引发血液运行瘀滞，从而出现气滞血瘀状

态，而且因为气滞血瘀导致营气减少而寒气增多，营可生热，营少则热少，热少则生寒，故血瘀则导致寒凝，从而使血液失其本来之赤色，转而呈现青色，血脉也因此不显红色而转呈青色。营气色赤，因为气滞致使营气减少而气化不足，气化不足易产生内寒，所以气滞血瘀可以导致阳气偏少而寒气偏多，使血脉不显红色而转呈青色。病者除感到胀、憋、满闷、疼痛之外，尚可见畏寒表现。由于脏腑组织病证通过经络与白睛密切联系，故白睛相应脏腑部位的血脉也呈现青色。

此即气机阻滞（"气滞"）可以形成血行瘀滞（"血瘀"）状态，可见临床常常引以为据的气为血帅理论，确实言之有理。

"青色"临床意义：主气滞血瘀重证，并可形成气滞血瘀寒痛证。如《素问·皮部论》云："其色多青则痛。"《灵枢·五音五味》云："青、白者少热气。"西医学认为此种血管表现属于"循环性缺氧"。

治疗原则基本同前述治疗"气滞血瘀证"，但是，宜在辨准疾病的前提下酌用各种相应的"温阳理气活血法""温阳行气活血止痛法"等。

九、白睛血脉"黑色"

"黑色"的白睛血脉颜色特征：在望目辨证中所看到的黑色与生活中常见的黑色相同。

形成白睛血脉"黑色"的主要解剖组织基础：血液中的血氧交换严重减弱，血液流速极慢，形成弥散性血管内凝血，血液颜色可以变成"黑色"，血管的颜色也呈"黑色"。

形成白睛血脉"黑色"的主要原理：各种相关因素影响血液，气化功能极弱，因为血瘀极重，血行凝涩，几近凝血状态，以致营气极少，而使血脉呈现黑色。由于脏腑组织病证通过经络与白睛密切联系，故白睛相应脏腑部位的血脉也呈现黑色。

"黑色"的临床意义：多主气血凝涩、阴寒极重、几欲败绝证候，可诊为血瘀寒实危重证，说明病情已经危在旦夕，多主寒证，也表示病者可能兼有痛证。《素问·举痛论》和《灵枢·五色》均云："青、黑为痛。"《灵枢·五音五味》云："黑色者多血少气。"此指血液瘀积过多，而形成瘀血重证。"少气"指阳气衰少，几欲败绝。

若白睛血脉"黑色"主热证，则需要看白睛血脉在黑色中是否兼紫红色，并且需要再看其他脏腑是否尚兼紫红色或绛色，以及其他主热证的相应形态特征。但是，无论主寒证或主热证，均属病危证候。

治疗宜在辨准疾病的前提下采用各种相应的"温里回阳"或"回阳救逆"法；若确诊为热证，宜在辨准疾病、除外真寒假热的前提下采用各种相应的清热活血法，可兼以反佐法。

第二节 白睛血脉复色特征

本节记述临床常见复合颜色系列白睛血脉与证候的总体规律。

一、白睛血脉红色系列

（一）白睛血脉"绛色"

"绛色"的白睛血脉颜色特征：指白睛呈现长短、形态不一的"绛色"血脉。绛色为深红色（图 2-5-1-8 ）。

形成白睛血脉"绛色"的主要解剖组织基础：血液成分改变，血液中较多红细胞聚集在一起，并迅速流动，细胞生物氧化过程受损，动 - 静脉血氧含量差明显减少；虽然毛细血管中氧合血红蛋白略增加，但血浆大量减少，血液瘀滞于毛细血管床，也聚集一定程度的脱氧血红蛋白，从而使血液颜色变成深红色，即"绛色"，血管的颜色也呈"绛色"。

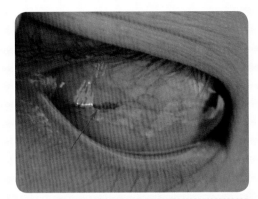

图 2-5-1-8　白睛血脉绛色眼象

形成白睛血脉"绛色"的主要原理：各种相关因素影响血液，例如由于血液成分改变，或由于热邪亢盛，热灼津液，导致血液成分改变，血中津液减少，但人体正气未虚，营气相对明显增多，血液浓缩，虽然热邪使营阴运行增速，但气化功能略显减弱，形成相对瘀血状态，从而使原本赤色的血脉转为绛色。由于脏腑组织病证通过经络与白睛密切联系，故白睛相应脏腑部位的血脉也呈现"绛色"。

"绛色"的临床意义：主里热盛实证，以热为主，其中必兼血瘀，故可称里热盛实血瘀证。此证较白睛血脉红黯色所主之证略轻。这是由于实热亢盛，正气未虚，而以热盛为主。西医学认为此种血管表现属于循环性缺氧与组织性缺氧共同形成的复合性缺氧。

治疗"里热盛实血瘀证"宜在辨准疾病的前提下采用相应的各种"清热法"，如"清热凉血活血法""清热凉血法""滋阴清热法"，以及各种相应的综合清热法等。

（二）白睛血脉"红黯色"

"红黯色"的白睛血脉颜色特征：指白睛呈现长短、形态不一的红黯色血脉。红黯色为红而兼黯色，虽然黯色较著，但仍以红色为主（图 2-5-1-9 ）。

形成白睛血脉"红黯色"的主要解剖组织基础：血液成分改变，血液中红细胞聚集在一起，并迅速流动，细胞生物氧化过程受损，动脉和静脉血氧含量差减少；毛细血管中氧合血红蛋白略增加，血浆减少，血液瘀滞于毛细血管床，并聚集一定程度的脱氧血红蛋白，从而使血液颜色可以变成红黯色，血管的颜色也呈"红黯色"。

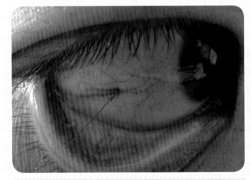

图 2-5-1-9　白睛血脉红黯色眼象

形成白睛血脉"红黯色"的主要原理：各种相关因素影响血液，例如由于血液运行失畅、热邪亢盛、热灼津液，导致血液成分改变，血中津液减少，但人体正气未虚，营气相对大量增多，血液明显浓缩，虽然营阴运行增速，但气化功能减弱，而形成血郁状态，此即邪气郁遏可以阻碍气血运行，从而使原本赤色的血脉转为红黯色。由于脏腑组织病证通过经络与白睛密切联系，故白睛相应脏腑部位的血脉也呈现"红黯色"。

"红黯色"的临床意义：主血郁热证，多属火热、血瘀实证，可称血郁实热证。这是由于血脉色红（此指大红色或云鲜红色）主实热证，色黯主瘀血证，从而可见当"血郁"之时，多有热邪兼瘀实质。因为"红黯"色以红色为主，故本证以邪热炽盛为主。若为淡红黯色则血郁实热轻证。

此外，临床所见"温病"以及现代疾病中的中等程度的放射病导致的高热多有热邪兼瘀征象，故可常见此类眼象。西医学可认为此种血管表现属于循环性缺氧与组织性缺氧共同形成的复合性缺氧。

治疗"血郁实热证"宜在辨准疾病的前提下采用相应的各种"解郁清热、活血化瘀法"等法。

（三）白睛血脉"殷红色"

"殷红色"的白睛血脉颜色特征：白睛呈现长短、形态不一的"殷红色"血脉。殷红色为鲜红而略黯色（图2-5-1-10）。

形成白睛血脉"殷红色"的主要解剖组织基础：血液成分改变，血浆减少而血中红细胞相对增多；或血中白细胞减少，而红细胞相对增多；或细胞生物氧化障碍，血液颜色可以变成"殷红色"，血管的颜色也呈"殷红色"。西医学可认为此种血管表现属于"组织性缺氧"。

形成白睛血脉"殷红色"的主要原理：我们已知营为血的重要成分，但血中尚含津、液等成分。营属于阴，血中津、液、人体脏腑之精及生殖之精亦属"阴"。当先天或后天因素使人体津、液以及精等阴精不足，而血中营气未虚时，血脉

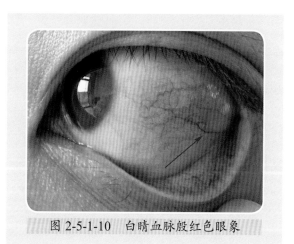

图2-5-1-10　白睛血脉殷红色眼象

中总液体量减少（此属"阴虚"范畴），而使全身阳气相对增多，血中营气亦相对增多，气化相对增强，并因此可以出现身体发热（此属"阴虚阳亢"范畴），此即阴虚发热。营为赤色，营相对过多，导致血脉呈红赤颜色。因阴不足，而使营气相对增多，并轻度瘀滞于血液之中，使血色红而偏黯。红而偏黯的颜色称殷红色。所以阴虚发热的血液颜色呈现较正常之赤色略黯的颜色，即呈现殷红色。由于脏腑组织病证能够通过经络与白睛密切联系，故白睛相应脏腑部位的血脉也呈现"殷红色"。

"殷红色"的临床意义：主阴虚发热证。《灵枢·刺节真邪》云："阴气不足则内热，阳气有余则外热。"阴虚发热之热多为低热，西医学所称之结核病（属"劳病"范畴），糖尿病（属"消渴病"范畴）以及现代疾病中的放射病导致的发热大多数属于阴虚发热。

治疗"阴虚发热证"宜在辨准疾病的前提下采用相应的"补阴法"或"滋阴清热法"。

（四）白睛血脉"娇红色"

"娇红色"的白睛血脉颜色特征：指白睛呈现长短、形态不一的"娇红色"血脉。白睛血脉颜色：娇红色较红色为浅，但较粉红色略红。娇红色即娇嫩之红色，又可称"嫩红色"，此种颜色较殷红色明亮（图2-5-1-11）。

形成白睛血脉"娇红色"的主要解剖组织基础：血液成分未变，但血液流动明显减慢，血浆量不变而红细胞和血红蛋白相对增多，血液颜色可以变成"娇红色"，血管的颜色也呈"娇红色"。

形成白睛血脉"娇红色"的主要原理：当先天或后天因素使人体脾气不足，导致气虚不足以推动血液运行时；或因外伤出血；或因各种相关因素导致元气虚弱而致气虚时，导致气虚不能敛阳，气化功能相对增强，营气相对增多，出现阳气上浮，虽然营血绝对数值并未增多，但营气相对集中于血脉外层，营本色赤，因而使血液颜色呈现娇嫩之红色，血脉亦因而呈现娇嫩之红色。由于脏腑组织病证通过经络与白睛密切联系，故白睛相应脏腑部位的血脉也呈现"娇红色"。

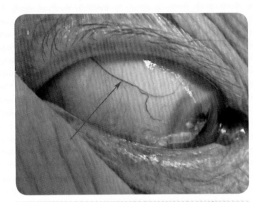

图 2-5-1-11　白睛血脉娇红眼象

"娇红色"的临床意义：主气虚发热证。此属虚火证。由于"虚火"导致虚阳亢盛，故白睛血脉颜色娇红；但因系虚火，故引发之火用体温计难以测出，他人也难以感知，甚或长久触摸之后反有凉感。气虚发热证表现为首面热，上午热，但测体温不高。

治疗"气虚发热证"宜在辨准疾病的前提下采用相应的"补中益气法"或"补中益气清热法"。

二、白睛血脉粉色系列

（一）白睛血脉"粉红色"

"粉红色"的白睛血脉颜色特征：指白睛呈现长短、形态不一的"粉红色"血脉。白睛血脉颜色：粉红色较粉色为红，较淡红色略浅（图2-5-1-12）。

形成白睛血脉"粉红色"的主要解剖组织基础：血液成分改变，血浆中血红蛋白减少或血液中红细胞大量减少，血液颜色可以变成"粉红色"，血管的颜色也呈"粉红色"。

形成白睛血脉"粉红色"的主要原理：各种相关因素使人体生成的营减少，或人体流失营、血较多，血中营、津、液大量不足，血液比较浓缩，或因病导致血液成分改变，形成血虚状态，

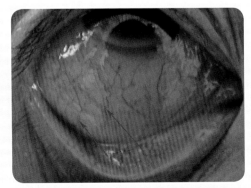

图 2-5-1-12　白睛血脉粉红色眼象

血虚可使血液流速增加，气化增速，发展为血虚令血中之阳无所依附，而浮越于外状态。阳气性热，阳气浮越故身热；营色红，营少则红色少，从而使脏腑组织中的血液颜色变成"粉红色"。由于脏腑组织病证通过经络与白睛密切联系，故白睛相应脏腑部位的血脉也呈现"粉红色"。这是由于粉主血虚证，红色主热，故白睛血脉"粉红色"主血虚发热证。

"粉红色"的临床意义：主血虚发热证。西医学诊断的先天或后天因素导致气虚不足以生血时；或各种急、慢性出血，如吐血、衄血、便血、崩漏、产后失血等；或因各种相关因素，例如过度思虑暗耗血液；或寄生虫等病暗耗血液，常可见此类证候。

治疗"血虚发热证"宜在辨准疾病的前提下采用相应的各种"补血法"，如"补血清热法""补气生血兼清热法""补血敛阳法"等。

（二）白睛血脉"粉红略黯色"

"粉红略黯色"的白睛血脉颜色特征：指白睛呈现长短、形态不一的"粉红略黯色"血脉。白睛血脉颜色为较粉红色略带黯色（图2-5-1-13）。

形成白睛血脉"粉红略黯色"的主要解剖组织基础：血液成分改变，血浆中血红蛋白减少或血液中红细胞大量减少，血液较浓缩，血液流速减缓，血氧交换减慢，血液颜色可以变成"粉红略黯色"，血管的颜色也呈"粉红略黯色"。

形成白睛血脉"粉红略黯色"的主要原理：各种相关因素（例如先天或后天因素导致气虚不足以生血时；或各种急、慢性出血，如吐血，衄血，便血，崩漏，产后失血等；或因各种相关因素例如过度思虑暗耗血液或寄生虫等病暗耗血

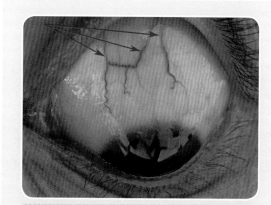

图2-5-1-13　白睛血脉粉红略黯色眼象

液），使人体生成的红细胞大量减少，或人体大量流失血液，血液量不足，血液浓缩，或血液成分改变，气化功能减弱，不但形成血虚，而且形成血郁状态，从而使脏腑组织中的血液颜色变成"粉红略黯色"。由于脏腑组织病证通过经络与白睛密切联系，故白睛相应脏腑部位的血脉也呈现"粉红略黯色"。这是由于粉红色主虚发热证，黯色主血郁证，故白睛血脉"粉红略黯色"主血虚发热兼瘀证。

"粉红略黯色"的临床意义：主血虚发热兼瘀证，但尚属轻微。

治疗"血虚发热兼瘀证"宜在辨准疾病的前提下采用相应的各种"补血解郁清热少活血法"，例如"补气生血、清热解郁活血法"等。

（三）白睛血脉"粉黯色"

"粉黯色"的白睛血脉颜色特征：指白睛呈现长短、形态不一的"粉黯色"血脉。白睛血脉颜色较粉色略显黯色（图2-5-1-14）。

形成白睛血脉"粉黯色"的主要解剖组织基础：血液成分改变，血浆中血红蛋白减少或血液中红细胞大量减少，血液明显浓缩，血液流速减缓，血氧交换明显减慢，血液颜色可以变成"粉黯色"，血管的颜色也呈"粉黯色"。

形成白睛血脉"粉黯色"的主要原理：各种相关因素（例如先天或后天因素导致气虚不足以生

血时；或各种急、慢性出血，如吐血、衄血、便血、崩漏、产后失血等；或因各种相关因素例如过度思虑暗耗血液或寄生虫等病暗耗血液），使人体生成的红细胞减少，或人体大量流失血液，或血液成分改变，血液大量不足（或云血液大量亏损），血液浓缩，气化功能减弱，不但形成血虚，而且形成明显血瘀状态，可使脏腑组织中的血液颜色变成"粉黯色"。由于脏腑组织病证通过经络与白睛密切联系，故白睛相应脏腑部位的血脉也呈现"粉黯色"。这是由于粉色主血虚证，黯色主血瘀证，当血虚为主，同时兼有血瘀时，可令白睛血脉呈现"粉黯色"特征。

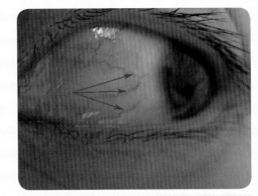

图 2-5-1-14　白睛血脉粉黯色眼象

"粉黯色"的临床意义：主血虚血瘀、血虚为主证。

治疗"血虚血瘀、血虚为主证"宜在辨准疾病的前提下采用相应的各种"补血为主，辅以活血化瘀法"。

（四）白睛血脉"粉紫色"

"粉紫色"的白睛血脉颜色特征：指白睛呈现长短、形态不一的"粉紫色"血脉（图 2-5-1-15）。

紫色为深红略黯色，粉色为浅红色，粉紫色为"淡红兼淡黯色"。

形成白睛血脉"粉紫色"的主要解剖组织基础：血液成分改变，血浆中血红蛋白减少或血液中红细胞减少，血氧交换明显减弱，血液颜色可以变成"粉紫色"，血管的颜色也呈"粉紫色"。

形成白睛血脉"粉紫色"的主要原理：各种相关因素（例如先天或后天因素导致气虚不足以生血时；或各种急、慢性出血；或因各种相关因素例如过度思虑或寄生虫等病暗耗血液），使人体生成的红细胞较少或流失的血液较多，血液不足，血液成分改变，使脏腑组织中的血液颜色变成"粉色"；同时由于血液成分改变，血液流动

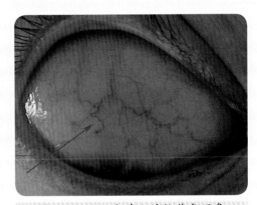

图 2-5-1-15　白睛血脉粉紫色眼象

状态变慢，形成血郁状态，气化功能减弱，共同使血液颜色转为"粉兼黯色"，即"粉紫色"。由于脏腑组织病证通过经络与白睛密切联系，故白睛相应脏腑部位的血脉也呈现"粉紫色"。

"粉紫色"的临床意义：主血虚血郁热证。这是由于粉色主血虚证，紫色主热而兼郁证。

治疗"血虚血郁热证"宜在辨准疾病的前提下采用相应的各种"补血活血、解郁清热法"。

三、白睛血脉淡色系列

（一）白睛血脉"淡白色"

"淡白色"的白睛血脉颜色特征："淡白色"亦可称"苍白色"。淡白色是较"淡"色和"淡青"

色尤浅的颜色，几近白色，但较白色略显青色（图2-5-1-16）。

形成白睛血脉"淡白色"的主要解剖组织基础：我们已知红细胞的细胞质中含有略嗜酸性的血红蛋白，大量红细胞聚集在一起时呈现红色。当各种相关因素（例如生成的红细胞减少或大量失血等）影响血液而使血浆中血红蛋白减少，或血液中红细胞极度减少，可使血液颜色变得极浅淡，血管即呈"淡白色"；当血管收缩时，也可使血管颜色极度浅淡，而呈淡白色。

形成白睛血脉"淡白色"的主要原理：当先天或后天因素使人体精气不足，导致气虚不足以生血时；各种因素导致相应脏腑的功能虚弱，形成气虚不足以摄血，或外伤出血，乃致大失血时；以及当血脉拘挛收缩时，均可使血中营气减少，营气与卫气成分与功能失调。由于气属阳，当气虚严重时可致阳虚，阳虚则不足以温养脏腑，以致脏腑功能活动（包括代谢功能）减弱；由阳虚而使阴盛，可以表现为寒证现象。《素问·举痛论要》等篇云"白为寒"。这是由于气属阳，严重气虚，阳气不足，故血色极浅淡，呈

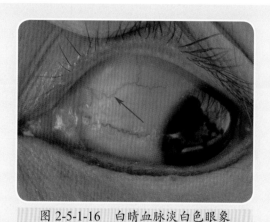

图2-5-1-16　白睛血脉淡白色眼象

现淡白色，血脉颜色也变得极浅淡而呈现"淡白色"。阳虚，故寒，所以淡白色主虚寒证。《灵枢·五音五味》云"青、白者少热气"，经文所论指出此种病证的要害。"虚寒证"属"阴"证，故白睛血脉"淡白色"主"阴证"。西医学多认为此种血管表现属于"血液性缺氧"。

"淡白色"的临床意义：主阳气虚寒证。此种眼象表示阴证中以物质不足引发的阳气虚致虚寒证。本证可见形寒肢冷，面色㿠白，乏力，气短，困倦，懒言，舌淡，脉沉迟或见败脉。

治疗"阳气虚寒证"宜在辨准疾病的前提下采用补气温阳法，并宜佐以温阳活血法。

（二）白睛血脉"淡粉色"

"淡粉色"的白睛血脉颜色特征：较"粉"尤浅为"浅粉"，或称"淡粉"色（图2-5-1-17）。

形成白睛血脉"淡粉色"的主要解剖组织基础：在前述形成白睛血脉"粉色"的病变基础上，血浆中血红蛋白减少或血液中红细胞减少，但尚未发展至很严重时，血液颜色可较"淡色"略红，但是比"粉色"略浅，而呈"淡粉色"，血管的颜色也呈"淡粉色"。

形成白睛血脉"淡粉色"的主要原理：在形成白睛血脉"粉色"的原理基础上，当先天或后天因素使人体精气不足，导致气虚不足以生血时；或各种相关因素导致相应脏腑的功能虚弱，形成气虚不足以摄血时；或外伤出血，但尚未致大失血时，营血轻微减少，可使血液颜色变成"淡粉色"，血脉颜色也变成"淡粉色"。这是由于"淡色"主气虚证，"粉色"主血虚证，故"淡粉色"主气血虚证。

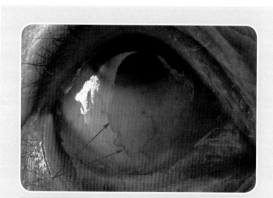

图2-5-1-17　白睛血脉淡粉色眼象

"淡粉色"的临床意义：主气血虚证。

治疗"气血虚证"宜在辨准疾病的前提下采用气血双补法。

（三）白睛血脉"淡紫色"

"淡紫色"的白睛血脉颜色特征：白睛呈现长短、形态不一"淡紫色"血脉。淡紫色为较紫色浅淡之色（图 2-5-1-18）。

形成白睛血脉"淡紫色"的主要解剖组织基础：血液成分改变，血液中红细胞和血红蛋白的血氧交换减弱，流速减慢，流量减少，血液颜色可以变成"淡紫色"，血管的颜色也呈"淡紫色"。

形成白睛血脉"淡紫色"的主要原理：各种相关因素影响血液，例如由于热邪灼耗津液；气虚使血液运行减慢；血中津液减少，营气相对增多，血液成分改变；血液明显浓缩，气化功能减弱，形成瘀血状态；由于气虚与血瘀尚未及导致血

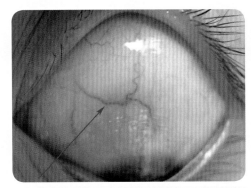

图 2-5-1-18　白睛血脉淡紫色眼象

液呈现紫色，故呈现为淡紫色。由于脏腑组织病证通过经络与白睛密切联系，故白睛相应脏腑部位的血脉也呈现"淡紫色"。由于淡色主气虚，淡紫色主气虚血瘀、热少而微寒，故白睛血脉"淡紫色"主气虚寒瘀轻证。

"淡紫色"的临床意义：主气虚寒瘀轻证，若出现于肺脏部位则表示肺气虚寒轻证。

治疗"气虚寒瘀轻证"宜在辨准疾病的前提下采用相应的各种"补气温阳活血法"。

（四）白睛血脉"淡黯色"

"淡黯色"的白睛血脉颜色特征：已知"黯"色为赤色中呈现灰黑的颜色。"淡色"指色浅淡，"淡黯色"为淡色中略显灰黑色（图 2-5-1-19）。

形成白睛血脉"淡黯色"的主要解剖组织基础：血液成分改变，血氧交换减弱，血液颜色可以变成"淡黯色"，血管的颜色也呈"淡黯色"。

形成白睛血脉"淡黯色"的主要原理：由于气虚而影响形成营血，致营血减少，脏腑血脉组织颜色变淡白色；各种相关因素影响血液，导致血脉末梢气化功能减弱，或血脉中的气化功能减弱，或脏腑气化功能减弱，或血液运行减慢，即气虚缺乏推动营血运行动力，致营血瘀积于脏腑血脉组织。于是，由于气虚而导致血瘀，以致脏腑组织的颜色在淡白中带有黯色，即形成轻微血瘀

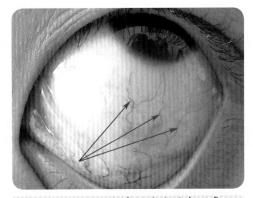

图 2-5-1-19　白睛血脉淡黯色眼象

状态。总体是因为气虚不足以推动血液运行，从而使原本赤色的血脉转为淡黯色。可见淡色主气虚证，黯色主血瘀证。气属阳，气虚不足以推动血液运行，从而形成气虚血瘀证。阳不足而致阴相对较盛，故认为阳不足则生寒。由于脏腑组织病证通过经络与白睛密切联系，故白睛相应脏腑部位的血脉也呈现淡黯色。虚属阴，寒属阴，故气虚寒兼瘀证属阴。

"淡黯色"的临床意义：主气虚血瘀证，可兼寒证。本证可见畏寒乏力，纳少，口不渴，脘痞冷痛，懒言，舌淡，脉沉迟细等。

治疗"气虚血瘀证"，宜在辨准疾病的前提下采用各种相应的"补气活血法"。若兼寒证，可佐以"温阳活血法"。

（五）白睛血脉"淡蓝色"

"淡蓝色"的白睛血脉颜色特征：较蓝色为浅。

形成白睛血脉"淡蓝色"的主要解剖组织基础：血液成分改变，血液中红细胞和血红蛋白的血氧交换减弱，血液流速较慢，血液颜色可以变成"淡蓝色"，血管的颜色也呈"淡蓝色"。

形成白睛血脉"淡蓝色"的主要原理：各种相关因素影响血液，导致血液成分改变，气化功能较弱，气机滞涩，营气减少而寒气较多，但较血液呈现蓝色时略轻，故血脉呈淡蓝色。由于脏腑组织病证通过经络与白睛密切联系，故白睛相应脏腑部位的血脉也呈现"淡蓝色"。

"淡蓝色"的临床意义：主轻微气滞寒瘀证，或轻微的气滞寒瘀痛证。

治疗原则同治疗白睛血脉蓝色所述。

阴盛或阳虚均可致寒，故淡蓝色反映的血瘀兼寒证有虚实之别：沉者主实证；粗者主虚证；细者、浮者主虚证。

（六）白睛血脉"淡青色"

"淡青色"的白睛血脉颜色特征：较青色而浅，故称淡青色。青是蓝绿色。淡青色为浅蓝绿色。

形成白睛血脉"淡青色"的主要解剖组织基础：血液成分改变，红细胞和血红蛋白血氧交换减弱，血液流速变慢，形成较严重瘀血状态，血液颜色可以变成"淡青色"，血管的颜色也呈"淡青色"。

形成白睛血脉"淡青色"的主要原理：各种相关因素影响血液，导致血液成分改变，气化功能减弱，形成比白睛血脉呈现"淡蓝色"时较为严重的瘀血状态。因为血瘀略重，而气化不足，致使营气略减少而寒气略增多，故使血脉颜色变淡。淡为色浅，表示病证轻微，故病变程度既较淡蓝色时重，又较白睛血脉"青色"时所表示的病证轻浅，内寒也较轻微，所以白睛血脉未及显示青色而呈淡青色。淡色主气虚证，而气虚可致气滞，青色主血郁证，因血郁较重而气化较不足，故易产生内寒；并且可因气虚气滞而导致疼痛，故《素问·皮部论》云"其色多青则痛"。由于脏腑组织病证通过经络与白睛密切联系，故白睛相应脏腑部位的血脉也呈现"淡青色"。

"淡青色"的临床意义：主气滞血瘀证，尚可兼痛证，或兼寒证。但此眼象表示的寒邪重于淡蓝色所表示的寒证。

治疗"气滞血瘀证"宜在辨准疾病的前提下采用各种相应的"理气活血法"，如兼寒则用"温阳理气活血法"，若兼疼痛，则兼用止痛法等各种相应法则。

（七）白睛血脉"淡灰色"

"淡灰色"的白睛血脉颜色特征：淡灰色是比灰色略浅的颜色（图2-5-1-20）。

形成白睛血脉"淡灰色"的主要解剖组织基础：血液成分改变，红细胞和血红蛋白血氧交换略减弱，血管壁轻微水肿、变厚，血液颜色轻微变黯，血管的颜色可以呈现"淡灰色"。

形成白睛血脉"淡灰色"的主要原理：痰饮轻微郁积，阻碍气血运行，导致血中营气相对不足，且有痰饮郁积，使血脉狭窄并较正常位置略深沉，故血脉颜色由赤色转为淡灰色。我们在观察白睛血脉时可以看到白睛血脉呈现"淡灰色"。

"淡灰色"的临床意义：主痰饮郁积轻证。

治疗"痰饮郁积轻证"宜在辨准疾病的前提下采用各种相应的"祛痰化饮、解郁利水法"，尚宜酌用活血法。

四、白睛血脉黯色系列

（一）白睛血脉"黯粉色"

"黯粉色"的白睛血脉颜色特征：指白睛呈现长短、形态不一的"黯粉色"血脉。白睛血脉颜色：较粉黯色尤显深灰色，称为"黯粉色"（图 2-5-1-21）。

形成白睛血脉"黯粉色"的主要解剖组织基础：血液成分改变，血浆中血红蛋白减少，或血液中红细胞减少，血液浓缩，血液流速缓慢，血氧交换减慢，血液颜色可以变成"黯粉色"，血管的颜色也呈"黯粉色"。

形成白睛血脉"黯粉色"的主要原理：各种相关因素（例如先天或后天因素导致气虚不足以生血时；或各种急、慢性出血，如吐血、衄血、便血、崩漏、产后大失血等；或因各种相关因素例如过度思虑暗耗血液或寄生虫等病暗耗血液），使人体生成的红细胞大量减少，或大量流失血液，以致血液成分改变，血液大量亏损，血液浓缩，气化功能减弱，不但形成血虚，而且形成血瘀状态，可使脏腑组织中的血液颜色变成"黯粉色"。由于脏腑组织病证通过经络与白睛密切联系，故白睛相应脏腑部位的血脉也呈现"黯粉色"。这是由于粉色主血虚证，黯色主血瘀证，本特征以黯为主，说明病证虽有血虚，但已明显导致血瘀为主；血瘀多寒，而粉色主血虚，故此类患者多为血虚血瘀兼寒证。

"黯粉色"的临床意义：主血虚血瘀证。可见寒证，或兼痛证。

治疗"血虚血瘀证"宜在辨准疾病的前提下采用相应的各种"补血温阳、活血散寒法""补气生血、温阳活血法"等。

（二）白睛血脉"黯红色"

"黯红色"的白睛血脉颜色特征：指白睛呈现长短、形态不一"黯红色"血脉。色黯而兼赤

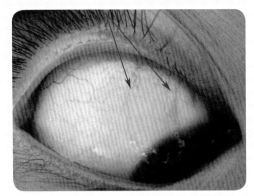

图 2-5-1-20　白睛血脉淡灰色眼象

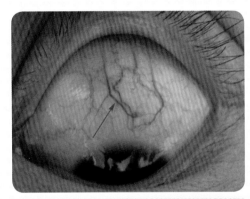

图 2-5-1-21　白睛血脉黯粉色眼象

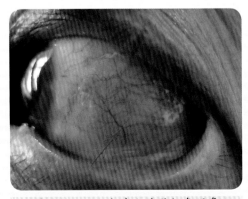

图 2-5-1-22　白睛血脉黯红色眼象

红色（图 2-5-1-22）。

形成白睛血脉"黯红色"的主要解剖组织基础：血液成分改变，血浆减少，红细胞和血红蛋白大量增多，血氧交换明显减弱，血液颜色可以变成"黯红色"，血管的颜色也呈"黯红色"。

形成白睛血脉"黯红色"的主要原理：各种相关因素影响血液，例如由于热邪亢盛，热灼津液，导致血液成分改变，血脉中津液减少，但人体正气未虚，营气相对大量增多，血液明显浓缩，虽然营阴运行增速，但气化功能明显减弱，形成明显血瘀状态，此即邪热郁遏，阻碍气血运行，从而使原本赤色的血脉转为黯红色。由于脏腑组织病证通过经络与白睛密切联系，故白睛相应脏腑部位的血脉也呈现"黯红色"。

"黯红色"的临床意义：主血瘀实热证。这是由于红色（大红色或云鲜红色）主实热证，黯色主血瘀证。因血脉以黯色为主，故本证患者虽然实热亢盛，但以血瘀为主。多见于西医学诊断的高热，高热昏迷，高血压，高血压危象，严重动脉硬化症，心脑血管意外，冠心病，血管狭窄，输卵管狭窄等患者。

治疗"血瘀实热证"宜在辨准疾病前提下，采用相应"活血凉血、清热法"等。

（三）白睛血脉"黯灰色"

"黯灰色"的白睛血脉颜色特征：黯灰色是介于黑色与灰色之间的颜色（图 2-5-1-23）。

形成白睛血脉"黯灰色"的主要解剖组织基础：血液成分改变，红细胞和血红蛋白血氧交换减弱，血管壁水肿、变厚，血液颜色变黯，血管的颜色可以呈现"黯灰色"。

形成白睛血脉"黯灰色"的主要原理：痰饮郁积阻碍气血运行，导致血中营气相对不足；营气色赤，当痰邪裹挟血液，营血气化不足时，血脉可呈黯灰色。我们在观察白睛血脉时可以看到白睛血脉呈现"黯灰色"。

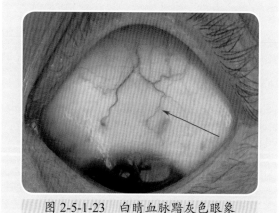

图 2-5-1-23　白睛血脉黯灰色眼象

"黯灰色"的临床意义：主血瘀痰饮郁积证。

治疗"血瘀痰饮郁积证"宜在辨准疾病的前提下，采用"活血祛痰化饮解郁利水法"等。

（四）白睛血脉"黯蓝色"

"黯蓝色"的白睛血脉颜色特征：蓝而偏灰黑色，或谓黯而兼蓝色。

形成白睛血脉"黯蓝色"的主要解剖组织基础：血液成分改变，血液中红细胞和血红蛋白的血氧交换严重减弱，血液流速过慢，血液颜色可以变成"黯蓝色"，血管的颜色也呈"黯蓝色"。

形成白睛血脉"黯蓝色"的主要原理：各种相关因素影响血液，导致血液成分改变，形成特别明显的瘀血状态，气化功能明显减弱，血瘀重而气化不足可以产生内寒，致使营气极少而寒气极多，血脉呈现黯蓝色。《灵枢·五味论》云："血与寒相得则凝"，凝则营血运行不畅，失其本来之赤色，转而呈黯色；瘀甚阴盛而生寒，致使黯色转为黯蓝色。这是由于严重气滞血瘀时，阴盛生寒，血中营气失其原有之赤色，由黯转为兼蓝色。然而，寒甚则痛，故白睛血脉呈现黯蓝色时，患者可出现明显疼痛。其实，黯蓝色已经接近青、黑色，《素问·举痛论》与《灵枢·五色》均云：

"青、黑为痛"，经文所论亦已指出此种病证的主要原理。由于脏腑组织病证通过经络与白睛密切联系，故白睛相应脏腑部位的血脉也呈现"黯蓝色"。

"黯蓝色"的临床意义：主寒实瘀痛重证。

治疗"寒实瘀痛重证"宜在辨准疾病的前提下采用各种相应的"温阳活血法"，或兼以止痛法。

五、白睛血脉蓝色系列

（一）白睛血脉"青蓝色"

"青蓝色"的白睛血脉颜色特征：蓝而偏绿色，即青蓝色。

形成白睛血脉"青蓝色"的主要解剖组织基础：血液成分改变，血液中红细胞和血红蛋白的血氧交换严重减弱，血液流速过慢，静脉血氧含量严重降低，供应组织的血液总量减少，动－静脉血氧含量差加大，血液严重瘀滞于毛细血管床，并聚集过多的脱氧血红蛋白，形成严重瘀血状态，血液颜色可以变成"青蓝色"，血管的颜色也呈"青蓝色"。

形成白睛血脉"青蓝色"的主要原理：各种相关因素影响血液，导致血液成分改变，形成特别严重瘀血状态，气化功能严重减弱，因为血瘀重而气化不足易产生内寒，致使营气极少而寒气极多，热气少则生寒，寒甚可使血脉转呈青蓝色。寒甚则痛，故白睛血脉呈现青蓝色时，患者也可出现明显疼痛。由于脏腑组织病证通过经络与白睛密切联系，故白睛相应脏腑部位的血脉也呈"青蓝色"。

"青蓝色"的临床意义：主气滞寒证。此证必兼血瘀，尚可兼寒瘀生风证，而构成气滞寒瘀生风证。

治疗"气滞寒凝证"宜在辨准疾病的前提下采用各种相应的"温阳理气活血法"。若兼寒瘀生风证，则宜兼用"温阳化血息风法"。

（二）白睛血脉"蓝黑色"

"蓝黑色"的白睛血脉颜色特征：色黑而兼蓝（图 2-5-1-24）。

形成白睛血脉"蓝黑色"的主要解剖组织基础：血液中红细胞和血红蛋白的血氧交换极度减弱，血液流速极慢，供应组织的血液总流量极少，静脉血氧含量严重降低，动－静脉血氧含量差极大，血液极严重瘀滞于毛细血管床，并聚集极多的脱氧血红蛋白，形成严重瘀血状态，微循环中广泛出现微小血栓（多为纤维蛋白形成的血栓，也可为血小板形成的血栓）导致弥散状血管内凝血表现，血液颜色可以变成"蓝黑色"，血管的颜色也呈"蓝黑色"。严重时可继发并增强纤维蛋白溶解功能，以致发生明显出血、贫血及脏器组织功能障碍。

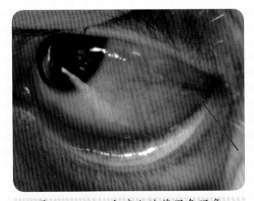

图 2-5-1-24　白睛血脉蓝黑色眼象

形成白睛血脉"蓝黑色"的主要原理：各种相关因素影响血液，导致血液成分改变，形成极明显的瘀血状态，气化功能极度减弱，血瘀严重，气化不足而产生内寒，致使营气极少而寒气极多，致使血脉呈现蓝黑色。

"蓝黑色"的临床意义：主气血凝涩寒实证。这是由于阴盛寒凝，血中阳气极少所致。此眼象若无根则属气血败绝，阴阳即将离散病证。

治疗"气血凝涩寒实证"宜在辨准疾病的前提下采用各种相应的"温阳活血法"。

需要注意，血脉颜色与营血成分、所处状态密切相关。一般认为，气虚证白睛血脉色淡，血虚证白睛血脉色粉，血热证白睛血脉色赤，热甚则白睛血脉色紫，气滞证白睛血脉色青，血寒疼痛白睛血脉色亦青，血瘀证白睛血脉色黯，瘀甚则白睛血脉色蓝，血败则白睛血脉色黑。

六、白睛血脉紫色系列

（一）白睛血脉"紫黯色"

"紫黯色"的白睛血脉颜色特征：指白睛呈现长短、形态不一的"紫黯色"血脉，即紫兼灰黑色（图2-5-1-25）。

形成白睛血脉"紫黯色"的主要解剖组织基础：正常情况下，末梢血管中的脱氧血红蛋白平均浓度为每升2.6g，当末梢血管血液中的脱氧血红蛋白超过正常值，但尚低于每升5g时，血液成分出现明显改变，血液中红细胞和血红蛋白的血氧交换极度明显减弱，血液流速极慢，血流量明显减少，微循环中出现少量微小血栓，形成很轻微的弥散状血管内凝血表现，血液颜色可以变成"紫黯色"，血管的颜色也呈"紫黯色"。

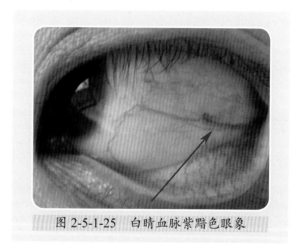

图 2-5-1-25 白睛血脉紫黯色眼象

形成白睛血脉"紫黯色"的主要原理：各种相关因素影响血液，导致血液成分改变，血中津液减少，血液明显浓缩，营气聚集过多，但是，由于气化功能明显减弱，在血郁的基础上形成明显瘀血状态，热盛兼严重血瘀使血脉色紫而黯。血瘀重而气化不足易产生内寒，故血脉紫黯有由热证转为寒之虞。又由于脏腑组织病证通过经络与白睛密切联系，故白睛相应脏腑部位的血脉也呈现"紫黯色"。色紫为热甚，色黯为血瘀，热而瘀甚则病证由内热而渐转内寒。

"紫黯色"的临床意义：主热盛血瘀重证，有由热转寒之虞。

若血脉"黯紫色"则表示血瘀已经由热转寒证。

治疗"热盛血瘀重证"，有由热转寒之虞证候时，宜在辨准疾病的前提下采用相应的各种"清热化瘀法"，并宜酌情防止证候向寒证转变，以免病证转重。

（二）白睛血脉"紫蓝色"

"紫蓝色"的白睛血脉颜色特征：紫偏蓝色，以蓝色为主，尚残留紫色（图2-5-1-26）。

形成白睛血脉"紫蓝色"的主要解剖组织基础：当末梢血管血液中的脱氧血红蛋白超过每升5g时，血液成分出现明显改变，血液中红细胞和血红蛋白的血氧交换极度减弱，血液流速极慢，血流量明显减少，微循环中出现微小血栓，形成轻微弥散状血管内凝血表现，血液颜色可以变成

"紫蓝色"，血管的颜色也呈"紫蓝色"。

形成白睛血脉"紫蓝色"的主要原理：各种相关因素影响血液，导致血液成分改变，血中津液减少，血液明显浓缩而凝涩，营气聚集过多，形成明显瘀血状态，但气化功能明显减弱时，形成热盛兼严重血瘀状态，使血脉色紫而蓝。由于血瘀重而气化不足，产生内寒，故血脉紫蓝色表明热极反寒。由于脏腑组织病证通过经络与白睛密切联系，故白睛相应脏腑部位的血脉也呈现"紫蓝色"。

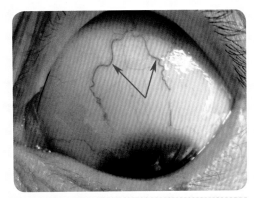

图 2-5-1-26　白睛血脉紫蓝色眼象

"紫蓝色"的临床意义：主热极反寒证。色紫主热甚，蓝色主寒盛，紫而偏蓝，为瘀甚而阴盛生寒，寒渐盛而热渐被转化为寒，故为热极反寒证。

治疗"热极反寒证"时，宜在辨准疾病的前提下采用相应的各种"温阳化瘀法"，并宜酌情考虑"温阳救逆法"。

（三）白睛血脉"紫黑色"

"紫黑色"的白睛血脉颜色特征：色黑而兼紫红（图 2-5-1-27）。

形成白睛血脉"紫黑色"的主要解剖组织基础：血液中红细胞和血红蛋白的血氧交换极度减弱，血液流速极慢，血流量极度明显减少，微循环中广泛出现微小血栓（多为纤维蛋白形成的血栓，也可为血小板形成的血栓）导致弥散状血管内凝血表现，血液颜色可以变成"紫黑色"，血管的颜色也呈"紫黑色"。严重时可继发并增强纤维蛋白溶解功能，以致发生明显出血、贫血及脏器组织功能障碍。

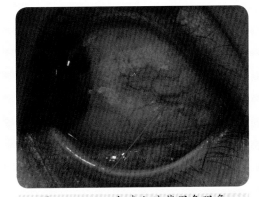

图 2-5-1-27　白睛血脉紫黑色眼象

形成白睛血脉"紫黑色"的主要原理：各种相关因素影响血液，使血液成分改变，血中津液减少，血液明显浓缩，由明显瘀血状态而导致血行凝涩，气化功能极度减弱；因为血瘀重而气化不足，气机运行障碍，血液运行极度迟滞，可以产生内寒。然而，由于寒邪阻隔阳气，使阳气浮现于外，而形成内真寒而外假热现象，血脉颜色呈现紫黑色，故血脉紫黑色表明内真寒而外假热。由于脏腑组织病证通过经络与白睛密切联系，故白睛相应脏腑部位的血脉也呈现"紫黑色"。

"紫黑色"的临床意义：主内真寒而外假热证候，多系气血败绝证。这是由于黑色主气血凝涩，几欲败绝；内真寒而外假热，阴气郁阻血脉，气血循行严重凝滞，阴阳即将离绝。

治疗"内真寒而外假热证"时，宜在辨准疾病的前提下，采用相应的"回阳救逆法"。

第二章　白睛血脉形态特征

　　临床中，可见到各种各样的白睛血脉形态，而血脉形态与临床病证存在密切关系。由于这些联系因血脉形态不同，其所代表的临床意义也多种多样，以致治疗法则各不相同，故本节在白睛血脉形态所表示的临床意义之后，一般不述治疗法则。

第一节　白睛血脉线形特征

　　此处所论之白睛血脉"线形"眼象特征指白睛血脉以直线、曲线、"迂曲""交叉"等以线条为主呈现的白睛血脉眼象，并非哲学领域的"线性"。

一、白睛血脉"直线"

　　"直线"的临床形态特征：白睛血脉呈直线形状，走行方向可以直上直下，或左右平直，也可以斜向。一个脏腑区域可以有一条直线，也可以有两条或两条以上直线（图 2-5-2-1）。

　　形成白睛血脉"直线"的主要解剖组织基础：从略。

　　形成白睛血脉"白睛血脉直线"的主要原理：脏腑罹病后，脏腑气血受病邪影响尚未严重，病证尚未复杂，发展变化简单。由于脏腑组织病证通过经络与白睛密切联系，故白睛相应脏腑部位的血脉可呈现"直线"形态。

　　"直线"的临床意义：

　　（1）表示单一病证。表明白睛血脉所在脏腑病证单一。在临床疾病中，确实存在单一病证。但是，仅有单一证候者很少，大多数情况是在某一脏腑出现单一病证，然后，与其他相关脏腑形成复合病证或复杂病证。

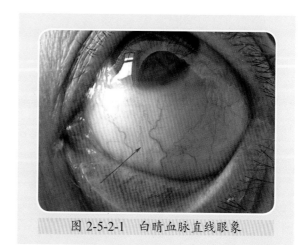

图 2-5-2-1　白睛血脉直线眼象

　　（2）表示病证简单。当两个脏腑各出现一条直线时，表明出现两个单一病证。

　　（3）表示病证初起，或未及衍变。当病证初起时，病证多单纯，俟疾病发展到一定程度时，病情多出现明显衍变而逐渐复杂，到那时，白睛血脉由直线转为其他形态。当白睛血脉仍是直线时，为病证初起，尚未及衍变。

　　因此，白睛上的一条直线血脉总体表示单一简单病证，大多属于初起病证。若为斜向血脉，并指向另一脏腑，则表示病证将朝指向部位所代表的脏腑发展。

二、白睛血脉"弯曲"

"弯曲"的临床形态特征：白睛血脉不呈直线，而是以曲线形状弯曲走向，但不表现为反复迂曲状态（图 2-5-2-2）。

形成白睛血脉"弯曲"的主要解剖组织基础：从略。

形成白睛血脉"弯曲"的主要原理：脏腑气血受病邪影响，病证发生变化，导致血脉伴随病证不断发展变化，而形成各种弯曲状态。由于脏腑组织病证通过经络与白睛密切联系，故白睛相应脏腑部位的血脉可呈现"弯曲"形态。

"弯曲"的临床意义：主病证变化。此时可大体有以下三类情况：

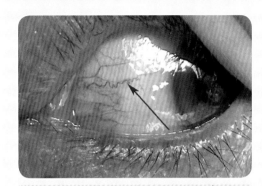

图 2-5-2-2　白睛血脉弯曲眼象

（1）白睛血脉弯曲显示病情曾有变化，病情发展变化曲折。若白睛血脉未进入其他脏腑区域，表示病情在本脏腑发展变化。

（2）白睛血脉弯曲显示当前病证所涉及的脏腑。若白睛血脉进入其他脏腑区域，则揭示患病过程中因正邪斗争而影响其他脏腑，白睛血脉进入何脏腑区域，即说明疾病影响该脏腑。

（3）白睛血脉弯曲指向何脏腑区域，即说明将涉及该脏腑。若白睛血脉经过其他脏腑区域之后，弯曲又指向本脏腑，则说明病证将向愈。

（4）此外，若弯曲弧度较大、几近形成弯钩，则表明伴有郁证。

治疗"白睛血脉弯曲"所表示的证候时，宜在辨准疾病的前提下，根据当时白睛血脉颜色、粗细、浮沉、长短等特征所表示的临床意义采用相应的治疗方法，并可根据治未病的原则采用适当的预防方法。

三、白睛血脉"迂曲"

白睛血脉"迂曲"的临床形态特征：白睛血脉呈基本规则状反复多次细小曲折，外表有拘挛状态，即为血脉迂曲。此种迂曲状态多连续不断，但是也有断续出现者（图 2-5-2-3）。

形成白睛血脉"迂曲"的主要解剖组织基础：从略。

形成白睛血脉"迂曲"的主要原理：脏腑气血受病邪影响，常因气滞而发生血瘀，而血瘀常常进一步引发气滞，形成气滞血瘀或血瘀气滞。气滞血瘀或血瘀气滞每致疼痛，从而使血脉发生拘挛，呈迂曲形态。病证不断变化，血脉也伴随病证不断发展变化，形成各种密集的弯曲状态。由于脏腑组织病证通过经络与白睛密切联系，故白睛相应脏腑部位的血脉可呈现密集的弯曲状态，而形成"迂曲"。

"迂曲"的临床意义：主痛证，多主血瘀气滞痛证。一般说来，此时尚宜根据血脉颜色、形态等特征可进一步辨析气血寒热虚实证候。

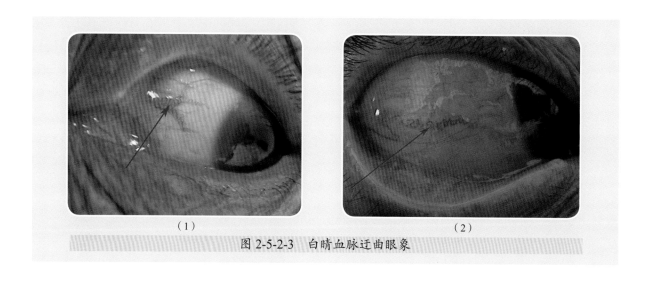

（1）　　　　　　　　　　　　　　（2）

图 2-5-2-3　白睛血脉迂曲眼象

　　治疗白睛血脉"迂曲"所表示的气滞血瘀或血瘀气滞痛证时，首先宜辨准疾病，切忌在尚未诊断清楚疾病之前盲目使用止痛药。一般说来，在止痛时尚宜根据血脉颜色、形态等等各种其他特征进一步辨析气血寒热虚实等相关证候，适当选用相应的治疗原则和药物。

四、白睛血脉"平行"

　　白睛血脉"平行"的临床形态特征：两条或两条以上白睛血脉平行走向，长短一致，如有弯曲，其弧度也一致（图 2-5-2-4）。

　　形成白睛血脉"平行"的主要解剖组织基础：从略。

　　形成白睛血脉"平行"的主要原理：脏腑罹病后，脏腑气血受病邪影响，病证尚未十分复杂，发展变化较简单，由于脏腑组织病证通过经络与白睛密切联系，并且根据白睛血脉自身规律，每患病一年可形成一条白睛血脉，故白睛相应脏腑部位的血脉可呈现一条或数条"平行"血脉。当病程增长时，由于形成气血瘀滞状态，可使白睛血脉变粗。

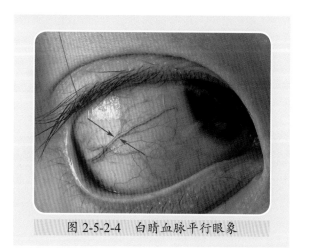

图 2-5-2-4　白睛血脉平行眼象

　　"平行"的临床意义：主罹病脏腑与时间。大体有以下情况：

　　（1）当两条血脉在同一脏腑区域，表示病证年数。例如，同一脏腑区域有两条平行血脉，表示该脏腑已患病两年，若有三条血脉则表示患病三年，依此类推。

　　（2）当两条血脉在同一脏腑区域时，有一条血脉较粗，直径在 0.2mm 以上，表示病程已有五年，其余每一条较细的血脉表示患病一年；若有一条血脉很粗，直径在 0.5mm 以上，表示病程已有十年，其余每一条较细的血脉（直径在 0.2mm 以下）表示患病一年。

（3）当两条血脉不在同一脏腑区域，表示两脏或数脏、两腑或数腑、两脏腑或多脏腑同时患病，也表示病证年数。此时需辨析相互形成何种证候。

治疗时，宜根据罹病脏腑与时间，采用相应归经、升降浮沉药物。

五、白睛血脉"分岔"

白睛血脉"分岔"的临床形态特征：白睛血脉末端分出枝杈。此时，白睛血脉主要有两种形态：第一种，大体对称分出两条或两条以上枝杈，著者称之为"钢叉"[图 2-5-2-5（1）]；第二种，以一支为主，而分出次要枝杈，次要枝杈可以有一支，也可以有两支以上，著者称之为"树枝"状，或简称"树枝"[图 2-5-2-5（2）]。

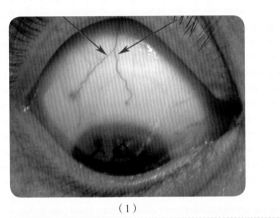 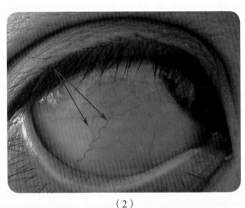

（1） （2）

图 2-5-2-5 白睛血脉分岔眼象

形成白睛血脉"分岔"的主要解剖组织基础：从略。

形成白睛血脉"分岔"的主要原理：脏腑罹病后，脏腑气血受病邪影响，病证发生发展变化，病程渐长，逐渐复杂，并向相关脏腑传变。由于脏腑组织病证通过经络与白睛密切联系，并且根据白睛血脉自身规律，每患病一年可在白睛相应脏腑部位呈现一条白睛血脉分岔；当病程延长并向其他脏腑传变时，由于形成气血瘀滞状态，可使相应的白睛血脉变粗，且分岔增多。

白睛血脉"分岔"的临床意义：主病势发展、病程及正邪盛衰。

（1）只要白睛血脉有"分岔"，即表示病势处于发展阶段。

（2）白睛血脉"分岔"数目显示病程：分一岔，病程二年；分两岔，病程三年；分三岔，病程四年。依此类推。若有一条血脉很粗，直径在 0.2mm 以上表示病程已有五年，直径在 0.5mm 以上，表示病程已有十年，其余每一条较细的血脉仍表示患病一年。

（3）显示正邪盛衰

分岔角度小：表示病势仍在发展，但正气旺盛，多属实证。

分岔角度大：表示病势仍在发展，而正气已虚，多属虚证，或虚实夹杂。

治疗时，宜在辨准疾病的前提下准确采用相应的寒热、归经、升降浮沉及补泻法则。

六、白睛血脉"交叉"

白睛血脉"交叉"的临床形态特征：两条或两条以上白睛血脉形成交叉状态（图2-5-2-6）。

形成白睛血脉"交叉"的主要解剖组织基础：从略。

形成白睛血脉"交叉"的主要原理：脏腑罹病后，脏腑气血受病邪影响，病证发展变化，影响相关脏腑，并与相关脏腑形成复杂病证。由于脏腑组织病证通过经络与白睛密切联系，并且根据白睛血脉自身规律，可使相应的白睛血脉形成相互"交叉"的形态特征。

白睛血脉"交叉"的临床意义：主病证涉及两个或两个以上脏腑，存在或乘、或侮、或忤的病理关系所显示的证候。

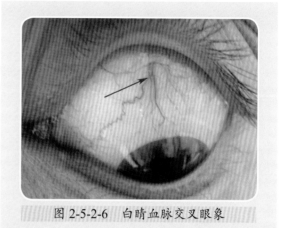

图2-5-2-6　白睛血脉交叉眼象

（1）当临床见到白睛血脉"交叉"时，应注意是何脏腑之血脉在上层。在上层之白睛血脉所代表的脏腑为"乘"其所在下层白睛血脉所代表的脏腑，或"侮"（反克）或"忤"其所在下层白睛血脉所代表的脏腑。

（2）若交叉靠近穹隆部，表明相互影响较早，共同形成一个新的病证；若交叉不靠近穹隆部，表明先各自发病，以后产生影响，而形成新病证。

（3）若两条或两条以上白睛血脉均位于同一"脏"（或"腑"）区域，每条白睛血脉代表一个病因，相互交叉表示共同作用于人体而形成病证。

（4）若两条或两条以上白睛血脉位于不同脏腑区域，则表示相关脏腑产生影响，纠缠错结。

治疗乘、侮、忤证候时，宜在辨准疾病的前提下，辨清何脏腑或乘、或侮、或忤何脏腑，然后依据脏腑关系采用相应的补虚泻实法。

七、白睛血脉"弯钩"

白睛血脉"弯钩"的临床形态特征：白睛血脉形成弯钩状，弯钩有粗有细，有大有小，角度有钝有锐，钩柄有长有短（图2-5-2-7）。

形成白睛血脉"弯钩"的主要解剖组织基础：白睛血脉在运行过程中，管壁回转，形成弯曲如钩状。

形成白睛血脉"弯钩"的主要原理：脏腑罹病后，脏腑气血受病邪影响，使气机郁滞，血行积郁不畅。由于脏腑组织病证通过经络与白睛密切联系，使相应的白睛血脉在直线延伸时弯曲，形成弯曲的钩状形态特征，故称之为"弯钩"。

白睛血脉"弯钩"的临床意义：主郁病。当表示肝郁时，其弯钩向上表示肝气上逆，其弯钩向下表示肝气横逆；弯钩短表示患病时间短，弯钩长表示患病时间长。至于其寒热属性，则从血脉颜色辨析。

治疗时，宜在辨准疾病的前提下根据弯钩所代表的阴阳虚实寒热上下远近证候，针对脏腑阴阳虚实寒热采用相应的寒热、归经、升降浮沉及补泻法则。

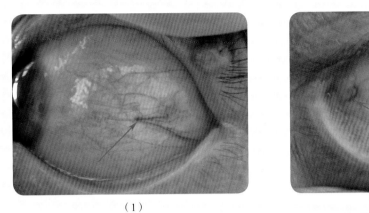
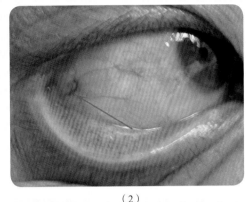

（1）   （2）

图 2-5-2-7　白睛血脉弯钩眼象

第二节　白睛血脉图形特征

一、白睛血脉"结花"

白睛血脉"结花"的临床形态特征：白睛血脉扭曲宛转、盘绕成花（图 2-5-2-8）。

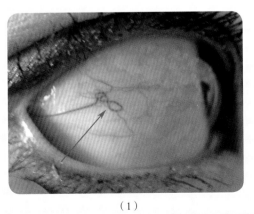
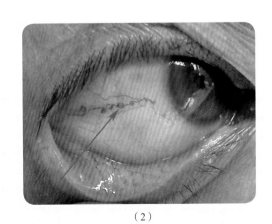

（1）   （2）

图 2-5-2-8　白睛血脉结花眼象

形成白睛血脉"结花"的主要解剖组织基础：白睛血脉在运行过程中，管壁数次回转成结或婉转缠绕，形成回转曲结如花状。

形成白睛血脉"结花"的主要原理：脏腑罹病后，脏腑气血受病邪影响，使气机郁滞，血行积郁不畅，病证反复曲折。由于脏腑组织病证通过经络与白睛密切联系，可使相应的白睛血脉在数次弯曲反复，结绕成花样形态特征，称之为"结花"。

白睛血脉"结花"的临床意义：主气机郁滞，病势缠绵，反复曲折证。根据白睛血脉颜色不同，在大致相同的总原则之下，可有不同的临床意义。

治疗时，宜在辨准疾病的前提下采用相应的解郁散结、佐以补虚泻实法则。

二、白睛血脉"结网"

白睛血脉"结网"的临床形态特征：多条白睛血脉相互交织，密集成网状（图 2-5-2-9）。

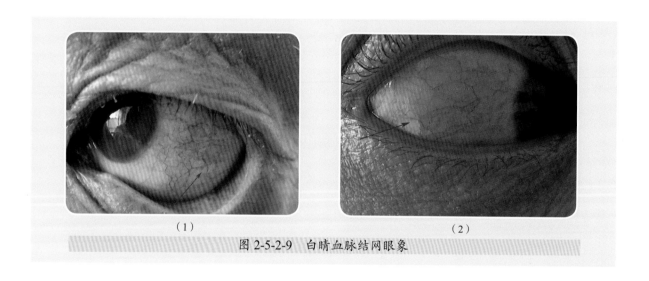

（1）　　　　　　　　　　　　　　　　　　（2）

图 2-5-2-9　白睛血脉结网眼象

形成白睛血脉"结网"的主要解剖组织基础：球结膜的小动脉和小静脉之间、微细动脉和微细静脉之间存在密集的微细网状分支，形成交错重叠的毛细血管网络，宛如渔网。总体上属于球结膜浅层的微细血脉网和深层微细血脉网。但是，平时并不显露，只是构成白睛血脉特征的解剖组织基础。当外周血脉循行压力增高时，那些本来不显露于外的极微细血脉因张力加大而膨胀隆起。因为是末梢动脉或静脉血管，致密而极微细，故膨隆之后使球结膜血管网呈现出密集的极微细网状分支，交错重叠，而成为极细的宛如鱼网状血管网络，称之为"结网"。

另有"结膜充血"当注意与此区别。"结膜充血"特点是球结膜表层血管自穹隆部开始明显扩张，呈现极度充血状态，靠近穹隆部较重，逐渐向角膜缘扩展，靠近角膜缘逐渐减轻，但是不伴有渗出状态，也不伴有细胞浸润。当牵拉球结膜时这些充血的血管可以随之移动。此种鲜红色球结膜血管充血多属西医学诊断之细菌性球结膜炎。若只见结膜充血，但不见自穹隆部向角膜缘逐渐减轻，也不见血管相互交织密集成网状，则多为风沙、烟尘、强光等物理因素刺激或长期局部用药所致。

　　形成白睛血脉"结网"的主要原理：脏腑罹病后，脏腑气血受病邪影响，产生气机郁滞，血行积郁不畅，导致脏腑因血瘀而肿胀，血脉变粗。由于脏腑组织病证通过经络与白睛密切联系，可使相应的白睛脏腑部位呈现密集的极微细网状分支，交错重叠，成为极细的宛如鱼网状的血脉网络，称之为"结网"。

　　"结网"的临床意义：多主气血郁结，内风蕴积证。白睛血脉颜色不同，临床意义也不同。若白睛血脉颜色相同，而"结网"的底色不同，临床意义也略有不同。

　　治疗时，宜在辨准疾病的前提下根据"结网"所代表的脏腑证候采用相应的解郁息风法则。

三、白睛血脉"顶珠""垂露"

　　白睛血脉"顶珠""垂露"的临床形态特征："顶珠"指白睛血脉从下往上走向，血脉末端膨隆成圆形，直径略大，颜色较该血脉深［图2-5-2-10（1）］。"垂露"指白睛血脉从上往下走向，血脉末端膨隆成圆形，直径略大，颜色较该血脉深［图2-5-2-10（2）］。

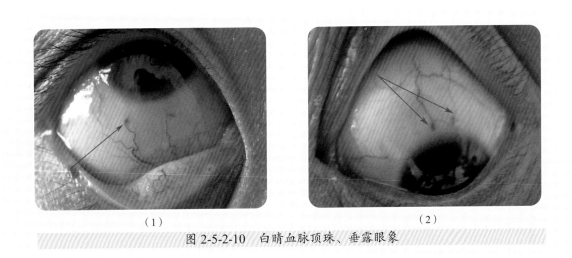

（1）　　　　　　　　　　　　　　　　（2）

图 2-5-2-10　白睛血脉顶珠、垂露眼象

　　"顶珠、垂露"在白睛表面主要有两种状态：一种顶珠、垂露与白睛血脉处于同一白睛平面，一种高于白睛血脉平面。

　　形成白睛血脉"顶珠、垂露"的主要解剖组织基础：球结膜或巩膜血管从下向上运行，血管末端受张力作用发生轻微局限膨大而呈圆形，可形成不突出于球结膜表面的圆形特征，是为著者所称之"顶珠"；若白睛血管微小血栓导致血管末端受张力作用发生轻微局限膨大而呈球形，突出于球结膜表面，亦为著者所称之"顶珠"。同理，当白睛血管从上向下运行，可形成不突出于球结膜表面的"垂露"；也可形成突出于球结膜表面的"垂露"。西医学诊断的呈现于球结膜由下向上、由上向下毛细血管的"毛细血管瘤"，可属于"顶珠、垂露"范畴。

　　形成白睛血脉"顶珠、垂露"的主要原理：脏腑气机郁阻，或兼血瘀，导致血脉末端气化功能受阻，形成微小血管的血液循环障碍。由于脏腑组织病证通过经络与白睛密切联系，可使相应的白睛脏腑部位呈现平行于白睛表面的"顶珠、垂露"；若血脉末端气化功能受阻，形成微小血栓，则可由于白睛血脉自身规律，而在相应的白睛脏腑部位呈现突出于白睛表面的"顶珠、垂露"。

"顶珠、垂露"的临床意义：主湿（或痰、或饮）邪阻滞气机证。顶珠、垂露只是表现位置不同，顶珠在白睛血脉之上，垂露在白睛血脉之下，但所具有的临床意义相同。顶珠、垂露与白睛处于同一平面和顶珠、垂露；高于白睛平面所表现的临床意义存在差异。顶珠、垂露与白睛位于同一平面时，按"点"辨析；高于白睛表面时，按"结"辨析。

治疗时，宜在辨准疾病的前提下根据"顶珠、垂露"所代表的脏腑证候采用相应的化湿（或饮、或痰）理气、佐以活血法则。

四、白睛血脉"穿雾"

白睛血脉"穿雾"的临床形态特征：在白睛血脉走行的路径上，出现一片不规则形态的斑片，宛如一条细线穿过一片云雾（图 2-5-2-11）。

形成白睛血脉"穿雾"的主要解剖组织基础：当巩膜或球结膜毛细血管支干出现轻微渗血、瘀血及瘀水时，可成白睛血脉"穿雾"状态。

形成白睛血脉"穿雾"的主要原理：当体内脏腑局部发生瘀血痰结，并有较大血脉从病灶中穿过，而病灶发生瘀血并有少量血液及水液渗出而形成瘀血带兼瘀水带时，由于全身脏腑病证通过经络与"目"密切联系，使目具备反映生命状态的相应解剖生理基础，故白睛上也出现气血循行异常，在代表相应脏腑部位血脉的支干上呈现

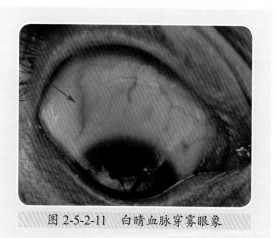

图 2-5-2-11　白睛血脉穿雾眼象

一片不规则形态的斑片，宛如一条细线穿过一片云雾，即形成白睛血脉"穿雾"。

"穿雾"的临床意义：主气滞血瘀内风证。白睛血脉穿雾属于复合眼象，是由白睛血脉与白睛上的"斑"共同构成。此时宜从白睛血脉颜色的临床意义和白睛特征"斑"的临床意义综合考虑其临床意义。西医学诊断的高血压危象，血管狭窄，输卵管狭窄或闭锁，肿瘤等常可见此眼象。

五、白睛血脉"虎尾"

白睛血脉"虎尾"的临床形态特征：白睛血脉颜色一段深一段浅，交替出现，如虎尾之环纹，但白睛血脉外形不变。

形成白睛血脉"虎尾"的主要解剖组织基础：白睛动脉血管壁的中层与外层之间存在断断续续的较薄的弹性组织。当白睛血管瘀血时，白睛血管较薄的弹性组织部位可变深，于是，由外表看，白睛呈现一段色深，一段色浅，仿佛虎尾之环纹。

形成白睛血脉"虎尾"的主要原理：当体内患病脏腑局部发生严重痰结瘀血，并伴有轻微气虚状态时，可使该脏腑血脉失于敛摄；但是，此时尚未严重到因气虚失摄而导致血脉变形的程度，于

是由于气血循行受阻而导致脏腑组织局部血脉处于轻度气虚气滞血瘀状态。由于全身脏腑病证通过经络与"目"密切联系，使"目"具备反映生命状态的相应解剖生理基础，故在白睛上出现白睛血脉节段样颜色加深状态，由外表看，白睛呈现一段色深，一段色浅，仿佛虎尾之环纹，即称之为"虎尾"。

"虎尾"的临床意义：主痰瘀气结证。多见于肿瘤初期患者。

治疗"虎尾"所表示的脏腑证候时，宜在辨准疾病的前提下采用相应的化痰散结、理气活血法则。

六、白睛血脉"串珠"

白睛血脉"串珠"的临床形态特征：白睛血脉上出现一串大小基本相同的圆形膨大，恰似以线穿珠形成的一串"串珠"，即称之为"串珠"（图 2-5-2-12）。

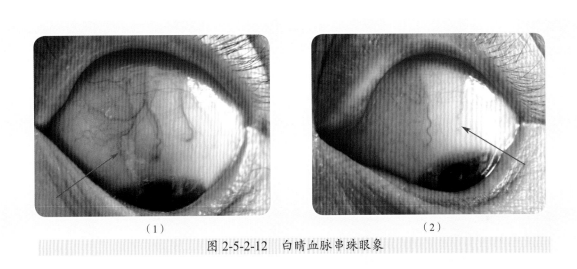

（1）　　　　　　　　　　　　　（2）

图 2-5-2-12　白睛血脉串珠眼象

形成白睛血脉"串珠"的主要解剖组织基础：白睛动脉血管壁的中层与外层之间存在断断续续的较薄的弹性组织，当白睛血管瘀血时，白睛血管较薄的弹性组织部位可因此而膨胀、突出于血管壁，形成一段粗一段细（从平面看则一段宽一段窄），宛如"串珠"的血脉。

形成白睛血脉"串珠"的主要原理：当体内患病脏腑局部发生严重痰结瘀血，并伴有气虚状态时，可使该脏腑血脉失于敛摄；但是，此时尚未严重到因气虚失摄而出血的程度。于是，由气虚血瘀导致气血循行受阻，脏腑组织肿胀、血脉处于较严重的气虚气滞血瘀状态。由于全身脏腑病证通过经络与"目"密切联系，使"目"具备反映生命状态的相应解剖生理基础，故在白睛上出现白睛血脉节段样膨隆状态，即为"串珠"。

"串珠"的临床意义：主气虚气滞、血瘀痰结证，可兼痛证。多见于较明显的组织增生、炎症或肿瘤患者。

治疗"串珠"所表示的脏腑证候时，宜在辨准疾病的前提下采用相应的补虚理气、活血化痰法则。

七、白睛血脉"附珠"

白睛血脉"附珠"的临床形态特征：白睛血脉一侧出现一串大小基本相同的上小下大的水珠样膨大或梨形膨大，仿佛水珠附着于树枝上而将落未落状态（图 2-5-2-13）。

形成白睛血脉"附珠"的主要解剖组织基础：白睛动脉血管壁的中层与外层之间存在断断续续的较薄的弹性组织，当白睛血管严重瘀血时，血管较薄的弹性组织部位可因此而膨胀、突出于血管壁，并受重力作用而下坠，从血管的侧面看，仿佛水珠附着于树枝上而将落未落状态，即称之为"附珠"。

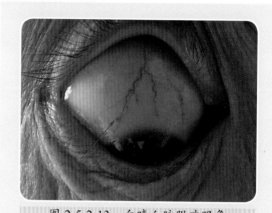

图 2-5-2-13 白睛血脉附珠眼象

形成白睛血脉"附珠"的主要原理：当体内患病脏腑局部发生严重痰郁血瘀，并伴有气虚状态时，可使该脏腑血脉瘀滞；由于气虚，血脉失于敛摄，难以固护血液，而使血液出现向血脉之外溢出之势，但尚未导致血脉破裂，此时尚未严重至因气虚失摄而出血的程度，于是由气虚血瘀导致气血循行受阻，脏腑组织肿胀、血脉处于较严重的气虚气滞血瘀状态。由于全身脏腑病证通过经络与"目"密切联系，使"目"具备反映生命状态的相应解剖生理基础，故在白睛上出现节段样膨隆并下坠状态。当膨隆并下坠状态位于医者观察白睛血脉的侧面时，则呈现宛如清晨附于植物茎蔓上的露珠，即为"附珠"。

"附珠"的临床意义：主气虚血瘀，痰气郁结证。如果白睛血脉颜色为粉色、粉黯色、粉红略黯色、粉紫色则表示为血虚血瘀，痰气郁结证。此眼象多见于明显的肿瘤患者。

治疗"附珠"所表示的脏腑证候时，宜在辨准疾病的前提下采用相应的补虚理气、活血化痰散结法则；由于患者可能已染癥积病证，故应在辨准何脏腑患何种肿瘤之后，酌选针对该脏腑肿瘤的药物。

第三章 白睛血脉长短粗细特征

第一节 白睛血脉长短特征

正常的白睛血脉位于穹隆部，不超过本脏腑区域长度的五分之一，当不分开眼睑时看不到血脉；在奇恒之腑部位不显露血脉。若在睁大眼睛时看到超出穹隆部位的血脉，则属异常。

一、白睛血脉"长"

白睛血脉"长"的临床形态特征：白睛血脉超过本脏腑区域长度的三分之一（图 2-5-3-1）。

形成白睛血脉"长"的主要解剖组织基础：白睛血脉因长期充分充盈而延伸生长。

形成白睛血脉"长"的主要原理：脏腑患病后，当气血旺盛时，正邪相争，可使脏腑血脉充盈，伴随病程延续使血脉因不断充盈饱满而不断变长；若气血不足，虽不能使脏腑血脉充盈饱满，但伴随病程延续，血脉因不断向脏腑外周增加供血也可使脏腑血脉不断变长。由于全身脏腑病证通过经络与"目"密切联系，使"目"具备

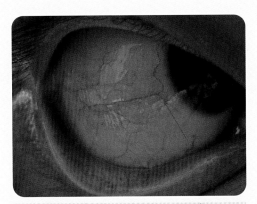

图 2-5-3-1　白睛血脉长眼象

反映生命状态的相应解剖生理基础，故在白睛相应脏腑部位出现增长的血脉。

白睛血脉"长"的临床意义：形成白睛血脉"长"主要有两种意义。一主发病时间长。可主里证，或主里实证，或主里虚证。至于是里寒证，还是里热证；是里实热证，还是里寒实证；是里虚热证，还是里虚寒证等等，尚必须考虑白睛及白睛血脉的其他特征。二主发病时间逐渐加长，病情日重，并且病证大多较重，病势未衰。刚发病时，白睛血脉仅略有增长，若病证继续发展则白睛血脉持续延长，故发病时间长，则白睛血脉长。若白睛血脉长过本脏腑区域，表明病证已涉及相关脏腑。

在治疗时宜在辨准发生疾病过程的前提下，辨准病势，然后再考虑采用相应的治疗法则。

二、白睛血脉"短"

白睛血脉"短"的临床形态特征：白睛血脉超过本脏腑区域的五分之一，但不超过本脏腑区域长度的三分之一时（图 2-5-3-2）。

形成白睛血脉"短"的主要解剖组织基础：白睛血脉未充分充盈，而未能延长。

形成白睛血脉"短"的主要原理：脏腑患病后，当气血旺盛时，正邪相争，可使原本正常充盈的血脉充盈饱满，并受到血脉张力作用而向前延伸，但是因为发病时间短，病证也较轻浅，所以白睛血脉仅略微向前延伸；当正气战胜邪气，病证向愈时，邪气渐衰，正邪交争转缓，血脉充盈减弱，此时血脉可因充盈减弱而变短。由于全身脏腑病证通过经络与"目"密切联系，使"目"具备反映生命状态的相应解剖生理基础，

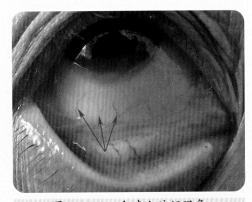

图 2-5-3-2　白睛血脉短眼象

故在白睛相应脏腑部位出现的血脉因为发病时间短，病证也较轻浅；或虽然发病时间长，但病证已转轻微，故白睛血脉仅略向前延伸，但不超过本脏腑区域长度的三分之一，故可称为"短"。

白睛血脉"短"的临床意义：白睛血脉颜色红活、短，主身体正常、健康无病，此属生理现象。病理状态下，形成白睛血脉"短"主要表示两种意义：一主发病时间短，病证也较轻浅。多数情况下，刚刚发病时的白睛血脉"短"。二主病证逐渐向愈，当病证逐渐向愈时，白睛血脉可由"长"逐渐变"短"，病证逐日减轻。若白睛血脉由长变短，由其他脏腑部位缩回至本脏腑区域，表明病证已由涉及相关脏腑转为仅存本脏腑病变。

在治疗时，宜在辨准发生疾病过程的前提下辨准病势，然后再考虑采用相应的治疗法则。

第二节　白睛血脉粗细特征

白睛血脉粗细是指观察到白睛血脉的直径，大者为"粗"，小者为"细"。白睛血脉粗细也可认为是在正面观察白睛时，在白睛二维表面（设想为平面貌）所见白睛血脉的宽窄。

一、白睛血脉"粗"

白睛血脉"粗"的临床形态特征：正常的白睛血脉直径（平面所见则为白睛血脉的宽度）为0.2～0.4mm，肉眼观察清晰可见，若大于此值为粗（图2-5-3-3）。

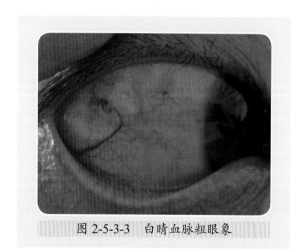

图2-5-3-3　白睛血脉粗眼象

形成白睛血脉"粗"的主要解剖组织基础：白睛血脉因长期充分充盈而变粗（平面所见则为白睛血脉变宽）。

形成白睛血脉"粗"的主要原理：脏腑患病后，正邪相争，气血旺盛，当脏腑组织血流迟缓而导致血瘀时，使脏腑组织及脏腑血脉充盈饱满，血脉即可变"粗"；当人体脏腑正气不足时，因气虚失于统摄血脉，伴随脏腑血液瘀滞，脏腑血脉也可因过度瘀血而变"粗"。由于全身脏腑病证通过经络与"目"密切联系，使"目"具备反映生命状态的相应解剖生理基础，故在白睛相应脏腑部位出现增粗的血脉，若从平面角度看则变宽。

白睛血脉"粗"的临床意义：主气滞瘀血证、而以气滞为主。主里证，主病势亢盛，病情较重，大多发病时间较长。

白睛血脉淡色、粗主气虚气滞血瘀证。

白睛血脉淡黯色、粗主气虚气滞血瘀兼寒证。

白睛血脉粉红色、粗主血虚气滞燥热证。

白睛血脉鲜红色、粗主气滞实热亢盛证。

白睛血脉红黯色、粗主气滞血瘀、实热亢盛证。

白睛血脉殷红色、粗主阴虚燥热、气滞证。

白睛血脉淡白色、粗主阳虚气滞血瘀证。

白睛血脉淡蓝色、粗主气滞寒瘀证。

可见白睛血脉粗细并不单独出现，常与一定颜色等其他多种特征同时呈现于患者白睛，而表示不同临床证候。

在治疗时，宜在辨准疾病的前提下，根据证候采用相应的治疗法则。

二、白睛血脉"细"

白睛血脉"细"的临床形态特征：白睛血脉直径小于 0.2mm 为细，其血脉与周围界线可清晰，也可能不清晰，这将依证候而定（图 2-5-3-4）。

形成白睛血脉"细"的主要解剖组织基础：白睛血脉因不能充盈而变细（平面所见则为白睛血脉变窄）。

形成白睛血脉"细"的主要原理：形成白睛血脉"细"，有多种因素，一是由于外邪束表（此外邪可为风寒外邪，也可为风热外邪）而正气未虚，导致邪正相争，脏腑血脉收引而显细。二是由于外寒或内寒为患，脏腑血脉因寒主收引而细。三是当脏腑组织营血亏乏时，营血不足以充满脏腑及脏腑血脉，可使血脉变细。因白睛血脉与相应脏腑相连，故白睛相应脏腑部位的血脉因拘挛收引或血流不足而变细，若从平面角度看则变窄，此时白睛血脉边界与周围组织界线清晰。四是可以在前述病变基础上，由于血液运行

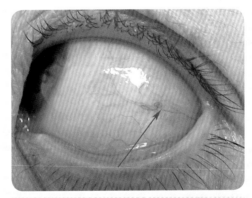

图 2-5-3-4　白睛血脉细眼象

迟滞，使血中津液渗出，形成组织水肿，由于白睛血脉与相应脏腑相连，故白睛上相应脏腑部位的血脉边界因水湿渗出而深沉，并且与周围组织线欠清晰。以上所述四种原因均可使白睛血脉变"细"。

白睛血脉"细"的临床意义：在临床上，白睛血脉"细"有多种意义，或为表证，或为里证；可为实证，可为虚证，或虚实夹杂证，此时宜仔细观察其他特征，综合分辨。

一般情况下，当白睛血脉"细"时，主虚证。属里证，表示病势向内，病情沉重。但是，鉴别白睛血脉"细"所主病证尚宜观察血脉出现的部位，以及血脉颜色、浮粗、沉细等特征，以得出全面完整的临床诊断。各论中的具体证候可表明其各不相同的诊断意义。例如：

白睛血脉淡色、细主气虚证。

白睛血脉淡色、细、沉主气虚、气滞较重证。

白睛血脉淡色、细、浮主严重气虚证。

白睛血脉淡白色、细主阳虚寒证。

白睛血脉淡白色、细、沉主较严重的阳虚证。

白睛血脉粉红色、细、沉主血虚发热、而血虚较严重证。

白睛血脉殷红色、细主阴虚较重证。

白睛血脉殷红色、细、沉主阴虚重证。

白睛血脉黯色、细、沉表示气滞血瘀寒证。

白睛血脉黯红色、细、沉表示气滞血瘀、热证。

白睛血脉淡紫色、细主寒瘀轻证。

白睛血脉淡蓝色、细、沉主气滞寒证，可兼痛证。

白睛血脉蓝色、细、沉主气滞寒重证，可兼痛证。

白睛血脉淡青色、细、沉主较轻的气滞血瘀寒证。

白睛血脉青色、细主气滞寒瘀证。

白睛血脉青色、细、沉主气滞寒瘀重证。

白睛血脉青色、细、沉、迂曲主气滞寒瘀、疼痛重证。

白睛肺部位血脉鲜红色、细、沉主表热证。

白睛肺部位血脉鲜红色、细、沉、迂曲主表热兼痛证。

白睛肺部位血脉淡蓝色、细、沉主风寒袭肺证，属肺寒实证。

白睛肺部位血脉蓝色、细、沉主风寒袭肺证，属肺寒实证。

白睛肺部位血脉淡青色、细、沉主风寒袭肺证，属肺寒实证。此眼象表示的寒证重于淡蓝色表示的证候。

白睛肺部位血脉青色、细、沉主风寒袭肺证，或称表寒肺实证，表示病邪外袭，表失宣散，肺失肃降，而正气未虚。属肺寒实证。此眼象表示的寒证重于蓝色表示的证候。

白睛胃部位血脉淡蓝色、细、沉主胃气滞、寒实证。若进入其他脏腑部位，则主已经传变至其他脏腑。

若白睛血脉细主里证时，多表示气滞血瘀较重；若兼根虚或无根则表示人体正气虚、病势发展缓慢。

若白睛血脉细，且与周围组织界线欠清晰，多主血瘀湿阻证。此时，属虚实夹杂证。

在治疗时，宜在辨准疾病的前提下，根据证候采用相应的治疗法则。

第四章　白睛血脉浮沉特征

第一节　白睛血脉"浮"

白睛血脉"浮"的临床形态特征：正常的白睛血脉不高出于白睛表面，但也不隐于白睛表面之下。当白睛血脉高出于白睛表面时，为"浮"（图2-5-4-1）。

形成白睛血脉"浮"的主要解剖组织基础：白睛表面的球结膜组织纤薄柔软，富有弹性，能够延展，白睛血脉因过度充盈而隆起于白睛表面，即为"浮"。

形成白睛血脉"浮"的主要原理：形成白睛血脉"浮"可有多种因素：一是由于脏腑自身功能不足，可以导致相关经脉气血循行迟缓、瘀滞，形成气滞血瘀；脏腑或其所主部位发生病变，导致脏腑气血瘀滞，相应经脉中的气血运行受到影响出现瘀滞；或因经脉气血瘀滞，而导致脏腑气血瘀滞，亦即外周循环阻力增加，相关经脉气血循行迟缓而导致脏腑血瘀气滞。总之，由于脏腑气血发生瘀滞，或外周气血在循行时受到阻力而导致脏腑气血发生瘀滞，致使反映相关脏腑状态的白睛血脉过度充血膨隆，显露"浮"出

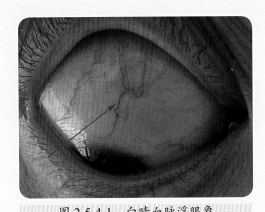

图 2-5-4-1　白睛血脉浮眼象

白睛表面的血脉，此为血脉瘀滞所致，属实，或属虚实夹杂。

若由多种因素导致脏腑自身功能不足，特别是肺气虚，或因肺主表，因肺气虚而致表气虚，表气虚不能敛摄血脉时，也可使血脉饱满，而形成血脉膨隆，看似浮起于白睛表面，但此时血脉根部多显"根虚"特征，此属邪实表虚，亦属"虚实夹杂"。

白睛血脉"浮"的临床意义：白睛血脉"浮"一般主虚证，但也可主实证，或主血瘀证。当白睛血脉"浮"出现于不同眼象中，各主不同证候。

此时，宜结合白睛血脉颜色、粗细、有根、无根等望目辨证特征综合分析。例如：

白睛血脉有根而浮主里实证。

白睛血脉淡色、浮、根虚主气虚证。

白睛血脉娇红色、浮主气虚发热证。

白睛肺部位血脉娇红色、浮、根虚主表虚热证。

白睛血脉殷红色、浮主阴虚郁热证。

白睛血脉殷红色、细、浮主气阴虚、郁热证候。

白睛血脉淡白色、细、浮主阳虚兼气虚证。

白睛血脉鲜红色、浮主里热血瘀证。

白睛血脉鲜红色、浮、根虚主虚热证。

白睛血脉淡黯色、浮主气虚血瘀证。

白睛血脉淡黯色、浮、根虚主气虚血瘀、气虚较著证。

白睛肺部位血脉淡黯色、细、浮、根虚：主肺气虚、兼血瘀证。

白睛肺部位血脉青色、浮、根虚主表虚寒证。

白睛血脉红黯色、浮主血郁、瘀血实热重证。

白睛血脉黯色、浮主瘀血较重证候，属里实证。

白睛血脉淡色、粗、浮主严重气虚血瘀证。

白睛血脉粉红色、粗、浮主气血虚燥热证。

白睛血脉黯粉色、粗、浮主血虚血瘀热证。

白睛血脉绛色、粗、浮：主血郁实热重证。按：此属里实热、气滞血瘀重证。

白睛血脉殷红色、粗、浮主阴虚燥热血瘀证。

白睛血脉淡白色、粗、浮主气虚阳虚证。

白睛血脉淡蓝色、粗、浮主气虚气滞、阳虚寒瘀证。

白睛血脉蓝色、浮主里寒血瘀证。

在治疗时，宜在辨准疾病的前提下，根据证候采用相应的治疗法则。

第二节　白睛血脉"沉"

一、白睛血脉沉，边界清晰

"白睛血脉沉，边界清晰"的临床形态特征：当白睛血脉边界清晰，并隐于白睛表面之下时，为本眼象的特征（图 2-5-4-2）。

形成"白睛血脉沉，边界清晰"的主要解剖组织基础：外眼血管痉挛收缩变细时，可潜伏于球结膜筋膜之下或巩膜之内，可使白睛表面清晰。

形成"白睛血脉沉，边界清晰"的主要原理：实邪侵扰，郁遏脏腑气机，导致气血敛涩，血脉收引，以致与罹病脏腑相关的血脉敛藏；脏腑阳气被邪气闭阻，气血难以充满经脉，以致与罹病脏腑相关的血脉敛藏；脏腑精气虚少，物质不足，难以供应脏腑生理需求，也难以充盈脏腑的血脉，于是使相应脏腑血脉沉潜于脏腑之内。

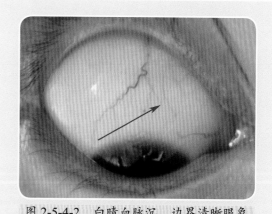

图 2-5-4-2　白睛血脉沉，边界清晰眼象

由于全身脏腑病证通过经络与"目"密切联系，使"目"具备反映生命状态的相应解剖生理基础，故反映相关脏腑状态的白睛血脉便隐于白睛表面之下而显"沉"象。

"白睛血脉沉，边界清晰"的临床意义：主气滞实证。当白睛血脉"沉"时，大多数提示阳气阻滞，罹患"实"证。实邪侵扰为"实"，脏腑正气未衰而阳气被阻亦为"实"，故白睛血脉"沉"多主气滞实证。此气滞实证可为表证，可为里证；可为虚证，可为实证。具体临床意义宜根据血脉的颜色、形态及出现的部位等各种特征仔细辨证。例如：

白睛血脉淡色、沉：主气虚证。

白睛血脉淡白色、沉：主阳虚较重证。

白睛血脉鲜红色、粗、沉：主实热亢盛证。

白睛血脉红黯色、沉：主热郁证。

白睛血脉殷红色、细、沉：主阴虚较重证。

白睛血脉淡蓝色、沉：主气滞寒瘀较轻证，可兼痛证。

白睛血脉淡蓝色、细、沉：主阳虚气滞寒证，可兼痛证。

白睛血脉蓝色、沉：主气滞寒瘀证，可兼痛证。

白睛血脉蓝色、细、沉：主气滞寒重证，可兼痛证。

白睛血脉淡青色、细、沉：主气滞血瘀寒证。

白睛血脉青色、细、沉：主气滞寒瘀重证。

白睛肝部位血脉黯色、细、沉：主肝寒实证。

白睛肝部位血脉淡黯色、细、沉：主肝气虚寒证。

白睛心部血血脉淡黯色、细、沉：主心气虚寒证。

白睛心部位血脉黯色、细、沉：主心气寒实证。

白睛脾部位血脉淡黯色、细、沉：主脾气虚、血瘀寒证。

白睛脾部位血脉黯色、细、沉：主脾寒实证。

白睛肺部位血脉如常、细、沉、边界清晰：主一般外感表实证。

白睛肺部位血脉鲜红色、细、沉：主表热证。

白睛肺部位血脉黯色、细、沉：主肺寒实证。

白睛肺部位血脉蓝色、细、沉：主表寒肺实证。

白睛肺部位血脉青色、细、沉：主表寒肺实较重证。

白睛肾部位血脉黯色、细、沉：主肾寒实证。

白睛肾部位血脉淡黯色、细、沉：主肾气虚证。

白睛肺与肾部位血脉黯色、细、沉：主肺肾寒实证。

二、白睛血脉沉，边界不清晰

"白睛血脉沉，边界不清晰"的形态特征：白睛血脉隐于白睛表面之下，且血脉边界模糊（图 2-5-4-3）。

形成"白睛血脉沉，边界不清晰"的主要解剖组织基础：当位于球结膜筋膜内及巩膜内的某些显露于外的血管痉挛、收缩变细时，可使血管看起来"沉"潜于内；当这些血管管壁发生水肿，且球结膜组织亦呈现轻度水肿时，则使血管管壁与周围组织界限不十分明显，并沉于表面之下，从而形成血管边界与周围组织界限不清晰的眼象。

形成"白睛血脉沉，边界不清晰"的主要原理：实邪侵扰，脏腑阳气被邪气闭阻，气机滞涩，以致罹病脏腑组织的气血敛藏，血脉收引，管径变窄，故血脉变细。当脏腑组织水湿病邪盛实时，郁遏体内阳气，也使阳气不得正常运行，

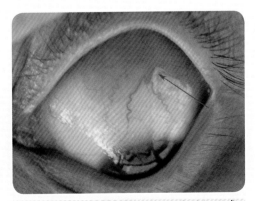

图 2-5-4-3 白睛血脉沉，边界模糊眼象

并壅遏血脉，从而使血脉沉于深层组织之中，并使血脉管壁水肿，与周围组织界限不够清晰。然而，当局部组织瘀血时，可引发组织水肿，因此医家宜虑及瘀血形成的影响。由于脏腑组织通过经络与白睛血脉相连，使"目"具备反映生命状态的相应解剖基础，故反映相关脏腑状态的白睛血脉便隐于白睛表面之下，呈现"沉"象；因有水湿之邪阻隔，故白睛血脉边界模糊而不甚清晰。

"白睛血脉沉，边界不清晰"的临床意义：主里湿、水肿证，此多由饮邪引发，同时应虑及瘀血证候。此时宜观察白睛血脉颜色等因素，综合辨析属于里湿之寒热虚实，以及是否兼有瘀血等证候。但是，此种眼象表示里证中的里湿证。临床表现畏寒，身重，水肿，舌淡胖，舌苔白或白厚，脉沉等。此种白睛特征在心脏病心力衰竭，肺源性心脏病，肺水肿，肾病引发的水肿病，肝病腹水等饮邪为患时常可见到。

在治疗时，宜在辨准疾病的前提下，根据证候采用相应的治疗法则。

第五章　白睛血脉根支及走向特征

若将白睛血脉从穹隆部发出时称作"根"，那么白睛血脉末端则称作"支"，"支"多为细小血脉。"根""支"之间为"干"。"根""干""支"共同构成白睛血脉。此前已述"干"之特征及其主要临床意义，本章记述根支走向特征及其临床意义。

第一节　白睛血脉"根支"特征

若严格分辨，患病人群中，没有一幅白睛血脉特征图形分毫不差。但是，当放弃其细微差别之后，白睛血脉图形在总体上可形成一类一类基本相近似的图像，这些一类一类的白睛血脉形成一幅一幅白睛血脉特征图形。

白睛血脉走向多朝向瞳孔，但并非每一条白睛血脉总是朝向瞳孔。白睛血脉从白睛穹隆部发出时也不总是有根，而是有的白睛血脉有根，有的白睛血脉无根，有的白睛血脉根部若隐若现。因此，医家宜根据白睛血脉的走行方向和根梢状态等征象的实际情况诊断脏腑病变证候，掌握"望目辨证"特有的规律和临床意义。

白睛血脉之"根"主要有"有根""根虚""无根"三种临床特征。

一、白睛血脉"有根"

白睛血脉"有根"的临床形态特征：白睛血脉与白睛穹隆部的血脉在生理状态下和大多数病理状态下连续不断，而使白睛上的血脉显示其各自根源，著者将此种白睛血脉称作"有根"（图 2-5-5-1）。

形成白睛血脉"有根"的主要解剖组织基础：白睛内眦部布有内眦眦角动脉（来源于鼻背动脉）、内眦动脉（来源于颜面动脉）及后球结膜动脉（来源于上睑动脉弓）。白睛内下部布有下睑内侧动脉（来源于鼻背动脉）及后球结膜动脉（来源于下睑动脉弓）。白睛下部布有后球结膜动脉

（来源于鼻背动脉的下睑内侧动脉）、下直肌动脉肌支（来源于眼动脉肌支）及眶下动脉分支（来源于颜面动脉系统）。白睛外下部布有下睑外侧动脉（来源于泪腺动脉）、后球结膜动脉（来源于泪腺动脉的下睑动脉弓）及眶下动脉分支（来源于颜面动脉），在此部后球结膜动脉深层尚布有眼动脉下肌支（来源于眼动脉）。白睛外眦部布有泪腺动脉分支（来源于泪腺动脉），在深层尚布有前睫状动脉分支（来源于眼动脉上肌支）。白睛外上部布有上睑外侧动脉（来源于泪腺动脉）及后球结膜动脉（来源于上睑动脉弓）。白睛上部布有后球结膜动脉（来源于鼻背动脉的上睑内侧动脉形成的上睑动脉弓）及泪腺动脉的分

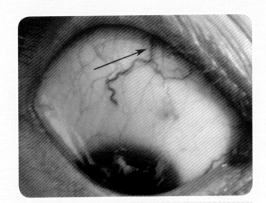

图 2-5-5-1　白睛血脉有根眼象

支，在此部后球结膜动脉深层尚布有前睫状动脉分支（来源于眼动脉上肌支形成的前睫状动脉）。白睛内上部亦布有后球结膜动脉（但系来源于鼻背动脉的上睑内侧动脉形成的上睑动脉弓发出的后球结膜动脉），在此部后球结膜动脉深层尚布有来源于眼动脉上肌支的血管。在角巩缘附近浅层布有结膜角膜周围血管网（来源于后球结膜动脉和前球结膜动脉分支），在深层布有角膜周围血管网（来源于睫状动脉的巩膜上支）。总体上看，前睫状动脉向前运行直达巩膜和结膜，滋养巩膜和结膜，泪腺动脉分布到球结膜、睑结膜与眼睑。睑内侧动脉分别向外抵达上、下眼睑，来自上睑动脉弓的血管布于睑结膜、穹隆结膜和球结膜，睑内侧动脉在下睑形成的下睑动脉弓血管分支亦布于下部之球结膜。

　　球结膜的静脉数目多于动脉，且多伴随动脉运行。眦角静脉伴眦角动脉运行，回流至鼻背静脉。后球结膜静脉伴后球结膜动脉运行，前结膜静脉伴前结膜动脉运行，回流至前睫状静脉；前睫状静脉伴前睫状动脉运行，回流至眼静脉。下部球结膜静脉血回流至下睑静脉，在回流途中分别于鼻侧穹隆、下穹隆、颞侧穹隆及白睛形成静脉丛。上部球结膜静脉血回流至上睑静脉，在回流途中分别于颞侧穹隆、上穹隆、鼻侧穹隆及白睛形成静脉丛。由此可见，球结膜血管与睑结膜血管、穹隆结膜血管相连，构成白睛血脉特征的解剖组织基础，也为我们从事望目辨证诊断提供了十分明确客观的白睛解剖组织基础。

　　形成白睛血脉"有根"的主要原理：当正气旺盛，或虽然患病但正气未虚时，可以使白睛血脉显示已经具备解剖组织基础的血脉连接状态，即白睛血脉与白睛穹隆部的血脉连续不断，使白睛血脉显示其各自根源，将此种白睛血脉称作"有根"。

　　白睛血脉"有根"之临床意义：主正气旺盛；或虽然长时间患病，但正气未虚。

　　在治疗时，宜在辨准疾病的前提下，根据证候采用相应的治疗法则。

二、白睛血脉"根虚"

　　白睛血脉"根虚"的临床形态特征：当白睛血脉从白睛穹隆部发出之后，开始时不十分明显，若隐若现，仿佛拍照时焦距欠准，照片影像发虚，呈现虚无缥缈状态，走行一段之后方逐渐形成明显血脉，将这种白睛血脉根部的特征称作"白睛血脉根虚"（图 2-5-5-2）。

　　形成白睛血脉"根虚"的主要解剖组织基础：球结膜血管自穹隆部发出后，在移行过程中未能充分暴露，使血管的根部若隐若现，呈现虚无缥缈状态，即构成白睛血脉"根虚"特征。

　　形成白睛血脉"根虚"的主要原理：当人体脏腑正气已虚时，人体脏腑组织气血不够充沛，脏腑组织血脉因而不够充盈。由于全身脏腑病证通过经络与"目"密切联系，使"目"具备反映生命状态的相应解剖生理基础，故白睛相应脏腑部位的血脉在呈现于白睛时若隐若现，走行一段之后方逐渐明显形成血脉，将这种白睛血脉称作"根虚"。

　　白睛血脉"根虚"的临床意义：主虚证，此时病证尚较轻微。此"虚证"可为气虚证，也可为血虚证、阴虚证、阳虚证，特别当血脉细或浮细时，多主气虚证。若发生于肺脏部位可主表虚证。宜根据相关眼象特征综合考虑，仔细辨证。

　　在治疗时，宜在辨准疾病的前提下，根据证候采用相应的治疗法则。

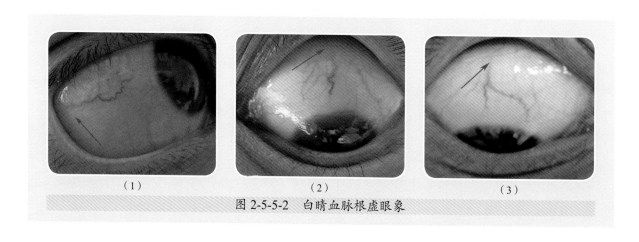

（1）　　　　　　　　　（2）　　　　　　　　　（3）

图 2-5-5-2　白睛血脉根虚眼象

三、白睛血脉"无根"

　　白睛血脉"无根"的临床形态特征：若白睛血脉出现于白睛之后，开始时完全看不到血脉痕迹，经过一段距离之后血脉"突然"出现于白睛某脏腑区域，仿佛无本之木、无源之水，将这种白睛血脉特征称作"无根"（图 2-5-5-3）。

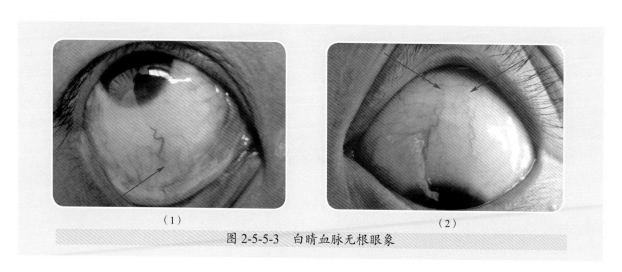

（1）　　　　　　　　　　　　　　　　　（2）

图 2-5-5-3　白睛血脉无根眼象

形成白睛血脉"无根"的主要解剖组织基础：同上述"形成白睛血脉"有根"的主要解剖组织基础"。尚宜注意到，由前睫状动脉延伸形成的前球结膜动脉布于角膜缘及角膜附近的球结膜深层（此"深层"指眼球筋膜与巩膜之间，相对于眼球筋膜与球结膜之间而言。下同）。当球结膜深层血管显露时，不与白睛穹隆部血脉相连；在后球结膜动脉深层尚布有滋养内直肌的眼动脉下肌支形成的前睫状动脉，连同其他前睫状动脉，均在直肌的止端附近穿出巩膜，于后球结膜动脉的深层向角膜缘走行，当距角膜缘 2~4mm 处穿入巩膜，故在某种情状时也可于白睛见到突兀"无根"的血管。

形成白睛血脉"无根"的主要原理：多由于脏腑罹患虚证，气血虚乏，血脉不能充盈。由于全身脏腑病证通过经络与"目"密切联系，使"目"具备反映生命状态的相应解剖生理基础，故白睛相应脏腑部位的血脉也不能充盈，而形成白睛血脉"无根"。

白睛血脉"无根"之临床意义：主虚证，此时病证已较明显。白睛血脉"无根"表示的虚证重于白睛血脉根虚表示的虚证。此"虚证"可为气虚证，也可为血虚证、阴虚证、阳虚证，特别当血脉细或浮细时，多主气虚证。若发生于肺脏部位有时可主表虚证。宜根据相关眼象特征综合考虑，仔细辨证。

在治疗时，宜在辨准疾病的前提下，根据证候采用相应的治疗法则。

第二节　白睛血脉"走向"特征

白睛血脉无论有根、虚根或无根，均按病证情况呈现某些走向，形成多种路线和形态，表现具有总体规律的眼部白睛图像，各自具有一定的临床意义。

白睛血脉根支走向的临床形态特征：白睛血脉从穹隆部发出之后，可有多种走向，从而形成各种临床形态特征。

形成白睛血脉根支走向的主要解剖组织基础：同上述"形成白睛血脉'有根'的主要解剖组织基础"。

形成白睛血脉根支走向的原理：由于全身脏腑病证通过经络与"目"密切联系，使"目"具备反映生命状态的相应解剖生理基础，故白睛相应脏腑部位的血脉也显示病证的状态及病证的发展趋势。

白睛血脉根支走向的临床意义：此时主要从以下几种情况分辨白睛血脉根支走向的临床意义：

一、白睛血脉根支均在同一脏（或腑）部位

（一）在同一脏（或腑）部位只有一条白睛血脉

在同一脏（或腑）部位只有一条白睛血脉时，依白睛血脉所在脏腑部位、颜色、形态、长短、粗细、浮沉等所具有的临床意义综合分析，可知某脏（或某腑）罹患何种相关证候。例如：在胃腑区域出现淡红色、细、浮、长、直、根虚血脉，表示长期

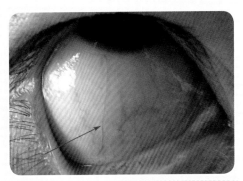

图 2-5-5-4　胃腑区域根支眼象（同一脏腑）

213

罹患单纯慢性胃气虚证候，尚未影响其他脏腑，也尚未受其他脏腑影响（图 2-5-5-4）。

（二）在同一脏（或腑）部位有两条以上白睛血脉

在同一脏（或腑）区域有两条以上白睛血脉时，有以下三种情况：

1. 白睛血脉平行

若白睛血脉平行，白睛血脉表示发病年数，即每一条白睛血脉代表一年，两条为两年，三条为三年，依此类推［2-5-5-5（1）］。若白睛血脉有粗有细时，可分别代表十年、五年或一年［2-5-5-5（2）］。其临床意义请见本篇第二章第一节。

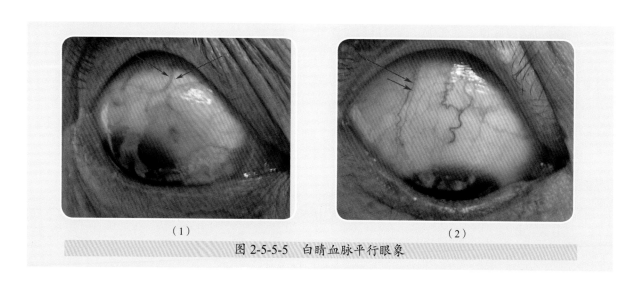

（1）   （2）

图 2-5-5-5　白睛血脉平行眼象

2. 白睛血脉弯曲

若白睛血脉弯曲，或有两条或多条白睛血脉，但仍相互平行，白睛血脉一方面表示发病年数，例如两条为两年，三条为三年［2-5-5-6（1）］；其临床意义请见本篇第二章第一节。另一方面，每一条白睛血脉代表一个发病过程，病证不稳定［2-5-5-6（2）］。

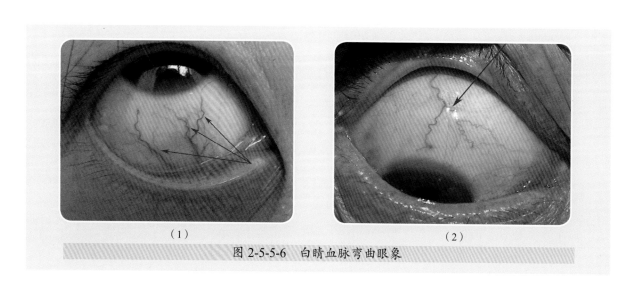

（1）   （2）

图 2-5-5-6　白睛血脉弯曲眼象

3.白睛血脉有直行、有弯曲，相互不平行

若两条或多条白睛血脉有直行有弯曲，相互不平行时，居于该脏腑部位中心位置的血脉表示主要病证，其他血脉表示病情不断变化。例如，若在心脏部位出现淡黯色、细、长、直行血脉一条，旁有淡黯色、细、弯曲血脉，表示患者一贯心气虚寒，并多次发生心气虚而兼寒证候，时轻时重，纠缠未愈（图2-5-5-7，按：此照片中，心部位尚呈淡蓝色斑、淡黯色、迂曲血脉，表示此患者每因心气虚寒而引发血瘀气滞疼痛证候。西医学诊断的"心绞痛"患者常见此类眼象）。

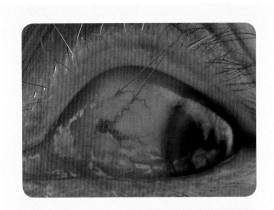

图2-5-5-7 白睛血脉直行、弯曲并存眼象

（三）在不同脏（或腑）部位各有一条白睛血脉

在不同脏（或腑）区域各有一条白睛血脉时，表明两脏（或腑）同时患病，则属于多脏腑患病后，共同构成患者当时所患病证。例如：肺、肾部位各有一条或数条淡黯色白睛血脉，即构成患者当时罹患肺肾气虚血瘀证候的眼象（图2-5-5-8）。

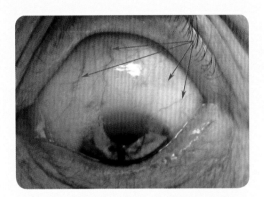

图2-5-5-8 白睛血脉在不同脏腑部位眼象

二、白睛血脉根支不在同一脏（或腑）部位

"根"在何脏腑部位，表明病起于该脏腑；"支"在何脏腑部位，表明疾病影响及该脏腑。依前述之脏腑部位、颜色、形态、长短、粗细、浮沉临床意义综合分析，可知罹患何种相关证候。此时，尚有以下几种情况：

（一）白睛血脉"根"在甲脏（或腑）部位，"支"在乙脏（或腑）部位

此种眼象表明甲脏（或腑）病影响及乙脏（或腑）。例如：肝部位出现浮而殷红细长血脉由肝部位延及胆部位，表示肝阴虚热影响及胆，是为肝胆阴虚郁热证候（图2-5-5-9）。

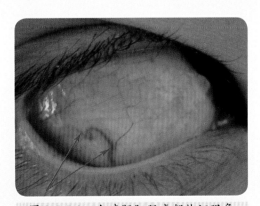

图2-5-5-9 白睛肝胆阴虚郁热证眼象

（二）白睛血脉"根"在甲脏（或腑）部位，"支"在乙脏（或腑）部位，乙脏（或腑）部位已

有白睛血脉，但甲脏（或腑）部位白睛血脉之"支"尚未与乙脏（或腑）部位白睛血脉相交

这时应观察乙脏（或腑）部位白睛血脉所显示的临床意义，并与甲脏（或腑）部位白睛血脉所显示的临床意义综合分析，以得出完整全面的总体证候诊断。例如：白睛肾部位血脉淡红色、长，血脉延及心部位并延及肺部位，表示肾气虚影响及心、肺，形成肾虚累及心肺证（图2-5-5-10）。

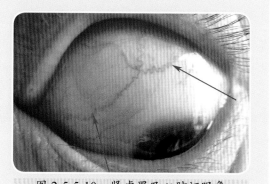

图2-5-5-10　肾虚累及心肺证眼象

（三）白睛血脉"根"在甲脏（或腑）部位，"支"在乙脏（或腑）部位，乙脏（或腑）部位已有白睛血脉，甲脏（或腑）部位白睛血脉与乙脏（或腑）部位白睛血脉相交

这时应观察乙脏（或腑）部位白睛血脉所显示的临床意义，并与甲脏（或腑）部位白睛血脉所显示的临床意义综合分析，以得出完整全面的总体证候诊断。例如：肝部位白睛血脉黯红色、细、长、直，延及脾部位，并交于脾部位白睛血脉之上，脾部位白睛血脉淡黯色、细、弯曲，这表示肝气滞影响及脾，脾气虚，可以诊为"肝乘脾，脾气虚证"（图2-5-5-11）。

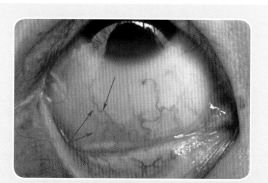

图2-5-5-11　肝乘脾、脾气虚证眼象

（四）白睛血脉"根"在甲脏（或腑）部位，"支"在乙脏（或腑）部位，乙脏（或腑）部位已有数条白睛血脉，乙脏（或腑）部位的白睛血脉有直线、有弯曲，甲脏（或腑）部位白睛血脉之"支"尚未与乙脏（或腑）部位白睛血脉完全相交

此时，乙脏（或腑）部位白睛图像仍表示原应表示的病证，只不过当前已经受到甲脏（或腑）的影响。例如肾部位血脉淡黯色、粗、浮、长，进入脾部位，脾部位血脉淡黯色、细，表示肾气虚、气滞影响及脾，形成"肾脾两虚证"（图2-5-5-12）。

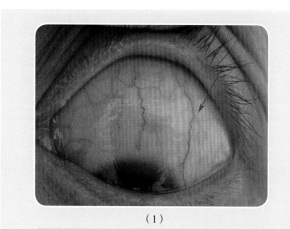

（1）

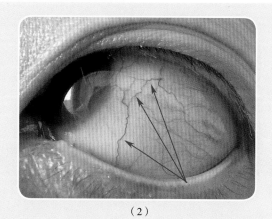

（2）

图2-5-5-12　肾脾两虚证眼象

（五）白睛血脉"根"在甲脏（或腑）部位，"支"在乙脏（或腑）部位，乙脏（或腑）部位已有数条白睛血脉，乙脏（或腑）部位的白睛血脉有直线、有弯曲，甲脏（或腑）部位白睛血脉与乙脏（或腑）部位白睛血脉相交

此时，乙脏（或腑）部位白睛图像仍表示原应表示的病证，并且表示乙脏（或腑）当前已经受到甲脏（或腑）的严重影响。例如：白睛心部位血脉淡黯色、浮、边界不清、根虚、交叉于脾部位血脉之上，脾部位血脉淡黯色、浮、边界不清、根虚，即表示心气虚血瘀影响脾，导致脾气虚血瘀，形成"心脾气虚血瘀证"（图2-5-5-13）。此照片中，心脾部位尚呈"白睛无色浮壅"，表示尚存在心脾水湿郁阻证，表明患者罹患"心脾气虚血瘀、水湿郁阻证"。西医学诊断的"心性水肿"常见此类眼象。

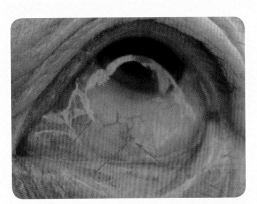

图 2-5-5-13　心脾气虚血瘀证眼象

三、白睛血脉"走向"可显示脏腑"乘""侮""忤"关系

医学"五行"学说，在传统中有生、克、乘、侮之说。在脏腑生、克关系中，"生"即帮助生长、促进发挥生理功能。所论"相生"，即依一定顺序促进相应脏腑发挥生理功能，指一脏生一脏，一腑生一腑，即肝生心、心生脾、脾生肺、肺生肾、肾生肝，而不是"肝生心、心生肝"云云；胆生小肠、小肠生胃、胃生大肠、大肠生膀胱、膀胱生胆，而不是"胆生小肠、小肠生胆"云云。"克"即克制、制约、抑制，所论"相克"，即依次克制相应脏腑过度发挥生理功能，指一脏克一脏，一腑克一腑，即"肝克脾、脾克肾、肾克心、心克肺、肺克肝，而不是"肝克脾、脾克肝"云云。

脏腑乘、侮关系属病理变化范围。在脏腑乘、侮关系中，"乘"即乘虚侵扰，与"生""克"之方向相同。"侮"有恃强凌弱之意，与相"克"之方向相反。在某脏腑罹患邪气过于亢盛时，可出现脏腑乘、侮状态，可见乘侮反映脏腑病理变化。

白睛血脉特征反映相应脏腑的病变状态，白睛血脉根支走向反映脏腑间的病变关系，从而在"望目辨证"时可以辨清脏腑"乘""侮"而形成的证候。

（一）从白睛血脉"走向"辨脏腑"相乘"

1. 肝（或胆）乘脾（或胃）证

肝（或胆）部位出现表示实证的白睛血脉走行至脾（或胃）部位，与脾（或胃）部位之白睛血脉相交，并位于脾（或胃）部位白睛血脉之上。当脾（或胃）部位之白睛血脉为虚证特征时，属肝（或胆）病严重影响脾（或胃），可诊为肝（或胆）乘脾（或胃）证（图2-5-5-14）。

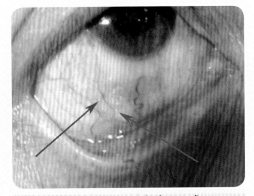

图 2-5-5-14　肝乘脾证眼象

2.心（或小肠）乘肺（或大肠）证

心（或小肠）部位出现表示实证的白睛血脉走行至肺（或大肠）部位，与代表肺（或大肠）之白睛血脉相交，并位于肺（或大肠）部位白睛血脉之上，当肺（或大肠）之白睛血脉为虚证特征时，属心（或小肠）病严重影响肺（或大肠），可诊为心（或小肠）乘肺（或大肠）证（图2-5-5-14）。

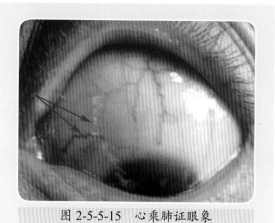

图 2-5-5-15　心乘肺证眼象

3.脾（或胃）乘肾（或膀胱）证

脾（或胃）部位出现表示实证的白睛血脉走行至肾（或膀胱）部位，与肾（或膀胱）部位之白睛血脉相交，并位于代表肾（或膀胱）的白睛血脉之上。当肾（或膀胱）部位之白睛血脉为虚证特征时，属于脾（或胃）病严重影响肾（或膀胱），可诊为脾（或胃）乘肾（或膀胱）证。

4.肺（或大肠）乘肝（或胆）证

肺（或大肠）部位出现表示实证的白睛血脉走行至肝（或胆）部位，与代表肝（或胆）之白睛血脉相交，并位于肝（或胆）部位白睛血脉之上。当肝（或胆）部位之白睛血脉为虚证特征时，属肺（或大肠）病严重影响肝（或胆），可诊为肺（或大肠）乘肝（或胆）证。

5.肾（或膀胱）乘心（或小肠）证

白睛肾（或膀胱）部位出现表示实证的血脉走行至心（或小肠）、或肝（或胆）部位，与代表心（或小肠）、或肝（或胆）之白睛血脉相交，并位于心（或小肠）、或肝（或胆）部位白睛血脉之上。若心（或小肠）、肝（或胆）部位之白睛血脉为虚证特征时，属肾（或膀胱）病严重影响心（或小肠）、或肝（或胆），可诊为肾（或膀胱）乘心（或小肠）证（图2-5-5-16）、或肾（或膀胱）乘肝（或小肠）证。

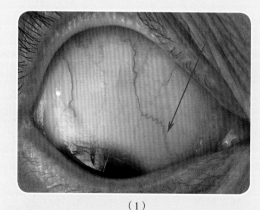

（1）

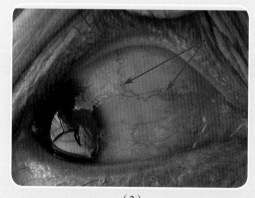

（2）

图 2-5-5-16　肾乘心证眼象

（二）从白睛血脉"走向"辨脏腑"相侮"

1.肝（或胆）侮肺（或大肠）证

白睛肝（或胆）部位出现表示实证的血脉走行至肺（或大肠）部位，与代表肺（或大肠）之白睛血脉相交，并位于肺（或大肠）部位白睛血脉之上。当代表肺（或大肠）之白睛血脉为虚证特征时，属肝（或胆）病严重影响肺（或大肠），可诊为肝（或胆）侮肺（或大肠）证。

2.心（或小肠）侮肾（或膀胱）证

白睛心（或小肠）部位出现表示实证的血脉走行至肾（或膀胱）部位，与肾（或膀胱）部位之白睛血脉相交，并位于肾（或膀胱）部位白睛血脉之上。在代表肾（或膀胱）之白睛血脉为虚证特征时，属心（或小肠）病严重影响肾（或膀胱），可诊为心（或小肠）侮肾（或膀胱）证（图2-5-5-17）。

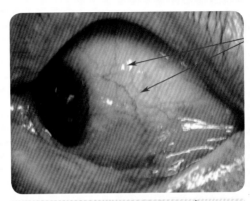

图 2-5-5-17　心侮肾证眼象

3.脾（或胃）侮肝（或胆）证

白睛脾（或胃）部位出现表示实证的血脉走行至肝（或胆）部位，与肝（或胆）部位之白睛血脉相交，并位于肝（或胆）部位白睛血脉之上。在代表肝（或胆）之白睛血脉为虚证特征时，属脾（或胃）病严重影响肝（或胆），可诊为脾（或胃）侮肝（或胆）证（图2-5-5-18）。

4.肺（或大肠）侮心（或小肠）证

肺（或大肠）部位出现表示实证的白睛血脉走行至心（或小肠）部位，与代表心（或小肠）之白睛血脉相交，并位于心（或小肠）部位白睛血脉之上。当代表心（或小肠）之白睛血脉为虚证特征时，属肺（或大肠）病严重影响心（或小肠），可诊为肺（或大肠）侮心（或小肠）证。

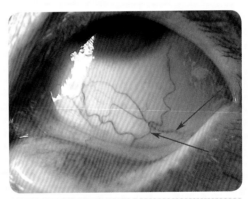

图 2-5-5-18　脾侮肝证眼象

5.肾（或膀胱）侮脾（或胃）证

肾（或膀胱）部位出现表示实证的白睛血脉走行至脾（或胃）部位，与脾（或胃）部位之白睛血脉相交，并位于脾（或胃）部位白睛血脉之上。当代表脾（或胃）之白睛血脉为虚证特征时，属肾（或膀胱）病严重影响脾（或胃），可诊为肾（或膀胱）侮脾（或胃）证。

（三）从白睛血脉"走向"辨脏腑间同时发生"乘""侮"病理变化

在某些情况下，当病邪侵扰脏腑时，可同时"侮"在生理状态"克"己之脏腑和"乘"在生理状态己"克"之脏腑，形成脏腑"乘""侮"的复杂证候。

1.从邪气"实"角度辨乘、侮

（1）肝（或胆）乘脾（或胃）侮肺（或大肠）证

在望目辨证时可以见到肝（或胆）部出现表示实证的白睛血脉走行至脾（或胃）部，交叉于脾（或胃）部的白睛血脉之上，脾（或胃）部的白睛血脉表现为虚证特征，此为"肝（或胆）乘脾（或胃）"；同时，肝（或胆）部出现的表示实证的白睛血脉尚走行至肺（或大肠）部，交叉于肺（或大肠）部的白睛血脉之上，肺（或大肠）部的白睛血脉表现为虚证特征，此为"肝（或胆）侮肺"。综合辨析，此为"肝（或胆）乘脾（或胃）侮肺（或大肠）证"。

（2）心（或小肠）乘肺（或大肠）侮肾（或膀胱）证

在望目辨证时可以见到，心（或小肠）部位出现表示实证的白睛血脉走行至肺（或大肠）部位，交叉于肺（或大肠）部位的白睛血脉之上，肺（或大肠）部位的白睛血脉表现为虚证特征，此为"心（或小肠）乘肺（或大肠）"；同时，心（或小肠）部位出现的表示实证的白睛血脉尚走行至肾（或膀胱）部位，交叉于肾（或膀胱）部的白睛血脉之上，肾（或膀胱）部的白睛血脉表现为虚证特征，此为"心侮肾（或膀胱）"。综合辨析，此为"心（或小肠）乘肺（或大肠）侮肾（或膀胱）证"（图 2-5-5-19）。

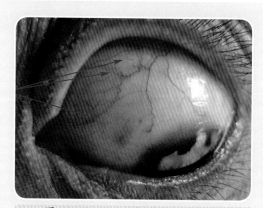

图 2-5-5-19　心乘肺侮肾证眼象

（3）脾（或胃）乘肾（或膀胱）侮肝（或胆）证

在望目辨证时可以见到，脾（或胃）部出现表示实证的白睛血脉走行至肾（或膀胱）部，交叉于肾（或膀胱）部的白睛血脉之上，肾（或膀胱）部的白睛血脉表现为虚证特征，此为"脾（或胃）乘肾（或膀胱）"；同时，脾（或胃）部出现的表示实证的白睛血脉尚走行至肝（或胆）部，交叉于肝（或胆）部的白睛血脉之上，肝（或胆）部的白睛血脉表现为虚证特征，此为"脾侮肝（或胆）"。综合辨析，此为"脾（或胃）乘肾（或膀胱）侮肝（或胆）证"。

（4）肺（或大肠）乘肝（或胆）侮心（或小肠）证

在望目辨证时可以见到，肺（或大肠）部位出现表示实证的白睛血脉走行至肝（或胆）部位，交叉于肝（或胆）部位的白睛血脉之上，肝（或胆）部位的白睛血脉表现为虚证特征，此为"肺（或大肠）乘肝（或胆）"；同时，肺（或大肠）部位出现的表示实证的白睛血脉尚走行至心（或小肠）部位，交叉于心（或小肠）部位的白睛血脉之上，心（或小肠）部位的白睛血脉表现为虚证特征，此为"肺侮心（或小肠）"。综合辨析，此为"肺（或大肠）乘肝（或胆）侮心（或小肠）证"。

（5）肾（或膀胱）乘心（或小肠）侮脾（或胃）证

在望目辨证时可以见到，肾（或膀胱）部出现表示实证的白睛血脉走行至心（或小肠）部，交叉于心（或小肠）部的白睛血脉之上，心（或小肠）部的白睛血脉表现为虚证特征，此为肾（或膀胱）乘心（或小肠）；同时，肾（或膀胱）部出现的表示实证的白睛血脉尚走行至脾（或胃）部，交叉于脾（或胃）的白睛血脉之上，脾（或胃）部的白睛血脉表现为虚证特征，此为"肾侮脾（或胃）"。综合辨析，此为"肾（或膀胱）乘心（或小肠）侮脾（或胃）证"（图 2-5-5-20）。（按：此眼象心脾部位尚呈现有"灰色泡"，表示同时存在"心脾湿郁、气虚寒饮证"。西医学诊断的慢性肾炎导致慢性心力衰竭常可见到此类眼象）。

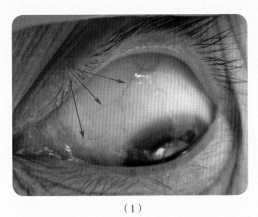 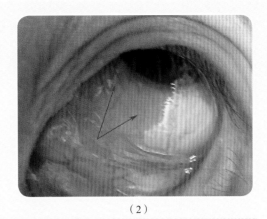

（1）　　　　　　　　　　　　　　　　　　　　　　　　　（2）

图 2-5-5-20　肾乘心侮脾证眼象

2.从脏（或腑）"虚"角度辨乘、侮

（1）肝（或胆）乘脾（或胃）、肾（或膀胱）侮脾（或胃）证

脾（或胃）虚时，可出现肝（或胆）乘脾（或胃），肾（或膀胱）侮脾（或胃）证。在望目辨证时，可以见到脾（或胃）部位的白睛血脉表现为虚证特征，肝（或胆）及肾（或膀胱）部位的白睛血脉表现为实证特征，并走向脾（或胃）部位，可不与脾（或胃）部位的白睛血脉相交，此为肝（或胆）乘脾（或胃）或肾（或膀胱）侮脾（或胃）；若相交，则表明病势严重。

（2）心（或小肠）乘肺（或大肠）、肝（或胆）侮肺（或大肠）证

肺（或大肠）虚时，可出现心（或小肠）乘肺（或大肠），肝（或胆）侮肺（或大肠）证。在望目辨证时，可以见到肺（或大肠）部位的白睛血脉表现为虚证特征，心（或小肠）及肝（或胆）部位的白睛血脉表现为实证特征，并走向肺（或大肠）部位，可不与肺（或大肠）部位的白睛血脉相交，此为心（或小肠）乘肺（或大肠）或肝（或胆）侮肺（或大肠）；若相交，则表明病势严重。

（3）脾（或胃）乘肾（或膀胱）、心（或小肠）侮肾（或膀胱）证

肾（或膀胱）虚时，可出现脾（或胃）乘肾（或膀胱），心（或小肠）侮肾（或膀胱）证。在望目辨证时，可以见到肾（或膀胱）部位的白睛血脉表现为虚证特征，脾（或胃）及心（或小肠）部位的白睛血脉表现为实证特征，并走向肾（或膀胱）部位，可不与肾（或膀胱）部位的白睛血脉相交，此为脾（或胃）乘肾（或膀胱）或心（或小肠）侮肾（或膀胱）；若相交，则表明病势严重。

（4）肺（或大肠）乘肝（或胆）、脾（或胃）侮肝（或胆）证

肝（或胆）虚时，可出现肺（或大肠）乘肝（或胆），脾（或胃）侮肝（或胆）证。在望目辨证时，可以见到肝（或胆）部位的白睛血脉表现为虚证特征，肺（或大肠）及脾（或胃）部位的白睛血脉表现为实证特征，并朝向肝（或胆）部位走行，可不与肝（或胆）部位的白睛血脉相交〔图2-5-5-21（1）〕，此为"肺（或大肠）乘肝（或胆）"。若见到白睛脾部位血脉表现为实证特征，并朝向肝（或胆）部位走行，可不与肝（或胆）部位血脉相交，此为"脾（或胃）侮肝（或胆）"〔图2-5-5-21（2）〕。若此两种眼象同时出现，可诊为"肺乘肝、脾侮肝证"（图2-5-5-21）。若血脉相交，则表明病势严重。

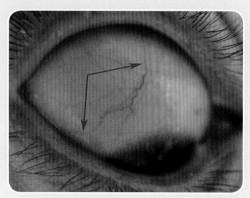
（1）肺乘肝证

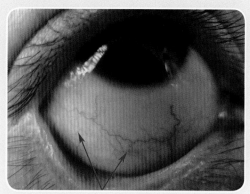
（2）脾侮肝证

图 2-5-5-21　肺乘肝、脾侮肝证眼象

（5）肾（或膀胱）乘心（或小肠）、肺（或大肠）侮心（或小肠）证

心（或小肠）虚时，可出现肾（或膀胱）乘心（或小肠），肺（或大肠）侮心（或小肠）证。在望目辨证时，可以见到心（或小肠）部位的白睛血脉表现为虚证特征，肾（或膀胱）及肺（或大肠）部位的白睛血脉表现为实证特征，并走向心（或小肠）部位，可不与心（或小肠）部位的白睛血脉相交，此为肾（或膀胱）乘心（或小肠）或肺（或大肠）侮心（或小肠）；若相交，则表明病势严重。

一般情况下，疾病多先在单一脏腑形成简单证候，或在两个或两个以上脏腑形成简单证候，以后形成脏腑相乘证候，以后形成含有乘侮关系的复杂证候。我们从白睛血脉根支走向反映脏腑乘侮证候眼象可以看出，当脏腑病变形成乘侮关系时，病变已经发展了一段时期。

（四）从白睛血脉走向看脏腑"相忤"

"相忤"是著者提出的一个中医学术语。在"相忤"关系中，指肝忤肾、肾忤肺、肺忤脾、脾忤心、心忤肝，胆忤膀胱、膀胱忤大肠、大肠忤胃、胃忤小肠、小肠忤胆，系"子"脏（或子腑）罹患实邪累及"母"脏（或母腑），是"子病犯母"或云"子病及母"的病理传变，也可云"子忤母"。在望目辨证时，白睛眼象可出现"相忤"的变化。

1. 肝（或胆）忤肾（或膀胱）证

肾（或膀胱）虚时，可出现肝（或胆）忤肾（或膀胱）证候。在望目辨证时，可以见到肝（或胆）部位的白睛血脉表现为实证特征，肾（或膀胱）部位的白睛血脉表现为虚证特征，并出现肝部位白睛血脉走向（或指向）肾（或膀胱）部位，可不与肾（或膀胱）部位的白睛血脉相交，此为肝（或胆）忤肾（或膀胱）证（图2-5-5-22）。若肝（或胆）的白睛血脉与肾（或膀胱）的白睛血脉相交，则表明病势相当严重。

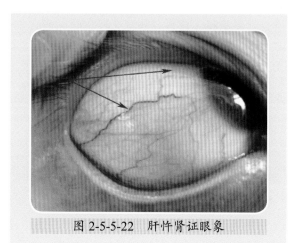
图 2-5-5-22　肝忤肾证眼象

治疗"肝（或胆）忤肾（或膀胱）证"时，

宜在辨准疾病的前提下采用相应的各种"泻肝（或胆）补肾（或膀胱）法"。

2. 心（或小肠）忤肝（或胆）证

肝（或胆）虚时，可出现心（或小肠）忤肝（或胆）证。在望目辨证时，可以见到心（或小肠）部位的白睛血脉表现为实证特征，并可走向（或指向）肝（或胆）部位，可不与肝（或胆）部位的白睛血脉相交，肝（或胆）部位的白睛血脉表现为虚证特征，此为心（或小肠）忤肝（或胆）证，若心（或小肠）的白睛血脉与肝（或胆）的白睛血脉相交，则表明病势相当严重。

治疗"心（或小肠）忤肝（或胆）证"时，宜在辨准疾病的前提下采用相应的各种"泻心（或小肠）补肝（或胆）法"。

3. 脾（或胃）忤心（或小肠）证

心（或小肠）虚时，可出现脾（或胃）忤心（或小肠）证。在望目辨证时，可以见到脾（或胃）部位的白睛血脉表现为实证特征，并可走向（或指向）心（或小肠）部位，可不与心（或小肠）部位的白睛血脉相交，心（或小肠）部位的白睛血脉表现为虚证特征，此为脾（或胃）忤心（或小肠）证。若脾（或胃）的白睛血脉与心（或小肠）的白睛血脉相交，则表明病势相当严重（图 2-5-5-23）。

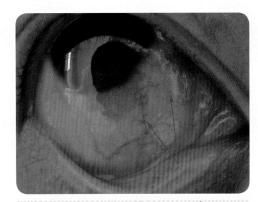

图 2-5-5-23 脾忤心证眼象

治疗"脾（或胃）忤心（或小肠）证"时，宜在辨准疾病的前提下采用相应的各种"泻脾（或胃）补心（或小肠）法"。

4. 肺（或大肠）忤脾（或胃）证

脾（或胃）虚时，可出现肺（或大肠）忤脾（或胃）证。在望目辨证时，可以见到肺（或大肠）部位的白睛血脉表现为实证特征，并可走向（或指向）脾（或胃）部位，可不与脾（或胃）部位的白睛血脉相交，脾（或胃）部位的白睛血脉表现为虚证特征，此为肺（或大肠）忤脾（或胃）证，若肺（或大肠）的白睛血脉与脾（或胃）的白睛血脉相交，则表明病势相当严重。

治疗"肺（或大肠）忤脾（或胃）证"时，宜在辨准疾病的前提下采用相应的各种"泻肺（或大肠）补脾（或胃）法"。

5. 肾（或膀胱）忤肺（或大肠）证

肺（或大肠）虚时，可出现肾（或膀胱）忤肺（或大肠）证候。在望目辨证时，可以见到肾（或膀胱）部位的白睛血脉表现为实证特征，并可走向（或指向）肺（或大肠）部位，可不与肺（或大肠）部位的白睛血脉相交，肺（或大肠）部位的白睛血脉表现为虚证特征，此为肾（或膀胱）忤肺（或大肠）证（图 2-5-5-24）。若肾（或膀胱）的白睛血脉与肺（或大肠）白睛血脉相

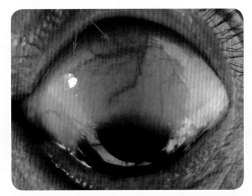

图 2-5-5-24 肾忤肺眼象

交，则表明病势相当严重。

治疗"肾（或膀胱）忤肺（或大肠）证"时，宜在辨准疾病的前提下采用相应的各种"泻肾（或膀胱）补肺（或大肠））法"。

尚须注意之处在于，某些时候，脏腑病变在形成乘、侮、忤诸证候过程中，疾病传变过程每每牵涉其他脏腑，而在涉及这些相关脏腑时，由于受到各种因素影响，会使患病人体出现诸多变化，而使疾病并不简单机械地完全按理论论述的途径传变，涉及之脏腑也并不一定按理论所述"乘""侮""忤"关系与路径衍变。因此，我们务必实事求是，依据当时所出现的具体眼象，妥善运用中医学理论，得出客观、准确的临床诊断，而绝不能生搬硬套，胶柱鼓瑟。

四、白睛血脉走向可提示病势

白睛血脉异常可提示已经患病，并且从白睛血脉走向可推测病情发展，做到未病先防，有利于"治未病"。

《内经》论述了望目诊断"鼠瘘"的规律，如《灵枢·寒热》云："反其目视之，其中有赤脉上下贯瞳子，见一脉一岁死，见一脉半一岁半死，见二脉二岁死，见二脉半二岁半死，见三脉三岁而死。见赤脉不下贯瞳子，可治也。"所述"反其目"即翻开眼睑。医者翻开患者眼睑即可望见白睛上的赤脉（按此指白睛上的赤红色血脉）。《灵枢·论疾诊尺》所述"诊寒热"与《灵枢·寒热》篇所述相同，均明确指出望诊白睛上的"赤脉"可以诊断疾病。可见，我国早在《内经》成书时代，就已知通过诊察白睛血脉颜色、部位及其变化可以诊断病情发展，推测预后。

临床实践表明，当白睛血脉出现于某一脏腑时，表明该脏腑已出现病变，尽管有时受检者尚无症状，但白睛血脉特征已经提示患病。此时，如果不尽早采取措施，病证将逐渐加重，逐渐显现出明显症状，以至终于呈现临床体征，此属白睛血脉出现在临床症状及明显体征之前所具有的临床意义。

如白睛血脉长期保持一种形态，则表明病证发展缓慢，或病势已经被控制。

此外，当白睛血脉指向某一脏腑部位时，表明疾病将传向该脏腑，从而有利于我们尽早发现病变趋势，有利于尽早采取预防措施。这属于"圣人不治已病治未病，不治已乱治未乱"（《素问·四气调神大论》）。据此，我们遵循中医学理论，从望目辨证角度可以诊断并推测受检者的健康状况，从而使望目辨证具有体检性质的提示作用。

第六篇　黑睛特征

黑睛，此处指瞳孔和虹膜。"虹膜"又称黄仁（见《银海精微》），可收缩和舒展，从而影响瞳孔大小。瞳孔位于眼珠正前方，由虹膜环绕而成，并随虹膜收缩和舒展而变化。瞳孔的名称较多，较常见名称如瞳神（见《证治准绳·杂病》引"华元化云"）、瞳人（见《秘传眼科龙木论》）、瞳子（见《灵枢·大惑论》）、金井（见《银海精微》）等。本篇主要记述瞳孔变化在望目辨证中的特征和临床意义。

当处于弥散的明亮自然光线时，正常人的瞳孔特征为双侧等大、等圆，边缘整齐，对光线调节反应敏感，调节辐辏灵敏，一般为 2.5～4.0mm，幼儿和老年人稍小。当光亮改变时，瞳孔可以缩小，可以散大；当机体发生病变时，瞳孔也可以缩小、或散大，并可能变形，也可能出现颜色改变。

第一章　瞳孔缩小

瞳孔可随光照强弱适度变化，光强时缩小，光弱时较大，黑睛则随种族呈现不同颜色，但均不可呈现红肿、出血、斑翳等。生理状态下，当虹膜收缩时，可使瞳孔缩小。瞳孔在明亮处一般较小，突然的光照可使瞳孔变小。若无论外界环境如何变化，而瞳孔仍然处于缩小状态，则多为病理变化，并具有临床诊断意义。

"瞳孔缩小"的形态特征：在弥散的自然光线下，瞳孔直径小于 2.5mm 时，可认为瞳孔缩小。

形成"瞳孔缩小"的解剖组织基础：环形的虹膜中间形成瞳孔。当受强光影响、精神状态及各种相应病变影响时，在大脑视皮质发出纤维，经过枕叶 - 中脑束，到达中脑和动眼神经的内直肌核，通过动眼神经影响瞳孔括约肌、睫状肌、眼内直肌发挥作用，使虹膜舒展而瞳孔缩小。当然，其间应有经络系统在起作用。

"瞳孔缩小"的形成原理：在病理状态下，当病邪侵袭、热毒束缚肝肾气机，使肝肾气机失畅于内，元气不能畅达全身，以致清窍气机闭阻。由于脏腑经脉与白睛相连，故可出现反映内脏状态的"瞳孔缩小"特征。

若由于异物刺激，是属异物导致气机阻滞，元气一时未能到达目窍，以致目窍气机闭阻，而出形"瞳孔缩小"特征，属于局部外因。

"瞳孔缩小"的临床意义：主病邪侵袭、元气即将离绝证。西医学诊断的流行性乙型脑炎，钩端螺旋体病免疫期，巴比妥类药物重度中毒，有机磷农药中毒，毒蕈神经精神型中毒如毒蝇伞

（amanita muscaria）、豹斑毒伞（amanita pantherina）中毒，吗啡、氯丙嗪、毛果芸香碱等药物影响，交感神经麻痹等，以及中暑高热初期、外伤等，可以出现"瞳孔缩小"眼象。当瞳孔缩小成针尖样瞳孔时，主热毒侵袭、肝风忤肾、肝肾气机决绝证。此为阿片类药物重度中毒时的典型眼象。阿片类药物指阿片（opium）、吗啡（morphine）、可待因（codeine）、复方樟脑酊（paregoric）、罂粟碱（papaverine）等药物。以上属于病邪侵扰大脑与中脑，而尚未影响脑干，可属于"干上位脑病"。

异物刺激导致瞳孔缩小多产生热证，很少产生全身复杂证候。但是，若由此引发严重局部或全身病变，则可从局部或全身角度辨别证候特征。

明亮的强光引发瞳孔缩小属于生理现象，生理现象不属病态，因而不产生证候。

治疗"瞳孔缩小"所表示的证候宜在仔细辨准疾病前提下，采用各种相应的方法，如清热开窍法、解毒开窍法、针对相应毒物的解毒法等。

第二章　瞳孔散大

生理状态下，当虹膜舒缓时，可使瞳孔散大。瞳孔在黑暗处一般较大，长期在光照较弱的环境中，可使瞳孔变大。生理现象不属病态，因而不产生证候。若无论外界环境如何变化，而瞳孔仍然处于散大状态时，则多为病理变化，并具有临床诊断意义。

"瞳孔散大"的形态特征：在弥散的自然光线下，瞳孔直径大于 4.0mm 以上时，可认为瞳孔散大。

形成"瞳孔散大"的解剖组织基础：当光线过暗、精神状态及各种相应病变影响时，在大脑视皮质发出纤维，经过枕叶–中脑束，到达中脑和动眼神经的内直肌核，通过动眼神经使瞳孔括约肌、睫状肌、眼内直肌发挥作用，虹膜收缩，可以使瞳孔散大。当然，其间应有经络系统在起作用。

"瞳孔散大"的形成原理：由于病邪侵袭最终导致真精耗散，气虚欲脱，元气不能敛固，而致人体阴阳即将离绝。由于脏腑经脉与白睛相连，故可出现反映内脏状态的"瞳孔散大"特征。

"瞳孔散大"的临床意义：主元气欲脱、阴阳即将离绝证。西医学诊断的狂犬病、钩端螺旋体病（脑膜脑炎型）、肿瘤脑转移等疾病形成脑水肿、枕骨大孔疝将出现呼吸中枢衰竭和循环中枢衰竭。肉毒杆菌中毒、导眠能（glutethimide）中毒、苯丙胺中毒、应用阿托品类药物或阿托品类药物中毒、苯中毒，以及中暑高热后期、中风等，常可见到此种眼象。久病之后见到瞳孔散大多属濒危先兆。其中，瞳孔中度散大主病邪阻滞气机、气虚邪实证。此多见于病邪侵扰中脑，属于"上脑干位病变"。

治疗"瞳孔散大"所表示的证候宜在仔细辨准疾病前提下，采用各种相应的方法，如清热回阳开窍法、解毒回阳开窍法、化痰息风回阳开窍法，针对相应毒物的解毒法等。

第三章　瞳孔忽大忽小及相关证

一、瞳孔忽大忽小

"瞳孔忽大忽小"的形态特征：在弥散的自然光线下，瞳孔直径大小变化不定。

形成"瞳孔忽大忽小"的解剖组织基础：虹膜收缩与舒展交替变化，可以使瞳孔忽大忽小。

"瞳孔忽大忽小"的形成原理：由于病邪侵袭，正气与邪气交争，影响脑府气血聚散变化。由于脏腑经脉与白睛相连，故可出现反映内脏状态的"瞳孔忽大忽小"特征。

"瞳孔忽大忽小"的临床意义：主正邪激烈交争证。虽然在正邪激烈交争中，病邪多以热毒为主，但此时尚宜根据白睛血脉颜色等特征鉴别诊断虚实寒热等证候。西医学诊断的脑水肿阵发加剧状态，如当中毒型急性细菌性痢疾等多种疾病出现脑水肿阵发加剧状态时，可见到此种眼象。

治疗"瞳孔忽大忽小"所表示的证候时，宜在仔细辨准疾病前提下，采用各种相应的方法，如清热解毒回阳开窍法、温里回阳开窍法、针对相应毒物的解毒法等。

二、瞳孔先缩小后散大

"瞳孔先缩小后散大"的形态特征：在弥散的自然光线下，瞳孔直径先收缩至小于 2.5mm，然后舒展至大于 4.0mm。

形成"瞳孔先缩小后散大"的解剖组织基础：虹膜收缩与舒展交替变化，可以使瞳孔忽大忽小。

"瞳孔先缩小后散大"的形成原理：由于病邪侵袭，正气与邪气交争，病邪束缚肝肾气机，使元气失畅；继则导致气虚欲脱，影响脑府气血聚散变化。由于脏腑经脉与白睛相连，故可出现反映内脏状态的"瞳孔先缩小后散大"特征。

"瞳孔先缩小后散大"的临床意义：主气机逆乱，气虚欲脱、阴阳即将离绝证。虽然此时病邪多以热毒为主，但此时尚宜根据白睛血脉颜色等特征以鉴别诊断虚实等证候。西医学诊断的乌头碱类植物如川乌、草乌、附子等中毒时，常见此类眼象。

治疗"瞳孔先缩小后散大"所表示的证候时，宜在仔细辨准疾病前提下，采用各种针对相应毒物的解毒法，如解毒开窍法，或解毒回阳法等。

三、瞳孔对光反射迟钝

"瞳孔对光反射迟钝"的形态特征：在较强灯光照射下，瞳孔不能立即收缩，以及在由明亮光线环境进入暗光环境下，瞳孔不能迅速放大时，称作瞳孔对光反射迟钝。

形成"瞳孔对光反射迟钝"的解剖组织基础：同前述形成"瞳孔缩小"和形成"瞳孔散大"的解剖组织基础。

"瞳孔对光反射迟钝"的形成原理：当病邪严重干扰人体气血，闭阻心肾肝脏气机，导致阴阳即将离绝时，元气无法支配瞳孔。由于脏腑经脉与白睛相连，故可出现反映内脏状态的"瞳孔对光反射迟钝"特征。

"瞳孔对光反射迟钝"的临床意义：主气机逆乱、阴阳即将离绝危重证。此时尚宜根据白睛血脉颜色等特征以鉴别诊断寒热虚实等证候。西医学诊断的十分严重的脑疝（包括急性传染病、瘟疫、外伤、急性高原病高原脑水肿等引发的脑疝）、巴比妥类药物中毒，以及中暑高热后期，均可见此种眼象。此时尚宜根据白睛血脉颜色等特征以鉴别诊断虚实寒热等证候。

若瞳孔对光反射迟钝，且出现瞳孔散大，主邪气闭阻心肾肝脏气血、束缚气机运行，而阴阳即将离绝证。从西医学角度看，每见于病邪侵扰脑桥与延脑，属于"下脑干位病变"。癫痫，流行性乙型脑炎极期，因脑水肿、脑疝、颅内压增高而呈现的临床表现，以及安眠酮中毒等病证常可见到此种眼象。

治疗"瞳孔对光反射迟钝"或"瞳孔对光反射迟钝，瞳孔先缩小后散大"所表示的证候宜在仔细辨准疾病前提下，针对证候采用各种开窍法，针对相应毒物的解毒法，如解毒开窍法，或解毒回阳法等，必要时可采用手术方法救治病人。

四、瞳孔对光反射消失

"瞳孔对光反射消失"的形态特征：在灯光突然照射下，瞳孔不能显示收缩与放大，称作"瞳孔对光反射消失"。

形成"瞳孔对光反射消失"的解剖组织基础：同前述形成"瞳孔缩小"和形成"瞳孔散大"的解剖组织基础。

"瞳孔对光反射消失"的形成原理：当病邪闭阻气机，元气衰竭时，导致机体真阴真阳离绝。由于脏腑经脉与白睛相连，故可出现反映内脏状态的"瞳孔对光反射消失"特征。

"瞳孔对光反射消失"的临床意义：主阴阳离绝证。此时尚宜根据白睛血脉颜色等特征以鉴别诊断寒热虚实等证候。西医学诊断的严重脑疝、巴比妥类药物重度中毒等各种病变常见此种眼象。

五、瞳孔对光反射消失、瞳孔散大

"瞳孔对光反射消失、瞳孔散大"的形态特征：瞳孔正常时散大，并在灯光突然照射下，瞳孔不能显示收缩与放大。

"瞳孔对光反射消失、瞳孔散大"的解剖组织基础：同前述形成"瞳孔缩小"和形成"瞳孔散大"的解剖组织基础。

"瞳孔对光反射消失、瞳孔散大"的形成原理：同前所述。

"瞳孔对光反射消失、瞳孔散大"的临床意义：主阴阳离绝证。

治疗"瞳孔对光反射消失、瞳孔散大"所表示的证候宜在仔细辨准疾病前提下，针对证候采用各种回阳开窍法，必要时可采用各种已知的方法救治病人。

六、瞳孔大小不等，伴对光反射消失

"瞳孔大小不等，伴对光反射消失"的形态特征：双眼瞳孔一侧大、一侧小，同时，当灯光突然照射下，瞳孔不能显示收缩与放大。

"瞳孔大小不等，伴对光反射消失"的解剖组织基础：同前述形成"瞳孔缩小"和形成"瞳孔散大"的解剖组织基础。致病因素导致颞叶沟回疝、脑水肿，一侧脑水肿、脑疝、颅内压增高而呈现瞳孔大小不等，伴对光反射消失。

"瞳孔大小不等，伴对光反射消失"的形成原理：当病邪侵袭人体之后，左侧与右侧气血失衡，并导致阴阳离绝时，由于脏腑经脉与白睛相连，故可出现反映内脏状态的"瞳孔大小不等，伴对光反射消失"眼象。

"瞳孔大小不等，伴对光反射消失"的临床意义：主左右气血失衡、气机逆乱、阴阳离绝证。此时尚宜根据白睛血脉颜色等特征以鉴别诊断寒热虚实等证候。按黑睛散大者为病侧。可见于流行性乙型脑炎极期，脑外伤，严重的脑肿瘤，以及颈动脉狭窄等。

治疗"瞳孔大小不等，伴对光反射消失"所表示的证候宜在仔细辨准疾病前提下，针对证候采用各种开窍法，如清热解毒开窍法、化痰散结开窍法、或解毒回阳开窍法等。必要时，可采用手术方法救治病人。

黑睛特征在诊断全身证候方面不具备明显的专属诊断意义。例如，赤膜下垂（又称"垂帘障"）、血翳包睛（又称"血障"）多属肝肺风热壅盛，心热内炽，血瘀蕴热凝滞经脉，但究系何种证候，仅从黑睛特征尚不可确定，而需考虑其他眼象特征。黑睛黄白溃疡可见于眼角膜念珠菌病角膜溃疡、晚期胎传梅毒实质性角膜炎等，多属心热侮肾、实热夹湿证。黑睛灰白色溃疡可见于眼角膜念珠菌病角膜溃疡，曲菌病角膜溃疡，多属肺热乘肾、湿痰蕴结证。黑睛乳白色溃疡亦可见于眼角膜念珠菌病角膜溃疡，曲菌病角膜溃疡等，多属肺实乘肾、湿邪蕴结证。角膜软化可见于恶性营养不良，多属脾虚肝乘肾侮、气虚湿郁证。此外，尚可有多种其他证候。可见，黑睛患病有多种证候，不可一概而论，因此，难以从黑睛病变辨知均属肾病证候。

综上所述可知，我们已明确看到望目辨证具有明显的中医学诊断规律，具有中医学理论。从"望目辨证"已经无可置疑地看到人体具有经络现象，正是由于有经络体系在起作用，从而形成脏腑在白睛特定部位显现各种白睛血脉特征和白睛形态特征。当然，在当前科技水平状态下，这些领域尚有诸多未知之处，为我们提供了值得深入研究的课题。

第三卷

望目辨病因、病势及相关证候

第一篇 望目辨"病因"

"六病"指病因，病位，病形，病机，病性，病势。这六种与"病"相关的因素可以通过"望目"辨知。同时，这六种与"病"相关的因素也与"证"密切相关。通过"望目"，医家同样可以辨清这六种与"证"相关的要点。只有在"辨证"时辨清这六个要点，才可能得出准确、完整的诊断。

望目辨"病位"，指通过"望目"辨认病证反映在白睛上的具体部位。各脏腑在白睛分布部位已于第二卷中述及。望目辨"病机""病形"在此后将结合具体辨证阐述。为了节省篇幅，在论述望目辨"十六纲"时一并阐述望目辨"病性"。因此，本卷仅阐述望目辨"病因"及望目辨"病势"两部分。

"病因"指引发疾病的原因，著者概括为"二十邪"，即虚、湿、痰、饮、瘀、郁、风、寒、暑、火、热、温、燥、疫、虫、毒、情、食、劳、伤。当"望目辨证"时，可发现这些病邪作为病因而引发各种疾病证候，并在白睛上显现相应特征，不同特征具有不同的临床诊断意义，供医家在临床时综合全面考虑，准确辨析病因，进而辨清证候。

从临床实际看，"二十邪"每每以一定证候形式反映出来。换句话说，病邪作为病因，可引发人体出现各相应病机，进而形成很多证候，并在白睛出现相应特征。当临床望目辨证时，通过望目辨病因进而一同辨析病因所致证候。因此，也可以认为这是通过"望目辨证"而形成的一种"病因病机辨证法"。

第一章 望目辨"虚"邪及相关证候

"虚"作为致病因素也可称作"邪"。欲通过"望目"辨"虚"邪，主要从白睛底色、白睛形态特征、白睛血脉特征方面综合分析。常见无根雾漫，灰色泡，淡白色泡，白睛血脉粉色、淡色、淡白色、淡粉色、淡紫色、淡黯色，分岔角度大，白睛血脉细、浮、根虚、无根等，而尤以白睛血脉根虚或无根常见。这些特征可以单独出现，也可以同时出现两个或两个以上特征。

第一节　从白睛表面的形态特征辨

一、从不隆起于白睛表面的形态特征辨

1. 从白睛底色辨

（1）望目辨"阳虚证"：白睛底色淡白色。

（2）望目辨"阳虚寒重证"：白睛底色苍白色。

2. 从白睛"雾漫"辨

望目辨"虚风证"：白睛无根雾漫。按：依颜色等相关眼象不同，可有血虚风证、气虚风证、阴虚风证、阳虚风证，以及各种兼夹证候，并根据前述白睛血脉颜色、粗细等特征确定证候寒热虚实属性。

二、从隆起于白睛表面的形态特征辨

1. 望目辨"气虚寒饮证"：可见白睛特征灰色泡。

2. 望目辨"阳虚、饮邪郁积寒证"：可见白睛特征淡白色泡。按：此眼象表示兼严重气虚证。

3. 望目辨"元气虚衰、饮邪郁积寒重证"：可见目之大部分白睛均显著隆起，呈泡状。

第二节　从白睛血脉特征辨

一、从白睛血脉颜色特征辨

1. 望目辨"气虚及相关证"

（1）望目辨"气虚证"：可见白睛血脉淡色；或白睛血脉淡色、浮；或白睛血脉淡色、粗、浮。

（2）望目辨"气虚血瘀证"：可见白睛血脉淡黯色。按：此眼象表示的证候可兼寒证。

（3）望目辨"气虚发热证"：可见白睛血脉娇红色、浮。

（4）望目辨"表虚热证"：可见白睛肺部位血脉娇红色、浮、根虚。

（5）望目辨"气虚血瘀、兼寒轻证"：可见白睛血脉淡紫色。

2. 望目辨"血虚及相关证"

（1）望目辨"血虚证"：可见白睛血脉粉色。

（2）望目辨"血虚发热证"：可见白睛血脉粉红色。

3. 望目辨"气血虚证"

望目辨"气血虚证"：可见白睛血脉淡粉色。

4. 望目辨"阴虚证"

望目辨"阴虚证"：可见白睛血脉殷红色。

5. 望目辨"阳虚证"

望目辨"阳虚证"：可见白睛血脉淡白色。

二、从白睛血脉根支特征辨

1. 从白睛血脉"根虚"辨"虚"证

此"虚证"可为气虚证，也可为血虚、阴虚及阳虚证。特别当血脉细或浮细时，多主气虚证。若发生于肺脏部位，有时可主表虚证，此时病证尚较轻微。例如："气虚证"可见白睛血脉淡色、浮、根虚。

2. 从白睛血脉"无根"辨"虚"证

此"虚证"可为气虚证，也可为血虚、阴虚、阳虚证。特别当血脉细或浮细时，多主气虚证。若发生于肺脏部位，有时可主表虚证。白睛血脉"无根"表示的虚证重于白睛血脉根虚表示的虚证。

三、从白睛血脉浮沉特征辨

1. 望目辨"虚"证：可见白睛血脉浮。按：一般主虚证，但据血脉的不同颜色也可不主虚证。

2. 望目辨"阴虚郁热证"：可见白睛血脉殷红色、浮。

3. 望目辨"气阴虚郁热证"：可见白睛血脉殷红色、细、浮。

4. 望目辨"阳虚假热证"：可见白睛血脉淡白色、细、浮。按：此眼象表示阳虚兼气虚证。

四、从白睛血脉粗细特征辨

望目辨"虚"证：可见白睛血脉细。按：一般情况下，可主气虚证或血虚证（也可见于出血而导致的虚证），均主里虚证，表示病势向内，病情深重。但根据血脉的不同颜色，也可不主虚证。

第二章　望目辨"湿"邪及相关证候

欲通过"望目"辨"湿"邪，可从白睛颜色特征、白睛形态特征、白睛血脉特征等方面综合分析，但主要从白睛颜色特征和白睛形态特征方面辨析。

在望目辨"湿"邪时，可以见到的主要特征为白睛特征，如无色白睛浮壅。白睛颜色特征，如黄色，或淡黄色。白睛形态特征常见灰色点，黯灰色点，或蓝色点；淡白条，或淡灰条；灰白色斑，淡黄色斑，黄色斑，灰褐色斑，黄褐色斑，黄点斑，黄条斑，黄絮斑，黯灰色斑，或黯褐色斑；灰色结，灰褐色结；淡白色丘，灰色丘，灰白色丘，灰黯色丘，粉黄色丘，黄褐色丘，黯黄色丘，黯黄褐色丘，红褐色丘。此外，尚可见白睛血脉特征，如血脉颜色淡等。这些特征可以单独出现，也可以同时出现两个或两个以上特征。

从临床实际看，"湿"性寒，但蕴积日久可以化热。若湿与寒结，可形成"寒湿证"；若湿与热结，可形成"湿热证"；若湿与瘀血从寒化，则证候为寒性；若湿与瘀血蕴结从热化，则证候为热性。"湿"邪可以单独致病，形成"湿证"。若在已经罹患"湿"邪的基础上兼夹其他病邪，则可以形成"湿邪兼夹证"。其中，既可以形成较简单的兼夹证，也可形成同时兼夹气郁、气结、瘀血、寒、热等病邪的多种复杂的兼夹证。

在"望目辨证"时，"湿"邪可以呈现此前已经记述的相应眼象，在兼夹病邪方面可以出现一个特征，也可以同时出现两个或两个以上特征，如出现气郁、气结、瘀血、寒、热等病邪特征，形成相应较单纯的证候或复杂证候。

总之，"湿"邪每每以一定证候形式反映出来。换句话说，"湿"邪作为病因，可引发很多证候，并在白睛出现相应特征。医家须仔细观察各项特征，然后综合考虑，全面辨析，并在辨析病因时，也同时辨出证候，即通过望诊各种白睛上呈现的特征而辨清"湿"邪作为病因而导致的证候。例如：眼睑水肿主脾虚湿郁证，可见于肾炎、恶性营养不良、与消化系统功能障碍相关的多种病证，某些疾病濒危状态患者亦可呈现此种眼象。

第一节　从白睛表面形态特征辨

当白睛出现某些"点""条""斑""雾漫""结""丘""岗""浮壅"等形态特征时，主"湿"邪为患，即表明患者致病的病因为"湿"邪。不同特征的白睛形态特征可表明病因致病之后患者呈现相应的临床证候。

一、从不隆起于白睛表面的形态特征辨

1. 从白睛底色"黄色"辨

当白睛颜色呈现黄色时，主"湿"邪为患（即表明引发患者致病的病因为"湿"邪）。白睛不同的颜色可以表明患者罹患不同的临床证候。如：

①望目辨"气虚、湿邪郁阻证"：可见白睛颜色淡黄色。

②望目辨"湿邪郁热证"：可见白睛颜色黄色。

③望目辨"湿热郁阻肝胆重证"：可见白睛颜色金黄色。

④望目辨"湿郁寒瘀证"：可见白睛颜色黯黄色。

2. 从白睛特征"点"辨

灰色点、黯灰色点、灰黑色点、蓝色点、紫灰色点、蓝色点可主"湿"邪为患，随其在白睛上

不同脏腑部位呈现的具体形态特征不同，可以表明"湿"邪使患者相应脏腑罹患不同的临床证候。

（1）从白睛特征"灰色点"辨

①望目辨"气虚气滞、湿郁证"：可见白睛孤立灰色点。若为连有淡黯色血脉的白睛灰色点，则证候较轻。

②望目辨"气滞湿郁证"：可见连有淡蓝色血脉的白睛灰色点。

（2）从白睛特征"黯灰色点"辨

①望目辨"气虚血瘀夹湿证"：可见白睛孤立黯灰色点。

②望目辨"血瘀夹湿证"：可见连有血脉的白睛黯灰色点。

③望目辨"气虚湿郁血瘀轻证"：可见连有淡色血脉的白睛黯灰色点。此证在轻微气虚基础上兼有湿郁血瘀。

④望目辨"气虚血瘀郁热、湿郁轻证"：可见白睛孤立紫灰色点。

（3）从白睛特征"灰黑色点"辨

望目辨"气虚湿郁、血瘀热证"：可见白睛孤立灰黑色点。按：罹患寄生虫病气虚湿郁、血瘀热证者，常见灰黑色点。

（4）从白睛特征"蓝色点"辨

①望目辨"气滞湿郁较轻证"：可见连有淡蓝色血脉的白睛黯蓝色点。按：罹患寄生虫病气滞湿郁较轻证者，常见黯蓝色点。此证常兼寒证。

②望目辨"气滞湿郁寒证"：可见白睛孤立蓝色点。按：罹患寄生虫病血瘀湿郁寒证者，常见黯色点。

3.从白睛特征"条"辨

呈现于白睛表面的淡白色条、灰色条、黯灰色条、蓝色条、青色条可主"湿"邪为患，随其在白睛上不同脏腑部位呈现的具体形态特征不同，可以表明"湿"邪使患者相应脏腑罹患不同的临床证候。

（1）从白睛特征"淡白色条"辨

望目辨"湿郁轻证"：可见白睛淡白色条。按：此证湿邪尚轻。

（2）从白睛特征"灰色条"辨

①望目辨"湿郁证"：可见白睛灰白色条。

②望目辨"湿郁较重证"：可见白睛灰色条。按：此眼象表示"湿"邪有可能向"饮"转化。

③望目辨"血瘀、痰湿郁结证"：可见白睛黯灰色条。按：此系陈久瘀血夹湿所致，但是属血瘀轻证。

④望目辨"气滞湿郁兼寒证"：可见白睛蓝色条。

⑤望目辨"血瘀湿郁兼寒轻证"：可见白睛青色条。

4.从白睛特征"斑"辨

白睛上某些灰色斑、黄色斑可主"湿"邪为患，随其在白睛上不同脏腑部位呈现的具体形态特征不同，表明"湿"邪使患者相应脏腑罹患不同的临床证候。

（1）从白睛特征"灰色斑"辨

①望目辨"湿阻气机轻证"：可见白睛淡灰色斑。

②望目辨"湿阻气机证"：可见白睛灰色斑。

③望目辨"湿邪郁热轻证"：可见白睛灰褐色斑。

④望目辨"湿郁气滞证"：可见白睛灰絮斑。

⑤望目辨"血瘀湿郁，瘀邪较重证"：可见白睛黯灰色斑。按：此眼象显示的证候多见于寄生虫病。

（2）从白睛特征"黯色斑"辨

①望目辨"气虚血瘀夹湿证"：可见白睛淡黯色斑。

②望目辨"湿邪郁热夹瘀证"：可见白睛黯褐色斑。

（3）从白睛特征"黄色斑"辨

①望目辨"湿郁轻证"：可见白睛淡黄色斑。

②望目辨"湿邪郁热证"：可见白睛黄色斑。

③望目辨"寒湿郁阻证"：可见白睛黯黄色斑。

④望目辨"湿浊郁热轻证"：可见白睛黄褐色斑。

⑤望目辨"血瘀湿邪郁热轻证"：可见白睛黯褐色斑。

（4）从白睛特征"黄点斑"辨

①望目辨"湿郁化热、气结证"：可见白睛黄点斑。

②望目辨"湿气郁热证"：可见白睛黄条斑。按：此证湿邪较著。

③望目辨"阴虚、湿浊郁热证"：可见白睛黄絮斑。

（5）从白睛特征"雾漫"辨

黄色雾漫、淡黄色雾漫、黄褐色雾漫、黯黄色雾漫、淡黯黄色雾漫可主"湿"邪为患，随其在白睛上不同脏腑部位呈现的具体形态特征不同，表明"湿"邪使患者相应脏腑罹患不同的临床证候。

①望目辨"湿郁内风轻证"：可见白睛淡黄色雾漫。

②望目辨"湿浊郁热、内风证"：可见白睛黄色雾漫。

③望目辨"湿浊郁热、内风较重证"：可见白睛黄褐色雾漫。

④望目辨"湿痰血瘀郁阻、内风轻证"：可见白睛淡黯黄色雾漫。按：此眼象多见于虚寒证。

⑤望目辨"湿痰血瘀郁阻、内风证"：可见白睛黯黄色雾漫。按：此眼象多见于寒证。

二、从隆起于白睛表面的形态特征辨

1.从白睛特征"结"辨

白睛上某些灰色系列的"结"可主"湿"邪为患，随其在白睛上不同脏腑部位呈现的具体形态特征不同，表明"湿"邪使患者相应脏腑罹患不同的临床证候。

（1）从连接血脉的白睛特征"结"辨

①从连接淡色白睛血脉的白睛特征"结"辨

望目辨"气虚、湿痰气郁轻证"：可见灰色实体结、连接淡色白睛血脉。按：此属虚实夹杂证，但病证尚较轻微。

望目辨"气虚、湿痰气郁轻证"：可见灰色根虚实体结、连接淡色白睛血脉。按：此属虚实夹杂证，病证尚较轻微，但气虚尤著。

望目辨"气虚气郁、痰湿郁结证"：可见灰色空泡结、连接淡色白睛血脉。按：此证气虚气郁较重，且痰重于湿。

②从连接红色白睛血脉的"结"辨

望目辨"湿气郁热证"：可见灰褐色孤立实体结、连接红色白睛血脉。

（2）从"灰色孤立实体结"辨

望目辨"气虚、湿痰郁结证"：可见白睛灰色孤立实体结。按：此证气虚较重，属虚实夹杂证。

2.从白睛特征"丘"辨

白睛上某些淡白色"丘"或灰色系列的"丘"可主"湿"邪为患，随其在白睛上呈现的具体形态特征不同，可以表明"湿"邪使患者罹患不同的临床证候。

（1）望目辨"气虚、湿痰郁阻轻证"：可见白睛淡白色丘。

（2）望目辨"湿痰郁阻证"：可见白睛灰白色丘。

（3）望目辨"湿痰郁阻较重证"：可见白睛灰色丘。

（4）望目辨"湿痰瘀血郁阻证"：可见白睛灰黯色丘。按：此证湿痰郁阻较重。

（5）望目辨"湿痰热郁证"：可见黄色丘，或可见黄褐色丘（此属重证）。

（6）望目辨"湿痰热郁兼瘀重证"：可见黯黄褐色丘。

3.从白睛特征"粉黄色岗"辨

望目辨"血虚湿郁热证"：可见白睛粉黄色岗。

4.从白睛特征"实体岛"辨

望目辨"湿痰气郁兼风证"：可见白睛淡灰色实体岛。按：此种眼象表明气郁每与湿邪或湿痰病邪互结，而以湿痰郁结为主。常见于某些结石、某些肿瘤等实体结块或实体瘤患者（如肝胆系统的结石、某些脏腑组织的肿瘤等），也可见于脑血管意外引发的面瘫、偏瘫等患者。

5.从白睛特征"淡黄色泡"辨

望目辨"气虚、湿饮郁热证"：可见白睛淡黄色泡。

6.从白睛特征"无色浮壅"辨

望目辨"湿邪郁阻证"：可见白睛无色浮壅。

第二节　从白睛复合特征辨

一、从白睛血脉颜色、粗细、浮沉特征辨

1.望目辨"气虚湿郁证"：可见白睛血脉淡色、沉、边界模糊。

2.望目辨"湿邪郁阻证"：可见白睛血脉淡色、光泽。

3.望目辨"湿邪郁阻较重证"：可见白睛血脉淡色、粗、沉、边界模糊。

4. 望目辨"湿邪郁阻重证"：可见白睛血脉淡色、细、沉、边界模糊。

5. 望目辨"湿邪郁阻严重证"：可见白睛血脉灰色、沉、边界模糊。

以上眼象表示湿邪逐次加重，已接近湿痰郁阻状态。

二、从白睛血脉颜色特征及图形特征辨

望目辨"湿郁血瘀证"：可见白睛血脉灰黑色、顶珠或垂露，与白睛处于同一平面。按：此眼象多见于常见病，如寄生虫病（如蛔虫病）、伤科病（如跌打损伤）、妇科病（如经行愆期、痛经等）、某些内科病，亦常见于肿瘤患者。

三、从白睛干湿特征及血脉特征辨

望目辨"湿阻热郁血瘀证"：可见白睛淡红色浮壅，血脉红黯色、粗。

第三章 望目辨"痰"邪及相关证候

"痰"可为"饮"邪凝聚而成，亦可由"湿"邪凝结聚敛而成。"痰"性寒，属阴，但也可以由于郁久化热而属阳，但一般性寒，为阴邪；"痰"邪黏腻重着，阻滞气机运行。因为脏腑组织病证通过经络与白睛密切联系，故"痰"邪主要在白睛相应脏腑部位出现"条""雾漫""结""包""丘""岗"等白睛形态特征。白睛血脉可呈现灰色，但痰邪化热或形成另外的证候之后，其血脉颜色则发生相应变化。

从临床实际看，若痰与寒结，可形成"寒痰证"；若痰与热结，可形成"痰热证"。若痰与瘀血从寒化，则证候属寒性；若痰与瘀血蕴结从热化，则证候属热性。"痰"邪可以单独致病，形成"痰证"。若在已经罹患"痰"邪的基础上兼夹其他病邪时，可以形成"痰邪兼夹证"，既可以形成较简单的兼夹证，如"痰浊"、"寒痰"等，也可形成同时兼夹气郁、气结、瘀血、寒、热等病邪的多种复杂兼夹证。

在"望目辨证"时，"痰"邪可以呈现此前已经记述的相应眼象，在兼夹病邪方面可以出现一个特征，也可以同时出现两个或两个以上特征。

临床时，欲通过"望目"辨"痰"邪，可以从白睛形态特征、白睛血脉特征方面综合分析，但主要从白睛形态特征方面辨析。上述形态特征可以单独出现，也可以同时出现两个或两个以上白睛形态特征。但是，"痰"邪可因病形、病势、患病时间及兼夹病邪发生转化，而在白睛上呈现多种形态特征，从而衍化出各种证候。

当然，从临床实际看，医家必须仔细观察各种白睛特征及其临床意义，并将双目白睛特征综合考虑，全面辨析，方可在得出病因诊断时，得出证候诊断。为了简明易记，节省篇幅，本书在记述"痰"邪常见特征时，同时记述其各自所表示的相应证候。兹将已知常见白睛特征及其临床意义记述如下。

第一节　从白睛形态特征辨

一、从不隆起于白睛表面的形态特征辨

当白睛出现"黯灰色条"或黯黄色为主的"雾漫"时，主"痰"邪为患，即表明患者致病的病因为"痰"邪。不同特征的白睛形态特征表明病因致病之后患者呈现相应的临床证候。

1. 从白睛特征"黯灰色条"辨

望目辨"血瘀、痰湿郁结证"：可见白睛黯灰色条。

2. 从白睛特征"雾漫"辨

（1）望目辨"湿痰血郁内风轻证"：可见白睛淡黯黄色雾漫。按：此眼象多见于虚寒证。

（2）望目辨"湿痰血郁内风证"：可见白睛黯黄色雾漫。按：此眼象多见于寒证。

3. 从白睛特征"月晕"辨

（1）从白睛灰色系列"月晕"特征辨

①从白睛"淡灰色月晕"辨

望目辨"痰气郁结轻证"：可见白睛淡灰色月晕，月晕中间为灰色空泡点，与白睛位于同一平面。按：此证以气郁为主。患此证时，病尚轻微。常见于体积较小、临床表现轻微或尚无临床表现的囊肿、息肉等患者。

望目辨"痰气郁结兼风轻证"：可见白睛淡灰色月晕，月晕中间为灰色实体点，与白睛位于同一平面。按：此证以痰郁为主。患此证时，病亦轻微，但气郁每与湿邪、痰邪互结。常见于体积较小、临床表现轻微或尚无临床表现的结石、肿瘤、面瘫，偏瘫等患者。

②从白睛"灰色月晕"辨

望目辨"痰气郁结兼风轻证"：可见白睛灰色月晕，月晕中间为空心点，与白睛位于同一平面。按：西医学中的囊肿，积液等病的痰气郁结兼风轻证多见此种眼象。

望目辨"痰气郁结兼风证"：可见白睛灰色月晕，月晕中间的圆点为实体点，与白睛位于同一平面。按：西医学中的骨质增生症、肿瘤，虫积，动脉硬化、高血压、冠心病等病的痰气郁结兼风证多见此种眼象。

③从白睛"灰黯色月晕"辨

望目辨"痰气郁结兼风轻证"：可见白睛灰黯色月晕，月晕中间为空心点，与白睛位于同一平面。按：西医学中的囊肿，积液等病的痰气郁结兼风轻证多见此种眼象。此证瘀血较著。

④从白睛"黯灰色月晕"辨

望目辨"痰气郁结兼风证"：可见白睛黯灰色月晕，月晕中间的为实体点，与白睛位于同一平面。按：西医学中的骨质增生症，肿瘤，虫积，动脉硬化、高血压、冠心病等病的痰气郁结兼风证多见此种眼象。此证瘀血重于痰郁。

望目辨"痰气郁结证"：可见白睛黯灰色月晕，月晕中间为灰黑色空心点，与白睛位于同一平

面。按：此证常见于体积较小、临床表现轻微或尚无临床表现的囊肿、息肉等患者。

望目辨"痰瘀气郁兼风证"：可见白睛黯灰色月晕，月晕中间为灰黑色实体点，与白睛位于同一平面。按：此证以血瘀为主，痰郁次之，属寒证。常见于体积较小、临床表现轻微或尚无临床表现的结石、肿瘤、面瘫、偏瘫等患者。

（2）从白睛"粉黯色月晕"辨

望目辨"血虚痰瘀郁热、气结兼风证"：可见白睛粉黯色月晕，月晕中间为红黯色实体点，与白睛位于同一平面。按：此证以痰瘀郁结为主，气郁次之，但病证总体尚属轻微。每见多种常见病、多发病，如原发性高血压病、肾病高血压、动脉粥样硬化性脑血管病等；亦可见于体积较小、临床表现轻微或尚无临床表现的结石、肿瘤等已经出现感染的患者。

二、从隆起于白睛表面的形态特征辨

1. 从白睛特征"结"辨

当白睛出现灰色、黯灰色或青黑色"结"等形态特征时，主"痰"邪为患，即表明患者致病的病因为"痰"邪。不同的白睛形态特征表明病因致病之后患者呈现各自相应的临床证候。

（1）从连接白睛血脉"结"的颜色辨

①从连接白睛"淡色血脉"的灰色系列"结"辨

望目辨"气虚、湿痰气郁轻证"：可见连接淡色白睛血脉的灰色实体结（按：此属虚实夹杂证，但病证尚较轻微，亦可见连接淡色白睛血脉的灰色根虚实体结（按：此属虚实夹杂证，病证尚较轻微，但气虚尤著）。

望目辨"气虚气郁、痰湿郁结证"：可见连接淡色白睛血脉的灰色空泡结。按：此属气虚气郁较重证。

望目辨"气虚、痰瘀气结证"：可见连接淡色白睛血脉的黯灰色实体结（此以痰瘀较重）；或可见连接淡色白睛血脉的黯灰色根虚实体结（此属虚实夹杂证，气虚较著，但病证尚较轻微）。

望目辨"气虚气郁、痰瘀郁结证"：可见连接淡色白睛血脉的黯灰色根虚空泡结（此属虚实夹杂证，系以气虚气郁较明显的痰瘀郁结轻证）；或可见连接淡色白睛血脉的黯灰色空泡结（此证气虚气郁较重，且痰瘀互结）。

望目辨"气虚血瘀、痰气郁结证"：可见连接淡色白睛血脉的黯灰色纽丝结。按：此证以痰气郁结为主，兼患气虚血瘀，系虚实夹杂证。

②从连接白睛"淡色血脉"的"青黑色结"辨

望目辨"气虚气滞、痰气郁结证"：可见连接淡色白睛血脉的青黑色实体结。

望目辨"气虚气滞、痰瘀郁结证"：可见连接淡色白睛血脉的青黑色根虚实体结。按：此属虚实夹杂证，气虚较"连接淡色白睛血脉的青黑色实体结"略重。

望目辨"气虚血瘀、痰气郁结证"：可见连接淡色白睛血脉的青黑色空泡结；或可见连接淡色白睛血脉的青黑色根虚空泡结（此属虚实夹杂证，气虚气郁较重）；或可见连接淡色白睛血脉的青黑色纽丝结（此证气虚气郁、寒邪较重，亦属虚实夹杂证）。

③从连接白睛"黯色血脉"的灰色系列"结"辨

望目辨"气虚气滞、痰瘀气结证"：可见连接黯色白睛血脉的黯灰色根虚空泡结。按：此属虚实夹杂证。

望目辨"血瘀痰气郁结证"：可见连接黯色白睛血脉的灰色实体结；或可见连接黯色白睛血脉的黯灰色实体结（此属血瘀较重、虚实夹杂证，但从总体看，病证尚较轻微）。

望目辨"痰瘀气郁证"：可见连接黯色白睛血脉的黯灰色空泡结。按：此证血瘀气郁较著。

望目辨"血瘀、痰气郁结证"：可见连接黯色白睛血脉的黯灰色纽丝结。按：此证以血瘀气郁为主，兼患痰郁，系实证。

望目辨"痰瘀气郁、虚实夹杂证"：可见连接黯色白睛血脉的黯灰色根虚结。按：此证血瘀气郁较著。

④从连接白睛"黯色血脉"的"青黑色结"辨

望目辨"痰瘀气滞寒郁证"：可见连接黯色白睛血脉的青黑色实体结。

望目辨"气虚血瘀、痰气郁结证"：可见连接黯色白睛血脉的青黑色根虚实体结。

望目辨"气虚气滞、痰瘀郁结证"：可见连接黯色白睛血脉的青黑色根虚空泡结。按：此证以气虚气滞较重。

望目辨"血瘀、痰结气郁寒证"：可见连接黯色白睛血脉的青黑色纽丝结。

⑤从连接白睛"淡黯色血脉"的"黯灰色结"辨

望目辨"气虚血瘀、痰郁气结轻证"：可见连接淡黯色白睛血脉的黯灰色实体结（按：此属虚实夹杂证，但病证尚较轻微），亦可见连接淡黯色白睛血脉的黯灰色根虚实体结（按：此证气虚较重）。

望目辨"气虚气滞、痰瘀郁结证"：可见连接淡黯色白睛血脉的黯灰色根虚空泡结。按：此属虚实夹杂证，但血瘀气郁较重。

⑥从连接白睛"粉色血脉"的"黯红色结"辨

望目辨"气血虚、痰瘀气郁热证"：可见连接粉色白睛血脉的黯红色根虚空泡结。按：此属血瘀气郁较著的虚实夹杂证。

⑦从连接白睛"红色血脉"的"红色空泡结"辨

望目辨"血瘀痰热气郁证"：可见连接红色白睛血脉的红色空泡结。按：此证气郁化热较著，多见于囊肿继发感染者。

⑧从连接白睛"黯红色血脉"的"黯红色结"辨

望目辨"气郁血瘀、痰热气结证"：可见连接黯红色白睛血脉的黯红色空泡结。

⑨从连接白睛"殷红色血脉"的"黯红色结"辨

望目辨"气阴两虚、痰瘀气郁化热证"：可见连接殷红色白睛血脉的黯红色根虚空泡结。按：此属阴虚痰瘀较著的虚实夹杂证。

（2）从白睛"孤立结"的颜色辨

①从白睛特征"灰色孤立结"辨

望目辨"气虚、气郁痰结轻证"：可见白睛灰色孤立空泡结。

望目辨"气虚、湿痰郁结证"：可见白睛灰色孤立实体结。按：此证气虚较重，属虚实夹杂证。

② 从白睛特征"黯灰色孤立结"辨

望目辨"气虚、痰瘀郁结证"：可见白睛黯灰色孤立实体结。按：此属虚实夹杂证，气虚血瘀较重证。

望目辨"气虚气滞、痰瘀郁结证"：可见白睛黯灰色孤立空泡结。按：此属虚实夹杂证，气虚气滞较重。

望目辨"气虚痰郁血瘀证"：可见白睛黯灰色孤立纽丝结。

③ 从白睛特征"粉灰色孤立结"辨

望目辨"气血虚、痰瘀气郁证"：可见白睛粉灰色孤立实体结。

④ 从白睛特征"红色孤立结"辨

望目辨"痰瘀郁热、气虚气郁较著证"：可见白睛红色孤立空泡结。按：此属虚实夹杂证。多见于西医学诊断的高血压病、急性菌痢、出血性肠炎、疔疮痈疡、及某些肿瘤病患者等。

望目辨"血瘀痰气郁热证"：可见白睛红色孤立纽丝结。按：此多属实证；若纽丝隆起，多属虚实夹杂证；若纽丝隆起而粗，则多属虚证。

⑤ 从白睛特征"殷红色孤立结"辨

望目辨"阴虚气滞、痰瘀郁热证"：可见白睛殷红色孤立空泡结。按：此眼象多见于西医学诊断的高血压病、结核病等。

⑥ 从白睛特征"灰黑色孤立结"辨

望目辨"气虚、痰瘀郁结证"：可见白睛灰黑色孤立实体结。按：此属虚实夹杂证，痰瘀郁结较重证。

⑦ 从白睛特征"青黑色孤立结"辨

望目辨"气虚气滞、痰瘀气郁证"：可见白睛青黑色孤立空泡结。按：此证系气虚气滞、痰瘀较重的痰气郁结证。

望目辨"气虚血瘀、痰气郁结寒证"：可见白睛青黑色孤立实体结。按：此证系气虚基础上以痰瘀较重的痰气郁结证。

⑧ 从白睛特征"黑紫色孤立结"辨

望目辨"气虚气滞、痰瘀郁阻、热毒偏重证"：可见白睛黑紫色孤立实体结。按：此系虚实夹杂、热毒偏重之较轻证候，多为由热转寒而成。

2. 从白睛特征"包"辨

当白睛出现灰色、粉色、青色或青黑色的"包"等形态特征时，主"痰"邪为患，表明患者致病的病因为"痰"邪。不同特征的白睛形态特征表明病因致病之后患者呈现各自相应的临床证候。

（1）望目辨"痰郁证"：可见白睛灰色包。

（2）望目辨"血虚血瘀、痰郁证"：可见白睛粉色包。

（3）望目辨"血瘀、痰气郁结证"：可见白睛青色包。按：可兼痛证。

（4）望目辨"血瘀气滞、痰郁寒实证"：可见白睛青黑色包。按：可兼痛证。

3. 从白睛特征"丘"辨

当白睛出现淡白色丘、某些灰色系列、黄色系列、或兼色的"丘"等形态特征时，可主"痰"邪为患，即表明患者致病的病因为"痰"邪。不同特征的白睛形态特征表明病因致病之后患者呈现各自相应的临床证候。

（1）从白睛特征"淡白色丘"辨

望目辨"气虚、湿痰郁阻轻证"：可见白睛淡白色丘。

（2）从白睛特征灰色系列的"丘"辨

①望目辨"湿痰郁阻证"：可见白睛灰白色丘。若"湿痰郁阻较重证"，可见白睛灰色丘。

②望目辨"湿痰瘀血郁阻实证"：可见白睛灰黯色丘。按：此证湿痰郁阻较重。当白睛表示人体"上"部脏腑部位出现"灰黯色丘"即主上寒实证。

③望目辨"血瘀痰郁证"：可见白睛黯灰色丘。按：此证血瘀较重。

（3）从白睛特征黄色系列的"丘"辨

①望目辨"血虚痰郁热证"：可见白睛粉黄色丘。

②望目辨"血虚痰热郁积重证"：可见白睛粉褐色丘。按：此证血虚痰热较重。

③望目辨"痰邪郁热证"：可见白睛淡黄色丘。按：此证痰邪郁热尚较轻微。

④望目辨"痰浊郁积证"：可见白睛黄色丘。当白睛表示人体"下"部脏腑部位出现黄色丘时，即主下部痰浊郁热证。

⑤望目辨"痰热郁积重证"：可见白睛黄褐色丘。

⑥望目辨"血瘀痰郁证"：可见白睛黯黄色丘。按：此证多呈痰瘀郁结寒证。

⑦望目辨"气滞血瘀、痰浊郁积证"：可见白睛黯黄褐色丘。按：此证多呈痰瘀郁结热证。

（4）从白睛特征"红褐色丘"辨

望目辨"痰瘀郁热重证"：可见白睛红褐色丘。按：此证热偏重。

4. 从白睛特征"岗"辨

当白睛出现某些灰色系列、黄色系列、青色或粉色系列的"岗"等形态特征时，可主"痰"邪为患，即临床中若见到此类眼象可考虑该患者致病的病因存在"痰"邪，并因"痰"邪可以形成各种不同的疾病证候。

（1）从白睛特征灰色系列的"岗"辨

①望目辨"痰气郁结证"：可见白睛灰色岗。

②望目辨"气滞痰郁兼瘀证"：可见白睛灰色岗的一侧或两侧存在条形黯斑。按：此眼象多见于锐器损伤之后或手术之后形成的气滞痰郁兼瘀证，患者明显留存陈旧瘀血。

③望目辨"痰瘀郁阻证"：可见白睛灰黯色岗。按：此属痰瘀郁阻、痰邪偏重证候。

④望目辨"痰热气郁兼风证"：可见连接白睛血脉的灰褐色实体岗。

⑤望目辨"气虚气郁痰热兼风证"：可见灰褐色孤立实体岛。按：此眼象表示病程较长。

（2）从白睛特征黄色系列的"岗"辨

①望目辨"气滞痰结证"：可见淡黄色实体岗。按：此眼象表示气虚、血瘀痰热气结证。

②望目辨"痰瘀郁热证"：可见白睛黄色实体岗。

③望目辨"痰瘀郁热重证"：可见白睛黄褐色岗。按：此眼象表示的证候重于上述证候。

④望目辨"痰瘀气郁热证"：可见白睛黄色岗的一侧或两侧存在条形黯斑。按：此眼象多见于锐器损伤之后继发感染，或手术之后继发感染形成的痰、瘀血与气机郁结化热证，患者呈现明显瘀血化热证候。

（3）从白睛特征黯色系列的"岗"辨

① 望目辨"痰瘀寒郁轻证"：可见白睛黯黄色岗。

② 望目辨"瘀血痰郁寒实证"：可见白睛黯色岗。按：此证寒瘀较著。

③ 望目辨"血郁痰结证"：可见白睛黯灰色岗。按：此属血郁痰结、瘀邪偏重证候。

④ 望目辨"血郁痰热证"：可见白睛黯褐色岗。

（4）从白睛特征粉色系列、红色系列的"岗"辨

① 望目辨"血虚湿郁热证"：可见白睛粉黄色岗。

② 望目辨"血虚痰郁热证"：可见白睛粉褐色岗。

③ 望目辨"血瘀痰热气结实证"：可见红色实体岗。

（5）从白睛特征蓝色系列的"岗"辨

望目辨"气滞痰瘀寒郁证"：可见白睛蓝色岗。按：此证在寒瘀基础上兼气滞较著，多见于肿瘤病阴证。

（6）从白睛特征青色系列的"岗"辨

① 望目辨"气滞痰瘀寒郁重证"：可见白睛青色岗。按：此证气、痰、瘀血、寒郁均较严重，多见于肿瘤病阴证。

② 望目辨"痰瘀气滞寒郁重证"：可见白睛青黑色岗。按：出现此种白睛眼象时，多表示肿瘤严重或疾病晚期，而正气多已虚衰。

"岗"表示的"病因"均以"痰"邪为主，从总体上看，"岗"的辨证要点为所主证候属痰气郁结重证。因为在"痰"邪（或此后的"饮"邪）周围可形成严重而明显的"瘀血"，故在白睛表面的"岗"附近可出现黯斑。

5. 从白睛特征"岛"辨

月晕中间圆点高出白睛表面属于"岛"。"岛"主痰气郁阻、气机结滞兼风证。西医学中的结石、肿块等病的痰气郁阻、气机结滞兼风证多见此种眼象。

（1）从白睛特征灰色系列的"岛"辨

① 从白睛特征"灰色岛"辨

望目辨"湿痰气郁兼风证"：可见白睛灰色岛（白睛灰色岛为淡灰色月晕、月晕中间为灰色实体结，高出白睛表面）。按：此种眼象表明气郁每与湿邪、痰邪互结。从西医学角度看，此证可见于某些结石以及肿瘤等实体结块或实体瘤，如肝胆系统的结石以及某些脏腑组织的肿瘤等，也可见于脑血管意外引发的面瘫，偏瘫等患者。

望目辨"痰气郁结证"：可见白睛灰色空心岛（淡灰色月晕，月晕中间为灰色空泡结，高出白睛表面）。按：此证以气郁为主。此种眼象常见于体积较小、临床表现较轻微或尚无临床表现的囊肿、息肉等患者。

② 从白睛特征"灰黑色空心岛"辨

望目辨"痰气郁结证"：可见白睛灰黑色空心岛（黯灰色月晕，中间为灰黑色空泡结，且高出白睛表面）。按：此证以血瘀痰结为主，兼有气郁。从西医学角度看，常见于体积较小、临床表现较轻微或尚无明显临床表现的囊肿、息肉等患者。

望目辨"痰瘀气郁兼风证"：可见白睛灰黑色实体岛。按：此种眼象表明气郁与痰瘀互结，而

以痰瘀郁结为主。从西医学角度看，常见于某些结石、肿瘤等实体结块或实体瘤，如肝胆系统或泌尿系统结石，以及肉瘤、黑色素瘤等；也可见于脑血管意外引发的面瘫、偏瘫等患者。

（2）从白睛特征红色系列的"岛"辨

① 从白睛特征"红色岛"辨

望目辨"痰瘀郁热兼风证"：可见白睛红色岛（白睛粉色月晕，月晕中间为红色实体结，高出白睛表面）。按：此证以痰瘀郁热为主。从西医学角度看，常见于体积较小而临床表现轻微或尚无明显临床表现，但病灶已有轻度感染的结石、肿瘤等患者，也可见于原发性高血压病、肾病高血压、动脉粥样硬化性心血管病或脑血管意外引发的面瘫、偏瘫等患者，或见于痔疮患者。

② 从白睛特征"红黯色岛"辨

望目辨"血虚痰瘀郁热、血郁气结兼风证"：可见白睛红黯色空心岛（白睛粉黯色月晕，月晕中间为红黯色空泡结，高出白睛表面）。按：此证主要为血虚血瘀、痰气郁热。常见于痔疮、或体积较大而临床表现明显的囊肿或息肉患者，多已发生明显感染，但病证尚较轻微。

望目辨"血虚痰瘀、气郁化热兼风证"：可见白睛红黯色岛（白睛粉黯色月晕，月晕中间为红黯色实体结，高出白睛表面）。按：此证以血瘀气郁为主，郁热兼风次之。临床常见于某些结石、肿瘤等已经出现感染的患者，也可见于脑血管意外引发的面瘫，偏瘫等患者。

第二节　从白睛血脉特征辨

若白睛血脉呈现灰色或淡灰色，浮而边界清晰，主"痰"邪为患，并可表明"痰"邪使患者罹患相应的临床证候。

一、从白睛血脉颜色特征辨

1. 望目辨"痰饮郁积证"

望目辨"痰饮郁积证"：可见白睛血脉灰色。若"痰饮郁积轻证"，可见白睛血脉淡灰色。

2. 望目辨"痰郁证"

望目辨"痰郁证"：可见白睛血脉淡灰色、粗、浮。若"痰郁重证"，可见白睛血脉灰色、粗、浮。

二、从白睛血脉形态特征辨

1. 从白睛血脉"顶珠""垂露"辨

（1）从与白睛同一平面的灰黑色"顶珠""垂露"辨

望目辨"湿郁血瘀证"：可见白睛灰黑色"顶珠""垂露"，与白睛处于同一平面。按：此眼象多见于常见病，如寄生虫病、伤科病、妇科病、某些内科病，亦常见于肿瘤患者。

（2）从高于白睛表面的"顶珠""垂露"辨

① 从高于白睛表面的灰黑色"顶珠""垂露"辨

望目辨"痰瘀郁阻较重证"：可见白睛灰黑色"顶珠""垂露"，高于白睛平面。按：癥积瘕聚均可呈现此种眼象。

② 从高于白睛表面的青色"顶珠""垂露"辨

望目辨"痰气郁阻证"：可见白睛血脉青色"顶珠""垂露"，高于白睛平面。按：此眼象多见于瘕聚，如西医学诊断的囊肿、息肉等患者。

③ 从高于白睛表面的青黑色"顶珠""垂露"辨

望目辨"痰瘀郁阻证"：可见白睛青黑色"顶珠""垂露"，高于白睛平面。按：此眼象多见于癥积肿块，如西医学诊断的肉瘤、实体瘤等患者。

④ 从高于白睛表面的黑紫色"顶珠""垂露"辨

望目辨"痰瘀郁阻、热毒偏重证"：可见白睛黑紫色"顶珠""垂露"，高于白睛平面。按：癥积瘕聚均可呈现此种眼象。

2. 从白睛血脉"穿雾"辨

（1）从白睛淡色血脉"穿雾"辨

① 望目辨"气虚、痰郁证"：可见白睛淡色血脉穿雾，"雾"灰色。按：此眼象多见于高脂血症、动脉硬化症、高血压病、慢性炎症、或肿瘤初起患者，此时患者多无症状，或仅有极轻微不适。

② 望目辨"气虚痰郁热证"：可见白睛淡色血脉穿雾，"雾"灰褐色。按：此眼象多见于高脂血症、动脉硬化症、高血压病、慢性炎症、或肿瘤初起患者，此时患者多无症状，或仅有极轻微不适。

③ 望目辨"气虚血瘀、痰气郁结热证"：可见白睛黯色血脉穿雾，"雾"灰褐色。按：此眼象多见于高脂血症、动脉硬化症、高血压病、慢性炎症、或肿瘤初起患者，此时患者多无症状，或仅有极轻微不适。

（2）从白睛粉色血脉"穿雾"辨

望目辨"血虚、痰郁热证"：可见白睛粉色血脉穿雾，"雾"灰褐色。按：此眼象多见于高脂血症、动脉硬化症、高血压病、慢性炎症、或肿瘤初起患者，此时患者多无症状，或仅有极轻微不适。

（3）从白睛黯红色血脉"穿雾"辨

望目辨"血瘀痰郁热证"：可见白睛黯红色血脉穿雾，"雾"红黯色。按：此眼象多见于高脂血症、动脉硬化症、高血压病、慢性炎症、或肿瘤初起患者，此时患者多有明显症状，或已继发感染。

3. 从白睛血脉"串珠"辨

（1）从与白睛同一平面的"串珠"辨

望目辨"痰瘀郁热证"：可见白睛红黯色串珠，与白睛位于同一平面。按：此证以血与气机郁结化热为著，在痰瘀郁热中，以郁热较著。从西医学角度看，多见于各类炎症，或肿瘤初起患者。此时患者可无症状，或有轻微不适，但多有明显症状。

亦可见白睛黯红色串珠、与白睛位于同一平面，表明在痰瘀郁热中，以瘀血较著。

（2）从高出白睛表面的"串珠"辨

望目辨"痰瘀气郁化热证"：可见白睛红黯色串珠，略高出白睛表面。按：此证以血与气机郁结，但以气郁化热为著。从西医学角度看，多见于高脂血症、动脉硬化症或高血压病血管内壁斑块形成、或慢性炎症、或肿瘤初起患者，此时患者可无症状，或有轻微不适。

亦可见白睛黯红色串珠，高出白睛表面表示血瘀化热重于上述证候。

4. 从白睛血脉"附珠"特征辨

（1）从与白睛位于同一平面的"附珠"辨

① 望目辨"气血虚、痰瘀气郁证"：可见白睛血脉粉黯色附珠，与白睛位于同一平面。

② 望目辨"痰气郁热证"：可见白睛血脉红黯色附珠，与白睛位于同一平面。按：此证以血气郁结化热为著。

③ 望目辨"痰瘀郁热证"：可见白睛血脉黯红色附珠，与白睛位于同一平面。按：此证血气郁结化热明显，但以血瘀为著。

从西医学角度看，以上眼象多见于高脂血症、动脉硬化症或高血压病血管内壁斑块形成、或慢性炎症、或肿瘤初起患者，此时患者可无症状，或有轻微不适，亦重于"串珠"表示的证候。

（2）从高出白睛表面的"附珠"辨

① 从高于白睛表面"粉黯色附珠"辨

望目辨"气血虚、痰瘀气郁证"：可见白睛血脉粉黯色附珠高于白睛表面。按：从西医学角度看，多见于各类血管内壁斑块形成、肿瘤（包括血管瘤）患者。

② 从高于白睛表面"红黯色附珠"辨

望目辨"气虚、痰瘀气郁热证"：可见白睛血脉红黯色附珠高于白睛表面。按：此证以血气郁结化热为著。亦可见白睛血脉黯红色附珠高于白睛表面。此证以血气郁结化热为著，但以血瘀为主。

从西医学角度看，以上眼象多见于各类血管内壁斑块形成、血管瘤、肿瘤及肿瘤并发感染患者。

5. 从白睛血脉"虎尾"辨

（1）望目辨"痰瘀气郁证"：可见白睛血脉黯色"虎尾"。

（2）望目辨"痰瘀气郁化热证"：可见白睛血脉黯红色"虎尾"。

按：上述眼象多见于肿瘤患者，此时患者可无症状，或有轻微不适，但多有明显症状。

第四章　望目辨"饮"邪及相关证候

欲通过"望目"辨"饮"邪，主要从白睛形态特征方面综合辨析。"饮"邪常见白睛出现灰色"条"、各种相关颜色的"泡"，白睛血脉可呈现灰色等特征。这些特征可以单独出现，也可以同时出现两个或两个以上特征。

从临床实际看，"饮"邪性寒，但蕴积日久可以化热。若饮与寒结，可形成"寒饮证"。若饮与热结，可形成"热饮证"。若饮与瘀血从寒化，则证候属性为寒性。若饮与瘀血蕴结从热化，则证候属性为热性。"饮"邪可以单独致病，形成"饮证"。若在已经罹患"饮"邪的基础上兼夹其他病邪可以形成"饮邪兼夹证"，可以形成较简单的兼夹证，也可形成多种多样的复杂的兼夹证。

在"望目辨证"时，"饮"邪可以呈现此前已经记述的相应眼象，在兼夹病邪方面可以出现一个特征，也可以同时出现两个或两个以上特征，如出现气郁、气结、瘀血、寒、热等病邪特征，形成相应较单纯的证候或复杂证候。

"饮"邪每每以一定证候形式反映出来。换句话说，"饮"邪作为病因，可引发很多证候，并在白睛出现相应特征。因此，当临床望目辨病因时，多可与"饮"邪所致证候一同辨析。医家须仔细观察各项特征及其临床意义，然后综合考虑，全面辨析，在辨析病因时，可以同时辨出证候，即通过望诊各种白睛特征以辨清"饮"邪作为病因而导致的证候。为了简明易记，节省篇幅，本书在记述"饮"邪常见白睛特征时，同时记述其各自所表示的相应证候。兹将已知白睛特征及其临床意义记述如下：

第一节　从白睛形态特征辨

从"望目辨证"角度看，"饮"邪作为病因主要表现为隆起于白睛表面的形态特征。"饮"邪反映在白睛表面的主要形态特征为"泡"。因此，应注意从"泡"辨"饮"邪病因。此外，尚应注意不同颜色的"泡"表明"饮"邪使患者罹患各不相同的临床证候。

1. 从白睛特征"灰色泡"辨

望目辨"气虚、饮邪内阻、寒郁证"：可见白睛灰色泡。

2. 从白睛特征"淡白色泡"辨

望目辨"气虚重、饮邪郁积寒证"：可见白睛淡白色泡。若目之大部分白睛均显著隆起呈泡状，主元气虚衰、饮邪郁积寒甚重证。

3. 从白睛特征"黄色泡"辨

望目辨"气虚、饮湿郁热证"：可见白睛淡黄色泡。

4. 从白睛特征"粉色泡"辨

望目辨"血虚血瘀、饮积郁热证"：可见白睛粉色泡。

5. 从白睛特征"红色泡"辨

望目辨"饮邪郁积、血热血瘀重证"：可见白睛红色泡。

6. 从白睛特征"紫色泡"辨

望目辨"饮邪郁积、血瘀热盛证"：可见白睛紫色泡。

7. 从白睛特征"蓝色泡"辨

望目辨"气虚气滞、饮积寒郁血瘀重证"：白睛蓝色泡。按：此时病已严重。

8. 从白睛特征"青色泡"辨

望目辨"主气虚饮积、血瘀寒郁重证"：可见白睛青色泡。按：此证以血瘀为著，病已很严重。

9. 从白睛特征"黯色泡"辨

望目辨"气虚血瘀、寒饮郁积重证"：可见白睛黯色泡。按：此时病已十分严重。

10. 从白睛特征"紫黑色泡"辨

望目辨"气虚气滞血瘀、饮邪郁积、阴阳即将离决证"：可见白睛紫黑色泡。按：此时病已危笃。

白睛出现"泡"，多主气虚（或血虚、或阴虚）饮邪内阻、血瘀证候；若"泡"很大，多为元气已经受损，病变较重；若"泡"隆起如球，则主饮瘀内阻、元气大衰证。

第二节　从白睛血脉特征辨

白睛血脉呈现灰色或淡灰色、且沉，而边界模糊，主"饮"邪为患，并可表明"饮"邪使患者罹患相应的临床证候。

1. 从白睛"血脉灰色"辨

望目辨"痰饮郁积证"：可见白睛血脉灰色、沉。

2. 从白睛"血脉淡灰色"辨

望目辨"痰饮郁积重证"：可见白睛血脉淡灰色、沉。

3. 从白睛"血脉灰色、边界模糊"辨

望目辨"饮邪郁积重证"：可见白睛血脉灰色、沉、边界模糊。

4. 从白睛"血脉淡灰色、边界模糊"辨

望目辨"饮郁尤重证"：可见白睛血脉淡灰色、沉、边界模糊。

第五章　望目辨"瘀"邪及相关证候

"血"应在血脉之内循环顺畅流动，当血液流动较正常变慢、或流出血脉，则血液不能顺畅运行而发生瘀滞，即成为"瘀血"（《内经》中称为"恶血"）。"瘀血"成为致病因素之后即成为病邪，并可引发多种疾病、形成多种瘀血证候以及多种瘀邪兼夹证。

"瘀邪兼夹证"是在已经罹患"瘀"邪的基础上兼夹其他病邪而形成的证候。"瘀"邪可以形成单纯的"瘀"证，可以形成"寒瘀证"，可以形成"瘀热证"，也可以兼夹气郁、气结等病邪。在"望目辨证"时，"瘀"邪可以呈现此前已经记述的相应眼象，在兼夹病邪方面可以出现一个特征，也可以同时出现两个或两个以上特征，如出现寒、热、气郁、气结等病邪特征，形成相应较单纯的证候或复杂证候。

临床时，欲通过"望目"辨"瘀"邪，可以从白睛形态特征、白睛血脉特征等方面综合分析。虽然主要从白睛某个特征方面辨析，但眼象中也可出现其他方面的特征。白睛血脉特征和白睛形态特征可以单独出现，也可以同时出现两个或两个以上的特征，而形成复合特征。当然，从临床实际看，"瘀"邪常以一定证候形式反映出来。

　　医家必须仔细观察各种白睛血脉特征和白睛特征及其临床意义，并将各种特征综合考虑，全面辨析，方可在得出病因诊断时，也得出证候诊断。为了简明易记，节省篇幅，本书在记述瘀邪常见特征时，同时记述其各自所表示的相应证候。兹将已知白睛血脉特征和白睛特征及其临床意义记述如下：

第一节　从白睛形态特征辨

一、从不隆起于白睛表面的形态特征辨

（一）从白睛形态特征"点"辨

　　当白睛出现某些黯灰色、黯色、蓝色、青色或青黑色"点"以及某些紫色、紫灰色或红黯色"点"等形态特征时，主"瘀"邪为患，即表明患者致病的病因为"瘀"邪。不同特征的"点"等白睛形态特征表明病因致病之后患者呈现相应的临床证候。

　　1. 从连接白睛血脉的"点"辨

　　（1）从连接白睛淡色血脉的"点"辨

　　① 望目辨"气虚湿郁血瘀证"：可见连接白睛淡色血脉的黯灰色点。按：此证在轻微气虚基础上兼有湿郁血瘀，但病证尚较轻微。

　　② 望目辨"气虚血瘀证"：可见连接白睛淡色血脉的黯色点。

　　③ 望目辨"气虚气滞、血瘀寒证"：可见连接白睛淡色血脉的蓝色点。

　　④ 望目辨"气虚气滞血瘀证"：可见连接白睛淡色血脉的青黑色点。按：此证可兼疼痛轻证。

　　⑤ 望目辨"气虚气滞、血瘀疼痛证"：可见连接白睛淡色、迁曲血脉的青黑色点。

　　以上眼象总体表示"气虚血瘀证"，属虚实夹杂证。

　　（2）从连接白睛"黯色血脉"的"点"辨

　　① 望目辨"血瘀寒证"：可见连接白睛黯色血脉的黯色点。

　　② 望目辨"血瘀气滞寒证"：可见连有白睛黯色血脉的青色点。按：此眼象可兼疼痛轻证。

　　③ 望目辨"血瘀气滞寒痛证"：可见连接白睛黯色血脉的青黑色点。按：此眼象表示较重的血瘀气滞寒证，可兼疼痛证。

　　④ 望目辨"血瘀气滞寒痛重证"：可见连有白睛黯色、迁曲血脉的青黑色点。按：此眼象表示较重的血瘀气滞、寒痛证。

　　⑤ 望目辨"血瘀夹湿证"：可见连有白睛黯色血脉的黯灰色点。

　　（3）从连接白睛"黯红色血脉"的"点"辨

　　① 望目辨"血瘀郁热证"：可见连接黯红色白睛血脉的黯红色点。

　　② 望目辨"血瘀寒热夹杂证"：可见连接黯红色白睛血脉的黯色点。

　　③ 望目辨"血瘀气滞、瘀热疼痛证"：可见连有白睛黯红色、迁曲血脉的青黑色点。

　　2. 从白睛特征"孤立点"辨

　　（1）望目辨"瘀血轻证"：可见白睛黯色孤立点。

（2）望目辨"气虚、湿瘀寒郁证"：可见白睛灰黑色孤立点。按：罹患寄生虫病气虚、湿瘀寒郁证者常见此类灰黑色点。

（3）望目辨"气滞寒实证"：可见白睛青色孤立点。按：此眼象表示气滞兼瘀轻证。多见于陈久外伤引发的轻度疼痛。青色点出现于何脏腑部位，即表明该脏腑受到外伤，已形成陈久瘀血。

（4）望目辨"血瘀气滞寒证"：可见白睛黯青色孤立点。按：此证血瘀较重。

（5）望目辨"陈久血瘀气滞寒证"：可见白睛青黑色孤立点。按：多见于陈久外伤疼痛。青黑色点出现于何脏腑部位，即表明该脏腑受到外伤，并已形成陈久瘀血。

（6）望目辨"热盛血瘀兼湿证"：可见白睛紫灰色孤立点。按：此眼象多见于寄生虫病热盛血瘀兼湿证，当湿热郁积时可见此种眼象，尤以蛔虫病多见。

（7）望目辨"气滞湿郁寒瘀证"：可见白睛蓝色孤立点。按：罹患寄生虫病气滞湿郁寒瘀证常可见到孤立蓝色点。

（8）望目辨"血热血瘀证"：可见白睛红黯色孤立点。按：此眼象表示，血热甚于血瘀。

（9）望目辨"血瘀热证"：可见白睛紫色孤立点。按：此证中，血瘀甚于血热。

（10）望目辨"血瘀实热证"：可见白睛紫色孤立点，白睛血脉黯红色、粗，但二者不相连接。按：白睛紫色点主热盛血瘀证。白睛血脉黯红色、粗主气滞瘀血实热证。综合辨析，此眼象表示血瘀气滞实热证。

（11）望目辨"血瘀气滞实热证"：可见白睛紫色孤立点，白睛血脉黯红色、粗、浮，但二者不相连接。按：白睛紫色点主热盛血瘀证。白睛血脉黯红色、粗、浮主气滞瘀血实热重证。综合辨析，眼象表示血瘀气滞实热重证。此证里实热、气滞血瘀严重。

（二）从白睛特征"条"辨

当白睛出现某些黯色为主的"条"等形态特征时，主"瘀"邪为患，即表明患者致病的病因为"瘀"邪。不同特征的"条"等白睛形态特征表明病因致病之后患者呈现相应的临床证候。

（1）望目辨"血瘀、痰湿郁结证"：可见白睛黯灰色条。

（2）望目辨"陈久瘀血夹湿证"：可见白睛黯色条。按：此属血瘀轻证。黯色条出现于何脏腑部位，即表明该脏腑受到外伤，已形成陈久瘀血，尚因瘀血周围伴有水肿而令患者感到沉重胀痛。

（3）望目辨"气滞血瘀、湿郁兼寒轻证"：可见白睛蓝色条。

（4）望目辨"气滞血瘀湿郁兼寒证"：可见白睛青色条。

（5）望目辨"血瘀热证"：可见白睛黯红色条。

（三）从白睛特征"斑"辨

1. 从连接白睛血脉的"斑"辨

（1）望目辨"血瘀气滞实热证"：可见白睛紫红色斑，白睛血脉黯红色、粗，但二者不相连接。按：白睛紫红色斑主高热盛实、血瘀证。白睛血脉黯红色、粗主气滞瘀血实热证。综合辨析，眼象表示血瘀气滞实热证。此证实热重于紫色孤立点表示的证候。

（2）望目辨"血瘀气滞实热重证"：可见白睛紫红色斑，白睛血脉黯红色、粗、浮。按：白睛紫红色斑主高热盛实、血瘀证。白睛血脉黯红色、粗、浮主气滞瘀血实热重证。综合辨析，眼象表示血瘀气滞实热重证。

2. 从不连接白睛血脉的"斑"辨

当白睛出现某些黯色系列、红色系列、黄絮斑及青色"斑"等形态特征时，主"瘀"邪为患，即表明患者致病的病因为"瘀"邪。不同特征的"斑"等白睛形态特征表明病因致病之后患者呈现相应的临床证候。

（1）望目辨"气虚血瘀夹湿证"：可见白睛淡黯色斑。

（2）望目辨"阴虚血瘀、虚热证"：可见白睛殷红色斑。

（3）望目辨"血瘀湿郁证"：可见白睛黯灰色斑。按：此眼象表示瘀邪较重。

（4）望目辨"陈久瘀血证"：可见白睛黯色斑。按：黯色斑出现于何脏腑部位，即表明该脏腑受到外伤，且时间已较陈久。

（5）望目辨"气滞血瘀寒证"：可见白睛青色斑。

（6）望目辨"血瘀、湿邪郁热证"：可见白睛黯褐色斑。

（7）望目辨"湿邪郁热夹瘀证"：可见白睛褐黯色斑。

（8）望目辨"血热瘀痛证"：可见白睛黯红色斑。按：黯红色斑出现于何脏腑部位，即表明该脏腑受到外伤，但出现瘀血时间较短，或外伤致瘀时间较短。

（9）望目辨"高热血瘀实证"：可见白睛紫红色斑。

（四）从白睛特征"雾漫"辨

当白睛出现某些黄色系列、红色系列的"雾漫"及红黯色环状雾漫伴虬脉等形态特征时，主有"瘀"邪为患，表明患者致病的病因存在"瘀"邪。此种由"瘀"邪引发的"雾漫"，表明同时兼风邪为患。

不同特征的"雾漫"表明"瘀"邪病因致病之后患者可呈现各具特点的临床证候。

1. 从白睛"雾漫"颜色辨寒瘀

（1）望目辨"湿痰血瘀郁阻、内风轻证"：可见白睛淡黯黄色雾漫。按：此眼象多见于虚寒夹湿证，常见于肝硬变晚期、癌病晚期等患者。

（2）望目辨"湿痰血瘀郁阻、内风证"：可见白睛黯黄色雾漫。按：此眼象寒瘀尤重。

2. 从白睛"雾漫"颜色辨热瘀

（1）望目辨"血瘀郁热内风证"：可见白睛黯红色雾漫。

（2）望目辨"热盛血瘀动风证"：可见白睛绛色雾漫。

（3）望目辨"实热盛、风邪兼瘀重证"：可见白睛紫色雾漫。

（4）望目辨"热瘀盛实夹风证"：可见白睛红黯色环状雾漫伴虬脉。

（五）从白睛特征"月晕"辨

1. 望目辨"痰瘀气郁兼风证"

望目辨"痰瘀气郁兼风证"：可见白睛黯灰色月晕，月晕中间为灰黑色实体点，与白睛位于同一平面。按：此眼象实际即为"黯灰色孤立月晕"，表示气虚气滞血瘀、湿郁兼风证，大多病程较长，而以血瘀为主，痰郁次之，多属寒证。从西医学角度看，常见于体积较小、临床表现轻微或尚无临床表现的结石、肿瘤、面瘫、偏瘫等患者。

2. 望目辨"血虚痰瘀郁热、气结兼风证"

望目辨"血虚痰瘀郁热、气结兼风证"：可见白睛粉黯色月晕，月晕中间为红黯色实体点，与白睛位于同一平面。按：此证以痰瘀郁结为主，气郁次之，但病证总体尚属轻微。每可见于多种常见病、多发病，如原发性高血压病、肾病高血压、动脉粥样硬化性脑血管病等；亦常见于体积较小、临床表现轻微或尚无临床表现的结石、肿瘤等已经出现感染的患者。

3. 望目辨"血虚血郁气结、血瘀化热证"

望目辨"血虚血郁气结、血瘀化热证"：可见白睛粉黯色月晕，月晕中间为红黯色空泡点，与白睛位于同一平面。按：此证血郁为主，兼以血瘀化热。患此证时，病尚轻微。常见于痔疮、或体积较小而临床表现轻微或尚无临床表现的囊肿、息肉，但已有轻度感染患者。

4. 望目辨"痰瘀郁热兼风轻证"

望目辨"痰瘀郁热兼风轻证"：可见白睛粉色月晕，月晕中间为红色实体点，与白睛位于同一平面。按：此证以痰郁为主，血瘀气郁次之，但病证尚属轻微，多属热证。每见于多种常见病、多发病，如原发性高血压病、肾病高血压、动脉粥样硬化性脑血管病等；亦可见于体积较小、临床表现轻微或尚无临床表现的结石、肿瘤等已经出现轻微感染的患者。

白睛血脉"月晕"多主痰瘀气郁兼风证。此为常见眼象，每见于常见病、多发病，如原发性高血压病、肾病高血压、动脉粥样硬化性脑血管病等。

二、从隆起于白睛表面的形态特征辨

1. 从白睛特征"结"辨

某些黯色系列、青黑色系列和某些红色系列的各种白睛形态特征"结"，主有"瘀"邪为患，表明该患者致病的病因存在"瘀"邪，并因此可以形成不同的疾病证候。连有白睛血脉的"结"与不连有白睛血脉的"结"、连有不同颜色、形态白睛血脉的"结"可表示各不相同的病证。

（1）从连接白睛血脉的"实体结"辨

① 从连接白睛淡色血脉的白睛特征"结"辨

望目辨"气虚、血瘀气结证"：轻者可见连接白睛淡色血脉的黯色实体结；重者可见连接白睛淡色、根虚血脉的黯色实体结。

望目辨"气虚、痰瘀气结证"：可见连接白睛淡色血脉的黯灰色实体结。按：此以痰瘀较重。

望目辨"气虚、痰瘀郁结证"：可见连接白睛淡色血脉的黯灰色根虚实体结。按：此证气虚较著，但病证尚较轻微。

望目辨"气虚气郁、痰瘀郁结证"：轻者可见连接白睛淡色血脉的黯灰色根虚空泡结；重者可见连接白睛淡色血脉的黯灰色空泡结。

望目辨"气虚血瘀、痰气郁结证"：可见连接白睛淡色血脉的黯灰色纽丝结（此证以痰气郁结为主，兼患气虚血瘀证）；或可见连接白睛淡色血脉的青黑色空泡结；或可见连接白睛淡色血脉的青黑色根虚空泡结（此证气虚气郁较重）；或可见连接白睛淡色血脉的青黑色纽丝结（此证气虚气郁且寒邪较重，亦属虚实夹杂证）。

望目辨"气虚气滞、痰瘀郁结证"：可见连接白睛淡色血脉的青黑色根虚实体结。按：此证气虚较"连接淡色白睛血脉的青黑色实体结"略重。

② 从连接白睛黯色血脉的白睛特征"结"辨

望目辨"气虚、血瘀气结证"：可见连接黯色白睛血脉的黯色根虚结。

望目辨"气虚气滞、血瘀气结证"：可见连接黯色白睛血脉的黯色根虚空泡结。按：此证气虚气郁较重。

望目辨"气虚气滞、痰瘀郁结证"：可见连接黯色白睛血脉的青黑色根虚空泡结。按：此证以气虚气滞较重。

望目辨"气虚血瘀、痰气郁结证"：可见连接黯色白睛血脉的青黑色根虚实体结。按：此眼象患者可兼痛证。

望目辨"血瘀、痰气郁结证"：可见连接白睛黯色血脉的灰色实体结；或可见连接白睛黯色血脉的黯灰色实体结。按：此二眼象均属虚实夹杂证，表示的证候依次加重。但从总体看，病证尚较轻微。

望目辨"痰瘀气郁证"：可见连接黯色白睛血脉的黯灰色根虚结。按：表示血瘀气虚气郁较著。若见连接黯色白睛血脉的黯灰色空泡结，表示血瘀气郁较著。

望目辨"气虚气滞、痰瘀气结证"：可见连接黯色白睛血脉的黯灰色根虚空泡结。

望目辨"血瘀、痰气郁结证"：可见连接黯色白睛血脉的黯灰色纽丝结。按：此证以血瘀气郁为主，兼患痰郁，系实证。

望目辨"血瘀气结证"：可见连接黯色白睛血脉的黯色实体结；或可见连接黯色白睛血脉的黯色纽丝结（此属血瘀较著证候）。

望目辨"痰瘀气滞寒郁证"：可见连接黯色白睛血脉的青黑色实体结；或可见连接黯色白睛血脉的青黑色纽丝结。

③ 从连接白睛淡黯色血脉的白睛特征"结"辨

望目辨"气虚血瘀、痰郁气结证"：可见连接白睛淡黯色血脉的黯灰色实体结；或可见连接白睛淡黯色血脉的黯灰色根虚实体结（此证气虚较重）。

望目辨"气虚气滞、痰瘀郁结证"：可见连接白睛淡黯色血脉的黯灰色根虚空泡结。按：此证血瘀气郁较重。

④ 从连接白睛粉色血脉的白睛特征"结"辨

望目辨"血虚、血瘀气结证"：可见连接粉色白睛血脉的粉黯色实体结。

望目辨"血虚、瘀热气结证"：可见连接粉色白睛血脉的红黯色实体结。按：此证瘀热较著。

望目辨"气血虚、瘀热气结证"：可见连接粉色白睛血脉的黯红色根虚实体结。按：此属血虚血瘀较重的虚实夹杂证。

望目辨"气血虚、痰瘀气郁热证"：可见连接粉色白睛血脉的黯红色根虚空泡结。按：此属血瘀气郁较著的虚实夹杂证。

望目辨"瘀热气结证"：可见连接粉色白睛血脉的红色实体结。

望目辨"血瘀痰热气结证"：可见连接粉色白睛血脉的黯红色实体结。按：此证瘀血较著。

⑤ 从连接白睛殷红色血脉的白睛特征"结"辨

望目辨"气阴两虚、气郁血瘀热证"：可见连接殷红色白睛血脉的黯红色根虚实体结。按：此属阴虚较重的虚实夹杂证。

望目辨"气阴两虚、痰瘀气郁化热证"：可见连接殷红色白睛血脉的黯红色根虚空泡结。按：此属阴虚痰瘀较著的虚实夹杂证。

⑥ 从连接白睛红色血脉的白睛特征"结"辨

望目辨"血瘀气郁实热证"：可见连接红色白睛血脉的红色实体结。

望目辨"血瘀痰热气郁证"：可见连接红色白睛血脉的红色空泡结。按：此证气郁化热较著，多见于囊肿继发感染者。

⑦ 从连接白睛黯红色血脉的白睛特征"结"辨

望目辨"瘀热气郁证"：可见连接黯红色白睛血脉的黯红色实体结（此证系严重瘀血化热实证）；或可见连接黯红色白睛血脉的紫色实体结（此证系瘀甚化热实证，多见于癌病痰气郁结热证患者）。

望目辨"血瘀、痰热气机郁结证"：可见连接黯红色白睛血脉的黯红色空泡结。按：此证以气郁血瘀较著。

（2）从连接白睛血脉的"空泡结"辨

① 望目辨"痰瘀郁阻、痰瘀偏重证"：可见白睛血脉灰黑色"空泡结"。按：痰聚多可呈现此种眼象。

② 望目辨"痰瘀气郁证"：可见白睛血脉青黑色"空泡结"。按：多见于常见病，如寄生虫病、伤科病、妇科病、某些内科病，亦多见于痰聚，如西医学诊断的囊肿、息肉等患者。

③ 望目辨"痰瘀气郁、热毒偏重证"：可见白睛血脉黑紫色"空泡结"。按：痰聚可呈现此种眼象。

（3）从白睛特征"孤立结"辨

① 从白睛特征"黯灰色孤立结"辨

望目辨"气虚、痰瘀郁结证"：可见白睛黯灰色孤立实体结。按：此证气虚血瘀较重。

望目辨"气虚痰郁血瘀证"：可见白睛黯灰色孤立纽丝结。

望目辨"气虚气滞、痰瘀郁结证"：可见白睛黯灰色孤立空泡结。按：此证气虚气滞较重。

② 从白睛特征"灰黑色孤立结"辨

望目辨"气虚、痰瘀郁结证"：可见白睛灰黑色孤立实体结。按：此证血瘀痰郁较重。

③ 从白睛特征"青黑色孤立结"辨

望目辨"气虚血瘀、痰气郁结证"：可见白睛青黑色孤立实体结。按：此证系在气虚基础上以痰瘀气郁较重的郁结证。

望目辨"气虚气滞、痰瘀气郁证"：可见白睛青黑色孤立空泡结。按：此证气郁尤著。

④ 从白睛特征"粉灰色孤立结"辨

望目辨"气血虚、痰瘀气郁证"：可见白睛粉灰色孤立实体结。

⑤ 从白睛特征"红色孤立结"辨

望目辨"血瘀郁热实证"：可见白睛红色孤立实体结。按：此眼象多见于西医学诊断的高血压病。

望目辨"痰瘀郁热、气虚气郁较著证"：可见白睛红色孤立空泡结。按：此眼象多见于西医学诊断的高血压病、急性菌痢、出血性肠炎、疔疮痈疡及某些肿瘤病患者等。

望目辨"血瘀痰气郁热证"：可见白睛红色孤立纽丝结。按：若纽丝隆起，多属虚实夹杂证；若纽丝隆起而粗，则多属虚证。

⑥ 从白睛特征"黯红色孤立结"辨

望目辨"血瘀热证"：可见白睛黯红色孤立实体结。按：此属血瘀而致热郁证候。

望目辨"血瘀气结证"：可见白睛黯红色孤立纽丝结。

⑦ 从白睛特征"紫色孤立结"辨

望目辨"气滞血瘀证"：可见白睛紫色孤立实体结。按：此证多属热证，但宜仔细辨别是否具有由热转寒征象。

⑧ 从白睛特征"殷红色孤立结"辨

望目辨"阴虚气滞、痰瘀郁热证"：可见白睛殷红色孤立空泡结。按：此眼象多见于西医学诊断的高血压病、结核病等。

望目辨"阴虚血瘀、热郁气结证"：可见殷红色孤立纽丝结。按：此证以阴虚血瘀较著。

⑨ 从白睛特征"紫黑色孤立结"辨

望目辨"气虚气滞、血瘀寒郁证"：可见白睛紫黑色孤立实体结。按：此证多系由热转寒而成虚实夹杂证候，但与下述"白睛黑紫色孤立实体结"所示证候相比，尚属较轻证候。

⑩ 从白睛特征"黑紫色孤立结"辨

望目辨"气虚气滞、痰瘀郁阻、寒郁偏重证"：可见白睛黑紫色孤立实体结。按：此系虚实夹杂证候，多为由热转寒而成。

⑪ 从白睛特征"蓝色孤立结"辨

望目辨"气滞、血瘀寒郁证"：可见白睛蓝色孤立实体结。按：此眼象表示气滞较著。

⑫ 从白睛特征"青黑色孤立结"辨

望目辨"气虚气滞、痰气寒郁证"：可见白睛青黑色孤立空泡结。按：此证气滞尤著。

望目辨"气虚血瘀、痰瘀气郁寒证"：可见白睛青黑色孤立实体结。按：此证系气虚基础上以痰瘀较重的痰气郁结证。

望目辨"气滞血瘀、寒血郁结重证"：可见白睛青黑色孤立纽丝结。按：此证血瘀气郁较著。

2. 从白睛特征"包"辨

当白睛形态特征"包"为粉色、红色及青色时，主有"瘀"邪为患，即表明该患者致病的病因存在"瘀"邪，并因此可以形成不同的疾病证候。

（1）望目辨"血虚血瘀、痰郁证"：可见白睛粉色包。

（2）望目辨"血瘀、痰气郁结证"：可见白睛青色包。按：此眼象表示可兼痛证。

（3）望目辨"血瘀气滞、痰郁寒实证"：可见白睛青黑色包。按：可兼痛证。

（4）望目辨"瘀热气结重证"：可见白睛红色包。

3. 从白睛特征"丘"辨

当白睛形态特征"丘"为黯灰色或黯黄褐色时，主有"瘀"邪为患，即表明该患者致病的病因存在"瘀"邪，并因此可以形成不同的疾病证候。

（1）望目辨"湿痰瘀血郁阻证"：可见白睛灰黯色丘。按：此证湿痰郁阻较重。

（2）望目辨"血瘀痰郁证"：可见白睛黯灰色丘（此证血瘀较重）；或可见白睛黯黄色丘（此证多为痰瘀郁结寒证）。

（3）望目辨"气滞血瘀、痰浊郁积证"：可见白睛黯黄褐色丘。按：此证多为痰瘀郁结热证。

（4）望目辨"痰瘀郁热重证"：可见白睛红褐色丘。按：此证热偏重。

4. 从白睛特征"岗"辨

"瘀"邪在眼象中可见灰色系列、黄色系列、黯色系列、蓝色系列及青色系列的"岗"。临床中若见到此类眼象，可考虑该患者致病的病因存在"瘀"邪，并因"瘀"邪可以形成各种不同的疾病证候。

（1）从白睛特征灰色系列"岗"辨

① 望目辨"气滞痰郁兼瘀证"：可见白睛灰色岗的一侧或两侧存在条形黯斑。按：多见于锐器损伤之后或手术之后形成的气滞痰郁兼瘀证，患者明显留存陈旧瘀血。

② 望目辨"痰瘀郁阻证"：可见白睛灰黯色岗。按：此属痰瘀郁阻、痰邪偏重证候。

（2）从白睛特征黄色系列"岗"辨

① 望目辨"痰瘀气郁热证"：可见白睛黄色岗的一侧或两侧存在条形黯斑。按：此眼象多见于锐器损伤之后继发感染，或手术之后继发感染形成的痰、瘀血与气机郁结化热证，患者呈现明显瘀血化热证候。

② 望目辨"痰瘀郁热证"：可见白睛黄色岗。

③ 望目辨"痰瘀郁热较重证"：可见白睛黄褐色岗。

（3）从白睛黯色系列"岗"辨

① 望目辨"痰瘀寒郁证"：可见白睛黯黄色岗。

② 望目辨"瘀血痰郁寒实证"：可见白睛黯色岗。

③ 望目辨"血瘀痰郁证"：可见白睛黯灰色岗。按：此属血郁痰结、瘀邪偏重证候。

④ 望目辨"痰瘀郁热证"：可见白睛黯褐色岗。

（4）从白睛特征蓝色系列"岗"辨

望目辨"气滞痰瘀寒郁证"：可见白睛蓝色岗。按：此眼象可见于多种肿瘤病阴证。

（5）从白睛特征青色系列"岗"辨

① 望目辨"痰瘀气郁寒实证"：可见白睛青色岗。按：此证气滞血瘀较甚。可见于肿瘤病阴证。

② 望目辨"痰瘀气滞寒郁重证"：可见白睛青黑色岗。按：出现此种白睛眼象时，多表示肿瘤严重或疾病晚期，而正气多已虚衰。

5. 从白睛特征"岛"辨

（1）望目辨"气虚气郁、瘀热兼风证"：可见白睛孤立的粉黯色月晕，月晕中间为红黯色空泡结。按：此眼象实际是"红黯色孤立空心岛"，表示气虚气郁、瘀热兼风证。常见于痔疮、或体积较大而临床表现明显的囊肿或息肉患者，多已发生明显感染，但病证尚较轻微。

（2）望目辨"气虚瘀热、气结兼风证"：可见白睛粉黯色月晕，月晕中间为红黯色实体结，高出白睛表面。按：此眼象实际即为"红黯色孤立实体岛"，表示气虚瘀热气结兼风证。此证以血瘀气郁为主，郁热兼风次之。临床常见于罹患严重高血压病、脑血栓形成、脑出血初期患者，某些结石、肿瘤等已经出现感染的患者，也可见于脑血管意外引发的面瘫、偏瘫等患者。

（3）望目辨"气血虚、痰瘀郁热兼风证"：可见白睛粉色月晕，月晕中间为红色实体结，高出白睛表面。按：此眼象实际是"粉红色岛"。由于粉色属血虚，孤立月晕主气虚兼风证，而红色实体结主痰热血瘀气结证，因而此眼象"孤立粉红色岛"可诊为"气血虚、痰瘀郁热兼风证"。与上述证候相比，本证以痰瘀郁热为主。常见于体积较小而临床表现轻微或尚无明显临床表现，但病灶已有轻度感染的结石、肿瘤等患者，也可见于原发性高血压病、肾病高血压、动脉粥样硬化性心血管病或脑血管意外引发的面瘫、偏瘫及痔疮等患者。

（4）望目辨"痰瘀气郁兼风证"：可见白睛灰色月晕，月晕中间为黯灰色实体结，高出白睛表面。按：此种眼象实际即为"黯灰色孤立实体岛"，表明气虚血瘀、湿郁气结兼风证，大多病程较长，而以痰瘀郁结为主。此证重于上述证候。西医学中各相关系统的结石病、实体肿瘤等实体结块，如肝胆系统或泌尿系统结石、肉瘤、黑色素瘤、脑血管意外引发的面瘫、偏瘫，以及某些组织增生病变等，常可见到此种眼象。

6. 从白睛特征"泡"辨

某些粉色系列的"泡"、蓝色泡、青色泡、黯色泡及紫黑色泡，主有"瘀"邪为患，表明该患者致病的病因存在"瘀"邪，并因此可以形成不同的疾病证候。

（1）望目辨"气滞饮积、寒郁血瘀重证"：可见白睛蓝色泡。按：此时病证已很严重。

（2）望目辨"饮积血瘀、寒郁重证"：可见白睛青色泡。按：此证以血瘀为著，病已十分严重。

（3）望目辨"血瘀、寒饮郁积重证"：可见白睛黯色泡。按：此时病已非常严重。

（4）望目辨"血虚血瘀、饮积郁热证"：可见白睛粉色泡。

（5）望目辨"饮邪郁积、血热血瘀重证"：可见白睛红色泡。

（6）望目辨"饮邪郁积、血瘀热盛证"：可见白睛紫色泡。

（7）望目辨"气虚气滞血瘀、饮邪郁积、阴阳即将离决证"：可见白睛紫黑色泡。按：此时病已危笃。

白睛出现"泡"，多主饮邪内阻、血瘀证候；若"泡"很大，多为元气已经受损，病变较重；若"泡"隆起如球，则主饮瘀内阻、元气大衰证。

第二节　从白睛血脉特征辨

一、从白睛血脉颜色特征辨

1. 从白睛血脉"黯色"辨

（1）望目辨"血瘀证"：可见白睛血脉黯色。

（2）望目辨"气滞血瘀寒痛证"：可见白睛血脉黯色、迂曲，血脉上附有黯色斑。按：此眼象表示气滞血瘀寒痛证，且时间已较陈久。此种眼象出现于何脏腑部位即主该脏腑受伤，并提示受伤后正在疼痛。

（3）望目辨"气虚气滞、陈久瘀痛寒证"：可见白睛血脉黯色、细、迂曲，血脉上附有黯色斑。按：此种眼象出现于何脏腑部位即主该脏腑受伤，并提示受伤后正在疼痛。

（4）望目辨"气虚血瘀证"：可见白睛血脉黯色、浮。

（5）望目辨"血瘀、里气虚证"：可见白睛血脉黯色、细、浮。

（6）望目辨"血瘀、里虚寒重证"：可见白睛血脉黯色、粗、浮。

（7）望目辨"血瘀、表寒实证"：可见白睛血脉黯色、细、沉。

（8）望目辨"血瘀、里寒实证"：可见白睛血脉黯色、粗、沉。

（9）望目辨"血瘀寒郁证"：可见白睛血脉黯色、沉。

（10）望目辨"血瘀重证"：可见白睛血脉黯色、粗。

（11）望目辨"血瘀夹湿证"：可见白睛血脉黯而光泽、细、沉。

2. 从白睛血脉"淡黯色"辨

（1）望目辨"气虚血瘀证"：可见白睛血脉淡黯色。

（2）望目辨"气虚血瘀、里寒证"：可见白睛血脉淡黯色、细。

（3）望目辨"气虚血瘀、寒郁证"：可见白睛血脉淡黯、粗、沉。

（4）望目辨"血瘀寒郁证"：可见白睛血脉淡黯、细、沉。按：此眼象若见于白睛肺部位，则主表寒实证。此眼象提示医家在治疗表寒实证时可适当考虑伍用具有活血作用的药物。

（5）望目辨"气虚血瘀、寒痛证"：可见白睛血脉淡黯、细、迂曲。

（6）望目辨"气虚血瘀、寒郁痛证"：可见白睛血脉淡黯、细、沉、迂曲。按：若此眼象出现于白睛肺部位则主表寒实证，兼痛证。

3. 从白睛血脉"蓝色"辨

（1）望目辨"气虚气滞寒瘀轻证"：可见白睛血脉淡蓝色。

（2）望目辨"气虚气滞寒瘀、虚实夹杂证"：可见白睛血脉蓝色、细。

（3）望目辨"气滞血瘀、里寒实轻证"：可见白睛血脉蓝色、细、沉。按：此种眼象若出现于白睛肺脏部位则主表寒实重证。

（4）望目辨"气滞血瘀寒证"：可见白睛血脉蓝色。按：此眼象表示可兼寒痛证。

（5）望目辨"气滞血瘀、里寒实证"：可见白睛血脉蓝色、粗（此眼象表示可兼痛证）；或可见白睛血脉蓝色、粗、沉（此属重证）。

（6）望目辨"气滞寒瘀、里寒实痛重证"：可见白睛血脉蓝色、粗、浮、迂曲。

（7）望目辨"寒实瘀痛重证"：可见白睛血脉黯蓝色。

（8）望目辨"寒郁而气血败绝证"：可见白睛血脉蓝黑色。按：此系寒实瘀痛重证，属气血凝涩寒实证。

4. 从白睛血脉"黑色"辨

（1）望目辨"血瘀寒凝证"：可见白睛血脉黑色。按：此时，需再看其他脏腑是否尚有其他颜色，然后综合辨析。但无论黑色出现于何脏腑部位，均属病危，气血几欲败绝，阴阳将要离绝。同时，尚可能兼有痛证。

（2）望目辨"血瘀寒实尤重证"：可见白睛血脉黑色、粗。按：此证为阴寒极重、气血凝涩败绝、寒厥深笃证候。

5. 从白睛血脉"紫色"辨

（1）望目辨"热深厥深证"：可见白睛血脉紫红色中隐隐显出蓝色而粗，或可见白睛血脉紫红色中隐隐显出黑色而粗（属阳极反阴证）。

（2）望目辨"热极反寒证"：可见白睛血脉紫蓝色。

6. 从白睛血脉"青色"辨

（1）望目辨"气虚气滞血瘀证"：可见白睛血脉淡青色。按：此证患者可兼寒证，亦可兼痛证。

（2）望目辨"气虚气滞寒痛证"：可见血脉淡青色、细、迂曲。按：此证疼痛较明显，但尚属轻证。

（3）望目辨"气虚气滞、血瘀寒痛证"：可见白睛血脉淡青色、粗、迂曲。按：与上证相比，此证寒尚轻微。

（4）望目辨"气滞血瘀寒证"：可见白睛血脉青色。按：此证患者可兼痛证。

（5）望目辨"气滞血瘀、寒痛实证"：可见白睛血脉青色、粗、迂曲；或可见白睛血脉青蓝色。

（6）望目辨"气滞血瘀寒郁证"：可见白睛血脉青色、细、结花，或可见白睛底色淡蓝色、血脉青色、结花，或白睛底色淡蓝色、血脉青色、细、结花。按：此三种眼象表示的气滞证依次加重，且可兼痛证。

（7）望目辨"气滞血瘀、寒郁内风证"：可见白睛雾漫、白睛血脉青色、结花，或可见白睛雾漫，血脉青色、细、结花。

（8）望目辨"气滞血瘀寒郁重证"：可见白睛血脉青色、粗、结花。按：此证气滞较著。

若见白睛底色淡蓝色，血脉青色、粗、结花，表示气滞血瘀较著。

（9）望目辨"气滞血瘀寒郁内风重证"：可见白睛雾漫，白睛血脉青色、粗、结花。

7. 从白睛血脉"粉色"辨

以粉色为主的白睛血脉多主血虚证。当兼有不同眼象特征时，可主"瘀"邪为患，并形成相应临床证候。

（1）望目辨"血虚血瘀证"：可见白睛血脉粉色、粗、沉；或可见白睛血脉粉黯色。

（2）望目辨"血瘀血虚，兼寒证"：可见白睛血脉黯粉色。按：此证以血瘀为主。

（3）望目辨"血虚血瘀、寒热错杂证"：可见白睛血脉粉紫色。

（4）望目辨"暴失血，血虚血瘀兼热证"：可见白睛血脉淡粉色、粗、浮，白睛血脉上附有黯红色斑。按：此种白睛血脉出现于何脏腑部位即主该脏腑受伤，而出现瘀血时间较短，或外伤致瘀时间较短。

（5）望目辨"失血后气血虚兼热证"：可见白睛血脉淡粉色、细、沉，血脉上附有黯红色斑。按：此种白睛血脉出现于何脏腑部位即主该脏腑受伤。

（6）望目辨"气血虚、血瘀痛证"：可见白睛血脉淡粉色、细、迂曲。按：此证虽为气血虚，但气虚甚于血虚。

（7）望目辨"气虚发热兼血瘀证"：可见白睛血脉粉红色、粗、沉。

8. 从白睛血脉"殷红色"辨

（1）望目辨"阴虚气郁、血瘀、虚热证"：可见白睛血脉殷红色、细、浮、弯钩。

（2）望目辨"阴虚热郁、气滞血瘀、内风证"：可见白睛红色雾漫，血脉粗、沉、殷红色结网。按：此时内风已较严重。

（3）望目辨"阴虚血瘀、本虚标实证"：可见白睛血脉殷红色、细、浮；或可见白睛血脉殷红色、粗、浮，此为重证。

（4）望目辨"本虚标实、阴虚血瘀痛证"：可见白睛血脉殷红色、粗、浮、迂曲。

（5）望目辨"阴虚血瘀、痛证"：可见白睛血脉殷红色、细、浮、迂曲。按：此亦属本虚标实证。

9. 从白睛血脉"红色"辨

白睛血脉红色、无论浮粗或浮细，均主热盛血瘀证，但又各具特定临床意义。

（1）望目辨"血热气滞兼瘀证"：可见白睛血脉红色、细、沉。按：此属里实热证。若出现于白睛肺脏部位则主表实热证。

（2）望目辨"里实热兼血瘀证"：可见白睛血脉红色、粗、浮。

（3）望目辨"气滞血瘀、热痛证"：可见白睛血脉红色、粗、迂曲。

（4）望目辨"气滞瘀热、疼痛重证"：可见白睛血脉红色、粗、浮、迂曲。

10. 从白睛血脉"绛色"辨

望目辨"血瘀实热证"：可见白睛血脉绛色、粗。

望目辨"血郁实热重证"：可见白睛血脉绛色、粗、浮。按：此属里实热、气滞血瘀重证。

望目辨"里实热、气滞血瘀证"：可见白睛血脉绛色、粗、沉。

11. 从白睛血脉"红黯色"辨

（1）望目辨"热邪亢盛、血瘀实证"：可见白睛血脉红黯色。

（2）望目辨"气滞血瘀、热郁证"：可见白睛血脉红黯色、细、浮。

（3）望目辨"血瘀、热郁证"：可见白睛血脉红黯色、粗、沉；可见白睛血脉红黯色、细、沉，表示尚兼气滞证。

（4）望目辨"血瘀、热郁里实证"：可见白睛血脉红黯色、细、沉。

（5）望目辨"气滞血瘀、热郁重证"：可见白睛血脉红黯色、粗、浮。

（6）望目辨"血郁阳盛兼瘀重证"：可见白睛红色，血脉红黯色弯钩、粗、浮。按：此眼象多见于严重原发或各类继发严重高血压病，类中风，中风。

（7）望目辨"血郁阳盛，风邪内动兼瘀重证"：可见白睛红色雾漫，血脉红黯色弯钩、粗、浮。按：此眼象多见于严重原发或各类继发高血压病危象，类中风，中风。

（8）望目辨"湿气阻滞、气滞血瘀、实热亢盛证"：可见白睛黯黄条斑，血脉绛色、粗、浮。按：黯黄条斑主"湿气"阻滞、瘀血郁热较重证，白睛血脉绛色主里热盛实、以热为主、兼有血瘀证。

（9）望目辨"湿气"阻滞、严重气滞血瘀、实热亢盛证"：可见白睛黯黄条斑，血脉红黯色、粗、浮。按：白睛血脉红黯色、粗、浮主严重气滞血瘀、实热亢盛证。

12. 从白睛血脉"黯红色"辨

（1）望目辨"血瘀实热证"：可见白睛血脉黯红色。

（2）望目辨"血瘀热郁证"：可见白睛血脉黯红色、细、浮。按：此眼象表示尚兼气虚证。

（3）望目辨"血瘀热郁、里实证"：可见白睛血脉黯红色、粗、沉，表示血瘀较重；或可见白睛血脉黯红色、细、沉，表示血瘀略轻。

（4）望目辨"气滞血瘀、热痛证"：可见白睛血脉黯红色、细、沉、迂曲；或可见白睛血脉黯红色、粗、沉、迂曲，此证重于上述证候。

13. 从白睛血脉"紫色"辨

（1）望目辨"气虚气滞、血瘀兼寒轻证"：可见白睛血脉淡紫色。

（2）望目辨"血瘀气滞证"：可见白睛血脉紫色、粗。按：此眼象表示有由热转寒之虞。

（3）望目辨"血瘀气滞、热郁重证"：可见白睛血脉紫色、粗、浮。若见白睛血脉紫黯色、粗表示即将由热转寒证；若见白睛血脉紫黯色、粗、浮表示血瘀气滞严重，将很快转寒证。

（4）望目辨"血瘀气滞、热郁疼痛重证"：可见白睛血脉紫色、粗、浮、迂曲。

（5）望目辨"热盛兼瘀重证"：可见白睛血脉紫黯色。按：此眼象表示有由热转寒之虞。

（6）望目辨"血瘀气滞转寒证"：可见白睛血脉紫黑色、粗，表示寒瘀均严重；或可见白睛血脉紫黑色、粗、浮，表示病情濒危。

14. 从白睛血脉"黑色"辨

（1）望目辨"寒瘀重证"：可见白睛血脉黑色。按：此属阴寒极重、气血凝涩、几欲败绝证。多见于瘀血重而阴阳离决证候。也有主热者，但需再看其他脏腑是否尚有其他颜色。无论黑色出现于何脏腑部位，均属病危，气血几欲败绝，阴阳将要离绝。同时，尚可能兼有痛证。

（2）望目辨"气滞寒瘀内郁证"：可见白睛血脉黑色、粗、浮、迂曲。按：此眼象表示气血败绝危重证，可兼疼痛。

（3）望目辨"血瘀里寒郁结危重证"：可见白睛血脉黑色、粗、沉。按：此眼象表示气血败绝危重证，可兼疼痛。

（4）望目辨"寒瘀内郁、血气败绝、本虚标实危证"：可见白睛血脉黑色、粗、浮、无根。

（5）望目辨"血瘀、寒邪内郁，气血败绝证"：可见白睛血脉蓝黑色、无根。按：此属气血凝涩寒实证。此眼象多见于寒郁血瘀重证，可兼有疼痛及阴阳离决证候。

（6）望目辨"热郁极而血瘀、气血败绝证"：可见白睛血脉紫黑色、无根。按：此属气血凝涩实热证，多见于阴阳离决证候。

二、从白睛血脉粗细特征辨

1. 从白睛血脉"粗"辨

（1）望目辨"气滞血瘀证"：可见白睛血脉粗、沉、弯曲。按：凡见此种眼象，医家在根据前述血脉颜色辨别所表示的临床意义时，尚宜认为证候不稳定，但无论显现何种颜色，均主气滞血瘀证。

（2）望目辨"气虚气滞血瘀证"：可见白睛血脉粗、浮、根虚或无根。按：凡见此种眼象，医家在根据前述血脉颜色辨别所表示的临床意义时，尚宜认为证候不稳定，但无论显现何种颜色，均主气虚气滞血瘀证。

（3）望目辨"气滞血瘀、热郁兼痛证"：可见白睛血脉紫色、粗、浮、迂曲。

（4）望目辨"气滞寒瘀内郁、气血败绝危重证"：可见白睛血脉黑色、粗、浮、迂曲、根虚或无根。按：此证属虚实夹杂证，可兼疼痛。

上述眼象随患病脏腑证候不同，可分别或综合呈现于白睛相关脏腑部位，表明脏腑罹患相关瘀血证。

形成白睛血脉"紫黯色或紫近黑色、粗或粗浮"特征的主要原理为血中津液因高热而极度减少，导致营气相对增多，血液极黏稠，更新很慢，血液运行极度瘀滞，表现为严重热盛血瘀状态，此时血色呈紫黯色；若血瘀更重，血中营气更新极慢，则血色由紫黯色转为紫黑色。由于血瘀，血液充盈于脉管之内，可导致血脉增粗。由于脏腑组织通过经络与白睛血脉相连，故伴随脏腑组织血脉颜色紫黯色或紫黑色，且血脉变粗，使白睛相应脏腑部位的血脉也呈现紫黯色或紫黑色而粗；当白睛血脉也因瘀血而饱满、膨隆，隆起于白睛表面时，则凸出于白睛表面，而使白睛血脉显"浮"象，导致白睛血脉紫黯或紫黑色而浮粗。若血液渗出或溢出血脉之外，可见相应颜色的雾漫。此为瘀血证中的极重度血瘀热证，并可能即将转为"血瘀寒证"。临床常见胸闷胸痛，烦躁，肌肤干枯，可有出血点或出血斑，发热或四肢厥冷，嗜睡，昏迷或昏厥，谵妄，惊狂，痉厥，角弓反张，或郑声，舌质黯，脉伏数或伏细涩等。

2. 从白睛血脉"细"辨

（1）望目辨"血瘀寒郁证"：可见白睛血脉淡黯色、细、沉。按：此眼象若见于白睛肺部位，则主表寒实证。

（2）望目辨"气虚血瘀湿阻证"：可见白睛血脉淡黯色、细、与周围组织界线欠清晰。按：此属虚实夹杂证候。

（3）望目辨"气虚气滞、血瘀轻证"：可见白睛血脉黯色、细、浮。

（4）望目辨"气滞血瘀热证"：可见白睛血脉黯红色、细、浮。

三、从白睛血脉形态特征辨

1. 从白睛血脉"弯钩"辨

（1）望目辨"血郁阳盛，风邪内动兼瘀重证"：可见白睛底色红色、血脉红黯色、弯钩、粗、浮。按：多见于各类较重的原发或继发高血压、类中风、中风患者。

（2）望目辨"血瘀严重、内风妄动重证"：可见白睛雾漫红色、血脉红黯色、弯钩、粗、浮。按：多见于严重原发或各类继发高血压病危象、类中风及中风。

2. 从白睛血脉"结花"辨

（1）望目辨"气滞血瘀寒郁证"：可见底色淡蓝色，血脉青色、结花。按：反复发生气滞血瘀而生寒郁，气机郁结使外周循环阻力增大，病势缠绵，反复曲折，令血脉曲折结花，因寒甚则痛，故此眼象常伴疼痛。

（2）望目辨"气滞血瘀寒郁重证"：可见白睛底色淡蓝色，血脉青色、粗、结花。

（3）望目辨"气滞血瘀、寒郁内风证"：可见白睛雾漫淡蓝色，血脉青色、细、结花。若严重气滞血瘀寒郁风证，可见白睛雾漫淡蓝色，血脉青色、粗、结花。

3. 从白睛血脉"结网"辨

（1）望目辨"气虚气滞、血瘀郁热证"：可见白睛底色红色，血脉红色、粗、浮、结网。

（2）望目辨"气虚气滞、血瘀郁热内风证"：可见白睛雾漫红色，血脉红色、粗、浮、结网。

（3）望目辨"气血虚、气滞血瘀、郁热证"：可见白睛底色粉色，血脉红色、细、结网。亦可见白睛底色粉红色，血脉红色、细、浮、结网。按：此眼象虚证明显。

（4）望目辨"气血虚、气滞血瘀、郁热内风证"：可见白睛雾漫粉色，血脉红色、细、结网。亦可见白睛底色或雾漫呈红色，血脉殷红色、粗、沉、结网，表示虚实夹杂证。

（5）望目辨"阴虚热郁、气滞血瘀证"：可见白睛底色红色，血脉殷红色、粗、沉、结网。

（6）望目辨"阴虚热郁、气滞血瘀、内风证"：可见白睛雾漫红色，血脉殷红色、粗、沉、结网。

（7）望目辨"气阴两虚、虚热内郁证"：可见白睛底色红色，血脉殷红色、粗、浮、结网。按：此眼象表明除阴虚之外，尚伴气虚血瘀，但主要为阴虚证候，出现于何脏腑即为该脏腑虚风内动。此时内风多已严重。

（8）望目辨"气阴两虚、虚热内郁、血瘀动风证"：可见白睛雾漫红色，血脉殷红色、粗、浮、结网。按：此眼象表明除阴虚之外，尚伴气虚血瘀，但主要为阴虚内风证候，出现于何脏腑即为该脏腑虚风内动。此时内风多已严重。

（9）望目辨"气滞血瘀郁热证"：可见白睛底色红色，血脉红色、粗、沉、结网。

（10）望目辨"气滞血瘀郁热、风邪内动证"：可见白睛底色雾漫红色，血脉红色、粗、沉、结网。按：此时病已较重。

一般地说，望目辨"气血郁结证"时，多见白睛血脉呈现弯钩，颜色淡、黯、或淡蓝、或蓝色。若白睛血脉呈现弯钩、细，多主气血郁结较轻微证候；白睛血脉呈现弯钩、粗，多主气血郁结较严重证候；当白睛血脉的弯钩红黯色或绛色时，多主气机郁结化热证候；若出现于肝或胆部位，主肝胆阳热亢盛，风热内动证候；若白睛血脉的弯钩红黯色或绛色、粗而不浮，多主气机郁结化热，阳热亢盛，或风热内动轻证，此类证候多见于长期肝郁者，或高血压病初期阳热亢盛者。若白睛血脉的弯钩红黯色或绛色、粗而浮，多主阳热亢盛；若兼雾漫，则为重证，每见于长期肝郁，发展成阳热亢盛、风热内动重证患者。

4. 从白睛血脉"顶珠""垂露"辨

（1）望目辨"湿热血瘀郁积证"：可见白睛血脉灰黑色顶珠、垂露。按：多见于寄生虫病，尤以蛔虫多见，亦多见于常见伤科病、妇科病、某些内科病，以及肿瘤患者。

（2）望目辨"气滞兼瘀证"：可见白睛血脉青色顶珠、垂露。按：多见于陈久外伤疼痛，气滞兼瘀重证。

（3）望目辨"痰瘀气郁证"：可见白睛血脉青黑色顶珠、垂露。按：多见于寄生虫病、伤科病、妇科病及某些内科病。亦可见于癥积肿块，如肉瘤、实体瘤等患者。

5. 从白睛血脉"穿雾"辨

（1）望目辨"气虚血瘀、痰结轻证"：可见白睛血脉淡黯色穿雾，雾色淡黯。按：此证可见于西医学诊断的轻微炎症、或囊肿。

（2）望目辨"寒瘀痰结轻证"：可见白睛血脉青色、穿雾，雾呈青蓝色。按：青蓝色斑主气滞寒瘀证候，"穿雾"主瘀血痰结证，白睛血脉青色主气滞血瘀重证，多兼寒证，或兼痛证。白睛血脉青色、穿过由青蓝色斑形成的"雾"，即主寒瘀、痰结轻证。从西医学角度看，此证多见于肿瘤初起患者，此时患者多无症状，或仅有极轻微不适；亦可见于西医学诊断的慢性轻微炎症。

（3）望目辨"气虚血瘀、痰气郁结热证"：可见白睛黯色血脉穿雾，雾呈灰褐色。按：此证多见于肿瘤初起患者。此时患者多无症状，或仅有极轻微不适。

（4）望目辨"气血虚、痰郁热证"：可见白睛粉色血脉穿雾，雾呈灰褐色。按：此证多见于肿瘤初起患者。此时患者可无症状，或有轻微"不明原因"发热。

（5）望目辨"瘀血痰郁轻证"：可见白睛血脉穿雾。按：此眼象多见于肿瘤初起患者。此时患者多无症状，或仅有极轻微不适。医家宜根据血脉颜色、粗细、形态及斑片颜色、浮沉综合分析诊断相关证候。

（6）望目辨"血瘀痰郁热证"：可见白睛红黯色血脉穿雾，雾呈黯红色。按：此证多见于肿瘤患者。此时患者多有明显症状，从西医学角度看，多已继发感染，出现轻微急性炎症。

（7）望目辨"痰瘀热结证"：可见白睛黯红色血脉穿雾，雾呈红黑色。按：此证多见于肿瘤患者。此时患者多有明显症状，或已继发感染。

6. 从白睛血脉"虎尾"辨

（1）望目辨"痰瘀气郁证"：可见白睛血脉黯色"虎尾"。按：此眼象多见于肿瘤患者，且有明显症状。

（2）望目辨"痰瘀气郁化热证"：可见白睛血脉黯红色"虎尾"。按：此眼象多见于肿瘤患者，且有明显症状。

7. 从白睛血脉"串珠"辨

白睛血脉串珠表示痰瘀气机滞结证，可从以下两个方面辨证：

（1）从白睛血脉"串珠"与白睛位于同一平面辨

① 望目辨"痰瘀郁热、气机滞结证"：可见白睛红黯色串珠，与白睛位于同一平面。按：此证以血与气机郁结化热为著，常见于临床各类肿瘤患者。

② 望目辨"痰瘀郁热、瘀血较著证"：可见白睛黯红色串珠，与白睛位于同一平面。按：此证瘀血与气机郁结化热，而以瘀血尤著，常见于临床各类肿瘤患者。

（2）从白睛血脉"串珠"高出于白睛表面辨

① 望目辨"痰瘀气郁化热、气郁血瘀较著证"：可见白睛红黯色串珠，略高出白睛表面。按：此证瘀血与气机郁结，以气郁化热为著，常见于临床各类肿瘤患者。

② 望目辨"痰瘀气郁化热、气郁血瘀较著证"：可见白睛黯红色串珠，高出白睛表面。按：此证血与气机郁结，但以血瘀为著，常见于临床各类肿瘤患者。

8. 从白睛血脉"附珠"辨

（1）望目辨"气血虚、痰瘀气郁证"：可见白睛血脉粉黯色附珠。按：此眼象多见于肿瘤患者。

（2）望目辨"气虚血瘀、痰郁热证"：可见白睛血脉红黯色附珠。按：此证以血气郁结化热为著，多见于肿瘤患者。

（3）望目辨"气虚血瘀、痰瘀气郁证"：可见白睛血脉黯红色附珠。按：此证在气虚基础上，以血瘀气郁为著，多见于肿瘤患者。

第六章　望目辨"郁"邪及相关证候

　　脏腑被"郁"邪侵扰之后，导致人体脏腑气血涩滞，郁结不舒，气机欲升而难升，欲降而难降，欲浮而难浮，欲沉而难沉，以至气血怫郁，辗转难伸。

　　从临床实际看，"郁"邪可以为单纯的病邪，常以一定"证候"形式反映出来。"郁邪兼夹证"是在已经罹患"郁"邪的基础上兼夹其他病邪而形成的证候，形成可以为"寒郁"，可以为"热郁"，也同时可以兼夹气、血、痰、湿、食、寒、热、风等病邪而形成的各种相关证候。因此，医家必须仔细观察，并将各种特征综合考虑，全面辨析，从而在得出病因诊断时，也得出证候诊断。由于全身脏腑通过经络气血与"目"密切联系，使"目"具备反映生命状态的相应解剖生理基础，故可在白睛上呈现反映"郁"邪为患的临床特征。

　　在"望目辨证"时，"郁"邪可以呈现此前已经记述的相应眼象，在兼夹病邪方面可以出现一个特征，也可以同时出现两个或两个以上特征，形成相应较单纯的证候，以及诸多复杂证候。欲辨"郁"邪病因及相关证候，可从眼睑颜色与形态、白睛颜色与形态、白睛形态特征、白睛血脉特征诸方面辨别。为了简明易记，节省篇幅，本书在记述"郁"邪常见白睛特征时，同时记述其各自所表示的相应证候。

第一节　从目裹特征辨

　　（1）望目辨"脾虚气郁证"：可见目裹黯色。按：此眼象可见于与消化系统功能障碍相关的多种病证，以及某些肝病患者。

　　（2）望目辨"脾虚血瘀气郁证"：可见目裹青色。按：从西医学角度看，此眼象可见于较严重的肝病，与消化系统功能障碍相关的多种病证，以及高脂血症、失眠、月经病等患者。

　　（3）望目辨"脾虚湿郁证"：可见目裹卧蚕。按：从西医学角度看，此眼象可见于肾炎、恶性营养不良，以及与消化系统功能障碍相关的多种病证，某些疾病濒危状态患者亦可呈现此种眼象。

　　（4）望目辨"脾虚气郁、兼湿邪郁阻证"：可见目裹黯色、水肿。按：此眼象可见于多种病证。

第二节　从白睛底色特征辨

　　（1）望目辨"气虚、湿邪郁阻证"：可见白睛底色淡黄色。

　　（2）望目辨"湿邪郁热证"：可见白睛底色黄色。

　　（3）望目辨"湿邪郁热重证"：可见白睛底色金黄色。

　　（4）望目辨"湿郁寒证"：可见白睛底色黯黄色。

　　（5）望目辨"气郁证"：可见白睛底色蓝色。按：此证可兼痛证。

（6）望目辨"血郁证"：可见白睛底色青色。按：此证可兼痛证。

第三节　从白睛形态特征辨

当罹患"郁"邪之后，每每可以见到白睛血脉出现"弯钩"特征，而白睛血脉呈现弯钩是"郁"邪最常见的白睛血脉特征。弯钩的颜色、粗细、长短、浮沉及出现部位可以各不相同，但白睛血脉弯曲如钩是辨析"郁"邪的共有特征。

"郁"邪作为病因导致疾病的常见白睛形态特征为浮壅、点、斑、雾漫、结、包、丘、岗、泡等，"郁"邪作为病因导致疾病的常见白睛血脉形态特征为弯钩、结花、结网、顶珠、垂露、月晕、穿雾、虎尾、串珠、附珠等。

一、从白睛特征"白睛浮壅"辨

望目辨"湿邪郁阻证"：可见白睛无色浮壅。

二、从白睛特征"点"辨

当白睛出现某些蓝色、青色、灰黑色或黯红色"点"等形态特征时，可主"郁"邪为患，即表明患者致病的"病因"可以为"郁"邪。不同特征的"点"等白睛形态特征表明病邪致病之后患者呈现各自相应的临床证候。

1. 从连接白睛血脉的白睛特征"点"辨

（1）望目辨"气虚湿郁血瘀证"：可见连有淡色白睛血脉的黯灰色点。按：此证在轻微气虚基础上兼有湿郁血瘀。

（2）望目辨"气虚气滞、湿郁轻证"：可见连有淡黯色血脉的白睛灰色点。

（3）望目辨"气滞湿郁证"：可见连有淡蓝色血脉的白睛灰色点。

（4）望目辨"气滞湿郁寒证"：可见连有淡蓝色血脉的白睛黯蓝色点。按：罹患寄生虫病气滞湿郁寒证者常见黯蓝色点。

（5）望目辨"血瘀郁热证"：可见连有黯红色血脉的白睛黯红色点。

（6）望目辨"血瘀热郁夹湿证"：可见连有黯红色血脉的白睛灰黑色点。

2. 从白睛特征"孤立点"辨

（1）望目辨"气虚气滞湿郁证"：可见白睛孤立灰色点。按：常见于罹患寄生虫病气虚气滞湿郁证者。

（2）望目辨"气虚血瘀、湿郁证"：可见白睛孤立黯灰色点。按：常见于罹患寄生虫病气虚血瘀、湿郁证者。

（3）望目辨"气虚湿郁、血瘀证"：可见白睛孤立灰黑色点。按：常见于罹患寄生虫病气虚湿郁、血瘀证者。

（4）望目辨"气滞湿郁寒证"：可见白睛孤立蓝色点。按：罹患寄生虫病血瘀湿郁寒证者常见黯色点。

（5）望目辨"血瘀郁热轻证"：可见白睛孤立黯红色点。

（6）望目辨"气虚血瘀郁热、兼湿郁轻证"：可见白睛孤立紫灰色点。

三、从白睛特征"条"辨

1. 望目辨"湿郁及相关证"

（1）望目辨"湿郁证"：可见白睛淡白色条，表示湿邪较轻。亦可见白睛灰白色条，表示湿郁已经明显。

（2）望目辨"湿郁较重证"：可见白睛灰色条。按：此眼象表示有可能向"饮"转化。

2. 望目辨"血瘀痰湿郁结证"

望目辨"血瘀痰湿郁结证"：可见白睛黯灰色条。

3. 望目辨"气滞湿郁兼寒轻证"

望目辨"气滞湿郁兼寒轻证"：可见白睛蓝色条。

4. 望目辨"血瘀湿郁兼寒轻证"

望目辨"血瘀湿郁兼寒轻证"：可见白睛青色条。

四、从白睛特征"斑"辨

（1）望目辨"寒湿郁阻证"：可见白睛黯黄色斑。

（2）望目辨"湿郁气滞证"：可见白睛灰絮斑。

（3）望目辨"血瘀湿郁，瘀邪较重证"：可见白睛黯灰色斑。按：此眼象显示的证候多见于寄生虫病。

（4）望目辨"湿邪郁热轻证"：可见白睛灰褐色斑。

（5）望目辨"血瘀湿邪郁热轻证"：可见白睛黯褐色斑。

（6）望目辨"湿邪郁热证"：可见白睛淡黄色斑，甚者可见白睛黄色斑。

（7）望目辨"湿浊郁热轻证"：可见白睛黄褐色斑。

（8）望目辨"湿郁化热、气结证"：可见白睛黄点斑。

（9）望目辨"湿气郁热证"：可见白睛黄条斑。按：此证湿、气阻滞，郁热较重。

（10）望目辨"阴虚、湿阻郁热证"：可见白睛黄絮斑。

五、从白睛特征"雾漫"辨

（1）望目辨"气虚气郁、内风兼寒证"：可见白睛淡青色雾漫。按：此多为脏腑气虚兼寒内风初起证，证候尚较轻微。

（2）望目辨"气虚气滞、血郁内风兼寒证"：可见白睛青色雾漫。

（3）望目辨"血虚寒郁内风证"：可见白睛黯粉色雾漫。按：在此证候中，先患血虚，而后导致瘀血，以致寒郁生风。

（4）望目辨"寒郁内风证"：可见白睛蓝色雾漫。

（5）望目辨"寒郁内风重证"：可见白睛黯蓝色雾漫。

（6）望目辨"湿郁内风轻证"：可见白睛淡黄色雾漫。

（7）望目辨"湿浊郁热内风证"：可见白睛黄色雾漫。

（8）望目辨"湿浊郁热、内风较重证"：可见白睛黄褐色雾漫。

（9）望目辨"湿痰血瘀郁阻、内风证"：可见白睛淡黯黄色雾漫，常见于肝硬变晚期、癌病晚期等患者，但仍然表示病证尚属初期，并未发展到危重阶段；甚者可见白睛黯黄色雾漫，表示此证重于上述证候。

（10）望目辨"血虚热郁内风证"：可见白睛粉红略黯雾漫。按：此属本虚（血虚）标实（血郁）证，但血郁较明显。若见白睛黯红色雾漫，表示此证重于上述证候。

六、从白睛特征"月晕"辨

（1）望目辨"痰气郁结轻证"：可见白睛淡灰色月晕，月晕中间为灰色空泡点，与白睛位于同一平面。按：此证以气郁为主。患此证时，病尚轻微。常见于体积较小、临床表现轻微或尚无临床表现的囊肿、息肉等患者。

（2）望目辨"痰气郁结证"：可见白睛黯灰色月晕，月晕中间为灰黑色空泡点，与白睛位于同一平面。按：此证常见于体积较小而临床表现轻微或尚无临床表现的囊肿、息肉等患者。

（3）望目辨"血郁气结证"：可见白睛粉色月晕，月晕中间为红色空泡点，与白睛位于同一平面。按：此证以血郁为主，已有化热表现。患此证时，病尚轻微。常见于痔疮、或体积较小而临床表现轻微或尚无临床表现的囊肿、息肉但已有轻度感染患者。

（4）望目辨"痰气郁结兼风轻证"：可见白睛淡灰色月晕，月晕中间为灰色实体点，与白睛位于同一平面。按：此证以痰郁为主。患此证时，病亦轻微，但气郁每与湿邪、痰邪互结。常见于体积较小、临床表现轻微或尚无临床表现的结石、肿瘤、面瘫、偏瘫等患者。

（5）望目辨"痰瘀气郁兼风轻证"：可见白睛黯灰色月晕，月晕中间为灰黑色实体点，与白睛位于同一平面。按：此证以痰郁为主，血瘀气郁次之，属寒证。常见于体积较小而临床表现轻微或尚无临床表现的结石、肿瘤、面瘫、偏瘫等患者。

（6）望目辨"痰瘀郁热兼风轻证"：可见白睛粉色月晕，月晕中间为红色实体点，与白睛位于同一平面。按：此证以痰郁为主，血瘀气郁次之，但病证尚属轻微，此属热证。每见于多种常见病、多发病，如原发性高血压病、肾病高血压、动脉粥样硬化性脑血管病等；亦可见于体积较小而临床表现轻微或尚无临床表现的结石、肿瘤等已经出现轻微感染的患者。

（7）望目辨"痰瘀郁热兼风证"：可见白睛粉色月晕，月晕中间为红色实体结，高出白睛表面：主。此证以痰瘀郁热为主。常见于体积较小而临床表现轻微或尚无明显临床表现，但病灶已有轻度感染的结石、肿瘤等患者，也可见于原发性高血压病、肾病高血压、动脉粥样硬化性心血管病或脑血管意外引发的面瘫、偏瘫等患者，或见于痔疮患者。

（8）望目辨"血郁气结证"：可见白睛粉黯色月晕，月晕中间为红黯色空泡点，与白睛位于同一平面。按：此证血郁为主，兼以血瘀化热。患此证时，病尚轻微。常见于痔疮、或体积较小而临床表现轻微或尚无临床表现的囊肿、息肉但已有轻度感染患者。

（9）望目辨"血虚痰瘀、郁热兼风证"：可见白睛粉黯色月晕，月晕中间为红黯色实体点，与白睛位于同一平面。按：此证以痰瘀郁结为主，气郁次之，但病证总体尚属轻微。每可见于多种常见病、多发病，如原发性高血压病、肾病高血压、动脉粥样硬化性脑血管病等；亦可见于常见于体积较小、临床表现轻微或尚无临床表现的结石、肿瘤等已经出现感染的患者。

七、从白睛特征"结"辨

1. 从连接白睛血脉的"结"辨

（1）从连接白睛淡色血脉的"结"辨

① 望目辨"气虚、湿痰气郁轻证"：可见连接淡色白睛血脉的灰色实体结。若见连接淡色白睛血脉的灰色根虚实体结亦属虚实夹杂证，但病证仍较轻微。

② 望目辨"气虚气郁、痰湿郁结证"：可见连接淡色白睛血脉的灰色空泡结。按：此证气虚气郁较重，且痰重于湿。

③ 望目辨"气虚气郁、痰瘀郁结证"：可见连接淡色白睛血脉的黯灰色根虚空泡结。按：此属虚实夹杂证，系以气虚气郁较明显的痰瘀郁结轻证。若见连接淡色白睛血脉的黯灰色空泡结为气虚气郁较重，且痰瘀互结。

④ 望目辨"气虚、痰瘀郁结证"：可见连接淡色白睛血脉的黯灰色根虚实体结。按：此属虚实夹杂证，但病证尚较轻微。

⑤ 望目辨"气虚气滞、痰气郁结证"：可见连接淡色白睛血脉的青黑色实体结。若见连接淡色白睛血脉的青黑色根虚实体结表示气虚较"连接淡色白睛血脉的青黑色实体结"略重。

⑥ 望目辨"气虚血瘀、痰气郁结证"：可见连接淡色白睛血脉的黯灰色纽丝结。按：此证以痰气郁结为主，兼患气虚血瘀，系虚实夹杂证。此外，尚可见连接淡色白睛血脉的青黑色空泡结。若见连接淡色白睛血脉的青黑色根虚空泡结表示气虚气郁较重。若见连接淡色白睛血脉的青黑色纽丝结表示气虚气郁且寒邪较重，亦属虚实夹杂证。

（2）从连接白睛淡黯色血脉的"结"辨

望目辨"气虚血瘀、痰郁气结证"：可见连接淡黯色白睛血脉的黯灰色实体结。按：此属虚实夹杂证，但尚较轻微。若见连接淡黯色白睛血脉的黯灰色根虚实体结为气虚较重。若见连接淡黯色白睛血脉的黯灰色根虚空泡结表示兼见气郁较著。

（3）从连接白睛黯色血脉的"结"辨

① 望目辨"气虚气滞、痰瘀气郁证"：可见连接黯色白睛血脉的黯灰色根虚空泡结。按：此属虚实夹杂证。

② 望目辨"气虚血瘀、痰气郁结证"：可见连接黯色白睛血脉的青黑色根虚实体结。若见连接黯色白睛血脉的青黑色根虚空泡结表示气虚气滞较重。

③ 望目辨"血瘀、痰气郁结证"：可见连接黯色白睛血脉的灰色实体结。若见连接黯色白睛血脉的黯灰色实体结表示血瘀较重，但从总体看，病证尚较轻微。

④ 望目辨"血瘀、痰气郁结寒证"：可见连接黯色白睛血脉的青黑色纽丝结。

⑤ 望目辨"痰瘀气滞寒郁证"：可见连接黯色白睛血脉的青黑色实体结。

⑥ 望目辨"痰瘀气郁证"：可见连接黯色白睛血脉的黯灰色根虚结。按：此证血瘀气虚气郁较著。若见连接黯色白睛血脉的黯灰色空泡结为血瘀气郁较著。

⑦ 望目辨"血瘀、痰气郁结证"：可见连接黯色白睛血脉的黯灰色纽丝结。按：此证以血瘀气郁为主，兼患痰郁，系实证。

（4）从连接白睛红色血脉的"结"辨

① 望目辨"血瘀、气机郁结、实热证"：可见连接红色白睛血脉的红色实体结。

② 望目辨"血瘀痰热气郁证"：可见连接红色白睛血脉的红色空泡结。按：此证气郁化热较著，多见于囊肿继发感染者。

③ 望目辨"湿气郁热证"：可见连接红色白睛血脉的灰褐色孤立实体结。

（5）从连接白睛黯红色血脉的"结"辨

① 望目辨"瘀热气机郁结证"：可见连接黯红色白睛血脉的黯红色实体结。按：此证系瘀甚化热实证。

② 望目辨"血瘀、痰热气机郁结证"：可见连接黯红色白睛血脉的黯红色空泡结。按：此证以气郁血瘀较著。

（6）从连接白睛殷红色血脉的"结"辨

① 望目辨"气阴两虚、气郁血瘀热证"：可见连接殷红色白睛血脉的黯红色根虚实体结。按：此属阴虚较重的虚实夹杂证。

② 望目辨"气阴两虚、痰瘀气郁化热证"：可见连接殷红色白睛血脉的黯红色根虚空泡结。按：此属阴虚痰瘀较著的虚实夹杂证。

2. 从白睛特征"孤立结"辨

（1）从白睛特征"灰色孤立结"辨

① 望目辨"气虚、气郁痰结证"：可见白睛灰色孤立空泡结。

② 望目辨"气虚、湿痰郁结证"：可见白睛灰色孤立实体结。按：此证气虚较重，属虚实夹杂证。

③ 望目辨"气虚、痰瘀郁结证"：可见白睛灰黑色孤立实体结。按：此属虚实夹杂证，痰湿血瘀郁结较重证。

④ 望目辨"血虚血瘀气结证"：可见白睛粉色孤立实体结。按：此多见于结石病患者。

⑤ 望目辨"气血虚、痰瘀气郁证"：可见白睛粉灰色孤立实体结。

⑥ 望目辨"湿气郁热证"：可见白睛灰褐色孤立实体结。

（2）从白睛特征"黯色孤立结"辨

望目辨"气虚、痰气郁结血瘀证"：可见白睛黯色孤立实体结。

（3）从白睛特征"黯灰色孤立结"辨

① 望目辨"气虚、痰郁血瘀证"：可见白睛黯灰色孤立纽丝结。

② 望目辨"气虚、痰瘀郁结证"：可见白睛黯灰色孤立实体结。按：此属虚实夹杂证。

③ 望目辨"气虚气滞、痰瘀郁结证"：可见白睛黯灰色孤立空泡结。按：此属虚实夹杂证，气

虚气滞较重。

（4）从白睛特征"蓝色孤立结"辨

望目辨"气滞、血瘀寒郁证"：可见白睛蓝色孤立实体结。按：此证气滞寒郁较著。

（5）从白睛特征"青色孤立结"辨

望目辨"气虚气郁寒证"：可见白睛青色孤立实体结。

（6）从白睛特征"紫黑色孤立结"辨

望目辨"气虚气滞、血瘀寒郁证"：可见白睛紫黑色孤立实体结。按：此证多为由热转寒而成虚实夹杂证候，但总体上看，尚属血瘀寒郁较轻证候。

（7）从白睛特征"青黑色孤立结"辨

①望目辨"气虚血瘀、痰郁气结寒证"：可见白睛青黑色孤立实体结。按：此证系气虚基础上以痰瘀较重的痰气郁结寒证。

②望目辨"气虚气滞、痰瘀气郁证"：可见白睛青黑色孤立空泡结。按：此证气滞尤著。

③望目辨"气虚痰瘀郁阻寒证"：可见白睛青黑色孤立实体结。按：此证系气虚基础上痰瘀较重的痰气郁结证。从西医学角度看，癌病痰气郁结寒证患者多见此种眼象。

④望目辨"气虚气滞、痰瘀气郁证"：可见白睛青黑色孤立空泡结。按：此证系气虚气滞、痰瘀较重的痰气郁结证。

⑤望目辨"气滞血瘀、寒血郁结重证"：可见白睛青黑色孤立纽丝结。按：此眼象表示血瘀气郁较著。

⑥望目辨"血瘀气滞、寒血郁结重证"：可见白睛青黑色孤立纽丝结。按：此系实证。

（8）从白睛"紫色孤立结"辨

望目辨"气滞血瘀证"：可见白睛紫色孤立实体结。按：此证多属热证，但宜仔细辨别是否具有由热转寒征象。

（9）从白睛特征"紫黑色孤立结"辨

望目辨"气虚气滞、痰瘀郁阻、热毒偏重证"：可见白睛紫黑色孤立实体结。按：此系虚实夹杂、热毒偏重，多为由热转寒而成，但总体看，尚属较轻证候。

（10）从白睛特征"黑紫色孤立结"辨

望目辨"气虚气滞、痰瘀郁阻、寒郁偏重证"：可见白睛黑紫色孤立实体结。按：此系虚实夹杂证候，多为由热转寒而成。

（11）从白睛特征"红色孤立结"辨

①望目辨"血瘀痰热气结证"：可见白睛红色孤立实体结。按：此多见于西医学诊断的高血压病、血管内壁胆固醇斑块患者。

②望目辨"痰瘀郁热、气虚气郁较著证"：可见白睛红色孤立空泡结。按：此属虚实夹杂证。多见于西医学诊断的高血压病、急性菌痢、出血性肠炎、疔疮痈疡、及某些肿瘤病患者等。

③望目辨"血瘀痰气郁热证"：可见白睛红色孤立纽丝结。按：此眼象多属实证。若纽丝隆起，多属虚实夹杂证。

（12）从白睛特征"黯红色孤立结"辨

①望目辨"血郁证"：可见白睛黯红色孤立实体结。按：此属由血瘀而致热郁。

② 望目辨"血郁气结证"：可见白睛黯红色孤立纽丝结。

（13）从白睛特征"殷红色孤立结"辨

① 望目辨"阴虚气机郁结证"：可见白睛殷红色孤立实体结。

② 望目辨"阴虚气滞、痰瘀郁热证"：可见白睛殷红色孤立空泡结。按：多见于西医学诊断的高血压病、结核病、囊肿继发感染等患者。

③ 望目辨"阴虚血瘀、热郁气结证"：可见白睛殷红色孤立纽丝结。按：此证阴虚血瘀较著。

八、从白睛特征"包"辨

（1）望目辨"血虚血瘀、痰郁证"：可见白睛粉色包。

（2）望目辨"痰郁证"：可见白睛灰色包。

（3）望目辨"血瘀、痰气郁结证"：可见白睛青色包。按：可兼痛证。

（4）望目辨"血瘀气滞、痰郁寒实证"：可见白睛青黑色包。按：可兼痛证。

九、从白睛特征"丘"辨

（1）望目辨"气虚、湿痰郁阻轻证"：可见白睛淡白色丘。

（2）望目辨"血虚痰郁热证"：可见白睛粉黄色丘。

（3）望目辨"血虚痰热郁积重证"：可见白睛粉褐色丘。按：此证血虚痰热较重。

（4）望目辨"湿痰郁阻证"：可见白睛灰白色丘。

（5）望目辨"湿痰郁阻较重证"：可见白睛灰色丘。

（6）望目辨"湿痰瘀血郁阻证"：可见白睛灰黯色丘。按：此证湿痰郁阻较重。

（7）望目辨"血瘀痰郁证"：可见白睛黯灰色丘。按：此证血瘀较重。

（8）望目辨"痰邪郁热证"：可见白睛淡黄色丘。按：此证痰邪郁热尚较轻微。

（9）望目辨"痰浊郁积证"：可见白睛黄色丘。按：此证痰邪郁热已经明显。

（10）望目辨"痰热郁积重证"：可见白睛黄褐色丘。

（11）望目辨"血瘀痰郁证"：可见白睛黯黄色丘。按：此证多呈痰瘀郁结寒证。

（12）望目辨"气滞血瘀、痰浊郁积证"：可白睛黯黄褐色丘。按：此证多呈痰瘀郁结热证。

（13）望目辨"痰瘀郁热重证"：可见白睛红褐色丘。按：此证热偏重。

十、从白睛特征"岗"辨

1.从白睛特征"灰色岗"辨

（1）望目辨"痰气郁结证"：可见白睛灰色岗。

（2）望目辨"痰瘀郁阻证"：可见白睛灰黯色岗。按：此属痰瘀郁阻、痰邪偏重证候。

（3）望目辨"气滞痰郁兼瘀证"：可见白睛灰色岗的一侧或两侧存在条形黯斑。按：此眼象多见于锐器损伤之后或手术之后形成的气滞痰郁兼瘀证，患者明显留存陈旧瘀血。

2. 从白睛特征"黄色岗"辨

（1）望目辨"痰瘀郁热证"：可见白睛黄色岗。

（2）望目辨"痰瘀气郁热证"：可见白睛黄色岗的一侧或两侧存在条形黯斑。按：多见于锐器损伤之后继发感染，或手术之后继发感染形成的痰、瘀血与气机郁结化热证，患者呈现明显瘀血化热证候。

（3）望目辨"痰瘀郁热较重证"：可见白睛黄褐色岗。

3. 从白睛特征"粉色岗"辨

（1）望目辨"血虚湿郁热证"：可见白睛粉黄色岗。

（2）望目辨"血虚痰郁热证"：可见白睛粉褐色岗。

4. 从白睛特征黯色系列的"岗"辨

（1）从白睛特征"黯色岗"辨

望目辨"瘀血痰郁寒实证"：可见白睛黯色岗。按：此证寒瘀较著。

（2）从白睛特征"黯灰色岗"辨

望目辨"血瘀痰郁证"：可见白睛黯灰色岗。按：此属血郁痰结、瘀邪偏重证候。

（3）从白睛特征"黯黄色岗"辨

望目辨"痰瘀寒郁轻证"：可见白睛黯黄色岗。

（4）从白睛特征"黯褐色岗"辨

望目辨"痰瘀郁热证"：可见白睛黯褐色岗。

5. 从白睛特征"蓝色岗"辨

望目辨"气滞痰瘀寒郁证"：可见白睛蓝色岗。按：此眼象多见于西医学诊断的肿瘤病患者。

6. 从白睛特征青色系列的"岗"辨

（1）从白睛特征"青色岗"辨

望目辨"气滞痰瘀寒郁实证"：可见白睛青色岗。按：此证气、痰、瘀血、寒郁均较严重。可见于肿瘤病患者。

（2）从白睛特征"青黑色岗"辨

望目辨"痰瘀气滞寒郁重证"：可见白睛青黑色岗。按：此证在气、痰、瘀血寒郁均较严重基础上，瘀血寒郁尤著。出现此种白睛眼象时，多表示肿瘤严重或疾病晚期，而正气多已虚衰。

十一、从白睛特征"岛"辨

"点"高于白睛表面即为"结"。月晕中央为结，即构成"岛"。若为"空泡结"，即构成"空心岛"。经此种角度辨"郁"，可常见以下证候。

（1）望目辨"痰气郁结证"：可见白睛淡灰色月晕，月晕中间为灰色空泡结，高出白睛表面。按：此证以气郁为主。常见于体积较小、临床表现较轻微或尚无临床表现的囊肿、息肉等患者。若见白睛黯灰色月晕，月晕中间为灰黑色空泡结，且高出白睛表面（此证以血瘀痰结为主，兼有气郁。常见于体积较小、临床表现较轻微或尚无明显临床表现的囊肿、息肉等患者。

（2）望目辨"湿痰气郁兼风证"：可见白睛淡灰色月晕，月晕中间为灰色实体结，高出白睛表面。按：此种眼象表明气郁每与湿邪或痰邪互结，而以湿痰郁结为主。常见于某些结石以及肿瘤等实体结块或实体瘤，如肝胆系统的结石以及某些脏腑组织的肿瘤等，也可见于脑血管意外引发的面瘫，偏瘫等患者。

（3）望目辨"痰瘀气郁兼风证"：可见白睛黯灰色月晕，月晕中间为灰黑色实体结，高出白睛表面。按：此种眼象表明气郁与痰瘀互结，而以痰瘀郁结为主。常见于某些结石、肿瘤等实体结块或实体瘤，如肝胆系统或泌尿系统结石，以及肉瘤、黑色素瘤等，也可见于脑血管意外引发的面瘫、偏瘫等患者。

（4）望目辨"痰瘀郁热兼风证"：可见白睛粉色月晕，月晕中间为红色空泡结，高出白睛表面。按：此证以痰瘀郁热为主。常见于体积较小而临床表现轻微或尚无明显临床表现，但病灶已有轻度感染的结石、肿瘤等患者，也可见于原发性高血压病、肾病高血压、动脉粥样硬化性心血管病或脑血管意外引发的面瘫、偏瘫等患者，或见于痔疮患者。

（5）望目辨"血郁气结证"：可见白睛粉色月晕，月晕中间为红色实体结，高出白睛表面。按：此证已有化热表现。每可见于多种常见病、多发病，如原发性高血压病、肾病高血压、动脉粥样硬化性心脑血管病、痔疮；或见于体积较小而临床表现轻微或尚无明显临床表现，但病灶已有轻度感染的囊肿或息肉患者。

（6）望目辨"血虚痰瘀郁热、血郁气结兼风证"：可见白睛粉黯色月晕，月晕中间为红黯色空泡结，高出白睛表面。按：此证主要为血虚血瘀、痰气郁热。常见于痔疮、或体积较大而临床表现明显的囊肿或息肉患者，多已发生明显感染，但病证尚较轻微。

（7）望目辨"血虚痰瘀、气郁化热、兼风证"：可见白睛粉黯色月晕，月晕中间为红黯色实体结，高出白睛表面。按：此证以血瘀气郁为主，郁热兼风次之。临床常见于某些结石、肿瘤等已经出现感染的患者，也可见于脑血管意外引发的面瘫、偏瘫等患者。

总体上看，在上述"月晕"中，若"空泡结"或"实体结"高出白睛表面则主相应"郁"邪较重，所致病证也较重。多见于体积较大而临床表现明显的结石、肿块、顽痰、面瘫、偏瘫等患者。此处所指之"风"为内风，如常见于原发性高血压病、肾病高血压、动脉粥样硬化性脑血管病等，可较轻微，仅现轻微头晕、头昏，也可十分明显。当然，辨证时尚应注意白睛及白睛血脉的其他特征，综合辨析病因和证候要点。

十二、从白睛特征"泡"辨

（1）望目辨"气虚重、饮邪郁积寒证"：可见白睛淡白色泡。按：若目之大部分白睛均显著隆起呈泡状，主元气虚衰、饮邪郁积寒甚重证。

（2）望目辨"气虚、饮湿郁热证"：可见白睛淡黄色泡。

（3）望目辨"血虚血瘀、饮积郁热证"：可见白睛粉色泡。

（4）望目辨"饮邪内阻、寒郁证"：可见白睛灰色泡。

（5）望目辨"气滞饮积、寒郁血瘀重证"：可见白睛蓝色泡。按：此时病证已很严重。

（6）望目辨"饮积血瘀、寒郁重证"：可见白睛青色泡。按：此证以血瘀为著，病已十分严重。

（7）望目辨"血瘀、寒饮郁积重证"：可见白睛黯色泡。按：此时病已非常严重。

（8）望目辨"饮邪郁积、血热血瘀重证"：可见白睛红色泡。

（9）望目辨"饮邪郁积、血瘀热盛证"：可见白睛紫色泡。

（10）望目辨"气虚气滞血瘀、饮邪郁积、阴阳即将离决证"：可见白睛紫黑色泡。按：此时病已危笃。

第四节　从白睛血脉特征辨

一、从白睛血脉颜色特征辨

（1）望目辨"水湿郁阻证"：可见白睛血脉淡色、光泽。

（2）望目辨"痰饮郁积证"：可见白睛血脉淡灰色。按：此时痰饮郁积尚轻。若见白睛血脉灰色主痰饮郁积较重证候。

（3）望目辨"血郁证"：可见白睛血脉红黯色。

（4）望目辨"寒郁血瘀、气血败绝证"：可见白睛血脉蓝黑色。按：此属气血凝涩寒实证。此眼象多见寒郁血瘀重证，可兼有疼痛，多见于阴阳离决证候。

（5）望目辨"热郁极而血瘀、气血败绝证"：可见白睛血脉紫黑色。按：此眼象表示的证候属气血凝涩实热证，多为阴阳离决证候。

二、从白睛血脉线形及图形特征辨

1. 从白睛血脉"弯钩"辨

从"弯钩"辨"郁"邪首先应观察白睛出现"弯钩"时，白睛是否同时呈现雾漫的颜色，并宜观察白睛呈现的底色，其次观察白睛血脉"弯钩"的部位、颜色、形态、浮粗、沉细。综合考虑，方可得出统一的辨证印象。

（1）望目辨"气虚寒郁证"：可见白睛底色淡白色，血脉淡黯色、弯钩、细。按：此眼象多见肝郁脾虚、寒郁内风证，成人患病可出现此证，但每见于小儿慢惊风、慢脾风等疾病。若见白睛底色淡白色，白睛血脉淡蓝色、弯钩、细表示此证重于上述证候，每见于小儿慢惊风、慢脾风等疾病，但成人罹患某些疾病亦可出现此证。若见白睛底色淡蓝色，血脉蓝色、弯钩、粗表示此证重于上述证候。

（2）望目辨"气虚气郁血瘀证"：可见白睛血脉淡黯色、弯钩。

（3）望目辨"气虚气滞血瘀寒郁证"：可见白睛血脉淡蓝色、弯钩。按：此属气虚气滞血瘀寒郁较轻证候。

（4）望目辨"寒郁血瘀证"：可见白睛血脉黯色、弯钩、细、沉。

（5）望目辨"寒郁内风重证"：可见白睛雾漫淡蓝色，血脉蓝色、弯钩、粗。

（6）望目辨"气血寒郁气滞证"：可见白睛底色淡蓝色，白睛肝部位雾漫、血脉蓝色、弯钩、细。若见白睛底色蓝色，白睛肝部位雾漫、血脉蓝色、弯钩、细表示此证重于上述证候。

（7）望目辨"气郁血瘀兼痛证"：可见白睛血脉青色、细。按：因气机郁结，导致外周循环阻力增大，气滞血瘀生寒，寒甚则痛，故患者多伴疼痛。若见白睛血脉青色、粗表示气机郁结较重。一般来说，白睛血脉细沉，表示痛剧；白睛血脉粗浮，表示痛而兼瘀。若白睛血脉迂曲、且断续出现，表示疼痛时发时止。

（8）望目辨"血郁阳盛证"：可见白睛底色红色，血脉红色、弯钩、粗。按：此证多见于原发或各类继发高血压病等颅内压增高患者。若白睛底色红色，白睛血脉红色、弯钩、粗、浮，表示严重原发或各类继发高血压病等颅内压增高患者，此证血郁重于上述证候。

（9）望目辨"血郁阳盛、风邪内动证"：可见白睛雾漫红色，血脉红色、弯钩、粗。按：多见于原发或各类继发高血压病等颅内压增高患者。若白睛雾漫红色，白睛血脉红色、弯钩、粗、浮表示血瘀阳盛、风邪内动重证，此多见于严重原发或各类继发高血压病等颅内压增高患者。

（10）望目辨"肝郁、血瘀实热证"：可见白睛底色红色，肝部位血脉红黯色、弯钩、细、浮按：患者多易表现暴怒实证，常有暴躁易怒、头晕或耳鸣病形，但病证较轻。多见于严重原发或各类继发高血压病危象，类中风，中风等颅内压增高患者。若白睛底色红色，肝部位血脉紫色、弯钩、粗、浮，可见患者表现郁怒、郁闷实证，常有心绪烦闷而又不能发泄、郁热愤懑难以消解病形。此眼象多见于严重原发或各类继发高血压病危象、类中风、中风等颅内压增高患者，此证重于上述证候。

（11）望目辨"肝郁血瘀、实热重证"：可见白睛底色呈红色，白睛肝部位血脉红黯色、弯钩、粗、浮。按：患者常有暴躁易怒、头晕或耳鸣病形，多见于严重原发或各类继发高血压病危象、类中风、中风等颅内压增高患者。若见白睛红色雾漫，表示实热内风严重。

（12）望目辨"肝郁、血瘀实热内风证"：可见白睛雾漫红色，肝部位血脉红黯色、弯钩、细、浮。按：多见于严重原发或各类继发高血压病危象、类中风、中风等颅内压增高患者。若白睛雾漫红色，肝部位血脉紫色、弯钩、粗、浮，表示瘀血明显，此多见于严重原发或各类继发高血压病危象、类中风、中风等颅内压增高患者。此证血瘀明显。

（13）望目辨"肝郁、血瘀实热、将由热转寒证"：可见白睛底色红色，白睛肝部位血脉紫色弯钩、细、浮。按：患者多易表现郁怒、郁闷实证，但病证较轻。常有心绪烦闷而又不能发泄、郁热烦闷难以消解病形。多见于严重原发或各类继发高血压病危象、类中风、中风等颅内压增高患者。此证气郁尤著。

（14）望目辨"肝郁、血瘀实热内风、将由热转寒证"：可见白睛雾漫红色，白睛肝部位血脉紫色、弯钩、细、浮。按：多见于严重原发或各类继发高血压病危象、类中风、中风等颅内压增高患者。

（15）望目辨"肝郁、血虚血瘀、虚实夹杂证候"：可见白睛底色红色，白睛肝部位血脉紫色、弯钩、粗、根虚或无根。按：患者多易表现体虚乏力、烦热郁怒。多见于严重原发或各类继发高血压病危象、类中风、中风等颅内压增高患者，或见于长期罹患睡眠障碍者。

（16）望目辨"肝郁、血虚血瘀内风、虚实夹杂证"：可见白睛雾漫红色，白睛肝部位血脉紫色、弯钩、粗、根虚或无根。按：多见于严重原发或各类继发高血压病危象、类中风、中风等颅内压增高患者，或见于长期罹患睡眠障碍者。

（17）望目辨"肝郁气滞、血虚血瘀、虚实夹杂证候"：可见白睛底色红色，白睛肝部位血脉紫色、细、弯钩，白睛血脉根虚或无根。按：患者多易表现体虚乏力、烦热郁怒，但虚证明显。

（18）望目辨"肝郁气滞、血虚血瘀内风、虚实夹杂证"：可见白睛雾漫红色，白睛肝部位血脉紫色、弯钩、细、根虚或无根。按：患者多易表现体虚乏力、烦热郁怒，但虚证明显。

（19）望目辨"肝郁、肝热将乘心、肺热将乘肝证"：可见白睛底色红色，白睛肝部位血脉红黯色、弯钩，另一条血脉指向心部位，肺部鲜红色血脉指向肝部位。按：患者多易表现狂怒躁烦、又时常悲思自责，但病证尚轻。多见于长期罹患严重睡眠障碍者、或抑郁病患者。

（20）望目辨"肝郁内风、肝热将乘心、肺热将乘肝证"：可见白睛肝部位雾漫红色，血脉红黯色、弯钩，另一条血脉指向心部位，肺部鲜红色血脉指向肝部位。按：多见于长期罹患严重睡眠障碍者、或抑郁病患者。

（21）望目辨"肝郁、阴虚阳亢、风邪内动证"：可见白睛底色红色，肝部位血脉殷红色、弯钩、粗、浮。按：患者多易表现郁闷易怒、体虚烦热，常有五心潮热病形。多见于严重原发或各类继发高血压病危象、类中风、中风等颅内压增高患者，或见于长期罹患严重睡眠障碍者。此证属虚实夹杂证。

（22）望目辨"肝郁、阴虚阳亢、风邪内动重证"：可见白睛雾漫红色，肝部位血脉殷红色、弯钩、粗、浮。按：患者多易表现郁闷易怒、体虚烦热，常有五心烦热病形。多见于严重原发或各类继发高血压病危象、类中风、中风等颅内压增高患者，或见于长期罹患严重睡眠障碍者，此属虚实夹杂证。

（23）望目辨"肝郁气滞、肝阴虚、虚热证"：可见白睛底色红色，肝部位殷红色、弯钩、细、浮。按：患者多易表现郁怒、郁闷虚热证，常有五心烦热病形，但病证较轻。多见于原发或各类继发高血压病、类中风、中风等颅内压增高，或见于长期罹患睡眠障碍，但病证尚轻患者。

（24）望目辨"阴虚肝郁、虚热内风轻证"：可见白睛雾漫红色，肝部位殷红色、弯钩、细、浮。按：多见于原发或各类继发高血压病、类中风、中风等颅内压增高，或见于长期罹患睡眠障碍，但病证尚轻患者。

（25）望目辨"肝阴虚、虚风内动、肝郁气滞重证"：可见白睛肝部位底色红色，血脉殷红色、弯钩、细、沉。按：患者多易表现郁闷虚热证，但病证较轻。此证属虚实夹杂证。

（26）望目辨"肝阴虚、虚风内动、肝郁气滞重证"：可见白睛肝部位雾漫红色，血脉殷红色弯钩、细、沉。按：患者多易表现郁闷虚热证，但病证较轻。此证属虚实夹杂证。

2. 从白睛血脉"结花"辨

从"结花"辨"郁"邪首先应观察白睛出现结花时白睛所呈现的底色或雾漫，其次观察白睛血脉"结花"的颜色、形态、浮粗、沉细，综合考虑，方可得出统一的辨证印象。

（1）望目辨"气郁寒瘀较重证"：可见白睛血脉蓝色、粗、结花。

（2）望目辨"气滞血瘀寒郁证"：可见白睛底色淡蓝色，白睛血脉青色、细、结花；或可见白睛底色淡蓝色，白睛血脉青色、粗、结花（此证寒郁重于上述证候）。

（3）望目辨"气滞血瘀、寒郁内风证"：可见白睛雾漫淡蓝色，白睛血脉青色、细、结花。若见白睛雾漫淡蓝色，白睛血脉青色、粗、结花，此为重证，多因反复发生气滞血瘀而生寒郁，气机郁结使外周循环阻力增大，病势缠绵，反复曲折，令血脉曲折结花。因寒甚则痛，故常伴疼痛。

（4）望目辨"气郁寒瘀危重证"：可见白睛血脉黑色、粗、浮、结花。

3. 从白睛血脉"结网"辨

从"结网"辨"郁"邪，首先应观察白睛出现"结网"时白睛所呈现的颜色，其次再观察白睛血脉网纹的颜色、形态、浮粗、沉细及致密程度。二者综合考虑，方可得出统一的辨证印象。

（1）望目辨"气虚气滞、血瘀郁热证"：可见白睛底色红色，血脉红色、粗、浮、结网。按：此时已较严重。

（2）望目辨"气血虚、虚热内郁证"：可见白睛底色白色，血脉粉色、细、结网。

（3）望目辨"气血虚、气滞血瘀、郁热证"：可见白睛底色粉色，血脉红色、细、结网。若见白睛底色粉红色，白睛血脉红色、细、浮、结网表示此证重于上述证候。

（4）望目辨"气血虚、气滞血瘀、郁热内风证"：可见白睛雾漫红色，血脉红色、细、浮、结网。按：此种眼象多属内风、虚实夹杂证，此时可兼气郁证。若白睛雾漫红色，血脉红色、粗、浮、结网表示此时郁热内风已较严重。

（5）望目辨"气滞血瘀、郁热、风邪内动证"：可见白睛雾漫红色，白睛血脉红色、粗、沉、结网。按：若见白睛血脉绛色，表示郁热重于血脉红色所主证候。

（6）望目辨"气血郁结、实热兼风证"：可见白睛雾漫红色，白睛血脉红色、细、沉、结网。按：此证多为外风，亦可兼气郁证。若出现于肺脏部位，属外感风热表实证，此眼象提示医家，当治疗外感风热表示证时，宜适当考虑配伍解郁活血法。

（7）望目辨"气血郁结、高热动风证"：可见白睛雾漫红色，血脉绛色、粗、浮、结网。按：此种眼象多属内风重证。若白睛雾漫红色，血脉绛色、细、浮、结网表示内风重证，且以血郁高热动风为主。

（8）望目辨"阴虚血瘀、热郁动风证"：可见白睛雾漫红色，血脉殷红色、粗、浮、结网。按：此眼象表明除阴虚之外，尚表明伴气虚血瘀，但主要为阴虚血瘀内风证候，出现于何脏腑即为该脏腑虚风内动。此时内风多已严重。若见白睛雾漫红色，血脉殷红色、粗、沉、结网表示阴虚热郁、气滞血瘀、风邪内动，而内风已经严重。

（9）望目辨"阴虚血瘀、热郁动风证"：可见白睛雾漫红色，血脉殷红色、细、浮、结网。按：此眼象表明除阴虚之外，尚兼气虚，但主要为阴虚内风证候，出现于何脏腑即为该脏腑虚风内动。

白睛血脉出现结网多属本虚标实轻证，每兼气虚，推动血液运行乏力，导致气血郁结。气血郁结为实，而其根本原因为虚，故本证候属本虚标实。从西医学角度看，则系患者心肌收缩乏力，心室内压与外周循环阻力增大所致。此证候多见于血压升高，已有中度心肌肥厚，或慢性右心衰竭患者。

白睛血脉呈现弯钩，颜色淡、黯、或淡蓝、或蓝，主气血郁结证，多见于郁病气血郁结证。弯钩血脉细主气血郁结较轻微。弯钩血脉粗主气血郁结较严重。

当白睛血脉弯钩颜色红黯或绛色时，主气机郁结化热。若出现于肝或胆部位，主肝胆阳热亢盛，风热内动。若粗而不浮，主气机郁结化热，阳热亢盛，风热内动轻证，多见于长期肝郁者，或高血压病初期阳热亢盛者，或风热内动轻证患者。若粗而浮，主阳热亢盛，风热内动重证，多见于长期肝郁，发展成重度高血压病阳热亢盛、风热内动重证患者。

4. 从白睛血脉"顶珠""垂露"辨

此时，宜从白睛血脉"顶珠""垂露"颜色及是否高于白睛表面两大方面辨"郁"邪。

（1）从"顶珠""垂露"与白睛处于同一平面辨

①望目辨"血郁寒证"：可见白睛血脉青色"顶珠""垂露"，与白睛处于同一平面。按：多见于常见病，如寄生虫病、伤科病、妇科病、某些内科病，以及肿瘤患者。

②望目辨"气郁血瘀证"：可见白睛血脉青黑色"顶珠""垂露"，与白睛处于同一平面。按：多见于常见病，如寄生虫病、伤科病、妇科病、某些内科病，亦常见于肿瘤患者。

③望目辨"湿郁血瘀证"：可见白睛血脉灰黑色"顶珠""垂露"，与白睛处于同一平面。按：多见于常见病，如寄生虫病、伤科病、妇科病、某些内科病，亦常见于肿瘤患者。

（2）从"顶珠""垂露"高于白睛平面辨

①望目辨"痰瘀气郁证"：可见白睛血脉青色"顶珠""垂露"，高于白睛平面。按：多见于瘕聚，如西医学诊断的囊肿、息肉等患者。

②望目辨"痰瘀气郁较重证"：可见白睛血脉青黑色"顶珠""垂露"，高于白睛平面。按：多见于癥积肿块。如西医学诊断的肉瘤、实体瘤等患者。

③望目辨"痰瘀郁阻、痰瘀偏重证"：可见白睛血脉灰黑色"顶珠""垂露"，高于白睛平面。按：癥积瘕聚均可呈现此种眼象。

④望目辨"痰瘀郁阻、热毒偏重证"：可见白睛血脉黑紫色"顶珠""垂露"，高于白睛平面。按：癥积瘕聚均可呈现此种眼象。

5. 从白睛血脉"穿雾"辨

（1）望目辨"气虚、痰郁证"：可见白睛淡色血脉穿雾，"雾"灰色。按：多见于肿瘤初起患者，此时患者多无症状，或仅有极轻微不适。

（2）望目辨"气虚、痰郁热证"：可见白睛淡色血脉穿雾，"雾"灰褐色。按：多见于肿瘤初起患者，此时患者多无症状，或仅有极轻微不适。

（3）望目辨"气虚血瘀、痰气郁结热证"：可见白睛黯色血脉穿雾，"雾"灰褐色。按：多见于肿瘤初起患者，此时患者多无症状，或仅有极轻微不适。

（4）望目辨"气血虚、痰郁热证"：可见白睛粉色血脉穿雾，"雾"灰褐色。按：多见于肿瘤初起患者，此时患者可无症状，或有轻微"不明原因"发热。

（5）望目辨"血瘀痰郁热证"：可见白睛黯红色血脉穿雾，"雾"红黑色。按：多见于肿瘤患者，此时患者多有明显症状，或已继发感染。

从"穿雾"出现于何脏腑部位，可以辨析相应脏腑罹患肿瘤。

6. 从白睛血脉"虎尾"辨

（1）望目辨"痰瘀气郁证"：可见白睛血脉黯色、虎尾。按：多见于肿瘤患者，此时患者多有明显症状。

（2）望目辨"痰瘀气郁化热证"：可见白睛血脉黯红色、虎尾。按：多见于肿瘤患者，此时患者多有明显症状。

"虎尾"系不常见眼象，有"虎尾"眼象特征者，多为肿瘤病患者。目前著者所见多为上述特征眼象。从"虎尾"出现于何脏腑部位，可以辨析相应脏腑罹患肿瘤何种证候。

7. 从白睛血脉"串珠"辨

（1）从"串珠"与白睛处于同一平面辨

① 望目辨"痰瘀郁热、郁热较著证"：可见白睛红黯色串珠，与白睛位于同一平面。按：此证以血与气机郁结化热为著。常见于临床各类肿瘤患者。

② 望目辨"痰瘀郁热、瘀血较著证"：可见白睛黯红色串珠，与白睛位于同一平面。按：此证瘀血与气机郁结化热，而以瘀血尤著。常见于临床各类肿瘤患者。

（2）从"串珠"高于白睛表面辨

望目辨"痰瘀气郁化热、气郁血瘀较著证"：可见白睛红黯色串珠，高于白睛表面。按：与下述"黯红色串珠"比较，此证以血与气机郁结，但气郁化热为著，常见于临床各类肿瘤患者。若见白睛黯红色串珠，高于白睛表面表示此证以血与气机郁结，但血瘀为著，亦常见于临床各类肿瘤患者。

"串珠"系不常见眼象。目前著者所见多为此类特征眼象。多见于肿瘤病瘀血、痰郁气郁证患者，属痰瘀、气机滞结证。当看到"串珠"之后，应从"串珠"出现于何脏腑部位并结合血脉颜色、粗细以及弯曲态势综合辨析相应脏腑罹患肿瘤证候。

8. 从白睛血脉"附珠"辨

（1）望目辨"气虚、痰瘀气郁证"：可见白睛血脉黯红色附珠。按：此证为气虚基础上以血瘀气郁为著，多见于肿瘤患者。

（2）望目辨"气血虚、痰瘀气郁证"：可见白睛血脉粉黯色附珠。

（3）望目辨"气虚血瘀、痰郁热证"：可见白睛血脉红黯色附珠。按：此证以血气郁结化热为著。

"附珠"系不常见眼象。目前著者所见"附珠"多为上述三种眼象。有"附珠"眼象特征者，多为肿瘤病患者，总体表明气虚而气血郁结、痰郁证。从"附珠"出现于何脏腑部位，可以辨析相应脏腑罹患肿瘤。

三、从白睛血脉复合特征辨

1. 从白睛血脉"粗"辨

（1）望目辨"气虚气郁证"：可见白睛血脉淡色、粗。

（2）望目辨"气虚血郁热证"：可见白睛血脉黯红色、粗、浮。

（3）望目辨"气郁、里虚证"：可见白睛血脉淡色、粗、沉。若见白睛血脉淡色、粗、浮主"气郁、里虚重证"。

（4）望目辨"水湿郁阻重证"：可见白睛血脉淡色、粗、沉、边界模糊。

（5）望目辨"痰郁证"：可见白睛血脉淡灰色、粗、浮。若见白睛血脉灰色、粗、浮、边界清晰主"痰郁重证"。

（6）望目辨"气虚血瘀、寒郁证"：可见白睛血脉淡黯色、粗、沉。

（7）望目辨"寒瘀内郁、血气败绝、本虚标实危证"：可见白睛血脉黑色、粗、浮。按：此属濒危证候。

（8）望目辨"气滞寒瘀内郁、气血败绝危重证"：可见白睛血脉黑色、粗、浮、迂曲。按：可兼疼痛。此属虚实夹杂证。

（9）望目辨"血瘀里寒郁结、血气败绝证"：可见白睛血脉黑色、粗、沉。

（10）望目辨"血瘀、热郁证"：可见白睛血脉红黯色、粗、沉。若见白睛血脉黯红色、粗、沉主"血瘀热郁、血瘀较重证"。

（11）望目辨"血郁证"：可见白睛血脉绛色、粗、沉。按：此属里热、气滞血瘀郁热证。

若白睛血脉绛色、粗、浮主"血郁重证"。

（12）望目辨"气滞血瘀、热郁兼痛证"：白睛血脉紫色、粗、浮、迂曲。

2. 从白睛血脉"细"辨

（1）望目辨"气虚气郁证"：可见白睛血脉淡色、细、沉。

（2）望目辨"血虚气郁轻证"：可见白睛血脉粉色、细、沉。

（3）望目辨"血虚气郁痛证"：可见白睛血脉粉色、细、沉、迂曲。

（4）望目辨"气血虚、气郁兼痛证"：可见白睛血脉粉色、细、浮、迂曲。

（5）望目辨"水湿郁阻实证"：可见白睛血脉淡色、细、沉、边界模糊。

（6）望目辨"血瘀寒郁证"：可见白睛血脉淡黯色、细、沉。按：若见于白睛肺部位，则主表寒实证。

（7）望目辨"血瘀热郁、里实证"：可见白睛血脉红黯色、细、沉。若白睛血脉黯红色、细、沉主血瘀较著证。

3. 从白睛血脉"浮"辨

（1）望目辨"气虚湿郁、气虚较重证"：可见白睛血脉淡色、浮、边界模糊。

（2）望目辨"气虚血郁热证"：可见白睛血脉黯红色、粗、浮。

（3）望目辨"痰郁证"：可见白睛血脉淡灰色、粗、浮。若白睛血脉灰色、粗、浮主"痰郁重证"。

（4）望目辨"血郁重证"：白睛血脉绛色、粗、浮。按：此属里实热、气滞兼瘀重证。

（5）望目辨"血瘀热郁证"：可见白睛血脉黯红色、细、浮。若白睛血脉紫色、粗、浮主血瘀热郁、并有由热转寒之虞。

（6）望目辨"气滞血瘀、热郁疼痛重证"：可见白睛血脉紫色、粗、浮、迂曲。

（7）望目辨"寒瘀内郁、血气败绝、本虚标实危证"：可见白睛血脉黑色、粗、浮。

（8）望目辨"气滞寒瘀内郁、气血败绝危重证"：可见白睛血脉黑色、粗、浮、迂曲。按：此证可兼疼痛，属虚实夹杂证。

4. 从白睛血脉"沉"辨

（1）望目辨"气虚湿郁、湿邪较重证"：可见白睛血脉淡色、沉、边界模糊。

（2）望目辨"饮郁较重证"：可见白睛血脉淡灰色、沉、边界模糊。若白睛血脉灰色、沉、边界模糊主"饮郁重证"。

（3）望目辨"血郁热证"：可见白睛血脉绛色、粗、沉。按：此系里实热、气滞兼瘀所致证候。若白睛血脉黯红色、细、沉主血瘀较著，里实证。若白睛血脉黯红色、粗、沉主血瘀较重证。

（4）望目辨"血瘀寒郁证"：可见白睛血脉黯色、沉。

（5）望目辨"血瘀里寒郁结、血气败绝证"：可见白睛血脉黑色、粗、沉。

第七章　望目辨"风"邪及相关证候

从临床实际看，"风"邪与其他病邪一样，常以一定"证候"形式反映出来。医家须仔细观察，并将各种特征综合考虑，全面辨析，乃可在得出病因诊断时，也得出证候诊断。辨"风"邪病因，主要从白睛形态特征、白睛血脉特征辨析。

为了简明易记，节省篇幅，本书在记述"风"邪常见白睛特征时，同时记述其各自所表示的相应证候。

第一节　从白睛特征辨

在白睛相应脏腑部位出现"雾漫""月晕"或"岛"是"风"邪常见的白睛特征。

一、从白睛特征"雾漫"辨

1. 望目辨"风寒及相关证"
（1）望目辨"风寒证"：可见白睛蓝色雾漫。若见白睛淡青色雾漫主"风寒轻证"。
（2）望目辨"风寒重证"：可见白睛黯蓝色雾漫（此证兼瘀较重）。若见白睛青色雾漫主风寒兼气滞较重证。
2. 望目辨"气虚内风兼瘀证"
望目辨"气虚内风兼瘀证"：可见白睛淡黯色雾漫。
3. 望目辨"血虚、虚风及相关证"
（1）望目辨"血虚、虚风证"：可见白睛粉色雾漫。
（2）望目辨"血虚寒郁内风证"：可见白睛黯粉色雾漫。按：在此证候中，先患血虚，而后导致瘀血，以致寒郁生风。
（3）望目辨"血虚热郁内风证"：可见白睛粉红略黯雾漫。按：此属本虚（血虚）标实（血郁）证，血郁已较明显。
4. 望目辨"阴虚内风证"
望目辨"阴虚内风证"：可见白睛殷红色雾漫。
5. 望目辨"湿郁内风证"
（1）望目辨"湿痰血瘀郁阻、寒郁内风轻证"：可见白睛淡黯黄色雾漫。按：此眼象属虚寒夹湿证，常见于西医学诊断的肝硬变晚期的肝性脑病、癌病晚期出现神经精神症状等患者。
（2）望目辨"湿痰血瘀郁阻、寒郁内风证"：可见白睛黯黄色雾漫。按：此眼象多见于寒证，比上述证候严重。

（3）望目辨"湿邪郁热内风证"：可见白睛黄色雾漫。若见白睛淡黄色雾漫主"湿郁内风轻证"。

（4）望目辨"湿浊郁热、内风较重证"：可见白睛黄褐色雾漫。

6. 望目辨"热盛动风证"

可见白睛红色雾漫。按：此证可为外风，可为内风。若见白睛绛色雾漫主"热盛动风重证"。

（1）望目辨"热盛血瘀风邪重证"：可见白睛紫色雾漫。按：此眼象可见于外风，亦可见于内风，并处于寒热转化阶段。

（2）望目辨"血瘀郁热内风证"：可见白睛黯红色雾漫。

7. 望目辨"热瘀盛实夹风证"

望目辨"热瘀盛实夹风证"：可见白睛红黯色环状雾漫伴虬脉。

二、从白睛特征"月晕"辨

某些"月晕"可主痰瘀气郁兼风证。此处所指之"风"可为内风，可为外风，但以内风为主，如常见于原发性高血压病、肾病高血压、动脉粥样硬化性脑血管病等，可较轻微，也可较重。此外，需观察月晕中间圆点及其与白睛的相互关系状态。当然，在辨证时尚应注意白睛及白睛血脉的其他特征，综合辨析病因和证候要点。

（1）望目辨"血虚痰瘀、郁热兼风证"：可见白睛粉黯色月晕，月晕中间为红黯色实体点，与白睛位于同一平面。按：此证以痰瘀郁结为主，气郁次之，虽瘀血重于前述证候，但病证总体尚属轻微。

（2）望目辨"痰气郁结兼风轻证"：可见白睛淡灰色月晕，月晕中间为灰色实体点，与白睛位于同一平面。

（3）望目辨"痰瘀气郁兼风轻证"：可见白睛黯灰色月晕，月晕中间为灰黑色实体点，与白睛位于同一平面。按：此证以血瘀为主，痰郁次之，属寒证。

（4）望目辨"痰瘀郁热兼风轻证"：可见白睛粉色月晕，月晕中间为红色实体点，与白睛位于同一平面。按：此证以痰郁为主，血瘀气郁次之，但病证尚属轻微，多为热证。若见白睛粉黯色月晕，月晕中间为红色实体点，与白睛位于同一平面主痰郁为主，血瘀气郁兼风次之，病证尚属轻微。

三、从白睛特征"岛"辨

（1）望目辨"血虚痰瘀、气郁化热兼风证"：可见白睛粉黯色月晕，月晕中间为红黯色实体结，高出白睛表面（红黯色实体岛）。按：此证以血瘀气郁为主，郁热兼风次之。临床常见于某些结石、肿瘤等已经出现感染的患者，也可见于脑血管意外引发的面瘫，偏瘫等患者望目辨"血虚痰瘀郁热、血郁气结兼风证"。

（2）望目辨"血虚痰瘀郁热、血郁气结兼风证"：可见白睛粉黯色月晕，月晕中间为红黯色空泡结，高出白睛表面（红黯色空心岛）。按：此证主要为血虚血瘀、痰气郁热。

（3）望目辨"湿痰气郁兼风证"：可见白睛淡灰色月晕，月晕中间为灰色实体结，高出于白睛表面（灰色实体岛）。

（4）望目辨"痰瘀郁热兼风证"：可见白睛粉色月晕，月晕中间为红色实体结，高出白睛表面。按：此证以痰瘀郁热为主。

（5）望目辨"痰瘀气郁兼风证"：若见白睛黯灰色月晕，月晕中间为灰色实体结，高出白睛表面表明气郁与痰瘀互结证，而以痰瘀郁结为主。若见白睛黯灰色月晕，月晕中间为灰黑色实体结，高出白睛表面（灰黑色实体岛）主气郁痰瘀互结重证。

（6）望目辨"气郁痰瘀痛证"：可见白睛血脉青色、月晕（中间为灰黑色实体结）。

一般情况下，若月晕中间圆点高出白睛表面时，主痰气郁结兼风较重证候，但不属严重证候。

第二节　从白睛血脉特征辨

在白睛相应脏腑部位出现"弯钩"、"结网"及有关血脉是"风"邪常见的特征，医家可据此辨析风邪及其证候。

一、从白睛血脉"弯钩"辨

1.望目辨"血郁阳盛、风邪内动证"

望目辨"血郁阳盛、风邪内动证"：可见白睛雾漫红色，白睛血脉红色、粗、弯钩。若见白睛雾漫红色，血脉红色、粗、浮、弯钩，主严重证候。白睛雾漫红色，血脉红黯色、粗、浮、弯钩主血瘀重于上述证候。

2.望目辨"阴虚风邪内动证"

（1）望目辨"阴虚血郁、虚热内风证"：可见白睛雾漫红色，血脉殷红色、细、浮、弯钩。

（2）望目辨"阴虚血郁阳亢、风邪内动重证"：可见白睛雾漫红色，血脉殷红色、粗、浮、弯钩。

（3）望目辨"阴虚气郁内风证"：可见白睛雾漫红色，血脉殷红色、细、沉、弯钩。

二、从白睛血脉"结网"辨

1.望目辨"气虚气滞内风证"

望目辨"气虚气滞、血瘀郁热、风邪内动证"：可见白睛雾漫红色，血脉红色、粗、浮、结网。按：此种眼象多属内风重证。

2.望目辨"气血虚、气滞内风证"

（1）望目辨"气血虚、气滞血瘀、郁热兼风证"：可见白睛粉红色雾漫，白睛血脉红色、细、浮、结网。按此种眼象多属内风、虚实夹杂证，此时可兼气郁证。

（2）望目辨"气血虚、气滞血瘀、郁热证"：可见白睛粉色雾漫，白睛血脉红色、细、结网。按：此属虚风内动轻证。

3.望目辨"阴虚内风证"

（1）望目辨"阴虚虚热、虚风内动证"：可见白睛红色雾漫，血脉殷红色、细、不浮不沉、结网。按：此眼象表明为一般阴虚内风状态。眼象出现于何脏腑即为该脏腑虚风内动。

（2）望目辨"阴虚气滞、热郁动风证"：可见白睛红色雾漫，血脉殷红色、细、沉、结网。

（3）望目辨"阴虚血瘀、热郁动风证"：可见白睛红色雾漫，血脉殷红色、粗、浮、结网。按：此眼象表明除阴虚之外，尚伴气虚血瘀，但主要为阴虚血瘀内风证候，且内风多已严重。眼象出现于何脏腑即为该脏腑虚风内动。

（4）望目辨"阴虚热郁、气滞血瘀、风邪内动证"：可见白睛红色雾漫，血脉殷红色、粗、沉、结网。按：此时内风已十分明显。

4. 望目辨"气阴两虚、热郁动风证"

望目辨"气阴两虚、热郁动风证"：可见白睛红色雾漫，血脉殷红色、细、浮、结网。按：此眼象表明除阴虚之外，尚兼气虚，但主要为阴虚内风证候。眼象出现于何脏腑即为该脏腑虚风内动。

5. 望目辨"气血寒郁、内风蕴积证"

望目辨"气血寒郁、内风蕴积证"：可见白睛青色血脉、结网。

6. 望目辨"气滞血郁、内风证"

（1）望目辨"气滞血郁、内风实热证"：可见白睛红色雾漫，血脉绛色、粗、沉、结网。按：此种眼象表示热盛动风较著。

（2）望目辨"气滞血瘀郁热、风邪内动证"：可见白睛红色雾漫，血脉红色、粗、沉、结网。按此时病已较重。此证内风严重。

7. 望目辨"气血郁结内风证"

（1）望目辨"气血郁结、实热兼风证"：可见白睛红色雾漫，血脉红色、细、沉、结网。按此证多为外风，亦可兼气郁证。若出现于肺脏部位，则属外感风热表实重证。

（2）望目辨"气血郁结、内风蕴积证"：可见白睛血脉黯红色、结网。

（3）望目辨"气血郁结、高热动风证"：可见白睛红色雾漫，血脉绛色、粗、浮、结网。按：此种眼象多属内风重证。若见白睛红色雾漫，血脉绛色、细、浮、结网表示以血郁高热动风为主，属内风实证。

（4）望目辨"气血郁结、实热盛兼风证"：可见白睛红色雾漫，血脉绛色、细、沉、结网。按：此多为邪盛、高热动风眼象。若出现于肺脏部位，属外感风邪高热表实证。

（5）望目辨"外感风邪、高热表虚证"：可见白睛红色雾漫，血脉红色、细、浮、结网。按：此证多为外风。若出现于肺脏部位，多属外感风热表虚证。亦可见白睛红色雾漫，血脉绛色、细、浮、结网。按：此属邪盛高热动风眼象。若出现于肺脏部位，多属外感风邪高热表虚证，但此证热邪更盛。

三、从白睛血脉"沉"辨

（1）望目辨"外风、风寒表证"：可见白睛肺脏部位血脉青色、细、沉。

（2）望目辨"外风、风热表证"：可见白睛肺脏部位血脉大红色、细、沉。按：此眼象表示风热表证初起，正邪具盛。

第八章　望目辨"寒"邪及相关证候

从临床实际看，除患者感知受"寒"患病之外，其他时候"寒"邪常以一定证候形式反映出来。

欲通过"望目"辨"寒"邪，可从白睛底色特征、白睛形态特征、白睛血脉特征方面综合分析。"寒"邪常见白睛底色呈现淡白色或黯黄色；常见蓝色点，或具备某些特征的黯色点；蓝色条，青色条；青色斑；青色雾漫，淡青色雾漫，蓝色雾漫，黯蓝色雾漫；蓝色结，紫黑色结，青黑色结；青黑色包；青色岗；淡白色泡，灰色泡，蓝色泡，青色泡，或具备某些特征的黯色泡；或见白睛血脉具备某些特征的蓝色，青色，青蓝色，淡黯色，黯色，黯蓝色，蓝黑色，甚至黑色等。

从临床实际看，"寒"邪作为病因，可引发很多证候，并在白睛出现相应特征。医家必须仔细观察各种白睛血脉特征和白睛特征以辨析临床意义，并将各种特征综合考虑，全面分析，并在辨析病因时，也同时辨出证候，即通过望诊各种白睛上呈现的特征而辨清"寒"邪作为病因而导致的证候，从而可以在得出证候诊断时，也得出病因诊断。

至于"寒邪兼夹证"是在已经罹患"寒"邪的基础上兼夹其他病邪而形成的证候。"寒"邪可以兼夹湿、痰、饮、瘀、郁、风等病邪。在"望目辨证"时，"寒"邪可以呈现此前已经记述的相应眼象，在兼夹病邪方面可以出现一个特征，也可以同时出现两个或两个以上特征，形成相应较单纯的证候或复杂证候。

为了简明易记和节省篇幅，本书在记述"寒"邪常见特征时，同时记述其各自所表示的相应证候。

第一节　从白睛底色特征辨

一、从白睛底色"黯黄色"辨

望目辨"湿郁寒证"：可见白睛底色黯黄色。

二、从白睛底色"淡白色"辨

望目辨"气虚寒郁证"：可见白睛底色淡白色，血脉淡黯色、细、弯钩。按：此眼象多见肝郁脾虚、寒郁内风证。成人患病可出现此证，但多见于小儿慢惊风、慢脾风等疾病。

三、从白睛底色"淡蓝色"辨

（1）望目辨"气滞寒血瘀、气郁证"：可见白睛底色淡蓝色，血脉青色、细、结花。

（2）望目辨"气滞血瘀寒郁证"：可见白睛底色淡蓝色，血脉青色、结花。按：此证可兼痛证。

（3）望目辨"气滞血瘀寒郁重证"：可见白睛底色淡蓝色，血脉青色、粗、结花。

第二节　从白睛形态特征辨

一、从白睛特征"点"辨

1. 从连接白睛血脉的"点"辨

（1）从连接白睛淡色血脉的"点"辨

① 望目辨"气虚气滞、血瘀寒证"：可见连有淡色白睛血脉的蓝色点。

② 望目辨"气滞湿郁寒证"：可见连有淡蓝色血脉的白睛黯蓝色点。按：罹患寄生虫病气滞湿郁寒证者常见黯蓝色点。

（2）从连接白睛黯色血脉的"点"辨

① 望目辨"血瘀寒证"：可见连接白睛黯色血脉的黯色点。

② 望目辨"气滞血瘀寒证"：可见连有白睛黯色血脉的青色点。按：此证可兼疼痛轻证。若见连接白睛黯色血脉的青黑色点主"气滞血瘀寒重证"。按：此眼象表示较重的血瘀气滞寒证，并可兼疼痛证。

③ 望目辨"气滞血瘀、寒痛证"：可见连有白睛黯色迂曲血脉的青黑色点。按：此证较上证严重。

2. 从白睛"孤立点"辨

（1）望目辨"湿滞郁寒证"：可见白睛孤立蓝色点。按：罹患寄生虫病气滞湿郁寒证者常见黯色点。

（2）望目辨"气滞寒实证"：可见白睛孤立青色点。按：此多为气滞兼瘀轻证。

（3）望目辨"气滞血瘀寒证"：可见白睛孤立黯青色点。按：此证为气滞寒瘀较重证候。

（4）望目辨"陈久气滞血瘀寒证"：可见白睛孤立青黑色点。按：多见于陈久外伤者。

（5）望目辨"气虚、湿瘀寒郁证"：可见白睛孤立灰黑色点。罹患寄生虫病气虚、湿瘀寒郁证者常见灰黑色点。

二、从白睛特征"条"辨

（1）望目辨"气滞湿郁兼寒证"：可见白睛蓝色条。

（2）望目辨"血瘀湿郁兼寒证"：可见白睛青色条。按：此证寒邪重于上述证候。

三、从白睛特征"斑"辨

（1）望目辨"湿邪郁结寒证"：可见白睛黯灰斑。

（2）望目辨"寒湿郁阻证"：可见白睛黯黄色斑。

（3）望目辨"气滞寒瘀证"：可见白睛青色斑。

四、从白睛特征"雾漫"辨

1. 从白睛特征"黯黄色雾漫"辨

（1）望目辨"湿痰血瘀郁阻、寒郁内风轻证"：可见白睛淡黯黄色雾漫。按：此眼象多见于虚寒夹湿证，常见于肝硬变晚期、癌病晚期等患者。

（2）望目辨"湿痰血瘀郁阻、寒郁内风证"：可见白睛黯黄色雾漫。按：此病证重于上述证候，有寒证者多见此种眼象。

2. 从白睛特征"黯粉色雾漫"辨

望目辨"血虚寒郁内风证"：可见白睛黯粉色雾漫。按：在此证候中，先患血虚，而后导致瘀血，以致寒郁生风。

3. 从白睛特征"淡蓝色雾漫"辨

（1）"气滞血瘀寒郁证"：见白睛淡蓝色雾漫，血脉青色、结花。按：此证可兼痛证。若见白睛淡蓝色雾漫，血脉青色、细、结花表示此证气滞明显。若见白睛淡蓝色雾漫，白睛血脉青色、粗、结花时，则为"气滞血瘀寒郁重证"。

（2）望目辨"寒郁内风证"

① 望目辨"寒郁内风轻证"：可见白睛蓝色雾漫。

② 望目辨"寒郁内风重证"：可见白睛黯蓝色雾漫。

③ 望目辨"气虚气郁、内风寒证"：可见白睛淡青色雾漫。按：多为脏腑气虚兼寒内风初起证。

④ 望目辨"气虚气滞、寒郁内风证"：可见白睛青色雾漫。

此外，尚宜注意：在出现上述特征之后，有根雾漫见于何脏腑部位，即主相应脏腑的脏寒内风证，此特征常见于心脏部位、肝脏部位，属阴证。无根雾漫多主虚风。

五、从白睛特征"结"辨

1. 从连接白睛黯色血脉"结"辨

（1）望目辨"痰瘀气滞寒郁证"：可见连接黯色白睛血脉的青黑色实体结。

（2）望目辨"血瘀、痰结气郁寒证"：可见连接黯色白睛血脉的青黑色纽丝结。

2. 从白睛特征"孤立结"辨

（1）从白睛特征"蓝色孤立结"辨

望目辨"气滞、寒瘀证"：可见白睛蓝色孤立实体结。按：此证气滞较著。

（2）从白睛特征"青黑色孤立结"辨

① 望目辨"气虚血瘀、痰气郁结寒证"：可见白睛青黑色孤立实体结。按：此证系气虚基础上以痰瘀较重的痰气郁结证。

② 望目辨"气虚气滞、寒痰气郁证"：可见白睛青黑色孤立空泡结。按：此证气滞尤著。

③ 望目辨"气滞血瘀、寒血郁结重证"：可见白睛青黑色孤立纽丝结。按：此证血瘀气郁较著。

（3）从白睛特征"紫黑色孤立结"辨

望目辨"气虚气滞、血瘀寒郁证"：可见白睛紫黑色孤立实体结。按：此证多系由热转寒而成虚实夹杂证候，但与下述证候相比，尚属血瘀寒郁较轻证候。

（4）从白睛特征"黑紫色孤立结"辨

望目辨"气虚气滞、痰瘀郁阻、寒郁偏重证"：可见白睛黑紫色孤立实体结。按：此系虚实夹杂证候，多为由热转寒而成。

六、从白睛特征"包"辨

（1）望目辨"气滞、痰瘀寒实证"：可见白睛青色包。按：此证可兼痛证。

（2）望目辨"血瘀气滞、痰郁寒实证"：可见白睛青黑色包。按：此证可兼痛证。

七、从白睛特征"岗"辨

（1）望目辨"痰瘀寒郁轻证"：可见白睛黯黄色岗。

（2）望目辨"痰瘀寒实证"：可见白睛黯色岗。按：此证寒瘀较著。

（3）望目辨"气滞痰瘀寒郁证"：可见白睛蓝色岗。按：此证在寒瘀基础上兼气滞较著。可见于肿瘤病阴证。

（4）望目辨"气滞痰瘀、寒郁实证"：可见白睛青色岗。按：此证气、痰、瘀血寒郁均较严重。可见于肿瘤病阴证。

（5）望目辨"痰瘀气滞寒郁重证"：可见白睛青黑色岗。按：此证在气、痰、瘀血寒郁均较严重基础上，瘀血寒郁尤著。出现此种白睛眼象时，多表示肿瘤严重或疾病晚期，而正气多已虚衰。

因为"瘀"邪可致病变部位周围有由"瘀血"向"瘀水"过渡的过程，故在由"瘀"邪所形成的"岗"附近既可形成代表"瘀血"的黯斑，也可由于"瘀水"形成湿阻气机的病理改变，而在由"瘀"邪所形成的"岗"附近出现代表"瘀水"的灰色斑。

八、从白睛特征"泡"辨

（1）望目辨"气虚重、饮邪郁积寒证"：可见白睛淡白色泡。按：若目之大部分白睛均显著隆起呈泡状，主元气虚衰、饮邪郁积寒甚重证。

（2）望目辨"饮邪内阻、寒郁证"：可见白睛灰色泡。

（3）望目辨"气滞饮积、寒郁血瘀重证"：可见白睛蓝色泡。按：此时病已很重。

（4）望目辨"饮积血瘀、寒郁重证"：可见白睛青色泡。按：此证以血瘀为著，病已十分严重。

（5）望目辨"血瘀、寒饮郁积重证"：可见白睛黯色泡。按：此时病已非常严重。

第三节　从白睛血脉特征辨

一、从白睛血脉颜色辨

"寒"邪引起的病证在白睛血脉颜色方面可呈现淡白色、淡黯色、淡蓝色、淡青色、蓝色、黯蓝色、青蓝色、紫蓝色、蓝黑色、甚至黑色等。

虽然"寒"邪可以单独为患，构成单纯证候，但是，一般来说均因引发与虚、实、气、血、湿、风等相关病邪而构成各种复杂证候。我们在望目辨证时，常可见到以下各种特征与相关证候。

1. 从白睛"血脉淡白色"辨

望目辨"气虚兼寒证"：可见白睛血脉淡白色。

2. 从白睛"血脉淡黯色"辨

（1）望目辨"气虚血瘀、里寒证"：可见白睛血脉淡黯色、细。

（2）望目辨"气虚血瘀、寒痛证"：可见白睛血脉淡黯色、细、迂曲。

（3）望目辨"气虚邪实、血瘀寒郁痛证"：可见白睛血脉淡黯色、细、沉、迂曲。按：若出现于白睛肺部位则主表寒实证，可兼痛证。

（4）望目辨"血瘀寒郁证"：可见白睛血脉淡黯色、细、沉。按：若见于白睛肺部位，则主表寒实证。

（5）望目辨"寒郁血瘀证"：可见白睛血脉淡黯色、粗、沉。

3. 从白睛"血脉黯色"辨

（1）望目辨"血瘀寒郁证"：可见白睛血脉黯色、沉。

（2）望目辨"血瘀寒郁较重证"：可见白睛血脉黯色、细、沉。

（3）望目辨"寒郁血瘀夹湿证"：可见白睛血脉黯色、细、沉、边界不甚清晰。

（4）望目辨"血瘀、里虚寒重证"：可见白睛血脉黯色、粗、浮。

（5）望目辨"血瘀、里寒实重证"：可见白睛血脉黯色、粗、沉。

4. 从白睛"血脉黯粉色"辨

望目辨"血瘀血虚，兼寒证"：可见白睛血脉黯粉色。按：此证以血瘀为主。

5. 从白睛"血脉淡青色"辨

（1）望目辨"气虚气滞、血瘀寒痛证"：可见白睛血脉淡青色、粗、迂曲。按：相比之下，此证寒邪尚轻微。

（2）望目辨"气虚气滞寒痛轻证"：可见白睛血脉淡青色、细、迂曲。按：相比之下，此证痛较明显。

6. 从白睛"血脉青色"辨

（1）望目辨"外风、风寒表证"：可见白睛肺脏部位血脉青色、细、沉。

（2）望目辨"气滞血瘀寒证"：可见白睛血脉青色。按：此证多兼痛证。

（3）望目辨"气滞血瘀寒郁证"：可见白睛血脉青色、细、结花。

（4）望目辨"气滞血瘀寒郁重证"：可见白睛血脉青色、粗、结花。

（5）望目辨"气滞血瘀、寒痛实证"：可见白睛血脉青色、粗、迂曲。若见白睛血脉青蓝色、粗、迂曲为重证。

7. 从白睛"血脉蓝色"辨

（1）望目辨"气虚气滞、寒瘀轻证"：可见白睛血脉淡蓝色。

（2）望目辨"气虚气滞寒瘀、虚实夹杂证"：可见白睛血脉蓝色、细。

（3）望目辨"气滞血瘀、里寒实轻证"：可见白睛血脉蓝色、细、沉。按：若此眼象出现于白睛肺脏部位则主表寒实重证，可诊为表寒气滞兼瘀证，常见于风寒感冒兼气滞患者。

（4）望目辨"气滞血瘀寒证"：可见白睛血脉蓝色。按：此证可兼寒痛证。

（5）望目辨"气滞血瘀、里寒实证"：可见白睛血脉蓝色、粗。按：可兼疼痛证候。若白睛血脉蓝色、粗、沉表示证候严重；若出现于白睛肺脏部位则主表寒气滞兼瘀重证，此属表寒肺实重证。

（6）望目辨"气滞血瘀、里寒实重证"：可见白睛血脉蓝色、粗、浮。

（7）望目辨"气滞寒瘀、里寒实痛重证"：可见白睛血脉蓝色、粗、浮、迂曲。

8. 从白睛"血脉黯蓝色"辨

（1）望目辨"寒实瘀痛重证"：可见白睛血脉黯蓝色。

（2）望目辨"寒郁血瘀、气血败绝证"：可见白睛血脉蓝黑色。按：此属气血凝涩寒实证。此眼象多见寒郁血瘀重证，可兼有疼痛，多见于阴阳离决证候。

9. 从白睛"血脉淡紫色"辨

望目辨"气虚气滞、血瘀兼寒轻证"：可见白睛血脉淡紫色。

10. 从白睛"血脉粉紫色"辨

白睛血脉粉紫色：主血虚血瘀、寒热错杂证。

11. 从白睛"血脉紫蓝色"辨

望目辨"热极反寒证"：可见白睛血脉紫蓝色。

12. 从白睛"血脉紫红色"辨

（1）望目辨"热深厥深证"：可见白睛血脉紫红色中隐隐显出蓝色、粗。

（2）望目辨"热深厥深、阳极反阴证"：可见白睛血脉紫红色中隐隐显出黑色、粗。此属阳极反阴极严重证。

13. 从白睛"血脉黑色"辨

（1）望目辨"阴寒极重、气血凝涩、几欲败绝证"：可见白睛血脉黑色。按：此眼象表示寒证，多见于瘀血重而阴阳离决证候。虽然也有主热者，但需再看其他脏腑是否尚有其他颜色。无论黑色出现于何脏腑部位，均属病危，气血几欲败绝，阴阳将要离绝。同时，尚可能兼有痛证。

（2）望目辨"血瘀、里寒实危重证"：可见白睛血脉黑色、粗。

（3）望目辨"寒瘀内郁、血气败绝、本虚标实危证"：可见白睛血脉黑色、粗、浮。

（4）望目辨"气滞寒瘀内郁、气血败绝危重证"：可见白睛血脉黑色、粗、浮、迂曲。按：此证多兼疼痛，属虚实夹杂证。

（5）望目辨"血瘀里寒郁结、血气败绝证"：可见白睛血脉黑色、粗、沉。

在上述表示"寒"邪的颜色基础上，如果白睛血脉粗细、浮沉在正常范围时表示"寒"邪轻微，当白睛血脉粗细、浮沉超出正常范围时，则表示"寒"邪较重或很严重，随粗细、浮沉不同其所主证候亦有差别。

一般地说，白睛血脉"浮细"而血脉边界清晰主里虚寒证，白睛血脉"浮粗"而血脉边界清晰主里实寒证，白睛血脉"浮粗"而血脉边界不清晰主里实寒夹湿证。当白睛血脉"沉"时，宜根据血脉粗细及血脉边界是否清晰综合考虑，以得出总体辨证印象。

白睛血脉"沉细"而边界清晰主表寒证，白睛血脉"沉细"而边界不清主里虚寒夹湿证。由于某些病证的"湿"邪是饮食营养未能化为津微转而成为"湿"邪，以致人体因津微不足而至阴虚，阴虚可导致"燥"邪，故"湿"邪为患可以使机体发展形成为"燥"邪为患，在眼象方面出现白睛血脉"沉细"而血脉边界不清的里虚寒夹湿证，并可形成虚实夹杂证。治疗时，可酌情采用辛温润燥法。

白睛血脉"沉粗"而边界不清晰多主里虚寒证，若有两条或两条以上白睛血脉"沉粗"，有的血脉边界清晰、有的血脉边界不清晰则多主里寒虚实夹杂证。

二、从白睛血脉形态辨

1. 从白睛血脉"弯钩"辨

（1）望目辨"气血寒郁证"：可见白睛底色淡白色，血脉淡蓝色（以"淡"为主）、细、弯钩。按：每见于小儿慢惊风、慢脾风等疾病，但成人罹患某些疾病亦可出现此证。

（2）望目辨"气血寒郁重证"：可见白睛底色淡蓝色，血脉蓝色、粗、弯钩。若白睛底色呈淡蓝色，血脉蓝色、细、弯钩表示兼气滞证。若见蓝色雾漫表示明显兼夹风证。

2. 从白睛血脉"结花"辨

（1）望目辨"气滞血瘀寒郁证"：可见白睛底色或雾漫呈淡蓝色，血脉青色、结花。按：此多因反复发生气滞血瘀而生寒郁，气机郁结使外周循环阻力增大，病势缠绵，反复曲折，令血脉曲折结花。因寒甚则痛，故常伴疼痛。若白睛底色呈淡蓝色，血脉青色、细、结花表示气滞明显。

（2）望目辨"气滞血瘀寒郁重证"：可见白睛底色淡蓝色，血脉青色、粗、结花。若见白睛雾漫淡蓝色，血脉青色、粗、结花表示明显兼患风证。

3. 从白睛血脉"顶珠""垂露"辨

望目辨"血郁寒证"：可见白睛青色"顶珠""垂露"，与白睛处于同一平面。

第九章　望目辨"暑"邪及相关证候

因"暑"为阳邪，性火热、升、散，每多夹湿，易于侵犯心、肺、脾、胃、肝和脑，耗伤精气，故通过"望目"辨"暑"邪，可见双目无神，甚则瞳孔缩小或散大，白睛干燥或水湿光泽，在此基础上，白睛出现于心、肺、脾、胃、肝、脑部位的血脉在颜色、特征方面可出现明显变化。

第一节　从白睛特征辨

"暑"邪为患，多在白睛出现干燥或水湿光泽特征，并兼以其他白睛特征。

一、从白睛特征"斑"辨

（1）望目辨"暑热实证"：可见白睛干燥或显水湿光泽，出现鲜红色斑。
（2）望目辨"暑热兼瘀证"：可见白睛干燥或显水湿光泽，出现红黯色斑。
（3）望目辨"暑热兼瘀重证"：可见白睛干燥或显水湿光泽，出现黯红色斑。

二、从白睛特征"雾漫"辨

（1）望目辨"暑热动风证"：可见白睛干燥或显水湿光泽，出现大红色雾漫，
（2）望目辨"暑热内风重证"：可见白睛干燥或显水湿光泽，出现绛色雾漫。
（3）望目辨"暑热、风邪兼瘀重证"：可见白睛干燥或显水湿光泽，出现紫色雾漫。

第二节　从白睛干湿及血脉特征辨

一、从白睛干湿及血脉颜色辨

（1）望目辨"暑热证"：可见白睛干燥或显水湿光泽，血脉鲜红色。
（2）望目辨"暑热兼瘀证"：可见白睛干燥或显水湿光泽，血脉红黯色。按：此证热甚于瘀。
（3）望目辨"暑热兼瘀重证"：可见白睛干燥或显水湿光泽，血脉黯红色。按：此证瘀甚于热。
（4）望目辨"暑热亢盛、兼瘀证"：可见白睛干燥或显水湿光泽，血脉绛色。
（5）望目辨"暑热盛实、兼瘀重证"：可见白睛干燥或显水湿光泽，血脉紫色。
（6）望目辨"暑热盛实兼瘀、热瘀均盛证"：可见白睛干燥或显水湿光泽，血脉紫红黯色。
（7）望目辨"暑热盛实血瘀重证"：可见白睛干燥或显水湿光泽，血脉紫黯色。按：此证有由热转寒之虞。

二、从白睛干湿、血脉颜色及粗细、浮沉辨

（1）望目辨"暑邪郁热证"：可见白睛干燥或显水湿光泽，血脉鲜红色、细、沉。

（2）望目辨"暑邪郁热、气虚证"：可见白睛干燥或显水湿光泽，血脉鲜红色、细、浮。

（3）望目辨"暑邪郁热、气虚重证"：可见白睛干燥或显水湿光泽，血脉鲜红色、粗、浮。

在白睛血脉粗细、浮沉辨"暑"邪及其证候方面，当"暑"邪为患时，白睛血脉多在呈现上述特征基础上，开始细，以后渐渐变粗；或开始沉，以后逐渐转浮。

此外，尚宜注意各特征出现的脏腑部位。当上述特征出现在不同脏腑部位时，具有不同的临床诊断意义。具体意义将在第四卷记述。

第十章 望目辨"火"邪及相关证候

"火"乃"热"之甚。有医家将"火"与"热"统称"火热病邪"，本书将"火"与"热"分开记述。

"火"邪为临床常见病因。"火"邪包括"实火病邪"和"虚火病邪"，此外，尚有各种与"实火病邪"和"虚火病邪"等"火"邪兼夹而构成的多种病邪。

"实火病邪"指临床上引发炽烈高热症状的病邪。"实火"作为病因，可以引发很多疾病证候。

"虚火病邪"指临床上引发长期身体虚弱、伴有发热的病邪，包括"阴虚虚火病邪"和"气虚虚火病邪"等。"虚火"作为病因，可以引发很多有火热之感的临床病证。"阴虚虚火病邪"和"气虚虚火病邪"引起的发热证候是比阴虚发热相对较高的发热证候。"气虚虚火病邪"引起的发热证候是比气虚发热相对较高的发热证候。由"气虚阳浮"而产生"真寒假热"病证引起的发热证候也属于"虚火病邪"引起的发热证候。

脏腑被"实火"病邪侵扰之后，导致人体脏腑气血燔炽。脏腑被"虚火"病邪侵扰之后，则人体脏腑气血浮越。由于全身脏腑通过经络气血与"目"密切联系，使"目"具备反映生命状态的相应解剖生理基础，故在白睛上出现反映"火"邪为患的临床特征。

"火"邪常见的白睛血脉特征主要反映在颜色、粗细、浮沉诸方面。从临床实际看，"火"邪也常以一定证候形式反映出来。医家必须仔细观察各种白睛血脉特征及其临床意义，并将各种特征综合考虑，全面辨析，才可以在得出证候诊断时，也得出病因诊断。为了简明易记，节省篇幅，本书在记述"火"邪常见特征时，同时记述其各自所表示的相应证候。兹将已知白睛血脉特征及其临床意义记述如下：

第一节 从白睛血脉颜色、粗细、浮沉、根支特征辨"虚火"

一、望目辨"气虚虚火及相关证"

（1）望目辨"气虚虚火证"：可见白睛血脉娇红色、细、浮、根虚。

（2）望目辨"气虚虚火重证"：可见白睛血脉娇红色、粗、浮、根虚或无根。

（3）望目辨"气虚阳浮、真寒假热证"：可见白睛血脉娇红色、细、浮、无根。若见白睛血脉娇红色、粗、浮、无根表示此证重于上述证候。

二、望目辨"阴虚虚火及相关证"

（1）望目辨"阴虚虚火证"：可见白睛血脉殷红色、细、浮、根虚。
（2）望目辨"阴虚虚火重证"：可见白睛血脉殷红色、粗、浮、根虚或无根。
（3）望目辨"阴虚阳浮、真寒假热证"：可见白睛血脉殷红色、粗或细、浮、无根。

第二节　从白睛血脉颜色、粗细、浮沉特征辨"实火"

一、望目辨"实火证"

望目辨"实火证"：可见白睛血脉鲜红色、粗。

二、望目辨"实火亢盛证"

望目辨"实火亢盛证"：可见白睛血脉鲜红色、粗、浮。

三、望目辨"实火郁遏证"

望目辨"实火郁遏证"：可见白睛血脉鲜红色、粗、沉。

第十一章　望目辨"热"邪及相关证候

"热"次于"火"。"热"邪既可为外邪，也可为体内病理产物。若为体内病理产物，则系疾病过程中脏腑病理变化所生之"内热"，这种"内热"同样可以成为进一步引发疾病的致病因素，而成为病因。放射性物质为患，可属"热"邪为患。"寒"邪可以化热而成为"热"邪，疾病在变化过程中也可以形成"热"邪，从而成为进一步引发疾病的致病因素。

"热"邪为临床常见病因。实热、虚热均可作为病因而引发很多疾病证候。

"实热病邪"指引发"实热"病证的病邪。"实热"病邪作为病因，可以使患者表现为热邪亢盛，迅速伤及人体气、血、阴、阳，但是，虽然人体正气受到一定伤害，但尚未导致虚衰，并在热邪亢盛、正气不衰基础上，进一步引发很多疾病证候。

"虚热病邪"指引发"虚热"病证的病邪。"虚热"做为病因侵袭人体之后也可迅速伤及人体气、血、阴、阳，导致人体正气衰弱，或者虽未明显导致衰弱，但是使患者感到发热，尽管热度不高或无法测出体温升高，可是患者有热感。虚热病证可以直接由"虚热病邪"侵袭感染而引发，也可由"实热病邪"引发实热病证之后转化而成，从而导致虚热病邪为患，形成虚热证候。当"虚热病邪"为患时，可导致阴虚、阳虚、气虚、血虚以及多种兼夹证等临床病证。

"热邪兼夹证"是在已经罹患热邪的基础上兼夹其他病邪而形成以热邪为主的证候。热邪可以兼夹湿、痰、饮、瘀、郁、风、燥、毒等病邪。

在"望目辨证"时，"热"邪可以呈现此前已经记述的相应眼象，在兼夹病邪方面可以出现一个特征，也可以同时出现两个或两个以上特征，形成相应较单纯的证候或复杂证候。

医家通过观察眼象可以诊知是实热病邪引发的实热病证或虚热病邪引发的虚热病证。

第一节 从白睛形态特征辨

一、从白睛特征"点"辨

1. 从白睛特征"点"辨"虚热"

（1）望目辨"气虚血热证"：可见白睛淡红色孤立点。按：此眼象可见于西医学诊断的高血压气虚证患者。

（2）望目辨"血虚血热证"：可见白睛粉红色孤立点。按：此眼象可见于西医学诊断的高血压血虚证患者。

2. 从白睛特征"点"辨"实热"

（1）望目辨"高热、出血实证"：可见白睛鲜红色孤立点。按：此多见于各种高热导致血热引发衄血、发疹甚或发斑等出血类疾病患者，亦可见于西医诊断的高血压实证患者。

（2）望目辨"血热兼瘀、血热较著证"：可见白睛红黯色孤立点。按：若在白睛肺、胃、胆、肠或脑部位同时出现"红黯色点"，主温邪发疹血热兼瘀证，可见于温病、疫病高热发疹期。若见白睛黯红色孤立点表示血热血瘀重于热证。

二、从白睛特征"斑"辨

望目辨"高热盛实兼瘀证"：可见白睛紫红色斑。

三、从白睛特征"泡"辨

望目辨"气虚、饮湿郁热证"：可见白睛淡黄色泡。

第二节　从白睛血脉特征辨

一、从白睛血脉形态、粗细、浮沉、根支特征辨"虚热"

1. 从白睛血脉"粉色系列"辨

（1）望目辨"血虚发热证"：可见白睛血脉粉红色。

（2）望目辨"血虚热郁证"：可见白睛血脉粉红色、细。

（3）望目辨"血虚热郁重证"：可见白睛血脉粉红色、粗、沉。按：此属虚实夹杂证候。若见白睛血脉粉红色、细、浮表示热郁较重。

（4）望目辨"血虚热郁重证"：可见白睛血脉粉红色、粗、浮。按：此属虚实夹杂证候。

（5）望目辨"血虚热郁、邪实证"：可见白睛血脉粉红色、细、沉。按：此属虚实夹杂证候。

（6）望目辨"血虚发热、血瘀证"：可见白睛血脉粉红略黯色。按：此证血瘀重于上述证候，亦属虚实夹杂证。

2. 从白睛血脉"淡红色系列"辨

（1）望目辨"气虚发热证"：可见白睛血脉淡红色、粗、浮。

（2）望目辨"气虚血瘀兼热证"：可见白睛血脉淡紫红色、粗、浮。

3. 从白睛血脉"娇红色系列"辨

（1）望目辨"阳虚发热证"：可见白睛血脉娇红色。

（2）望目辨"阳虚发热重证"：可见白睛血脉娇红色、粗、浮。

4. 从白睛血脉"殷红色系列"辨

（1）望目辨"阴虚发热证"：可见白睛血脉殷红色。

（2）望目辨"阴虚郁热证"：可见白睛血脉殷红色、细。

（3）望目辨"阴虚发热、气滞证"：可见白睛血脉殷红色、细、沉。

（4）望目辨"阴虚发热重证"：可见白睛血脉殷红色、细、浮。若见白睛血脉殷红色、粗、沉则阴虚发热更重。若见白睛血脉殷红色、粗、浮表示严重阴虚发热证。

（5）望目辨"阴虚气滞、血瘀痛证"：可见白睛血脉殷红色、细、浮、迂曲。

（6）望目辨"阴虚发热、瘀痛证"：可见白睛血脉殷红色、粗、浮、迂曲。

虚热病邪引发的虚热证眼象，常见白睛血脉根虚或无根。

二、从白睛血脉颜色形态、粗细、浮沉特征辨"实热"

1. 从白睛血脉"鲜红色"辨

（1）望目辨"实热证"：可见白睛血脉鲜红色。

（2）望目辨"里实热较重证"：可见白睛血脉鲜红色、细、浮。按：当人体发热时，脏腑组织中的津液变为汗液蒸发，而津液相对减少，营气相对过多，使血液运行轻微瘀滞于相应脏腑组织经络，形成轻微血瘀，导致血管膨隆。当脏腑组织出现血瘀时，通过经络作用，白睛相应脏腑部位的血脉也因血流瘀积迟滞而轻微充血膨胀，从立体角度看则白睛血脉轻微隆起于白睛表面，形成"浮"起状态，但并不增粗。由于营气颜色红，营气相对轻度增多可使营气颜色鲜红，故呈现白睛血脉浮细而颜色鲜红的临床白睛血脉特征。综合辨析，眼象表示里热较轻而血瘀较重证。

（3）望目辨"邪实血热郁结证"：可见白睛血脉鲜红色、细、沉。按：此眼象若出现于白睛"肺"部位，属表热证。可见于风热感冒患者。

（4）望目辨"气滞实热亢盛证"：可见白睛血脉鲜红色、粗。按：此属里实热证。

（5）望目辨"里实热重证"：可见白睛血脉鲜红色、粗、浮。

（6）望目辨"里实热、气滞瘀痛证"：可见白睛血脉鲜红色、细、浮、迂曲。

（7）望目辨"里实热、气滞瘀痛重证"：可见白睛血脉鲜红色、粗、浮、迂曲。

2. 从白睛血脉"红黯色"辨

（1）望目辨"实热兼瘀证"：可见白睛血脉红黯色。

（2）望目辨"里实热兼瘀、热重证"：可见白睛血脉红黯色、粗。按：当人体罹患较严重的里实热证时，血行增速而汗出增多，血中津液变为汗液蒸发，导致血中津液减少，营气相对增多，血行增速但营气瘀滞而出现热盛血瘀状态，故血脉红黯色而粗。通过经络作用，白睛相应脏腑部位的血脉也呈现红黯色、粗。故综合辨析，眼象表示里实热兼瘀热重证。

3. 从白睛血脉"黯红色"辨

（1）望目辨"表热盛兼瘀重证"：可见白睛肺部位血脉黯红色、粗、浮。按：此证瘀热尤重证。可见于西医学诊断的严重肺炎高热病重患者。

（2）望目辨"瘀血实热证"：可见白睛血脉黯红色。按：此眼象表示瘀甚于热。

（3）望目辨"瘀血实热重证"：可见白睛血脉黯红色、粗。按：此眼象表示瘀邪重于热，里实热郁，且甚于上述证候。若见白睛血脉黯红色、粗、沉表示瘀血实热证，而瘀血重证。

（4）望目辨"热瘀气滞证"：可见白睛血脉黯红色、细。若血脉黯红色、细、沉出现于白睛"肺"部位，多为肺实热郁、气滞重证。

（5）望目辨"热郁气滞重证"：可见白睛血脉黯红色、细、浮。按：此证热郁、气滞尤重。若黯红色血脉出现于白睛"肺"部位，多为肺实热郁、气滞尤重证。

4. 从白睛血脉"绛色"辨

（1）望目辨"热盛血瘀实证"：可见白睛血脉绛色。

（2）望目辨"里实热、热盛证"：可见白睛血脉绛色、粗。

（3）望目辨"里实热、热盛重证"：可见白睛血脉绛色、粗、浮。

5. 从白睛血脉"紫红色"辨

望目辨"表热盛兼瘀证"：可见白睛肺部位血脉紫红色、细、沉。按：此证热邪较盛，可见于肺炎患者。若见白睛肺部位血脉紫红色、粗、浮表示热瘀并盛，而血瘀更甚，可见于肺炎较重患者。

6. 从白睛血脉"紫色"辨

（1）望目辨"气血瘀阻热盛证"：可见白睛血脉紫色、细、浮。按：此属本虚标实（气虚邪实）证。

（2）望目辨"气血瘀阻、热盛疼痛证"：可见白睛血脉紫色、细、浮、迂曲。按：此属气虚邪实兼疼痛证候。

（3）望目辨"热盛兼瘀、热瘀并重证"：可见白睛血脉紫色、粗。按：血中津液因高热变为汗液蒸发而减少，营气相对增多，血行增速但营气瘀滞，而出现血瘀状态，使血脉颜色变为紫色，而管径变粗。由于脏腑组织通过经络与白睛血脉相连，故白睛血脉通过经络作用，于相应脏腑部位的血脉也呈现紫色、粗。

（4）望目辨"热郁盛实证"：可见白睛血脉紫色、粗、沉。

（5）望目辨"热郁盛实重证"：可见白睛血脉紫色、粗、浮。

（6）望目辨"气滞血瘀、热盛疼痛重证"：可见白睛血脉紫色、粗、浮、迂曲。按：此属本虚标实（气虚邪实）证。此证重于上述证候。

（7）望目辨"气滞血瘀、实热郁结证"：可见白睛血脉紫色、细、沉。按：若紫色血脉出现于白睛肺部位，表示肺热郁结较重证。

（8）望目辨"气滞血瘀、实热郁结重证"：可见白睛血脉紫色、细、浮。按：若紫色血脉出现于白睛肺部位，表示肺热郁结重证。

7．从白睛血脉"紫黯色"辨

（1）望目辨"热盛兼瘀重证"：可见白睛血脉紫黯色。按：此证有由热转寒之虞。

（2）望目辨"热盛兼瘀、由热转寒证"：可见白睛血脉紫黯色、粗。按：当人体罹患严重的热证时，血行增速而汗出增多，血中津液变为汗液。因汗液大量蒸发，而使血中津液减少，营气相对增多，导致营气瘀滞而出现血瘀状态，虽心搏增速但仍然难以改变血中营气瘀滞状态，使营气不能更新，而形成严重血瘀，故血脉颜色紫黯且增粗。由于脏腑组织通过经络与白睛血脉相连，故白睛血脉通过经络作用，于相应脏腑部位的血脉也呈现紫黯色、粗。综合辨析，此眼象表示热盛兼瘀重证，并有由热转寒之虞。

第十二章　望目辨"温"邪及相关证候

由于"温"邪致病常兼夹不同病邪，因此可以分别引发风温、春温、暑温、湿温、温毒等不同疾病。"温"邪致病每每呈现各种热证及兼夹证，并常侵犯肺、心、脑、胆、胃、肠等脏腑，故"温"邪为患时，一般在相应脏腑的眼象方面可以呈现一定的热证及兼夹证，而形成规律。在望目辨"温"邪时，医家大多数情况下可以辨知热邪为患，并同时可以辨出各种热证及其兼夹证候，至于是否由"温"邪引发疾病，则需综合考虑眼象及临床所见到的病位、病性、病形、病机、病势等全部症状、体征及临床检验资料，也可适当参考西医学相关体征及临床检验资料，以求得出正确诊断。

第一节 从眼象整体特征辨"温邪"病因及相关证候

一、望目辨"风温"病邪及相关证候

风温是风温病邪在一定季节、气候条件下引起的疾病。在冬、春季可以因风温病邪而引发风温病证。

（1）望目辨"风温表热证"：在冬、春季节，白睛肺脏部位雾漫红色，肺部位血脉红黯色、细、沉。按：此时可重点考虑外感风温病邪引发风温病初期的风热表证，属实热兼瘀证。

（2）望目辨"风温肺胃热证"：在冬、春季节，白睛肺脏部位雾漫红色，肺、胃部位红色点、血脉红黯色、细、沉。按：此时可重点考虑外感风温病邪为患。多属风温病邪引发风温病初期的风热表证，属实热兼瘀证。

（3）望目辨"风温、肺胃热、发疹证"：在冬、春季节，白睛肺脏部位雾漫红色，肺、胃、胆、肠、脑部位红色点、血脉红黯色、细、沉。按：此时可重点考虑外感风温病邪为患。多属风温病邪引发风温病的风温肺胃热证。此时多已伴有实热发疹证。

（4）望目辨"风温、肺胃高热、发疹重证"：在冬、春季节，白睛肺脏部位雾漫红色，肺、胃、胆、肠、脑部位紫色点、血脉红黯色、细、沉。按：此时可重点考虑外感风温病邪引发风温病的风温肺胃热盛证。此时多已伴有风温血瘀实热发疹证。

冬、春季节发生的流行性感冒、麻疹、支气管炎、肺炎、间质型肺炎等西医学诊断的疾病有不少属于风温范畴。

二、望目辨"春温"病邪及相关证候

春温是春温病邪在一定季节、气候条件下引起的疾病。

（1）望目辨"春温表热证"：在冬末、春初季节，白睛肺胃部位雾漫红色，血脉红黯色、细、沉。按：此时可重点考虑外感"春温"病邪为患。多属春温病邪引发"春温"病初期的风热表证，属实热兼瘀证，属外感"春温"化热实证。

（2）望目辨"春温表热重证"：在冬末、春初季节，白睛肺、胃、胆、心、小肠、脑部位雾漫红色，血脉红黯色、细、沉。按：此时可重点考虑外感春温病邪为患。多属春温病邪引发春温病风热表实证，属实热兼瘀证。

在冬、春季节发生的流行性脑脊髓膜炎、百日咳、斑疹伤寒等西医学诊断的疾病有不少属于春温范畴。

三、望目辨"湿温"病邪及相关证候

湿温是湿温病邪在雨湿较盛季节、气候潮湿条件下引起的疾病。由于湿温病邪兼有湿与温两重属性，常易化热，多侵犯人体胃肠以及胆、脾和脑，故在白睛肠、胃、胆、脾、脑部位可出现"湿"与"热"并存特征，乃至热盛动血、动风特征。

（1）望目辨"湿温郁热证"：可见在雨湿较盛季节、气候潮湿条件下，白睛湿润，肠、胃部位血脉红色。

（2）望目辨"湿温郁热重证"：在雨湿较盛季节、气候潮湿条件下，可见白睛湿润，肠、胃部位黄点斑、血脉红色。

（3）望目辨"湿温郁热、热重于湿证"：在雨湿较盛季节、气候潮湿条件下，可见白睛湿润，肠、胃部位金黄色黄点斑、血脉红色。

（4）望目辨"湿温郁热、热重于湿严重证候"：在雨湿较盛季节、气候潮湿条件下，可见白睛湿润，肠、胃、脑或心部位部位血脉红黯色。

（5）望目辨"湿温郁热、湿重于热证"：在雨湿较盛季节、气候潮湿条件下，可见白睛湿润，肠、胃、脑或心部位部位散在淡黄色黄点斑、血脉黯红色。

（6）望目辨"湿温郁热、湿重于热、热盛动风证"：在雨湿较盛季节、气候潮湿条件下，可见白睛湿润，肠、胃、脑或心部位部位黯红色雾漫，血脉黯红色。按：此时已兼高热动风证。若兼见红色斑表示高热动血及内风妄动证已十分严重。

在夏季发生的肠伤寒、副伤寒、钩端螺旋体病、阿米巴肠病、流行性脑脊髓膜炎、乙型脑炎等西医学诊断的疾病有不少属于湿温病范畴，此外，急性血吸虫病发热、腹部症状明显时，与湿温有类似临床表现，诊断及治疗时应注意鉴别。

四、望目辨"暑温"病邪及相关证候

暑温是暑温病邪在夏季暑气当令而气温过高条件下产生的疾病。由于暑温病邪致病力强而迅猛，故感染暑温病邪之后发病急骤，传变迅速；又因暑温病邪属火热阳邪，故在发病急骤、传变迅速基础上直入脏腑，且极易伤津、伤气、迅速形成里证，故临床常见眼象如下：

（1）望目辨"肺胃热盛湿郁证"：时当夏季，白睛湿润，肺胃部位血脉红色、沉。按：此属表里同病实热证。

（2）望目辨"暑湿热盛、闭滞气机证"：时当夏季，白睛湿润，黑睛缩小而刺激颈部皮肤则黑睛放大，心、脑或肝部位血脉红色、粗。按：此属里实热证。此时病邪每每已累及脑腑。从西医学的角度看，病邪已侵及大脑和间脑。

（3）望目辨"暑湿热盛、阻滞气机、邪实气虚证"：时当夏季，白睛湿润，黑睛放大、目珠呆滞，心、脑或肝部位血脉红色、粗。按：此属里实热证。此时病邪每每已累及脑腑。从西医学的角度看，病邪已侵及中脑。

（4）望目辨"暑湿热盛、邪气盛实、湿阻气机、正虚邪实、正气将脱、阴阳即将离绝证"：时当夏季，白睛湿润，黑睛先缩小而后放大、眼球呆滞、对光反射消失而刺激颈部皮肤黑睛也不能放大，心、脑或肝部位血脉红色、粗。按：此属正气将脱、阴阳即将离绝证。从西医学角度看，此时病邪累及桥脑和延脑。

（5）望目辨"暑湿热盛、闭阻气机、正虚邪实、正气将脱、阴阳即将离绝证"：时当夏季，白睛湿润，黑睛放大、对光反射消失，心、脑或肝部位的血脉一侧黯红色、粗、一侧黯红色、细、沉。按：此属正气将脱、阴阳即将离绝证。从西医学角度看，此时病邪已导致脑水肿，累及颞叶。

　　在夏秋季发生的流行性乙型脑炎、森林脑炎等西医学诊断的疾病有不少属于暑温病范畴，某些疟疾、黑热病也可属于暑温病范畴。

五、望目辨"温燥"病邪及相关证候

　　（1）望目辨"温燥、实热证"：时当秋、冬交季，或初春季节，白睛肺胃部位血脉鲜红色、细、沉。

　　（2）望目辨"温燥、肺胃热盛证"：时当秋、冬交季，或初春季节，白睛肺、心、胃部位血脉红黯色、粗、浮。

　　（3）望目辨"温燥、实热夹瘀证"：时当秋、冬交季，或初春季节，白睛肺胃部位血脉黯红色、细、沉。

　　（4）望目辨"温燥、肺心胃实热证"：时当秋、冬交季，或初春季节，白睛肺、心、胃部位血脉紫红色、粗。

　　（5）望目辨"温燥、肺心胃实热重证"：时当秋、冬交季，或初春季节，白睛肺、心、胃部位血脉紫红色、粗、浮。

　　（6）望目辨"温燥、肺心胃肝热盛兼风证"：时当秋、冬交季，或初春季节，白睛肺、心、胃、肝部位雾漫红色，血脉紫红色、粗、浮。

　　在秋、冬及初春季发生的白喉、百日咳、气管炎、支气管等西医学诊断的疾病常出现属于温燥范畴的病证。

六、望目辨"温毒"病邪及相关证候

　　温毒病邪引发的病证较为急剧，具有传染性质或较强传染性质，除呈现全身症状之外，同时出现局部红肿热痛、甚至溃疡。临床表现多较严重。温毒病邪外袭肺胃，可影响肺胃气机不能下降反而上逆，从而形成相关病证。

　　（1）望目辨"温毒表实证"：在冬季或春季，白睛胆肺胃或肝肺胃部位血脉红黯色、细、沉。

　　（2）望目辨"温毒夹湿表实证"：在冬季或春季，白睛湿润，胆肺胃或肝肺胃部位血脉红黯色、细、沉。

　　（3）望目辨"温毒肝实证"：在冬季或春季，白睛肝部位血脉红色、粗、沉。

　　（4）望目辨"温毒肝实热夹瘀证"：在冬季或春季，白睛肝部位血脉红黯色、粗、沉。

　　（5）望目辨"温毒心实热证"：在冬季或春季，白睛心部位血脉红黯色、粗、沉。

　　（6）望目辨"温毒肾实热夹瘀证"：在冬季或春季，白睛肾部位血脉红黯色、粗、沉。

　　（7）望目辨"温毒肝胆实热夹瘀及肾证"：在冬季或春季，男子白睛肝胆部位血脉红黯色、粗，走向男子外肾部位。

第二节　从白睛特征及血脉特征辨"温邪"动血及相关证候

"温邪动血"指温邪导致高热，而高热导致发疹、发斑、吐血、衄血、便血等。望目辨"温邪动血"，需要在出现"风温""春温""湿温""暑温""温燥""温毒"基础上，从以下特征仔细辨析。

一、从白睛特征辨

1. 从白睛特征"点"辨

（1）望目辨"实热发疹证"：可见白睛肺、胃部位或同时在白睛胆、心、肠、脑部位出现"红色点"。

（2）望目辨"实热血瘀发疹实证"：可见白睛肺、胃部位或同时在白睛胆、心、肠、脑部位出现"红黯色点"。

（3）望目辨"热盛血瘀发疹实证"：可见白睛肺、胃部位或同时在白睛胆、心、肠、脑部位出现"紫色点"。

2. 从白睛特征"斑"辨

（1）望目辨"实热发斑证"：可见白睛胆、心、肠、脑部位出现"红色斑"。按：疫病发斑亦可见到此类眼象。

（2）望目辨"血热兼瘀发斑证"：可见白睛肺、胃部位或同时在白睛胆、心、肠、脑部位出现"红黯色斑"。按：疫病发斑亦可见到此类眼象。

（3）望目辨"热盛兼瘀发斑证"：可见白睛肺、胃部位或同时在白睛胆、心、肠、脑部位出现"紫色斑"。按：疫病发斑亦可见到此类眼象。

二、从白睛血脉特征辨

1. 从白睛血脉"大红色、粗、浮"辨

望目辨"胃热吐血或肌衄实证"：可见白睛胃部位血脉大红色、粗、浮。按：血脉周围可有黄色斑。此眼象若见于肺部位，可主"肺热鼻衄实证"。此眼象若见于大肠部位，可主"大肠热盛便血实证"。

2. 从白睛血脉"红黯色、粗、浮"辨

望目辨"胃热盛吐血或肌衄、实热兼瘀证"：可见白睛胃部位的血脉红黯色、粗、浮。按：血脉周围可有黄色斑。此眼象若见于肺部位，可主"肺热盛鼻衄、实热兼瘀证"。此眼象若见于大肠部位，可主"大肠热盛便血、实热兼瘀证"。

3. 从白睛血脉"黯红色、粗、浮"辨

望目辨"胃热血瘀吐血或肌衄、实热兼瘀证"：可见白睛胃部位的血脉黯红色、粗、浮。按：

血脉周围可有黄色斑。此眼象若见于肺部位，可主"肺热盛血瘀鼻衄实证"。此眼象若见于大肠部位，可主"大肠热盛便血、血瘀实证"。

第三节　从白睛特征"雾漫"辨"温邪"动风及相关证候

"温邪动风"指高热导致内风妄动。望目辨"温邪动风"，需要在出现"风温""春温""湿温""暑温""温燥""温毒"眼象前提之下，从以下特征仔细辨析。

（1）望目辨"热盛动风实证"：可见白睛肺、肝、胆、心、脑部位出现"鲜红色雾漫"。

（2）望目辨"热盛血瘀动风实证"：可见白睛肺、肝、胆、心、脑部位出现"红黯色雾漫"。

（3）望目辨"高热盛实血、瘀动风证"：可见白睛肺、肝、胆、心、脑部位出现"紫色雾漫"。

第四节　从白睛血脉特征辨"温邪"腑实及相关证候

（1）望目辨"大肠热盛、胃热腑实证"：白睛大肠部位血脉鲜红色、粗、浮、弯曲。

（2）望目辨"大肠热盛血瘀、胃热腑实证"：白睛大肠部位血脉红黯色、粗、浮、弯曲。

（3）望目辨"大肠血瘀热盛、胃热腑实证"：白睛大肠部位血脉黯红色、粗、浮、弯曲。

第十三章　望目辨"燥"邪及相关证候

"燥"邪既可为外邪，也可为体内病理产物。"温燥"病邪偏热，"凉燥"病邪偏寒。"燥邪"作为病因，不独侵扰肺脏，亦常危害肾脏，当然脾、心、肝等组织器官亦可受"燥邪"侵扰而罹患"燥病"。

"燥邪"性干涩，易伤津液。但"燥"邪致病除可导致阴虚之外，亦常见于"湿"邪过盛，影响气机运行，导致津液精微难以润泽肾脏而出现"肾燥"，故《内经》云"肾恶燥"（见《素问·宣明五气》）。然而，"燥"邪致病主要容易导致火、热、气虚病证，在眼象方面则可见到火、热、气虚等多种特征以及各种兼夹特征。

西医学诊断的肺炎恢复期、百日咳等病的某些证候多属"温燥"范畴。不少慢性肾炎、尿毒症或肾功衰竭，当尿中出现蛋白时，多属于"内燥"中之凉燥证候范畴。西医学诊断的"干燥综合征"亦有部分属"燥"邪作为病因而引发的疾病范畴。"肺孢子虫病"有类似临床表现，应注意鉴别。

第一节　从白睛干湿及血脉特征辨"虚燥病邪"及相关证候

1. 望目辨"气虚燥热病邪"

可见白睛浮壅或干燥、血脉娇红色、细。

2. 望目辨"阴虚燥热病邪"

可见白睛浮壅或干燥、血脉殷红色。按：此眼象多见于温燥伤阴之后。

第二节　从白睛干湿及血脉特征辨"实热燥邪"及相关证候

1. 望目辨"实火燥热证"

可见白睛浮壅，血脉鲜红色、粗。若见白睛干燥，血脉鲜红色、粗亦属"实火燥热证"。

2. 望目辨"温燥热证"

可见白睛浮壅，血脉鲜红色。若见白睛干燥，血脉鲜红色（此眼象多见于温燥）表示"温燥热证"严重。

第三节　从白睛干湿及血脉特征辨"凉燥病邪"及相关证候

1. 望目辨"气虚凉燥兼瘀证"

可见白睛浮壅、血脉淡黯色。

2. 望目辨"气虚凉燥、血瘀夹湿证"

可见白睛浮壅、血脉淡黯、细、沉。

第十四章　望目辨"疫"邪及相关证候

"疫"邪为病，常表现为暑、火、热、温、燥等实邪为患证候，以及少部分阴虚热证。我们应注意，虽然证候如此，但引发这些证候的病邪却因具有强烈传染能力和大规模流行能力而与一般常见疾病大有区别。因此，既要辨清证候，更要辨清病因及其引发的疾病。也就是说，医家应该在辨清前述暑、火、热、温、燥诸邪为患所致证候之时，尚应准确辨清疾病，以得出准确的"辨病证"诊断。

临床中，除可见到前述各章节有关眼象，提示相关证候之外，尚可见到以下眼象，这对我们临床诊断也有重要提示作用。

第一节　从眼球及白睛血脉特征辨"疫病虚邪"及相关证候

1. 望目辨"疫病阴虚证"

可见眼球下陷、白睛血脉殷红色。按：此眼象多见于霍乱病脱水期呈现的阴虚证。

2. 望目辨"疫病气虚证"

可见眼球下陷、白睛血脉色淡黯色。按：此属"疫病气虚夹瘀证"。霍乱病脱水期出现弥散性血管内凝血时亦可呈现的气阴两虚兼瘀证。

第二节　从白睛特征辨"疫病实邪"及相关证候

1. 望目辨"疫病血热盛实、发疹证"

可见白睛红色浮壅，白睛红色点，血脉鲜红色、粗、浮。若见白睛红色、干燥，白睛红色点，血脉鲜红色、粗、浮表示热邪严重。

2. 望目辨"疫病实热出血证"

可见白睛穹隆部鲜红色斑。按：此斑位于穹隆部或靠近穹隆部，呈现鲜红色（较红色更鲜明）可称赤色、亦可称大红色斑。多见于鼠疫等病出现的球结膜充血。

3. 望目辨"疫病血热盛实、出血重证"

可见白睛红色浮壅，白睛红色斑，血脉鲜红色、粗、浮。若见白睛红色、干燥，白睛红色斑，血脉鲜红色、粗、浮表示热邪严重。

4. 望目辨"疫病血热盛实、严重出血兼风证"

可见白睛红色浮壅、红黯色雾漫，白睛红色斑，血脉鲜红色、粗、浮。若见白睛红色、干燥、红黯色雾漫，白睛红色斑，血脉鲜红色、粗、浮表示热邪严重。

第十五章　望目辨"虫"邪及相关证候

"虫"邪，此指肠道寄生虫，如蛔虫、蛲虫、绦虫、钩虫、鞭虫、姜片虫等。至于西医学所说的病毒、立克次体、衣原体、细菌、真菌、螺旋体、原虫等分属于中医学相关的"二十邪"之中，例如细菌中的结核杆菌引发的病证可列入"热"邪病证，而将结核菌列入热邪范畴，麻风杆菌引发的病证可列入"风"邪病证，"原虫"中的"阿米巴原虫"、"疟原虫"等一些微观的"虫"邪因其临床表现大多属于湿邪、温邪等病邪致病，故均不列入虫邪范畴。

寄生虫在人体为患，多引起湿邪郁阻气机，可形成寒证，也可形成热证，并可同时形成出血、血瘀等各种兼夹证候。由于脏腑组织病证通过经络与白睛密切联系，故寄生虫病在白睛可形成多种特征。

第一节　从白睛底色、干湿及相关特征辨

一、从白睛底色及相关特征辨

1.从白睛底色苍白及白睛形态特征辨

望目辨"寄生虫病湿邪郁结、气血虚寒证"：可见白睛底色苍白，黯灰色点。按：当寄生虫病在肠、胃、肝、胆等部位吸血而引起严重营养不良、体重减轻时，可以形成此证。可考虑西医学诊断的蛔虫病、钩虫病、鞭虫病、华支睾吸虫病、血吸虫病出现贫血时，多可见到此种眼象及相关证候。此为寄生虫病导致贫血。

2.从白睛底色红色、白睛形态及血脉特征辨

望目辨"寄生虫病气滞血瘀郁热证"：可见白睛底色红色，灰色点或斑，血脉红色、细、结网。按：当寄生虫病进入血循，移行至横纹肌并累及肺、心、脑时，可在白睛胃、脾、肝、肺、心、脑等部位呈现白睛底色红色、血脉红色、细、结网，兼以灰色斑或灰色点，此系虫邪侵害而导致相应脏腑组织气滞血瘀郁热证，由于内热蕴积，可内风将动之虞。可考虑西医学诊断的旋毛虫病气滞血瘀郁热证多能见到此种眼象。如内风已成，则可出现红黯色雾漫。

二、从白睛干湿及白睛形态特征辨

望目辨"寄生虫病肝肺胃湿阻蕴热证"：可见白睛红色浮壅，灰色点。按：当肠道寄生虫病侵犯肺、胃时，可在白睛肝、肺、胃出现灰色斑，在白睛出现红色浮壅眼象，表现为"肝肺胃湿阻蕴热较重证"，可考虑西医学诊断的旋毛虫病幼虫移行期、孟氏裂头蚴病等常可出现此种眼象。

第二节　从白睛特征及血脉特征辨

一、从白睛特征"点"辨

1.从连接白睛血脉的"灰色点"辨

（1）望目辨"寄生虫病气血虚证"：可见白睛胃、肠、脾部位血脉粉色、细，血脉末梢灰色点。按：西医学诊断为寄生虫病导致贫血，可见白睛极苍白，例如钩虫病等多种寄生虫病导致气血虚证，可见到此种眼象。

（2）望目辨"寄生虫病气虚湿郁血瘀证"：可见白睛胃、肠、肝、肺、甚至脑等部位血脉淡蓝色、连接灰色实体点。按：如罹患蛔虫病气虚湿郁血瘀证时，常可见此类眼象。若血脉淡红色主

"寄生虫病气虚湿郁化热证"。罹患蛔虫病气虚湿郁化热证时，常可见此类眼象。

（3）望目辨"寄生虫病实热证"：可见白睛胃、肺、肝、外肾等部位粉红色点，血脉大红色。按：当特征出现于胃、肺、肝、外肾等部位时，每见于淋巴丝虫病出现丹毒样皮炎或精索炎实热证等相关证候时，多见此种眼象。

2. 从白睛特征"孤立点"辨

（1）从白睛特征"灰色孤立点"辨

① 望目辨"寄生虫病气虚血瘀、里寒证"：可见白睛血脉淡黯色、细、沉，孤立灰色点。

② 望目辨"虫邪侵肾、气虚血瘀、里寒证"：可见白睛肾脏部位白睛孤立灰色点、血脉淡黯色、细、沉。按：可考虑西医学诊断的血吸虫病出现蛋白尿等相关证候时，多能形成虫邪损害肾脏导致气虚血瘀、里寒证，并出现蛋白尿，而呈现此种眼象。

（2）从白睛特征"黯色孤立点"辨

望目辨"肠道寄生虫病湿邪郁阻血瘀证"：可见白睛肠、胃部位孤立黯色点。按：此眼象特征常见于肠、胃部位，是为最常见虫邪为患病证的眼象，此时可考虑西医学诊断的蛔虫病、蛲虫病等出现的相关证候。若此眼象特征见于"胆"部位则主胆道蛔虫病湿邪郁阻血瘀证。

（3）从白睛特征"红黯色孤立点"辨

望目辨"肠道寄生虫病湿邪郁热、出血血瘀证"：可见白睛肠胃、肝、肺或脑等部位红黯色点。按：此眼象特征每见于蛔虫病、血吸虫病、类圆线虫病、肺吸虫等病，常可引起咳嗽、胸痛、头痛、偏盲、失语等病形。此眼象患者可并发湿邪郁热、出血血瘀证候。

二、从白睛特征"斑"及相关特征辨

1. 从白睛淡色系列"斑"辨

（1）望目辨"寄生虫病气虚血瘀、里寒证"：可见白睛淡灰色斑，血脉淡黯色、细、沉。

（2）望目辨"寄生虫病气虚血瘀、里寒气滞证"：可见白睛肾脏部位淡灰色斑，血脉淡黯色、细、沉。按：当虫邪损害肾脏而导致蛋白尿时，多见此类眼象。例如西医学诊断的血吸虫病可临床检出蛋白尿，患者可呈现此类证候，并出现此种眼象。

（3）望目辨"寄生虫病气虚气滞痰阻证"：可见白睛肠、胃、肝、肺、脑等部位淡黯色斑、淡白色"岗"。按：如绦虫病肌肉囊虫结节等气虚气滞痰阻证可见此种眼象。

2. 从白睛灰色系列"斑"辨

（1）望目辨"寄生虫病湿郁血瘀证"：可见白睛灰黯色斑。按：如罹患寄生虫病如蛔虫病湿郁血瘀证者，常见此眼象。

（2）望目辨"寄生虫病湿饮寒郁重证"：可见白睛脾、胃、外肾等部位灰黯色斑，淡白色岗。按：西医学诊断的淋巴丝虫病等，可引发湿饮寒郁重证。

（3）望目辨"寄生虫病湿饮寒郁尤重证"：可见白睛脾、胃、外肾等部位灰黯色斑，灰色岗。按：西医学诊断的淋巴丝虫病等，可引发湿饮寒郁重证。

（4）望目辨"寄生虫病湿邪郁阻、血瘀内风证"：可见白睛肠、胃、肝、脑等部位淡黯色雾漫、灰黯色斑。按：西医学诊断的绦虫病出现头晕、癫痫、幻视、幻嗅、复视等湿邪郁阻、血瘀内风证时，常可见此种眼象。

（5）望目辨"寄生虫病血瘀湿郁证"：可见白睛肠、胃部位黯灰色斑，肝、胆部位白色岗。按：西医学诊断的华支睾吸虫病、血吸虫病等寄生虫病出现肝纤维化相关证候时，多见此种眼象。

3. 从白睛粉色系列"斑"辨

（1）望目辨"寄生虫病血虚气滞、血瘀痰阻发热证"：可见白睛肝、肺、脑等部位粉黯色斑、粉色岗。按：出现此眼象特征时，可表明因虫邪摄血而致血虚，虫邪阻滞气机可致气滞，气滞可引起血瘀。此时可考虑西医学诊断的犬绦虫细粒棘球蚴形成的包虫病等血虚气滞、血瘀痰阻发热证。本证属虚实夹杂证。

（2）望目辨"寄生虫病实热与血虚血热夹杂证"：可见白睛胃、肺、肝、外肾等部位粉红色斑、血脉大红色。按：此眼象多见于西医学诊断的淋巴丝虫病出现丹毒样皮炎或精索炎等病呈现血虚与实热夹杂证候。

（3）望目辨"寄生虫病湿邪蕴热证"：可见白睛粉灰色斑，肠、胃、肺部位血脉粉色、细。按：此眼象可考虑西医学诊断的蛔虫病、钩虫病等寄生虫病出现相关证候时多见此种眼象。

（4）望目辨"寄生虫病气滞痰阻、肝肺郁热证"：可见白睛肝、肺等部位粉黯色斑、红色岗。按：西医学诊断的犬绦虫细粒棘球蚴病出现此种眼象。

（5）望目辨"寄生虫病痰阻郁热、内风证"：可见白睛肝、肺、脑部位红黯色雾漫、粉灰黯色斑。按：当寄生虫病痰邪郁阻发热，可致肝、脑内风发动。此时，可考虑西医学诊断的绦虫病、包虫病、旋毛虫病等病而出现发热、昏厥、谵妄等临床表现而构成痰阻、热郁生风证。

三、从白睛特征"岗"辨

（1）望目辨"寄生虫病湿饮气郁重证"：可见白睛脾、胃、外肾等部位青色空泡"岗"。按：此时可考虑西医学诊断的淋巴丝虫病呈现的湿饮气郁重证。

（2）望目辨"寄生虫血热血瘀、饮邪郁积重证"：可见白睛脾、胃、外肾等部位红色空泡"岗"。按：西医学诊断的淋巴丝虫病呈现血热血瘀饮邪郁积重证，可见此种眼象。

此外，某些寄生虫病可在眼球结膜之下、玻璃体或视网膜看到大小不等的圆形或椭圆形浅灰色包囊，其周围有虹晕光环，例如眼囊虫病可出现此种眼象。

第十六章 望目辨"毒"邪及相关证候

"毒"有多种。"毒"邪不同，临床表现也不同。尽管有时中毒后呈现的证候相同，但医家仍需准确辨清"病因"，即医家必须在辨清中毒所形成的证候之后，必须辨清所中何"毒"，务必细致、具体针对毒物，争分夺秒地采取相应抢救措施，以便准确迅速选用解毒、排毒方法和药物。

当毒邪不同、中毒后就诊时期不同时，可以呈现相同眼象，也可呈现不同眼象。此时，既应辨清证候，又应辨清病因（即导致中毒的原因）。中毒后，医家尤应密切注意瞳孔特征、白睛上的形态特征、白睛血脉特征、眼睑特征和目珠运动特征。

第一节 从目裹特征辨

在后述第三节、第四节内容基础上出现下列情况，可考虑"毒"邪为患，并可进一步辨清证候：

（1）望目辨"毒邪侵肝乘脾、肝风内动证"：可见目裹震颤。按：常见于有机磷农药急性中毒、汞中毒等。

（2）望目辨"毒邪侵袭、脾虚失摄证"：可见目裹下垂。按：本证由脾气虚衰或肝郁脾虚或肺忤脾致脾气虚引起。从西医角度看，多见于肉毒中毒，也可见于银环蛇、金环蛇、海蛇以及眼镜蛇、眼睛王蛇、蝮蛇等咬伤导致中毒，以及河豚毒素中毒，均可在出现相关病形时出现眼睑下垂特征。

第二节 从眼球运动障碍特征辨

眼球出现震颤或不能自主运动，并在后述第三节至第四节内容的基础上出现下列情况，则应考虑"毒"邪为患，并可进一步辨清所患病证。

（1）望目辨"毒邪内侵、肝风内动证"：可见眼球震颤。按：从西医角度看，多见于巴比妥类药物中度中毒。此时宜观察黑睛与白睛的其他相关特征继续辨证。

（2）望目辨"毒邪侵肝乘脾、肝实脾虚证"：可见眼球转动障碍。按：从西医角度看，可见于氯丙嗪类药物中毒。

第三节 从白睛特征辨

（1）望目辨"毒侵湿郁气脱、津液失摄证"：可见白睛汪泪、血脉紫黯色。按：常见于阿片类药物重度中毒。

（2）望目辨"毒邪实热兼瘀证"：可见白睛穹隆部红色雾漫、血脉紫黯色。按：多见于汽油中毒、锰中毒、慢性砷中毒等病出现的球结膜充血，属于实热兼瘀证。

第四节 从瞳孔特征辨

（1）望目辨"毒邪滞束肝肾气机证"：可见瞳孔缩小，白睛血脉紫黯色。按：此多见于西医学诊断的巴比妥类药物重度中毒、有机磷农药中毒、毒蝇伞（Amanita muscaria）、豹斑毒伞（Amanita pantherina）等毒蕈导致神经精神型中毒而引发的证候。

（2）望目辨"毒邪袭肝、肝风忤肾、肾气闭阻证"：可见瞳孔缩小成针尖样，白睛血脉紫黯色。按：此为阿片类药物重度中毒时的典型眼象。阿片类药物指阿片（opium）、吗啡（morphinum）、可待因（codeinum）、复方樟脑酊（paregorinum）、罂粟碱（papaverinum）以及相近类毒物中毒。

（3）望目辨"毒邪阻滞气机、正气涣散、阴阳即将离绝证"：可见瞳孔散大，白睛血脉淡黯色。按：可见于肉毒杆菌中毒、导眠能（glutethimide）中毒、苯丙胺中毒、阿托品类中毒、苯中毒以及相近类毒物中毒。由于毒邪侵扰，将可能出现呼吸中枢衰竭和循环中枢衰竭，此时务应提高警惕，抓紧救治。

（4）望目辨"毒邪闭阻心肾肝脏气机、阴阳即将离绝证"：可见瞳孔对光反射迟钝，白睛血脉淡黯色。按：可见于巴比妥类中毒以及相近类毒物中毒等。

（5）望目辨"毒邪阻滞气机、阴阳即将离绝证"：可见瞳孔对光反射迟钝，瞳孔散大，白睛血脉淡黯色。按：此为毒邪闭阻心肾肝脏气血，束缚气机运行而表现为阴阳即将离绝证。从西医学角度看，本证为病邪侵扰脑桥与延脑，属于"下脑干位病变"。可见于安眠酮中毒，以及相近类毒物中毒等病证。

（6）望目辨"毒邪郁热、束缚肝肾气机，继则气虚欲脱、阴阳离绝证"：可见瞳孔先缩小后散大，白睛血脉紫黯色。按：可见于乌头碱类植物如川乌、草乌、附子中毒，以及相近类毒物中毒等病证。

（7）望目辨"毒邪束缚肝肾气机、气虚欲脱、阴阳离绝证"：可见瞳孔先缩小后散大，白睛血脉淡黯色。按：可见于乌头碱类植物如川乌、草乌、附子中毒，以及相近类毒物中毒等病证。

（8）望目辨"毒邪闭阻心肾肝脏气机、阴阳离绝证"：可见瞳孔对光反射消失，白睛血脉淡黯色。按：可见于巴比妥类药物重度中毒，以及相近类毒物中毒等。

（9）望目辨"正气涣散、阴阳离绝证"：可见瞳孔对光反射消失，瞳孔散大，白睛血脉淡黯色。按：因邪气闭阻心肾肝脏气血、束缚气机运行，而表现为正气涣散、阴阳离绝证。从西医学角度看，此证为病邪侵扰脑桥与延脑，属于"下脑干位病变"。可见于安眠酮中毒，以及相近类毒物中毒等病证。

第十七章　望目辨"情"邪及相关证候

情志乃人所共有，喜怒忧思悲恐惊为人之七种情志，这是精神意识对外界事物的自然反映。情志适当时不构成致病因素。

情志作为病邪，可称"情邪"。"情邪"指喜、怒、忧、思、悲、恐、惊七种过于激烈、突然、持久或失调而致病的病因。在精神意识方面修练到一定程度的人，可以相对理智地控制这七种情志。如果情志过于严重、强烈，或时间过长，或控制失当，每可变成病因而导致气血变化，引发疾病，如《素问·经脉别论》云："凡人之惊恐恚劳动静，皆为变也。"指出惊恐、愤懑、疲劳活动状态都可能引起人的气血变化，如《灵枢·本脏》云："志意和，则精神专直，魂魄不散，悔怒不起，五脏不受邪矣。"经文指出如果情绪调和，心境豁达，思想清静，不存妄想，毋生邪念，则不会出现精神错乱，也不会出现忧郁愤懑，五脏就不会受情志影响而患病。

"情"成为临床病因，实质是平日常见情志活动过份，并因此而引发精神意识情绪失常。

第一节　从白睛血脉特征辨"喜"邪及相关证候

（1）望目辨"喜邪侵心、心热实证"：可见白睛心部位血脉鲜红色、粗。按：《素问·调经论》云"神有余则笑不休"，因"心藏神"，故此处之"神"指"心"而言。《灵枢·本神》云心气"实则笑不休"。经文论述与临床实际相符。故当患者出现上述眼象，且身体未发热、体温不升高时，多可考虑受"喜"邪为患，而表现嬉笑不休等实证病形。

（2）望目辨"喜邪侵心、心热将乘肺证"：可见白睛心部位血脉鲜红色、细、弯曲，指向肺部位。按：此眼象多为曲折发展的心热证发展为心热乘肺证。当患者身体未发热、体温不升高时，多可考虑喜邪为患，并可能影响及肺。

（3）望目辨"喜邪侵心、心热乘肺证"：可见白睛心部位血脉鲜红色、细、弯曲，进入肺部位。按：当患者身体未发热、体温不升高时，多可考虑受喜邪为患，且已影响及肺，而表现嬉笑不休、又常常悲哭。

（4）望目辨"喜邪侵心、心热将乘肺、肾热将乘心证"：可见白睛心部位血脉鲜红色、细、弯曲，指向肺部位，同时见到肾部位大红色血脉指向肺、心部位。按：可考虑患者多易表现心实肺虚、心肾两热的虚实夹杂证，患者常嬉笑不止，但又可能出现时常阵发恐惧、寒热无常病形。

（5）望目辨"喜邪侵心、心热乘肺、肾热乘心证"：可见白睛心部位血脉鲜红色、细、弯曲，进入肺部位，同时见到肾部位大红色血脉进入肺、心部位。可考虑患者多易表现心实肺虚、心肾两热而肺气虚、虚实夹杂证。患者常有嬉笑不止，但又时常阵发恐惧、寒热无常病形。

第二节　从白睛血脉特征辨"怒"邪及相关证候

（1）望目辨"肝郁、肝实热证"：可见白睛肝部位血脉红黯色、细、弯钩。按：患者多易表现暴怒实证，常有暴躁易怒、轻微头晕或耳鸣病形，此为轻证。若见白睛肝部位血脉红黯色、粗、弯钩，表示怒邪伤肝较重。

（2）望目辨"怒邪伤肝、肝郁、血瘀实热证"：可见白睛肝部位血脉紫色、细、弯钩。按：患者多易表现郁怒、郁闷实证，但病证较轻。常有心绪烦闷而又不能发泄、郁热愤懑难以消解病形，此仍为轻证。若见白睛肝部位血脉紫色、粗、弯钩表示肝之盛实已经严重。按：《灵枢·本神》云肝气"实则怒"。肝气实则气郁血瘀，患者多易表现郁怒、郁闷实证，常有心绪烦闷而又不能发泄、郁热愤懑难以消解病形。

（3）望目辨"肝热将乘心、肺热将乘肝证"：可见白睛肝部位血脉红黯色、指向心部位，肺部大红色血脉指向肝部位。按：患者多易表现狂怒躁烦、但又时常悲思自责，但病证尚轻。若见白睛肝部位血脉红黯色、进入心部位，肺部大红色血脉进入肝部位表示肝热已经乘心。

（4）望目辨"郁怒伤肝、肝郁、血虚血瘀、虚实夹杂证"：可见白睛肝部位血脉紫色、粗、弯钩、根虚。按：患者多易表现体虚乏力、烦热郁怒。若见白睛肝部位血脉紫色、粗、弯钩、根虚，表示虚证更重，患者多易表现体虚乏力、烦热郁怒。若见白睛肝部位血脉紫色、细、弯钩，根虚表示肝郁明显。若见白睛肝部位血脉紫色、细、弯钩，无根表示肝郁、肝虚均严重。

（5）望目辨"郁怒伤肝、肝郁、阴虚热证"：可见白睛肝部位血脉殷红色、细、弯钩。按：患者多易表现郁闷易怒、虚热，常有五心烦热病形，但病证较轻。若见白睛肝部位血脉殷红色、粗、弯钩阴虚肝郁显著。患者多易表现郁闷易怒、体虚烦热，五心潮热病形。

（6）望目辨"郁怒伤肝、阴虚内风证"：可见白睛肝部位雾漫红色、血脉殷红色、弯钩、细、沉。按：患者多易表现郁闷虚热证，但病证尚轻。此证亦属虚实夹杂证。

第三节 从白睛血脉特征辨"忧"邪及相关证候

1. 望目辨忧邪伤肝，脾肺气虚，虚实夹杂证

（1）望目辨"肝郁脾虚气滞、忧思郁结证"：可见白睛肝部位血脉淡黯色、弯钩，脾、肺部位血脉淡色、细、沉。按：患者多易表现忧愁寡欢、情绪低沉病形。

（2）望目辨"肝郁脾虚、气滞夹瘀、忧思郁结证"：可见白睛肝部位血脉淡紫色、弯钩，脾、肺部位血脉淡黯色、细、沉。按：患者多易表现忧愁思虑、沉默少动病形。此属虚实夹杂证。

2. 望目辨"肝郁乘脾、脾病忧思郁结忤心、心乘肺兼瘀证"

望目辨"肝郁乘脾、脾病忧思郁结忤心、心乘肺兼瘀证"：可见白睛肝部位血脉淡紫色、弯钩，肝部位另一条血脉指向脾，脾、肺部位血脉淡黯色、细、沉，心部位血脉指向肺、脾部位血脉指向心。按：患者多易表现郁闷、纳呆、心慌、乏力、短气而忧思郁结、沉默少动病形。此亦属虚实夹杂证。若心部位血脉进入肺、脾部位血脉进入心部位表示脾已忤心，心已乘肺。

第四节 从白睛血脉特征辨"思"邪及相关证候

1. 望目辨"肝郁脾气虚证"

望目辨"肝郁脾气虚证"：可见白睛肝部位血脉淡黯色、弯钩，脾部位血脉淡色、细、沉。按：患者多表现思虑气结证。常见沉默、若有所思、寡言少语病形。

2. 望目辨"肝郁脾气虚、心病及脾证"

望目辨"肝郁脾气虚、心病及脾证"：可见白睛肝部位血脉淡黯色、弯钩，脾部位血脉淡色、细、沉，心部位血脉指向脾部位。按：患者多易表现思虑不解、情绪低落、心悸、失眠等病形。

3. 望目辨"肝郁脾热夹湿、虚实夹杂证"

望目辨"肝郁脾热夹湿、虚实夹杂证"：可见白睛肝部位血脉淡红色、弯钩，脾部位黄条斑、血脉黯红色、细、沉、根虚。按：患者多易表现思虑不止、畏首畏尾、犹豫不决病形。

第五节　从白睛血脉特征辨"悲"邪及相关证候

1.望目辨"悲邪侵心、心气虚证"

望目辨"悲邪侵心、心气虚证"：可见白睛心部位血脉淡白色、细、沉。按:《素问·调经论》云"神不足则悲"，《灵枢·本神》云"心气虚则悲"。"悲"邪为患，多表现悲哀、欲哭病形。当患者同时出现此种眼象时，多可考虑此证。若见白睛心部位血脉淡白色、细、沉、根虚表示心气虚严重。若白睛心部位血脉淡白色、细、沉、无根表示心气虚更重。

2.望目辨"悲邪侵心、心气虚兼瘀证"

望目辨"悲邪侵心、心气虚兼瘀证"：可见白睛心部位血脉淡黯色、细。按：当患者同时出现此种眼象及悲哀、欲哭病形时，多可考虑此证。若见白睛心部位血脉淡黯色、细、根虚表示心气虚血瘀严重。若白睛心部位血脉淡黯色、细、无根表示心气虚更重。

3.望目辨"悲邪侵心、心热乘肺兼瘀证"

望目辨"悲邪侵心、心热乘肺兼瘀证"：可见白睛心部位血脉黯红色、迂曲，肺部位血脉黯红色、粗、浮。按：此为心气实热乘肺，导致肺热兼瘀证。由于实热可以导致血瘀气滞，故患者多易表现气憋、气急、胸闷、发热、悲哀、流泪等病形。当患者同时出现此种眼象及气憋、气急、胸闷、发热、悲哀等病形时，多可考虑此证。

4.望目辨"悲邪侵及心肺、肺气实热乘肝证"

望目辨"悲邪侵及心肺、肺气实热乘肝证"：可见白睛心肺部位血脉黯红色、粗、浮，肝部位血脉淡黯色、细。按：罹患此证时，患者多易表现气憋、胸闷、悲哀，恐惧等病形。当患者同时出现此种眼象及悲哀等病形时，多可考虑此证。

5.望目辨"悲邪侵及心肺、肺气实热侮心证"

望目辨"悲邪侵及心肺、肺气实热侮心证"：可见白睛肺部位血脉红黯色、粗、浮、指向心，心部位血脉淡黯色、细。按：罹患此证时，患者多易表现气憋、气急、胸闷、心痛、心慌、悲哀、甚则时常眩晕跌倒等病形。当患者同时出现此种眼象及悲哀等病形时，多可考虑此证。若白睛肺部位血脉黯红色、粗、浮、指向心，心部位血脉淡黯色、粗，表示瘀重于热。患者多易表现气憋、气急、胸闷、心痛、心慌、发热、悲哀，甚则悲伤与喜笑交作、或兼眩晕跌倒等病形。当患者同时出现此种眼象及悲哀等病形时，多可考虑此证。

第六节　从白睛血脉特征辨"恐"邪及相关证候

1.望目辨"恐邪伤肝、肝气虚证"

望目辨"恐邪伤肝、肝气虚证"：可见白睛肝部位血脉淡色、细、根虚。按：《灵枢·本神》云"肝气虚则恐"，可见不仅肝血不足可致"恐"邪为患，而且肝气不足也可导致"恐"邪为患。患者多易表现虚弱乏力、目昏眼花、容易汗出、恐惧等病形。当患者同时出现此种眼象及恐惧等病形时，多可考虑此证。若白睛肝部位血脉淡色、细、无根表示肝虚严重。

2.望目辨"恐邪伤肝、肝气虚寒证"

望目辨"恐邪伤肝、肝气虚寒证"：可见白睛肝部位血脉淡黯色、弯钩、根虚。按：患者多易表现虚弱乏力、畏寒、容易恐惧等病形。当患者同时出现此种眼象及恐惧等病形时，多可考虑此证。若白睛肝部位血脉淡黯色、弯钩、无根表示肝气虚寒严重。

3.望目辨"恐邪伤肝、肝血虚证"

望目辨"恐邪伤肝、肝血虚证"：可见白睛肝部位血脉淡粉色、弯钩。按：《素问·调经论》云血"不足则恐"。因"肝藏血"，故恐邪可伤肝血，导致肝血虚证，并可出现相关神志病变。如患者多易表现虚弱乏力、容易恐惧等病形。

4.望目辨"恐邪伤肝、肝气血虚证"

望目辨"恐邪伤肝、肝气血虚证"：可见白睛肝部位血脉淡红色、弯钩、根虚。按患者多易表现虚弱乏力、低热、畏寒、容易恐惧等病形。若白睛肝部位血脉淡红色、弯钩、无根表示肝气血虚严重。

5.望目辨"恐邪伤肾、肾虚证"

（1）望目辨"恐邪伤肾、肾气虚证"：可见白睛肾部位血脉淡色、细、根虚。按：患者多易表现虚弱乏力、腰酸腰痛、容易恐惧、失精等病形。当患者同时出现此种眼象及恐惧等病形时，多可考虑此证。若白睛肾部位血脉淡色、细、无根表示肾气虚严重。

（2）望目辨"恐邪伤肾、肾阴虚证"：可见白睛肾部位血脉殷红色、细、沉。按：患者多易表现乏力低热、心悸、消瘦、腰酸腰痛、心慌恐惧等病形。若白睛肾部位血脉殷红色、细、沉、根虚表示肾阴虚较严重。若白睛肾部位血脉殷红色、细、沉、无根表示肾阴虚更重。

（3）望目辨"恐邪伤肾、肾阴虚累及心证"：可见白睛肾部位血脉殷红色、细，进入心部位。按：此为心侮肾证。患者多易表现乏力低热、心悸消瘦、腰酸腰痛、心慌恐惧等病形。当患者同时出现此种眼象及恐惧等病形时，多可考虑此证。

（4）望目辨"恐邪伤肾、肾阴虚累及肺证"：可见白睛肾部位血脉殷红色、细，进入肺部位。按：此为子病及母。患者多易表现乏力低热、乏力、汗出、腰酸腰痛、恐惧等病形。当患者同时出现此种眼象及恐惧等病形时，可考虑此证。

（5）望目辨"恐邪伤肾、肾阴虚累及心肺证"：可见白睛肾部位血脉殷红色、细、进入肺心部位，肺、心部位血脉殷红色。按：患者多易表现乏力、低热、腰酸腰痛、心悸、易汗、恐惧、失精等病形。当患者同时出现此种眼象及恐惧等病形时，可考虑此证。

第七节　从白睛血脉特征辨"惊"邪及相关证候

1.望目辨"惊邪伤肝、肝阴虚、血瘀虚热证"：可见白睛肝部位血脉殷红色、细、沉。按：患者多表现虚烦、燥热、晕眩、惊骇等病形。

2.望目辨"惊邪伤肝、肝实热血瘀证"：可见白睛肝部位血脉黯红色、细、沉。按：患者多表现心绪烦乱、言语狂妄、失眠、惊骇等病形。

3.望目辨"惊邪伤心、心气虚证"：可见白睛心部位黯色斑，血脉淡色、细、沉。按：患者多易表现气短、乏力、心慌、失眠、容易惊骇等病形。

4.望目辨"惊邪伤心、心血虚证"：可见白睛心部位黯色斑，血脉淡红色、细、沉。按：患者多易表现乏力、低热而畏寒、心慌、失眠、容易受惊等病形。

5.望目辨"惊邪伤心、心阴虚证"：可见白睛心部位黯色斑，血脉殷红色、细、沉。按：患者多表现五心烦热、失眠、惊悸不安等病形。

6.望目辨"惊邪伤心、心实热证"：可见白睛心部位黯色斑，血脉黯红色、细、沉。按：患者多表现烦热、惊狂等病形。

7.望目辨"惊邪伤肾、肾气虚血瘀证"：可见白睛肾部位白睛浮壅，血脉淡黯色、细、沉。按：患者多易表现气短、身重、头重、失眠、面浮、易惊等病形。

临床实践表明，情志病变能引发脏腑患病。医家从眼象能够诊知患者可有何种"情"邪为患，以及当"情"邪为患时也易伤及之相关脏腑。

从以上记述我们可以看出，不同脏腑病变有时能引发同一种情志变化，亦即不同脏腑病变有时可因同一种情邪为患；同样，同一种情邪为患并非仅侵及一个固定脏腑。因此，我们在临床中看到某种情志变化时，尚应仔细辨析是由何种情邪引发何脏腑病变所致。一种情邪为患既可以仅仅影响一个脏（或腑），也可以影响两个或两个以上脏（或腑）。并且，因为人体是一个有机整体，通过脏腑间的乘、侮、忤关系可以牵连其他相关脏腑。这些是我们在望目辨情邪时尚应具备的思路之一。

第十八章　望目辨"食"邪及相关证候

食饮过多，可以导致食滞不消，日久成积；食饮过少，或虽进食不少，但偏食，均可以导致营养不良，气血失衡；饮食失当，如过食肥甘厚味，可以导致湿、痰、饮、瘀等各种疾病。可见饮食虽是人身营血之源，但摄入过多，或摄入失当，也可以由人们的生活必须品转变成为致病因素，转而为"邪"，故可称"食邪"，如《素问·痹论》云："饮食自倍，肠胃乃伤。"过食甘美肥厚饮食可令人罹患消渴，如《素问·奇病论》云："五味入口，藏于胃，脾为之行其精气。津液在脾，故令人口甘也，此肥美之所发也。此人必数食甘美而多肥也。肥者令人内热，甘者令人中满，故其气上溢，转为消渴。"

"食"邪作为病因，四季均可引发疾病，但与生活状态、环境、季节有一定关系。

食饮不当而使饮食成为病因，首当其冲是损伤脾胃，如《素问·本病论》云："人饮食劳倦，即伤脾。"当醉以入房，或兼有其它因素时，也易伤脾，如《灵枢·邪气脏腑病形》云："有所击仆，若醉入房，汗出当风，则伤脾。"当然，食饮作为一种病因，并不独伤脾胃，还可伤及其它脏腑，进而引发多种病变。

第一节 从白睛形态特征辨

1. 从白睛特征辨"食"邪及与"虚"相关的证候

（1）从白睛特征辨"食"邪及与气虚相关的证候

望目辨"气虚、湿痰郁阻轻证"：可见白睛淡白色丘。按：此眼象多见于饮食失当导致西医学诊断的高脂血症（包括高胆固醇病，甘油三酯数据高于正常值）、轻度动脉粥样硬化病。

（2）从白睛特征辨"食"邪及与"血虚"相关的证候

望目辨"血虚痰郁热证"：可见白睛粉黄色丘。按：多见于饮食失当导致西医学诊断的高脂血症（包括高胆固醇病，甘油三酯数据高于正常值）、动脉粥样硬化等病。若见白睛粉褐色丘表示此证血虚痰热郁积重证。

2. 从白睛特征辨"食"邪及其形成的"实"证

（1）望目辨"湿痰郁阻证"：可见白睛灰白色丘或灰色丘。按：此眼象多见于饮酒过多导致酒病（如慢性酒精中毒、或酒精依赖），或饮食失当导致西医学诊断的高脂血症（包括高胆固醇病，甘油三酯数据高于正常值）、动脉硬化病。此外，白睛灰色丘比灰白色丘病证较重。伤茶者亦可见此类眼象，临床表现食纳减少、面黄、腹痛等。

（2）望目辨"痰邪郁热证"：可见白睛淡黄色丘。按：此证湿痰郁阻已经化热，但痰邪郁热尚较轻微。多见于饮食失当导致西医学诊断的高脂血症（包括高胆固醇病，甘油三酯数据高于正常值）、动脉粥样硬化等病。

（3）望目辨"痰浊郁积证"：可见白睛黄色丘。按：此证痰邪郁热已经明显。多见于饮食失当导致西医学诊断的高脂血症（包括高胆固醇病，甘油三酯数据高于正常值）、动脉粥样硬化等病。

（4）望目辨"痰热郁积重证"：可见白睛黄褐色丘。按：多见于饮食失当导致西医学诊断的高脂血症（包括高胆固醇病，甘油三酯数据高于正常值）、动脉粥样硬化等病。

（5）望目辨"血瘀痰郁证"：可见白睛黯黄色丘。按：此证多呈痰瘀郁结寒证。多见于饮食失当导致西医学诊断的高脂血症（包括高胆固醇病，甘油三酯数据高于正常值）、动脉粥样硬化等病。此外，酒热湿郁，发热动血，导致肝损伤、门脉高压、脾肿大等病亦可见到此类眼象。

（6）望目辨"气滞血瘀、痰浊郁积证"：可见白睛黯黄褐色丘。按：此眼象多在"血瘀痰郁证"基础上已经化热。

（7）望目辨"痰瘀郁热重证"：可见白睛红褐色丘。按：此证热与湿郁结较重，而热偏重。多见于饮酒过多导致酒病（酒精中毒、慢性酒精中毒并发急性酒精中毒）及饮食失当导致西医学诊断的高脂血症（包括高胆固醇病，甘油三酯数据高于正常值）动脉粥样硬化等病。

（8）望目辨"湿痰瘀血郁阻证"：可见白睛灰黯色丘。按：此证湿痰郁阻较重。

（9）望目辨"血瘀痰郁证"：可见白睛黯灰色丘。按：此证血瘀较重。多见于饮酒过多导致酒病（慢性酒精中毒、或酒精依赖），或饮食失当导致西医学诊断的高脂血症（包括高胆固醇病，甘油三酯数据高于正常值）、动脉硬化等病。

至于服食疫死牛肉者，可见胸闷，吐逆下利，腹痛，甚则动风，乃至死亡，其眼象可参阅第十六章相关内容。

第二节　从白睛形态特征及血脉特征辨

1. 从白睛血脉颜色及血脉细辨

（1）望目辨"脾气虚证"：可见白睛脾部位血脉淡色、细。按：患者多因主动节食或长期食物匮乏，运化不足，易表现乏力、消瘦等病形。

望目辨"脾阴虚证"：白睛脾部位血脉殷红色、细。按：患者多因久嗜肥甘厚味，或药物失当，而导致口渴、消瘦、心慌等病形。

（2）望目辨"胃气虚证"：可见白睛胃部位血脉淡色、细。按：患者多因主动节食或长期食物匮乏而致纳食过少，易表现乏力、消瘦、脘痛、饥饿等病形。

① 望目辨"胃气虚寒证"：可见白睛胃部位血脉淡黯色、细。按：多发生于素体胃气虚、食饮过于寒凉者，若为婴儿多属于胃气虚伤冷乳者，常见吐泻清冷、面色㿠白、口不渴、四肢冷。

② 望目辨"胃气虚寒痛证"：可见白睛胃部位血脉淡黯色、细、迂曲。按：常见于素体胃气虚、寒食过多或食蟹过多患者，伴发腹痛难忍。

（3）望目辨"胃阴虚证"：可见白睛胃部位血脉殷红色、细。按：此眼象多见于久嗜辛辣者。患者多表现口渴、易饥、消瘦等病形。

2. 从白睛血脉颜色及血脉粗辨

（1）望目辨相关"实寒"证

望目辨"胃气实、寒证"：可见白睛胃部位血脉黯色、粗。按：此眼象常见于寒食过多，或食蛋过多导致脘痞腹胀者。

（2）望目辨相关"实热"证

① 望目辨"脾实热证"：可见白睛脾部位血脉红色、粗。按：患者每因多食肥甘厚味、多啜酒汁甜饮，临床可见口渴、消瘦等病形。

② 望目辨"胃实热证"：可见白睛胃部位血脉红色、粗。按：此眼象多见于久嗜肥甘厚味、多啜酒汁甜饮，以及食积者。患者常易表现心脘胀闷或痞闷、疼痛、腹满拒按、嗳腐吞酸，或呕吐食物。若为婴儿，多属于伤热乳者。常见呕吐，或泄泻、面赤唇燥，口渴，四肢温。若白睛胃部位黄条斑，血脉红色、粗多为湿、气阻滞、实热证。此眼象多见于西医诊断的急性胃炎、急性胃溃疡等患者。

③ 望目辨"脾肺实热证"：可见白睛脾部位及肺部位血脉红色、粗。按：患者多因过食肥甘厚味、酒汁甜饮而致口渴、消瘦、多尿等病形。

④ 望目辨"肺胃实热证"：可见白睛肺部位血脉及胃部位血脉红色、粗。按：此眼象多发生于食饮厚味过多，或食积喘逆者。患者多易表现脘胀厌食，潮热汗出，便秘，或兼胸满喘促，痰多黏稠，昼夜哮声不止。

3. 从白睛形态特征及血脉特征辨

① 望目辨"肝胃郁热兼风实证"：可见肝部位红色雾漫，胃肝部位血脉红色、粗。按：可见于暴饮暴食或纳食太过及醉酒者。常见眩晕头昏、头痛如破、面耳热赤、胸膈痞塞，痰逆呕吐，或泄泻，口渴引饮。

② 望目辨"胃阴虚、湿阻瘀热证"：可见白睛胃部位黄絮斑，血脉红色、粗。按：此眼象多见于西医诊断的急性胰腺炎、糖尿病等患者。

附：从瞳孔特征、白睛形态特征及血脉特征辨

望目辨"肝胃郁热、肝风内动、阴阳将离证"：可见瞳孔散大及对光反射迟钝，白睛肝部位红色雾漫，胃肝部位血脉红色、粗。按：此眼象多见于暴饮暴食或纳食太过而突然眩晕昏厥，不省人事者。此证多见于西医学诊断的急性胃穿孔并发急性腹膜炎、休克患者。

第十九章　望目辨"劳"邪及相关证候

脑力劳动和体力劳动是人生必须从事的工作，适度从事体力和脑力劳动可以保持身体健康。但是，过度劳动，使人劳累疲倦，则成为病因，如《素问·经脉别论篇》云："春夏秋冬，四时阴阳，生病起于过用，此为常也。"可见，"过用"可以致"劳"，而使"劳"成为病因。

"劳"又称劳倦、劳伤。劳形、劳心、房劳及劳复等劳累过度是因"劳"致病的主要因素。劳形指体力劳动，劳心指脑力劳动，房劳指性事太过，劳复指患病初愈因劳而复发。劳累，耗损体力；劳神，损伤心力及体力；房劳则直接使阴阳气血失衡；因劳而旧病复发，如房劳复、食劳复、梳洗劳复等，均可引发宿疾。可见劳累过度可以致病，甚至造成"过劳死"。

"劳"邪作为病因，四季均可引发疾病，与工作、生活状态、环境有一定关系。

"劳"邪可损及五脏六腑，但最易伤肾，如《灵枢·邪气脏腑病形》云："有所用力举重，若入房过度，汗出浴水，则伤肾。"经文指出劳力、房劳、劳复易伤肾。但是，劳邪并非独伤肾，也伤及其他脏腑。

第一节　望目辨"劳"邪伤气及相关证候

一、从白睛形态特征及血脉特征辨

望目辨"劳伤肾气、肾气虚血瘀证"：可见白睛肾部位黯色斑，血脉淡黯色、细、沉。按：劳邪耗气，气虚则血行缓慢而致血瘀。患者多表现乏力、腰酸或酸痛、烦躁、气短、自汗、头脑空胀、思维迟钝、记忆力减退等病形。此证多见于体力过劳、脑力过劳患者，房劳亦可出现此种眼象。

二、从白睛血脉特征辨

1. 望目辨"劳邪伤肝、肝气虚证"
可见白睛肝部位血脉淡黯色、细。按：此证伤肝气，且已兼血瘀证。肝主筋，长期行走或劳力过甚，则劳损筋腱关节，故在白睛可见劳邪损伤肝气眼象。患者多表现面干、睑黯、口苦、筋酸或

肿痛、乏力、胁痛、畏寒、抑郁、恐惧不能独处等病形。

2. 望目辨"劳邪伤心、心气虚血瘀、里寒证"

可见白睛心部位血脉淡黯色、细。按：思虑过多可以损伤脾气，也可损伤心气，影响心神，导致心气不足兼瘀，患者多表现心悸、多梦、乏力、畏寒等病形。

3. 望目辨"劳邪伤脾、脾虚证"

（1）望目辨"劳邪伤脾、脾气虚证"

可见白睛脾部位血脉淡色、细。按：多为脑力过劳引发。每因思虑过多，致脾气虚损，运化不足，表现乏力、胁胀、纳呆等病形。

（2）望目辨"劳邪伤脾、脾气虚血瘀、里寒证"

望目辨"劳邪伤脾、脾气虚血瘀、里寒证"：可见白睛脾部位血脉淡黯色、细。按：脾主肉，脑力过劳，久坐少动，体力活动或体育活动也过少则损蚀肌肉，使肌肉消瘦，阳气不足。此证兼脾气虚血瘀、里寒证。患者多表现乏力、消瘦、腹胀、纳呆、皮肤色泽萎黄等病形。

（3）望目辨"劳伤肝脾证"

① 望目辨"劳伤肝脾、肝脾气虚、肝郁血瘀证"：可见白睛肝部位血脉淡黯色、细、弯钩，脾部位血脉淡黯色、细。按：此系思虑过多，致肝气郁滞、肝乘脾，脾气虚损、肝脾气结，患者多表现乏力、胁胀、纳呆等病形。

② 望目辨"劳伤心脾、心脾气虚血瘀证"：可见白睛心脾部位血脉淡黯色、细。按：思虑过多，损伤心气和脾气，心气虚而气机结滞，脾气虚而失于运化，心脾气虚可导致心脾气滞血瘀证。患者多表现乏力、纳呆、多梦、或兼见心悸等病形。

（4）望目辨"劳伤心脾证"

望目辨"劳伤心脾、心脾气虚气滞、血瘀疼痛证"：可见白睛心部位血脉淡黯色、细、沉、迂曲，脾部位血脉淡黯色、细、沉。按：因思虑过多，损伤心气和脾气，心气虚而心气结滞，脾气虚而失于运化，心脾气虚可导致心脾气滞、疼痛，故患者多表现乏力、纳呆、多梦、心悸、胸痛等病形。

4. 望目辨"劳邪伤肺证"

（1）望目辨"劳伤肺气、肺气虚血瘀证"：可见白睛肺部位血脉淡黯色、细、沉。按：肺主气，长期睡卧则耗气，而使肺气不足，患者多表现乏力、气短、易汗、面浮、胸闷或撑胀等病形。

（2）望目辨"劳伤脾肺、脾肺气虚血瘀证"：可见白睛肺、脾部位血脉淡黯色、细、沉。按：这是因为劳累可以损耗体力，耗损脏腑正气，若后天饮食补充不足，可使脾气虚而致肺气不足，患者多表现乏力、气短、消瘦、易汗、气喘等病形。

5. 望目辨"劳邪伤肾证"

望目辨"劳伤肾气、肾气虚证"：可见白睛肾部位血脉淡黯色、细、沉。按：肾主骨，持重远行、或长久站立、或长期体力过劳，均可耗损肾气，故患者多表现腰酸、腰背难以俯仰、畏寒、乏力、易汗等病形。

三、从瞳孔特征、白睛形态特征及血脉特征辨

望目辨"劳伤心、脾、脑、肾之气，血瘀，阴阳离绝证"：可见瞳孔散大或对光反射迟缓，白

睛脾、心、脑、肾部位黯色斑，血脉淡黯色、细、沉。按：劳邪可使人体气机郁结、体力过耗，首先伤及心、脾，进而伤及脑、肾，甚则导致气机紊乱，乃致阴阳离绝。

第二节　从白睛特征辨"劳"邪伤阴及相关证候

一、从白睛形态特征及血脉特征辨

1. 望目辨"劳邪伤肺胃证"

望目辨"劳伤肺胃、肺胃阴虚、血瘀出血证"：可见白睛肺、胃部位黯红色斑，血脉殷红色、粗。按：劳邪除耗损人体正气，使人疲乏之外，尚可使肺胃络脉受伤、破裂而致咯血、呕血。此证多见于因劳力而患病者。

2. 望目辨"劳伤肾阴兼瘀证"

望目辨"劳伤肾阴兼瘀证"：可见白睛肾部位黯色斑，血脉殷红色、细。按："劳心""劳力"或"房劳"耗气，进而伤精、伤阴，使气阴虚损而内热。患者多表现乏力、腰酸或酸痛如折、烦热、口燥、气短、盗汗或自汗、头脑空胀、思维迟钝、记忆力减退等病形。

3. 望目辨"劳伤心、脾、脑、肾之阴，兼以血瘀证"

望目辨"劳伤心、脾、脑、肾之阴，兼以血瘀证"：白睛脾、心、脑、肾部位黯色斑，血脉殷红色、细、沉。按：劳心过甚可劳损体力，使患者气机郁结、体力过耗，首先伤及脾、心，进而伤及脑、肾。患者多表现乏力、气短、胸闷、心悸、汗出、思维迟钝、记忆力减退等病形。

二、从白睛血脉特征辨

1. 望目辨"劳邪伤肝、肝阴虚证"

望目辨"劳邪伤肝、肝阴虚证"：可见白睛肝部位血脉殷红色、细、沉。按：因为肝藏血，长久视物导致视力过劳，视力过劳则耗血伤血，耗伤肝血可使肝血虚，肝血严重虚损则导致肝阴虚证。患者多表现乏力、目花、视物不清、烦热、郁闷、耳鸣或耳聋等病形。

望目辨"劳损肝阴、肝阴虚兼瘀证"：可见白睛肝部位黯红色斑，血脉殷红色、细，按：劳邪除耗气之外，尚可耗损肝阴。患者多表现胁痛、身热、烦躁闷热、两目赤涩、眩晕、耳鸣等病形。

2. 望目辨"劳伤心阴、心阴虚证"

望目辨"劳伤心阴、心阴虚证"：可见白睛心部位血脉殷红色、细。按：思虑过多，耗伤心血，可导致心阴不足。患者多表现乏力、烦热、心悸、心慌、记忆力减退等病形。

3. 望目辨"劳邪伤心肾证"

望目辨"劳伤心肾、心肾阴虚证"：可见白睛肾部位血脉殷红色、细，心部位血脉殷红色、细。按：因思虑过多，脑力过劳，耗损心（或脑）肾阴血，也可因房劳，导致患者心（或脑）肾阴血不足。多表现乏力、烦热、耳鸣或耳聋、记忆力减退、腰背酸痛等病形。

4.望目辨"劳邪伤脾证"

（1）望目辨"劳伤脾阴、脾阴虚证"：可见白睛脾部位血脉殷红色、细。按：劳心思虑，暗耗阴液，可致耗伤脾阴，导致脾阴不足。患者多表现乏力、渴饮、消瘦等病形。

（2）望目辨"劳伤肝脾，肝郁、肝脾阴虚证"：可见白睛肝部位血脉殷红色、细、弯钩，脾部位血脉殷红色、细。按：此系反复过多思虑致脑力过于劳累而耗伤肝脾阴血，肝脏阴血不足则越发反复谋虑不决，从而加剧劳邪伤肝，肝阴虚、肝郁，导致虚阳亢盛而乘脾阴，出现肝脾阴虚证。患者多表现乏力、消瘦、口干、烦热、郁闷、耳鸣、记忆力减退等病形。

（3）望目辨"劳伤胆脾，胆郁、胆脾阴虚证"：可见白睛脾部位血脉殷红色、细、沉，白睛胆部位血脉殷红色、细、弯钩。按：此系反复过多思虑致脑力过于劳累而耗伤胆脾之阴，胆阴不足则越发反复谋虑不决，从而加剧劳伤胆腑，胆阴虚导致虚阳亢盛而乘脾阴，以致出现胆脾阴虚证。患者多表现乏力、消瘦、口干、口苦、烦热、郁闷、耳鸣隆隆、甚则耳聋、记忆力减退等病形。

（4）望目辨"劳伤心脾，心脾阴虚证"：可见白睛脾部位血脉殷红色、细，心部位血脉殷红色、细、迂曲。按：因思虑过多，耗伤心血，导致心阴不足，心阴不足难以生脾阴，以致心阴、脾阴两虚。患者多表现乏力、烦热、口干、消瘦、心悸，甚则胸痛等病形。

（5）望目辨"劳伤脾（或胃），脾胃阴虚兼瘀证"：可见白睛脾、胃部位黯色斑，血脉殷红色、细。按：此处白睛脾、胃部位黯色斑主陈旧瘀血，血脉殷红主阴虚，细主阴虚较轻，或兼气滞。劳倦可致人体正气耗损及阴精不足，并可形成瘀血气滞，久则影响胃、脾受纳和运化，上焦输布失常或兼下焦通畅失常，可见劳邪既可伤气，亦可伤阴，并形成瘀血。伤阴则导致阴虚发热，如《素问·调经论》云："有所劳倦，形气衰少，谷气不盛，上焦不行，下脘不通，胃气热，热气熏胸中，故内热。"患者多表现身黄烦热、口渴、噫气食臭等病形。

三、从瞳孔特征、白睛形态特征及血脉特征辨

望目辨"劳伤心、脾、脑、肾之阴兼瘀，阴阳离绝证"：可见瞳孔散大或对光反射迟缓，白睛脾、心、脑、肾部位黯色斑，血脉殷红色、细、沉。按："劳"邪可使人体精血津液过耗，因阴虚而致气机郁结，伤及脾、心之阴，进而伤及脑、肾之阴，重则导致气机紊乱，乃致阴阳离绝。此证可见于因劳心劳力或房劳而患病者。

"劳复"的眼象可见于以上各证候所显示的眼象，但白睛血脉多显"浮"象。此时，白睛呈现的眼象表示人体过劳，以致劳邪伤损正气，而疾病尚未痊愈、或将愈之病乘机死灰复燃。

第二十章　望目辨"伤"邪及相关证候

"伤"指跌、挫、击、扭、挤、压、坠、堕等外伤，亦可见枪伤金创，针刺，咬啮，负重等损伤。"伤"是引人发病或致残、致死原因，可称"伤邪"。在平时多为意外，四季均可发病，但与季节、天气、气候、环境也不无关联。

"伤"可危害人体各处，依损伤部位、伤情不同，临床表现、预后和治疗原则也有很大差异。

"伤"作为病邪，其实质是由于外力或内力直接破坏人体脏腑器官组织结构生理完整，影响气血运行，甚至使人体阴阳离绝，而危及健康和生命。

第一节　从白睛形态特征辨

一、从白睛特征"点"辨

（1）望目辨"伤邪致气滞血瘀轻证"：可见白睛孤立青色点。按：多见于陈久外伤引发的轻度疼痛。青色点出现于何脏腑部位，即表明该脏腑受到外伤，已形成陈久瘀血。

（2）望目辨"伤邪致气滞兼瘀痛重证"：可见白睛孤立青黑色点。按：多见于陈久外伤疼痛。青黑色点出现于何脏腑部位，即表明该脏腑受到外伤，已形成陈久瘀血。

二、从白睛特征"条"辨

望目辨"伤邪致陈久瘀血夹湿证"：可见白睛黯色条，而黯色条的两侧伴有灰色条。按：白睛黯色表示已形成陈久瘀血，因瘀血周围伴有水肿而令黯色条的两侧伴有灰色条。患者每每感到沉重胀痛。

三、从白睛特征"斑"辨

（1）望目辨"伤邪致气滞寒瘀证"：可见白睛青蓝色斑。按：此眼象表示外伤致瘀时间较长，并伴有疼痛。

（2）望目辨"伤邪致陈久瘀血证"：可见白睛黯色斑。

（3）望目辨"伤邪致血热瘀痛证"：可见白睛黯红色斑。按：此眼象表示外伤致瘀时间较短。

第二节　从白睛血脉特征辨

（1）望目辨"伤邪致暴失血、血虚证"：可见白睛血脉淡粉色、粗、浮。按：此种白睛血脉表示兼有气虚证。

（2）望目辨"伤邪致暴失血、气血虚证"：可见白睛血脉淡粉色、细、沉。按：此种白睛血脉表示出血后血虚较著，并兼以气滞证。

（3）望目辨"失血后、气血虚寒证"：可见白睛血脉黯粉色、细、沉、迂曲。按：此种白睛血脉提示受伤后正在疼痛。

（4）望目辨"伤邪致气滞寒痛证"：可见白睛血脉黯色、细、沉、迂曲。按：此种白睛血脉提示受伤后正在疼痛。

第三节　从白睛复合特征辨

当白睛出现多种特征时，宜统筹考虑特征表示的临床意义，并综合辨析之。举例如下：

1.望目辨"伤"邪失血及相关证候

（1）望目辨"伤邪致暴失血、血虚疼痛证"：可见白睛血脉淡粉色、粗、浮、迂曲、血脉末端青色点。

（2）望目辨"伤邪致暴失血、血虚气滞兼瘀痛重证"：可见白睛血脉淡粉色、粗、浮、迂曲，血脉末端青黑色点。

（3）望目辨"伤邪致暴失血、血虚血瘀兼热证"：可见白睛血脉淡粉色、粗、浮，白睛血脉上附有黯红色斑。按：此种眼象表示该脏腑受伤之后，出现瘀血的时间较短（或外伤致瘀时间较短）。

2.望目辨"伤"邪致慢性失血及相关证候

（1）望目辨"伤邪致慢性失血后、气血虚、气滞兼瘀疼痛轻证"：可见白睛血脉淡粉色、细、沉，血脉末端青色点。按：此属虚实夹杂证。

（2）望目辨"伤邪致失血后、气血虚、气滞兼瘀疼痛重证"：可见白睛血脉淡粉色、细、沉、迂曲，血脉末端青黑色点。

（3）望目辨"伤邪致气滞血瘀寒痛证"：可见白睛血脉黯色、迂曲，血脉末端青色点。按：此种白睛血脉提示受伤后正在疼痛。

（4）望目辨"伤邪致气虚气滞、陈久瘀痛寒证"：可见白睛血脉黯色、细、沉、迂曲、穿雾，雾色黯色。按：此种眼象提示受伤时间已较陈久，并且正在疼痛。

（5）望目辨"伤邪致失血、气血虚兼热证"：可见白睛血脉淡粉色、细、沉、穿雾，雾色黯红色。

（6）望目辨"伤邪致气虚气滞、瘀血疼痛证"：可见白睛血脉黯色、细、迂曲，血脉末端青色点。按：多见于陈久外伤引发的轻度疼痛。

（7）望目辨"伤邪致气虚气滞、瘀血疼痛重证"：可见白睛血脉黯色、细、沉、迂曲，血脉末端青黑色点。按：多见于陈久外伤引发的疼痛。此种白睛血脉提示受伤后正在疼痛。

第二篇　望目辨"病势"

望目辨"病势"宜准确掌握以下要点：一要准确辨析致病病因（按即辨准病邪），通过病邪特点掌握病邪作用趋势；二要观察白睛血脉指向和白睛特征指向，从白睛血脉和白睛特征所表明的病邪及其指向，以辨析病证及其发展趋势；三要观察白睛血脉和白睛特征末端的形态特征辨析病证发展趋势。一般地说，白睛血脉和白睛特征末端分叉则主病势将继续发展，若不分叉则发展较缓慢。

第一章　望目辨"二十邪"病势

第一节　望目辨"虚"邪病势

"虚"邪常见无根雾漫，灰色泡、淡白色泡，白睛血脉粉色、淡色、淡白色、淡粉色、淡紫色、淡黯色，分岔角度大，白睛血脉细、浮、根虚或无根等，而尤以白睛血脉根虚或无根常见。

"虚"邪的作用趋势随患病脏腑不同，其作用趋势亦各不相同，可向内、向外、向上、向下等。

一、从白睛血脉辨"虚"邪病势方向

1. 望目辨"虚"邪作用趋势向内或向下

望目辨"虚"邪作用趋势向内或向下：可见白睛血脉细、浮、根虚或无根。按："虚"邪作用趋势以向内或向下为主，有时作用趋势向外。

2. 望目辨"虚"邪作用趋势向外

望目辨"虚"邪作用趋势向外：可见白睛血脉殷红色、粗、浮、无根或根虚。按：此眼象表示趋势向外。

3. 望目辨"虚"邪作用趋势向上

望目辨"虚"邪作用趋势向上：可见白睛肺部位红黯色雾漫，血脉殷红色、粗、浮、无根或根虚。按：此眼象表示趋势向上。

二、从白睛血脉线形特征辨"虚"邪病势盛衰

1. 望目辨"虚"邪病势仍在发展

望目辨"虚"邪作用趋势：可见白睛表示"虚"邪的血脉不断增长或"虚"邪的血脉分岔角度不断增大。按：此眼象表示病势仍在发展，而正气已虚，多属虚证，或虚实夹杂。

2. 望目辨"虚"邪病势逐渐衰减

望目辨"虚"邪作用趋势：可见白睛表示"虚"邪的血脉由长变短或可见白睛表示"虚"邪的血脉分岔角度由大变小。按：此眼象表示病势减轻。

第二节 望目辨"湿""痰""饮"邪的病势

一、望目辨"湿"邪的病势

1. 从白睛形态特征辨"内湿"病势向下

当白睛特征呈现灰色点、灰黑色点、蓝色点，淡白条、淡灰条，灰白色斑、淡灰色斑、黯灰色斑、灰褐色斑、黯色斑、黯褐色斑、淡黄斑、黄色斑、黄褐色斑、黄点斑、黄条斑、黄絮斑，淡白色丘、淡黄色丘、黄色丘、黯黄丘、黄褐色丘、黯黄褐色丘、粉黄色丘、灰色丘、灰白色丘、粉褐色丘等特征时，无论呈现于何脏腑部位均主"内湿"，其病势大多向下。

2. 从白睛形态及血脉特征辨"外湿"病势向内

当白睛"肺"部位呈现灰白色斑、黯灰色斑、淡黄斑、黄色斑、淡白条时，当白睛血脉颜色呈现淡色而光泽、淡色细沉而光泽、淡色沉而边界模糊等特征时多主"外湿"，其病势大多向内。

二、望目辨"痰"邪的病势

1. 从白睛形态特征辨"痰"邪病势拘集、收引、向内

"痰"邪如在白睛特征方面呈现灰色实体结、青黑色实体结、灰色空泡结、青黑空泡结、灰色纽丝结、青黑色纽丝结，灰色包，灰白色丘、黯灰色丘，灰白色岗、黯灰色岗，多属寒证，其病势多拘集、收引、向内。

2. 从白睛形态特征辨"痰"邪病势走窜无常

"痰"邪如在白睛特征方面呈现红色实体结、红色空泡结、红色纽丝结，红色包，黄色岗、黄褐色岗、粉褐色岗，多属"痰"邪郁久化热，其病势在滞涩不畅中多走窜无常。

三、望目辨"饮"邪的病势

1. 从白睛形态特征辨"饮"邪病势向内

当"饮"邪反映在白睛上的形态特征为灰色斑、淡白色泡、灰色泡、青色泡、蓝色泡、黯色泡时，多与湿、寒、郁有关，其病势多向内。

2. 从白睛形态特征辨"饮"邪病势向外、向下、滞涩不畅

当"饮"邪反映在白睛上的形态特征为粉色泡、红色泡、紫色泡、紫黑色泡时，多与湿、热、瘀、郁有关，其病势多向下、向外，且滞涩不畅。

第三节 望目辨"瘀"邪的病势

一、从白睛血脉颜色辨"寒瘀"的病势

"瘀"邪大多数情况下可使白睛血脉呈现黯色。其中，淡黯色、淡蓝色、淡紫色、黯粉色、青蓝色、黯蓝色多主血瘀寒证，其病势敛涩、向内。

二、从白睛血脉颜色辨"热瘀"作用趋势

1. 望目辨"热瘀"的病势胀滞、向外

白睛血脉粉红略黯色、粉黯色、粉紫色、黯红色、绛色、紫红色多主血瘀热证，病势胀滞、向外。

2. 望目辨"热瘀"的病势由热转寒、向内

白睛血脉紫色主由热转寒，病势处于转变阶段。

3. 望目辨"热瘀"的病势恶化

白睛上的各种黑色血脉主阴阳离散、病势恶化，生命即将终结。

当白睛血脉"粗"或"浮"时，主脏腑组织血瘀，属里证，表示病情重，病势亢盛，多处于发展阶段。白睛血脉"细"或"沉"时，多主虚证或表证，表示病势向内、恶化。

三、从白睛血脉粗细、浮沉辨"瘀邪"病势

1. 望目辨"瘀邪"病势由表及里、由轻转重

（1）望目辨"外感血瘀证"的病势由表入里，由轻转重：可见白睛血脉由细转粗、由沉转浮。

按：很多外感病兼有瘀邪为患，当外感病患者的白睛血脉由细转粗、由沉转浮时，主病势由表及里，由轻转重。

（2）望目辨"内伤杂病"病势由轻转重：可见白睛血脉大多由细转粗、由沉转浮。按：在内伤杂病患者，当白睛血脉由细转粗、由沉转浮时，主病势由轻转重。

2.望目辨病势由重转轻

（1）望目辨外感病病势由重及轻：可见白睛血脉由粗转为不粗、由浮转为不浮。按：此时主病势转缓，亦主病势由重转轻。

（2）望目辨内伤杂病病势：可见白睛血脉由粗转为不粗、由浮转为不浮。按：此时致病病邪可包括兼患气滞或兼湿阻导致的血瘀证。

第四节　望目辨"郁"邪的病势

一、从白睛血脉颜色及图形特征辨

（1）望目辨病势缠绵、反复曲折、病势发展：可见白睛血脉红色、粗、浮、长，"结花"面积增大。按：结花血脉末端指向何脏腑即表示"郁"邪可能向该脏腑发展，表示该脏腑受"郁"邪影响尚严重，大多患病时间长。

（2）望目辨病势缠绵、反复曲折、病势减弱：可见白睛血脉红色、细、沉、短，"结花"面积减小。按：此眼象表示脏腑受"郁"邪影响尚轻浅，大多患病时间短，结花血脉末端指向何脏腑即表示"郁"邪可能向该脏腑发展。

二、从白睛血脉复合特征辨

白睛血脉"结网"有可能蕴成内风之势。此时，尚宜结合白睛血脉的颜色、粗细、长短、浮沉及出现部位所体现的临床意义，综合确定"郁"邪作用趋势。

（1）望目辨郁邪病势发展：可见白睛血脉红色、粗、浮、长，"结网"面积增大。按：此眼象表示脏腑受郁邪影响病势严重，大多患病时间长，郁邪发展，可能蕴成内风。若白睛血脉由红色转为绛色，继则转为红黯色，甚则转为紫色，血脉粗、浮、长，"结网"面积增大表示郁邪病势加重，尤其化热明显，患病脏腑受郁邪影响加重。

（2）望目辨郁邪病势减退：可见白睛血脉红色、细、沉、短，"结网"面积减小。按：此眼象表示脏腑受郁邪影响病势减轻，大多患病时间短。若白睛血脉红色、由粗转细、由浮转不浮、由长转短，"结网"面积由大转小表示郁邪病势收敛、减轻，患病脏腑受郁邪影响病势减轻。

（3）望目辨"郁"邪病势由实热转虚热及病势发展：可见白睛血脉由红色转为殷红色、粗、浮、长、"结网"面积增大。按：此眼象表示"郁"邪病势由实热转虚热，病势已经发展，患病脏腑受郁邪影响已发展为阴虚病证。

（4）望目辨"郁"邪病势由虚热转为正常及病势减退：可见白睛血脉淡色、光泽、灰色或青色或黯色、弯钩。若白睛血脉由殷红色转为正常的红色，由长变短、变不浮不沉、"结网"面积减小表示郁邪病势减轻。

第五节　望目辨"风""寒"病邪的病势

一、望目辨"风"邪病势

1. 从白睛形态特征辨

望目辨"内风"病势向上：可见白睛穹隆部位"月晕"，或"结网"。若白睛穹隆部位出现"雾漫"亦表示内风病势向上。

2. 从白睛血脉特征辨

望目辨"外风"病势向内：可见白睛血脉青色、细、沉。若白睛肺脏部位大红色雾漫、或白睛肺脏部位大红色或紫色雾漫，血脉青色、细、沉均表示外风病势向内。

二、从白睛复合特征辨"寒"邪病势

1. 从白睛形态特征及血脉粗细、浮沉、长短辨病势拘集、收引、向内

望目辨"寒"邪病势："寒"邪在白睛特征方面可见黯灰斑、青色点、蓝色点等，在白睛血脉颜色方面可呈现淡白色、淡蓝色、淡青色、蓝色、黯蓝色、青蓝色、蓝黑色或紫蓝色、乃至黑色等，并与粗细、浮沉、长短边界清晰与否等血脉特征组成相关眼象，揭示病势拘集、收引、向内的作用趋势。若结合血脉末梢指向，则可诊知向何脏腑发展。

2. 从白睛形态及颜色特征辨病势向内、向下

望目辨"内湿寒证"病势向内、向下：可见白睛血脉淡色、细、沉、光泽，兼有灰黑色点、蓝色点，黯灰色斑、黯色斑、黯黄丘、黯黄褐色丘等特征。按：无论这些特征呈现于何脏腑部位均表示内湿寒证的病势向内、向下。若白睛血脉淡色、细、沉、边界模糊，兼有灰黑色点、蓝色点，黯灰色斑、黯色斑、黯黄丘、黯黄褐色丘等特征时，无论呈现于何脏腑部位均表示内湿寒重证病势向内、向下。

第六节　望目辨"暑""火""热"邪的病势

一、望目辨"暑"邪的病势

1. 从白睛形态及颜色辨病势升、散

望目辨"暑邪"病势升、散：可见在白睛特征方面呈现鲜红色斑、红黯色斑、黯红色斑，大红色雾漫、绛色雾漫、紫色雾漫等；在白睛血脉颜色方面可呈现鲜红色、红黯色、黯红色、绛色、紫红黯色、紫色等。揭示暑邪性质火热，其病势升、散。

2. 从白睛干湿特征辨病势向内

望目辨"暑邪夹湿"病势向内：可见白睛干燥或显水湿光泽。按：此眼象提示病势有"向内"的作用趋向。

二、望目辨"火"邪的病势

从白睛颜色及粗细可以辨实火、虚火的病势。

（1）望目辨"火邪实热证"的病势向上：可见白睛血脉颜色多呈现鲜红色、粗。按：此为"火"邪实证。

（2）望目辨"阴虚虚火证"的病势向上：可见白睛血脉多呈现殷红色、粗。

（3）望目辨"气虚阴火证"的病势向上：可见白睛血脉多呈现娇红色、粗。

无论虚火、实火，火邪的病势均向上。

三、望目辨"热"邪的病势

由于多种病邪所致疾病在衍变过程中可以形成热邪，放射性物质致病可属热邪为患，寒邪可以化热，况且热邪常兼湿、痰、饮、瘀、郁、风、燥、毒等邪，故热邪的作用趋势复杂。医家通过观察眼象可以诊知是实热病邪还是虚热病邪、抑或兼杂有湿、痰、饮、瘀、郁、风、燥、毒等邪为患，并辨知病邪的作用趋势。

1. 从白睛血脉颜色特征辨实热病邪的病势

（1）望目辨实热证病邪的病势向上、向外：可见白睛血脉颜色大红色，红黯色，黯红色，绛色，紫红色。按：此证病势向上、向外，热势亢盛，热邪血瘀较重。

（2）望目辨高热实证病邪的病势向内、向上：可见白睛血脉颜色紫黯色。按：此属热邪兼瘀重证。病势向内、向上，即将出现由热转寒变化。

2. 从白睛形态特征及血脉颜色特征辨湿邪发热病邪的病势

（1）望目辨"外湿发热证"病邪的病势向内：可见白睛血脉红色、细、沉、光泽，兼有灰白色斑、或黯灰色斑、淡黄斑、黄色斑、淡白条等特征。如果红细沉而光泽的白睛血脉出现于白睛"肺"部位，亦为"外湿"发热，病势向内。

（2）望目辨"内湿发热证"病邪的病势向内，向下：可见白睛血脉红色、细、沉、光泽，兼有灰色点、或淡白条、淡灰条，灰白色斑、淡灰色斑、灰褐色斑、黯褐色斑、淡黄斑、黄色斑、黄褐色斑、黄点斑、黄条斑、黄絮斑，淡白色丘、淡黄色丘、黄色丘、黄褐色丘、粉黄色丘、灰色丘、灰白色丘、粉褐色丘等特征，无论呈现于何脏腑部位，均主内湿兼热，病势向内、向下。若白睛血脉红色、细、沉、边界模糊，兼有灰色点、或淡白条、淡灰条，灰白色斑、淡灰色斑、灰褐色斑、黯褐色斑、淡黄斑、黄色斑、黄褐色斑、黄点斑、黄条斑、黄絮斑，淡白色丘、淡黄色丘、黄色丘、黄褐色丘、粉黄色丘、灰色丘、灰白色丘、粉褐色丘等特征，无论呈现于何脏腑部位，均主严重内湿兼热，病势向内、向下。

（3）望目辨"湿聚成饮发热证"病邪的病势向外，向下，滞涩不畅：可见白睛血脉红色、光泽，兼有粉色泡。按：此眼象表示湿聚成饮发热，病势向下、向外，滞涩不畅。若白睛血脉红色、光泽、边界模糊，兼有粉色泡表示湿饮化热、血虚血瘀；若粉色泡转为红色泡，继之转为紫色泡表示湿饮化热逐步严重，病势仍向下、向外，滞涩不畅。当为紫色泡时表示湿饮严重化热兼瘀，并有由热转寒趋势，病势向下、向外，滞涩不畅。

（4）望目辨"痰邪发热证"病邪的病势向上，走窜无常：可见白睛血脉红色、粗，兼有红色实体结。按：此眼象表示痰邪发热证，病势向上，在滞涩不畅中多走窜无常；或红色空泡结、红色纽丝结、黄色岗、黄褐色岗、粉褐色岗、红色包。若白睛血脉红色、粗、边界模糊，兼有红色实体结，或红色空泡结、红色纽丝结、黄色岗、黄褐色岗、粉褐色岗、红色包表示痰湿严重热邪亢盛，病势向上，在滞涩不畅中多走窜无常。

3. 从白睛血脉颜色特征辨虚热病邪的病势

（1）望目辨"气虚发热证"病邪的病势向上：可见白睛血脉娇红色。按：此属气虚发热。病势向上。若白睛血脉淡紫红色此主气虚发热，兼有轻微瘀血，病势向上，病程将比较漫长。

（2）望目辨"血虚发热证"病邪的病势向上：可见白睛血脉粉红色。

（3）望目辨"血虚发热兼瘀证"病邪的病势向上：可见白睛血脉粉红略黯色。按：主血虚发热，兼有瘀血。若白睛血脉粉紫色时，主血虚发热兼有瘀血，并有可能由热转寒，病势仍向上。

（4）望目辨"阴虚瘀热证"病邪的病势向上：可见白睛血脉殷红色。按：此主阴虚发热。病势向上，病程将比较漫长。

（5）望目辨"阳虚发热证"病邪的病势向上：可见白睛血脉颜色嫩红色。按：此主阳虚发热。病势向上，病人有一定危险，或是病程将比较漫长。

第七节　望目辨"温"邪及"疫"邪的病势

1. 从白睛血脉特征辨"外感风温、实热证"病邪的病势

望目辨"外感风温、肺热兼气郁血瘀证"病邪的病势：向上、向内。可见白睛肺脏部位血脉红黯色、细、沉。按：此眼象表示肺热兼气郁血瘀证。若在冬、春季感受外邪之后，可考虑初受外感

风温证，病势向内、向上。

2.从白睛特征辨"风温或疫病实热发疹证"病邪的病势

（1）望目辨"温病或疫病肝胆心肺胃热盛血瘀、发疹证"病邪的病势向外、向上：可见白睛肝胆心肺胃部位血脉红黯色、细、沉，白睛心部位出现红色点。按：此眼象表示肝胆心肺胃热郁血瘀证患者每以神昏、惊悸为主。若在冬、春季节感受外邪之后发病，可考虑温病实热血瘀发疹证则病势向内、向上。若白睛肺、胃部位出现红色斑，为血热导致血瘀出血，而血热重于上述证候。在感受外邪之后发病可考虑温病实热血瘀发斑证，病势向内，病势严重、甚或险恶。若白睛肺、胃部位出现红色点，表示肝胆肺胃热郁血瘀证。在冬、春季节感受外邪之后发病，可考虑温病实热血瘀发疹证。患者每以发热为主，病势向内、向上。若白睛肺、胃部位出现红黯色斑表示肝胆肺胃血热血瘀出血证。此证为血热导致血瘀，而肺胃热盛血瘀较著。在感受外邪之后发病，可考虑温病实热血瘀发斑。病势向内，甚或险恶。若白睛肺、胃部位出现紫色斑表示肝胆肺胃血热血瘀证而血瘀尤著。在感受外邪之后发病，可考虑温病实热瘀甚发斑证。病势向内，具有由热转寒趋势。

（2）望目辨"肝胆肺胃脑热郁血瘀证"的病势向内、向上：可见白睛肝胆肺胃部位血脉红黯色、细、沉，白睛脑部位出现红色点。按：患者每以神昏头痛甚或呕吐抽掣为主，在感受外邪之后发病，可考虑温病实热血瘀发疹证，其病势向内、向上。

（3）望目辨"温病或疫病肝胆肺胃肠热盛血瘀证"病邪的病势向外、向上：可见白睛肝胆肺胃部位血脉红黯色、细、沉，白睛肠部位出现红色点。按：患者每以滞热痢疾为主。在受到外邪侵袭之后发病，可考虑温病实热发疹证，病势向内、向下。

3.从白睛特征辨"温病或疫病实热动风证"病邪的病势

（1）望目辨"温病或疫病肝胆肺胃血热血瘀出血、内风妄动"的病势向内：可见白睛肝胆肺胃部位血脉红黯色、细、沉，白睛肺、胃部位出现红色斑，肝部位出现大红雾漫。按：此眼象表示肝胆肺胃血热血瘀出血、内风妄动证。此为血热导致血瘀出血证。若在感受外邪之后发病，可考虑温病实热血瘀动风发斑证。病势向内，且变化不定，甚或险恶。

（2）望目辨"温病或疫病肝胆肺胃血热血瘀出血、心热动风证"病邪的病势向内、向上，变化不定：可见白睛肝胆肺胃部位血脉红黯色、细、沉，白睛肺、胃部位出现红色斑，心部位出现大红色雾漫表示肝胆心肺胃血热血瘀、血出动风证。按：此为肺胃心血热较著而导致血瘀出血、内风妄动证。在感受外邪之后发病，可考虑实热血瘀、血出蒙窍、动风发斑证。此证病位主要在心。病势向内、向上，且变化不定。若肺部位出现大红雾漫表示肝胆肺胃血热血瘀出血、内风妄动证。在感受外邪之后发病，可考虑温病实热动风、血瘀发斑证。病势向内、向上。若胆部位出现大红雾漫表示肝胆肺胃血热血瘀出血、内风妄动证。在感受外邪之后发病，可考虑温病实热、血瘀动风发斑证。病势向内及向外，且变化不定，甚或险恶。若脑部位出现大红雾漫表示肝胆肺胃脑血热血瘀、出血动风证。在感受外邪之后发病，可考虑温病实热血瘀、血出蒙窍、动风发斑证。此证病位主要在脑。病势向内、向上，且变化不定。

（3）望目辨"温病或疫病肺心热盛、血瘀动风证"病邪的病势向外、向上：可见白睛肺脏部位血脉红黯色、细、沉，白睛心部位出现红色雾漫。按：此眼象表示肺心热盛血瘀、动风证。若在冬、春季感受外邪之后见此眼象，可考虑温病、疫病实热盛、血瘀兼风证，病势向上、向外。若白睛胆部位出现红色雾漫表示肺胆热盛血瘀动风证。在冬、春季感受外邪之后见此眼象，可考虑温病、疫病实热血瘀动风证，病势向上、向外。若白睛肠部位出现红色雾漫表示肺肠热盛血瘀动风证。在冬、春季感受外邪之后见此眼象，可考虑温病、疫病实热血瘀动风证，病势向上、向外。若白睛胃部位出现红色雾漫表示肺胃热盛血瘀动风证。若在冬、春季感受外邪之后见此眼象，可考虑温病、疫病实热血瘀动风证，病势向上、向外。

4. 从白睛特征辨"温邪或疫邪夹湿证"病邪的病势

（1）望目辨"温邪肠胃热盛夹湿证"病邪的病势向内、向上：可见白睛湿润，肠、胃部位血脉大红色，傍以黄点斑。按：此眼象表示肠胃热盛夹湿证。若在夏季或夏秋交替季节，雨湿较盛、气候潮湿条件下，感受外邪之后见此眼象，可考虑温邪郁热兼湿证，病势向内、向上，滞留缠绵。若肠、胃部位血脉大红色兼雾漫，肝部位傍以雾漫表示肠胃热盛夹湿、热盛动风证。若在夏季或夏秋交替季节，雨湿较盛、气候潮湿条件下，感受外邪之后见此眼象，可考虑温邪郁热兼湿证，病势向内、向上，常较凶险。

（2）望目辨"温邪郁热、肠胃热盛夹湿、热盛动风证"病邪的病势向内、向上：可见白睛湿润，肠、胃部位血脉大红色兼雾漫，心部位傍以雾漫。按：表示肠胃心热盛夹湿、湿浊蒙窍动风证。若在夏季或夏秋交替季节，雨湿较盛、气候潮湿条件下，感受外邪之后见此眼象，可考虑温邪郁热兼湿证，病势向内、向上，常较凶险。

（3）望目辨"温邪肠胃心郁热、热盛夹湿、湿浊蒙窍动风证"病邪的病势向内、向上：可见白睛湿润，脑部位傍以雾漫。按：此为肠胃脑热盛夹湿、湿浊蒙窍动风证。在夏季或夏秋交替季节，雨湿较盛、气候潮湿条件下，感受外邪之后见此眼象，可考虑温邪郁热兼湿证，病势向内、向上，常较凶险。

（4）望目辨"温邪肠胃脑郁热、热盛夹湿、湿浊蒙窍动风证"病邪的病势向内、向上：可见白睛湿润，肠、胃部位血脉大红色兼雾漫，肠、胃部位血脉黯红色。按：此为肠胃热盛血瘀夹湿证。在夏季或夏秋交替季节，雨湿较盛、气候潮湿条件下，感受外邪之后见此眼象，可考虑温邪郁热兼湿证，病势向内、向上，且滞留缠绵。

（5）望目辨"温邪肠胃郁热、热盛血瘀夹湿证"病邪的病势向内、向上，滞留缠绵：可见白睛湿润，肠、胃部位血脉黯红色，或傍以黄点斑。按：此为肠胃热郁、湿浊血瘀证。在夏季或夏秋交替季节，雨湿较盛、气候潮湿条件下见此眼象，可考虑温邪湿浊郁热证，病势向内、向上，且滞留缠绵。

5. 从白睛特征辨"温邪或疫邪郁热、夹湿动风证"病邪的病势

望目辨"温邪郁热、夹湿动风证"病邪的病势向内、向上：可见白睛湿润，肠、胃部位黯红色雾漫、血脉黯红色。按：此眼象表示肠胃热盛血瘀夹湿动风证。若在夏季或夏秋交替季节，雨湿较盛、气候潮湿条件下，感受外邪之后见此眼象，可考虑温邪郁热、夹湿动风证，病势向内、向上，常较凶险。若肝部位傍以黯红色雾漫表示肠胃肝热盛血瘀夹湿动风证。在夏季或夏秋交替季节，雨湿较盛、气候潮湿条件下，感受外邪之后见此眼象，可考虑温邪夹湿郁热、肝风内动证，病势向内、向上，常较凶险。若心部位傍以黯红色雾漫表示肠胃心热盛血瘀夹湿动风证。在夏季或夏秋交替季节，雨湿较盛、气候潮湿条件下，感受外邪之后见此眼象，可考虑温邪夹湿、郁热动风、湿浊蒙窍证，病势向内、向上，常较凶险。若脑部位傍以雾漫表示肠胃脑热盛血瘀夹湿动风证。在夏季或夏秋交替季节，雨湿较盛、气候潮湿条件下，感受外邪之后见此眼象，可考虑温邪夹湿、郁热动

风、湿浊蒙窍证，病势向内、向上，常较凶险。

6. 从白睛及瞳孔特征辨"温病或疫病热盛动风闭证"病邪的病势

望目辨"温病肺胃热盛夹湿动风闭证"病邪的病势向内、向上，变化不定：可见白睛湿润、肺胃部位血脉红色、沉，兼有瞳孔缩小。按：主肺胃热盛夹湿动风闭证。若在夏季暑气当令而气温过高条件下，感受外邪之后见此眼象，可考虑温病肺胃热盛夹湿动风闭证，病势向上、向内，变化不定、且较凶险。若肺胃部位血脉红色、粗、沉，瞳孔缩小表示肺胃热盛血瘀夹湿动风闭证。在夏季暑气当令而气温过高条件下，感受外邪之后见此眼象，可考虑温病肺胃热盛血瘀夹湿动风闭证。病势向上、向内，湿热蒙窍，已经凶险。

7. 从白睛及瞳孔特征辨"温病或疫病热盛动风脱证"病邪的病势

望目辨"温病肺胃热盛夹湿动风脱证"病邪的病势向内、向上，变化不定：可见白睛湿润、肺胃部位血脉红色、沉，兼有瞳孔变大。按：此眼象表示肺胃热盛夹湿动风脱证。若在夏季暑气当令而气温过高条件下，感受外邪之后见此眼象，可考虑温病肺胃热盛夹湿动风脱证，病势向上、向内，且变化不定、亦较凶险。若肺胃部位血脉红色、粗、沉，瞳孔变大表式肺胃热盛血瘀夹湿动风、元气将脱证。在夏季暑气当令而气温过高条件下，感受外邪之后见此眼象，可考虑温病肺胃热盛血瘀夹湿动风、元气将脱证。病势向上、向内，已经凶险。

8. 从白睛血脉特征辨"外感温燥或疫病肺胃实热证"病邪的病势

望目辨"外感温燥、肺胃实热证"病邪的病势向内、向上：可见白睛肺胃部位血脉红色、细、沉。按：此眼象表示肺胃热郁盛实证。若当秋、冬春季节，感受外邪之后见此眼象，可考虑外感"温燥"实热证，病势向内、向上。若白睛肝肺胃部位血脉红色、细、沉表示肺胃热郁盛实证。当初春季节，感受外邪之后见此眼象，可考虑外感"风温"实热证，病势向内、向上。

9. 从白睛血脉颜色辨"温毒或疫病肺心实热证"病邪的病势

望目辨"温毒肺心实热证"病邪的病势向内、向上：可见白睛肺心部位血脉大红色。按：此眼象表示肺心实热证。当冬、春季节，感受外邪之后发病，可考虑"温毒"发热证，病势向内、向上。

10. 望目辨"温毒或疫病郁热证"病邪的病势

（1）望目辨"温毒肝肺胃郁热证"病邪的病势向内、向上：可见白睛肝肺胃部位血脉红黯色、细、沉。按：此眼象表示肝肺胃郁热证。当冬、春季节感受外邪之后发病，可考虑肝肺胃"温毒"郁热证，病势向内、向上。若兼以肾部位血脉红黯色、细、沉主肝肺胃肾热郁血瘀证。冬、春季节感受外邪之后发病，可考虑"温毒"发热、热盛血瘀证。病势向内、向下。若兼以血脉红黯色、细、沉表示肝胆肺胃热郁血瘀证。冬、春季节感受外邪之后发病，可考虑"温毒"发热、热盛血瘀证。病势向内。

（2）望目辨"温毒肝肺胆胃郁热血瘀证"病邪的病势向内、向上：可见白睛胆肺胃部位血脉红黯色、细、沉，肝胆部位血脉大红色。按：此眼象表示肝胆肺胃郁热，伴有瘀血证。若冬、春季节感受外邪之后发病，可考虑"温毒"发热、累及肝胆，而肝热尤甚。病势向内、向上。若兼以心部位血脉红黯色、细、沉表示肝肺胃心热郁血瘀证。冬、春季节感受外邪之后发病，可考虑"温毒"发热、热盛血瘀证。病势向内、向上。若兼以心部位血脉大红色表示心肝肺胃郁热证，而心热尤甚，并伴有瘀血。冬、春季节感受外邪之后发病，可考虑"温毒"发热、心肝肺胃郁热累及心脏，病势向内、向上。

（3）望目辨"温毒发热、心胆肺胃郁热证"病邪的病势向内、向上：可见白睛胆肺胃部位血脉红黯色、细、沉，心部位血脉大红色。按：此眼象表示心胆肺胃郁热证，而心热尤甚，并伴有瘀血证。若冬、春季节感受外邪之后发病，可考虑"温毒"发热、心胆肺胃郁热累及心脏证。病势向内、向上。

（4）望目辨"胆肺胃温毒郁热血瘀证"病邪的病势向内、向上：可见白睛肺胃部位血脉红黯色、细、沉，胆部位血脉大红色。按：此眼象表示胆肺胃郁热，伴有瘀血证。若冬、春季节感受外邪之后发病，可考虑"温毒"发热累及胆腑，而胆热尤甚。病势向内、向上。若兼以肾部位血脉大红色表示胆肺胃肾郁热，伴有瘀血证。冬、春季节感受外邪之后发病，可考虑"温毒"发热、累及肾脏，而肾热尤甚。病势向内，向下。或兼以肾部位血脉红黯色表示胆肺胃肾热郁血瘀证，而血瘀较重。冬、春季节感受外邪之后发病，可考虑"温毒"发热、热盛血瘀证。病势向内，向上）。

11. 望目辨"温病或疫病胃热吐血证"病邪的病势

望目辨"温病胃热吐血证"病邪的病势向上：可见白睛胃部位血脉大红色、粗、浮。按：血脉周围有黄斑表示胃热吐血，而血热较著。在感受外邪之后发病，可重点考虑温病胃热吐血，而血热较著证。病势向上。白睛胃部位血脉红黯色、粗、浮，血脉周围有黄斑表示胃热血瘀吐血，而血热血瘀较著证。在感受外邪之后发病，可重点考虑温病胃热血瘀吐血，而血热血瘀较著证。病势向上。

12. 望目辨"温病或疫病肺实痰热证"病邪的病势

望目辨"温病肺实痰热证"病邪的病势向上：可见白睛肺部位血脉大红色、粗、浮，血脉周围黄点斑。按：此为肺实痰热，而以肺实热为主的证候。若在感受外邪之后发病，可重点考虑温病肺实痰热，而以肺实热为主。

13. 望目辨"温病或疫病肺实、痰热夹瘀证"病邪的病势

望目辨"温病肺实、痰热夹瘀证"病邪的病势向上：可见白睛肺部位血脉红黯色、粗、浮，血脉周围有黄斑。按：此眼象多表示肺实热夹瘀，而血热较著实证。若在感受外邪之后发病，可重点考虑温病肺实热夹瘀，而血热较著实证。若白睛肺部位血脉黯红色、粗、浮，血脉周围有黄斑表示肺实热夹瘀，而瘀血较著实证。在感受外邪之后发病，可重点考虑温病肺血瘀痰热，而瘀血较著实证。

14. 望目辨"温病或疫病肠实热、便血证"病邪的病势

望目辨"温病肠实热、便血证"病邪的病势向下：白睛大肠部位血脉大红色、粗、浮，血脉周围有黄斑。按：此眼象多表示血热便血证。若在感受外邪之后发病，可重点考虑温病血热便血证。若白睛大肠部位血脉红黯色、粗、浮，血脉周围有黄斑表示血热便血兼血瘀证。在感受外邪之后发病，可重点考虑温病血热便血兼血瘀证。若白睛大肠部位血脉黯红色、粗、浮，血脉周围有黄斑表示血热便血而血瘀较著证候。在感受外邪之后发病，可重点考虑温病血热便血、而血瘀较著证候。若白睛大肠部位血脉红黯色、粗、浮，且明显迂曲表示胃肠实热、气滞腹痛证。在感受外邪之后发病，可重点考虑温病胃肠实热、气滞腹痛证。

15. 望目辨"温病或疫病胆腑血郁、实热证"的病势

望目辨"温病胆腑血郁、实热证"病邪的病势向上、向内，变动不定：可见白睛胆部位血脉大红色、粗、浮、弯钩。按：此眼象表示胆腑血郁实热证。若在感受外邪之后发病，可重点考虑温病胆腑血郁实热证。若白睛胆部位血脉红黯色、粗、浮、弯钩表示胆腑血郁实热兼瘀证，且常兼内风妄动证。若白睛胆部位血脉黯红色、粗、浮、弯钩表示胆腑血郁实热、血瘀较著证，且常兼内风妄动证。

16. 望目辨"温病或疫病胆腑血郁实热、内风妄动证"病邪的病势

望目辨"温病胆腑血郁实热、内风妄动证"病邪的病势向上、向内，且变动不定：可见白睛胆部位雾漫红色，血脉大红色、粗、浮。按：此眼象表示胆腑血郁实热、内风妄动证。若在感受外邪之后发病，可重点考虑温病胆腑血郁实热、内风妄动证。若兼白睛胆部位雾漫红色，血脉红黯色、粗、浮表示胆腑血郁实热兼瘀、内风妄动证。若兼白睛胆部位雾漫红黯色，血脉黯红色、粗、浮表示胆腑血郁实热、血瘀较著、内风妄动证。若在感受外邪之后发病，可重点考虑温病胆腑血郁实热、血瘀较著、内风妄动证。

17. 望目辨"温病或疫病肺胃热盛、血瘀夹湿，湿热蒙窍，内风妄动、闭证"病邪的病势

望目辨"温病肺胃热盛、血瘀夹湿、内风妄动、闭证"病邪的病势向上、向内：可见瞳孔缩小，白睛湿润，雾漫红黯色，肺胃部位血脉红色、粗、浮。按：此眼象表示肺胃热盛、血瘀夹湿、湿热蒙窍，内风妄动、闭证。若在夏季暑气当令而气温过高条件下感受外邪之后发病，可重点考虑温病肺胃热盛血瘀夹湿，湿热蒙窍，内风妄动、闭证。

第八节　望目辨"燥"邪的作用趋势

"燥"邪为患主要容易导致火、热病证，包括阴虚发热、气虚发热病证。在眼象方面则可见到火、热（含阴虚发热、气虚发热）等多种特征，以及各种兼夹特征。

1. 从白睛干湿特征及血脉颜色特征辨

（1）望目辨"气虚燥证"病邪的病势向上、向内：可见白睛干燥、淡白色。

（2）望目辨"气虚发热燥证"病邪的病势向上、向内：可见白睛干燥、淡红色。

（3）望目辨"血虚燥证"的作用趋势向上、向外：可见白睛干燥、粉红色。

（4）望目辨"阴虚燥证"的作用趋势向下、向内：可见白睛干燥、殷红色。

（5）望目辨"燥热兼风证"病邪的病势向上、向外、变动不定：见白睛干燥、红色、细、结网。

2. 从白睛血脉颜色特征辨

（1）望目辨"秋燥热证"病邪的病势向上、向内：可见白睛血脉鲜红色、粗。按：此眼象在秋季感受外邪之后发病可考虑秋燥实热证。

（2）望目辨"凉燥证"病邪的病势向内：可见白睛血脉淡黯色、细。按：此眼象在秋季感受外邪之后发病，可考虑"凉燥证"。

（3）望目辨"阴虚燥热证"病邪的病势向上、向内：可见白睛血脉殷红色、粗。按：此眼象在

秋季感受外邪之后发病可考虑"阴虚发热燥证"。

（4）望目辨"气虚燥热证"病邪的病势向上、向外：可见白睛血脉娇红色、细。按：此眼象在秋季感受外邪之后发病，可考虑"气虚燥热证"。

第九节　望目辨"虫"邪的病势

1. 从白睛特征辨

（1）望目辨"虫病气虚兼寒证"病邪的病势向内、向下、漫长缠绵：可见白睛底色苍白、淡蓝斑。按：此眼象表示虫邪为患，出现极度气虚（包括西医诊断为"贫血"的疾病）而形成"虫病气虚兼寒证"。例如"钩虫病气虚兼寒证"可见到此种眼象，此时血红蛋白多为 5 ～ 9g/dL，严重者血红蛋白 <5g/dL。

（2）望目辨"虫病实热证"病邪的病势向内、向上、缠绵，不断发展：可见白睛红色浮壅、灰粉斑。按：当虫邪为患时，也可见到此类眼象。

（3）望目辨"虫病实热兼风证"病邪的病势向内、向上、缠绵难愈，不断发展：可见白睛红色浮壅，兼红黯色雾漫。按：当虫邪犯心或侵犯脑髓时，可见到此类眼象。

（4）望目辨"虫病气虚湿郁、虚风内动证"病邪的病势病势缠绵，不断发展：可见白睛淡色浮壅，淡黯色雾漫。按：当虫邪为患时，可考虑虫邪气虚湿郁、虚风内动证。

（5）望目辨"虫病湿郁证"病邪的病势缠绵：可见白睛灰色斑。按：由于湿性缠绵，故湿阻气机可使病势缠绵。

（6）望目辨"虫病湿郁寒证"病邪的病势向内、拘集缠绵：可见白睛黯灰色斑。按：由于"黯灰色斑"主湿郁血瘀、瘀邪较重证，而湿为实邪、阴邪，性寒，湿邪致瘀亦属寒，寒主收引拘集，"湿"性缠绵，故眼象表示湿邪瘀血郁积寒证，可考虑虫病湿郁寒证。

（7）望目辨"虫病湿郁寒重证"病邪的病势向内、拘集缠绵：可见白睛淡白色岗。按：由于"黯灰色斑"主湿郁血瘀、瘀邪较重证，而湿为实邪、阴邪，性寒，湿邪致瘀亦属寒，寒主收引拘集，又"湿"性缠绵，故眼象表示湿邪瘀血郁积寒证，可考虑虫病湿郁寒证。

（8）望目辨"虫病湿郁寒重证"病邪的病势向内、拘集缠绵：可见白睛灰色岗。

（9）望目辨"虫病气滞湿郁证"病邪的病势向下、滞结缠绵：可见白睛青色空泡岗。

（10）望目辨"虫病气滞血瘀兼湿证"病邪的病势向下、滞结缠绵：可见白睛黑色空泡岗。

（11）望目辨"虫病气滞热郁兼湿证"病邪的病势向外、滞结缠绵：可见白睛红色空泡岗。

（12）望目辨"虫病气滞热郁兼湿证"病邪的病势变动难定：可见白睛眼球结膜之下、玻璃体或视网膜看到大小不等的圆形或椭圆形浅灰色包囊，其周围有虹晕光环。按：某些寄生虫病出现此类眼象，表示病势变动难定。

2. 从白睛血脉特征辨

（1）望目辨"虫病血虚证"病邪的病势向外、向下、缠绵漫长：可见白睛血脉粉色、细，白睛血脉末端粉色斑。按：西医诊断的"寄生虫导致贫血"多见此种眼象。

（2）望目辨"虫病气虚、气机郁结证"病邪的病势向外、向下、缠绵漫长：可见白睛血脉淡黯色、细、沉，白睛血脉末端淡蓝点。

（3）望目辨"虫病气虚、血瘀证"病邪的病势向内、滞结缠绵：可见白睛血脉淡黯色、细、沉，白睛血脉末端淡蓝色斑。

（4）望目辨"虫病气虚、气滞湿郁证"病邪的病势向外、向下、缠绵漫长：可见白睛血脉淡黯色、细、沉，白睛血脉末端灰色点。

（5）望目辨"虫病气滞血瘀证"病邪的病势向外、向下、拘集缠绵：可见白睛血脉淡黯色、细、沉，白睛血脉末端黯色点。按：此眼象表示气滞血瘀而以血瘀为主的证候。

（6）望目辨"虫病气虚、气机郁结证"病邪的病势向外、向下、缠绵漫长：可见白睛血脉淡黯色、细、沉，白睛血脉末端黯灰色斑。

（7）望目辨"虫病郁热证"病邪的病势向下、滞结：可见白睛血脉淡红色、细、沉，白睛血脉末端红黯色点。

第十节　望目辨"毒"邪的病势

无论诊断食物中毒或药物中毒，均应注意眼睑特征、白睛特征、白睛血脉特征、瞳孔特征、以及全眼运动特征。

1. 从目裹特征辨

（1）望目辨"中毒、正气虚衰证"病邪的病势缠绵：可见眼睑下垂。

（2）望目辨"中毒、正气虚衰、风邪内动证"病邪的病势缠绵：可见眼睑肌肉震颤。

2. 从白睛特征及白睛血脉特征辨

（1）望目辨"中毒、湿郁气脱、津液失摄证"病邪的病势亢盛、向内：可见白睛汪泪、血脉紫黯色。按：此眼象可见于阿片类药物重度中毒。

（2）望目辨"中毒、湿郁气脱、津液失摄证"病邪的病势亢盛、向内：可见白睛穹隆部红色雾漫、眼睑肌肉震颤、血脉紫黯色。按：此眼象可见于西医学诊断的汽油中毒、锰中毒、慢性砷中毒等病。

（3）望目辨"中毒、血瘀重证"病邪的病势病势向内、深重：可见白睛穹隆部雾漫红色、血脉紫蓝色、沉。按：此眼象表示热极反寒。在受"毒"邪侵犯之后可考虑毒邪已经深入。

（4）望目辨"中毒血瘀寒郁尤重"病邪的病势向内、极重：可见白睛血脉蓝黑色、沉。按：此眼象表示在受"毒"邪侵犯之后毒邪深入。

（5）望目辨"中毒血瘀寒郁尤重证"病邪的病势向内，患者濒危：可见白睛血脉黑色、沉。按：此眼象表示在受"毒"邪侵犯之后毒邪深入。

3. 从瞳孔特征辨

（1）望目辨"中毒血瘀寒郁证"病邪的病势向内、濒危：可见眼球转动障碍。按：此眼象表示在受"毒"邪侵犯之后毒邪深入，邪盛正衰、病势濒危。

（2）望目辨"中毒血瘀寒郁尤重证"病邪的病势向内、邪正交争，病势亢奋：可见瞳眼球震颤。按：此眼象表示在受"毒"邪侵犯之后毒邪深入。

（3）望目辨"中毒血瘀寒郁尤重证"病邪的病势向内、濒危：可见瞳孔缩小，或缩小成针尖样瞳孔、白睛血脉黑色、沉。按：此眼象表示在受"毒"邪侵犯之后毒邪深入，直中脏腑。

（4）望目辨"中毒血瘀寒郁尤重证"病邪的病势向内、濒危：可见瞳孔对光反射消失、白睛血脉黑色、沉。按：此眼象表示在受"毒"邪侵犯之后毒邪深入，直中脏腑，元气消亡。病势危殆。

第十一节　望目辨"情"邪的病势

1. 从白睛血脉特征辨"喜"邪

（1）望目辨"心气实热证"病邪的病势发散、向上：可见白睛心部位血脉大红色、粗。按：此属心气实热证候。患者可呈现"喜"邪为患而嬉笑不休。

（2）望目辨"心气实、心热乘肺、痰蒙心窍证"病邪的病势发散、向上、多变：可见白睛心部位血脉大红色、粗、弯曲，指向肺部位。按：患者可呈现"喜"邪为患导致肺热、喘息气憋、昏厥、癫狂。若白睛心部位血脉大红色、粗、弯曲，进入肺部位表示"喜"邪为患导致肺热、喘息气憋、昏厥、癫狂。此证重于上述证候。

（3）望目辨"心气实、心热乘肺侮肾、痰蒙心窍证"病邪的病势向内、向下、多变：可见白睛心部位血脉大红色、粗、弯曲，指向肺和肾部位。按：患者可呈现"喜"邪导致肺肾郁热证候。

2. 从白睛血脉特征辨"怒"邪

（1）望目辨"怒邪伤肝、肝郁动怒证"病邪的病势病势上逆、多变：可见白睛肝部位血脉大红色、粗、弯钩。按：此眼象表示肝郁、实热证。患者可呈现"怒"邪伤肝、肝郁动怒证候。

（2）望目辨"怒邪伤肝、肝郁热盛、由热转寒证"病邪的病势向内、向上、多变：可见白睛肝部位血脉紫色、粗、弯钩。

（3）望目辨"怒邪伤肝、阴虚肝郁、虚热证"病邪的病势向内、向上、多变：可见白睛肝部位血脉殷红色、弯钩。按：患者可呈现"怒"邪伤肝、阴虚发热证候。

（4）望目辨"怒邪伤肝、肝热侮肺、乘心证"病邪的病势向内、向上、多变：可见白睛肝部位血脉大红色、指向心部位和肺部位。按：患者可呈现怒邪伤肝、心、肺证候。

3. 从白睛血脉特征辨"忧"邪

（1）望目辨"忧邪伤肺、气虚证"病邪的病势向内、滞结：可见白睛肺部位血脉淡色、细。

（2）望目辨"忧邪伤肺、气虚血瘀证"病邪的病势向内、滞结缠绵：可见白睛肺部位血脉淡黯色、细。按：此眼象表示气虚夹瘀证。

（3）望目辨"忧邪伤肺、肺气虚、心乘肺、肝侮肺证"病邪的病势向内、滞结：可见白睛肺部位血脉淡黯色、细，心部位血脉指向肺、肝部位血脉指向肺。按：此眼象表示肺气虚血瘀、心克肺、肝侮肺证。属虚实夹杂证候。

4. 从白睛血脉特征辨"思"邪

（1）望目辨"思邪伤脾、气虚气郁证"病邪的病势向内、滞结缠绵：可见白睛脾部位血脉淡色、细、沉。按：此属虚实夹杂证。

（2）望目辨"思邪伤脾、脾忤心证"病邪的病势向内、滞结缠绵：可见白睛脾部位血脉淡色、细、沉，脾部位血脉指向心部位。按：此眼象表示"思"邪伤脾，脾病影响心，可诊为"脾忾心"证候。

（3）望目辨"思邪伤脾、脾湿郁热证"病邪的病势向内、滞结缠绵：可见白睛脾部位血脉黯红色、兼现黄条斑。按：患者可因"思"邪伤脾，而呈现湿郁化热证候。

5. 从白睛血脉特征辨"悲"邪

（1）望目辨"悲邪伤肺、肺气虚证"病邪的病势向外、滞结缠绵：可见白睛肺部位血脉淡色、细、沉。

（2）望目辨"悲邪伤肺、肺气虚气郁证"病邪的病势向内、滞结缠绵：可见白睛肺部位血脉淡黯色、细、沉。

（3）望目辨"悲邪伤肺、肺热血瘀证"病邪的病势向内、滞结缠绵：可见白睛肺部位血脉黯红色、粗、浮。按：患者可因悲邪伤肺而呈现肺郁化热证候。

（4）望目辨"悲邪伤肺、肺热肝郁、气虚血瘀证"病邪的病势向内、滞结缠绵：可见白睛肺部位血脉黯红色、粗、浮，肝部位血脉淡黯色、细、弯钩。

（5）望目辨"悲邪伤肺、肺热血瘀、心气虚证"病邪的病势向内、滞结缠绵：可见白睛肺部位血脉黯红色、粗、浮，心部位血脉淡黯色、细。按：患者可因悲邪伤肺、肺侮心而使心虚，导致肺热血瘀、肺侮心证候。

（6）望目辨"悲邪伤肺、肺热血瘀、心气郁滞疼痛证"病邪的病势向内、向上、滞结缠绵：可见白睛肺部位血脉黯红色、粗、浮，心部位血脉黯红色、迂曲。按：患者可因悲邪伤肺、肺侮心而使心气郁结、心血瘀滞，导致心气郁滞疼痛证候。

6. 从白睛血脉特征辨"恐"邪

（1）望目辨"恐邪伤肝、肝气虚证"病邪的病势向内、向下：可见白睛肝部位血脉淡色、细。按：患者可因恐邪伤肝而呈现肝气虚证。

（2）望目辨"恐邪伤肝、肝气虚、肝郁证"病邪的病势向内、向下：可见白睛肝部位血脉淡黯色、细、弯钩。按：患者可因恐邪伤肝而呈现肝气虚、肝郁证。

（3）望目辨"恐邪伤肝、肝胃气虚血瘀证"病邪的病势病势逆乱：可见白睛肝、胃部位血脉淡黯色、细。按：患者可因恐邪伤肝而致肝气虚、肝郁，肝郁可致胃气虚，从而导致肝胃气虚血瘀证。

（4）望目辨"恐邪伤肾、肾气虚证"病邪的病势向内、向下：可见白睛肾部位血脉淡色、细。按：患者可因恐邪伤肾而呈现肾气虚证。

（5）望目辨"恐邪伤肾、肾气虚、水湿泛溢证"病邪的病势向内、向下：可见白睛肾部位白睛浮壅，血脉淡色、细、沉。

（6）望目辨"恐邪伤肾、心肾气虚证"病邪的病势向外、向下：可见白睛肾部位血脉淡色、细、指向心部位，心部位血脉淡色。

（7）望目辨"恐邪伤肾、肾脾气虚证"病邪的病势向内、向下：可见白睛肾部位血脉淡色、细、指向脾部位，脾部位血脉淡色。

（8）望目辨"恐邪伤肾、肾肺气虚证"病邪的病势向外、向下：可见白睛肾部位血脉淡色、细、指向肺部位，肺部位血脉淡色。

7. 从白睛血脉特征辨"惊"邪

（1）望目辨"惊邪伤肝、肝阴虚证"病邪的病势向内、多变：可见白睛肝部位血脉殷红色、粗。按：患者可因惊邪伤肝而呈现肝阴虚证。

（2）望目辨"惊邪伤心、心气虚证"病邪的病势向内、多变：可见白睛心部位血脉淡色、细。按：患者可因惊邪伤心而呈现心气虚证。

（3）望目辨"惊邪伤心、心血虚证"病邪的病势向内、多变：可见白睛心部位血脉粉红色、细。按：患者可因惊邪伤心而呈现心血虚证。

（4）望目辨"惊邪伤心、心阴虚证"病邪的病势向内、多变：可见白睛心部位血脉殷红色、粗。按：患者可因惊邪伤心而呈现心阴虚证。

（5）望目辨"惊邪伤肾、肾气虚兼血瘀、水湿泛溢证"病邪的病势向内、向下：可见白睛浮壅，白睛肾部血脉淡黯色、细、沉。

第十二节　望目辨"食""劳""伤"病邪的病势

一、望目辨"食"邪的病势

1. 从白睛特征辨

（1）当白睛特征呈现淡白色丘、或淡黄色丘、或黄色丘、或黄褐色丘、或粉黄丘时，其证候的病势向内、缠绵日久。

（2）当白睛呈现灰色丘、或灰白色丘、或黯灰色丘、或黯黄褐丘、或红褐色丘时，其证候的病势向内、气机滞结、缠绵。

（3）望目辨"胃肝不和、胃风证"病邪的病势上下升降失常：可见白睛胃部位雾漫红色，胃肝部位血脉红色、粗。按：患者可因食邪伤胃，导致风邪内动。

2. 从白睛血脉特征辨

（1）望目辨"胃气虚证"病邪的病势向内、向上、多变：可见白睛胃部位血脉淡色、粗。按：患者可因阴寒食邪伤胃而呈现胃气虚证。

（2）望目辨"胃气虚、寒郁证"病邪的病势向下，甚则上下失摄，拘集、缠绵：可见白睛胃部位血脉淡黯色、细。按：患者过食阴寒冷冻食物，导致阴寒食邪为患。

（3）望目辨"胃气虚、气滞血瘀痛证"病邪的病势滞涩，气机阻滞：可见白睛胃部位血脉淡黯色、细、迂曲。按：患者过食阴寒冷冻食物，导致阴寒食邪为患。

（4）望目辨"胃阴虚证"病邪的病势向内、向上、多变：可见白睛胃部位血脉殷红色、细。按：患者可因食邪伤胃而呈现胃阴虚证。

（5）望目辨"胃热证"病邪的病势向上，甚则上下失摄：可见白睛胃部位血脉红色、粗。按：患者可因食邪伤胃而呈现胃热证。

（6）望目辨"胃脾郁热证"病邪的病势缠绵、向外，并可涉及其他脏腑：可见白睛胃脾部位血脉红色、粗。按：此证多系过食肥甘厚味，郁积化热而致。

（7）望目辨"脾阴虚、虚热证"病邪的病势病势缠绵、向外、并可涉及其他脏腑：可见白睛脾部位血脉殷红色、细。

（8）望目辨"脾肺郁热证"病邪的病势病势缠绵向外、向下，每易涉及其他脏腑：可见白睛脾、肺部位血脉红黯色、粗。按：此证多系过食肥甘厚味，脾胃热郁，积蕴日久，乘及肺脏，导致脾肺郁热。

（9）望目辨"脾肺肾阴虚郁热证"病邪的病势病势缠绵向外、向下，每易牵及其他脏腑：可见白睛肺、脾、肾部位血脉殷红色、粗。按：此证多系过食肥甘厚味，脾热郁积日久，乘及肺肾，导致脾肺肾阴虚郁热。

3. 从白睛和瞳孔特征辨

望目辨"胃热肝风、生命濒危证"病邪的病势升降失常、多变、阴阳即将离绝：可见瞳孔散大而对光反射迟钝，白睛肝部位红色雾漫，胃肝部位血脉红色、粗。

二、望目辨"劳"邪的病势

1. 从白睛特征辨

（1）望目辨"肝阴虚、兼陈旧血瘀证"病邪的病势向外、向下、气机滞涩：可见白睛肝部位黯红色斑，血脉殷红色、细。按：在劳邪致病中，此眼象表示肝阴虚、兼陈旧血瘀证。

（2）望目辨"肝脾气虚证"病邪的病势向内、向下：可见白睛肝、脾部位血脉淡色、细。

（3）望目辨"肝脾气虚血瘀证"病邪的病势向内、气机滞涩：可见白睛肝、脾部位血脉淡黯色、细。

（4）望目辨"肝郁脾虚证"病邪的病势向内、拘集滞涩：可见白睛脾部位血脉淡黯色、细，肝部位血脉淡黯色、细、弯钩。

（5）望目辨"心气虚、血瘀证"病邪的病势向内、气机滞涩：可见白睛心部位血脉淡黯色、细。

（6）望目辨"心脾气虚、血瘀证"病邪的病势向内、拘集滞涩：可见白睛脾部位血脉淡黯色、细，心部位血脉淡黯色、细、迂曲。

（7）望目辨"脾胃阴虚血瘀证"病邪的病势向上、缠绵滞结：可见白睛脾胃部位黯色斑，血脉殷红色、细。

（8）望目辨"脾、心、脑、肾气虚气滞血瘀、神气将脱证"病邪的病势向下、向外、滞涩紊乱：可见瞳孔对光反射迟缓，白睛脾、心、脑、肾部位黯色斑，血脉淡黯色、细、沉。

（9）望目辨"脾、心、脑、肾气虚血瘀、神气将脱证"病邪的病势向下、向外、气机紊乱、阴阳即将离散：可见瞳孔散大，白睛脾、心、脑、肾部位黯色斑，血脉淡黯色、细、沉。按：此证重于上述证候。

（10）望目辨"脾、心、脑、肾阴虚血瘀证"病邪的病势向外、向下、滞结缠绵：可见白睛脾、心、脑、肾部位黯色斑，血脉殷红色、细、沉。

（11）望目辨"肺气虚、血瘀证"病邪的病势向外、正气浮越：可见白睛肺部位血脉淡黯色、细。

（12）望目辨"肺胃阴虚证"病邪的病势向外、向下：可见白睛肺、胃部位血脉殷红色、粗。

（13）望目辨"肺胃阴虚、血瘀证"病邪的病势向外、向下、滞涩拘集：可见白睛肺、胃部位黯红色斑，血脉殷红色、粗。

（14）望目辨"肾气虚、血瘀证"病邪的病势向外、向下：可见白睛肾部位血脉淡黯色、细。

（15）望目辨"肾阴虚、兼陈旧血瘀证"病邪的病势向外、向下、气机滞涩：可见白睛肾部位黯红色斑，血脉殷红色、细。

2. 从白睛和瞳孔特征辨

（1）望目辨"脾、心、脑、肾阴虚气滞血瘀、神气将脱证"病邪的病势浮越、气机滞涩：可见瞳孔对光反射迟缓，白睛脾、心、脑、肾部位黯色斑，血脉殷红色、细、沉。

（2）望目辨"脾、心、脑、肾阴虚气滞血瘀、神气将脱证"病邪的病势浮越、气机紊乱、阴阳将离：可见瞳孔散大，白睛脾、心、脑、肾部位黯色斑，血脉殷红色、细、沉。按：此证重于上述证候。

三、望目辨"伤"邪的病势

1. 从白睛血脉特征辨

（1）望目辨"受伤、气虚重证"病邪的病势向外、向下：可见白睛血脉淡色、细、沉。

（2）望目辨"受伤、气虚血瘀证"病邪的病势向内、滞涩不畅：可见白睛血脉淡黯色、细、沉。

（3）望目辨"受伤、血虚、气虚重证"病邪的病势向外：可见白睛血脉淡粉色、细、沉。

（4）望目辨"受伤、血虚、气虚气滞、血瘀证"病邪的病势向内、滞涩拘集：可见白睛血脉淡粉色、粗、浮、血脉末端青黑色点。按：当受伤之后，此眼象表示出血之后已形成气滞瘀血。

（5）望目辨"受伤、血虚、气虚血瘀证"病邪的病势向内、滞涩拘集：可见白睛血脉淡粉色、粗、浮、血脉末端青色点。按：当受伤之后，此眼象表示出血之后已形成瘀血。

（6）望目辨"受伤、气血虚证"病邪的病势向外：可见白睛血脉淡粉色、粗、浮。按：此眼象常见于受伤出血时期。

（7）望目辨"受伤、气血虚、血瘀血热证"病邪的病势多变：可见白睛血脉淡粉色、粗、浮，白睛血脉上附有黯红色斑。按：当受伤之后，此眼象表示新伤，但已在出血之后呈现气血虚、血瘀血热证，并处于发展变化阶段。

（8）望目辨"受伤、气血虚、气滞血瘀血热证"病邪的病势向内、滞涩拘集：可见白睛血脉淡粉色、粗、浮，白睛血脉上附有黯红色斑。

（9）望目辨"受伤、陈旧气滞瘀血证"病邪的病势拘集滞涩、向内：可见白睛青色点。按：此证气滞较重。当受伤后，表示形成陈旧气滞瘀血。

（10）望目辨"受伤、陈旧气滞瘀血证"病邪的病势拘集滞涩、向内：可见白睛血脉黯色、迂曲、血脉末端青色点。按：此眼象表示陈旧气滞瘀血痛证，以气滞较重。

（11）望目辨"受伤、陈旧气滞瘀血较重证"病邪的病势拘集滞涩、向内：可见白睛青黑色点。

（12）望目辨"受伤、陈旧气滞瘀血较重证"病邪的病势拘集滞涩、向内：可见白睛黯色条。按：此眼象表示陈旧气滞瘀血较重证。当受伤后，陈旧气滞瘀血较重。

（13）望目辨"受伤、严重陈旧气滞瘀血证"病邪的病势拘集滞涩、向内：可见白睛黯色斑。

（14）望目辨"受伤、陈旧气滞瘀血疼痛重证"病邪的病势拘集滞涩、向内：可见白睛血脉黯色、迂曲、血脉末端青黑色点。按：主陈旧气滞瘀血痛证，气滞瘀血均重。当受伤后，表示陈旧气滞瘀血均重，伴有明显疼痛。

（15）望目辨"受伤、陈旧气滞瘀血疼痛、气滞瘀血均重证"病邪的病势拘集滞涩、向内：可见白睛血脉黯色、细、迂曲，血脉穿雾，雾黯色。

（16）望目辨"受伤、气滞瘀血热证"病邪的病势拘集向内、病势进展：可见白睛黯红色斑、血脉分叉。按：此眼象表示血瘀血热证。当受伤后，表示新伤。病势向内、处于发展变化阶段。

（17）望目辨"受伤、气滞瘀血、疼痛证"病邪的病势拘集滞涩、向内：可见白睛血脉黯色、迂曲。

（18）望目辨"受伤、气滞瘀血、疼痛重证"病邪的病势拘集滞涩、向内：可见白睛血脉黯色、细、迂曲。

2. 从白睛和瞳孔特征辨

（1）望目辨"受伤、气虚气滞血瘀、神气将脱证"病邪的病势拘集滞涩、向内：可见瞳孔对光反射迟缓，白睛血脉淡黯色、细、沉。按：若受伤后，多主伤损脏腑，导致气机滞涩紊乱、神气将脱，病多危重。

（2）望目辨"受伤、气虚气滞血瘀、神气将脱证"病邪的病势向下、浮越、向外：可见瞳孔散大，白睛血脉淡黯色、细、沉。按：此眼象表示受伤后，伤损脏腑，元气脱失，阴阳即将离绝，病多危重。

第二章　望目辨病证的趋势

人体罹患疾病之后，均形成一定证候，这些病证伴随时间推移除极少数有幸自愈之外，多数病证在本脏（或本腑）不断加重，并向相关脏腑传变，而累及相应脏腑。《灵枢·五色》云："五色各有脏部，有外部、有内部也。色从外部走内部者，其病从外走内；其色从内走外者，其病从内走外。""其色上锐，首空向上，下锐向下，在左右亦如法。"虽然经文未明确专指望目，但从原理和临床实践看，对"望目辨证"有相同意义。根据这一原则和著者临床实践经验，我们在望诊白睛时，白睛特征如有所指向，则从其所指方向看其指向何脏腑，以推测病势向何脏腑发展。

从临床诊断学角度，医家应辨清病证发展趋势，辨清病证作用趋势；从望目辨证诊断学角度既应辨清病证发展演变趋势，还应辨清病证作用趋势。其间，有经络体系参与，但目前仅看到经络现象，而尚未发现经络体系，因此，在这些领域尚有诸多值得深入研究课题。

第一节　从白睛血脉特征辨病证向内、向外的趋势

病势有向内、向外趋势。罹患疾病之后，大多数疾病的病势向内，故不经治疗，或诊治欠妥，疾病多逐渐严重。但是，有些病证尽管也逐渐加重，病势却向外，应引起医家重视。

1. 从白睛血脉粗细特征辨

望目辨病证的病势向内：可见白睛血脉"细"。按：白睛血脉细主气血虚，主里证，表示病势向内，病情沉重。

2. 从白睛血脉颜色特征、粗细特征辨病证的病势向外

（1）望目辨"阴虚证"的病势向外：可见白睛血脉殷红色、细、沉。

（2）望目辨"实热证"的病势向外：可见白睛血脉红色、粗、浮。按：病势向外，亦可出现病势向上。

3. 从白睛血脉特征、粗细、浮沉特征辨

望目辨气虚证的病势向内、向下、拘集滞涩：可见白睛血脉淡黯色、细、沉。按：白睛血脉淡黯色、细、沉气虚血瘀证。病势向内、向下、拘集滞涩。

4. 望目辨"阳虚证"的病势向外、向下

望目辨"阳虚证"的病势向外、向下：可见白睛血脉淡白色、细、沉。按：主阳虚证。病势向外、向下。

第二节　从白睛复合特征辨病证发展方向趋势

一、从白睛丘、包、泡的"尖端指向"辨

一般情况下，若白睛上的"丘""包""泡"不是正圆形态，则尖端指向何脏腑，表示病势将向该脏腑发展，并可累及该脏腑。

二、从白睛血脉形态特征辨

1. 从白睛血脉线形特征辨

（1）从白睛血脉直线特征辨

① 白睛上的一条直线血脉总体表示单一简单病证，病证未向其他脏腑发展。

② 当一条白睛血脉或一个白睛特征的末端指向何脏腑时，预示疾病将向该脏腑发展，但这种特征表示病势发展多数较慢；若白睛上的一条直线为斜向血脉，并指向另一脏腑时，则表示病证将朝指向部位所代表的脏腑发展。

③当白睛血脉由短变长时，表示病势发展；当白睛血脉由长变短时，表示病势衰减，有向愈之势。

（2）从白睛血脉弯曲特征辨

①白睛血脉弯曲，显示病势曾有变化。

②白睛血脉进入另一脏腑部位表示病证影响另一脏腑。若白睛血脉弯曲，并指向另一脏腑，表示病证在不断变化，并预示病证将朝血脉指向部位所代表的脏腑发展。若白睛血脉在弯曲过程中进入代表另一脏腑的白睛部位，则表示病证在演变过程中影响及相应的脏腑。若白睛血脉经过其他脏腑区域之后，弯曲又指向本脏腑，或进入本脏腑部位，则说明病证又返回本脏腑。

③白睛血脉由直线逐渐转为弯曲，表示病势出现变化，病情不稳。

④白睛血脉由弯曲逐渐转为直线，表示病势变单纯，有可能向愈。

2.从白睛血脉分岔特征辨

（1）当白睛血脉末端分支（分出枝杈形成"树枝"）时，表示病证正处于继续发展变化阶段，亦即表示病势正持续发展。

（2）若带有"树枝"的白睛血脉由短变长，表明病势发展。

（3）若带有"树枝"的白睛血脉由长变短，则表明病势正在逐渐减轻。

（4）若白睛血脉"分岔"的角度小，则表示病势仍较迅速发展。

（5）若"分岔"角度大，则表示病势发展缓慢，但正气已虚。

（6）若白睛血脉分岔角度由小变大，表示病势仍在发展，正气渐渐变虚，发展缓慢。

（7）若分岔角度由大变小，则表示病势仍在发展，病势变重，发展变快。

（8）若白睛血脉末端分叉逐渐变小并变短，表示病势发展减缓。

（9）白睛血脉"分岔"角度由大变小、且血脉变短、最终变为直线，表示病势减缓、变单纯、病势向愈。

我们观察上述白睛特征和白睛血脉特征的变化，可知白睛血脉分岔形态及白睛血脉走向不仅提示已经患病，而且可以辨明病证病势，提示病证将向何脏腑发展及其发展变化趋势，做到未病先防，有利于"治未病"。

3.从白睛血脉粗细特征辨

（1）白睛血脉在走行过程中始终粗细一样：主病势未出现明显变化。

（2）白睛血脉在走行过程中越来越细：主病证按正常规律发展。

（3）白睛血脉在走行过程中越来越粗：主病势逐渐加重。

（4）白睛血脉在走行过程中突然变细或变粗，主病势突然变化。

（5）白睛血脉在走行过程中有时粗有时细，或有时细有时粗：主病势时重时轻或时轻时重。

（6）白睛血脉粗壮、弯钩大而长者为病证重，发病时间长；血脉较细、短、弯钩小者为发病时间短，病证轻浅。

当经过治疗之后，原有粗壮、弯钩大而长之白睛血脉可以转变为细、短、弯钩小的血脉，并可最终消退，当出现此种变化时，为病证向愈征象。

4.从白睛血脉根支特征辨

（1）白睛血脉出现"根虚"或"无根"特征，表示脏腑血脉组织罹患相应虚证。"根虚"表示虚证尚轻；"无根"表示虚证严重，尚表示病势相应较重。

（2）若白睛血脉由"有根"变为"根虚"乃至"无根"，表示病证由实证转为虚证，病势加重。

（3）若白睛血脉由"无根"变为"根虚"或"有根"，表示病证由严重虚证渐渐减轻，向正气旺盛方向发展。

出现此类特征的眼象，均表示病证的病势在发展变化。

第四卷

望目辨十六纲及标本盛衰

第一篇　望目辨"十六纲"

"纲"指纲领、纲要，是辨析证候时必须辨清的具有提纲挈领性质的重要原则，以便为立法、处方、用药提供法度。当前中医临床时，通常只辨"八纲"。"八纲"指阴阳、表里、寒热、虚实。著者根据临床实践经验总结认为需要辨析"十六纲"，故提出"十六纲辨证"。

"十六纲"即阴阳、表里、上下、远近、气血、寒热、虚实、盛衰。其中，辨"阴阳"二纲是辨析病证之阴阳属性，系总纲；辨"表里"二纲是辨析病证之病位及病变浅深；辨"上下"二纲和"远近"二纲，既辨别病位也辨析病邪入侵途径及病证趋势；辨"气血"二纲是既辨析病证部位，又根据气血状态辨析病机及其变化；辨"寒热"二纲是辨析病证性质；辨"虚实"二纲是既辨析病证性质，又辨析人体正气及致病邪气强弱；辨"盛衰"二纲是辨析人体患病之后邪正强弱态势及发展趋势。

我们在望目辨证时，需要采用"十六纲辨证"法。准确辨清"十六纲"有利于全面掌握疾病及其动态，以便正确诊断、立法、处方用药。

由于是用以下十六种特定标准为辨证纲领，故在原则上一般可不述及具体脏腑经络组织，也不述及具体脏腑证候，只记述如何以这十六个方面作为辨证纲要而从"望目辨证"角度辨析临床证候。

第一章　望目辨阴证、阳证

"阴阳"可指代多种事物，从中医辨证诊断领域，或从望目辨证诊断学角度看，"阴阳"二纲是辨析病证阴阳属性的总纲。辨析病证阴阳属性就能够辨清证候是阴证还是阳证。因而，从辨证角度看，阴阳最终以证候形式表现出来。相应的各种证候均可统属于阴证或统属于阳证。阴阳二纲可统领其他各纲，其他各纲相关病证可以归入阴阳总纲范畴之内。当然，临床不乏阴中有阳、阳中有阴等阴阳错杂证候，但总属阴阳之内；至于阴证似阳、阳证似阴及真假阴阳证候更应仔细准确辨析。

我们尚宜注意到，在辨阴阳二纲时，阴与阴证、阳与阳证有联系，但阴不等于阴证，阳不等于阳证，阴阳并不具体指某一病证，各纲证候不能机械划入阴证或阳证。这是因为，从一般规律看，表属阳，里属阴；热属阳，寒属阴；实属阳，虚属阴。但是，在辨阴证、阳证时，不能笼统地认为表证、热证、实证均属阳证，也不能一概认为里证、寒证、虚证均属阴证。例如，表属阳，但表证中的肺肾气虚、寒邪束表证（《伤寒论》中称之为少阴伤寒）不属阳证；里属阴，而里证中的里实热证、里湿热证等众多证候亦均不能属于阴证；一些疡科病灶虽然位于体表肌肤，但只有当正气虚弱使寒湿痰瘀等病邪导致病灶色白、平塌漫肿、或破溃而久不收口，或不痛或酸痛，面色㿠白，舌淡白，脉沉细迟等病形时，才可诊断为阴证。因此，临床诊断一定要根据病证实际表现，准确辨析，不可机械死板、胶柱鼓瑟，不可一概而论。

望目辨阴阳二纲，要点在于准确掌握致病邪气及所致证候之寒热、虚实、气血盛衰状态，诊断要点在于通过望诊白睛底色、白睛特征及白睛血脉特征，以辨析证候所显示的气血寒热虚实属性及病势，从而辨析是阴证还是阳证。

因为阴、阳是辨证总纲，在临床上虽然阴、阳并不具体指某一病证，各纲证候不能机械划入阴证或阳证，但是如果以阴、阳为纲领，则均可由此从总体上辨析到真实而具体的病证，并对临床用药起到重要指导作用。

第一节　望目辨阴证

"阴证"主要指正气不足及寒邪偏盛证候。临床常见因气虚生寒、阳虚生寒、阳虚阴盛、寒凝、湿阻等病因病机导致虚寒证、脏寒证、湿郁证、寒饮证、寒痰证、寒瘀证等，以及戴阳、隔阳、气虚发热证等真寒假热证、表证中的阴寒直中证均宜属于阴证。

当白睛血脉"细"时，可为表证，可为里证。若为表证，表示病邪外袭，表失宣散，肺失肃降，而正气未虚，这时虽为寒证，但不宜笼统划定为阴证，而应观察白睛底色、血脉颜色及浮沉等，以辨析邪正气血实盛衰，方能确诊是阳证还是阴证。一般临床中，当白睛底色苍白、黯色或黯黄色，血脉颜色淡色、或黯色、或青色、或蓝色以及血脉沉时，可诊为阴证。

望目辨证时，阴证可在目裹、白睛底色、白睛特征、白睛血脉特征等方面单独出现或综合出现相应眼象。因此，医家宜仔细观察，综合考虑，以便得出全面而准确的望目辨证诊断印象。

大多数情况下，阴证常见的白睛底色为淡白色，苍白色，黯黄色；常见的白睛特征为灰白色斑，淡灰色斑，灰色斑，黯灰色斑，淡灰色条等；常见白睛血脉颜色为淡色，淡黯色，淡蓝色，蓝色，青蓝色，黯蓝色，蓝黑色，黯黑色等；至于阴证常见的白睛血脉粗细、浮沉、长短、形态及相互关系等特征，则随虚寒、寒实、病情衍化以及是否有兼夹证候而呈现不同特征。

1. 望目辨虚寒证

"虚寒证"指阳气虚或正气虚并呈现"寒"象的证候。临床常见乏力，畏寒，面色㿠白，纳少，便溏，得热则症状减轻，舌淡、苔白，脉象沉迟等。

望目辨"虚寒证"常见眼象：白睛底色淡白色，白睛血脉淡白色，或淡蓝色，或淡青色、血脉根虚或无根。按：这种眼象表示物质不足而引发的虚寒证。血脉可浮、可沉，表示虚寒证逐渐加剧。

2. 望目辨"寒实证"

多种白睛特征可主表寒实证及里寒实证。例如里寒实证可见无色白睛浮壅、灰白色斑，淡灰色斑，灰色斑，黯灰色斑，淡灰色条，以及某些雾漫等，若白睛血脉粗、白睛血脉颜色呈现蓝色、或黑色、或蓝黑色，亦主里寒实证。而且，这些里寒实证多为兼夹证。虽然多种血脉均可表示阴证，但在望目辨证方面存有众多明显不同的临床意义，留待以后各相关章节记述，此处不一一赘述。

3. 望目辨"表寒直中证"

"表寒直中证"指风寒病邪外袭，越过体表皮毛，径直侵扰经络脏腑而形成的证候。多见于素体虚寒、房劳过甚而感受风寒病邪者。临床常见巅顶头痛，恶寒，无汗，手足厥寒，腰酸痛，女子经少色黯，男子滑精，舌淡白、苔白，脉沉细等。西医学诊断的普通感冒、上呼吸道感染、咽扁桃体炎、小儿麻疹后肺炎、肾小球肾炎初期等病常可见到此类证候。

望目辨"表寒直中证"常见眼象：白睛底色苍白色，肺脏部位血脉淡色、细、沉。按：若为一般患者，表明素体虚寒、新患风寒表证，系表寒直中证，此属表证中的阴证；若在罹患麻疹之后，可诊为麻疹表证中的阴证。

若肺脏部位血脉黯色、细、沉表明素体虚寒兼瘀、新患风寒表证，系表寒直中证，此属表证中的阴证。

如在罹患麻疹之后，可诊为麻疹表邪证中的阴证。按：此眼象表示寒而兼瘀。

若肺脏部位血脉蓝色、细、沉表明寒邪较重证候，在罹患麻疹后，可诊为麻疹表邪证中的阴证。

若肺脏部位血脉青色、细、沉，表明寒瘀较重证候。

4. 望目辨"真寒假热证"

"气虚发热"有热象，"隔阳""戴阳"也有热象，从阴阳角度分析，这些证候虽然发热，但系真寒假热，不属阳证，而应属于阴证，需十分注意。

（1）望目辨"气虚发热证"：具体在"望目辨虚证"中记述。

（2）望目辨"阴盛格阳证"：指体内阴寒过盛而将阳气隔拒于外，从而呈现内真寒、外假热的证候。临床常见身热、口渴但喜暖、喜热饮食、喜盖衣被，手足躁动，但无神昏谵语，舌淡黯胖、苔白，脉虚数或虚大等。

望目辨"阴盛格阳证"常见眼象：白睛底色苍白，血脉淡黯色、粗、浮，血脉根虚或无根；或血脉淡白色、粗、浮；或血脉淡蓝色、粗、浮；或血脉淡青色、粗、浮。按：此眼象反映证候"气虚真寒"，是病变的本质。临床症状"发热"只是假象，属"真寒假热证"，亦当属阴证。

（3）望目辨"戴阳证"：指颜面、颧部淡红粉嫩如妆，且时或游移不定而呈现的证候。临床常见口舌干燥，牙齿浮动，鼻衄，龈衄，足胫逆冷，口唇及指甲紫绀，脉象浮大而虚、或微细欲绝等。

望目辨"戴阳证"常见眼象：可见白睛心肺部位血脉紫黑色、粗、浮；血脉根虚或无根；或血脉紫黑色、粗、浮；或白睛心肺部位血脉紫黑色、粗、浮，而肾部位血脉蓝色、沉；或肾部位血脉黯蓝色、沉；或白睛心肺部位血脉紫黑色、粗、浮，而肾部位血脉黯蓝色、粗、沉。按：此类证候为严重气虚寒重、假热戴于面部的证候。系内真寒而外假热证，多属气血败绝证。这些白睛血脉特征表示患者所患证候不仅属虚实夹杂证，而且属"阴证"范畴。

第二节　望目辨阳证

"阳证"指病邪亢盛而正气健旺的证候，尚包括大多数或者病邪在表、或者身体确实发热的证候。临床常见因各种病邪亢盛、正气不衰而表现为各种实热证，包括湿热证、热饮证、热痰证、热郁证、瘀热证、风热证、暑热证、痈疮疔疖红肿热痛等。真热假寒证，表现为阳证似阴证，自宜属于"阳证"范畴。患者"阴虚发热"有"热"象，属虚热，从阴阳角度看可属于"虚阳证"，其病机、治则、方药均与"实阳证"不同，以另列入"阴虚发热"范畴为宜。临床辨证时，务必仔细。

望目辨证时，阳证可在白睛底色、白睛特征、白睛血脉特征等方面单独出现或综合出现相应眼象。

大多数情况下，阳证的白睛底色不变，只是白睛特征和白睛血脉特征出现明显异常。

阳证常见的白睛特征有红色点、紫色点，灰褐色斑、黄色斑、黄褐色斑、黄点斑、黄条斑、粉色斑、红色斑，红色有根雾漫、绛色有根雾漫、红黯色环状雾漫伴虬脉，黄色丘、黄褐色丘、红褐色丘等；常见的白睛血脉颜色为红色、绛色、紫红色、红黯色等。

临床时，我们可以见到其中一个特征，也可以同时看到一个以上特征。至于"阳证"常见的白睛血脉粗细、浮沉、长短、形态及相互关系等特征，则随各种证候、病情衍化以及是否有兼夹证候而呈现不同特征。

一、望目辨"表热证"

1. 望目辨"表实热证"

"表实热证"指风热外邪或风寒病邪化热，侵扰上呼吸道，导致腠理闭塞、身体发热、但正气未虚而呈现的证候。按：热邪束于表而无汗是本证候特点。此系病邪犯表，营卫之气在体表增多以抗邪，于是邪正相争于表，邪盛而正亦盛，实热亢盛，邪正相争导致血流增速（按：因为肺主皮毛，皮毛属表，邪正相争于体表，故体表血流增速）。由于血流增速，血液气化变快，成分改变，从而血液颜色较正常尤红，而呈鲜红色。当肺卫失于清肃（按：因为营气行于脉中，脉中营血本系红色；卫气行于脉外，病邪侵犯卫气之卫外功能，使邪正相争于体表，一般情况下，可以导致营卫之气增多以抗邪，以致肺卫失于清肃）时，正邪抗争，实邪敛束血脉，卫气不得发越，故血脉收引而变细，潜藏于内而显"沉"象，并且血脉颜色鲜红但边界与周围组织界线清晰。由于脏腑组织通过经络与白睛血脉相连，故白睛肺脏部位的血脉鲜红色、细、沉，血脉边界清晰。临床常见发热甚、恶寒较轻，无汗，身痛，头痛，咽痛、口干渴，咳嗽痰黄，或发疮疡，舌苔白，脉浮数。西医诊断的感冒、流行性感冒等常可见到此类证候。

望目辨"表实热证"常见眼象：白睛肺脏部位血脉鲜红色或红黯色、细、沉，边界清晰。

（1）望目辨"风热表实证"

"风热表实证"指感受风热病邪，外袭皮毛或上呼吸道，导致腠理闭塞，身体发热，邪热亢盛，表失宣散，但正气未虚，邪正相争而呈现的证候。按：风热病邪束于表而无汗是本证候特点。此属阳证。

望目辨"风热表实证"常见眼象：白睛肺脏部位血脉鲜红色、细，与周围组织边界清晰。按：一般情况下，实热病邪使邪正相争，人体发热，血流增速，营气更新迅速，故血脉颜色变为鲜红色。因外邪束表，邪正相争，体表卫气失于宣散，肺失肃降，故血脉收引而导致管径变细，且位于白睛巩膜之内，形成看似沉潜状态。肺主皮毛，皮毛属表，虽然外邪束表，但正气未虚，故血脉边界与周围组织界线清晰。由于脏腑组织通过经络与白睛血脉相连，故白睛肺脏部位的血脉红色而细沉、血脉边界清晰。西医诊断的感冒、流行性感冒等常可见此类证候。

尚可见白睛肺脏部位红色有根雾漫、肺脏部位的血脉红黯色，血脉边界清晰。这是由于风热病邪侵袭人体之后，首先侵犯皮毛、肌肤，继则侵犯肺系乃至肺脏，正气与邪抗争，正气未虚而邪气亢盛，卫气与营气充盈于血脉，布于肺或上呼吸道及体表，致末梢血脉张开。由于"营"色红，故相应脏腑组织色红。因脏腑组织通过经络与白睛相连，故在白睛相应脏腑范围穹隆部血脉中的血液也发生缓慢、轻微渗出，以致形成本眼象。一般外感风热表实证、或温病风热表实证、或疫病风热表实证等，可见到此类证候。此亦可称之为肺脏风热证。属阳证。西医诊断的感冒、流行性感冒等常可见到此类证候。

（2）望目辨"温邪外袭表热证"

"温邪外袭表热证"指温热病邪侵扰体表，导致肺脏的卫气失于宣畅而形成的证候。临床常见鼻干、咽痛、发热、恶风寒、头痛、汗出、咳嗽、痰黄、舌红、苔薄白或薄腻，脉浮数等。西医诊断的感冒、流行性感冒等常可见到此类证候。

望目辨"温邪外袭表热证"常见眼象：白睛肺脏部位的血脉黯红色、粗、沉，血脉边界清晰。按：此系温邪侵犯人体时，首先侵犯肺系，且温邪为阳邪，性热，故在肺脏部位出现明显变化。又由于温邪影响血液运行，导致血流失畅，而热邪亢盛，热灼津液，导致血液成分改变，血中津液减少，但人体正气未虚，"营"气相对大量增多，血液明显浓缩，虽然营阴运行增速，但气化功能减弱，而形成"血郁"状态，此即邪气郁遏，阻碍气血运行，从而使原本赤色的血脉转为黯红色。人体营气行于血脉之内，而卫气行于血脉之外，当上述部位患病之后，由于卫气与邪气抗争，以驱除病邪，导致卫气不能正常宣发。卫气不能正常宣发，则紧束血脉，从而使营气运行受阻，以致血脉较沉。但是，由于病邪亢盛、正气旺盛，故血脉较粗。由于脏腑组织通过经络与白睛血脉相连，所以我们在临床实践中可以看到温邪外袭引发表热，而出现的表证多在白睛肺脏部位呈现各种相关颜色的沉而粗的白睛血脉特征。

2. 望目辨"风热表虚证"

"风热表虚证"指风热病邪侵扰体表，以致腠理不固，汗出、发热而呈现的证候。临床常见发热重而恶寒轻、汗出，恶风，头痛，口渴，咽痛，咳嗽，或目赤，或衄血，舌尖红、苔白或薄黄，脉浮数等。

望目辨"风热表虚证"常见眼象：白睛红色浮壅，肺部位血脉大红色、细、沉、无根。按：此证有表证发热现象，故属阳证。若白睛血脉大红色、细、浮、无根，表示"表虚"更为明显。此证虽有表虚现象，但因为具备表证发热现象，故属阳证。

二、望目辨"里实热证"

此内容将在以后章节中记述。

第二章　望目辨表证、里证

"表""里"必须相对而言。"表"之内为"里"，无"表"则无"里"。

从临床症状的角度辨析，对于具有发热表现的病证来说，只要出现仅发热而不恶寒，则可认为已无表证，而属里证。但是，里证并不都发热。因此，恶寒发热与否，仅是辨析热病（包括中医学范畴的"伤寒病"）、温病属于表证还是里证的关键。

由于某些脏腑互为表里，因此，从患病脏腑的角度辨析，脏病属"里"，腑病属"表"。由于脏腑在身体之内，皮毛在身体之外表，从而又可认为皮毛患病属表，脏腑患病属里。可见，表里主要指病变部位，即"病位"。

我们在临床中，应首先辨清何脏腑患病，亦即辨清病位。然后，依病形（或云"病状"，即临床表现，包括症状、体征和理化检查数据）辨清病因，分析病机，判定疾病及其证候。

辨清表里是辨清病位的内容之一。辨"表""里"二纲既是传统"八纲辨证"的内容，也是"十六纲辨证"之中的内容。辨"表""里"二纲是要辨清病证的病位以及病变浅深。

第一节　望目辨表证

从人体部位看，皮肤、玄府、汗毛、经络，以及上呼吸道为人体之"表"。这是由于皮肤、玄府、汗毛位于人体之表，咽喉、气管等呼吸道上部（可称"上呼吸道"）罹患的某些病证不仅部位表浅，而且这些表浅病位所患病证在大多数情况下，属于疾病初起。因此，咽喉、气管罹患的某些疾病初起时，病位表浅，病势轻浅，可列入表证范畴。从另一个角度看，因为这些部位（特别是上呼吸道）患病之后常常出现恶寒、发热等典型临床症状和体征，所以每当病人出现恶寒、发热等临床表现时，可以认为罹患表证，并可在白睛上看到相应的血脉特征。

"表证"此指外邪侵扰皮毛、体表及上呼吸道而呈现的证候。望目辨表证时，除可见到白睛底色、白睛浮壅及白睛血脉红色而细的"结网"或少许红色有根"雾漫"特征之外，常见到最基本的白睛血脉特征是白睛肺部位的血脉细而沉，故白睛肺部位的血脉"沉"多主表证，但若病证严重或罹患温病，也可见到白睛血脉粗而沉。至于是表热证还是表寒证，则需观察白睛血脉颜色。

望目辨"表证"常见眼象：白睛肺脏部位血脉细、沉。按：根据中医学理论，皮肤、玄孔、汗毛、上呼吸道均与肺直接相关，由肺脏主管。人体营气行于血脉之内，而卫气行于血脉之外，当上述部位患病之后，卫气与邪气抗争，以驱除病邪，导致卫气不能正常宣发。卫气不能正常宣发，则紧束血脉，使营气运行受阻，以致血脉收引变细。由于脏腑组织通过经络与白睛血脉相连，所以"表证"之后多在白睛肺脏部位呈现各种相关颜色的细而沉的白睛血脉特征。至于白睛血脉颜色，则根据病证寒热属性而呈现相应变化。"表证"仅说明病位及其一部分病势。一般说来，表证多为病邪外侵人体初期显示的证候，病位表浅，或病势较轻浅。"表证"可以是一部分上呼吸道疾病的一种证候，可以单独存在，也可能是上呼吸道疾病之外而属于其他疾病（例如肾病、外科疮疡痈疖等）的一种证候。同时，还要注意，仅仅诊断出"表证"尚不能满足临床需要，也不能处方用药，而必须辨清系何种疾病呈现的何种病性的表证。

"表证"尚可与寒热虚实等分别构成各种相关的临床证候，与其他邪气构成各种相关的错综复杂的临床证候，或构成各种其他与里证相关的错综复杂的临床证候，因而必须进一步诊断清楚是表寒证还是表热证，是表虚证还是表实证，是表寒实证还是表虚寒证，是表实热证、还是表虚热证，以及是否有兼夹证等。

本节仅述表寒证、表热证。关于表虚证、表实证，表寒实证、表虚寒证，表实热证、表虚热证，以及一些兼夹证，另有章节记述。

一、望目辨"表寒证"

1. 望目辨"风寒表证"

风寒表证指风寒病邪侵扰体表而呈现的证候。临床常见恶寒重、发热轻，头痛身痛，鼻塞、流清涕，咳嗽，舌淡红、苔薄白，脉浮紧等。西医学诊断的感冒、流行性感冒、肾炎、皮肤感染、疮疡痈肿等可见此类证候。

望目辨"风寒表证"常见眼象：白睛肺脏部位无色浮壅、血脉青色、细、边界清晰。按：此系风寒病邪外束，正气未虚，邪正相争，血脉收引所致，但此证寒邪略轻。常见病形为恶寒，发热，身痛，无汗或有汗，舌苔薄白而润，脉浮。此外，也可见到血脉青色、细、沉，边界清晰。按：此系寒邪外袭，使卫气失宣，血行滞涩，血脉收引。营气行于脉中，脉中营血本系红色，当血液滞涩行成血瘀时，营气不得充分更新，使血液由红色转变为青色，故血脉色青；因卫气行于脉外，当寒邪使血脉收引、卫气敛束、不得发越时，导致营卫受到郁遏，卫表失于宣散，故血脉收引而变细；因无渗出、无湿邪泛溢，故血脉边界与周围组织界线清晰。此眼象表示"表寒重证"系寒邪外束，正气未虚，邪正相争，血脉收引所致。由于脏腑组织通过经络与白睛血脉相连，故白睛肺脏部位的血脉呈现青色、细、沉、血脉边界与周围组织界线清晰。

2. 望目辨"风寒表实证"

风寒表实证指风寒外邪闭塞腠理而引发的证候。临床常见恶寒，发热，身痛，无汗，舌苔薄白而润，脉浮紧。

望目辨"风寒表实证"常见眼象：白睛肺脏部位无色浮壅、血脉黯色、细、沉。按：由于皮毛为人体之表，肺主表，故表证多反映在白睛肺脏部位。当病邪侵入人体、而人体正气未虚、正邪相争时，人体正气对病邪有很强抗御能力，正气发挥正常作用，约束血脉，故血脉收敛而细，并潜藏较深；邪气也可使人体卫气闭塞难宣，亦使人体血脉收敛变细，潜藏于内。因营卫抗邪，使皮肤血液运行减慢，严重影响气化功能，从而血液颜色由红转黯，并且由于"营"气不能充分到达体表，故体表常感恶寒。因病邪使汗孔紧闭不开，故体表无汗。由于脏腑组织通过经络与白睛血脉相连，故白睛肺部位的血脉黯色、细、沉。此眼象表示病邪外袭皮毛或上呼吸道，而正气未虚，表失宣散，寒闭卫表，故主表寒实证）。此外，也可见到白睛肺脏部位无色浮壅、血脉青色、细、沉，边界清晰。按：营气行于脉中，脉中营血本系红色，当寒邪外袭时，使血脉收引，血行滞涩，血液瘀滞则营气不得更新，遂由红色转变为青色，故血脉色青。因卫气行于脉外，寒邪在使卫气敛束、不得发越之同时，也使血脉收引，导致营卫受到郁遏，在表之卫气不得宣散；而肺主皮毛，皮毛属表，由于寒邪外束，血脉受到郁遏，肺失宣散，血脉收引而变细。由于脏腑组织通过经络与白睛血脉相连，故白睛肺脏部位的血脉细而色青。因不属虚证，故血脉虽细但边界与周围组织界线清晰。此眼象表示病邪外袭皮毛或上呼吸道，而正气未虚，表失宣散，寒闭卫表，故主表寒实证。此眼象表示风寒表实证较重。

二、望目辨"表热证"

具体见"望目辨表实热证"中之"望目辨表热证"。

第二节　望目辨里证

从人体部位看，皮毛属表，肌肉和五脏六腑属"里"；女子胞位于躯干之内，属"里"；骨、脉位于肌肤之内，属"里"；脑、髓位于骨之内，亦属"里"。本节望目辨"里证"专指通过望目辨析患病部位在人体之"里"的证候。

"里证"在外感病多指病邪已从"表"深入脏腑，在一般疾病则指患病部位已深、病已较重或很重时呈现的临床证候。大凡内在脏腑所患疾病的相关证候多属"里证"。由于体内脏腑众多，临床表现纷繁复杂，故望目辨里证时既应辨清与何相应脏腑有关，又应辨清与其他各纲有何联系。

"里"既说明病位，也可在一定程度上表明病势，如当表证转为里证时，表明病势发展、加重。一般说来，并非所有病邪都能引发表证，但均有可能引发里证。里证可以是邪犯人体之后侵及脏腑时显示的证候，表明病位已经深在脏腑或奇恒之腑，病势多较表证严重。

在望目辨证中，可以见到"目"所呈现的多种"里证"特征，如目裹（眼睑）特征、白睛特征、白睛血脉特征以及黑睛特征等多种临床眼象。

望目辨里证应结合脏腑组织辨析出里寒证、里热证、里虚证、里实证、里虚寒证、里虚热证、里寒实证、里实热证、里湿证以及相应的各种证候。一般临床中，里证最多见的白睛血脉特征是白睛血脉不浮不沉，仅有血脉增粗；若白睛血脉浮而增粗，表明里证病情严重，白睛血脉越粗则病势越严重；若白睛血脉沉而细，且边界模糊不清，多表明兼有水湿病邪的里证。

由于其他章节还要记述各种望目辨证所能见到的里证，故本节仅记述三种里证最常见白睛血脉特征的临床意义。这三种最常见的白睛血脉特征是：白睛血脉不浮不沉，但增粗；白睛血脉浮、增粗；白睛血脉细、沉、模糊。

一、望目辨"病势较轻的里证"

望目辨"里证"常见眼象：白睛血脉不浮不沉，但增粗。按：人体正气与病邪相争于"里"，卫气与邪气相争则营气随卫气同时到达患病部位，于是患病部位血液数量增加，以致血脉充盈而增粗。由于脏腑组织通过经络与白睛血脉相连，所以在临床实践中可以看到里证之后多在白睛相应脏腑部位呈现各种相关颜色的不浮不沉、但增粗的白睛血脉特征。至于白睛血脉颜色，则根据病证寒热属性而呈现相应变化。此眼象表示病位在"里"，但病势尚轻。

二、望目辨"病势较重的里证"

望目辨"里证"常见眼象：白睛血脉粗、浮。按：当病邪犯"里"，人体正气与病邪激烈相争于里时，由于营气随卫气同时到达患病部位，导致患病部位血液数量增加，血流瘀滞，以致血脉严重充盈而增粗、隆起。由于脏腑组织通过经络与白睛血脉相连，所以在临床实践中可以看到形成病势较重的"里证"之后，多在白睛相应脏腑部位呈现各种相关颜色的严重增粗并浮起于白睛表面的白睛血脉特征。至于白睛血脉颜色，则根据病证寒热属性而呈现相应变化。此眼象表示里证已较严重，白睛血脉越粗则病势越严重。里证可以是上呼吸道疾病深入、侵入肺脏之后出现的证候，也可以是脏腑自身患病而出现众多复杂病证。具体临床表现将随不同疾病证候不同而异。

三、望目辨"里湿证"

"里湿证"指在"里"之脏腑罹患湿邪以后呈现的证候。临床表现畏寒，身重，水肿，舌淡胖，舌苔白或白厚，脉沉。西医学诊断的肝硬变腹水、肝癌腹水、心力衰竭、慢性肠炎、肺水肿、肾炎、肾盂炎、尿道炎等诸多疾病患者常可见到此类证候。

望目辨"里湿证"常见眼象：白睛血脉细、沉，边界模糊不清。按：病邪在里，使血液运行涩滞，血行缓慢，以致血中营气滞涩，血脉收引，管径变窄，血脉变细。脏腑组织水湿泛溢，郁遏体内阳气，使阳气不得正常运行，并壅遏血脉，从而使血脉沉于深层组织之中，并使血脉脉壁水肿，与周围组织界限不够清晰。由于脏腑组织通过经络与白睛血脉相连，故白睛血脉也相应细、沉；因有水湿之邪使血脉脉壁水肿，故白睛血脉边界也模糊不清。因湿属阴邪，相对于"表"而言，"里"亦属阴，若依阴阳二纲辨证，里湿证一般当属"阴证"。

第三章　望目辨上证、下证、远证、近证

早在《内经》中即已明确记述"上下""远近"。辨"上下、远近"是著者首次提出的"十六纲辨证"之中的内容。

辨"上下""远近"各纲是既要辨清病证之病位、深浅，病邪入侵途径，又要辨清病变趋势，以便掌握用药原则，准确用药。

第一节　望目辨上证、下证

阴、阳、表、里、上、下自古即为医家辨病证纲要。当前"阴、阳、表、里"已是临床常用辨证纲要，而对"上""下"二纲重视不够。

从临床实践可以发现，病证总是不断演变，并非一成不变，在医家治疗之后更会发生变化，只不过有变化快慢之别。病证不仅可在病状方面出现变化，而且可以在病位、病因、病机、病性、病势等方面出现上下移行等变化，有时尽管其变化较慢，但总是在变化。医家在诊断、立法和处方用药方面，需要依据病证变化得出切合实际的临床诊断。

"上""下"具有一定的临床表现，辨"上""下"二纲有利于辨清病位，掌握病邪入侵途径、深浅及病证发展变化趋势，以便确立处方奇偶、大小、服药与进食先后顺序。如果没有"上""下"，就没有升降出入，就没有新陈代谢，就不会有人的生命。可见，辨清"上""下"，具有指导临床治疗意义。因此，辨准"上""下"二纲是临床诊断的重要部分。提出临床"十六纲辨证"，在辨证中注意辨析"上""下"二纲是重要的临床辨证纲领。

从望目辨证角度亦认为，从人体部位看，腰腹为中部，腰以上为"上"，腰以下为"下"。若以脏腑组织而言，心、肺，头、面、颈、胸膺、乳、臂、手、指为"上"。脾、胃、小肠所分布的部位为"中"，肝、胆、肾、膀胱、大肠、膝、胫、踝、足、趾以及小腹、少腹所分布的部位为"下"（汉·张机虽然说"胃中有燥矢"云云，将大肠划入"胃"，但多数医家仍将将"大肠"划归"下"部）。需要指出，腰虽然在人体中部，但因"腰为肾之府"，肾属"下"，故从脏腑角度看，肾所在的位置仍划为"下"部，腰部患病仍以辨为"下"病较妥。因此，我们应重视辨"上""下"二纲。

一般情况下，左目对应人体左半身，右目对应人体右半身。人体左右各一的脏腑器官，如肺、肾，左应左，右应右。如果只有一个脏腑器官，如肝、胃等单脏腑器官，左目对应该脏腑器官的左半部，右目对应该脏腑器官的右半部。但是，对于气机运行来说，则肝气升于左，肺气降于右。

"上""下"又可指病势作用趋向。从脏腑气机运行角度看，人体气机按各相关运行方向上下运行，相互交通循环，存在一定运行规律，如心、脾之气机以上行为顺，肺、肾、肠、膀胱、胃、肝、胆之气机以下行为顺。阳气主升，从左边上升为顺；阴气主降，从右边下降为顺。从一般情况看，老年人先从下部出现气虚，年轻人先从下部气盛；老年人从上部向下降为顺，年轻人从下部向上升为顺，可见"上""下"与"阴阳"气机升降密切联系，并有一定规律。

在经脉气机运行中，在"下"为本，在"上"为标。如果下虚，则阳气衰于下而盛于上，导致上盛而厥。下盛则阳气盛于下，导致下热。如果上虚，则在上之阳气不足，阳气不足可因清阳不升出现眩晕。如果阳气盛于上，则不但发热，而且由于热阻气机也可导致眩晕、疼痛。可见，上下与虚实、盛衰也密切联系。如果上下失调则形成下虚上实、或上虚下实，或下厥上冒或气上而不下等，即可致病。

"上""下"也可指脉气运行方向。在分析脉象阴阳虚实时，自尺部至寸部为"上"，即朝远离心脏方向、朝手指方向运行；自寸部还于尺部为下，即向心运行。上者为阳，阳生于阴；下者为阴，阴生于阳。

临床辨"上""下"二纲主要以脏腑组织的病位、脏腑传变、病势盛衰为辨证纲领。

一、望目辨病位"上""下"

1.望目辨病位在"上"
望目辨"病位在上"常见眼象：白睛代表上部脏腑组织的部位呈现相关特征。按：若病变先发于心、肺，头、面、颈、胸膺、乳、臂、手、指，为"上"部受邪；若为外邪，则表示"邪"从上部侵犯人体，病邪先发于"上"。当上部脏腑组织出现明显病变时，可以影响人体气血运行，而脏腑组织病证可以通过经络与白睛密切联系，故在白睛相应脏腑部位呈现相应证候的白睛特征和白睛血脉特征。

2. 望目辨病位在"下"

望目辨"病位在下"常见眼象：白睛代表下部脏腑组织的部位呈现相关特征。按：若病变先发于肝、胆、肾、膀胱、腰、大肠、小腹、少腹、膝、胫、踝、足、趾，为"下"部受邪；若为外邪，则邪从下侵犯人体，病邪先发于"下"。当下部脏腑组织出现明显病变时，可以影响人体气血运行，而脏腑组织病证可以通过经络与白睛密切联系，故在白睛相应脏腑部位呈现相应证候的白睛特征和白睛血脉特征。

二、望目辨脏腑正常气机"上""下"

1. 望目辨脏腑正常气机向上

（1）望目辨"心脏、脾脏正常向上气机"常见眼象：相应脏腑组织部位的白睛血脉颜色红色、短、向上。按：这种眼象表示脏腑组织气血相得、阴阳平和，气机向上运行。

（2）望目辨"肝脏正常向上气机"常见眼象：肝脏部位的白睛血脉红色、短、指向心，尤其以左目更为明显。按：肝生心、克脾，被肾生，受肺克，肝藏血，心主血，肝脏喜条达，发挥疏泄作用为生理功能，正常的气机从左侧向上升。但是，肝气也不宜过亢。当肝脏气血相得、阴阳平和时，人体不病。由于脏腑通过经络与白睛密切联系，故可在白睛肝脏部位形成血脉红色、短、指向心的血脉特征，甚至在白睛肝脏部位不明显呈现血脉。

2. 望目辨脏腑正常气机向下

（1）望目辨"肺、肾、膀胱、胆等脏腑正常向下气机"常见眼象：白睛相应脏腑组织部位的血脉红色、短、向下，或完全不呈现血脉，亦不显露各种特征。按：肺、肾、膀胱、胆等脏腑的气机以下行为顺。脏腑组织气血相得、阴阳平和，人体不病。由于脏腑组织通过经络与白睛密切联系，故在白睛相应脏腑部位形成血脉红色、短、向下的特征，或完全不显现血脉，亦不显露各种白睛特征。

（2）望目辨"胃、小肠、大肠正常向下气机"常见眼象：白睛相应脏腑组织部位的血脉颜色红色、极短，或完全不呈现血脉，亦不显露各种特征。按：生理状态时，胃、小肠、大肠的气机以向下为顺，气机正常，气血和顺，身体健康，脏腑无病理变化，故白睛润白、平滑、坚实、光泽，颜色如煮熟的蛋白，呈蛋白色或瓷白色；三岁以前儿童的巩膜较薄，脉络膜色素细胞使白睛呈淡蓝色；年长之人略显黄色，这是因为较多脂质沉积于巩膜而使白睛略微显现淡黄色，相应部位仅有少许红色、极短的正常血脉以起滋养作用，完全不显露各种病理特征。

（3）望目辨"肺脏正常向下气机"常见眼象：肺脏部位的白睛血脉红色、短、指向肾，尤其以右目更为明显。按：肺脏自身的气血相得、阴阳平和，则肺脏不病。肺脏气血相得、阴阳平和，可以生肾。肺为心之相傅，肺气下降，则心脏不病。当肺脏正常的气机从右侧下降时，可通过经络与白睛密切联系，在白睛肺脏部位产生血脉红色、短、指向肾或指向心的血脉特征，更健康者则肺脏部位无血脉，或仅有红色、极短的血脉。《内经》曰"肺藏于右"，故肺脏部位的白睛血脉红色、短、指向肾或指向心，尤其以右目更为明显，属生理现象。

三、望目辨病势"上""下"

1. 望目辨病势"向上"

望目辨"病势向上"常见眼象：白睛特征或白睛血脉指向病位在上的脏腑组织，或指向病位相对在上的脏腑组织。按：此种眼象表示病证将"向上"发展。此外，可以见到白睛特征或白睛血脉指向"病势往气机向上的脏腑发展"，如白睛特征和白睛血脉指向心、脾等气机向上的脏腑。按：这是由于心、脾等脏腑的气机向上，表示病势向上发展、传变，病势向上。

此外，可以见到白睛心部位的白睛特征或血脉指向肺。按：肺、心均位于"上"，但"肺为华盖"，肺在心之上，故白睛心部位的白睛特征或血脉指向肺时表示"病势向上"。当生理情况时，心生脾、克肺，而肺为相傅，主治节，贯心脉而行呼吸，辅助心以发挥生理功能，故当心病严重时，可以使病证发展至肺，影响肺脏功能，对心而言为病势发展，属病理状态，这是由于肺脏（含呼吸系统）虽位于人体上部，但其气机向下，以降为顺，故白睛心部位的血脉指向肺为心病累及肺，可称"心乘肺"。

2. 望目辨"病势向下"

望目辨"病势向下"的眼象：白睛特征或白睛血脉指向病位在下的脏腑组织，或指向病位相对在下的脏腑组织。按：此种眼象表示病证将"向下"发展。

此外，可以见到白睛特征或白睛血脉指向肾、小肠、大肠、膀胱、肝、胆等位于人体下部的脏腑。按：这是由于肾、小肠、大肠、膀胱、肝、胆等脏腑的气机向下，表示病势发展、传变，病势向下。

也可见到白睛肺部位的白睛特征或血脉指向肝。按：肝位于肺之下，当肺气乘肝时，则表示肺脏病势向肝脏发展，病势向下。

四、望目辨"上病及下证"

望目辨"上病及下证"常见眼象：心脏部位的白睛血脉淡白色、长、细、沉、指向脾，脾脏部位的白睛血脉淡白色、沉。按：正常心脏的生理功能为生脾、克肺，而由肝生、被肾克；正常脾脏的生理功能为生肺、克肾，而由心生、被肝克。若发病之后，心阳式微，心气虚弱，病证可向脾发展，累及脾气不足，不能升举清气，难以固摄饮食精微，即为心阳及心气虚弱导致脾阳、脾气虚弱，而使病势逆下。由于脏腑组织通过经络与白睛密切联系，故在白睛心脏腑部位形成淡白色、细、沉、指向脾的血脉，若病证严重甚至可连及脾脏部位的血脉。就心脾两脏的相对位置而言，心位于上，脾位于下，故"心阳虚致脾阳虚证"系心病及脾，属于上病及下。

五、望目辨"下病及上证"

望目辨"下病及上证"常见眼象：肾脏部位的白睛血脉特征淡白色、长、细、沉、指向脾，脾脏部位的白睛血脉淡白色、细、沉。按：肾为先天之本，脾为后天之本，肾阳生脾阳，当肾阳不足时，可使脾阳虚衰，升清功能失常，脾不能正常运化饮食精微，亦不能固摄饮食精微，以致饮食精微失于闭藏，而发生泄泻。由此可见，肾阳虚弱可以导致脾阳虚弱，而使病势逆下。若病证严重时，甚至可见到肾部位血脉交叉于脾部位的血脉之上，形成严重肾脾阳虚，下病及上，病势逆下特有的白睛眼象。此属肾侮脾。就肾脾两脏的相对位置而言，脾位于上，肾位于下，故肾病及脾属于下病及上。

六、望目辨病势"逆上""逆下"

1. 望目辨"病势逆上证"

（1）望目辨"肝胆气郁、病势逆上证"常见眼象：双目肝脏或胆腑部位的白睛特征呈现向上弯钩。按：肝胆气机疏泄失常，因气机郁遏而向上亢逆，系肝胆气机上逆较重证，属病势逆上。

（2）望目辨"肝郁化热、病势逆上证"常见眼象：肝部位血脉绛色或红黯色、粗、弯钩向上，红黯色或黯红色雾漫。按：这是由于绛色或红黯色主实热瘀血证，肝实热可致肝气上逆，如《灵枢·邪气脏腑病形》云："若有所大怒，气上而不下，积于胁下，则伤肝。"经文"气上而不下"即指气机运行逆乱向上而不能下降。此属肝实热血瘀、气血上逆证，病势向上，以血瘀热郁为主。

（3）望目辨"肝阴虚、病势逆上证"常见眼象：肝部位血脉殷红色、粗、弯钩向上，红黯色或黯红色雾漫。按：《灵枢·刺节真邪》云："阴气不足则内热。"肝阴虚内热，肝阴虚于下则肝阳盛于上，导致肝风上逆、上盛而厥。患者不但发热，而且由于热阻气机而导致眩晕头痛。此证以阴虚血瘀为主，为真虚假实证，下虚上盛，病势向上，系"肝阴虚、热郁血瘀内风证"。

（4）望目辨"肝胆侮肺、病势逆上证"常见眼象：双目肝脏或胆腑部位的白睛特征指向肺，或白睛血脉长、粗、浮、指向肺，肺部位血脉短、沉。按：正常肝脏的生理功能为生心、克脾，而由肾生、被肺克，若发病之后，肝胆气机疏泄失常，病证向肺发展，属于肝侮肺、气机上逆证。

（5）望目辨"肺脏病势逆上侮心证"常见眼象：白睛心部位的血脉指向肺。按：心脏的生理功能为生脾、克肺，而由肝生、被肾克，为人身之主，气机以和畅为顺。肺脏的生理功能为生肾、克肝，而由脾生、被心克，为心之相傅，气机以降为顺。若发病之后，心气闭塞郁结、乘肺，影响肺气肃降及肺脏通调水道的功能，以致水湿潴留，下肢水肿等，心病发展至肺，为心乘肺，属病势逆传，故主病势向上。由于脏腑组织通过经络与白睛密切联系，故由心影响到肺的病变可在白睛心脏部位形成指向肺脏部位的白睛血脉。此系心脏病势逆传肺证，亦可称"心乘肺证"。属由下向上逆传。

（6）望目辨"肾虚病势逆上证"常见眼象：白睛肾部位血脉淡黯色、细、沉、边界模糊不清，肝部位血脉呈现殷红色、向上弯钩、红黯色或黯红色雾漫。按：此系肾虚湿阻、肝阴虚、虚风内动证，属虚实夹杂证，病势向上。

2.望目辨"病势逆下证"

人体患病之后，白睛特征或白睛血脉指向在"下"的脏腑组织部位，即主病势向下；指向气机下行的脏腑，亦主病势向下。

（1）望目辨"肝胆病势逆下忤肾证"常见眼象：双目肝脏或胆腑部位的白睛特征指向肾、或白睛血脉长、粗、浮、指向肾。按：正常肝脏的生理功能为生心、克脾，而由肾生、被肺克。若发病之后，肝胆气机疏泄失常，病证向肾发展，属于肝忤肾，即为病势逆下，多系肝病邪盛，导致肾病。

（2）望目辨"心脏病势逆下忤肝证"常见眼象：心脏部位的白睛血脉长、粗、浮、指向肝。按：正常心脏的生理功能为生脾、克肺，而由肝生、被肾克。若发病之后，心气郁滞，病证可向肝发展，即为心忤肝，为病势逆下，多系心病邪盛，导致肝病。

（3）望目辨"心脏病势逆下证"常见眼象：心脏部位的白睛血脉长、粗、浮、指向肾。按：若发病之后，心气郁滞，病证可向肾发展，即为心侮肾，为病势逆下，多系心病邪盛，导致肾病。

（4）望目辨"脾气下陷证"常见眼象：脾脏部位的白睛血脉淡白色、长、细、沉。按：正常脾脏的生理功能之一为升举中气、运化水谷精微。若脾气过于虚弱，可致脾气下陷，难以消磨水谷和固摄饮食精微，可使脾气不升反降，形成病势逆下状态。此属脾气下陷证，为病势逆下。

七、望目辨"上病及下、上下同病证"

"上病及下、上下同病证"指在"上"的脏腑患病影响在"下"的脏腑，使在"下"的脏腑与在"上"的脏腑同时患病而形成的证候。

1.望目辨"心气、心阳不足导致肝脏气滞血瘀、心肝同病证"

望目辨"心气、心阳不足导致肝脏气滞血瘀、心肝同病证"常见眼象：白睛底色黄色，心脏部位的白睛血脉淡白色、长、粗、浮、指向肝，血脉边界与周围组织界线不清；肝脏部位的血脉黯色、弯钩、粗、浮。按：心气、心阳不足，故血脉呈现淡白色；病程长、故血脉长；心气不足难以推动心血运行，可逐渐缓慢形成血瘀（此类表现西医学多称之为"阻性充血"）。血瘀，故血脉增粗、隆起。心气、心阳不足可以导致心脏功能减弱，特别是右心功能衰减可形成肝脏气滞血瘀，故肝脏血脉增粗、隆起。肝脏气滞血瘀可致肝脏肿大，肝脏功能失代偿，可产生黄疸，故白睛底色变为黄色。此即心气、心阳不足，心血瘀滞，心脏病证向肝发展，构成"心忤肝"病机。由于脏腑组织通过经络与白睛密切联系，故在双目（尤其是右目）出现"上病及下、上下同病证"，此为"心气、心阳不足导致肝脏气滞血瘀、虚实夹杂证"。"心衰"导致肝硬变患者常见此类证候。

2.望目辨"心气、心阳不足导致胃腑气滞血瘀、心胃同病、寒热错杂、虚实夹杂证"

望目辨"心气、心阳不足导致胃腑气滞血瘀、心胃同病、寒热错杂、虚实夹杂证"常见眼象：心脏部位的白睛血脉淡白色、长、粗、指向胃，胃腑部位的白睛血脉黯红色、粗。按：心气不足，故血脉呈现淡白色；病程长故血脉长；心气不足难以推动心血运行，可逐渐缓慢形成血瘀（此类表现西医学多称之为"阻性充血"）。血瘀故血脉增粗、隆起。胃腑与脾脏相表里，故心病可影响及胃，而使胃形成瘀血状态。由于脏腑组织通过经络与白睛密切联系，故在双目（尤其是右目）呈现此类眼象。心在胃上，故属"上病及下、上下同病"。"心衰"患者常见此类证候。

八、望目辨"下病及上、上下同病证"

"下病及上、上下同病证"指在"下"的脏腑患病影响在"上"的脏腑，使在"上"的脏腑与在下的脏腑同时患病而形成的证候。

1. 望目辨"肾阳虚致心阳虚证"

望目辨"肾阳虚致心阳虚、上下同病证"常见眼象：肾脏部位的白睛血脉淡白色、长、细、沉、指向心，血脉边界与周围组织界线不清；心脏部位的白睛血脉淡色、粗，血脉边界与周围组织界线不清。按：正常肾脏的生理功能为生肝、克心，由肺生、被脾克。若肾阳虚之后，则肾脏气化功能减弱，不能温化水湿，无力形成尿液以排除水湿，以致形成水肿，当水湿病邪凌犯心脏时，构成"水气凌心"病机。当"水气凌心"病机继续发展时，受肾阳虚及水湿病邪影响，导致心气虚弱，心阳不足，导致向心性水肿，可出现心悸、气促、肢寒、紫绀、跗肿（如西医学检测，可出现血压、心律、心肌或心包、血液及尿液变化），即为肾阳虚弱导致心阳虚弱，形成"下病及上、上下同病"证候。由于脏腑组织通过经络与白睛密切联系，故在白睛肾脏部位的白睛血脉特征淡白色、长、细、沉、指向心，血脉边界与周围组织界线不清；心脏部位的白睛血脉淡色、粗，血脉边界与周围组织界线不清。此属肾阳虚致心阳虚、上下同病证。西医学诊断的慢性肾功能衰竭、慢性肾功能衰竭导致心功能衰竭可见到此类证候。

2. 望目辨"肾阳虚致肺脏湿瘀气逆证"

望目辨"肾阳虚水肿致肺脏湿瘀气逆、上下同病证"常见眼象：肾脏部位的白睛血脉淡白色、长、细、沉、指向肺，血脉边界与周围组织界线不清；肺脏部位的白睛血脉淡色、粗、浮，血脉边界与周围组织界线不清。按：在肾虚水肿基础上，水湿病邪逆上犯肺，导致肺脏水湿潴留，血液瘀滞，肺失通降，可出现气促、咳嗽（如西医学检测，可听及肺底湿啰音、X 线胸透可显示肺部出现相应变化），即形成"下病及上、上下同病"。由于脏腑组织通过经络与白睛密切联系，故在白睛呈见此种眼象。西医学诊断的"慢性肾功能衰竭""慢性肾功能衰竭导致肺水肿"可见到此类证候。

第二节　望目辨远证、近证

"远""近"自《内经》开始已经列为临床诊断的要领之一，如《素问·天元纪大论》云："善言始者，必会于终。善言近者，必知其远，是则至数极而道不惑，所谓明矣。愿夫子推而次之，令有条理，简而不匮，久而不绝，易用难忘，为之纲纪。"《素问·至真要大论》云："气有高下，病有远近，证有中外。"经文之意可理解为：导致患病之气侵袭人体时，有从上部侵袭，有从下部侵袭，患病部位有远有近，产生的病证有里证有表证。可见医家临床时准确辨清"远""近"二纲十分重要。但是，近世以来临床诊断辨析"远""近"渐渐少受重视。

辨"远""近"二纲，既辨别病邪入侵途径，也辨析病位及病证趋势，便于确立处方奇偶、大小、进食与服药先后顺序。可见，辨清"远""近"的目的在于准确用药。

首先，辨清"远""近"有利于决定处方药味奇偶。当病位"近"时用奇方，病位"远"时用偶方，这是需要掌握好的用药原则之一。如《素问·至真要大论》云："近者奇之，远者偶之。"

医家既要掌握"近"用奇方、"远"用偶方，又要掌握进食与服药的先后关系。一般情况下，病所"远"宜饭前服药，病所"近"宜饭后服药，如《素问·至真要大论》云："病所远而中道气味之者，食而过之，无越其制度也，是故平气之道，近而奇偶，制小其服也，远而奇偶，制大其服也。"经文"中"即"中间"，指"胃"而言。"上"与"下"距离"中间"较远之处，称"远"，距离"中间"较近之处称"近"。"道"指道路。"中道"亦指"胃"而言。依照清·张隐庵的看法，这段经文指出：当患病之处"远"，则药物气味都要经过"中道"（胃）。故病位"远"（包括病位在下）者，宜先服药、后进食，病位"近"（包括病位在上）者，宜先进食、后服药。经文中"制度"即指以病位"近"（在胃之上）、"远"（在胃之下）作为决定餐前服药或餐后服药的原则。

当病位"近"时，宜"制小其服"，即使用"小方"，当病位"远"时，宜"制大其服"，即使用"大方"。此处之"小方"指药味多的方剂，"大方"指药味少的方剂，这是因为药味少则气专而能达远。

一、望目辨不同脏腑的"远近"部位

当"远""近"用以指明脏腑位置时，在不同部位指不同脏腑。临床望目辨证时，当患病脏腑在眼象方面呈现特征时，可考虑该脏腑罹患病证。此时，宜辨清"远""近"。虽然"远""近"常相对而言，且与"上""下"不能截然分开，但是"远""近"的部位并非绝无标准。

1."远""近"是相对而言，但有一定部位，有一定规律

人体以脾胃居中，上部心肺为"近"，下部肝肾为"远"。若患者多脏腑同时患病，而以心肺病证为主时，则心肺病证为"近"；若以肝肾病证为主，则肝肾病证为"远"。若病证均在上部，则心肺病证为"近"，头颈病证为"远"。若病证均在下部，则肝肾病证为"近"，胫足所患病证为"远"。这既是解剖部位关系，也是人体气血运行的规律。因为胃主受纳，脾主运化，位置居于中焦，血气自中焦化生而运行全身，故先到达之处为"近"，后到达之处为"远"。据此，依白睛上的脏腑部位可辨知相应脏腑，并从而得知脏腑"远""近"。

2."远""近"与上下表里密切相关

在临床望目辨证时，不仅"远近"常相对而言，与"上下"不能截然分开，而且也与"表里"密切联系。当湿、风、寒、暑、火、热、温、燥、疫等外邪侵犯时，则应以"表里"区分"远近"。例如：

白睛肺脏部位血脉细、沉，主表证。白睛肺脏部位血脉红色、细、沉，主表热证。白睛肺脏部位血脉红色、粗、浮，主里热证。此类外感疾病表证与里证相对辨析，则表证均为"近"，里证为"远"。这是从病邪侵犯人体先后深浅辨析，以先到达之处为"近"，后到达之处为"远"。

白睛血脉不浮不粗、沉，主病势较轻的里证。白睛血脉粗、浮，主病势较重的里证。白睛血脉细、沉、且边界模糊不清，主里湿证。此类里证与表证相对辨析，则里证均为"远"。

3."远""近"与脏腑组织关系密切

在望目辨证时，相对于体表经络组织罹患病证而言，脏腑罹患病证属"远"，体表经络组织罹患病证属"近"。这是相对于脏腑罹患病证而言，亦即以内外而言，表为"近"，里为"远"。此正

如《灵枢·外揣》云："故远者，司外揣内；近者，司内揣外，是谓阴阳之极。"经文"极"即"至关重要"之意。

二、望目辨"远近"用以指明患病时间长短

患病时间短、病程短为"近"，患病时间长、病程长为"远"。

在望目辨证时，若发现某脏腑罹患病证时间较长，则辨析属"远"，此乃相对于罹患病证时间较短的脏腑而言。若发现某脏腑罹患病证时间较短，则辨析属"近"，此乃相对于罹患病证时间较长的脏腑而言。

此系以时间先后区分"远近"，即病程短者为"近"，病程长久者为"远"。

第四章　望目辨气证、血证

五脏六腑、奇恒之腑皆有"气"。"气"的概念有广义与狭义之别。广义的"气"指构成宇宙万物的最根本的实际物质，在人则指维系脏腑血脉组织器官等具有生命特征的物质基础，如精气、水谷之气等；狭义的"气"与"血"相对而言，指维系生命状态的功能与动力，如元气、宗气、正气等。广义的"气"既是维系生命特征的物质，又是维系生命状态的功能与动力，但在大多数情况下，"气"指狭义之"气"。本章所述之"气"即指狭义的"气"。临床实践表明，狭义的"气"既是生成"血"的动力，又是统帅"血"、推动"血"运行的动力。

"血"是由营气、精气、水谷之气等经过"变化而赤"形成的重要红色液态物质，在血脉之中循环运行周身，并与"卫气"一同运行，供给脏腑组织营气和卫气，从而使脏腑组织具有生命的物质基础、功能与动力。"血"是维系生命特征的物质，也是病邪侵犯的实体和传播病邪的载体。气、血既有分别又有联系。

在著者之前，早有医家注意到这一现象，亦早有医家提倡"气血辨证"。著者在本书中首次提出"十六纲辨证"的内容，也认为辨"气""血"二纲十分重要，以利于临床治疗病证。

从临床实践看，当气血冲和时，人体无病。从望目辨证角度看，当人体无病时，白睛乃至全目无异常表现。当人体患病时，白睛乃至全目可出现"气""血"相关病证特征。因此，在"望目辨证"时提倡辨"气""血"为辨证纲领中的一部分。

第一节　望目辨气证

在以"气"为辨证纲领实行"望目辨证"的过程中，宜注意观察病证在"目"呈现的各种特征。望目辨"气"证主要记述望目辨气虚、气滞、气郁、气结、气逆诸证。本节主要记述望目辨气滞、气郁、气逆诸证。关于望目辨"气虚证"，本书在"望目辨虚证"中记述。

一、望目辨"气滞证"

人体各脏腑的生理活动、病理活动均与"气"及其运行状态密切相关，起到"机要"与"枢机"作用。"气"的"机要"与"枢机"作用可称为"气机"。

"气滞证"指脏腑经络气机郁滞不畅而形成的证候。气滞严重则可引发血瘀。气滞与气郁、气结、气逆有关，但又有不同。

在望目辨证时，若白睛相应脏腑部位出现以下有关特征，宜考虑可能罹患"气滞证"，或罹患与"气滞证"有关的证候：连接白睛血脉的青色点、孤立青黯色点、连接白睛血脉的青黯色点、青黑色点，蓝色条，灰色斑、淡灰色斑、青蓝色斑、黄条斑，青黑色包，黯黄褐色丘，白睛血脉淡蓝色、蓝色、淡青色、青色、青蓝色、黑色，白睛血脉结花、白睛血脉顶珠、白睛血脉垂露。白睛血脉可细可粗、可细浮、可粗浮，这些特征独立或综合呈现于白睛相关脏腑部位，表明相关脏腑罹患轻重不一的"气滞证"。临床表现将伴随发生"气滞证"的脏腑经络组织及轻重程度而异，例如肝脏气滞轻证可主要出现胁肋胀痛等，心脏气滞轻证可主要出现胸闷等，脾脏气滞轻证可主要出现纳呆等，肺脏气滞轻证可主要出现胸胀气憋等，肾脏气滞轻证可主要出现腰痛、转动不利等；经络气滞轻证可主要出现轻微疼痛或运动障碍等等，尚可同时出现轻微畏寒等。举例如下：

望目辨"气滞证"常见眼象：白睛相应脏腑部位呈现大小不一的"青色点"。按：由于"气"既是维系生命特征的物质，又是维系生命状态的功能与动力；既是病邪侵犯的实体，又是传播病邪的通道，所以"气"可以受到"二十邪"影响。当"气"受到"二十邪"影响之后，除可出现"气少"（此体现在"气是维系生命特征的物质"方面与功能两方面）而表现为"气虚"之外，尚可导致功能动力不足，既可表现为"气虚"，又可表现为运行失畅（此体现在"'气'是维系生命状态的功能与动力"方面），因此，既可出现气虚导致气滞，也可单独表现为气滞。"气"运行失畅表现为气行缓滞，可形成气滞证，"气"运行轻度失畅表现为气行缓滞，可形成气滞轻证。此眼象表示气滞证中的轻微证候。

白睛相应脏腑部位血脉淡蓝色。按：若"气"运行严重失畅表现为气行缓滞，可形成气滞重证。气行缓滞一般也导致"血"运行缓滞，血中营气更新减缓，气化功能减弱，血液成分改变，血脉灌注不足。营气减少则寒气较多，气滞轻微而尚未形成明显血瘀，血脉灌注尚未严重不足，则血脉既不增粗、不隆起，也不变细、不变沉。由于气滞而轻度减缓血中营气更新，机体仅产生较轻微寒象和疼痛，故血色由红色转为淡蓝色。由于脏腑组织通过经络与白睛血脉相连，所以我们在临床实践中可以看到白睛相应脏腑部位呈现血脉淡蓝色而粗细浮沉不变的特征。此眼象表示一般程度的气滞证。

白睛相应脏腑部位血脉蓝色。按：此眼象主气滞较重证，兼寒证，或兼痛证。

白睛相应脏腑部位血脉黯色或青色、结花。按：当气机严重郁滞时，血中营气未能及时完全更新，以致血脉颜色由红色转为黯色或青色。由于气滞严重，血液在血脉中运行失畅，以致反复弯曲。由于脏腑组织通过经络与白睛血脉相连，故白睛血脉也因此不能伸展、反复弯曲而形成"结花"。所以在白睛相应脏腑部位呈现血脉黯色或青色、结花。此为较严重的反复气滞血瘀证候。若此眼象见于白睛肝脏部位，则表明临床长期反复郁闷、烦恼，常见舌黯，脉弦。

二、望目辨"气滞兼夹证"

"气滞兼夹证"是指在气滞的基础上兼夹其他病邪的证候。在"望目辨证"时，"气滞"常可兼夹湿、饮、痰、瘀、郁、风、寒、热等病邪，呈现此前已经记述的目裏特征、白睛底色特征、白睛特征、白睛血脉特征等相应眼象。在兼夹病邪方面可以出现一个特征，也可以同时出现两个或两个以上特征，从而形成各种复杂证候。

1. 望目辨"气滞寒证"

望目辨"气滞、血瘀寒证"常见眼象：可见白睛血脉蓝色。按：此种眼象表示因气滞而形成"气滞血瘀证"，每兼寒证或痛证，属阴证。若白睛血脉淡蓝色，属气机运行不畅而引发"气滞血瘀证"，但病变尚较轻微，且每兼轻微寒证或痛证，此属阴证。若白睛血脉蓝色、粗，属气滞血瘀、里寒实重证，可兼痛证。

2. 望目辨"气滞寒凝证"

望目辨"气滞寒凝证"常见眼象：可见白睛血脉青蓝色。按：血脉青蓝色主气滞寒证，并兼血瘀证。若白睛血脉青蓝色、粗、浮时，表示气滞证中的气滞重证，严重到由气滞导致血瘀生寒，并使运行减缓到几乎凝涩的程度。若按"阴阳"二纲辨证，此属"阴证"。临床表现将随发生"气滞寒凝证"的脏腑经络组织而异。例如肝脏气滞寒凝证可主要出现胁肋刺痛等，心脏气滞寒凝证可主要出现胸闷、绞痛、气憋、肢厥等，脾脏气滞寒凝证可主要出现脘腹冷痛、纳呆、呕吐等，肺脏气滞寒凝证可主要出现胸闷气憋、咳喘等，肾脏气滞寒凝证可主要出现腰脊冷痛、转动不利等；若经络气滞寒凝证可主要出现肢麻冷痛、运动障碍等等。

3. 望目瘀"气滞寒痛证"

望目辨"气滞寒痛证"常见眼象：白睛血脉青色或黯色、迂曲。按：此为"气滞"中的寒痛证候。此种眼象可见于白睛各个相关脏腑部位，主要临床表现为相应部位作胀、针刺样疼痛，舌黯，脉弦或动。

4. 望目辨"气滞、痰瘀气结寒实证"

望目辨"气滞、痰瘀气结寒实证"常见眼象：白睛相应脏腑部位呈现大小不一的"青色包"。按：此种眼象表示患者可兼痛证。

5. 望目辨"气滞血瘀重证"

望目辨"气滞血瘀重证"常见眼象：可见白睛血脉青色。按：多兼寒证，或兼痛证。此外，尚可见白睛青色点，或兼见白睛青色点。若见白睛青蓝色斑，表示为气滞血瘀较严重证候。若见白睛青黑色点，表示陈久气滞血瘀证。

6. 望目辨"气滞血瘀痛证"

望目辨"气滞血瘀痛证"常见眼象：可见白睛血脉青色、迂曲。亦可见到连接白睛血脉的蓝色点。

7. 望目辨"气滞血瘀夹湿证"

望目辨"气滞血瘀夹湿证"常见眼象：连接白睛血脉的黯灰点。

8. 望目辨"气滞兼热证"

（1）望目辨"气滞热痛证"常见眼象：血脉红黯色或绛色、迂曲。

（2）望目辨"气滞血瘀郁热证"常见眼象：白睛红色结。此属热证。

（3）望目辨"气滞血瘀郁热气结证"常见眼象：白睛黯红色实体结。

三、望目辨"气郁证"

"气郁证"指气机抑郁不舒证候。

在望目辨证时，若白睛相应脏腑部位出现弯钩、结花、结网、月晕等有关特征，宜考虑可能罹患"气郁证"或罹患与"气郁证"有关的证候。气郁证有寒热之分。

1. 望目辨"气郁寒证"

望目辨"气郁寒证"常见眼象：白睛血脉青色、细、弯钩。按：当气机郁滞时，可导致血行积郁不畅，血中营气更新减慢，形成瘀血。由于气滞血瘀，"营"气化不足，使血脉由红色转为青色，并使身体生寒。当气滞引起的瘀血尚未严重，血液在血脉中仅出现运行减缓而尚未严重瘀血时，血脉不显增粗。另外，如果当脏腑罹病，气机郁滞不畅时，可因气机推动血液运行受到郁阻，而使血脉拘集，难以伸展而变弯曲变细。由于脏腑组织通过经络与白睛血脉相连，白睛血脉也因不能伸展而变得弯曲而细。由于白睛血脉颜色、形态等特征具备反映脏腑组织内在病变证候的特性，并根据白睛血脉自身规律，可使相应的白睛血脉在直线延伸时遇阻力而弯曲返回，形成弯曲的钩状形态特征，即形成"弯钩"，以致我们在临床望目辨证实践中可以看到"气郁证"在白睛相应脏腑部位呈现白睛血脉青色、细、弯钩特征。

2. 望目辨"气郁热证"

望目辨"气郁热证"常见眼象：白睛血脉黯红色或绛色、细、弯钩。按：当气机郁滞化热时，虽然血流增速，但血中营气未能及时完全更新，以致仍旧形成血瘀状态，而使血脉由红色转为黯红色；若热盛，则血脉颜色转为绛色。因为气滞化热引起的瘀血尚未严重，血液在血脉中尚未致严重瘀血，故血脉未增粗；而当气机郁滞不畅时，气机推动血液运行受到郁阻，可使血脉拘集变细、难以伸展而变弯曲。由于脏腑组织通过经络与白睛血脉相连，故白睛血脉也因不能伸展而变得弯曲成钩状，所以我们在临床望目辨证实践中可以看到气机郁结化热证候在白睛相应脏腑部位呈现血脉黯红色或绛色、细、弯钩特征。

3. 望目辨"长期反复气郁热证"

望目辨"长期反复气郁热证"常见眼象：白睛血脉红黯色或绛色，结花。按：当气机郁滞化热时，虽然血流增速，但血中"营"气未能及时完全更新，其中未能更新的部分显示由血瘀而形成的黯色，以致血脉由红色转为红黯色；若热邪更盛、血瘀更重，则血脉颜色可转为绛色。当反复出现气机郁滞不畅，气滞化热，并引起较严重的瘀血时，可以导致血脉难以伸展而反复弯曲，形成"结花"。由于脏腑组织通过经络与白睛血脉相连，故白睛血脉也因不能伸展、变得弯曲而形成"结花"状，所以我们在临床实践中可以看到"长期反复气郁热证"在白睛相应脏腑部位呈现白睛血脉红黯色或绛色，结花特征。此种眼象最常见于白睛的肝胆部位。

四、望目辨"气结证"

"气结证"指气机结滞导致湿痰饮瘀凝结而构成有形结块或无形结块的证候。在望目辨证时，若白睛相应脏腑部位出现以下有关特征，宜考虑可能罹患"气结证"或罹患与"气结证"有关的证候：

灰色结、黯灰色结、灰褐色结、红色结、黯红色实体结、空泡结、纽丝结、根虚结、孤立结、灰色包、粉色包、青色包，灰白色丘、灰黯色丘、黯灰色丘、黯黄色丘，灰色岗、青色岗，白睛血脉穿雾、虎尾、串珠、附珠。

五、望目辨"气逆证"

"气逆证"指气机逆乱而引发的证候。气逆证多因痰、食、血瘀引发，也有由外伤所致。临床上，气逆证以热证为多见，但也可见到寒证，或寒热虚实夹杂证。

1. 望目辨"气逆寒郁证"

（1）望目辨"气逆寒郁证"常见眼象：白睛血脉蓝色、粗、与正常方向相反的弯钩。按：血液运行缓滞、瘀阻，形成气滞血瘀状态，营气减少，血液成分改变。"营"少则"热"少，"热"少则生寒，故血瘀可导致寒凝，使原本赤色的血液转为蓝色，脏腑血脉和组织血脉的颜色也变为蓝色。气滞严重可引起血液瘀积严重，而导致血脉增粗。由于气滞严重，故血脉增粗。但是，当血液运行仍然缓慢，形成严重血瘀时，最终可因气机裹血逆向而行，以致形成气逆寒郁证。由于气机郁滞不畅，不仅使血脉变粗、难以伸展，而且弯曲并逆向运行，从而形成与正常血脉运行方向相反的隆起于白睛表面的弯曲状态。由于脏腑组织病证通过经络与白睛密切联系，所以"气逆寒郁证"在白睛相应脏腑部位呈现白睛血脉蓝色、增粗、与正常方向相反的弯钩特征。此属气逆寒郁较轻证。

（2）望目辨"气逆寒郁重证"常见眼象：白睛血脉青色、粗、与正常方向相反的弯钩。按：在前述"白睛血脉蓝色、粗、与正常方向相反的弯钩"特征的基础上，若寒甚则血脉为青色，脏腑血脉组织血脉的颜色也变为青色。又由于气滞严重引起血液瘀积严重，而导致血脉增粗；由于气滞严重，虽然血脉增粗，但血液运行仍然缓慢，从而形成严重血瘀，最终因气机里血逆向而行，以致形成气逆寒郁证。由于气机郁而不畅，遂使血脉变粗、难以伸展、弯曲并逆向运行，而形成与正常血脉运行方向相反的弯曲状态，且隆起于白睛表面。由于脏腑组织病证通过经络与白睛密切联系，所以"气逆寒郁重证"在白睛相应脏腑部位呈现白睛血脉青色、增粗、与正常方向相反的弯钩特征。

2. 望目辨"气逆郁热证"

望目辨"气逆郁热证"常见眼象：白睛血脉黯红色或绛色、粗、与正常气机运行方向相反的弯钩。按：当气机严重郁滞化热时，可形成血液瘀积，血中营气不能及时完全更新，血液颜色由红色转为黯红色，从而使血脉的颜色也由红色转为黯红色；若热瘀更盛，则血脉颜色转为绛色。此外，又可由于气滞严重而引起血液瘀积严重，而导致血脉增粗；由于气滞严重，虽然血脉增粗，但血液运行仍然缓慢，从而形成严重血瘀，最终因气机裹血逆向而行，以致形成气逆郁热证。由于气机郁而不畅，遂使血脉变粗、难以伸展，并弯曲而逆向运行，遂形成与正常血脉运行方向相反的弯曲状态，且隆起于白睛表面，所以"气逆郁热证"在白睛相应脏腑部位呈现白睛血脉黯红色或绛色、增粗、与正常方向相反的弯钩特征。临床主要表现根据发病脏腑不同而异，"肝气逆"则血脉弯钩向上（若弯钩向下属肝或胆郁顺证），临床常见病状多为郁闷，恼怒，头晕，面赤；"心气逆"则心部位血脉呈现弯钩（正常时，心部位血脉不形成弯钩），临床常见病状多为胸闷喘憋，咯粉红色泡沫痰；"脾气逆"则血脉弯钩向下（正常时，脾部位血脉不形成弯钩），临床常见病状多为脘腹胀，飧泻；"肺气逆"则肺部位血脉呈现弯钩（正常时，肺部位血脉不形成弯钩），临床常见病状多为气憋，咳喘；"肾气逆"则血脉弯钩向上（正常时，肾部位血脉不形成弯钩），临床常见病状多为眩晕，呕恶，浮肿。

以上各证，当气滞、气郁血瘀严重时，白睛血脉粗或浮粗；当气滞、气郁血瘀尚未严重时，白睛血脉粗细浮沉多无明显改变。

掌握此类辨证纲领时，也与辨析前述各"纲"一样，必须整体考虑眼部呈现的各种特征，综合分析，以得出全面准确的辨证结论。

第二节　望目辨血证

人体各脏腑的生理活动、病理活动均与"血"及其运行状态密切相关。但是，血与气不能分开。如果血离开气，血将凝涩，甚至成为凝血或死血。"气"起到统摄血、推动"血"运行的作用，但是"气"必须依附于"血"。当生成血之后，"血"成为"气"的物质基础，如果没有血则不再有气。虽然"血"离不开"气"，血病多由气病所致，但是"血"可独自发生病变，也可由血病而导致气病。因此，在临床辨证中，以"血"为辨证纲领就如同上节所述以"气"为辨证纲领一样，必不可少，而且十分重要。

在以"血"为辨证纲领实行"望目辨证"的过程中，可以看到白睛相应脏腑部位呈现与"血"有关的点、条、斑、雾漫、结、包、岗、泡以及白睛血脉与"血"相关的多种颜色、形态等特征。本节主要记述望目辨"血瘀证"。

"血瘀证"也可称作"瘀血证"。"瘀血证"有热证、寒证之别，临床望目辨证时，所见亦异。若白睛相应脏腑部位出现黯色条、黯色斑、白睛血脉黯色等有关特征，应考虑可能罹患"血瘀证"，或罹患与"血瘀证"有关的证候。

一、望目辨"血瘀证"

望目辨"血瘀证"常见眼象：白睛相应脏腑部位呈现大小不一的"黯色条"。按：此眼象表示寒热不甚明显的血瘀轻证。

望目辨"血瘀证"常见眼象：白睛相应脏腑部位呈现大小不一的"黯色斑"。按：此眼象表示一般常见的血瘀轻证。

望目辨"血瘀证"常见眼象：白睛血脉黯色。按：此眼象表示血瘀较重证。此时多伴随其他表现，显示相应脏腑的虚实寒热等证候。而且，一般情况下，有"血瘀"多有"气滞"，从而形成

"气滞血瘀证"。"气滞血瘀证"也可以见到多种眼象。此时，若以辨"血"为纲辨析"血瘀"证，也应当与相应脏腑的虚实寒热及致病病邪等特征综合全面辨析，如"血瘀热证"或"血瘀寒证"等证候以及各种兼夹证。

二、望目辨"血瘀寒证"

"血瘀寒证"指存在"血瘀"并显示"寒"象的证候。"血瘀寒证"可以见到多种眼象，其中，常见的目裹特征有目裹皮肤黯色、青紫色、淡青色、青色等，白睛特征可出现青色点、青黑色点、连接白睛血脉的孤立蓝色点，青色条，黯粉色雾漫、黯黄色雾漫、淡黯黄色雾漫，青黑色结、蓝色结，青色岗，青色泡、蓝色泡，黯色泡、蓝色泡，白睛血脉淡紫色、黯粉色、淡黯色、黑色、黯蓝色、青蓝色、蓝黑色、紫蓝色、紫黑色。这些特征随患病脏腑不同、病势轻重不同以及是否与"气滞"相关，分别或综合呈现于目，表明相关脏腑罹患轻重不一的"瘀血寒证"。

三、望目辨"气滞血瘀寒证"

望目辨"气滞血瘀寒证"常见眼象：白睛青蓝色斑。按：此主轻微气滞血瘀寒证。

望目辨"气滞寒瘀重证"常见眼象：血脉青蓝色、粗。按：由于"气"滞严重，导致血运缓滞，而瘀滞于脉管之内，血中营气更新严重减缓，形成明显血瘀，并使血脉增粗。由于脏腑组织通过经络与白睛血脉相连，所以我们在临床实践中可以看到"气滞寒瘀重证"多在白睛相应脏腑部位呈现白睛血脉颜色青蓝色而管径增粗特征。因气滞血瘀，血中营气更新严重减缓，故机体产生明显寒象，也可产生疼痛感。

四、望目辨"血瘀热证"

"血瘀热证"指存在"血瘀"并显示"热"象的证候。"血瘀热证"可以见到多种眼象，如目裹特征、白睛特征和白睛血脉特征等。常见的眼睑特征有目裹皮肤紫色、紫黯色等，白睛特征可以见到表示"血瘀热证"的点、条、斑、雾漫、结、包、岗、泡以及相关颜色的白睛血脉特征等眼象，如紫灰色点、白睛孤立黯灰点，黯红色条，白睛灰絮斑、黯褐色斑、红色斑、紫红色斑、黄絮斑，粉色略黯雾漫、黯红色雾漫，黯红色实体结、红色结，黄色岗、黄色岗，粉色包，红色泡、紫红色泡，白睛血脉粉紫色、绛色、红黯色、黯红色、紫色、紫黯色等。

伴随患病脏腑不同以及证候轻重不同，有关特征分别或综合呈现于白睛相关脏腑部位，表明罹患轻重不一的"血瘀热证"。

五、望目辨"脾阴虚、热郁血瘀证"

"脾阴虚、热郁血瘀证"常见眼象：白睛脾部位血脉殷红色、粗。按：当先天或后天因素使脾脏"津""液"等阴精不足时，可使阳气相对增多，出现"阴虚发热"，《灵枢·刺节真邪》云："阴气不足则内热"即指此而言。"阴虚"可致血液气化不足，从而形成相对"血瘀"状态，使血液由赤色变成殷红色。当血液瘀滞，导致血脉压力升高时，可使血脉变粗。由于脏腑组织病证通过经络与白睛密切联系，故白睛脾脏部位的血脉殷红色、粗。

六、望目辨"肺热血瘀证"

望目辨"肺热血瘀证"常见眼象：白睛肺部位黯红色斑、肺部位血脉绛色、粗。按：因肺部感受热邪，导致患者实热亢盛；热灼津液，导致血中津液减少，血液成分改变，但人体正气未虚，"营"气相对明显增多，血液浓缩，气化功能减弱，形成相对瘀血状态，从而使原本赤色的血脉转为绛色。同时，因血液瘀滞，导致血脉压力过高，可使血脉变粗，亦可使血液溢出血脉之外。由于脏腑组织病证通过经络与白睛密切联系，故白睛肺脏部位血脉中的血液流出血脉之外而形成黯红色斑片。

第五章　望目辨寒证、热证

在从事中医临床时，辨清患者所患疾病名称之后，辨准"寒证"抑或"热证"是用药之前必需辨清的两个重要纲领。因此，医家必须辨清"寒""热"二纲，才可处方遣药。尽管望目辨"寒热"时要考虑白睛血脉在部位、粗细、长短、浮沉、形态、相互关系及其变化方面表现的特征，但白睛血脉颜色主要表明证候之寒热属性。

第一节　望目辨寒证

由"寒"邪可引发"寒证"，其他病邪因其属性或病机变化也可并发"寒证"或继发"寒证"。

从以前相关章节可知，白睛颜色呈现苍白色、淡蓝色、蓝色、黯黄色，灰色点、黯灰色点、青色点、青黯色点、青黑色点、蓝色点，淡白色条、灰白色条、黯色条、黯灰色条、蓝色条、青色条，灰色斑、淡灰色斑、灰絮斑、黯色斑、黯灰色斑、青蓝色斑，青色雾漫、淡青色雾漫、蓝色雾漫、淡蓝色雾漫、黯蓝色雾漫，灰色结、黯灰色结，青色包、青黑色包，灰白色丘、灰色丘、灰黯色丘、黯灰色丘，灰色岗、青色岗，灰色泡、淡白色泡、青色泡、蓝色泡、紫黑色泡，无色白睛浮壅，均表示寒证，其中可兼夹寒瘀、湿邪或寒湿。白睛血脉颜色呈现淡白色、淡黯色、淡蓝色、淡青色、蓝色、黯蓝色、青色、青蓝色、紫蓝色、蓝黑色、黑色、蓝色而浮、黑色而浮、青色结花、青色粗结花、青色细结花、青色顶珠、青色垂露，亦均表示寒证。

寒证常与表或里相联系，形成表寒证、里寒证；与虚或实相联系，形成虚寒证或寒实证，并与其他相关"纲"构成具体辨证纲领。关于"虚寒证"、"寒实证"以及兼夹证将分别在以后相关章节记述。本节仅述"望目辨里寒证"。

"里寒证"十分复杂。在"望目辨阴证"时已经记述一些临床常见的"里寒证"，为了达到简明扼要，提纲挈领，本节从望白睛血脉颜色辨"里寒证"轻重的角度将"里寒证"分作"里寒轻证""里寒较重证""里寒重证""里寒极重证"分别记述。

一、望目辨"里寒轻证"

望目辨"里寒轻证"常见眼象：白睛血脉淡蓝色。按：寒邪使血液运行缓慢，以致血中营气滞涩。营气本为红色，滞涩之后，营气更新减缓，当里寒轻微，营气更新减缓较轻微时，则血脉转为淡蓝色。由于脏腑组织通过经络与白睛血脉相连，故里寒证较轻微时，白睛血脉呈现淡蓝色。此种眼象表示血脉中的血液运行发生较轻的气滞、血瘀状态而形成轻微的气滞血瘀证，并兼有轻微里寒证或轻微痛证。此属里寒证中的里寒轻证。若按阴阳二纲辨证，属"阴证"。

望目辨"里寒证"常见眼象：白睛血脉淡蓝色、细。按：寒邪收引，使血脉拘集，管径变窄，故白睛血脉变细。由于脏腑组织通过经络与白睛血脉相连，故白睛血脉也相应变细，而颜色呈现淡蓝色。此种眼象表示一般常见的里寒证。

二、望目辨"里寒较重证"

望目辨"里寒较重证"常见眼象：白睛血脉青色。按：寒邪使血液运行严重涩滞，血行严重缓慢，以致血中营气严重滞涩，使血脉变为青色。由于脏腑组织通过经络与白睛血脉相连，故白睛血脉也相应变细而颜色呈现青色。此外，也可见白睛血脉青色、细。

三、望目辨"里寒重证"

望目辨"里寒重证"常见眼象：白睛血脉青色、粗。按：由于血行瘀滞而使血脉张力增高，可使管径变粗。由于脏腑组织通过经络与白睛血脉相连，故白睛血脉也相应增粗而呈现青色。

望目辨"里寒重证"常见眼象：白睛血脉青色、粗、浮。按：在上述血脉颜色呈青色、粗的基础上，血行凝涩致血液回流受阻，脉管压力增大，故血脉增粗，管腔隆起。由于脏腑组织通过经络与白睛血脉相连，故白睛血脉也在呈现青色、增粗时因血脉隆起而显"浮"象。

望目辨"里寒重证"常见眼象：白睛血脉颜色为青蓝色、粗、或粗浮。按：当"血"在血脉内流动更慢时，因血中营气更新慢，使血产生较重的寒象，血脉也转为青蓝色；由于血在血脉内流动很慢，形成严重瘀滞状态，不仅血脉颜色转为青蓝色，而且血脉变粗、饱满隆起。由于脏腑组织通过经络与白睛血脉相连，故当脏腑发生瘀血时，白睛血脉也与脏腑中的血脉一样，转为青蓝色；白睛上相应脏腑部位的血脉也因为血脉张力增加，饱满而隆起、变粗，白睛血脉隆起变粗之后，高出于白睛表面，即显粗、浮之象。此眼象可由于患病脏腑不同以及证候不同，分别或综合呈现于白睛相关脏腑部位，表明相关脏腑罹患"里寒重证"。

望目辨"里寒重证"常见眼象：白睛底色黯蓝色。按：当寒邪极严重时，寒邪可以导致血脉敛涩、痉挛，管腔变细，血中营气凝聚，血行凝滞，营气更新障碍；因为营气颜色本应为红色，但是当里寒极重，导致营气极度凝涩时，营气更新更加困难，故血脉转为黯蓝色。由于脏腑组织通过经络与白睛血脉相连，白睛巩膜亦因此呈现黯蓝色，于是我们透过球结膜可以看到巩膜的黯蓝颜色，使白睛的底色及其相应的脏腑部位的白睛底色呈现黯蓝色。此证较前严重。

望目辨"里寒极重证"常见眼象：白睛血脉黯蓝色、粗、浮。按：寒则凝。当里寒严重，导致营气极度凝涩时，营气更新困难，故血脉由红色转为黯蓝色。血行凝滞之后，增加血液对血脉侧壁张力，故血脉隆起、变粗；血脉变粗，从平面角度看则变宽。由于脏腑组织通过经络与白睛血脉相连，故白睛相应脏腑部位的血脉也因为张力增加而隆起。白睛血脉隆起之后，高出于白睛表面，即显"浮"象；同时由于脏腑组织血脉变粗而使白睛相应脏腑部位的血脉也相应变粗，导致白睛血脉浮粗，而颜色呈现黯蓝色。

四、望目辨"里寒兼湿证"

望目辨"里寒兼湿证"常见眼象：白睛血脉青色、细、沉，血脉边界不清晰。按：当脏腑组织水湿病邪盛实时，郁遏体内阳气，使阳气不得正常运行，并壅遏血脉，从而使血脉沉于深层组织之中，并使管壁水肿，与周围组织界限不够清晰。由于脏腑组织通过经络与白睛血脉相连，故白睛血脉也相应沉伏、变细，呈现青色；因有水湿之邪阻隔，故白睛血脉边界也不甚清晰。临床表现畏寒，身重，水肿，舌淡胖，舌苔白或白厚，脉沉。此白睛特征在肾病、水肿病里寒兼湿证患者常可见到。

由于白睛血脉浮沉与白睛血脉粗细、颜色密切相关，故在辨析白睛血脉浮沉特征时，必需同时辨析白睛血脉粗细、颜色特征及其临床意义。单独记述白睛血脉表现"沉"，不仅不能说明是"表证"还是"里证"，而且也不能说明是"里寒证"，而必须与相应白睛血脉颜色、粗细等综合考虑，才可得出临床诊断。

第二节 望目辨热证

由"热"邪可引发热证，其他病邪因其属性或病机变化也可并发热证或继发热证。临床时，医家不但要以"寒"为辨证纲领辨清"寒"证，也应以"热"为辨证纲领辨清"热"证。

从以前相关章节可知，白睛底色黄色、金黄色，白睛红色浮壅，红色点、红黯色点、紫色点、紫灰色点，黯红色条，灰褐色斑、黯褐色斑、黄色斑、黄褐色斑、黄点斑、黄条斑、黄絮斑、粉色斑、红色斑、紫红色斑、殷红色斑，黄色雾漫、黄褐色雾漫、黯黄色雾漫、粉色略黯雾漫、红色雾漫、殷红色雾漫、黯红色雾漫、红黯色环状雾漫伴虬脉，灰褐色结、红色结，黄色丘、黄褐色丘、粉黄色丘、红褐色丘，粉色包，黄色岗，红色泡、紫红色泡等眼象均表示"热证"；白睛血脉绛色、红黯色、殷红色、粉红色、粉红略黯色、粉紫色、鲜红色、绛色、红色等眼象亦均表示"热证"。

"热"常与表或里相联系，形成表热证、里热证；与虚或实相联系，形成虚热证或实热证，并与脏腑及其他相关"纲"构成具体辨证纲领。由于白睛血脉颜色不能脱离血脉的粗细，故在望目辨证时，尚宜观察白睛血脉颜色与粗细方面的相关特征。另一方面，由于白睛血脉颜色不能脱离血脉的浮沉，故在望目辨证时除观察白睛血脉颜色和粗细之外，尚宜观察白睛血脉在浮沉方面的相关特证。当望目辨析"里热证"时，宜从白睛血脉颜色、粗细、浮沉等几个方面辨析里实热证或里虚热证，但本节仅记述望目辨里实热证。

上述眼象出现于何脏腑部位，即主该脏腑存在里实热证。白睛血脉绛色、红黯色、鲜红色而浮、绛色而浮、红色而沉细等眼象亦均表示里实热证。此前已提及白睛血脉鲜红色，鲜红色、细，鲜红色、细、浮，鲜红色、粗，鲜红色、粗、浮，白睛血脉绛色，红黯色，黯红色，紫色，紫红黯色，紫黯色等颜色时，若同时出现白睛血脉细、浮特征，则系发热使血流增速而血瘀严重，故白睛血脉细浮；若白睛血脉粗、浮，则为严重血瘀致管径变粗，均属里实热证。

一、望目辨"里实热较轻证"

望目辨"里实热轻证"常见眼象：白睛血脉鲜红色。按：当人体罹患热证时，由于热邪致汗，常导致血中津液减少而营气相对过多。营色红，一般情况下，热则血行迅速，但是当热邪为患尚未致正气虚损、还不属虚证时，血脉颜色较正常红，呈现鲜红色（或称大红色）。此时血脉粗细不变，且血脉边界与周围组织界限清晰。由于脏腑组织通过经络与白睛血脉相连，故白睛血脉通过经络作用，于相应脏腑部位的血脉也呈现鲜红色。此里实热轻证即里实热证中的轻证。里实热证一般可称"里热证"，故里实热轻证可称"里热轻证"。每当出现里实热证时，白睛血脉主要呈现鲜红色。

望目辨"里实热轻证"常见眼象：白睛血脉鲜红色、细。按：当人体罹患热证，发热而体温尚不甚高时，由于热邪致汗，常导致血中津液减少，而营气相对过多，但是，当脏腑组织中的津液尚未因发热汗出而过分减少时，营气仅相对略微过多，因营气颜色红，故血脉管径不变而颜色转为鲜红色。白睛血脉通过经络作用，相应脏腑部位的血脉亦显鲜红色。由于发热使血流增速，故管径较正常时细。此证已较上述"白睛血脉鲜红色"眼象所表示的"里热轻证"略重。若此类眼象出现于白睛肺部位，则主里实肺热证，若出现于肝部位则主里实肝热证等，以此类推。

二、望目辨"里实热较重证"

望目辨"里热盛实证"常见眼象：白睛血脉鲜红色、细、浮。按：在上述病理变化基础上，瘀滞于相应脏腑组织血脉的血流因压力尚未至十分严重时，血脉隆起并不十分明显，由于脏腑血脉组织通过经络与白睛相连，故白睛相应脏腑部位的血脉也仅呈现红色、细、浮。此属"里热盛实较轻证"

望目辨"里实热证"常见眼象：白睛血脉鲜红色、粗。按：当人体正气未虚而邪气亢盛、身发高热，脏腑组织严重热盛时，常导致脏腑组织中的津液因汗出而减少，使营气相对过多，而使血液转为鲜红色，虽然由于心搏增速可使血流增快，但同时由于血中津液减少而营气相对过多而出现血行瘀阻，使血液瘀滞于相应脏腑组织血脉中，使血脉因血流压力增加而变粗。又由于白睛血脉与相应脏腑相连，故白睛上相应脏腑部位的血脉颜色也变得鲜红而管径增粗，若从平面角度看则变宽。若此眼象出现于白睛肺部位则主"里实肺热重证"，若出现于肝部位则主"里实肝热重证"等，以此类推。

此外，尚可见白睛血脉鲜红色、粗、浮。这是由于当人体正气未虚而邪气亢盛、身发高热，正邪两盛，血流过速，脏腑组织严重热盛时，脏腑组织中的津液减少而"营"气相对过多，使血液运行缓慢而瘀滞于相应脏腑组织经络血脉中，形成实热血瘀，血脉变粗。当脏腑组织出现血瘀时，白睛相应脏腑部位的血脉因血流瘀积迟滞而相应变粗，若从平面角度看则变宽，从立体角度看，则白睛血脉过分充血膨胀而浮出于白睛平面。一般地说，白睛血脉鲜红色、粗、浮主里实热重证。其中鲜红色表示"热"盛，鲜红而浮粗表示实热严重，此属"里实热盛重证"。

三、望目辨"里实高热证"

望目辨"里实高热证"常见眼象：白睛血脉红黯色、粗。按：热盛而兼瘀，则血脉转红黯色。血行瘀阻，使血液瘀滞于相应脏腑组织经络血脉中，故血脉增粗。

此外，尚可见白睛血脉绛色。这是由于在上述病变基础上，热邪更盛，汗出增加，血中津液变为汗液蒸发散失增多，导致血中营气相对增多，但未致虚证。"营"色红，营增多则颜色由鲜红转为深红，是为绛色。由于脏腑组织通过经络与白睛血脉相连，故白睛血脉通过经络作用，于相应脏腑部位的血脉也呈现绛色。此主里实热重证，属阳证。绛色血脉出现于何脏腑部位即表示该脏腑罹患里实热重证。若白睛血脉绛色、粗、浮，表示在上述病变基础上，热邪更盛，汗出增加，血中津液变为汗液蒸发散失增多，导致血中营气相对增多，但未致虚证。营色红，营气增多则颜色由鲜红转为深红，是为绛色。由于血脉张力增高，可使管径变粗。由于血脉变粗、隆起，从平面角度看则变宽。由于脏腑组织通过经络与白睛血脉相连，故白睛上相应脏腑部位的血脉也因为张力增加而隆起，高出于白睛表面，则形成"浮"象。此系里实高热极盛证。

四、望目辨"里热盛实证"

望目辨"里热盛实证"常见眼象：白睛血脉黯红色、粗。按：此主血瘀实热重证。

此外，尚可见白睛血脉紫色、粗。紫色血脉出现于何脏腑部位即表示该脏腑罹患里实热重证，并可能即将转寒证候。此主严重热盛、即将转寒证候。

五、望目辨"里热盛实、疼痛重证"

望目辨"里热盛实、疼痛重证"常见眼象：白睛血脉红黯色、粗、浮、迂曲。按：在"白睛血脉红黯色、粗、浮"原理的基础上，若脏腑气血受病邪影响，因气滞瘀热而使血脉拘挛时，可使血脉呈迂曲形态。由于脏腑血脉组织通过经络与白睛相连，故通过经络作用，白睛相应脏腑部位的血脉也呈现红色、粗、浮、迂曲。此属里热盛实，气滞瘀热疼痛重证。

六、望目辨"里热盛实、内风证"

望目辨"里实热内风证"常见眼象：白睛红色有根雾漫、血脉紫红色。按：由于胃、脾、心、肝、肾、脑等脏腑组织的末梢毛细血脉过于通透，乃至发生血液向外浸润现象。因脏腑组织通过经络与白睛相连，故在白睛相应脏腑范围穹隆部血脉中的血液也发生缓慢、轻微渗出，以致形成由深渐浅的红色雾样弥散浸染形态，形成白睛"红色雾漫"眼象。此证"风"属阳，"热"属阳，"风热"导致白睛"红色雾漫"。由于正气未虚，故呈现"白睛红色有根雾漫"，此主里实热内风证。红色有根雾漫眼象多出现于白睛肝、心、脾、肾、脑等部位，表示该脏腑罹患热盛动风证，如肝风、心风、脾风、肾风、偏风等等。

七、望目辨"热深厥深、阳极反阴证"

望目辨"热深厥深、阳极反阴证"常见眼象：白睛血脉紫红色、粗、略带有黑色。按：白睛血脉紫红色、粗表示里热盛实，白睛血脉略带黑色表示刚刚出现阴寒证，故眼象表明此证以"热深"为真正的证候，阴寒证系刚刚出现的证候，故此证为"热深厥深、阳极反阴证"。

八、望目辨"内真热、外假寒证"

望目辨"内真热、外假寒证"常见眼象：白睛血脉紫蓝色、粗。按：白睛血脉紫色主内热已极，蓝色主寒。一般发热疾病的病性多是从热性发展极点之后转为寒性，从白睛眼象看，若确已为寒性证候则血脉颜色当为蓝色、青色、黑色等，并不呈现红色因素，而此眼象的血脉为紫蓝色、粗，则表明热到极点为真正病性，而蓝色是一种呈现于外的假象，故此眼象表示"热极反寒"，"寒"象是表面的假象，而"内热"象是真象，故属"内真热、外假寒证"。注意，此证并不仅见于危重患者，一般门诊患者也常有所见。

九、望目辨"内真寒、外假热证"

望目辨"内真寒、外假热证"常见眼象：白睛血脉紫黑色、细、沉。按：白睛血脉紫色主内热已极，黑色主寒。从白睛眼象看，血脉黑色、细、沉属"寒性"证候，表明"寒"到极点为真正病性，而紫色虽然属热性，但因血脉细沉，系寒性收引所致，故眼象显"紫色"是一种呈现于外的假象，系"寒极反热"，"热"象是表面的假象，而"内寒"是真象，为"内真寒、外假热证"。

十、望目辨"湿热蕴蒸证"

"湿热蕴蒸证"指湿热病邪蕴积于体内，阻碍气机，导致肝液、胆汁外泄的证候。本证可见身面金黄，身热缠绵、午后尤著，胁胀腹痛，脘痞、纳呆，身重乏力，神志昏沉、烦躁，尿黄如茶水，恶心，大便不畅或便色转浅，舌红、苔黄腻或黄厚腻，脉弦数或滑数。常见于西医学诊断的胆汁瘀积性黄疸，或急性溶血性黄疸等肝胆疾病，以及其他相关疾病。

望目辨"湿热蕴蒸证"常见眼象：白睛底色黄色、血脉红黯色。按：湿邪蕴热大多是在湿邪蕴积日久之后转化而成。望目辨证时，白睛特征出现的黄色是体内湿邪蕴热反映在白睛的颜色。

望目辨"湿热蕴蒸重证"常见眼象：白睛底色金黄色、血脉红黯色。按：由于湿热病邪阻滞气机运行，导致肝、胆、脾脏之气血运行不畅，蕴积日久导致血中营气受湿邪影响裹挟胆液而泛溢至血脉之外，流布于脏腑组织，使脏腑组织乃至皮肤均呈现金黄色；由于脏腑组织通过经络与白睛相连，故白睛底色呈现金黄色。虽然湿邪属阴，但湿郁蕴热之后，即属"阳证"。此多见于湿热严重蕴积肝胆证。此种眼象表示"阳黄"。

十一、望目辨"肺实热重证"

望目辨"肺实热重证"常见眼象：肺部位的白睛血脉绛色、粗、浮。按：病邪侵肺，热扰肺血，可令肺脏血瘀，肺气运行受阻，不能肃降，形成肺脏实热证。由于脏腑组织病证通过经络与白睛密切联系，故白睛相应脏腑部位的血脉也呈现绛色、粗、浮。其中绛色主里热盛实证，以热为主，并兼血瘀；粗、浮主血瘀重证。虽然"肺为华盖"，多主表证，但是，因为肺属五脏之一，而"脏"属"里"，所以当"肺"本脏患病之后，应属里证。

十二、望目辨"寒热错杂兼夹证"

1. 望目辨"寒热错杂兼夹瘀血证"

望目辨"寒热错杂兼夹瘀血证"常见眼象：白睛孤立蓝色点，血脉红色、细、沉，白睛按：此证寒重于热。若白睛黯色斑、血脉红色、细、沉，表示此证热邪夹瘀。

2. 望目辨"寒热瘀血夹湿证"

望目辨"寒热瘀血夹湿证"常见眼象：白睛灰黑色点、血脉红色、细、沉。按：此证尚夹湿邪。若见白睛灰黑色点、血脉红色、细、沉、边界模糊，为寒热夹瘀、气滞夹湿。若白睛黯灰色斑、血脉红色、细、沉，边界模糊，表示瘀热夹湿较重。

3. 望目辨"寒热错杂、寒瘀夹湿证"

（1）望目辨"寒热错杂、寒瘀夹湿证"常见眼象：白睛黯黄丘、血脉红色、细、沉。按：此证以寒瘀兼湿为著。

（2）望目辨"寒湿郁阻血瘀证"常见眼象：白睛底色黯黄色、血脉红色、细、沉。按白睛底色黯黄色主湿郁寒瘀证，属阴证。此种眼象表示阴证中的"阴黄"证，以寒瘀兼湿为著。西医学诊断的急性肝坏死、肝硬变、肝癌、白血病等，可见到此类眼象。

4. 望目辨"寒热错杂、瘀热夹湿证"

望目辨"寒热错杂、瘀热夹湿证"常见眼象：白睛黯褐色丘、血脉红色、细、沉。按：此证以湿郁血瘀化热为著。

在上述眼象中，白睛血脉除可呈现鲜红色之外，尚可呈现绛色、红黯色、黯红色、紫色、紫红黯色、紫黯色等颜色，系发热使血液缺氧，导致血瘀、血色改变，血流增速，血脉变细，而较重的血瘀可使血脉变"浮"，故白睛血脉浮细；当严重血瘀时，则使白睛血脉浮粗。

第六章　望目辨虚证、实证

第一节　望目辨虚证

各脏腑皆有"虚"，从而可形成"虚证"。辨虚证时，应考虑"虚"与阴阳、表里、上下、气血、寒热等其他各纲的关系及由此形成的各种相关证候，以形成统一全面的辨证纲领。

"虚证"在眼象方面可呈现多种特征，如白睛苍白色、淡黄色、淡蓝色主虚证；无根雾漫主虚风证，雾漫颜色不同，可主血虚内风证、气虚内风证、阴虚内风证、阳虚内风证等；白睛血脉淡色主气虚证，淡色、细、浮亦主气虚证；淡白色主阳虚寒证，淡白色、细、浮亦主阳虚寒证；粉色主血虚证，淡粉色主气血虚证，淡红色、娇红色主气虚发热证，粉红色主血虚发热证等。白睛血脉"浮"多主虚证，白睛血脉无根或根虚亦主虚证。白睛血脉"沉细"提示罹患"虚"证，宜引起注意之处在于白睛血脉"沉"须与"细"同时出现，且白睛血脉颜色"淡、细、沉"或"淡黯、细、沉"时，才表示以"虚"为主的证候，比如白睛血脉淡黯色、细、沉主虚寒证，白睛肺部位血脉淡黯色、细、沉主肺气虚寒证，白睛肺脏部位无色浮壅、血脉黯色或青色、细、沉主风寒表证，白睛肺脏部位白睛血脉青色、细、沉主阴寒直中证，白睛肺脏部位血脉红色或红黯色、细、沉则主表热证。当出现"根虚"或"无根"特征时，亦表示"虚证"。

本节扼要记述表虚证、里虚证、气虚证、血虚证、阴虚证、阳虚证、虚寒证、虚热证。

一、望目辨气虚及相关证

1. 望目辨"表气虚证"

气虚证可分表气虚证和里气虚证。表气虚证有时可称表虚证，指体表皮毛腠理之"气"不足、玄府易开而形成的证候。"表虚证"尚可以呈现为一种外感病初期显示的证候，此时病位表浅。此外，患内伤病表虚证者亦十分常见。此时，虽然患者有体表卫气不固而汗出的表虚病状，但是，这种"表虚"仅是一种表面证候，其实质仍系内在脏腑病证，在辨证论治确立治则方药时，宜注意考虑辨析"里证"为妥。

（1）望目辨"外感病表虚证"

① 望目辨"外感风寒表虚证"常见眼象：白睛肺脏部位无色浮壅、血脉黯色、沉。按：外感风寒病邪损害体表腠理之气的卫外功能，使邪正相争于体表，体表营卫之气增多以抗邪，肌肤血流增速，但被寒邪郁遏于体表，以致发热轻、恶寒重；但由于体表气虚，病邪发散于表，使皮肤玄孔大开而汗出，即形成"风寒表虚证"。

② 望目辨"外感风热表虚证"常见眼象：白睛肺脏部位血脉淡红色、细、沉，边界清晰。按：

外感风热病邪损害体表腠理之气的卫外功能，使邪正相争于体表，体表营卫之气增多以抗邪，邪正相争于表，肌肤血流增速，导致发热重、恶寒轻；由于体表气虚，病邪发散于表，皮肤玄孔大开而汗出，即形成"风热表虚证"。

无论风寒病邪或风热病邪，既可以导致外邪束表，而体肤发热，形成表实证，也可使皮肤玄孔大开而汗出，腠理之气不固而形成表虚证。

（2）望目辨"内伤病表虚证"

①望目辨"内伤表虚寒证"常见眼象：白睛肺脏部位血脉淡黯色、浮。按：因为气虚不足以紧束玄府，不足以敛束血脉，导致血液运行减慢，血液气化减慢，从而使原本赤色的血脉转为淡黯色，血中津液渗出皮肤血脉之外，经由玄府排出体外，形成汗液。由于脏腑组织病证通过经络与白睛密切联系，故白睛相应脏腑部位的血脉也呈现淡黯色、浮。患者可恶风、畏寒、汗出、舌淡黯、脉虚数。与"白睛肺部位血脉淡白色、粗、浮"所表示的表阳虚证比较，此证气虚兼寒更显著。

②望目辨"内伤表虚热证"常见眼象：白睛肺脏部位血脉淡红色、浮。按：气虚不能敛阳，出现阳气上浮，肌肤血流增速，脏腑组织中的血液颜色变成"淡红色"；由于体表腠理气虚而血脉失于敛摄，使血脉较粗，血脉浮起；气虚不足以紧束玄府，从而使皮肤玄孔大开而汗出。由于脏腑组织病证通过经络与白睛密切联系，故白睛相应脏腑部位的血脉也呈现淡红色、浮。此属气虚发热证。但是，此证在气虚发热证中属于较轻证候，比"白睛血脉娇红色、粗、浮"所表示的气虚寒重假热证轻微。患者可出现首面热，上午热，但测体温不高，恶风、畏寒，舌质淡，脉浮缓或虚缓。

③望目辨"气虚自汗证"常见眼象：白睛血脉根虚或无根、淡色、粗，血脉边界与周围组织界线不够清晰。按：由于诸多原因导致脏腑气虚之后，气虚使血脉功能减弱，血液回流缓慢，相对瘀阻于血脉之中，使血脉变粗，从平面看则变宽。气虚则无以化生营血，营本色红，营血虚少，故血脉颜色由红转浅而呈淡色。肺主皮毛，皮毛属表；脾主肌肉，皮毛附于肌肉之上；故肺脾气虚可使肌肤气虚，而玄孔失于敛固，使血中津液变为汗液蒸发而出，形成"气虚自汗证"。因皮毛在人体之"表"，故有人称之为"表虚证"；由内伤等病因也可形成"表虚证"，但实质是由于"里虚证"而导致"表虚证"，因此，如果称"气虚自汗证"则较为妥当。因气虚使血脉失于约束，故血脉不沉于里；但由于气虚并不十分严重，故血脉也不浮出于白睛表面。因属虚证，故血脉根虚或无根，边界与周围组织界线可不够清晰。由于脏腑血脉组织通过经络与白睛血脉相连，故白睛血脉通过经络作用，在相应脏腑部位的血脉也呈现淡色。因血脉增粗，而且血脉不高于白睛表面，故从白睛平面看则白睛血脉变宽并不浮出于白睛表面，血脉边界与周围组织界线也不够清晰，而呈现"血脉根虚或无根、淡色、粗、血脉边界与周围组织界线不够清晰"眼象。若气虚兼湿证，则因湿气壅阻，而使血脉边界与周围组织界限更不清晰。由于脏腑组织通过经络与白睛血脉相连，故白睛肺脏部位的血脉也欠清晰。

2. 望目辨"里气虚证"

"里虚证"指人体属于"里"的组织器官罹患的"虚证"。"里虚证"是临床最常见的虚证。"里虚证"是一个大概念，多数情况下，属"里"之脏腑组织皆可出现里虚证。并且，"里虚证"也可与脏腑、阴阳、气血、寒热、上下、远近、盛衰等"纲"构成各种相关证候。最常见的"里虚证"主要包括气虚证、血虚证、阴虚证、阳虚证以及各种相关夹杂证。因此，医家在辨析里虚证时，应辨清是何脏腑罹患何种"里虚证"。

从"望目辨证"角度看，我们主要从白睛底色和白睛血脉特征方面辨里虚证。如前所述，里虚证常见白睛底色苍白色，淡黄色，淡蓝色；白睛出现无根雾漫；白睛血脉颜色粉色，粉红色，淡白色，淡粉色，淡红色；白睛血脉淡色、细、沉，淡黯色、细、沉，淡色、粗、浮，淡色、细、浮等多种特征。一般来说，白睛血脉"浮"多主虚证，白睛血脉无根或根虚亦均主虚证。

本节辨析里气虚证所论之"气"特指维系生命状态的功能与动力，如元气、宗气、中气、正气等。"气虚证"指脏腑经络之"气"减少而引发的证候。所以当气虚时，在维系人体功能与动力方面将呈现"不足"状态。在望目辨证时，若白睛相应脏腑部位出现以下有关特征，应考虑可能罹患与气虚证有关的证候：孤立灰色点、孤立黯灰点，灰絮斑，青色雾漫、淡青色雾漫，根虚结、孤立结，灰色泡、淡白色泡、青色泡、淡黄色泡、红色泡、紫红色泡、蓝色泡、紫黑色泡，白睛血脉淡色、淡白色、娇红色、淡粉色、淡黯色、淡紫色。掌握此种辨证纲领时，也与辨析前述各"纲"一样，必须整体考虑眼部呈现的各种特征，综合分析，才能得出全面准确的辨证结论。从望目辨证诊断学角度看，"里气虚证"可有多种临床表现。这些眼象虽然均表示"里气虚证"，但表示"里气虚证"的轻重程度存在差异。

（1）望目辨"里气虚轻证"常见眼象：淡色。按：此证系"气虚轻证"。若白睛血脉淡色、细表示由于"气"不足，生成的"营"也少。"营"色本为红色，"营"少则脏腑血脉组织颜色因红色减少而变为"淡"色。由于"气"虚，无力推动血液运行，使血脉中的血液减少，不足以充盈血脉，故血脉变细。由于脏腑组织通过经络与白睛相连，故白睛相应脏腑部位的血脉呈现淡色，而管径变细。若白睛血脉淡色、细、沉表示气虚则无以形成"营"，"营"少，故脏腑血脉组织颜色"淡"，且难以供应脏腑生理需求，也难以充盈脏腑血脉，于是使相应脏腑的血脉沉潜于脏腑之内，并使血脉变细。由于脏腑组织通过经络与白睛血脉相连，故白睛血脉通过经络作用，使相应脏腑部位的血脉也呈现淡色、细、沉特征，则眼象表示气虚已经加重。

（2）望目辨"里气虚较重证"常见眼象：白睛血脉淡色、细、浮。按：如前所述，气虚无以形成"营"，故脏腑组织血脉颜色"淡"；由于气虚无以生营血，营血不能充分供应脏腑生理需求，难以充盈脏腑血脉，故相应脏腑血脉变细。但是，由于气虚不能有效敛摄血脉，使血脉浮起于脏腑组织表层，从而显"浮"象。由于脏腑组织通过经络与白睛血脉相连，故通过经络作用使白睛相应脏腑部位的血脉也呈现淡色、细、浮特征。此眼象主气虚较重证。

（3）望目辨"里气虚重证"常见眼象：白睛血脉淡色、粗、浮、根虚或无根。按：这是由于"气"不足，生成"营"少，故脏腑血脉组织颜色由红色变为淡色。由于气虚，不足以维系人体正常功能，不仅使脏腑组织血脉颜色变"淡"，而且使血脉壁失于敛摄而变粗、隆起。因为"气虚"，血液不能始终饱满充盈血脉，故白睛血脉根部不能充分隆起于白睛表面，而在白睛穹隆部位沉潜于白睛表面之下，若沉潜不多、若隐若现，则形成"根虚"特征；若沉潜较重，则于白睛表面看不到浮现于白睛表面血脉的根部，而造成"无根"表现。此系"里气虚重证"。

3. 望目辨"里气虚寒证"

（1）望目辨"里气虚寒证"常见眼象：白睛血脉淡白色。按："气虚"故血脉颜色淡，里有"寒"故血脉颜色白，血脉颜色淡而白色，表示"里气虚寒证"，但是较轻微。

（2）望目辨"里气虚寒重证"常见眼象：白睛底色苍白色。按：这种眼象多表示里气虚寒重证，属阴证，系阴证中以物质不足为主引发的气虚寒证，并兼有轻微气滞血瘀证。

以上两种眼象可单独见到，也可同时兼见。若白睛血脉淡白色、细、沉特征出现在白睛肝部位，主肝气虚寒证，可见恐惧、欲便等；出现在白睛脾部位，主脾气虚寒证，可见便溏、泻泄、脏腑下垂等；出现在白睛肾部位，主肾气虚寒证，可见尿频、滑精等。

4. 望目辨"里气虚发热证"

（1）望目辨"气虚发热证"常见眼象：白睛血脉娇红色、浮或粗浮。按：当脏腑精气、水谷之气等物质不足并发展到一定程度时，可使脏腑功能受到影响，卫气、宗气、中气等裹束气血、敛摄脏腑及血脉之力减弱，可导致血脉变粗，心搏加速，"营"相对偏旺，脏腑组织血脉颜色相对变红，而呈现娇红色、浮起状态。由于血脉变粗，血脉横截面血流量增加，营气也相对增多，营气色红，但是虽然营气增多，可是并未达到实热证候时的营气状态，故血脉颜色不如鲜红色（大红色）红，但较淡红色红，较殷红色明亮，故呈现娇红色，是属"虚火"。由于"虚火"导致虚阳亢盛，故白睛血脉色赤；又由于系属"虚火"，血脉中营气并未明显增多，故血液呈现娇红色。在此基础上，由于脏腑组织通过经络与白睛血脉相连，以致白睛血脉通过经络作用，在相应脏腑部位的血脉也呈现娇红色；因血脉增粗，而且血脉高于白睛表面，故白睛血脉变宽并浮出于白睛表面，而呈现"娇红色、浮或浮粗"眼象。此种眼象表示"气虚证"中以脏腑功能与动力（如元气、宗气、中气、正气等）不足引发的证候为主。常见面色转为两颧嫩红，乏力，耳鸣，听力减退，自述身热，头晕而以上午明显或较重，或脏腑下垂，舌淡白，苔薄白，脉细数或虚数等。医家难以用体温计测量出"虚火"引发患者产生之"火""热"感，他人也难以感知，甚或长久触摸之后反有"凉"感。此证中，气虚是病变的真实本质，发热只是假象。此种证候，实质是属于"真寒假热证"，只是需要与濒危患者的"真寒假热证"作出明确区别。

（2）望目辨"气虚发热重证"常见眼象：白睛底色淡白色，血脉娇红色、细。按：此系气虚发热较重证候。

（3）望目辨"严重气虚发热证"常见眼象：白睛底色淡白色，血脉娇红色、粗、浮。按：此系在上述病变基础上，由于气虚难以敛摄，血液在脏腑组织血脉中充盈饱满，从而使血脉变"粗"。由于全身脏腑病证通过经络气血与"目"密切联系，使"目"具备反映生命状态的相应解剖生理基础，故在白睛相应脏腑部位出现增粗的血脉，若从平面角度看则变宽。

5. 望目辨"里气虚、气脱证"

"里气虚、气脱证"指正气过于耗损以致敛摄乏力或托举乏力而引发的证候。从另一角度看，此为表示维系生命状态的功能与动力（如元气、宗气、中气、正气等）不足引发的气虚极重证。

望目辨"里气虚、气脱证"常见眼象：白睛底色淡白色，血脉淡白色、粗、浮。按：严重气虚则无以形成营气，"营"过少故脏腑血脉组织颜色"淡白"。在生理状态时，卫气和宗气能够壅遏、裹束血脉，而当卫气乃至宗气处于病理状态，壅遏、裹束血脉之力减弱，血液回流缓慢，可使血脉变粗、膨隆。由于脏腑组织通过经络与白睛血脉相连，故白睛血脉通过经络作用，于相应脏腑部位的血脉也呈现淡白色、增粗。由于白睛血脉增粗，从白睛平面看，则浮出于白睛表面而呈现"浮"象，且白睛血脉变得很宽，此主气脱证，系气虚极重证。此种眼象出现在何脏腑部位，多可表示该脏腑罹患气脱证候。白睛不同部位的眼象特征可表明患者可有乏力，气短，自汗，困倦，懒言，身重，便溏，心悸，头昏或头晕，或有胃、肠、肾、女子胞、肝等内脏下垂表现，甚则发生内脏出血不止，舌淡白，舌薄，脉沉缓、沉细、伏细数乃至出现败脉。

6. 望目辨 "气虚兼夹证"

"气虚兼夹证" 指在气虚的基础上兼夹其他病邪的证候。气虚常可兼夹湿、饮、痰、瘀、郁、风等病邪。在望目辨证时，气虚可以呈现此前已经记述的眼睑特征、白睛颜色特征、白睛特征、白睛血脉特征等相应眼象。在兼夹病邪方面可以出现一个特征，也可以同时出现两个或两个以上特征，形成相应较单纯的证候或复杂证候。

（1）望目辨 "气虚气滞证"

① 望目辨 "气虚气滞湿郁证" 常见眼象：白睛孤立灰色点。

② 望目辨 "气虚气滞、里寒实兼痛证" 常见眼象：白睛血脉蓝色、粗、浮。

（2）望目辨 "气虚夹湿证"

"气虚夹湿证" 指在气虚的基础上兼夹湿邪的证候。在望目辨证时，气虚可以呈现此前已经记述的眼睑特征、白睛颜色特征、白睛特征、白睛血脉特征等相应眼象。"湿" 为实邪，性寒，可以单独为患，可以寒化，可以热化，可以为 "寒湿"，也可以为 "湿浊"，可以兼寒，可以兼热，或兼夹瘀血等。若气虚特征与相关的湿邪特征同时出现，即表示气虚夹湿证。

① 望目辨 "气虚寒湿重证" 常见眼象：白睛血脉淡黯色、细、沉，边界与周围组织界线欠清晰。按：由于血液运行严重迟滞，可使水液渗出，组织水肿，而白睛血脉与相应脏腑相连，故白睛相应脏腑部位的血脉边界因水湿渗出而深沉、与周围组织界线欠清晰。此证虽为虚实夹杂证，但总属 "里寒证" 范畴。

② 望目辨 "气虚、湿阻气机证" 常见眼象：可见白睛灰色斑、血脉淡色。若见白睛灰白色斑、血脉淡色，表示 "气虚、湿阻气机，而气虚较重证"。

③ "气虚湿郁证" 指在气虚的基础上兼夹湿邪郁积的证候。可见白睛底色苍白，白睛浮壅。按：由于湿邪泛溢于脏腑组织，而脏腑组织通过经络与白睛相连，故不仅白睛底色呈现苍白色，白睛也因湿邪为患呈现浮壅状态。同时，由于湿邪泛溢于脏腑组织，压迫血脉沉伏于内，而脏腑组织通过经络与白睛相连，故白睛血脉也变细并呈沉伏之象。由于 "气" 属阳，"湿" 属阴，气虚则 "阳" 不足，"阳" 不足则 "阴" 相对较盛，"湿" 盛也导致 "阴" 盛，"阴" 盛而 "阳" 不足则生寒，从而形成 "气虚湿郁证"，故 "气虚湿郁证" 属 "阴"。眼象表示阴证中的气虚湿郁证。若从虚实角度看，属于虚实夹杂证候。

④ 望目辨 "气虚湿郁寒证" 常见眼象：白睛灰白色条、血脉淡色。按：此属气虚湿郁寒证的较轻证候。若白睛黯灰色斑、血脉淡色，由于白睛 "黯灰色斑" 主湿郁血瘀、瘀邪较重证，血脉 "淡色" 主气虚证，二者同时出现，故表示气虚湿郁，而寒瘀较重证。若白睛蓝色条、血脉淡色则主 "气虚、气滞湿郁兼寒轻证"。

⑤ 望目辨 "气虚、湿邪郁热证" 常见眼象：白睛底色淡黄色、血脉淡色或兼黄褐色斑。按：此种眼象表示里实热证中的湿郁兼热轻证。若白睛灰褐色斑、血脉淡色表示气虚、湿邪郁热加重。

⑥ 望目辨 "气虚、湿郁气结证" 常见眼象：白睛灰色实体结、血脉淡色。按：白睛 "灰色实体结" 主湿郁气结轻证，血脉 "淡色" 主气虚证，二者同时出现表示气虚、湿郁气结轻证。"湿" 性寒，郁结尚未化热，故属寒证，而气机郁阻尚未严重，故属轻证。若白睛黯灰色实体结、血脉淡色表示气虚、湿郁、气结较重证候。

⑦ 望目辨 "心脾气虚、水湿失运、里寒证" 常见眼象：目裹壅肿。

（3）望目辨"气虚夹痰证"

"气虚夹痰证"是指在气虚的基础上兼夹痰邪的证候。此证在望目辨证中可以见到多种眼象。气虚可以呈现此前已经记述的相应眼象。"痰"为实邪，可有形，可无形，可以单独为患，也可以与其他病邪共同为患；可以为"寒痰"，也可以为"热痰"，或兼夹瘀血等，从而形成各种复杂证候。当表示气虚的眼象与表示痰邪的眼象同时出现时，从"望目辨证"的角度可以诊断为"气虚夹痰证"。

①望目辨"气虚、湿痰郁结证"常见眼象：可见白睛灰色根虚结，血脉淡色。按：白睛"灰色根虚结"主气虚湿痰气机郁结，血脉"淡色"主气虚，二者同时出现，表示气虚较严重的湿痰郁结证。此证气虚较著，"湿"性寒，郁结尚未化热，故属寒证。若见白睛灰白色丘，血脉淡色由于"灰白色丘"主湿痰气郁证，故眼象表示气虚气郁、湿痰郁结证，此证湿痰较著。若见白睛灰色丘，血脉淡色，表示明显兼夹寒痰证。若见白睛灰色根虚结，血脉淡色，表示气虚、痰气郁结尚较轻微。

②望目辨"气虚、痰气血瘀化热证"常见眼象：可见白睛孤立红色空泡结。

③望目辨"气虚血瘀、痰热气结证"常见眼象：白睛白睛黯红色实体结，血脉淡色。

④望目辨"气虚、痰浊郁热证"常见眼象：白睛黄色丘，血脉淡色。按：此多系夹热痰证。

（4）望目辨"气虚积饮证"

"气虚积饮证"指在气虚的基础上出现饮邪积滞的证候。此证在望目辨证中可以见到多种眼象。气虚可以呈现此前已经记述的眼睑特征、白睛颜色特征、白睛特征、白睛血脉特征等相应眼象。"饮"为实邪，饮邪积滞可以单独为患，也可以与其他病邪共同为患；可以为"热饮"积滞，也可以为"寒饮"积滞，或兼夹瘀血等。由于白睛特征"泡"多为气虚基础上出现"饮邪内阻证"，故望目辨证中看到"泡"，多为气虚积饮证，即属虚实错杂证。

①望目辨"气虚寒饮证"常见眼象：白睛灰色泡。

②望目辨"气虚重、饮邪郁积寒证"常见眼象：白睛淡白色泡。若见白睛蓝色泡，表示"气虚气郁血瘀、寒饮重证"。若为白睛青色泡，表示"气虚气郁血瘀、寒饮严重，而寒邪尤著证"。

③望目辨"气虚、饮邪郁热证"常见眼象：白睛淡黄色泡。若见白睛红色泡，表示"气虚、饮邪郁积、血热血瘀重证"。若见白睛紫红色泡，表示"气虚、饮邪郁积、血瘀热盛重证"。

④望目辨"气虚、饮邪郁积、血瘀气滞、阴阳即将离决危重证"常见眼象：可见白睛紫黑色泡。

（5）望目辨"气虚夹瘀证"

"气虚夹瘀证"指在气虚的基础上兼有瘀血的证候。此证在望目辨证中可以见到多种眼象。气虚可以呈现此前已经记述的相应眼象。"瘀"为实邪。"瘀"邪多为"寒瘀"，但也可以为瘀血化热而形成的"热瘀"。当表示气虚的眼象与表示"瘀"邪的眼象同时出现时，从望目辨证角度可以诊断为"气虚夹瘀证"。

①望目辨"气虚血瘀证"常见眼象：白睛血脉淡黯色、细。按：此种眼象表示气虚导致血瘀兼寒证。此证较单纯"白睛血脉淡黯色"所表示的证候略重，但总体上尚属较轻证候。若白睛血脉淡黯色、细、沉，表示"气虚血瘀较重证"。若见白睛血脉淡黯色、细、沉、迂曲，表示"气虚血瘀痛证"。

②望目辨"气虚、气滞血瘀证"常见眼象：可见白睛黯色点，血脉淡色（此属轻证）。若白睛血脉淡黯色，血脉末端黯色点，表示气滞血瘀加重。

③望目辨"气虚寒瘀轻证"常见眼象：白睛血脉淡紫色。

④望目辨"气虚血瘀兼寒较重证"常见眼象：白睛血脉淡黯色、细、沉。按：白睛血脉特征出现于何脏腑部位，即表示该脏腑气虚血瘀兼寒较重。

⑤望目辨"气虚血瘀兼寒重证"常见眼象：白睛血脉淡黯色、粗、沉。按：白睛特征血脉出现于何脏腑部位，即表示该脏腑出现严重气虚血瘀兼寒病证。

⑥望目辨"气虚血瘀兼寒重痛证"常见眼象：白睛血脉淡黯色、细、沉、迂曲。按：白睛血脉特征出现于何脏腑部位，即表示该脏腑气虚血瘀兼寒痛较重。

⑦望目辨"气虚血瘀兼寒重、痛证"常见眼象：白睛血脉淡黯色、粗、沉、迂曲。按：白睛血脉特征出现于何脏腑部位，即表示该脏腑罹患严重气虚寒瘀、疼痛证。

⑧望目辨"气虚气滞、寒瘀证"常见眼象：可见白睛血脉淡青色。此可兼痛证。

⑨望目辨"气虚气滞、血瘀兼寒痛证"常见眼象：可见白睛血脉淡青色、迂曲。

⑩望目辨"气虚、气血郁遏寒证"常见眼象：可见白睛底色淡蓝色。按：此证可兼虚风，可兼痛证，以肝肾病变为主。

⑪望目辨"气虚气郁、寒瘀内风轻证"常见眼象：白睛淡青色雾漫。若见白睛青色雾漫，表示明显"气虚气郁、寒瘀内风证"。

⑫望目辨"气虚、血瘀夹湿证"：可见白睛淡白条、淡白条一侧或两侧有黯色条形斑，血脉淡色。若为白睛灰絮斑，表示明显"气虚、湿阻兼瘀证"白睛特征。

⑬望目辨"气虚寒瘀夹湿证"常见眼象：白睛血脉淡黯色、细，边界与周围组织界线欠清晰。按：此证虽为虚实夹杂证，但总属"阴证"范畴。

⑭望目辨"气虚血瘀，痰气郁结证"常见眼象：可见白睛黯色血脉附珠。

⑮望目辨"气虚血瘀，寒痰郁结证"常见眼象：可见白睛紫色或蓝色或青色血脉附珠。

⑯望目辨"气虚血瘀，痰热郁结证"常见眼象：可见白睛红黯色或黯红色血脉附珠。

（6）望目辨"气虚、湿痰血瘀郁阻、气机结滞、虚实夹杂证"

望目辨"气虚、湿痰血瘀郁阻、气机结滞、虚实夹杂证"常见眼象：白睛相应脏腑部位呈现淡黯色根虚血脉，血脉末端连有大小不一的"黯灰色实体结"。按：由于气虚不足以推动血液运行，以致形成轻微血瘀状态，脏腑血脉组织的颜色转为淡黯色，此属气虚血瘀证。由于人体脏腑组织气血不够充沛，血脉因而不够充盈，同时，由于全身脏腑病证通过经络与"目"密切联系，使"目"具备反映生命状态的相应解剖生理基础，故白睛相应脏腑部位的血脉在连接穹隆部的血脉时若隐若现，而呈现"根虚"形态。当脏腑组织由于湿、痰、饮、瘀而出现气机阻滞时，可致脏腑气机不利，形成湿痰血瘀郁阻、气机结滞证。由于脏腑组织通过经络与白睛血脉相连，故在白睛相应脏腑部位出现淡黯色根虚血脉、血脉末端连有大小不一的黯灰色实体结。此证多见于西医学诊断的长期、慢性高血压脑病，脑梗死后期，以及某些血管瘤等。

（7）望目辨"气虚夹虫证"

"气虚夹虫证"指在气虚的基础上兼夹虫邪的证候。气虚可以呈现此前已经记述的相应眼象，虫邪多形成积滞，可以为虫积寒证，也可以为虫积化热证，或兼夹瘀血等复杂病邪，并可从而形成各种复杂证候。当表示气虚的眼象与表示虫邪的眼象同时出现时，从望目辨证的角度可以诊断为气虚夹虫证。"虫"为实邪。此证在望目辨证中可以见到多种眼象。以下仅举数例，以见一般，如：

①望目辨"气虚气滞、湿郁虫积证"常见眼象：白睛灰色孤立点。按：罹患寄生虫病者多见此种眼象。

②望目辨"气虚、气滞血瘀、湿郁虫积证"常见眼象：白睛黯灰色孤立点。按：此证在气虚、气滞血瘀、湿郁虫积证中，血瘀较著。

③望目辨"气虚血瘀、湿郁虫积证"常见眼象：白睛血脉淡色、连接黯灰点。按：此证在气虚血瘀、湿郁虫积证中，气虚较著。

④望目辨"气虚、湿热郁积、虫积证"常见眼象：白睛紫灰色点，血脉淡色。按：此证多见于寄生虫病热盛血瘀兼湿证，尤以蛔虫病多见。

二、望目辨血虚及相关证

"血虚"指血液总量减少，或血液中的"营气"减少。"营气"又称"营"或"营血"。"血虚证"指由于血虚而引发的证候。其中，由"营"减少引起的虚证为"营虚证"，或称"营血虚证"；由"血液总量减少"引起的虚证称"血液虚证"。"营血虚证"属"血虚证"，"血液虚证"亦属"血虚证"，"营血虚证"和"血液虚证"可统称"血虚证"。但是，"营血虚证"和"血液虚证"不仅在病理变化上存在差别，而且从望目辨证角度细分起来，也各自存在明显特征。本书拟分别记述。

在望目辨证时，若白睛相应脏腑部位出现以下有关特征，应考虑可能罹患"血虚证"，或罹患与"血虚证"有关的证候：白睛特征粉色包，粉黄色丘；白睛血脉粉色、粉红色、粉红略黯色、粉黯色、黯粉色、粉紫色、淡粉色。在下述白睛血脉特征中，当白睛血脉细、或根虚、或无根时，亦含有血虚因素。

1. 望目辨"营虚证"（即"营血虚证"）

望目辨"营虚证"常见眼象：白睛血脉粉色。按：营行脉中，为血液中重要成分，营色本红，营不足则红色转浅而变为粉色，并使血脉也变为粉色。由于脏腑血脉组织通过经络与白睛血脉相连，故白睛血脉通过经络作用，在相应脏腑部位的血脉也呈现粉色。此种眼象表示血虚证中的"营血虚证"。临床常见面唇色淡或淡白，口腔溃疡，口角裂纹，胃脘胀痛或痞闷，皮肤干枯，指甲扁平、不光整或薄脆易裂，乏力，脱发，月经过多，舌淡红，脉细。

2. 望目辨"血虚证"

（1）望目辨"血虚轻证"常见眼象：白睛血脉粉色、细。按：西医诊断的"贫血"可见此种眼象。从西医学角度看，也可认为此种表现属于"血液性缺氧"。

（2）望目辨"血虚证"常见眼象：血脉粉色、细、根虚。按：此证患者"营"与"血液"均虚，可属"血液虚证"，属"血虚较重证"。西医学诊断的"贫血"亦多见此种眼象，可认为此种血管表现属于"血液性缺氧"。

（3）望目辨"血虚重证"常见眼象：血脉粉色、细、无根。按：此证已较"血虚较重证"更重，属"血虚重证"。西医学诊断的"贫血"亦多见此种眼象，可认为此种血管表现属于"血液性缺氧"。

以上特征出现于何脏腑部位即表示该脏腑罹患相应的"血虚证"。

3. 望目辨"血液虚证"

望目辨"血液虚证"常见眼象：白睛血脉颜色粉红色。按：血中有"营"和"液"，当由于急性或慢性失血导致血液流失时，不仅血中重要成分营气（或称"营"）流失，全身血液的总液体量也可减少；由于总血液量减少，可使脏腑组织出现血液不足，当失血量不甚多时，脏腑组织的颜色由正常红色转为粉红色；当总血液量减少、血中的"营"也减少，而"营"尚相对较多时，亦可使血液呈现粉红色（因为"营"色本红）。由于脏腑血脉组织通过经络与白睛血脉相连，故白睛血脉通过经络作用，在相应脏腑部位的血脉也呈现粉红色，此时血脉粗细不变。此种眼象表示血虚证中的血液虚证。临床常见慢性失血所致血液虚证呈现面唇色淡或淡白，乏力，头晕，目花，脱发，心慌或心悸，口干，夜间热，盗汗，失眠，肢麻，筋惕肉瞤，月经紊乱，舌淡红，脉细数。

4. 望目辨"血虚、气滞血瘀证"

望目辨"血虚、气滞血瘀证"常见眼象：白睛血脉粉色、沉，相应脏腑部位黯色点。

当粉红色无根或根虚血脉连有上述白睛特征时，亦可属"血虚夹瘀证"。

5. 望目辨"血虚兼夹证"

"血虚兼夹证"指在血虚的基础上兼夹其他病邪的证候。血虚常可兼夹湿、痰、饮、瘀、郁、风等病邪。在望目辨证时，血虚可以呈现此前已经记述的眼睑特征、白睛底色特征、白睛特征、白睛血脉特征等相应眼象，而在兼夹病邪方面可以出现一个特征，也可以同时出现两个或两个以上特征，形成相应较单纯的证候或复杂证候。

（1）望目辨"血虚夹湿证"

当表示"血虚"的眼象与表示"湿"邪的眼象同时出现时，从望目辨证的角度可以诊断为"血虚夹湿证"。可见白睛灰白色条、血脉粉色。若白睛血脉粉红色、无根或根虚，连接灰白色条，表示"血虚夹湿证"，而血虚加重。

①望目辨"血虚湿郁热证"常见眼象：白睛黄色丘、血脉粉色。

②望目辨"血虚夹湿气结证"常见眼象：白睛灰色结、血脉粉色。

③望目辨"血虚血瘀、湿郁气结证"常见眼象：白睛黯灰色结、血脉粉色。

（2）望目辨"血虚夹痰证"

"血虚夹痰证"指在血虚的基础上兼夹痰邪的证候。此证在望目辨证中可以见到多种眼象。"血虚"在望目辨证时可以呈现此前已经记述的相应眼象，"痰"为实邪，可形成寒痰，也可以为热痰，或尚兼夹瘀血等邪，从而形成各种复杂证候。当表示"血虚"的眼象与表示"痰"邪的眼象同时出现时，从望目辨证的角度可以诊断为"血虚夹痰证"。如：

①望目辨"血虚血瘀、痰湿郁结证"常见眼象：白睛黯灰色条、血脉粉色。

②望目辨"血虚血瘀、痰气郁结证"常见眼象：白睛粉色包。

③望目辨"血虚痰瘀、气机郁结证"常见眼象：白睛青色包、血脉粉色。

④望目辨"血虚、痰热郁积重证"常见眼象：白睛粉褐色丘。按：此证血虚痰热较重。

⑤望目辨"血虚、痰气郁结证"常见眼象：白睛灰色岗、血脉粉色。

（3）望目辨"血虚夹饮证"

当表示"血虚"的眼象与表示"饮"邪的眼象同时出现时，从望目辨证的角度可以诊断为血虚夹饮证。

望目辨"血虚血瘀、饮积郁热证"常见眼象：白睛粉色泡。

（4）望目辨"血虚夹瘀证"

血虚夹瘀证指在血虚的基础上兼夹瘀血的证候。从望目辨证的角度看，当表示"血虚"的眼象与表示"瘀"邪的眼象同时出现时，可以诊断为"血虚夹瘀证"。血虚可以呈现此前已经记述的相应眼象，"瘀"为实邪，可为"寒瘀"，白睛血脉粉黯色即主血虚血瘀证。此外，也可见瘀血化热而形成的"热瘀"。血虚夹瘀证在望目辨证中可以见到多种眼象，形成相应证候。

①望目辨"血虚夹瘀轻证"常见眼象：白睛黯色条、血脉粉色。

②望目辨"血虚血瘀证"常见眼象：白睛黯色斑、血脉粉色。按：黯色斑主血瘀证，血脉粉色主血虚证，故此眼象主"血虚血瘀证"。

③望目辨"血虚、寒瘀证"常见眼象：白睛血脉黯粉色。

④望目辨"血虚寒郁内风证"常见眼象：白睛黯粉色雾漫。

⑤望目辨"血虚、瘀热内风证"常见眼象：白睛黯色斑、血脉粉色、粉色略黯雾漫。按：白睛黯色斑主血瘀证，血脉粉色主血虚证，粉色略黯雾漫主血虚热郁内风证。综合辨析，眼象表示血虚、瘀热内风证。此属本虚（血虚）标实（血瘀血郁）证，但以瘀血较明显。此类眼象均属虚实夹杂证。

⑥望目辨"血虚、瘀热疼痛证"常见眼象：白睛血脉粉色、细、浮、迂曲。

（5）望目辨"血虚兼郁证"

①望目辨"血虚热郁证"常见眼象：可见白睛血脉粉色、粗、沉。

②望目辨"血虚热郁重证"常见眼象：白睛血脉粉红色、粗、沉。

③望目辨"血虚血郁发热证"常见眼象：可见白睛血脉粉红略黯色。

④望目辨"血虚郁热重证"常见眼象：白睛血脉粉紫色。

⑤望目辨"血虚热郁证"常见眼象：白睛血脉粉红色、粗、沉。按：此证热郁较著。

⑥望目辨"血虚、邪实热郁轻证"常见眼象：白睛血脉粉色、细、沉。

⑦望目辨"血虚湿郁热证"常见白睛形态特征：可见粉黄色丘。

⑧望目辨"血虚、痰瘀郁热证"常见眼象：可见白睛黄色岗、血脉粉色。

⑨望目辨"血虚、痰瘀气郁证"常见眼象：白睛粉色包。

6. 望目辨"气血俱虚证"

（1）望目辨"气虚致气血虚证"

①望目辨"气虚致气血虚证"常见眼象：白睛血脉淡粉色、粗。按：生理情况时，元气、宗气、中气、正气等可以壅遏、裹束血脉，并推动血液运行；当病理状态下，"气"壅遏和裹束血脉之力减弱，而使血脉变粗，从平面角度看则变宽。由于气虚使气生血的功能受损，使血脉中营气明显减少，形成营血虚。由于"营"色红，营虚则血脉颜色变淡。综合作用的结果，从而使血脉呈现淡粉色、粗。由于脏腑血脉组织通过经络与白睛血脉相连，故白睛血脉通过经络作用，在相应脏腑部位的血脉也呈现淡粉色、粗。临床常见低热，出血，口、咽、肛门溃疡，乏力，头晕，目花，性功能减退或月经紊乱，舌淡嫩，苔薄润，脉细或弱。

②望目辨"气血虚轻证"常见眼象：白睛血脉淡粉色。

③望目辨"气血俱虚、气滞血瘀证"常见眼象：白睛颈椎部位黯色血脉末端稍远部位黯色斑，肝胆部位黯色雾漫，血脉淡黯色。按：气虚不足以推动血液运行，可形成血瘀，在颈部长期缺血环境下，可产生水肿状态，瘀血和水肿可因压迫局部软组织，而形成气滞血瘀；颈椎局部软组织气滞血瘀可影响脑部供血，使"脑"因供血不足而形成脑府气血虚和血瘀，并可产生内风上旋表现。血瘀为"实"，气虚血虚为"虚"，因为头晕头眩是颈部气滞血瘀所致，故本证为"气虚为本的气滞血瘀、本虚标实证"。由于脏腑组织通过经络与白睛血脉相连，故可在白睛颈椎部位血脉末端稍远部位出现黯色斑，而在肝胆部位出现黯色雾漫。此眼象每可见于颈椎骨质增生、气血俱虚为本的气滞血瘀证。

（2）望目辨"血虚致气血虚证"

①望目辨"血虚致气血虚证"常见眼象：白睛血脉粉红色、粗。按：当营虚导致血虚时，可使血脉颜色由红转为粉红。由于供给相应脏腑的"血"减少，而心脏为了充分供给脏腑"血"，则增加搏动频率，使血流增速，从而导致心脏搏动增速、身体发热，但热度不高。"卫"行脉外，元气、宗气、正气等是构成卫气的重要成分；当血虚时，可使生成卫气的功能减弱，并使卫气壅遏、裹束血脉之力减弱，从而使血脉变粗。由于脏腑组织通过经络与白睛血脉相连，故白睛血脉通过经络作用，在相应脏腑部位的血脉也呈现粉红色而粗的状态，从平面角度看，则为粉红色而变宽。此证患者略发低热。临床常见皮肤干燥、粗糙，指甲扁平、不光整或薄脆易裂，乏力，头发干枯或容易脱落，低热或畏寒，乏力，易汗，心慌或心悸，头晕，目花，性功能紊乱或月经紊乱，舌刺痛，苔薄，脉虚细或弱。

②望目辨"血虚致气血虚重证"常见眼象：白睛血脉粉色、细。按：由于营、液减少难以充盈血脉，导致血脉变细。由于脏腑组织通过经络与白睛血脉相连，故白睛血脉通过经络作用，在相应脏腑部位的血脉也呈现粉色而细，从平面角度看则为粉色而窄。临床常见皮肤干燥、粗糙，指甲扁平、不光整或薄脆易裂，乏力，头发干枯或容易脱落，低热或畏寒，乏力，易汗，心慌或心悸，头晕，目花，性功能紊乱或月经紊乱，舌刺痛，苔薄，脉虚细或弱。

7.望目辨"气血俱虚兼夹证"

"气血俱虚兼夹证"指在气血两虚的基础上兼夹其他病邪的证候。气虚和血虚均可兼夹湿、痰、饮、瘀、郁、风等病邪。在望目辨证时，血虚可以呈现此前已经记述的眼睑特征、白睛底色特征、白睛特征、白睛血脉特征等相应眼象，在兼夹病邪方面可以出现一个特征，也可以同时出现两个或两个以上特征，形成相应较单纯的证候或复杂证候。在气血俱虚证中，可以由于气虚导致气血虚证，可以由于血虚导致气血虚证，此后，在气血俱虚证的基础上兼夹其他病邪，从而形成"气血俱虚兼夹证"。

（1）望目辨"气血俱虚、湿邪郁阻证"常见眼象：白睛底色淡黄色。按：此多为"气血俱虚，湿邪郁阻尚未化热证"所表现的特征。

（2）望目辨"气血虚夹瘀轻证"常见眼象：白睛黯色斑，血脉淡粉色。

（3）望目辨"气血虚夹瘀证"常见眼象：白睛底色苍白色、白睛黯色斑，血脉粉色。按：这是因为白睛底色苍白色表示气虚寒重，白睛黯色斑表示血瘀，血脉粉色表示血虚，故综合观察，主气血虚夹瘀证。若白睛黯色斑，血脉粉色、根虚或无根，由于白睛黯色斑表示瘀血，白睛血脉无根或根虚表示"虚"，白睛血脉粉色表示血虚，故综合观察，主气血虚夹瘀证。若白睛黯色斑，血脉粉红色、细、根虚或无根，表示气血虚夹瘀明显。若白睛血脉粉红略黯色、根虚或无根，表示瘀热明显，此证可有低热病状。若白睛血脉粉黯色或粉紫色、细、根虚或无根，表示气血虚、血瘀均重。

（4）望目辨"气血虚夹瘀重证"常见眼象：白睛黯色斑，血脉粉红色、粗、根虚或无根。按：此眼象表示血瘀加重。

（5）望目辨"气血虚夹瘀重证"常见眼象：白睛血脉粉黯色、粗、根虚或无根。若血脉为粉紫色，重气血虚血郁夹瘀更著。若一个脏腑的白睛血脉淡黯色粗、无根，同时在另一个脏腑部位看到白睛血脉粉色粗、无根，也表示气血虚、血瘀重证。

（6）望目辨"气血虚、瘀热证"常见眼象：可见白睛血脉粉红色、细、浮。若白睛血脉粉红色、细、浮、迂曲表示气血虚、瘀热疼痛证。若白睛血脉粉色、细、浮、根虚、血脉末端黯红色空泡结表示气血虚、痰瘀气郁化热证。若白睛粉红略黯雾漫，血脉粉色、细、浮、根虚，血脉末端黯红色空泡结表示气血虚、痰瘀气郁化热、内风证"，此属血虚（本虚）血郁（标实）证，但以血郁较明显。

三、望目辨阴虚及相关证

人体是以物质为基础的具备生命功能的有机体。若从物质与功能角度看人体阴阳属性，则功能属阳，物质属阴。生理状态下，气血相得，阴与阳相对平衡，既不显阳虚也不显阴虚，既不显阳亢也不显阴盛。人体精（包括先天之精、后天之精）、血、津、液均系体液，属于物质，为"阴"。"阴虚证"指人体不能充分生成精（包括先天之精、后天之精）、血、津、液，或过多耗损精、血、津、液，导致"阴"不足，不能与"阳"保持相对平衡而形成的证候。

阴与阳相对而言，二者可在多方面呈现多种复杂、有系统、并有一定规律的生命状态，一般主要体现于自感体温及耐寒状态、机体功能状态、动静状态、神志状态、皮肤及舌质干燥湿润状态、食饮状态、肌肤色泽、语声高低、呼息粗细与强弱、疼痛拒按与否、心搏及脉象等方面，这是机体呈现的部分主要生命功能状态。除当前常用的临床观察体征之外，在眼象方面同样也应注意观察临床特征，以利于全面、准确、客观诊断疾病和证候。

1. 望目辨"阴虚证"

（1）望目辨"阴虚证"常见眼象：可见白睛血脉殷红色。按：无论是由于不能充分生成精、血、津、液，还是由于过多耗损精、血、津、液，均可在原有阴阳相对平衡状态下使"阴"处于不足状态（或云"亏少状态"），而形成"阴虚"。由于当脏腑组织阴虚时血中津液也相对减少，使脏腑组织血脉中的"营"相对增多，"营"色本红，若"营"相对过多，则脏腑组织血脉颜色较正常红色略变深黯而呈殷红色。由于脏腑组织通过经络与白睛相连，故通过经络作用，白睛相应脏腑部位可以呈现殷红色血脉。此种眼象为"阴虚较重证"中的常见眼象，表明为一般阴虚证候。临床常见手足心热，低热或日晡潮热。阴虚发热之"热"多为低热，或为他人难以感知之热，或用体温计难以测出之热，轻度放射病导致的发热多属于阴虚发热。亦可见白睛血脉殷红色、细，这是由于白睛血脉殷红色主阴虚，细主阴不足、不足以充分灌注血脉。

（2）望目辨"阴虚发热重证"常见眼象：白睛血脉殷红色、粗。按：因为总液体量减少，"营"相对增多，可导致血流迟缓，造成血行瘀阻，相应脏腑组织血脉中的血流瘀积迟滞。因此，阴虚不仅使血脉颜色变深，而且使血脉管径变粗（若从平面角度看则变宽）。由于脏腑血脉组织通过经络与白睛相连，故通过经络作用，白睛相应脏腑部位可以呈现血脉殷红色、粗特征。此眼象表示阴虚发热重证。临床常见手足心热，低热或日晡潮热，盗汗，消瘦，咽干，口唇干燥，皮肤干燥、粗糙，头发干枯或容易脱落，心慌或心悸，头晕，目花，烦躁，心悸，月经紊乱，舌红，无苔，脉细数或虚数等。

2. 望目辨"阴虚动风证"

望目辨"阴虚动风证"常见眼象：可见白睛血脉殷红色，相关脏腑部位殷红色雾漫。按：白睛血脉殷红色主阴虚，殷红色雾漫表示阴虚内风证。

3. 望目辨"阴虚兼夹证"

"阴虚兼夹证"在已经罹患"阴虚"的基础上兼夹其他病邪而形成的证候。阴虚常可兼夹湿、痰、饮、瘀、郁、风等病邪。在望目辨证时，阴虚可以呈现此前已经记述的相应眼象，在兼夹病邪方面可以出现一个特征，也可以同时出现两个或两个以上特征，形成相应较单纯的证候或复杂证候。以下仅举数例，以见一般。

（1）望目辨"阴虚夹湿证"

"阴虚夹湿证"指在阴虚的基础上兼夹湿邪的证候。阴虚可以呈现此前已经记述的相应眼象，所夹"湿"邪可以为单纯的湿邪，可以为湿浊，也可以为寒湿，或兼夹瘀血等复杂证候。在望目辨证中，当表示阴虚的眼象与表示湿邪的眼象同时出现时，可以诊断为阴虚夹湿证，当殷红色无根或根虚血脉兼有下述白睛特征时，亦可属"阴虚夹湿证"。此外，尚可见到以下证候：

①望目辨"阴虚、湿郁证"常见眼象：白睛灰白色条、血脉殷红色。若见白睛黯灰色条、血脉殷红色，"阴虚血瘀、痰湿郁结证"

②望目辨"阴虚、湿邪郁热轻证"常见眼象：白睛淡黄色斑、血脉殷红色。若见白睛黄色斑、血脉殷红色，表示湿邪郁热加重。若见白睛黄絮斑、血脉殷红色，表示湿邪阻滞更重。

③望目辨"阴虚血瘀、湿邪郁热证"常见眼象：白睛黯褐色斑、血脉殷红色。按：此证血瘀化热较明显，而湿邪郁热较轻。

③望目辨"阴虚、湿气阻滞、郁热较重证"常见眼象：白睛黄条斑、血脉殷红色。

④望目辨"阴虚、湿浊郁热轻证"常见眼象：白睛黄褐色斑、血脉殷红色。

⑤望目辨"阴虚、湿痰郁阻证"常见眼象：白睛灰白色丘、血脉殷红色。若见白睛灰色丘、血脉殷红色，表示"阴虚、湿痰郁阻较重证"。

⑥望目辨"阴虚、湿郁化热、气结证"常见眼象：白睛黄点斑、血脉殷红色。

⑦望目辨"阴虚、湿气郁热、气结证"常见眼象：白睛灰褐色实体结、血脉殷红色。

⑧望目辨"阴虚、血瘀痰热、气结证"常见眼象：白睛黯红色实体结、血脉殷红色。

（2）望目辨"阴虚夹痰证"

"阴虚夹痰证"指在阴虚的基础上兼夹痰邪的证候。痰邪可为寒痰，也可为热痰、或痰积化热、或兼夹瘀血而形成复杂病邪，并形成各种复杂证候。从望目辨证的角度看，当表示"阴虚"的眼象与表示"痰"邪的眼象同时出现时，可以诊断为"阴虚夹痰证"。此证在望目辨证中可以见到多种眼象，形成相应证候。

①望目辨"阴虚气滞、痰瘀郁热证"常见眼象：白睛孤立空泡结、血脉殷红色。

②望目辨"阴虚、痰邪郁热轻证"常见眼象：白睛淡黄色丘、血脉殷红色。

③望目辨"阴虚、痰浊郁积证"常见眼象：白睛黄色丘、血脉殷红色。

④望目辨"阴虚、痰热郁积重证"常见眼象：白睛黄褐色丘、血脉殷红色。

白睛血脉殷红色、无根或根虚兼有上述白睛特征时，主阴虚夹痰证。

（3）望目辨"阴虚夹饮证"

"阴虚夹饮证"指在阴虚的基础上兼夹饮邪的证候。此证在望目辨证中可以见到多种眼象，形成相应证候。

①望目辨"阴虚夹饮证"常见眼象：白睛红色泡、血脉殷红色、根虚或无根。

②望目辨"阴虚、饮邪郁积证"常见眼象：白睛灰色泡或殷红色泡、血脉殷红色。

（4）望目辨"阴虚夹瘀证"

"阴虚夹瘀证"指在阴虚的基础上兼夹瘀血的证候。阴虚可以呈现此前已经记述的相应眼象，"瘀"邪多为"寒瘀"，也可以为"热瘀"，或瘀血化热，或兼夹痰瘀，而形成复杂证候。此证是以阴虚为本，瘀血为实、为标。在望目辨证中，白睛殷红色主阴虚，属"阴"不足。

①望目辨"阴虚血瘀证"：白睛血脉殷红色、细、浮。

②望目辨"阴虚血瘀重证"常见眼象：白睛血脉殷红色、粗、浮。按：因为总液体量减少，使"营"相对增多，则可导致血流迟缓，而造成血行重度瘀阻，相应脏腑组织血脉中的血流瘀积迟滞而变得很粗（若从平面角度看则变宽，而从立体角度看，则血脉过分充血膨胀而变粗）。由于脏腑组织通过经络与白睛相连，故通过经络作用，白睛相应脏腑部位可以呈现粗而隆起于白睛表面的殷红色特征，即为白睛血脉颜色殷红、粗、浮的眼象。此种眼象常见于本虚标实、阴虚郁热而致血瘀重证。临床常见手足心热，整日低热而日晡潮热尤甚，盗汗，消瘦，咽干，口唇干燥，皮肤干燥，甚则肌肤甲错，头发干枯易脱，心慌或心悸，头晕，目花，耳鸣，烦躁，心悸，失眠，疼痛，月经紊乱，舌红，无苔，脉细数或虚数等。

③望目辨"严重阴虚血瘀兼痛证"常见眼象：白睛血脉殷红色、粗、浮、迂曲。

④望目辨"阴虚瘀热痛证"常见眼象：白睛血脉殷红色、细、浮、迂曲。

⑤望目辨"阴虚、气滞血瘀郁热证"常见眼象：白睛红色实体结、血脉殷红色。

⑥望目辨"阴虚、湿阻瘀热证"常见眼象：白睛黄絮斑、血脉殷红色、细、浮。

⑦望目辨"脾阴虚、热郁血瘀夹湿证"常见眼象：白睛脾部位黄絮斑，血脉殷红色、粗。按：当先天或后天因素使脾脏津、液等阴精不足，可使阳气相对增多，出现阴虚发热，《灵枢·刺节真邪》云"阴气不足则内热"即指此而言。阴虚可致血液气化不足，形成相对血瘀状态，从而使血液由赤色变成殷红色；当血液瘀滞，导致血脉压力升高时，可使血脉变粗。当血中津液与水谷精微渗出血脉之外时，由于水谷精微味甘、性缓，兼与湿邪、津液蕴结，可进一步阻碍气血运行，并可形成众多颜色略深的黄色或略带灰黑色的横向絮状长条。由于脏腑组织病证通过经络与白睛密切联系，白睛相应脏腑部位巩膜较深层的细小血脉周围也因出现精微与津液、湿邪、瘀血蕴结，并渗出于白睛血脉之外，阻碍气机运行，形成黄色斑片中夹有颜色略深的黄色或略带灰黑色的横向絮状长条，即在白睛呈现黄絮斑。此眼象最常见于西医学诊断的各型糖尿病。当然，亦可见于其他疾病中。

4. 望目辨"气阴两虚内热证"

望目辨"气阴两虚发热证"常见眼象：白睛血脉殷红色、细、根虚或无根。按：白睛血脉细、根虚或无根主气虚，殷红色主阴虚。此主气阴两虚内热证。

5. 望目辨"气阴虚兼夹证"

望目辨"气阴虚兼夹证"指在气阴两虚的基础上兼夹湿、痰、饮、瘀等病邪的证候。此类证候在望目辨证中可以出现多种相应眼象，表明罹患各种相应证候。

（1）望目辨"气阴两虚夹瘀证"

"气阴两虚夹瘀证"指在气阴两虚的基础上兼夹瘀血的证候。此证在望目辨证中也可以出现多种相应眼象，形成各种证候。例如可以见到白睛苍白色、黯色斑、白睛血脉殷红色。也可见到一个脏腑的白睛血脉淡黯色、同时在另一个脏腑部位看到白睛血脉殷红色。

望目辨"气阴两虚夹瘀重证"常见眼象：白睛黯色斑、血脉殷红色、根虚或无根。

（2）望目辨"气阴两虚、气郁痰瘀化热证"

望目辨"气阴两虚、气郁痰瘀化热证"常见眼象：白睛黯红色空泡结、血脉殷红色、根虚。按：此属气阴虚、饮邪和瘀血较著的虚实夹杂证。

以上是气阴虚为本的本虚标实证。

四、望目辨阳虚及相关证

"阳"可在很多方面呈现各种病状，但一般主要体现于体温及耐寒状态、机体功能状态、动静状态、神志状态、皮肤干湿状态、肌肤色泽、食饮状态、语声高低、呼息粗细、强弱、疼痛拒按与否、舌质干湿状态、心搏及脉象等。"阳虚证"主要指机体阳气不足或功能减弱而呈现的证候。阳虚证在以阴阳为辨证纲领中属于"阴证"。

在临床时，阳虚证宜分清表阳虚证和里阳虚证。表阳虚证前已述及，此处仅述里阳虚证及其相关证候。在望目辨证方面，阳虚证也呈现多种眼象特征。

1. 望目辨"表阳虚证"

望目辨"表阳虚证"常见眼象：白睛肺部位血脉淡白色、粗、浮。按：肺主表，肺阳不足不仅见寒象，且见肺气虚，肺气虚不能有效敛束体表血脉，导致体表血脉增粗、隆起；肺气虚不能温煦体表及敛束皮肤玄孔，使皮肤玄孔大开，令人易汗；肺气虚及皮肤汗出均可使皮肤温度降低，从而令人畏寒；体表阳气不足，统率营血外达皮表功能减弱，导致皮肤营气减少，营少而总血量不少，故皮肤颜色变得淡白。由于脏腑组织通过经络与白睛相连，故白睛肺脏部位血脉呈现淡白色，增粗、浮起。

2. 望目辨"里阳虚证"

相对于体表而言，脏腑属"里"。当脏腑"阳"不足时，可以形成里阳虚证。

（1）望目辨"里阳虚证"常见眼象：白睛血脉淡白色。按：当先天或后天因素使人体精气和卫气不足时，脏腑功能减弱，生化不足，御寒功能衰减，血中营气减少，不足以温煦脏腑组织，则脏腑组织血脉颜色变"淡"。"阳"虚则不足以温养脏腑，以致脏腑功能活动（包括代谢功能）减弱；由"阳"虚而使阴盛，可以表现为寒证现象，此即阳虚生寒，故血色极浅淡，而呈现淡白色，血脉颜色也变得极浅淡而呈现"淡白色"。由于脏腑组织通过经络与白睛相连，故通过经络作用，白睛相应脏腑部位可以呈现淡白色。通过眼象可见里阳虚证除与各罹病相关脏腑相关外，尚总与"心"脏相关。

（2）望目辨"里虚寒证"常见眼象：白睛血脉蓝色、浮。按：里阳虚不足以温煦营血、不足以推动营血运行，以致营血运行缓慢、瘀阻，血液成分改变，从而使原本赤色的血液转为蓝色，脏腑血脉组织血脉的颜色也变为蓝色。由于阳气不足而生寒，故形成里虚寒状态。从西医学角度看，血氧不足是其重要因素之一。血脉运行缓滞，回流受阻，脉管压力过大，故隆起而现浮象。

（3）望目辨"里虚寒较重证"常见眼象：白睛血脉青色、浮。按：当里阳虚时，不足以推动营血运行，以致营血运行缓慢，阳气不足而生寒，寒邪使血脉涩滞，血行缓慢、营血不足，形成里虚寒状态，血脉由蓝色转青色。从西医学角度看，血氧严重不足则更明显。血脉运行缓滞，回流受阻，脉管压力过大，故隆起而现浮象。此眼象主里虚寒较重证。临床可见畏寒、胀痛表现。

（4）望目辨"阳虚发热证"常见眼象：白睛血脉淡白色、浮。按：阳气大虚不足以生血或不足以摄血，故仅有的少量营气浮现于外，呈现于面。可是由于营气大量减少，故血脉呈淡白色；阳虚不足以温养脏腑，故表现寒象，亦可使血液呈现淡白色，血脉颜色也变得极浅淡而呈现"淡白色"，此乃真阳虚、真寒证。这是因为阳气已极少，并使"阴"相对偏盛，令仅有的少量里阳升浮于上而生热，此"热"即为虚热，属假热现象，形成阳虚发热证。由于阳与气具虚，不足以统摄血脉，故令脉管变得宽大浮起，而显"浮"象。由于脏腑血脉组织通过经络与白睛相连，故通过经络作用，白睛相应脏腑部位可以呈现淡白色、浮。此眼象表示"发热"的本质为阳虚真寒，故临床常常称此类"发热"为"阳虚发热证"，属真阳虚、真寒假热证。临床上，当病人濒危时，可呈现一定程度的"热"象，此时患者白睛血脉多显淡白色、浮。并可见颧部浅红，游走不定，烦躁，口渴，但不能饮，久触肌肤不热反凉，足冷，尿清，下利，或见败脉。此外，亦可见白睛血脉蓝色、浮，或显青色、浮，均系"阳虚发热证"或称"真阳虚、真寒假热证"。

3.望目辨"阳虚兼夹证"

"阳虚兼夹证"指在已经罹患阳虚的基础上兼夹其他病邪而形成的证候。阳虚常可兼夹湿、痰、饮、瘀、郁、风等病邪。在望目辨证时，阳虚可以呈现此前已经记述的相应眼象，在兼夹病邪方面可以出现一个特征，也可以同时出现两个或两个以上特征，形成相应较单纯的证候或复杂证候。

（1）望目辨"阳虚夹湿证"

"阳虚夹湿证"指里阳虚兼夹湿邪的临床证候。在望目辨证时，当"阳虚"特征与白睛"湿"邪特征同时出现时，即表示阳虚夹湿证。望目辨"阳虚夹湿证"可以在阳虚方面和湿邪方面各出现一个特征，也可以同时出现两个或两个以上特征，形成相应证候。

①望目辨"阳虚、夹湿轻证"常见眼象：白睛底色苍白色、淡白色条。

②望目辨"阳虚湿阻气机证"常见眼象：白睛灰色斑，血脉淡色。

③望目辨"阳虚、湿阻重证"常见眼象：白睛血脉淡色、细、与周围组织界线欠清晰。

（2）望目辨"阳虚夹痰证"

"阳虚夹痰证"指里阳虚兼夹痰邪的临床证候。在望目辨证时，当"阳虚"特征与白睛"痰"邪特征同时出现时，即表示"阳虚夹痰证"。这些特征可以单独出现，也可以同时出现两个或两个以上特征，形成相应证候。

①望目辨"阳虚、湿痰郁阻证"常见眼象：白睛灰色丘，血脉淡色。

②望目辨"阳虚、湿痰郁阻证"常见眼象：白睛苍白色、灰色丘，血脉淡色。按：此证阳虚尤著。

③望目辨"阳虚、痰瘀气结证"常见眼象：白睛苍白色，血脉淡白色，连接黯灰色实体结。

④望目辨"阳虚、痰郁气结较重证"常见眼象：白睛苍白色、灰色包。按：此主阳虚痰郁气结证。

⑤望目辨"阳虚、寒湿痰瘀郁阻证"常见眼象：白睛灰黯色丘，血脉青色、浮。按：此主阳虚湿痰气血郁结证。

⑥望目辨"阳虚、寒痰血郁内风证"常见眼象：白睛淡黯黄色雾漫，血脉蓝色、浮。

（3）望目辨"阳虚夹饮证"

"阳虚夹饮证"指里阳虚兼夹饮邪的临床证候。在望目辨证时，当"阳虚"特征与白睛"饮"邪特征同时出现时，即表示"阳虚夹饮证"。这些特征可以单独出现，也可以同时出现两个或两个以上特征，形成相应证候。

①望目辨"阳虚夹饮证"常见眼象：白睛苍白色、淡白色泡。

②望目辨"阳虚夹饮重证"常见眼象：白睛苍白色、淡白色泡，血脉灰色。

③望目辨"阳虚血瘀、寒饮郁积重证"常见眼象：白睛苍白色、黯色泡。

（4）望目辨"阳虚夹瘀证"

"阳虚夹瘀证"指在阳虚的基础上兼夹瘀血的证候。"气"属阳，严重气虚证可发展至阳虚，而气虚、阳虚无力推动血液运行，可以导致瘀血，从而形成阳虚夹瘀证。在望目辨证时，当"阳虚"特征与白睛"瘀血"特征同时出现时，即表示"阳虚夹瘀证"。"阳虚"可以呈现此前已经记述的相应眼象，"瘀"邪多为"寒瘀"；但也可以转化为"瘀热"。这种证候是以"不足"为虚、为本，"瘀血"为实、为标。此证在望目辨证中可以见到多种眼象，形成相应证候。

①望目辨"阳虚、夹湿夹瘀证"常见眼象：白睛黯灰色斑，血脉淡色、连接蓝色点。

②望目辨"阳虚夹瘀证"常见眼象：白睛黯色斑，血脉淡白色。

③望目辨"阳虚夹瘀重证"常见眼象：白睛苍白色、黯色斑。

④望目辨"阳虚、气虚夹瘀证"常见眼象：白睛黯色斑，血脉淡紫色、细。

⑤望目辨"阳虚、寒痰瘀血阻滞证"常见眼象：白睛黯灰色丘，血脉淡青色、细。

⑥望目辨"阳虚、寒痰瘀血阻滞较重证"常见眼象：白睛黯灰色丘，血脉淡青色、细、沉。

⑦望目辨"阳虚、寒痰瘀血阻滞重证"常见眼象：白睛黯灰色丘，血脉淡青色、粗。若见白睛黯灰色丘，血脉淡青色、粗、浮，表示阳虚和寒痰瘀血阻滞更重。若见白睛黯灰色丘，血脉青色、粗，表示阳虚寒重。若见白睛黯灰色丘，血脉青色、粗、浮，表示阳虚寒痰更甚。

第二节　望目辨实证

临床上，"实"邪侵扰可致"实"证，脏腑正气未衰而邪气亢盛可形成实证，脏腑正气未衰而邪气被阻亦可致实证。当望目辨证时，在大多数情况下，白睛血脉"沉"，主要提示罹患"实"证。

从表、里分辨，实证可分表实证、里实证；从寒热分辨，实证可有寒实证、实热证等。表实证可主要分为表寒实证、表实热证，里实证可主要分为里寒实证、里实热证，并可从相关各"纲"角度辨析与其他病邪共同构成各种兼夹证。

一、望目辨表实及相关证

1. 望目辨"表寒实证"
寒邪束于表而无汗是"表寒实证"。望目辨"表寒实证"前已述及，此不赘述。

2. 望目辨"表实热证"
望目辨表实热证、风热表实证、温邪外袭表热证等，前已述及，此不赘述。

二、望目辨里实及相关证

"里实证"是既属里证又属实证的临床证候。里实证与里虚证均属里证，但一实一虚。里实证大体可有"里寒实证""里实热证"以及各种兼夹证。

1. 望目辨"里寒实证"

大多数情况下，里寒实证常见白睛底色黯黄色、蓝色等；常见的白睛形态特征为青色实体结等；常见的白睛血脉颜色为蓝色、青蓝色、黯蓝色、蓝黑色等。

（1）望目辨"里寒实证"常见眼象：白睛血脉蓝色。按：此眼象可见于"气滞寒实证"。若见白睛血脉青蓝色，表示"里寒实、气滞寒凝证"。

（2）望目辨"里寒实痛证"常见眼象：白睛血脉蓝色、迂曲。

（3）望目辨"里寒实瘀痛证"常见眼象：白睛血脉黯蓝色、迂曲。

（4）望目辨"里寒实重证"常见眼象：白睛血脉蓝色、粗，或青蓝色、粗，或黯蓝色、粗，或蓝黑色，粗。按：此眼象表示病势亢盛、逐渐加重，发病时间一般较长。

（5）望目辨"里寒实濒危证"常见眼象：白睛血脉蓝黑色、细、沉。按：此系"阴盛寒凝，气血败绝，阴阳即将离散证"。此时血中阳气已极少，属濒危的里寒实证。若见白睛血脉蓝黑色、粗、沉，表示"寒郁血瘀、气血凝涩败绝证"。

2. 望目辨"里实热证"

前已述及，本节从略。

第七章　望目辨盛证、衰证

"盛衰"二纲能显示人体患病之后邪正强弱态势及病证发展趋势，是辨析病证动态变化的纲领。

《灵枢·卫气》云："下虚则厥，下盛则热，上虚则眩，上盛则热痛。""上虚"可出现头脑空虚感、目眩、耳鸣、颈项乏力，"中虚"可出现大小便失禁、肠鸣，"下虚"可出现肌肉萎缩、晕厥、心中烦闷、迷惑、注意力不易集中等。在分析这些临床表现时需分清上下与其他虚实、寒热等各纲的关系。

第一节 望目辨盛证

"盛"，此处指旺盛、强盛、亢盛。邪气都具备一定的致病力，当邪气强盛时，既可使致病力强盛，也可使疾病势力强盛；当病势亢进、病情发展时，为疾病趋势亢盛。从望目辨证角度看，一般情况下，白睛特征范围变大、隆起增高，白睛血脉变粗、变沉，主病情加重、病势亢盛；白睛血脉末端分叉角度小，或白睛血脉由细变粗、变沉，或白睛血脉由粗浮变粗沉，表示病势亢盛，此均属盛证。

一、望目辨上盛及相关证

"上盛证"指位于"上"部的脏腑出现表示"盛"象的证候。望目辨"上盛证"可有多种眼象。表示人体上部脏腑的部位出现白睛特范围变大、或隆起、增高，白睛血脉由细变粗、由沉变浮，均说明病邪强盛、病势亢盛，其构成的证候即为"上盛证"。

1. 望目辨"上盛寒证"

"上盛寒证"指在"上"的脏腑寒邪强盛及寒势强盛的证候。在望目辨证过程中，当表示"寒证"和"盛证"的眼象同时出现于代表在"上"脏腑的部位时，即表明该患者罹患"上盛寒证"。望目辨"上盛寒证"可有多种眼象。例如：白睛表示人体"上"部脏腑部位白睛血脉蓝色、粗。此外，尚可见白睛血脉青蓝色、粗，白睛血脉黯蓝色、粗，白睛血脉蓝黑色、粗均主上部脏腑寒证病势亢盛。

2. 望目辨"上盛热证"

"上盛热证"指在"上"的脏腑热邪强盛及热势亢盛的证候。当表示"热证"和"盛证"的眼象同时出现于代表在"上"脏腑的部位时，表明该患者罹患"上盛热证"。望目辨"上盛热证"可有多种眼象。例如：白睛表示人体"上"部脏腑部位出现黄色丘高高隆起或不断增大。按：此为痰浊郁热证，属病势亢盛。此外，尚可见白睛表示人体"上"部脏腑部位的白睛血脉绛色、粗，为里热盛实证，以热为主，其中兼有血瘀，即表示上盛热证。

二、望目辨下盛及相关证

"下盛证"指在"下"的脏腑出现病势亢盛的证候。望目辨"下盛证"可有多种眼象。

白睛表示人体"下"部脏腑的部位出现白睛特征范围变大、隆起增高，白睛血脉变"粗"、由沉细变浮粗均说明病邪强盛、病势亢盛其构成的证候即为"下盛证"。

1. 望目辨"下盛寒证"

"下盛寒证"指在"下"的脏腑寒邪强盛的证候。在望目辨证过程中，当表示"寒证"和"盛证"的眼象特征同时出现于代表在"下"脏腑的部位时，即表明该患者罹患"下盛寒证"。

望目辨"下盛寒证"常见眼象：白睛血脉青蓝色、粗，或黯蓝色、粗，或蓝黑色、粗，亦可出现弯钩，均表示在"下"的脏腑气血郁结寒实证，为下盛寒证。

2. 望目辨"下盛热证"

在望目辨证过程中，当表示"热证"和"盛证"的眼象同时出现于代表在"下"脏腑的部位时，即表明该患者罹患"下盛热证"。

望目辨"下盛热证"常见眼象：表示人体"下"部脏腑的部位出现白睛血脉红黯色，或黯红色，或绛色、粗，属于"下"部脏腑病势亢盛，为下盛热证。

第二节　望目辨衰证

"衰"与"盛"相对。"衰"此指虚衰，包括由强盛渐渐微弱的致病力及病变趋势，也包括人体正气逐渐虚弱、衰减。邪气虽然具备一定的致病力，但是，当邪气致病力由强变弱时，为邪衰；当病势、病情由凶猛变和缓时，为病势衰；当人体正气由强大转为虚弱、衰减时，亦为衰，此属虚衰。因此，当"盛"与"衰"同时论述证候时，"衰"常指正气虚及正气衰弱。

"衰"与"虚"存在差别。"衰"既指病邪作用态势及病变态势而言，有时又指人体正气由强盛到虚弱的变化动态。而一般所称之"虚"指人体正气不足。

从望目辨证角度看，一般情况下，白睛特征范围由大变小、隆起的高度由高变不高，或白睛血脉由粗变细，或白睛血脉由粗浮变不粗不浮，均主病情由重变轻、病势由强盛变得较缓和，均属病势由强盛变衰减，可诊为"衰"证。

望目辨"衰"证也可有多种眼象，此时，可因白睛血脉颜色不同，而呈现寒热差异。

一、望目辨上衰及相关证

1. 望目辨"上衰证"

"上衰证"指在"上"的脏腑病势衰弱而呈现的证候。望目辨"上衰证"可见多种眼象。

望目辨"上衰证"常见眼象：白睛表示人体"上"部脏腑的部位出现范围由大变小、隆起由高变低的白睛特征。按：白睛特征范围由大变小、或隆起由高变低、白睛血脉由粗变细，均表示致病病邪衰弱、病势衰减，表示"上衰证"。若见白睛表示人体"上"部脏腑部位的白睛血脉由长变短、"分支"角度变大或消失，均主病势衰减。

2. 望目辨"上衰寒证"

望目辨"上衰寒证"常见眼象：白睛在"上"的脏腑部位出现表示"寒"证和"衰"证的眼象。换句话说，亦即当表示"寒证"和"衰证"的眼象同时出现于代表在"上"脏腑的部位时，表示"上衰寒证"。

3. 望目辨"上衰热证"

望目辨"上衰热证"常见眼象：白睛在"上"的脏腑部位出现表示"热"证和"衰"证的眼

象。换句话说，亦即当表示"热证"和"衰证"的眼象同时出现于代表在"上"脏腑的部位时，表示"上衰热证"。

二、望目辨下衰及相关证

1. 望目辨"下衰证"

"下衰证"指在"下"的脏腑出现病势衰减的证候。望目辨"下衰证"可见多种眼象。

望目辨"下衰证"常见眼象：白睛表示人体"下"部脏腑的部位出现范围由大变小、隆起由高变低的白睛特征。按：白睛特征范围由大变小、或隆起由高变低、白睛血脉由粗变细，均表示致病病邪衰弱、病势衰减，表示"下衰证"。

此外，白睛表示人体"下"部脏腑部位的白睛血脉由长变短、分叉角度由小变大、或分支消失，均主病势衰减。

2. 望目辨"下衰寒证"

望目辨"下衰寒证"常见眼象：白睛表示人体"下"部脏腑的部位出现表示"寒"证和"衰"证的眼象。换句话说，亦即当表示"寒证"和"衰证"的眼象同时出现于代表在"下"脏腑的部位时，表示"下衰寒证"。

3. 望目辨"下衰热证"

望目辨"下衰热证"常见眼象：白睛表示人体"下"部脏腑的部位出现表示"热"证和"衰"证的眼象。换句话说，亦即当表示"热证"和"衰证"的眼象同时出现于代表在"下"脏腑的部位时，表示"下衰热证"。

第二篇 望目辨标本虚实及其兼夹证

辨清"标""本"十分重要。"本",原指草木之根,引申指事物的根基、主体、本原、本质,指根本性质的事物。"标"指树梢、枝末,引申为非根本性质的事物。"标"与"本"为相对概念,是一种主次关系。

在不同情况下,"标"与"本"有不同的涵义。就正气与邪气而言,正气为本,邪气为标;就病因与症状而言,病因为本,症状为标;就病机与症状而言,病机为本,症状为标;就原发病与继发病而言,原发病为本,继发病为标;就旧病与新病而言,旧病为本,新病为标;就久病与新病而言,久病为本,新病为标;就慢性病与急性病而言,慢性病为本,急性病为标;就阴阳而言,阴为本,阳为标;就气血而言,血为本,气为标;就上下而言,下病为本,上病为标;就内外而言,内为本,外为标;就内在脏腑患病与外在经络皮毛患病而言,脏腑患病为本,经络皮毛患病为标;就脏腑而言,脏为本,腑为标;就四肢经络与头面躯干经气运行而言,四肢为本,头面躯干为标。

我们在望目辨证时,必须辨清眼象中所表明的阴与阳、气与血、正气与邪气、病因与症状、病机与症状、上与下、内与外,以及脏与腑的诸种虚实、寒热、盛衰等相关意义,从而得到准确的临床诊断。

第一章 望目辨本虚标实及其寒热兼夹证

第一节 望目辨本虚标实、气虚气滞、寒瘀及相关证

1. 望目辨"本虚标实、气虚气滞、血瘀寒证"

望目辨"本虚标实、气虚气滞、血瘀寒证"常见眼象:白睛血脉蓝色、粗、浮、根虚或无根。按:气虚则缺乏推动营血运行动力,导致血脉末梢气化功能减弱,使一个乃至多个脏腑组织器官气化功能障碍,出现气机郁滞。气滞可以导致血液运行缓滞、瘀阻,血液成分改变,从而使原本赤色的血液转为蓝色,脏腑组织血脉的颜色也变为蓝色,而形成气虚气滞、血瘀状态。因严重气滞血瘀导致阳不足,从而产生内寒,故气虚气滞、严重血瘀可形成寒证。由于本证气虚为本,气滞寒瘀为标,而全身脏腑病证通过经络气血与"目"密切联系,故白睛血脉呈现蓝色、粗、浮、根虚或无根。综合辨析,眼象表示本虚标实,气虚气滞、血瘀寒重证。

2. 望目辨"本虚标实、气虚气滞、寒瘀痛证"

望目辨"本虚标实、气虚气滞、血瘀寒痛证"常见眼象：白睛血脉蓝色、粗、浮、迂曲、根虚或无根。按：在望目辨"本虚标实，气虚气滞、血瘀寒重证"原理的基础上，可以引发血脉收引、痉挛。因血脉收引、痉挛可使"阳"不能到达血脉远端，从而使血脉末端分布部位呈现寒证和痛证。由于全身脏腑组织病证通过经络与"目"密切联系，故白睛血脉蓝色、粗、浮、迂曲、根虚或无根。综合辨析，眼象表示本虚标实，气虚气滞、血瘀证，但此证寒痛严重。

3. 望目辨"本虚标实、气虚寒瘀、血气败绝证"

望目辨"本虚标实、气虚寒瘀、血气败绝证"常见眼象：白睛血脉黑色、粗、浮、根虚或无根。按：在望目辨"本虚标实，气虚气滞、血瘀寒重证"原理的基础上，血液运行更加缓滞，血液运行严重瘀阻，导致血液成分改变，使原本红色的血液转为黑色，脏腑组织的血脉颜色也变为黑色。由于全身脏腑病证通过经络与"目"密切联系，故白睛血脉黑色、粗、浮、根虚或无根。综合辨析，此眼象表示本虚标实、气虚寒瘀、血气败绝证。

第二节　望目辨本虚标实、虚实兼夹热证

1. 望目辨"本虚标实、阴虚血瘀证"

望目辨"本虚标实、阴虚血瘀证"常见眼象：白睛血脉殷红色、细、浮。按：白睛血脉殷红色主阴虚，属阴不足。当营血瘀滞于相应脏腑组织经络时，血脉中的血流因压力增大而隆起，但尚未十分严重，故白睛相应脏腑部位的血脉呈现殷红色、细、浮特征。此证阴不足属虚、为本，瘀血属实、为标。综合辨析，眼象表示本虚标实、阴虚血瘀证，此属虚实夹杂热证。

2. 望目辨"本虚标实、阴虚血瘀重证"

望目辨"本虚标实、阴虚血瘀重证"常见眼象：白睛血脉殷红色、粗、浮。按：白睛血脉殷红色主阴虚，属"阴"不足。白睛血脉粗、浮主阴虚燥热血瘀证。血瘀重，故血脉浮而粗。此证阴不足属虚、为本，瘀血属实、为标。综合辨析，眼象表示本虚标实、阴虚血瘀重证，此属虚实夹杂热证。

3. 望目辨"本虚标实、阴虚血瘀痛证"

望目辨"本虚标实、阴虚血瘀痛证"常见的眼象：白睛血脉殷红色、粗、浮、迂曲。按：在"白睛血脉殷红色、粗、浮"原理的基础上，因阴虚导致气滞，气滞导致血瘀，脏腑气血受病邪影响，从而使血脉拘挛，而呈迂曲形态。由于脏腑血脉组织通过经络与白睛相连，故白睛相应脏腑部位的血脉也呈现殷红色、粗、浮、迂曲特征。综合辨析，眼象表示本虚标实、阴虚血瘀证，而此证以严重疼痛尤为突出。

第二章　望目辨本虚标实及其兼夹气血痰瘀证

第一节　望目辨本虚标实、气虚痰瘀气郁证

望目辨"本虚标实、气虚痰瘀气郁证"常见眼象：白睛血脉黯灰色、沉、根虚或无根、垂露。按：白睛血脉灰色主痰饮郁积证。气虚不能正常推动血液运行，痰邪裹挟血液，导致营血气化不足，故血脉黯灰色，可见白睛血脉黯灰色主血瘀痰饮郁积证。白睛血脉沉主气滞证。白睛血脉根虚主气虚证，无根为严重气虚证。气虚不能有效摄血，致血脉脉壁轻微破损，但未致完全破裂，以致血液流至血脉脉壁之中，而未流至脉壁之外，从而使血脉脉壁膨出、下垂，形成如露滴下垂状态。综合辨析，眼象表示本虚标实、气虚痰瘀气郁证。若白睛血脉黯灰色、浮、根虚或无根、垂露，表示气虚血瘀严重。若白睛血脉黯灰色、粗、浮、垂露表示严重气虚血瘀证。

第二节　望目辨本虚标实、气虚气滞、血瘀热证

1. 望目辨"本虚标实、气虚气滞、血瘀血热证"

望目辨"本虚标实、气虚气滞、血瘀血热证"常见眼象：白睛血脉红黯色、粗、浮、根虚或无根。按：正气虚，可以导致卫气壅遏、裹束血脉之力减弱，从而使血脉变粗，并隆起，从而显得粗、浮。当患病导致人体脏腑正气已虚时，人体脏腑组织气血不够充沛，故白睛相应脏腑部位的血脉在连接白睛穹隆部的血脉时若隐若现，而使血脉呈现根部不甚明显的状态，即形成"根虚"；当气血严重不足时，白睛相应脏腑部位连接白睛穹隆部的血脉不能充盈，而呈现靠近穹隆部的血脉开始时完全看不到血脉痕迹的状态，即形成"无根"。由于病邪影响血液，导致血液成分改变，血中津液减少，血液明显浓缩，气化功能减弱，此即邪气郁遏可以阻碍气血运行，使原本赤色的血脉转为红黯色。此眼象中，白睛血脉浮主气虚，色黯主瘀，色红主热，红黯色主实热血瘀，属热邪亢盛实证。综合辨析，眼象表示本虚标实、气虚气滞瘀热证。若白睛血脉紫色、粗、浮、根虚或无根，表示本虚标实、气虚气滞、血瘀热盛严重证，并有由热转寒之虞。

2. 望目辨"本虚标实、气虚气滞、血瘀热盛、疼痛重证"

望目辨"本虚标实、气虚气滞、血瘀热盛、疼痛重证"常见眼象：白睛血脉紫色、粗、浮、迁曲、根虚或无根。按：在白睛血脉红黯色、粗、浮、根虚或无根原理的基础上，因气虚气滞血瘀热盛、剧烈疼痛可致血脉拘挛，从而使血脉呈迁曲形态，故白睛血脉紫色、粗、浮、迁曲、根虚或无根。综合辨析，此眼象表示本虚标实、气虚气滞、血瘀热盛严重，有由热转寒之虞，并兼明显疼痛证候。

第五卷

望目辨脏腑证候

第一篇　望目辨五脏证候

中医学发展至今，主要形成"脏腑辨证""六经辨证""三焦辨证""卫气营血辨证""五轮八廓辨证""气血辨证"以及"气血津液辨证"等辨证理论体系。但是，人体是一个有机整体，是以脏腑（包括奇恒之腑）为基础的有机整体，不可人为分割。在临床诊疗中，客观现实也证明，不能将人体主观分割成各个部分或各个系统。由此可见，人体是各系统、各组织器官、各脏腑（包括奇恒之腑在内）相互密切联系、不可分割的统一有机整体。因此，在我们中医学的体系中，应当客观存在着统一的、完整的理论体系和辨证体系。在临床诊断中，应时刻考虑脏腑生理病理状态及由脏腑病理变化构成的临床证候。著者认为，"脏腑辨证"应是诸多辨证理论体系的基础，掌握"脏腑辨证"即可掌握其他各种辨证的核心。无论"伤寒"还是"温病"，无论妇科疾病或是眼科疾病，它们所呈现的各种"证候"的实质，均可用"脏腑辨证"统一辨析之。望目辨证即以"脏腑辨证"为辨析疾病"证候"的立论依据。

第一章　望目辨肝脏证候

第一节　望目辨肝虚证

欲辨"肝虚证"，首先必须分辨清楚"肝气虚证""肝血虚证""肝阴虚证""肝阳虚证"，尚必须分辨是否有兼夹证。"肝气虚证""肝血虚证""肝阴虚证""肝阳虚证"在望目辨证中呈现各不相同的特征。

一、望目辨肝气虚及相关证

"肝气"此指肝脏的生理功能。肝脏具备藏血及调节全身血量的功能，具备生成胆汁及排泄胆汁的功能，主司情志调达和全身关节筋脉活动，并维持其正常状态，这种功能可称之为"肝气"。

1. 望目辨"肝气虚证"

"肝气虚证"是指肝气不足显示的证候。《素问·脏气法时论》云："肝病者……虚则目䀮䀮无所见，耳无所闻，善恐，如人将捕之。"《诸病源候论·卷十五·五脏六腑病诸候》云："肝象木，王于春。其脉弦，其神魂，其候目，其华在爪，其充在筋，其声呼，其臭臊，其味酸，其液泣，其色青，其藏血，足厥阴其经也，与胆合为府而主表，肝为脏而主里。""肝气不足则病目不明，两胁拘集，筋挛，不得太息，爪甲枯，面青，善悲恐，如人将捕之。"临床尚可见到多梦、易惊、卧寐不宁、易醒、醒后难以再次入眠、目干涩或视物不清、或筋痿、或阳痿、指甲与趾甲干枯及脆而无光泽等。

在望目辨证时，"肝气虚证"可在白睛肝部位见到白睛底色特征、白睛血脉特征等，这些临床特征可单独出现，也可同时出现两种及以上特征。

望目辨"肝气虚证"常见眼象：

白睛肝部位的血脉淡色、细。按：白睛血脉淡色主气虚证。此眼象中，血脉细亦表示气虚，出现于肝脏部位即表示肝气虚证（图5-1-1-1，周某，男，28岁，2011-1-14）。

白睛肝部位的血脉淡色、粗，可直、可弯。按：此证气虚重于上述证候。

白睛肝部位的血脉淡色、细、根虚，血脉可直、可弯。按：此证气虚重于上述证候。

白睛肝部位的血脉淡色、粗、根虚，血脉可直、可弯。按：此证"气虚"较"血脉淡色、细、根虚"者严重。

白睛肝部位的血脉淡色、细、无根，血脉可直、可弯。按：此证气虚重于上述证候。

白睛肝部位的血脉淡色、粗、无根，血脉可直、可弯。按：此证"气虚"较"血脉淡色、细"者严重。

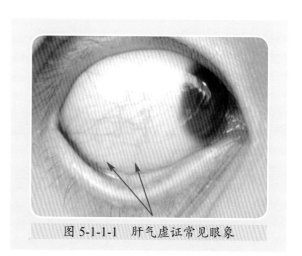

图5-1-1-1　肝气虚证常见眼象

2. 望目辨"肝气虚兼瘀证"

"肝气虚兼瘀证"可单独见到以下一种特征，也可同时见到以下两种以上特征，血脉可直、可弯。

望目辨"肝气虚兼瘀证"常见眼象：

白睛肝部位底色淡黯色。

白睛肝部位血脉淡黯色、细（图5-1-1-2，尚某，女，31岁，2007-7-5）。

白睛肝部位血脉淡黯色、粗。按：此证"气虚"较"血脉淡黯色、细"者严重。

白睛肝部位血脉淡黯色、粗、根虚。按：此证"气虚"较"血脉淡黯色、细"者严重。

白睛肝部位血脉淡黯色、粗、无根。按：此证"气虚"较"血脉淡色、细"者严重。

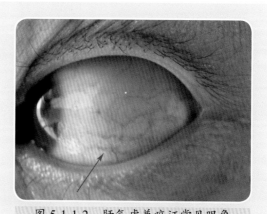

图5-1-1-2　肝气虚兼瘀证常见眼象

3. 望目辨"肝气虚兼痛证"

"肝气虚兼痛证"可单独见到以下一种特征，也可同时见到以下两种及以上特征，血脉可直、可弯。

望目辨"肝气虚兼痛证"常见眼象：

白睛肝部位血脉淡色、迂曲。按：白睛血脉"淡色"主气虚证，出现于肝部位即表示肝气虚证。白睛肝部位血脉"迂曲"主肝痛证，多主血瘀气滞痛证。综合辨析，即主"肝气虚兼痛证"（图 5-1-1-3，许某，男，48 岁，2011-6-10）。

白睛肝部位血脉淡黯色、迂曲。按：白睛血脉"淡黯色"主气虚血瘀证，出现于肝部位即表示肝气虚血瘀证，可兼寒证。白睛肝部位血脉"迂曲"主肝痛证，多主血瘀气滞痛证。综合辨析，即主"肝气虚兼痛证"，此证兼血瘀，并可兼寒证。

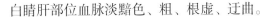

图 5-1-1-3　肝气虚兼痛证常见眼象

白睛肝部位血脉淡黯色、细、迂曲。

白睛肝部位血脉淡黯色、细、根虚、迂曲。

白睛肝部位血脉淡黯色、粗、迂曲。按：此证气虚较上证严重。

白睛肝部位血脉淡黯色、粗、根虚、迂曲。

白睛肝部位的血脉淡蓝色、迂曲。

白睛肝部位的血脉淡蓝色、细、迂曲。

白睛肝部位血脉淡蓝色、细、根虚、迂曲。按：此证气虚较上证严重。

白睛肝部位血脉淡蓝色、粗、根虚、迂曲。按：此证气虚较上证严重。

白睛肝部位血脉淡蓝色、粗、迂曲。按：此证"气虚"较"血脉淡蓝色、细、迂曲"者严重。

白睛肝部位血脉淡青色、细、无根、迂曲。

白睛肝部位血脉淡青色、粗、无根、迂曲。按：此证气虚严重。

4. 望目辨"肝气虚兼恐证"

"肝气虚兼恐证"可单独见到以下一种特征，也可同时见到以下两种及以上特征，血脉可直、可弯。

望目辨"肝气虚兼恐证"常见眼象：

白睛肝部位淡青色。

白睛肝部位血脉淡青色、细、沉。

白睛肝部位血脉淡青色、细、沉、迂曲。按：此时可兼疼痛。

白睛肝部位血脉淡青色、细、沉、根虚、迂曲。按：此时气虚尤甚（图 5-1-1-4，陈某，男，45 岁，2007-7-5）。

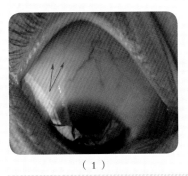　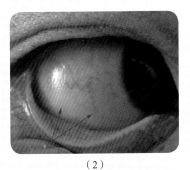　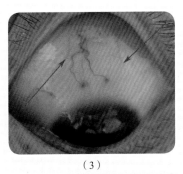

（1）　　　　　　　　　（2）　　　　　　　　　（3）

图 5-1-1-4　肝气虚兼恐证常见眼象

5. 望目辨"肝虚胁痛证"

望目辨"肝虚胁痛证"常见眼象：

白睛肝部位血脉淡色、细、迂曲。按：血脉淡色、细主气虚，血脉迂曲主疼痛。肝位于胁部，故肝病可在胁部位出现疼痛，胁痛者可在肝部位呈现血脉相关特征（图 5-1-1-5，张某，女，49 岁，2011-12-30）。

白睛肝部位血脉淡色、细、浮、迂曲。按：此证气虚重于上述证候。

白睛肝部位血脉淡色、细、根虚、迂曲。按：此证气虚重于上述证候。

白睛肝部位血脉淡色、细、浮、根虚、迂曲。按：此证气虚重于上述证候。

白睛肝部位血脉淡色、粗、根虚、迂曲。按：此证气虚重于上述证候。

白睛肝部位血脉淡色、粗、浮、迂曲。按：此证气虚重于上述证候。

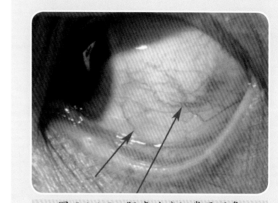

图 5-1-1-5　肝虚胁痛证常见眼象

白睛肝部位血脉淡色、粗、浮、根虚、迂曲。按：此证气虚重于上述证候。

以上气虚胁痛逐步加重。

6. 望目辨"肝气虚寒证"

"肝气虚寒证"指肝脏气虚，同时显现寒象的证候。临床常见虚寒胁痛、胁腹胀满、或左胁痛，四肢冷，两目眽眽，纳呆，气急，头昏、悒悒不乐，筋脉拘集，妇女月经不畅，舌淡或黯、苔白薄或白，脉细或细弦等。

望目辨"肝气虚寒证"常见眼象：

白睛肝部位血脉淡白色、细、沉、根虚。按：白睛血脉根虚主虚，淡白色、细主阳虚寒证，兼而有之则属虚寒（5-1-1-6，连某，女，41 岁，2011-7-1）。

白睛肝部位血脉淡蓝色、沉、根虚。按：此证气虚重于上述证候。

白睛肝部位血脉淡蓝色、细、沉、根虚。按：此证重于上述证候。

白睛肝部位淡蓝色雾漫，白睛血脉淡色、细、无根。按：此证肝气虚兼风寒明显。

白睛肝部位血脉淡蓝色、粗、浮、根虚。按：此证气虚重于上述证候。

白睛肝部位血脉淡蓝色、细、沉、无根。按：白睛血脉"无根"表示气虚证重于"根虚"所表示的气虚证，淡蓝色主寒，兼而有之则属肝气虚寒证。此证重于前述证候。

白睛肝部位血脉淡蓝色、细、浮、无根。按：此证气虚重于上述证候。

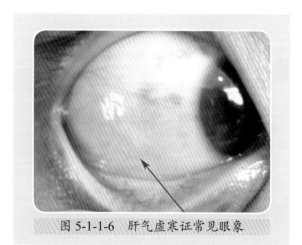

图 5-1-1-6　肝气虚寒证常见眼象

7. 望目辨"肝气虚热证"

"肝气虚热证"指肝气虚而形成的热证。临床常见面目干黑、视物不明、口苦、精神不安、恐惧，甚或魂不守舍、不能独处。

望目辨"肝气虚热证"常见眼象：

白睛肝部位血脉粉色、浮、无根。按：白睛肝部位血脉浮、无根主肝气虚，血脉粉色主肝虚热，兼而有之则主肝气虚热证。

白睛肝部位血脉粉色、粗、浮、无根，肝部位粉红色雾漫。按：此证气虚重于上述证候。

白睛肝部位血脉娇红色、粗、浮、无根。按：此证气虚重于上述证候（图5-1-1-7，孙某，女，42岁，2007-5-30）。

白睛肝部位血脉娇红色、粗、浮、根虚，肝部位娇红色雾漫。按：此主肝气虚热兼内风证候。

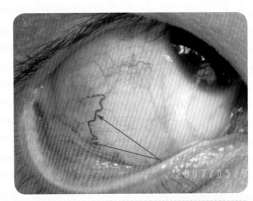
图 5-1-1-7　肝气虚热证常见眼象

8. 望目辨"肝气虚兼风证"

"肝气虚兼风证"指肝脏气虚而受外来风邪侵袭，导致营卫滞涩，筋脉、关节失养，发生筋脉、关节抽掣疼痛，或头眩、口眼歪斜等。

望目辨"肝气虚兼风证"常见眼象：

白睛肝部位血脉淡色、细，血脉可直、可弯，肝部位淡黯色雾漫（图5-1-1-8，王某，女，85岁，2011-4-1）。

白睛肝部位血脉淡色、粗，血脉可直、可弯，肝部位淡黯色雾漫。按：此证气虚重于上述证候。

白睛肝部位的血脉淡色、细、根虚，血脉可直、可弯，肝部位淡黯色雾漫。按：此证气虚重于上述证候。

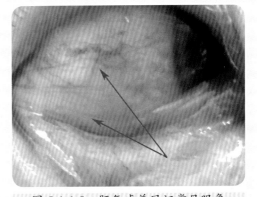
图 5-1-1-8　肝气虚兼风证常见眼象

白睛肝部位的血脉淡色、粗、根虚，血脉可直、可弯，肝部位淡黯色雾漫。按：此证"气虚"较"血脉淡色、细"者严重。

白睛肝部位的血脉淡色、细、无根，血脉可直、可弯，肝部位淡黯色雾漫。按：此证气虚重于上述证候。

白睛肝部位的血脉淡色、粗、无根，血脉可直、可弯，肝部位淡黯色雾漫。按：此证"气虚"较"血脉淡色、细"者严重、并兼内风证候。

白睛肝部位底色淡白色、肝部位淡黯色雾漫、血脉淡色、粗、无根。按：此主肝气虚兼内风证候。

9. 望目辨"肝决兼气虚证"

"肝决兼气虚证"指肝脏严重气虚而显示肝气将绝的证候。临床可见面色苍白，口唇青色发绀，目不欲睁，视而不见，汗出如油等。

望目辨"肝决兼气虚证"常见眼象：

白睛底色苍白色，肝部位血脉黯蓝色、粗、浮、无根。按：肝部位的血脉黯蓝色本主寒实瘀痛证，但血脉粗、浮、无根表示肝气严重虚寒，兼以底色苍白色，故表示"肝决气虚证"。

白睛底色苍青色，肝部位血脉蓝黑色、粗、浮、无根。按：此证气虚寒瘀甚于上者。

二、望目辨肝血虚及相关证

"肝血"指肝脏所藏之血。《素问·五脏生成》云："故人卧血归于肝。肝受血而能视，足受血而能步，掌受血而能握，指受血而能摄。"《灵枢·本神》云："肝藏血，血舍魂。"肝血虚可引发多种证候。

1. 望目辨"肝血虚证"

在望目辨证时，"肝血虚证"可在白睛肝部位见到多种白睛血脉特征，这些临床特征可单独出现，也可同时出现两种及以上特征。

"肝血虚证"指肝脏所藏之血不足而显示的证候。临床常见胁痛，行走迟缓或运动不够灵活，握物、拿取精细物品障碍、或手足震颤，偏头痛、或牵及目痛、目胀、视物障碍，腹痛牵掣阴睾，恐惧、易惊、幻觉、幻视或视力减退或雀盲等；临床尚可见到睡眠方面出现病变，如入睡难、卧寐不宁、易醒、醒后难以再次入眠、多梦、睡梦中说话、耳鸣、或梦游、或筋痿、指甲干枯及脆而无光泽，女子月经不调，男子阳痿、性功能异常，舌淡、苔白，脉濡细或虚细等。

望目辨"肝血虚证"常见眼象：白睛肝部位血脉粉色，可直、可弯。按：白睛血脉粉色主血虚证，出现于肝部位即表示肝血虚证。

2. 望目辨"肝血虚兼虚热证"

"肝血虚兼虚热证"指肝血虚而发热的证候。临床常见目赤、目涩、虚热、热气壅滞、胸中烦热躁闷，舌边尖粉红、苔薄，脉濡数等。

望目辨"肝血虚兼虚热证"常见眼象：

白睛肝部位血脉粉红色，可直、可弯。按：白睛血脉粉红色主血虚发热证，出现于肝部位即表示肝血虚发热证。此证较上述证候严重。

白睛肝部位血脉粉红色、细，血脉可直、可弯。按：此眼象肝部位血脉"细"表示肝血严重不足，不足以充盈脉管。此证重于上述证候（图5-1-1-9，龚某，男，39岁，2012-7-23）。

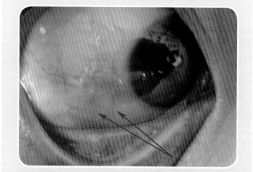

图5-1-1-9 肝血虚兼虚热证常见眼象

白睛肝部位血脉粉红色、粗，血脉可直、可弯。按：肝部位血脉粉红色、粗表示血虚发热兼轻微血瘀证。此证较上述证候严重。

3. 望目辨"肝血虚兼动风证"

"肝血虚兼动风证"指肝血不足所产生的内风证候，此证兼有血虚和内风两盛证的临床特征。临床常见手足震颤，行动障碍，或视物、握物、拿取精细物品、睡眠等障碍，或筋脉拘集，肌肉瞤动，或筋痿，四肢麻或木，指甲与趾甲干枯、脆而无光泽，恐惧、易惊、耳鸣，或眩晕、抽掣，女子月经不调，男子阳痿或性功能异常，舌淡、苔薄，脉细弦或虚细弦等。

望目辨"肝血虚兼动风证"常见眼象：

白睛肝部位粉色雾漫，血脉粉色（图5-1-1-10，黄某，女，41岁，2012-4-17）。

白睛肝部位粉色雾漫，血脉粉红色。按：此证血虚较上述证候严重，已见血虚热象。

白睛肝部位血脉粉红色、粗，血脉可直、可弯，肝部位红色雾漫。按：此证较上述证候严重，已兼内风。

白睛肝部位血脉粉红色、粗、浮、无根，肝部位粉红色雾漫。按：此主肝血虚、虚热兼内风证候。

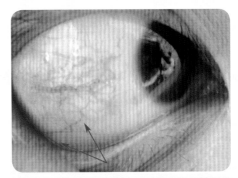

图5-1-1-10　肝血虚兼动风证常见眼象

三、望目辨肝阴虚及相关证

"肝血"和"肝精"均属"肝阴"。"肝阴"与"肝阳"相对而言，"肝阴"与"肝阳"相互依存，可以互相转化，也必须相互协调。若"肝阴"虚，可以导致"肝阳上亢"。

1. 望目辨"肝阴虚证"

"肝阴虚证"统指肝脏阴精不足，以及所藏之血、液不足而显示的证候。临床常见虚热壅滞、胸中烦热躁闷，胁痛，眼干、视力减退，头晕、头痛，多怒、易惊，耳鸣耳聋，失眠，甚则目赤目涩，面红，或眩、厥、转筋、抽搐、震颤，四肢燥热乏力，筋脉挛急，甚或筋痿废用，大便秘涩，女子月经量少或闭经、男子射精过快或早泄，或勃起不坚、不能持久，舌红苔少，脉弦细数等。

在望目辨证时，"肝阴虚证"可在白睛肝部位见到多种白睛血脉特征，这些临床特征可单独出现，也可同时出现两种及以上特征。

望目辨"肝阴虚证"常见眼象：

白睛肝部位血脉殷红色，血脉可直、可弯。按：血脉殷红色主阴虚，血脉特征出现于肝部位即表示肝阴虚证（图5-1-1-11，李某，女，38岁，2012-11-20）。

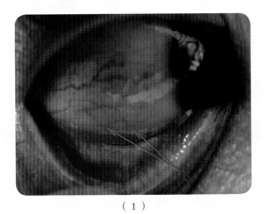

（1）　　　　　　　　　　　　　　　　　（2）

图5-1-1-11　肝阴虚证常见眼象

白睛肝部位血脉殷红色、细，血脉可直、可弯，弯曲的血脉指向瞳孔，或指向其他脏腑。按：此眼象表明由于肝阴虚不足以充盈血脉，导致阴虚重于上述证候。

2. 望目辨"肝阴虚兼虚火证"

"肝阴虚兼虚火证"属"肝阴虚兼肝阳上亢证"（或称"肝阴虚兼阳亢证"），但此证以虚热为著，而不以头目眩晕为主。临床常见胁痛，头面烘热，面红，目赤，目干涩，视力减退，耳鸣，口干，烦躁，失眠，便干，女子月经量少或闭经，男子射精过快或早泄，或勃起不坚、不能持久，舌红苔少，脉弦细数等。

望目辨"肝阴虚兼虚火证"常见眼象：

白睛肝部位血脉殷红色，粗（图 5-1-1-12，李某，女，28 岁，2010-12-17）。

白睛肝部位血脉殷红色、粗、浮。按：此眼象表示"肝阴虚兼虚火证"逐渐加重。

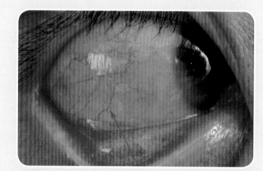

图 5-1-1-12　肝阴虚兼虚火证常见眼象

3. 望目辨"肝阴虚兼阳亢证"

"肝阴虚兼阳亢证"指由于肝阴虚，阴不潜阳，引发肝阳偏盛而使肝阳上亢呈现的证候，亦可称"肝阴虚兼肝阳上亢证"。临床常见目赤面红，晕眩、头痛、或晕厥，转筋、抽搐、震颤，眼干、视力减退，耳鸣，烦躁，失眠，胁痛，女子月经量少或闭经，男子射精过快或早泄、或勃起不坚、不能持久，舌红苔少，脉弦细数等。若临床常见以手足心热、巅痛眩晕、烦躁、易怒、头面烘热、目干涩、耳鸣、口干、便干等症状，可称"肝阴虚兼眩晕证"。此证系"肝阴虚"引发的眩晕证候，以头面烘热、头目眩晕为主。从西医学诊断的角度看，结核性肾炎、高血压病、贫血、神经官能症等可常见此类眼象。

望目辨"肝阴虚兼阳亢证"常见眼象：

白睛肝部位血脉殷红色，血脉前端或附近有红色点。按：白睛肝部位红色点主肝血瘀郁热证。此时患者可无明显临床表现（图 5-1-1-13，刘某，男，51 岁，2012-11-21）。

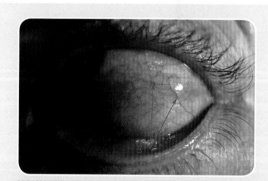

图 5-1-1-13　肝阴虚兼阳亢证常见眼象（一）

白睛肝部位红色雾漫，黯红色水肿，血脉殷红色、粗、浮、分出弯钩、血脉远端弯曲。按：白睛肝部位红色雾漫主肝热动风证，黯红色水肿主肝脏湿阻血瘀、水肿证，血脉殷红色、粗、浮主肝脏阴虚郁热证，从殷红色直行血脉分出殷红色弯钩主肝阴虚、肝郁，血脉远端弯曲主肝血瘀郁热、病证已出现变化。综合辨析，此眼象表示肝阴虚、肝阳上亢证（图 5-1-1-14，蔡某，女，

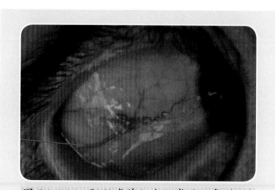

图 5-1-1-14　肝阴虚兼阳亢证常见眼象（二）

47 岁，2011-3-13）。此外，若见白睛特征殷红色雾漫主阴虚内风证，眼象出现于白睛肝部位主肝阴虚内风证。

4. 望目辨"肝阴虚兼虚风内动证"

"肝阴虚兼虚风内动证"指肝阴虚发热、虚热耗伤阴血，以致阻塞经络及孔窍，形成内风、风阳上亢的证候，此证亦属于"肝阴虚兼肝阳上亢证"，但以内风为著。此证较上证严重。"肝阴虚兼虚风内动证"常见烦热，眩晕、头痛，四肢麻木、步履不正，昏厥、口眼歪斜、半身不遂、舌强语謇，喉中痰鸣，四肢抽搐，甚或角弓反张，舌质瘦、红或绛色，苔少或薄白，脉弦或弦数等。从西医学诊断的角度看，结核性肾炎、高血压危象、贫血、神经官能症、脑动脉硬化、老年血管性痴呆、脑出血、脑血管栓塞、脑血管痉挛等急慢性脑血管意外，乃至脑肿瘤等病可见此类眼象。

望目辨"肝阴虚兼虚风内动证"常见眼象：

白睛肝部位殷红色雾漫，血脉殷红色、浮。按：肝部位血脉殷红色、浮主明显肝阴虚，肝部位殷红色雾漫主肝阴虚内风证，二者兼而有之则主"肝阴虚兼虚风内动证"［图 5-1-1-15（1），赵某，男，35 岁，2012-2-1；图 5-1-1-15（2），段某，男，48 岁，2011-11-16］

白睛肝部位殷红色雾漫，血脉殷红色、粗、浮、弯钩。按：此证肝阴虚、肝郁明显。

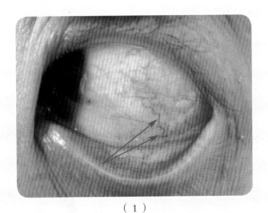 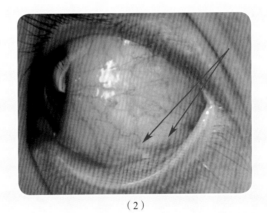

（1）　　　　　　　　　　　（2）

图 5-1-1-15　肝阴虚兼虚风内动证常见眼象

白睛肝部位殷红色雾漫，血脉殷红色、结花。按：此眼象表示肝阴虚、气机郁滞，病势缠绵，反复曲折。

白睛肝部位殷红色雾漫，血脉殷红色、结花，血脉附近红黯色斑。按：此眼象表示在上述证候基础上已有极少量颅内渗血。

白睛肝部位殷红色雾漫，血脉殷红色、结花，血脉附近黯红色斑。按：此眼象表示在上述证候基础上颅内已有明显极少量较陈旧渗血病理变化。如果肝部位血脉不是"结花"而是"弯钩"，则"肝阴虚、虚风内动证"更加严重。

5. 望目辨"肝中风兼虚热证"

"肝中风兼虚热证"指患者肝阴虚而罹患风热病邪引发的证候。临床常见两胁热痛，头目眴动，亦可见佝偻而行，或踞坐不能低头，舌边尖红，脉细弦数等。

望目辨"肝中风兼虚热证"常见眼象：

白睛肝部位殷红色雾漫，血脉殷红色、沉。按：肝部位殷红色雾漫主肝阴虚、肝风，血脉殷红色、沉主肝阴虚，阴虚则生内热，故眼象表示"肝中风兼虚热证"，但此时"肝中风兼虚热证"尚轻微（图5-1-1-16，施某，男，43岁，2012-11-6）。

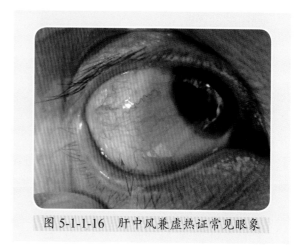

图5-1-1-16 肝中风兼虚热证常见眼象

白睛肝部位殷红色雾漫，血脉殷红色、细、沉；肺部位红黯色雾漫，血脉殷红色、粗、浮。按：因风热病邪外袭郁遏肝脏血脉，故肝部位血脉沉或沉细，因有肝阴虚在先，肝阴虚累及肺脏而使肺阴虚，且风邪袭扰，故可使肺部位出现红黯色雾漫。

6. 望目辨"肝阴虚兼肝郁证"

"肝阴虚兼肝郁证"指在"肝阴虚"的前提下，出现"肝郁"的证候。"肝阴虚兼肝郁证"多以阴虚热证为著。

望目辨"肝阴虚兼肝郁证"常见眼象：

白睛肝部位血脉殷红色、弯钩。按：白睛血脉弯钩主郁，肝部位血脉殷红色主阴虚。综合辨析，本眼象表示"肝阴虚兼肝郁证"（图5-1-1-17，石某，男，33岁，2011-11-28）。

白睛肝部位血脉殷红色、细、弯钩。按：此证肝阴虚、肝郁，而肝郁较著。

白睛肝部位血脉殷红色、细，并由此条血脉中分出一支殷红色、细、弯钩。按：此证重于前述证候。

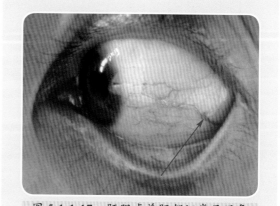

图5-1-1-17 肝阴虚兼肝郁证常见眼象

白睛肝部位血脉殷红色、细、沉、弯钩。按：此证肝郁尤著。

白睛肝部位血脉殷红色、细、浮、弯钩。按：血瘀导致血脉充盈，故血脉隆起，从外观看则显浮象，表明此证肝郁、血瘀较著。

白睛肝部位血脉殷红色、弯钩、黯色半月形斑，白睛上部黯色长弧形斑。若为女子，此证患者多见月经失调阴虚热证；若为男子，多见性功能障碍阴虚热证。

7. 望目辨"肝咳兼虚热证"

"肝咳兼虚热证"指肝阴虚、肝郁，肝侮肺，而引发的热咳证候。临床常见低热，干咳或咳痰黄而少，烦躁易怒，头眩，口苦，胁痛牵及少腹，女子月经不调、性功能障碍，男子阳痿、勃起不坚等性功能障碍，舌边红黯、苔少，脉弦细数等。

望目辨"肝咳兼虚热证"常见眼象：

白睛肝部位的血脉殷红色、沉、弯钩、直行血脉指向肺，肺部位血脉殷红色。按：此证候实质系肝阴虚、肝郁、肝侮肺证。

白睛肝部位的血脉殷红色、细、沉、弯钩、直行血脉指向肺，肺部位血脉殷红色。按：此证肝郁甚于上述证候。

白睛肝部位的血脉殷红色、沉、弯钩、与弯钩同时发出的直行血脉细、沉、迂曲、指向肺，肺部位血脉殷红色。按：此证候重于前述证候。

白睛肝部位的血脉殷红色、细、沉、弯钩、与弯钩同时发出的直行血脉细、沉、迂曲、指向肺，肺部位血脉殷红色、粗。按：此证候重于前述证候。

8. 望目辨"肝决兼阴虚证"

"肝决兼阴虚证"指肝阴严重不足而显示的肝脏阴气决绝证候。临床可见颧面潮红、口唇发绀、目不欲睁，视而不见，烦热易怒，汗出如油等。

望目辨"肝决兼阴虚证"常见眼象：白睛肝部位底色殷红色，瞳孔极度缩小如针尖。按：白睛底色殷红色主阴虚、虚热，瞳孔缩小主病邪侵袭、元气即将离绝证，二者兼而有之则表示严重阴虚、元气即将离绝证。

四、望目辨肝阳虚及相关证

"肝阳"此指肝脏温煦和鼓动肝气升发调达，并产生温热作用的功能。

1. 望目辨"肝阳虚证"

"肝阳虚证"统指肝脏阳气不足而显示的虚寒证候。"肝阳虚证"可由"肝气虚"发展而来。临床多见胁下坚痞，腹满纳呆，面色青，畏寒，悒悒不乐，女子月经不利，男子囊缩睾寒，舌质淡黯、苔白，脉虚细弦。在望目辨证时，"肝阳虚证"可在白睛肝部位见到多种白睛血脉特征，这些临床特征可单独出现，也可同时出现两种及以上特征。

望目辨"肝阳虚证"常见眼象：

白睛肝部位血脉淡白色。按：白睛血脉淡白色主阳气虚，可兼寒证，血脉特征出现于肝部位即主肝阳虚证。

白睛肝部位血脉淡青色、根虚。按：白睛血脉淡青色主气滞血瘀寒证，但病势尚轻，这是由于阳虚多可形成气机郁滞、瘀血。眼象出现于肝部位，且白睛肝部位血脉根虚，故主肝阳虚证。综合辨析，此眼象表示肝阳虚证。眼象提示医家当治疗肝阳虚证时，宜虑及行气活血。

白睛肝部位底色苍白色，血脉淡青色、根虚，血脉可直、可弯。按：白睛苍白色主阳虚寒重证，此证虚寒尤重。综合辨析，此眼象表示的肝阳虚证重于上述证候。

白睛肝部位底色苍白色，血脉青色、细，血脉可直、可弯。按：此证重于上述证候。

白睛肝部位底色苍白色，血脉青色、细、沉，血脉可直、可弯。按：此证重于上述证候。

2. 望目辨"肝阳虚兼寒证"

"肝阳虚兼寒证"指肝脏阳气不足，导致肝气凝涩的内寒虚证。临床常见倦怠、乏力，且耐力减退，四肢寒凉，忧郁，胆怯，舌淡黯或黯、苔白，脉弦细、或细涩、或沉细涩等。

望目辨"肝阳虚兼寒证"常见眼象：

白睛肝脏部位血脉淡蓝色、根虚。按：白睛血脉淡蓝色主气滞寒瘀较轻证，亦可兼痛证。白睛血脉根虚主虚证。二者同时出现，表示阳虚寒证，可兼气滞寒瘀。眼象出现于肝脏部位或肝经部位即表示肝阳虚、寒证。从此种眼象可以看出，肝阳虚、寒证兼有气滞寒瘀因素，因此，在治疗肝阳虚、寒证时，宜虑及行气活血。

白睛肝脏部位血脉淡蓝色、无根。按：白睛血脉无根表示的虚证重于白睛血脉根虚表示的虚证。此眼象表明肝阳虚、寒证引发的寒象重于上述证候。

白睛肝脏部位血脉蓝色、根虚。按：白睛血脉蓝色主气滞寒证，或兼寒瘀痛证。综合辨析，此眼象表示肝阳虚寒证，而虚寒重于上述证候。

白睛肝脏部位血脉蓝色、无根。按：白睛血脉无根表示的虚证重于白睛血脉根虚表示的虚证。此眼象表明肝阳虚寒证引发的虚象重于上述证候。

白睛肝脏部位黯蓝色雾漫、血脉蓝紫色、无根。按：白睛黯蓝色雾漫主寒郁风邪重证。白睛血脉紫蓝色主热极反寒，瘀甚而阴盛生寒证。血脉无根表示虚证严重。综合辨析，此眼象表明肝阳虚寒证引发的虚象重于上述证候（图5-1-1-18，施某，男，43岁，2012-11-6）。

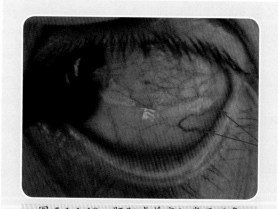

图 5-1-1-18　肝阳虚兼寒证常见眼象

白睛肝脏部位血脉淡青色、根虚。按：白睛血脉淡青色主气滞血瘀轻证，尚可兼痛证，或兼寒证。白睛血脉根虚主虚证。综合辨析，此眼象表示肝阳虚寒证。

白睛肝脏部位血脉淡青色、无根。按：白睛血脉无根表示的虚证重于白睛血脉根虚表示的虚证。综合辨析，此眼象表示肝阳虚寒证，而虚寒重于上述证候。

白睛肝脏部位血脉青色、根虚。按：白睛肝脏部位或肝经部位血脉青色主肝气滞寒瘀重证，可兼痛证。白睛血脉根虚主虚证。综合辨析，此眼象表示肝阳虚寒证，而寒象重于上述证候。

白睛肝脏部位青色、无根。按：白睛血脉无根表示的虚证重于白睛血脉根虚表示的虚证。综合辨析，此眼象表示肝阳虚寒证，而虚象重于上述证候。

3. 望目辨"肝决兼阳虚证"

"肝决兼阳虚证"指肝脏阳虚而引发气血阴阳即将决绝而形成的证候。临床可见面色苍白，口唇青色发绀，目不欲睁，视而不见，畏寒，汗出如油等。

望目辨"肝决兼阳虚证"常见眼象：

白睛底色蓝色，肝部位血脉黑色、粗、浮、无根。按：白睛底色蓝色主气血郁遏、寒邪生风证，可兼痛证。白睛肝部位血脉黑色主肝气血凝涩、阴寒极重、几欲败绝证候，表示病情已经危在旦夕；肝部位血脉浮粗则表示肝病势严重。综合辨析，此眼象表示肝寒严重、肝阳虚严重，病情危在旦夕，从而诊为肝决阳虚证。

白睛肝部位底色苍白色，瞳孔极度缩小如针尖。按：白睛肝部位底色苍白色主肝气虚寒重证，瞳孔缩小主病邪侵袭、元气即将离绝证，二者兼而有之则表示严重肝阳虚、元气即将离绝证。

白睛肝部位底色淡青色，瞳孔极度缩小如针尖。按：此证寒邪重于上述证候。

白睛肝部位底色青色，瞳孔极度缩小如针尖。按：此证寒邪重于上述证候。

白睛肝部位底色黯青色，瞳孔极度缩小如针尖。按：此证寒邪重于上述证候。

第二节　望目辨肝实证

"肝实证"此指肝脏正气未衰、病邪盛实、气机亢盛引发的证候。肝实证包括诸多证候，"肝气实证"是常见的肝实证。"肝气实证"指肝脏邪气盛、实，引发脏腑、经络及相关情志病变所呈现的证候。从病邪强盛及病邪作用趋势角度看，肝气实证也可称"肝气盛证"。临床常见两胁痛、牵及少腹，易怒或梦中多怒，头眩，目痛，耳愦，颊肿，或女子经行先后不定期，舌黯、苔白，脉弦实等。在望目辨证时，"肝实证"可在白睛肝部位呈现多种白睛底色特征、白睛特征及白睛血脉特征等，这些临床特征可单独出现，也可同时出现两种及以上特征。

一、望目辨肝气不和及相关证

1.望目辨"肝气不和证"
"肝气不和"即肝气不平和、不调和。"肝气不和证"泛指由于情绪失畅，肝气疏泄较差，以致肝失平和协调而形成的证候。常见烦躁、胁胀或痛、少腹胀或痛，尚可见恶心、呕吐或泄泻，女子可见乳胀、月经不调等。肝气不和证多见虚证，或在虚证基础上形成此类证候，亦可见于虚实夹杂证候。

望目辨"肝气不和证"常见眼象：白睛肝部位的血脉颜色不变、结花。

2.望目辨"肝气不和兼寒证"
"肝气不和兼寒证"指由于肝失平和协调而显示"寒"象的证候。常见烦躁、胁胀或痛、少腹胀或痛，尚可见恶心、呕吐或泄泻，女子可见乳胀、月经不调，舌边黯、苔白厚等。

望目辨"肝气不和兼寒证"常见眼象：

白睛肝部位的血脉淡蓝色、细、结花。按：白睛血脉淡蓝色主气滞寒瘀较轻，结花主气机郁滞、病势缠绵、反复曲折，二者兼见则表示长期反复的肝脏气机郁滞不和、寒瘀较轻证候。

白睛肝部位的血脉淡青色、细、结花。按：此证瘀血重于上述证候。

3.望目辨"肝气不和兼热证"
"肝气不和兼热证"指由于情绪失畅，肝气疏泄较差，以致肝失平和协调而显示热象的证候。常见烦热、胁胀或痛、少腹胀或痛，尚可见恶心、呕吐或泄泻，女子可见乳胀、月经不调，舌边红、苔黄等。

望目辨"肝气不和兼热证"常见眼象：

白睛肝部位的血脉红黯色、细、结花。按：白睛血脉红黯色主血瘀热证，结花主气机郁滞、病势缠绵、反复曲折，二者兼见则表示长期反复的肝脏气机郁滞不和、瘀热较重证候，且多属肝气不和、瘀血实热证候。

白睛肝部位的血脉黯红色、细、结花。按：此证瘀热重于上述证候。

二、望目辨肝气不疏及相关证

1. 望目辨"肝气不疏证"

"肝气不疏证"泛指由于情绪失畅，或紧张、或过于劳累、肝气疏泄较差，以致肝失调达而形成的证候。西医学诊断的各类型肝炎、胆囊炎、胰腺炎、胃炎及溃疡、十二指肠炎及溃疡、消化系统结石等器质病变，睡眠障碍、抑郁、焦虑等精神神经系统病变，乳房胀痛、月经不调等内分泌系统病变等，常可见到此类证候。"肝气不疏证"主要可进一步形成"肝气不疏、寒证""肝气不疏兼热证"等临床证候。

2. 望目辨"肝气不疏兼寒证"

"肝气不疏兼寒证"指由于情绪失畅，肝气疏泄较差，以致肝气不疏而显示"寒"象的证候。

望目辨"肝气不疏兼寒证"常见眼象：

白睛肝部位黯色水肿，血脉黯色、细、沉、弯钩。按：白睛肝部位黯色水肿表示肝气滞寒湿郁积、水肿证，此属寒证；肝部位血脉黯色、细、沉、弯钩主肝瘀血兼寒证及肝郁不舒证。综合辨析，眼象表示肝气不疏、寒证（图5-1-1-19，郑某，女，41岁，2012-11-8）。

白睛肝部位血脉蓝色、粗、结花。

白睛肝部位血脉淡青色、粗、结花。

白睛肝部位血脉青色、粗、结花。

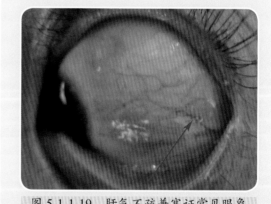

图 5-1-1-19　肝气不疏兼寒证常见眼象

3. 望目辨"肝气不疏兼热证"

"肝气不疏兼热证"指由于肝气不疏而显示"热"象的证候。

望目辨"肝气不疏兼热证"常见眼象：

白睛肝部位血脉红黯色、粗、结花。按：此属较轻证候。

白睛肝部位血脉黯红色、粗、结花。按：此证重于上述证候。

三、望目辨肝气抑郁及相关证

1. 望目辨"肝气抑郁证"

有的著述中将"肝气抑郁证"称为"肝气"，但著者认为称"肝气"只适宜在一定语言环境中使用，仅可以是"肝气抑郁证"的一种简称，而"肝气抑郁证"与"肝气"明显不同。

"肝气抑郁证"指较严重的情绪不畅、过于紧张、过度劳累等均可导致肝气不能有效升散及疏泄而引发的证候。临床常见胁胀、两胁窜痛、胸胁闷，头颞痛或额角痛，情绪不畅或易怒，入眠难，咽如物阻，沉默、喜静、不愿与人交往，女子可见乳房胀痛、月经失调、性欲淡漠，男子可见阳痿等性功能障碍，舌淡黯、苔薄，脉弦等。

望目辨"肝气抑郁证"常见眼象：

白睛肝部位、或肝胆部位血脉颜色如常、弯钩。按：此为肝气抑郁证常见眼象，病势尚轻微。

白睛肝部位、或肝胆部位血脉淡青色、细、沉、弯钩，肺部位白睛血脉颜色黯滞、细、沉。按：此眼象表示"肝气抑郁侮肺、寒证"。

白睛肝部位黯色弧形斑，肝部位或肝胆部位血脉淡青色、细、沉、弯钩；肾部位黯色弧形斑，白睛血脉颜色黯滞、细、沉。按：此眼象表示"肝气抑郁忤肾、兼冲任失调寒证"。

2. 望目辨"肝郁寒证"

"肝郁寒证"指肝气抑郁而显示"寒"象的证候。"肝郁寒证"属于"肝寒实证"。"肝寒实证"系肝脏受寒邪侵袭，导致肝气抑郁、凝涩而引发的里寒实证。临床常见四肢寒凉、倦怠、耐力减退，忧郁、胆怯，舌黯、苔白，脉弦细或弦涩或弦迟等。

望目辨"肝郁寒证"常见眼象：

白睛肝部位血脉淡紫色、粗、弯钩。按：白睛肝部位血脉弯钩主肝郁证，血脉淡紫色主寒瘀轻证，血脉粗主气滞瘀血证，血脉特征出现于肝部位可主肝郁寒证，但证候较轻（图5-1-1-20，史某，女，27岁，2012-8-27）。

白睛肝部位血脉淡蓝色、弯钩。按：白睛血脉淡蓝色主寒郁血瘀证，可兼轻微痛证。

白睛肝部位血脉淡蓝色、沉、弯钩。按：白睛肝部位血脉弯钩主肝郁证，白睛肝部位血脉淡蓝色、沉主肝气滞寒瘀较轻证，可兼痛证。综合辨析，此眼象表示肝郁寒证，但寒郁尚较轻微。

白睛肝部位血脉淡蓝色、粗、沉、弯钩。按：白睛肝部位血脉淡蓝色、沉主肝气滞寒瘀较轻证，可兼痛证。白睛肝部位血脉淡蓝色、粗主肝寒血瘀证。白睛肝部位血脉弯钩主肝郁证。综合辨析，此眼象表示肝郁寒证，但寒郁较重。

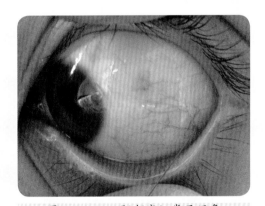

图 5-1-1-20 肝郁寒证常见眼象

白睛肝部位血脉淡青色、细、沉、弯钩。按：白睛血脉淡青色、细、沉主气滞寒实较轻证。白睛肝部位血脉弯钩主肝郁证。综合辨析，此眼象表示肝郁寒证，但寒邪重于上述证候。

白睛肝部位血脉蓝色、细、沉、弯钩。按：白睛肝部位血脉弯钩主肝郁证。白睛血脉蓝色、细、沉主气滞寒瘀证，可兼痛证。综合辨析，此眼象表示肝郁寒证，但寒邪重于上述证候。

白睛肝部位血脉蓝色、细、沉、弯钩，肺部位白睛血脉黯色、细、沉。按：白睛肝部位血脉蓝色、细、沉、弯钩主肝郁寒证；白睛肺部位血脉黯色、细、沉主肺寒实证。综合辨析，此眼象表示肝郁寒证，但已同时出现肺寒实证。

白睛靠近穹隆部黯色弧形斑、肝部位黯色弧形斑，肝部位血脉淡蓝色、弯钩。按：白睛靠近穹隆部和肝部位同时呈现黯色弧形斑，主冲任失调、肝肾血瘀证；白睛肝部位血脉淡蓝色、弯钩主较轻的肝郁寒证。综合辨析，此眼象表示肝郁寒证，并兼冲任失调证候。若为女子，多见月经失调寒证；若为男子，多见性功能障碍寒证。

3. 望目辨"肝郁寒凝证"

"肝郁寒凝证"指肝气抑郁而显示严重"寒"象的证候。此证患者寒邪重于上述"肝郁寒证"患者。

望目辨"肝郁寒凝证"常见眼象：

白睛肝部位淡白色泡，血脉淡色、细、弯钩。按：白睛肝部位淡白色泡主肝气虚、饮邪郁积寒证，白睛血脉淡色、细主气滞寒瘀证，血脉特征出现于肝部位即主肝气滞寒瘀证，白睛肝部位血脉弯钩主肝郁证。综合辨析，此眼象表示肝郁寒凝证。

白睛肝部位血脉蓝色、粗、沉、弯钩。按：白睛肝部位血脉蓝色、沉主肝气滞寒瘀证，可兼痛证；白睛血脉粗主瘀血证，病势亢盛，病情较重，大多发病时间较长；白睛肝部位血脉弯钩主肝郁证。综合辨析，此眼象表示肝郁寒凝证，其气滞寒瘀重于上述证候。

白睛肝部位血脉黯蓝色、弯钩。按：白睛肝部位血脉黯蓝色主肝寒瘀痛实证，白睛肝部位血脉弯钩主肝郁证。综合辨析，此眼象表示肝郁寒凝证，寒瘀重于上述证候。

4. 望目辨"寒滞肝脉证"

"寒滞肝脉证"指寒邪凝滞于肝脉，并影响肝脉中的气血运行而呈现的证候。临床可见肝脉及其循行部位拘集、胁下坚硬、胀痛，小腹或少腹胀痛、胀满，牵掣阴囊睾丸或腹股沟疼痛，身发寒热，或肢冷、畏寒，纳呆，情绪抑郁，舌色黯、苔白滑，脉沉弦或弦迟等。

望目辨"寒滞肝脉证"常见眼象：

白睛肝部位血脉淡蓝色、细、沉、弯钩。按：此证属寒滞肝脉轻证。

白睛肝部位血脉蓝色、细、沉。按：此证较上述证候重。

白睛肝经部位的血脉淡青色、细、沉。按：此证较上述证候严重。

白睛肝部位血脉青色、细、沉。按：此证较上述证候严重。

5. 望目辨"肝郁火旺证"

"肝郁火旺证"指由于肝脏实热化火，抑郁不得疏泄，肝郁而出现内火亢盛的证候。临床常见胁痛或胁痛掣引少腹，烦热、急躁、易怒，入眠难或多梦易醒，目赤、目干，耳聋，口干、口酸、口苦、口渴，口疮，便干或二便热涩，或见身体某部位出血，舌边红，脉弦数等。此证也可称"肝火郁遏证"。

望目辨"肝郁火旺证"常见眼象：

白睛肝部位血脉红色、弯钩，胆部位红色点。按：白睛血脉鲜红色主热证，血脉弯钩主郁病；胆部位红色点主胆腑血瘀热证，这是由于脏腑以表里关系，因肝热而致胆热。综合辨析，眼象表示肝血郁实热证，可诊为肝郁火旺证（图 5-1-1-21，陈某，男，56 岁，2013-1-25）。

白睛肝部位血脉红色、粗、弯钩。按：白睛肝部位血脉红黯色、粗主肝血郁、实热亢盛证，白睛肝部位血脉弯钩主肝郁病。综合辨析，此眼象表示肝郁、实热亢盛证，可诊为肝郁火旺证。

白睛肝部位血脉黯红色，弯钩。按：白睛肝部位血脉黯红色主肝血瘀实热证，白睛肝部位血脉弯钩主肝郁病。综合辨析，此眼象表示肝郁、血瘀实热亢盛证，可诊为肝郁火旺证。此证热盛血瘀较重。

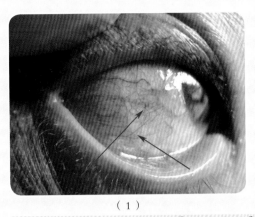
（1）

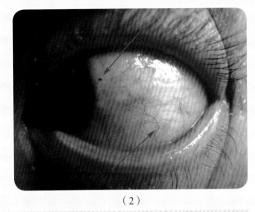
（2）

图 5-1-1-21　肝郁火旺证常见眼象

6. 望目辨"肝郁火旺乘胃吐血证"

望目辨"肝郁火旺乘胃吐血证"常见眼象：

白睛肝部位血脉红黯色、粗、沉、弯钩，胃部位血脉末端或血脉周围红色斑。按：这是因为肝郁化火之后乘伐胃腑，以致胃腑络破血出。此眼象表示肝郁化火血瘀，肝脏郁火乘胃而致胃热出血证候。

白睛肝部位血脉红黯色、弯钩，白睛胃部位的血脉红黯色、粗、顶端红色斑。按：此系肝郁火旺导致急性胃出血可以见到的眼象。

白睛肝部位血脉红黯色、弯钩，白睛胃部位的血脉红黯色、粗、顶端红黯色斑。按：此系急性胃出血时间略久（多在一周）之后可以见到的眼象特征。

白睛肝部位血脉黯红色、弯钩，白睛胃部位的血脉黯红色、粗、顶端红黯色斑。按：此系急性胃出血而瘀血较著的眼象。

白睛肝脏部位血脉红黯色、粗、沉、弯钩，胃部位血脉末端或血脉周围黯红色斑。按：此眼象表示胃腑已有陈旧瘀血。

白睛肝部位的血脉紫色、弯钩；白睛胃部位血脉黯红色、粗，顶端黯红色斑。按：此系肝郁火旺较著而导致急性胃出血、瘀血较著的眼象。此证与上述证候比较，"热"与"瘀"均著。

7. 望目辨"肝郁火旺兼胃风证"

"肝郁火旺兼胃风证"指由于"肝郁火旺"导致胃中积热生风而形成的证候。这是因为肝郁化火之后乘伐胃腑，使胃腑积热，热盛生风，以致胃气上逆。临床除见"肝郁火旺证"的临床表现之外，尚可见恶心、呕吐，乃至络破血出，舌边尖红、苔白厚，脉弦等。

望目辨"肝郁火旺兼胃风证"常见眼象：

白睛肝部位血脉红色、弯钩；白睛胃部位的血脉红黯色，根部红色雾漫（图 5-1-1-22，蔺某，男，29 岁，2012-1-2）。

白睛肝部位血脉黯红色、弯钩；白睛胃部位的血脉黯红色、粗，顶端红黯色月晕。

白睛肝部位血脉紫色、弯钩；白睛胃部位的血脉黯红色、粗，顶端黯红色月晕。

按：以上眼象所表示的证候逐次加重。

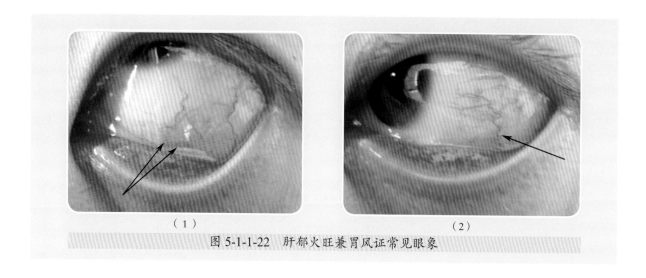

（1）　　　　　　　　　　　　　　　　（2）

图 5-1-1-22　肝郁火旺兼胃风证常见眼象

8. 望目辨"肝郁火旺侮肺咯血证"

"肝郁火旺侮肺咯血证"指由于"肝郁火旺"而致的咯血证。这是因为肝郁化火之后侮肺，肺脏之气管或支气管血脉破裂，以致咳咯血出。

望目辨"肝郁火旺侮肺咯血证"常见眼象：

白睛肝部位血脉红色、弯钩；肺部位血脉红色、粗，顶端红色斑。按：急性肺出血可以见到此种眼象。

白睛肝脏部位血脉红黯色、粗、沉、弯钩，肺部位血脉末端或血脉周围红色斑。按：此证重于上述证候。此眼象表示肝郁化热血瘀，肝脏郁热侮肺而导致肺热咯血证候。

白睛肝部位血脉红黯色、弯钩；白睛肺部位的血脉红黯色、粗，顶端红黯色斑。按：急性肺出血时间略久（多在一周）之后可以见到此眼象。

白睛肝部位血脉黯红色、弯钩；白睛肺部位的血脉黯红色、粗，顶端红黯色斑。按：此系急性肺出血而瘀血较著的眼象。

白睛肝部位血脉紫色、弯钩；白睛肺部位的血脉黯红色、粗，顶端黯红色斑。按：此系急性肺出血而瘀血较著的眼象。此证热盛于上述证候。

9. 望目辨"肝郁火旺兼出血证"

"肝郁火旺兼出血证"指由于肝郁火旺损伤血脉，而导致各相应脏腑组织器官出血的证候。临床常见或吐血、或咯血、或龈衄、或肌衄、或鼻衄、或目衄、或耳衄，舌红、苔少，脉数等。

望目辨"肝郁火旺兼出血证"常见眼象：

白睛肝部位血脉红黯色、粗、沉、弯钩，血脉末端或血脉周围红斑。按：此证系肝郁化热兼出血证候。

白睛肝脏部位血脉黯红色、粗、沉、弯钩，血脉末端或血脉周围红色斑。按：此证瘀血甚于上述证候。白睛红色斑主热证，可以为实热，也可以表示虚热，并有可能出现脏器组织渗血或少量出血。本照片兼有红褐色丘，表明患者兼患痰浊郁积热证，实属气血湿痰郁积化热实证（图 5-1-1-23，刘某，女，41 岁，2012-9-11）。

白睛肝脾部位血脉黯红色、粗、沉、弯钩，血脉末端或血脉周围红黯色斑。按：此眼象常见于

"肝火郁遏、龈衄或肌衄证"患者。

白睛肝胃部位血脉黯红色、粗、沉、弯钩，血脉末端或血脉周围红黯色斑。按：此眼象常见于"肝火郁遏呕血证"或"肝火郁遏肌衄证"患者。

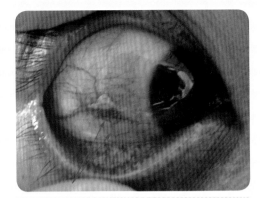

图 5-1-1-23　肝郁火旺兼出血证常见眼象

白睛肝肺部位血脉黯红色、粗、沉、弯钩，血脉末端或血脉周围红黯色斑。按：此眼象常见于"肝火郁遏咯血证"或"肝火郁遏鼻衄证"患者。

白睛肝脾部位血脉黯红色、粗、沉、弯钩，血脉末端或血脉周围红黯色斑。按：此眼象常见于"肝火郁遏呕血证"或"肝火郁遏龈衄证"患者。

白睛肝胆部位血脉黯红色、粗、沉、弯钩，血脉末端或血脉周围红黯色斑。按：此眼象常见于"肝火郁遏耳衄证"患者。

至于"肝郁火旺兼目衄证"常见眼象，当随白睛出血部位考虑与何脏腑相关，而后辨证之。

10. 望目辨"肝郁胁痛证"

"肝郁胁痛证"指由肝脏气机郁结而引发胁痛的证候。肝位于胁肋部位，故肝郁导致气机失畅，可以出现胁痛。临床常见情绪不畅，两胁胀痛、刺痛、拘集或牵及两腋，烦躁、易怒，舌边尖黯、苔白，脉弦等。

望目辨"肝郁胁痛证"常见眼象：

白睛肝部位血脉青色、细、沉、弯钩，与弯钩同时发出的另一血脉青色、细、迂曲。按：此系望目辨肝郁胁痛证的常见眼象。如证候有别，则眼象亦各有相应特征。

11. 望目辨"肝郁火旺胁痛证"

"肝郁火旺胁痛证"指由于肝郁而出现内火亢盛引发胁痛的证候。"肝郁"多患胁痛，但此证以胁痛尤著。临床常见胁痛，目赤，易怒，耳聋，口干，口疮，便干，舌边红，脉弦数等。西医学诊断的多种肝病（包括脂肪肝）、胃及十二指肠病变、高血压病、精神系统病变如抑郁或焦虑状态精神分裂症等多可出现此证。

望目辨"肝郁火旺胁痛证"常见眼象：

白睛肝部位血脉红黯色、细、沉、迂曲，与此血脉走行过程中可见分出一条带有弯钩的红黯色、细、沉血脉。按：肝郁火旺胁痛证常见此类眼象（图 5-1-1-24，常某，男，40 岁，2012-3-19）。

白睛肝部位血脉黯红色、细、沉、迂曲，与此血脉走行过程中可见分出一条带有弯钩的黯红色、细、沉血脉。按：此眼象表示瘀血重于上述证候。

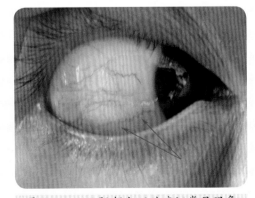

图 5-1-1-24　肝郁火旺胁痛证常见眼象

白睛肝部位的血脉紫红色、细、沉、迂曲,与此血脉走行过程中可见分出一条带有弯钩的紫红色、细、沉血脉。按:此眼象表示肝郁火旺比上述证候严重。

12.望目辨"肝郁气滞胁痛证"

"肝郁气滞胁痛证"指由于肝郁,气机滞涩导致胁痛的证候。临床常见两胁胀或胀痛、胸闷不舒,舌黯、苔白,脉弦等。

望目辨"肝郁气滞胁痛证"常见眼象:

白睛肝部位血脉红黯色、弯钩、迂曲,血脉末端黯色点。按:白睛肝部位血脉红黯色主肝血郁热证,属血瘀实热证,可称实热兼瘀证。白睛肝部位血脉弯钩主肝郁。肝部位血脉迂曲主肝气滞胁痛证,多主肝血瘀气滞痛证。白睛特征黯色点主气滞血瘀,而以血瘀为主的证候。综合辨析,此眼象表示肝郁胁痛热证。

白睛肝部位血脉淡黯色、细、沉、弯钩,胆部位血脉沉、迂曲(图5-1-1-25,刘某,女,70岁,2012-3-23)。

白睛肝部位血脉黯色、细、沉、弯钩。

白睛肝部位血脉淡蓝色、细、沉、弯钩。

白睛肝部位血脉淡青色、细、沉、弯钩。

白睛肝部位的血脉青色、细、沉、弯钩。

13.望目辨"肝郁血瘀胁痛证"

"肝郁血瘀胁痛证"指肝气郁滞、血瘀而导致胁痛的证候。临床常见情志不舒、两胁刺胀疼痛、或胁下有肿块,舌黯、苔白,脉沉弦等。

望目辨"肝郁血瘀胁痛证"常见眼象:

白睛肝脏部位血脉黯红色、粗、弯钩。

白睛肝脏部位血脉黯红色、细、沉、弯钩。

白睛肝脏部位血脉黯色、细、沉、弯钩。

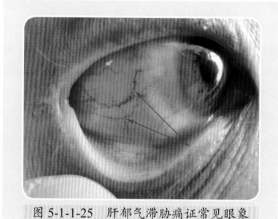

图5-1-1-25 肝郁气滞胁痛证常见眼象

白睛肝脏血脉黯红色、细、沉、弯钩,与弯钩同时发出的另一血脉细、迂曲(图5-1-1-26,石某,男,33岁,2011-11-28)。

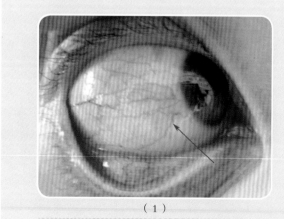

(1)

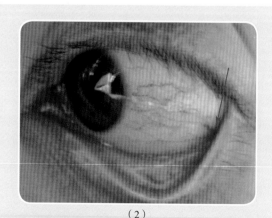

(2)

图5-1-1-26 肝郁血瘀胁痛证常见眼象

白睛肝脏血脉黧色、细、沉、弯钩，与弯钩同时发出的另一血脉细、迂曲。按：此较"白睛肝部位血脉黧色、细、沉、弯钩"重。

14. 望目辨"肝郁黄疸证"

"肝郁黄疸证"指因肝气郁滞、湿热蕴积而引发的黄疸证候。临床常见发热、呕吐、身痛，继则目黄身黄，舌红、苔白厚或黄厚，脉弦数或滑数等。西医学诊断的各类型肝炎常见此眼象。

望目辨"肝郁黄疸证"常见眼象：

白睛底色呈现金黄色，白睛肝脏部位血脉红色、粗、弯钩（图 5-1-1-27，孙某，女，35 岁，2012-11-20）。

白睛肝脏部位金黄色，白睛肝脏部位血脉红色、粗、弯钩。

白睛底色呈现金黄色，白睛肝脏部位血脉红黧色、粗、弯钩。

白睛肝脏部位金黄色，白睛肝脏部位血脉红黧色、粗、弯钩。

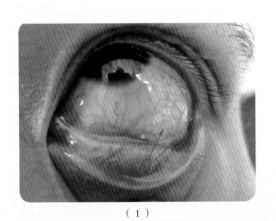
（1）

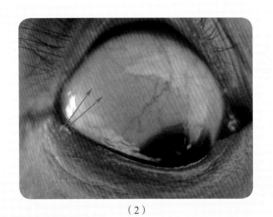
（2）

图 5-1-1-27　肝郁黄疸证常见眼象

白睛底色呈现金黄色，白睛肝脏部位出现黄色斤，白睛肝脏部位的血脉红色、粗、弯钩。

白睛肝脏部位金黄色，白睛肝脏部位出现黄色丘，白睛肝脏部位的血脉红色、粗、弯钩。

15. 望目辨"肝郁气结证"

此处"肝郁气结证"指肝郁导致气机滞结的证候。当情绪不畅、紧张、劳累时，也有可能导致肝气不能有效升散及疏泄，而引发肝郁气结证。肝郁气结证除常见胸胁胀闷、两胁窜痛、情绪不高、或咽如物阻之外，每可形成瘀聚。西医学诊断的失眠、肝胆或子宫部位的囊肿、息肉、肌瘤等每可见此证候。

"肝郁气结证"常见眼象：

在望目辨"肝气抑郁证"及"肝郁气滞证"的临床特征基础上，于白睛血脉末端出现结花。

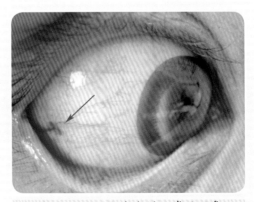

图 5-1-1-28　肝郁气结证常见眼象

按：此证在"肝气抑郁证"及"肝郁气滞证"基础上以气机郁结为主，故出现白睛血脉结花（图5-1-1-28，周某，女，37岁，2012-4-17）。

在望目辨"肝气抑郁证"及"肝郁气滞证"的临床特征基础上，于白睛血脉末端出现空泡结。按：此证在"肝气抑郁证"及"肝郁气滞证"基础上以气机郁结为主，故出现白睛血脉末端空泡结。

在望目辨"肝气抑郁证"及"肝郁气滞证"的临床特征基础上，于白睛相关部位出现孤立空泡结。按：此证在"肝气抑郁证"及"肝郁气滞证"基础上以气机郁结为主，故于白睛相关部位出现孤立空泡结。

16. 望目辨"肝郁瘕聚证"

"肝郁瘕聚证"专指肝气郁滞，气机失畅，聚集而成囊状包块的证候。临床常见包块柔软、中空、可移动，或包块中间有液体，按之不痛或略痛。肝郁引发的瘕聚主要可分为寒证、热证和湿郁证三类。

（1）望目辨"肝郁瘕聚兼寒证"

望目辨"肝郁瘕聚兼寒证"常见眼象：

白睛肝部位血脉黯色，血脉先端黯色空泡结。按：肝郁寒瘀，故血脉黯色。瘕聚系气机郁结而成，故白睛现空泡结。

白睛肝部位血脉淡黯色、根虚，血脉先端黯色空泡结。按：此证气虚较著。

白睛肝部位血脉淡黯色、无根、弯钩，血脉先端黯色空泡结。按：此证气虚重于上述证候（图5-1-1-29，刘某，女，52岁，2012-3-12）。

白睛肝部位血脉淡蓝色，血脉先端黯蓝色空泡结。按：此证气虚内寒较著。

白睛肝部位血脉淡蓝色、根虚，血脉先端黯蓝色空泡结。按：此证气虚内寒较著。

白睛肝部位血脉淡蓝色、无根，血脉先端黯蓝色空泡结。按：此证气虚重于上述证候。

白睛肝部位血脉蓝色，血脉先端蓝黑色空泡结。按：此证气虚内寒较著。

白睛肝部位血脉蓝色、根虚，血脉先端蓝黑色空泡结。按：此证气虚重于上述证候。

白睛肝部位血脉蓝色、无根，血脉先端蓝黑色空泡结。按：此证气虚重于上述证候。

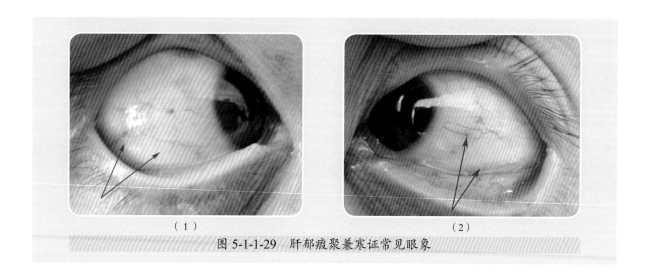

（1）　　　　　　　　　　　　　　　　（2）

图 5-1-1-29　肝郁瘕聚兼寒证常见眼象

白睛肝部位血脉淡青色，血脉先端黑色空泡结。按：此证瘕聚寒重。

白睛肝部位血脉淡青色、根虚，血脉先端黑色空泡结。按：此证气虚内寒较著。

白睛肝部位血脉淡青色、无根，血脉先端黑色空泡结。按：此证气虚重于上述证候。

白睛肝部位血脉青色，血脉先端黪黑色空泡结。按：此证寒邪尤重。

（2）望目辨"肝郁瘕聚兼热证"

望目辨"肝郁瘕聚兼热证"常见眼象：

白睛肝部位血脉红黪色、弯钩，血脉先端红黪色空泡结。按：肝郁热瘀，故血脉红黪色。瘕聚系气机郁结而成，故白睛现空泡结（图5-1-1-30，蔺某，男，29岁，2012-2-6）。

白睛肝部位血脉红黪色、弯钩，血脉先端灰色岗。按：此证属热瘀兼痰气郁结证（图5-1-1-31，蔺某，男，29岁，2012-2-6）。

白睛肝部位血脉黪红色，血脉先端黪红色空泡结。按：此证瘀热较著。

白睛肝部位血脉红黪色、根虚，血脉先端红黪色空泡结。按：此证气虚较著。

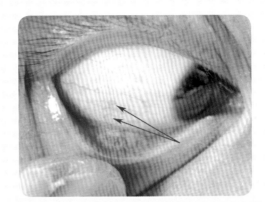
图 5-1-1-30 肝郁瘕聚兼热证常见眼象（一）

白睛肝部位血脉红黪色、无根，血脉先端红黪色空泡结。按：此证气虚重于上述证候。

白睛肝部位血脉红黪色、根虚，血脉先端黪红色空泡结。按：此证气虚、热瘀较著。

白睛肝部位血脉红黪色、无根，血脉先端黪红色空泡结。按：此证气虚重于上述证候。

白睛肝部位血脉黪红色、根虚，血脉先端黪红色空泡结。按：此证气虚瘀热更著。

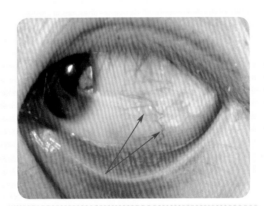
图 5-1-1-31 肝郁瘕聚兼热证常见眼象（二）

白睛肝部位血脉黪红色、无根，血脉先端黪红色空泡结。按：此证气虚、瘀热重于上述证候。

白睛肝部位血脉紫色，血脉先端紫黪色空泡结。按：此证肝郁热瘀严重，并有由热转寒之虞。

白睛肝部位血脉紫色、根虚，血脉先端紫黪色空泡结。按：此证气虚较上证严著。

白睛肝部位血脉紫色、无根，血脉先端紫黪色空泡结。按：此证气虚重于上述证候。

（3）望目辨"肝郁瘕聚兼湿郁寒证"

望目辨"肝郁瘕聚兼湿郁寒证"常见眼象：

白睛肝部位血脉黪色，血脉先端黪色空泡结，肝部位淡黄色丘。按：淡黄色丘主痰邪郁热轻证，当与黪色血脉同时出现时，则表示湿郁寒证；黪色血脉先端有黪色空泡结主寒气郁结证。综合此眼象，总主寒湿郁结而形成瘕聚证候。因眼象出现于白睛肝部位，故表示"肝郁瘕聚兼湿郁寒证"。

白睛肝部位血脉淡黪色、根虚，血脉先端黪色空泡结，肝部位淡黄色丘。按：此证虚实夹杂、气虚较著。

白睛肝部位血脉淡黯色、无根，血脉先端黯色空泡结，肝部位淡黄色丘。按：此证虚实夹杂、气虚重于上述证候。

白睛肝部位血脉淡蓝色，血脉先端黯蓝色空泡结，肝部位黯黄色丘。按：此眼象表示严重气虚寒瘀。

白睛肝部位血脉淡蓝色、根虚，血脉先端黯蓝色空泡结，肝部位黯黄色丘。按：此证虚实夹杂、气虚尤著。

白睛肝部位血脉淡蓝色、无根，血脉先端黯蓝色空泡结，肝部位黯黄色丘。按：此证气虚重于上述证候。

白睛肝部位血脉蓝色，血脉先端蓝黑色空泡结，肝部位黯褐色丘。按：此证寒湿气结严重。

白睛肝部位血脉蓝色、根虚，血脉先端蓝黑色空泡结，肝部位黯褐色丘。按：此证气虚重于上述证候。

白睛肝部位血脉蓝色、无根，血脉先端蓝黑色空泡结，肝部位黯褐色丘。按：此证气虚重于上述证候。

白睛肝部位血脉淡青色，血脉先端黑色空泡结，肝部位黯灰色丘。按：此证寒湿气郁较著。

白睛肝部位血脉淡青色、根虚，血脉先端黑色空泡结，肝部位黯灰色丘。按：此证气虚寒邪郁结尤著。

白睛肝部位血脉淡青色、无根，血脉先端黑色空泡结，肝部位黯灰色丘。按：此证气虚重于上述证候。

白睛肝部位血脉青色，血脉先端黯黑色空泡结，肝部位灰黑色丘。按：此证寒湿气结严重。

白睛肝部位血脉青色、根虚，血脉先端黑色空泡结，肝部位灰黑色丘。按：此证气虚、寒湿气结更著。

白睛肝部位血脉青色、无根，血脉先端黑色空泡结，肝部位灰黑色丘。按：此证气虚重于上述证候。

（4）望目辨"肝郁瘕聚兼湿郁热证"

望目辨"肝郁瘕聚兼湿郁热证"常见眼象：

白睛肝部位血脉红黯色，血脉先端红黯色空泡结。按：血脉红黯色主热证，血脉先端红黯色空泡结主气郁痰结热证。综合辨析，表示肝郁、湿痰气结凝聚而成瘕聚证候（图5-1-1-32，杨某，男，44岁，2012-1-17）。

白睛肝部位血脉红黯色，血脉先端红黯色空泡结，肝部位淡黄色丘。按：血脉红黯色主热证，血脉先端红黯色空泡结主热郁气结证，淡黄色丘主痰邪郁热轻证，白睛特征红黯色空泡结主气郁痰结热证，肝部位淡黄色丘主痰邪郁热轻证。综合辨析，表示肝郁、湿痰气结凝聚而成瘕聚证候。

白睛肝部位血脉红黯色、弯钩，血脉先端红黯色空泡结。按：此证气虚较著。

白睛肝部位血脉红黯色、无根，血脉先端红黯色空泡结，肝部位淡黄色丘。按：此证气虚重于上述证候。

白睛肝部位血脉红黯色，血脉先端黯红色空泡结，肝部位黄色丘。按：白睛肝部位特征黄色丘主肝脏痰浊郁热证，白睛血脉红黯色主血郁热证。综合辨析，此眼象表示瘕聚瘀热较著。

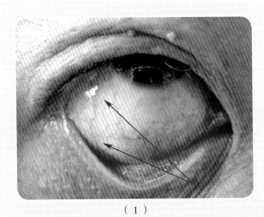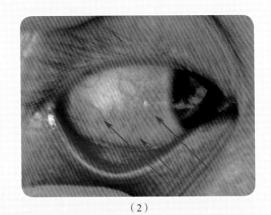

（1）　　　　　　　　　　　　　　（2）

图 5-1-1-32　肝郁瘀聚兼湿郁热证常见眼象

白睛肝部位血脉黯红色，血脉先端黯红色空泡结，肝部位黄褐色丘。按：此证瘀热较著。

白睛肝部位血脉黯红色、根虚，血脉先端黯红色空泡结，肝部位黄色丘。按：此证气虚瘀热较著。

白睛肝部位血脉黯红色、无根，血脉先端黯红色空泡结，肝部位黄色丘。按：此证气虚重于上述证候。

白睛肝部位血脉紫色，血脉先端紫色空泡结，肝部位黯黄色丘。按：此证热瘀严重，并有由热转寒之虞。

白睛肝部位血脉紫色、根虚，血脉先端紫黯色空泡结，肝部位黯黄色丘。按：此证气虚较上证严重。

白睛肝部位血脉紫色、无根，血脉先端紫黯色空泡结，肝部位黯黄色丘。按：此证气虚重于上述证候。

17. 望目辨"肝郁癥积证"

"肝郁癥积证"指肝气郁滞，肝脏萎缩或硬变，而左胁下出现癥积的证候。《灵枢·邪气脏腑病形》云："（肝脉）微急为肥气在胁下，若覆杯。"《难经·五十四难》云："肝之积名肥气，在左胁下，如覆杯，有头足。"可见，古人早已认识到由肝郁可以引起左胁下出现癥积肿块。这是由于肝气严重郁滞，而使肝脏肿大，形成积块，当肝气更严重郁滞时，可因肝气拘集、严重气滞血瘀，以致部分肝脏萎缩，甚至坏死，进而导致左胁下发生肿块。此即癥积肿块可生于右胁之下，也可生于左胁之下。肝脏位于右胁，故肝脏肿大可于右胁下出现癥积肿块。西医学的脾脏位于左胁，但从中医学角度看，因肝气从左升起（"肝生于左"），故于严重肝郁之后可引起左胁气血回流受阻，积郁而成有形肿块，乃至在左胁下形成癥积。

望目辨"肝郁癥积证"常见眼象：

白睛肝部位底色黯黄色，肝部位呈现青色岗。按：白睛底色黯黄色主湿郁寒瘀证，青色岗主痰、气、瘀血滞结寒证。综合二者特征，则表示此患者罹患肝郁癥积寒证。

白睛肝部位底色黯黄色，肝部位呈现黯褐色岗。按：白睛底色黯黄色主湿郁寒瘀证，黯褐色岗主瘀血郁热证，综合二者特征表示此患者罹患"肝郁癥积、寒热夹杂证"。

白睛肝部位底色淡蓝色，肝部位呈现黯紫色岗。按：白睛肝部位底色淡蓝色主气虚、气血郁遏寒证，可兼痛证；黯紫色岗瘀血郁滞气结证。综合观察，此眼象表示此患者罹患"肝郁癥积、寒热夹杂重证"。

18. 望目辨"肝郁癥积、腹水证"

"肝郁癥积、腹水证"指肝气郁滞，部分肝脏萎缩，而左胁下出现癥积，继而引发腹水的证候。当癥积严重阻滞气血运行和水液运行时，可使患者既出现气滞血瘀和水液积滞，也同时出现气虚和血虚，脾气运化乏力，从而形成腹水乃至腹壁水肿，甚则阴囊水肿。从西医学角度看，肝脏长期瘀血、缺氧，肝小叶中央区首先出现肝细胞萎缩坏死，明显纤维化可使肝脏体积缩小，质地变硬，使肝静脉、肝门静脉血液回流受阻，发生肝功能不全和肝门静脉高压，使左胁下的脏器组织（此指西医学的"脾"脏）严重瘀血，纤维组织增生而肿胀、增大、隆起，即成为临床所见"左胁下如覆杯"的征象。当血中血浆白蛋白低于每升 3g 时，常形成明显腹水和水肿。"肝郁癥积、腹水证"临床常见消瘦、乏力、纳呆，右上腹不适或疼痛，便溏或黑便，面青或黯黄、胁痛、左胁下癥积、腹大或腹壁青筋隆起、腹水，可叩及移动性浊音，甚则腹壁及阴囊水肿、足寒转筋、蜘蛛痣或肝掌、龈衄或便血，性欲减退或月经过多等。

"肝郁癥积、腹水证"主要有寒证、热证之分，并可形成兼气虚、阴虚等证。

（1）望目辨"肝郁癥积、腹水寒证"

望目辨"肝郁癥积、腹水寒证"常见眼象：

白睛肝部位底色蓝色、黯紫色雾漫，血脉黯紫色，血脉末端相同颜色的实体结；脾部位白睛血脉淡黯色、粗、浮，与周围组织界限欠清晰。按：水属湿邪、性寒，白睛血脉与周围组织界限欠清晰，表示罹患水湿证候；肝脏湿盛则寒甚，故肝部位血脉颜色黯紫色，兼风则见黯紫色雾漫；寒证严重则白睛底色蓝色；罹患肝郁癥积实邪，故血脉末端呈现相同颜色的实体结；因癥积实邪阻碍气血运行，故血脉淡黯色、粗、浮。

白睛肝部位底色蓝色、黯紫色雾漫，血脉黯紫色、弯钩，血脉末端相同颜色的实体结，脾部位白睛血脉淡黯色、粗、浮、与周围组织界限欠清晰。按：此证肝郁明显。

白睛肝脾部位或整个白睛无色浮壅或水肿；白睛肝部位底色蓝色、黯紫色雾漫，血脉黯紫色，血脉末端相同颜色的实体结；脾部位白睛血脉淡黯色、粗、浮，与周围组织界限欠清晰。按：此证水肿明显。

白睛肝脾部位或整个白睛无色浮壅或水肿；白睛肝部位底色蓝色、黯紫色雾漫，血脉黯紫色弯钩，血脉末端相同颜色的实体结；脾部位白睛血脉淡黯色、粗、浮，与周围组织界限欠清晰。按：此证肝郁寒水较著。

白睛肝脾部位或整个白睛无色浮壅或水肿；白睛肝部位底色蓝色、黯紫色雾漫，血脉黯紫色、根虚，血脉末端相同颜色的实体结；脾部位白睛血脉淡黯色、粗、浮、根虚，与周围组织界限欠清晰。按：此证气虚突出。

白睛肝脾部位或整个白睛无色浮壅或水肿；白睛肝部位底色蓝色、黯紫色雾漫，血脉黯紫色、无根，血脉末端相同颜色的实体结；脾部位白睛血脉淡黯色、粗、浮、无根，与周围组织界限欠清晰。按：此证气虚重于上述证候。

白睛肝脾部位或整个白睛无色浮壅或水肿；白睛肝部位底色蓝色、黯紫色雾漫，血脉黯紫色、根虚，分出黯紫色弯钩、血脉末端相同颜色的实体结；脾部位白睛血脉淡黯色、粗、浮、根虚，与周围组织界限欠清晰。按：此证气虚、水湿均著，属虚实夹杂证。

白睛肝脾部位或整个白睛无色浮壅或水肿；白睛肝部位底色蓝色、黯紫色雾漫，血脉黯紫色、无根，分出黯紫色弯钩、血脉末端相同颜色的实体结；脾部位白睛血脉淡黯色、粗、浮、无根，与周围组织界限欠清晰。按：此证气虚、水湿均著，气虚尤重于上述证候。

白睛肝部位底色青色、黯紫色雾漫、血脉黯紫色，血脉末端相同颜色的实体结；脾部位白睛血脉淡黯色、粗、浮，与周围组织界限欠清晰。按：此证寒、瘀、水湿均著。

白睛肝部位底色青色、黯紫色雾漫，血脉黯紫色弯钩，血脉末端有相同颜色的实体结；脾部位白睛血脉淡黯色、粗、浮，与周围组织界限欠清晰。按：此证肝郁、寒、瘀、水湿均著。

白睛肝脾部位或整个白睛无色浮壅或水肿；白睛肝部位底色青色、黯紫色雾漫，血脉黯紫色，血脉末端相同颜色的实体结；脾部位白睛血脉淡黯色、粗、浮，与周围组织界限欠清晰。按：此证肝郁、寒、瘀、水湿尤著，水湿已影响及脾。

白睛肝脾部位或整个白睛无色浮壅或水肿；白睛肝部位底色青色、黯紫色雾漫，血脉黯紫色弯钩，血脉末端相同颜色的实体结；脾部位白睛血脉淡黯色、粗、浮，与周围组织界限欠清晰。按：此证肝郁、寒、瘀、水湿严重，而肝郁尤著。

白睛肝脾部位或整个白睛无色浮壅或水肿；白睛肝部位底色青色、黯紫色雾漫、血脉黯紫色、根虚，血脉末端相同颜色的实体结；脾部位白睛血脉淡黯色、粗、浮、无根或根虚，与周围组织界限欠清晰。按：此证肝郁、寒、瘀、水湿严重，而气虚尤著。

白睛肝脾部位或整个白睛无色浮壅或水肿；白睛肝部位底色青色、黯紫色雾漫，血脉黯紫色、无根，血脉末端相同颜色的实体结；脾部位白睛血脉淡黯色、粗、浮、无根或根虚，与周围组织界限欠清晰。按：此证肝郁、寒、瘀、水湿严重，而气虚重于上述证候。

白睛肝脾部位或整个白睛无色浮壅或水肿；白睛肝部位底色青色、黯紫色雾漫，血脉黯紫色、根虚，分出黯紫色弯钩、血脉末端相同颜色的实体结；脾部位白睛血脉淡黯色、粗、浮、根虚，与周围组织界限欠清晰。按：此证气虚、肝郁尤为明显。

白睛肝脾部位或整个白睛无色浮壅或水肿；白睛肝部位底色青色、黯紫色雾漫，血脉黯紫色、无根，分出黯紫色弯钩、血脉末端相同颜色的实体结；脾部位白睛血脉淡黯色、粗、浮、无根，与周围组织界限欠清晰。按：此证气虚重于上述证候。

（2）望目辨"肝郁癥积、腹水热证"

望目辨"肝郁癥积、腹水热证"常见眼象：

白睛肝部位粉黯色岗、红色泡、血脉红色、沉、弯钩，血脉与周围组织界限欠清晰。按：白睛粉黯色岗主癥积，从西医角度看，多为脏器发生纤维化、或发生硬变，此眼象中粉黯色岗出现于肝部位，表示肝脏发生纤维化或发生硬变，属中医学的"癥积"范围。水属湿邪、性寒，但郁积日久可以化热，因水湿浸漫，故白睛血脉与周围组织界限欠清晰，表示罹患水湿热证。肝脏湿

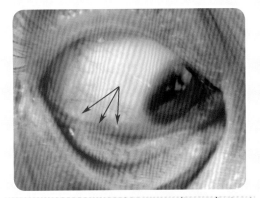

图 5-1-1-33 肝郁癥积兼腹水热证常见眼象（一）

邪蕴热，故肝部位血脉颜色红色；白睛肝部位红色泡主肝脏饮邪郁积、血热血瘀证。综和辨析，此眼象表示肝郁癥积、腹水热证（图 5-1-1-33，王某，男，60 岁，2012-3-12）。

白睛肝部位粉黯色岗，白睛肝、脾部位红色泡，血脉红色、沉、弯钩，血脉与周围组织界限欠清晰。按：在上述病证基础上，肝热乘脾，脾脏失于运化水湿，导致水湿潴留成饮，可在白睛肝部位和脾部位出现红色泡，表示肝脏饮邪郁积、乘脾，而构成腹水热证（图 5-1-1-34，王某，男，60 岁，2012-3-12）。

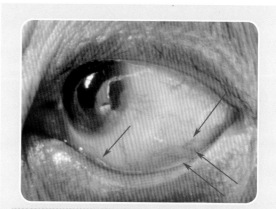

图 5-1-1-34 肝郁癥积兼腹水热证常见眼象（二）

白睛肝部位血脉红色、沉、弯曲、红黯色雾漫，血脉与周围组织界限欠清晰。按：在上述病证基础上，兼风则见红色雾漫。

白睛肝部位血脉红色、沉、结花、红黯色雾漫，血脉与周围组织界限欠清晰。按：在上述病证基础上，白睛肝部位血脉结花主肝脏气机郁滞，病势缠绵，反复曲折。肝脏湿邪蕴热，故肝部位血脉颜色红色，兼风则见红色雾漫。

白睛肝部位底色金黄色、紫红色雾漫，血脉紫红色、弯钩，血脉末端相同颜色的实体结；脾部位白睛血脉红黯色、粗、浮，与周围组织界限欠清晰。按：此证湿与热均较盛。

白睛肝脾部位或整个白睛无色或红色浮壅或水肿；白睛肝部位底色黄褐色、紫红色雾漫，血脉紫红色，血脉末端相同颜色的实体结；脾部位白睛血脉红黯色、粗、浮，与周围组织界限欠清晰。按：此证水湿较盛，并已兼内风证。

白睛肝脾部位或整个白睛无色或红色浮壅或水肿；白睛肝部位底色黄褐色、紫红色雾漫，血脉紫红色弯钩，血脉末端相同颜色的实体结；脾部位白睛血脉红黯色、粗、浮，与周围组织界限欠清晰。按：此证肝郁蕴热内风较著。

白睛肝脾部位或整个白睛无色或红色浮壅或水肿；白睛肝部位底色黄褐色、紫红色雾漫，血脉紫红色、根虚，血脉末端同颜色的实体结；脾部位白睛血脉红黯色、粗、浮、根虚，与周围组织界限欠清晰。按：此证气虚较著。

白睛肝脾部位或整个白睛无色或红色浮壅或水肿；白睛肝部位底色黄褐色、紫红色雾漫，血脉紫红色、无根，血脉末端同颜色的实体结；脾部位白睛血脉红黯色、粗、浮、无根，与周围组织界限欠清晰。按：此证气虚重于上述证候。

白睛肝脾部位或整个白睛无色或红色浮壅或水肿；白睛肝部位底色黄褐色、紫红色雾漫，血脉紫红色、根虚，分出紫红色弯钩、血脉末端相同颜色的实体结；脾部位白睛血脉红黯色、粗、浮、根虚，与周围组织界限欠清晰。按：此证肝脾气虚、肝郁蕴热较著。

白睛肝脾部位或整个白睛无色或红色浮壅或水肿；白睛肝部位底色黄褐色、紫红色雾漫，血脉紫红色、无根，分出紫红色弯钩，血脉末端相同颜色的实体结；脾部位白睛血脉红黯色、粗、浮、无根，与周围组织界限欠清晰。按：此证肝脾气虚重于上述证候。

白睛肝脾部位或整个白睛无色或红色浮壅或水肿；白睛肝部位底色红褐色、紫色雾漫，血脉黯红色，血脉末端相同颜色的实体结；脾部位白睛血脉黯红色、粗、浮，与周围组织界限欠清晰。

按：白睛金黄色主湿热郁阻肝胆重证，白睛红色主实热证，热邪严重则白睛可呈红褐色。综合辨析，此证湿热郁阻肝胆、内热动风重于上述证候。

白睛肝脾部位或整个白睛无色或红色浮壅或水肿；白睛肝部位底色红褐色、紫色雾漫，血脉黯红色弯钩，附近有相同颜色的实体结；脾部位白睛血脉黯红色、粗、浮，与周围组织界限欠清晰。按：此证湿热均著，但肝郁水湿尤甚。

白睛肝脾部位或整个白睛无色或红色浮壅或水肿；白睛肝部位底色红褐色、紫色雾漫，血脉黯红色、根虚，血脉末端相同颜色的实体结，并分出黯红色弯钩；脾部位白睛血脉黯红色、粗、浮、根虚，与周围组织界限欠清晰。按：此证肝脏郁热、气虚尤著。

白睛肝脾部位或整个白睛无色或红色浮壅或水肿；白睛肝部位底色红褐色、紫色雾漫，血脉黯红色、无根，血脉末端相同颜色的实体结，并分出黯红色弯钩；脾部位白睛血脉黯红色、粗、浮、无根或根虚，与周围组织界限欠清晰。按：此证气虚重于上述证候。

四、望目辨"肝气横逆证"

"肝气横逆证"指肝脏气机失于疏泄、乘脾或乘胃而引发的证候。依据本书体例，请参见后续"肝气横逆乘脾证"（此证属"肝脾不调"范畴）、"肝气横逆乘胃证"（此证属"肝胃不和"范畴）。本节不述。

五、望目辨"肝气上逆证"

"肝气上逆证"指肝脏气机逆上而引发的证候，属病势向上而引发的证候。临床常见愠怒、胁痛、头痛、面青、心痛或心绞痛，甚或昏厥；也可见到月经失调、性功能障碍等。"肝气上逆证"可有寒证与热证之分，并与相关脏腑构成各种临床证候。具体证候将在以后各脏腑的证候中记述。

1. 望目辨"肝气上逆寒证"

依据本书体例，望目辨"肝气上逆乘心、寒证""肝气上逆侮肺、寒证"的具提内容将在后面"望目辨心实证""望目辨肺实证"中分别记述。

2. 望目辨"肝气上逆热证"

依据本书体例，望目辨"肝气上逆乘心、热证""肝气上逆侮肺、热证""肝气上逆乘脑、热证""肝气上逆乘脑、头痛热证"的具体内容将在后面"望目辨心实证""望目辨肺实证""望目辨脑实证"中分别记述。

3. 望目辨"肝气上逆、兼肝风内动证"

白睛肝部位红黯色雾漫，血脉红黯色，粗、结花。按：临床常见胁痛、眩晕、烦躁、易怒、面赤、目赤、耳聋、口干或苦或苦酸、口疮、便干，舌边红，脉弦数等。

望目辨"肝气上逆、兼肝风内动证"常见眼象：

因肝风内动常致眩晕，故本证亦有人称"肝郁火旺眩晕证"。

白睛肝部位血脉红黯色、粗、结花表示肝郁火旺，血脉结花主气机郁滞，肝部位红黯色雾漫表示肝风内动。此属较轻微的内风证（图 5-1-1-35，张某，男，42 岁，2012-3-19）。

白睛肝部位红黯色雾漫，血脉红黯色，粗、
弯钩。按：本证候可源于"肝郁火旺、肝风内动
证"，这是由于肝郁而出现内火亢盛、上逆、并
引发内风的证候。肝郁火旺故肝部位血脉红黯
色，粗、弯钩，肝风内动故见雾漫。

白睛肝部位黯红色雾漫，血脉黯红色、粗、
弯钩。按：此证血瘀重于上述证候。

白睛肝部位紫红色雾漫，血脉紫色、粗、弯
钩。按：此证热盛动风尤著。

白睛肝部位红黯色雾漫，血脉红黯色、粗、
结花。按：白睛血脉"结花"主气机郁滞，病势

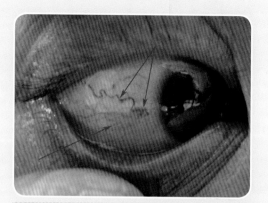

图 5-1-1-35　肝气上逆兼肝风内动证常见眼象

缠绵，反复曲折，患病时间长。红黯色雾漫出现于肝脏部位表示肝热动风，兼以血瘀。红黯色雾漫
出现于心脏部位表示心热动风，兼以血瘀。从眼象看，此证与心脏病变密不可分。

六、望目辨"肝实热证"

"肝实热证"指肝气未虚而病邪盛实之热证。前述"肝气实证"可转变为"肝实热证"，"肝气
上逆、肝风内动证"属于"肝实热证"，"肝脏积热证"亦属于"肝实热证"。"肝实热证"临床常见
两胁痞硬胀满、疼痛，牵及胃脘，或牵及小腹或少腹，易怒，身热或高热，多梦，狂言，易惊或惊
痫，手足躁热，筋脉拘挛而不易曲伸，眦红、目肿痛、目涩流泪，甚则难以睁目，目翳或生息肉，
耳聋，气逆头眩，僵扑强直，颈直、背强或角弓反张，睡眠不安，少腹肿块，遗尿，癃闭，颓疝，
月经不调或性功能障碍等。西医学诊断的肝病、胃病、高血压、高血压危象、精神分裂症、癫痫、
流脑、乙脑、破伤风等多种疾病可见到此类证候。

望目辨"肝实热证"常见眼象：

白睛肝脏部位血脉鲜红色。按：白睛血脉鲜红色主实热证，出现于肝部位即主肝实热证。

白睛肝脏部位血脉红黯色。按：白睛血脉红黯色主血郁热证，多属瘀血实热证，出现于肝部位
即主肝实热证。

白睛肝脏部位血脉黯红色。按：白睛血脉黯
红色主血瘀实热证，但以血瘀为主，出现于肝部
位即主肝实热证。

白睛肝脏部位红色雾漫，血脉鲜红色。按：
白睛肝部位红色雾漫主肝脏风热实证，血脉鲜
红色主实热证（图 5-1-1-36，谢某，男，42 岁，
2011-11-7）。

白睛肝脏部位红色雾漫，血脉红黯色。按：
此眼象表示肝实热血瘀内风证，属肝实热证。

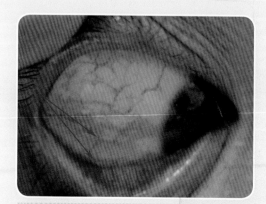

图 5-1-1-36　肝实热证常见眼象

白睛肝脏部位红色雾漫，血脉黯红色。按：此眼象表示肝实热血瘀内风证，而血瘀较著。

白睛肝脏部位黯红色雾漫，血脉黯红色。按：白睛特征黯红色雾漫主热郁血瘀内风，而以血瘀实热内风为主。综合辨析，此眼象表示肝实热血瘀内风证，血瘀尤著。

按：以上眼象表示证候逐渐加重，发展到白睛血脉紫色时，将渐渐由热转寒。

七、望目辨肝实火及相关证

1. 望目辨"肝实火证"

"肝实火证"亦可称作"肝火证"，是肝气亢盛化热，高热化火的证候。此证属于"肝实热证"范畴之内，但较一般"肝实热证"之"热"邪尤甚。"肝实火证"多由情志过极、肝脏或肝经蕴热过甚转化而成。临床常见目赤或目肿赤痛，面赤、口苦，头晕，烦躁易怒，或腹胀，甚或昏厥，或者发狂，或者吐血，或者咯血，舌红、苔黄，脉弦数。

望目辨"肝实火证"常见眼象：

白睛肝部位血脉鲜红色、粗。按：白睛血脉粗，主病势亢盛，病情较重，兼瘀血证。肝部位血脉鲜红色主肝实热证，肝实热亢盛可发展为肝实火证。

白睛肝部位血脉红黯色、粗。按：此眼象表示肝实热亢盛证。热盛为火，肝实热亢盛可诊为肝实火证。

白睛肝部位血脉黯红色、粗。按：此证血瘀重于上述证候。

白睛肝部位红色雾漫，血脉鲜红色、粗。按：白睛肝部位红色雾漫主肝风热实证，血脉鲜红色、粗主实热亢盛。综合辨析，亦主肝实火证。

白睛肝部位红色雾漫，血脉红黯色、粗。按：此眼象表示肝实热血瘀内风亢盛证。

白睛肝部位红色雾漫，血脉黯红色、粗。按：此眼象表示肝实热血瘀内风亢盛证，而血瘀较著。

白睛肝部位黯红色雾漫，血脉黯红色、粗。按：白睛特征黯红色雾漫主热郁血瘀内风，而以血瘀实热内风为主。综合辨析，此眼象表示肝实热血瘀内风亢盛证，血瘀尤著。

白睛肝部位血脉鲜红色、粗，血脉末端或血脉周围红黯色斑。按：此证亦可称"肝实火、出血证"。

白睛肝部位血脉红黯色、粗，白睛胃部位血脉末端或血脉周围红黯斑。按：此证亦可称"肝实火、胃热吐血证"。

白睛肝部位血脉红黯色、粗，白睛肺部位血脉末端或血脉周围红黯斑。按：此证亦可称"肝实火、肺热咯血证"。

2. 望目辨"肝火上炎证"

"肝火上炎"可称"肝火亢盛"或"肝火"。"肝火上炎证"指肝气亢盛化火，并表现于上部呈现"热"象或具有"上冲"特点，如火性向上燃烧而呈现的证候。此证多由于七情过极而引发肝火上亢证。临床常见急躁易怒，头晕，面赤，目赤，目干，口苦；尚可见狂躁、呕血、昏厥，舌边尖红，脉弦数等。

望目辨"肝火上炎证"常见眼象：

白睛肝部位血脉鲜红色，基本直行向上，指向肺。按：白睛肝部位血脉鲜红色主里热亢盛证。此时，血脉向上，指向肺，表示肝火病势向上，呈现"肝侮肺"征象。综合辨析，此眼象属肝火上炎证（图5-1-1-37，赵某，男，35岁，2012-2-23）。

白睛肝部位血脉红黯色、粗、浮，直行指向心，或斜行指向肺部位。按：此眼象表示肝火上炎，已兼血瘀证。

白睛肝部位血脉黯红色、粗、浮，直行指向心，或斜行指向肺部位。按：白睛血脉黯红色主

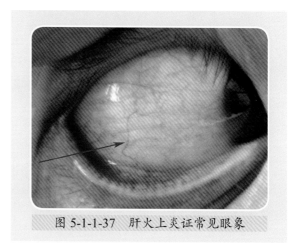

图5-1-1-37　肝火上炎证常见眼象

血瘀实热证，但以血瘀为主。综合辨析，此眼象表示肝火上炎证，并已兼血瘀。

白睛肝部位红色点；血脉鲜红色、粗、浮，直行指向心，或斜行指向肺部位。按：白睛特征红色点主血瘀郁热证。综合辨析，此眼象表示肝火上炎重于上述证候。

白睛肝部位血脉鲜红色、粗、浮，直行指向心，或斜行指向肺部位；血脉末端或血脉周围紫红色斑。按：白睛特征紫红色斑主高热盛实兼瘀证。综合辨析，此眼象表示肝火上炎，已兼出血证候，此证重于上述证候，亦可称"肝火上炎出血证"。

白睛肝部位血脉鲜红色、粗、浮，直行指向心，或斜行指向肺部位；胃部位血脉末端或血脉周围红色斑。按：白睛特征红色斑主实热证，并有可能出现脏器组织渗血或少量出血。胃部位血脉末端或血脉周围红色斑表示胃出血，此证亦可称"肝火亢盛、胃热吐血证"。

白睛肝部位血脉鲜红色、粗、浮，直行指向心，或斜行指向肺部位，肺部位血脉末端或血脉周围红斑。按：肺部位血脉末端或血脉周围红色斑表示肺出血。此证亦可称"肝火亢盛、肺热咯血证"。

白睛肝部位黯红色雾漫；血脉紫色、粗、浮，直行指向心，或斜行指向肺部位。按：白睛血脉紫色主热盛证候，并有由热转寒之虞。血脉粗、浮表示血瘀较著。综合辨析，此眼象表示肝火上炎、血瘀内风证，血瘀尤著，并有由热转寒之虞，亦属肝实热证。

3. 望目辨"高热动风证"

此处"高热动风证"指肝脏受高热侵扰，伤及营血津液，以致脑府失养、高热蒙闭清窍，形成肝之阳气亢奋向上（即"风阳上亢"，或称"肝阳上亢"）而引发的证候。"高热动风证"可称"高热引动肝风证"。"肝阳上亢证"可为肝阴虚引发，也可为高热动风而致。"肝阴虚、肝阳上亢证"前已述及，故此节记述"高热动风证"属"肝阳上亢实证"。临床常见高热，头痛，烦躁、易怒，失眠、多梦，心悸，或昏迷、筋脉抽搐瘈疭，甚或角弓反张，舌红，脉弦实等。西医学诊断的高血压病、高热、乙型脑炎、流行性脑脊髓膜炎、中毒性菌痢、败血症等可见此证。

望目辨"高热动风证"常见眼象：

白睛肝部位红色雾漫，血脉鲜红色。按：白睛肝部位红色雾漫主肝风热实证，血脉鲜红色主实热证。高热可以引发内风。

白睛肝部位红色雾漫，血脉红色、粗。按：白睛血脉鲜红色、粗主实热亢盛。

白睛肝部位黯红色雾漫，血脉紫色、粗。按：白睛特征黯红色雾漫主热郁血瘀内风证。血脉紫色、粗主高热盛实证，有由热转寒之虞。

白睛肝部位黯红色雾漫，血脉红黯色、粗、弯钩。按：白睛血脉红黯色主血郁、瘀血实热证。

白睛肝部位黯红色雾漫，血脉黯红色、粗、弯钩。按：此证瘀血重于上述证候。

八、望目辨"肝中风证"

1. 望目辨"肝中风、寒证"

"肝中风、寒证"指肝经受外来风寒病邪入侵而引发的病证。临床常见两胁寒痛、头目眴动、或佝偻而行，或踞坐不能低头，舌黯、苔白，脉弦等。西医学诊断的脑血管意外可见此证候。

望目辨"肝中风、寒证"常见眼象：

白睛肝肺部位淡蓝色雾漫；肝部位血脉淡青色、沉，肺部位血脉淡蓝色、沉。按：白睛特征蓝色雾漫主寒郁内风证，这是由于肝受寒实病邪侵袭常常侮肺，并可引动风邪。肝部位血脉淡青色、沉主肝寒证。肺部位血脉淡蓝色主表寒实证。综合辨析，此眼象表示肝受外来寒邪侵袭引发肝寒和肺寒表证而形成的复杂证候。

白睛肝肺部位蓝色雾漫；肝部位血脉青色、粗、沉，肺部位血脉蓝色、沉。按：肝寒较重，故肝部位血脉青色、粗、沉。肺部位血脉蓝色主表寒实重证。

2. 望目辨"肝中风、热证"

"肝中风、热证"指肝受风热病邪入侵而引发的病证。临床常见两胁热痛、胀满，头目眩晕，心烦，言语謇涩，筋脉拘挛、瘈疭，角弓反张，佝偻而行，或踞坐不能低头，舌红、苔少，脉弦数等。

望目辨"肝中风、热证"常见眼象：

白睛肝部位红色雾漫，血脉红黯色、沉。按：白睛特征红色雾漫主风热实证，肝部位红色雾漫主肝热动风实证，血脉红黯色表示肝热血瘀。综合辨析，表示风热外袭肝脏、肝实热证。

白睛肝部位红色雾漫，肝部位血脉黯红色、沉。按：此证肝热血瘀，而血瘀重于上述证候。

九、望目辨"肝湿热证"

"肝湿热证"指湿热病邪侵犯肝经而形成的证候。临床常见带下色黄、黏稠、气味腥臭，阴囊湿痒，睾丸肿痛，外阴瘙痒，舌红、苔厚，脉滑等。

望目辨"肝经湿热证"常见眼象：

白睛肝部位底色黄色，血脉红色。按：白睛肝部位黄色主湿邪郁热证，血脉红色表示肝热。

白睛肝部位底色黄色，血脉红黯色。按：白睛肝部位黄色主湿邪郁热证，血脉红黯色表示肝热血瘀。综合辨析，此眼象表示肝湿热兼瘀，属肝湿热证范畴。

白睛肝部位底色金黄色，血脉红黯色。按：白睛金黄色主湿热郁阻肝胆重证，血脉红黯色表示肝热血瘀。综合辨析，此眼象表示肝湿热血瘀，属肝湿热证范畴。

白睛肝部位底色金黄色，血脉黯红色。按：此证血瘀重于湿热，但仍属肝湿热证。

白睛肝部位底色金黄色，血脉黯红色、粗。按：此处血脉粗表示严重血瘀。综合辨析，此眼象表示肝湿热血瘀，而瘀血重于上述证候。

十、望目辨"风痰扰肝证"

"风痰扰肝证"指痰邪扰动肝脏而形成内风的证候。此处痰邪可为湿痰、寒痰、热痰等病邪，形成之风有寒风、热风等证候，均属内风。

1. 望目辨"风痰扰肝、内风妄动寒证"

"风痰扰肝、内风妄动寒证"指寒痰病邪扰动肝脏，内风妄动所形成的病证。临床常见眩晕、头痛，烦躁，震颤，偏瘫，面青，痰青而多泡沫，舌黯、苔白厚，脉沉滑或沉涩等。西医学诊断的脑血管意外可见此类证候。

望目辨"风痰扰肝、内风妄动寒证"常见眼象：

白睛肝部位蓝色雾漫、灰白色丘，白睛血脉蓝色。按：白睛肝部位蓝色雾漫主寒郁内风证，灰白色丘主湿痰气郁轻证，血脉蓝色主气滞寒证。

白睛肝部位蓝色雾漫、灰白色丘，血脉蓝色、粗。按：白睛血脉粗主瘀血证，病势亢盛，病情较重，大多发病时间较长。综合辨析，此证寒瘀重于上述证候。

白睛肝部位蓝色雾漫、黯色丘，血脉黯蓝色。按：白睛特征黯灰色丘主痰气郁积、血瘀较重证。综合辨析，此证痰气郁积、寒瘀重于上述证候。

白睛肝部位蓝色雾漫、黯色丘，血脉黯蓝色、粗。按：此证病势重于上述证候。

2. 望目辨"风痰扰肝、内风妄动热证"

"风痰扰肝、内风妄动热证"指热痰扰动肝脏，引发内风妄动而形成的热证。临床常见眩晕、耳鸣，头痛，或震颤、偏瘫、耳轮瘙痒，目眴昏涩，躁热，舌红或绛、苔白厚或黄厚腻，脉弦数或弦滑数等。

望目辨"风痰扰肝、内风妄动热证"常见眼象：

白睛肝部位红色雾漫、淡黄色丘，血脉鲜红色。按：白睛特征红色雾漫主风热实证，淡黄色丘主痰浊证，血脉鲜红色主实热证。综合辨析，此眼象表示痰浊侵扰肝脏，肝脏风热妄动而形成本证候。

白睛肝部位红色雾漫、黄色丘，血脉鲜红色。按：白睛特征红色雾漫主风热实证，黄色丘主痰浊郁热证，血脉鲜红色主实热证。综合辨析，此眼象表示痰浊郁热、侵扰肝脏，肝脏风热妄动而形成本证候。

白睛肝部位红色雾漫、黄色丘，血脉红色、粗。按：白睛血脉粗主瘀血证，病势亢盛，病情较重，大多发病时间较长。综合辨析，此证热瘀重于上述证候。

白睛肝部位黯红色雾漫、黄色丘，白睛血脉红黯色。按：白睛特征黯红色雾漫主热郁血瘀内风证，肝部位黄色丘主痰浊郁热证，血脉红黯色主血郁热证。综合辨析，此眼象表示痰浊郁热，侵扰肝脏，肝脏风妄动而形成本证候。

白睛肝部位黯红色雾漫、黄色丘，血脉红黯色、粗。按：此证病势重于上述证候。

白睛肝部位黯红色雾漫、黄褐色丘，血脉红黯色。按：白睛特征黄褐色丘主痰热郁结重证。此证风痰扰肝重于上述证候。

白睛肝部位黯红色雾漫、黄褐色丘，血脉红黯色、粗。按：此证病势重于上述证候。

白睛肝部位黯红色雾漫、红色岗，血脉红黯色。按：白睛特征红色岗主血瘀痰热气结实证，白睛黯红色雾漫主热郁血瘀内风证，血脉红黯色主血郁热证。综合辨析，此眼象表示痰浊郁热、侵扰肝脏，肝脏风热妄动而形成本证候（图5-1-1-38，李某，女，38岁，2012-12-13）。

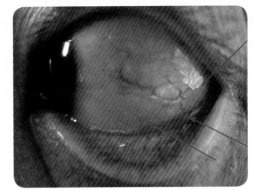

图5-1-1-38 风痰扰肝、内风妄动热证常见眼象

十一、望目辨"肝中寒证"

"肝中寒证"指肝脏受寒邪侵袭，以致肝失疏泄、经气滞涩而引起的病证。临床常见发热轻微、恶寒较重，面赤，情绪不畅、烦躁、时或长吁短叹，胸胁疼痛，舌淡红、苔白，脉浮或浮紧等。西医学诊断的感冒、甲型肝炎初期、乙型肝炎初期等病常可见此类证候。

白睛肝部位血脉蓝色、沉，肺与胃部位血脉蓝色或淡蓝色、沉或细沉。按：风寒袭肝，寒邪郁遏肝气，故肝部位血脉蓝色而沉。肝寒侮肺、乘胃，故肺胃部位血脉蓝色、沉或细沉。若肺胃寒邪较轻微，则肺胃血脉淡蓝色。本证实质为"肝寒侮肺乘胃证"。

白睛肝部位血脉淡蓝色、沉、弯钩，肺部位血脉淡蓝色，胃部位血脉淡蓝色、沉或细沉。按：此证实质即"肝郁寒邪侮肺乘胃轻证"。

白睛肝部位血脉蓝色、沉、弯钩，肺部位血脉淡蓝色，胃部位血脉淡蓝色、沉或细沉。按：本证实质为"肝郁寒邪乘胃侮肺轻证"，但较上证寒重。

白睛肝部位血脉淡蓝色、沉、弯钩，胃部位血脉淡蓝色、沉或细沉。按：本眼象所表现的证候实质为"肝郁寒邪乘胃轻证"。

白睛肝部位血脉蓝色、沉、弯钩，胃部位血脉淡蓝色、沉或细沉。按：此证肝寒肝郁较著，系"肝郁寒邪乘胃证"。

（6）白睛肝脏部位血脉淡青色，或青色，或青色、细、沉，或青紫色、细、沉。按：此眼象表示肝脏寒邪逐渐加重。

十二、望目辨"外风侵袭、肝经风痰证"

1. 望目辨"外风侵袭、肝经风痰寒证"

"外风侵袭、肝经风痰寒证"指由于素有痰邪，兼感外来风寒病邪而引发的"肝经风痰证"。当寒邪偏重时，可为"肝经风痰寒证"。临床常见恶寒重，发热较轻，头眩，咳咯白色黏痰，舌苔白，脉浮弦或浮滑等。西医学诊断的感冒、支气管炎、肺炎、脑血管意外可见此类证候。

望目辨"外风侵袭、肝经风痰寒证"常见眼象：

白睛肝部位蓝色雾漫、黯灰色丘；白睛肺部位无色浮壅，血脉淡蓝色、细、边界清晰。按：白睛肝部位蓝色雾漫主肝寒郁结内风证，黯灰色丘主痰气郁积证，白睛肺脏部位无色浮壅及血脉淡蓝色、细主风寒外袭、表寒较重证。血脉细表示寒邪外束，正气未虚，邪正相争，血脉收引所致。

白睛肝经部位蓝色雾漫、黯灰色丘，白睛肺脏部位的血脉淡蓝色、细、沉，血脉边界清晰。按：此眼象表示寒邪略重于上证。

白睛无色浮壅，白睛肝经部位蓝色雾漫、黯灰色丘，白睛肺脏部位血脉淡蓝色、细、沉，血脉边界清晰。按：此眼象表示寒邪重，寒主收引，故血脉"沉细"。

2.望目辨"外风侵袭、肝经风痰热证"

"外风侵袭、肝经风痰热证"指由于素有痰邪，兼感外来风热病邪而引发的"肝经风痰证"。临床常见恶寒轻，发热较重，头眩，咳咯黄色黏痰，舌红或绛、苔黄，脉弦数等。

望目辨"外风侵袭、肝经风痰热证"常见眼象：

白睛红色浮壅，白睛肝经部位红色雾漫、黄色丘，肺脏部位血脉鲜红色、细，血脉与周围组织边界清晰。按：白睛特征红色浮壅主风邪袭肺、风热表证，肺部位血脉鲜红色、细主外风袭肺、肺实热证，肝部位红色雾漫主风热、内风实证，黄色丘主痰浊郁热，总主痰热肝风证。综合辨析，此眼象表示外风侵袭、肝风痰热证。

白睛红色浮壅，白睛肝经部位红色雾漫、黄色丘，肺部位血脉鲜红色、细、沉，与周围组织边界清晰。按："肺脏部位血脉鲜红色、细、沉"表示外风袭肺、肺实热证重于"肺脏部位血脉红色、细"表示的证候。综合辨析，此证重于上述证候。

白睛红色浮壅，肝经部位黯红色雾漫、黄色丘，肺脏部位的血脉红色、细、血脉边界清晰。按：肝经部位黯红色雾漫主热郁血瘀内风，黄色丘主痰浊郁热，总主痰热肝风证。综合辨析，此眼象表示外风侵袭、肝风痰热证。

白睛红色浮壅，肝经部位黯红色雾漫、黄色丘，肺脏部位血脉鲜红色、细、沉、血脉边界清晰。按：综合辨析，此证重于上述证候。

十三、望目辨"肝咳证"

仔细区分，"咳"与"嗽"可存有差别。"咳"首出《素问·咳论》。若依金·刘完素《素问病机气宜保命集》所述之意，有声无痰为"咳"，无声有痰为"嗽"。现在多将"咳"与"嗽"连称之为"咳嗽"。"咳嗽"是一种以喉、气管、支气管、肺、胸膜等呼吸系统病变，乃至肋间肌病变为主的临床常见症状。此外，当膈肌病变时，可引发咳嗽；肋间肌也参与咳嗽，由于肋间肌可受思维支配，故当人体无病、但主观欲咳时，也可出现"咳嗽"。因此，医家在辨析病变与证候时，宜辨清因病理改变而引发的咳嗽。病理"咳嗽"可分为虚证、实证、寒证、热证等证候，并与相关脏腑、组织、气血、患病时间长短、咳嗽特点等密切相关，从而构成诸多复杂证候。当咳嗽与肝有关时，可称为肝咳。

"肝咳证"指肝病侮肺引发的咳嗽，主要可分为寒咳证、热咳证。

1. 望目辨"肝咳寒证"

"肝咳寒证"指肝郁侮肺引发的寒咳证候。临床常见寒热往来而寒重热轻，咳嗽痰少，面青，咳则胁痛、牵及少腹，舌苔白，脉浮弦等。

望目辨"肝咳寒证"常见眼象：

白睛肝部位血脉淡青色、细、沉、弯钩，其直行血脉指向肺，肺部位血脉淡蓝色、细、沉。按：白睛血脉淡青色主气滞血瘀、寒痛轻证，但此眼象表示的寒邪重于淡蓝色所表示的寒证。肝部位血脉淡青色、细、沉、弯钩主肝郁寒证，其直行血脉指向肺表示肝病侮肺。白睛血脉淡蓝色主轻微瘀血、寒痛证，肺部位血脉淡蓝色、细、沉主肺寒实轻证。综合辨析，此眼象表示肝寒气郁侮肺、肺寒证，而肺寒可致咳嗽，故主肝咳寒证。

白睛肝部位血脉青色、细、沉、弯钩，其直行血脉指向肺，肺部位血脉淡青色、细、沉。按：白睛血脉青色主气滞血瘀寒证，肝部位血脉青色、细、沉、弯钩主肝郁寒证，其直行血脉指向肺表示肝病侮肺。肺部位血脉淡青色、细、沉主肺寒实证。综合辨析，此眼象表示肝咳寒证，但此证重于上述证候。

白睛肝部位血脉青色、细、沉、弯钩，其直行血脉细、迂曲、指向肺，肺部位血脉淡青色、细、沉。按：血脉细、迂曲主痛证，出现于白睛肝部位表示肝脏所在的胁肋部出现疼痛。此眼象表示肝咳胁痛寒证。

白睛肝部位的血脉青色、细、沉、弯钩，与弯钩同时发出的直行血脉指向肺，肺部位血脉青色、细、沉。按：此证肺寒重于上述证候。

2. 望目辨"肝咳热证"

"肝咳热证"可分为"肝咳实热证"和"肝咳虚热证"。本节仅述望目辨"肝咳实热证"。"肝咳实热证"指肝郁侮肺引发的热咳证候。临床常见寒热往来而热重寒轻，咳嗽痰黄，易怒，头眩，口苦，咳则胁痛、牵及少腹，舌红、苔黄，脉浮弦数等。

望目辨"肝咳实热证"常见的眼象：

白睛肝部位血脉鲜红色、细、沉、指向肺，肺部位血脉鲜红色、细、沉。按：白睛血脉鲜红色主实热证。肝部位血脉鲜红色、细、沉、指向肺，表示肝病侮肺。肺部位血脉鲜红色、细、沉主肺实热证。综合辨析，此眼象表示肝热侮肺、肺实热证，而肺实热可致咳嗽，故此咳属肝咳实热证。

白睛肝部位血脉鲜红色、细、沉、弯钩，其直行血脉指向肺；肺部位血脉红黯色、细、沉。按：此证肺热血瘀较著。

白睛肝部位血脉红黯色、沉、弯钩，其直行血脉指向肺；肺部位血脉红黯色、细、沉。按：此证肝热血瘀重于上证。

白睛肝部位血脉红黯色、细、沉、弯钩，其直行血脉指向肺；肺部位血脉红黯色、细、沉。按：此证肝郁重于上述证候。

白睛肝部位血脉红黯色、细、沉、弯钩，与弯钩同时发出的直行血脉细、迂曲、指向肺；肺部位血脉红黯色、细、沉。按：此眼象表示肝咳热证、兼胁痛证。

第三节　望目辨肝脏虚实夹杂证

一、望目辨"肝热阴虚证"

"肝热阴虚证"指肝脏实热气盛，耗损肝阴，肝脏阴液亏损不能濡养筋脉，以致筋脉拘集、挛缩，摄握及运动乏力等证候。"肝热阴虚证"也可称作"肝气热证"。临床常见口苦，筋脉拘挛，萎废不用，舌质瘦、舌边红，苔白而少，脉弦细数等。

望目辨"肝热阴虚证"常见眼象：

白睛肝部位血脉殷红色、粗。按：血脉殷红色主阴虚，粗主瘀血。血脉特征出现于肝部位即表示肝阴虚、血瘀证。

白睛肝部位血脉殷红色、脾部位白睛血脉红黯色。按：白睛血脉红黯色主热郁血瘀实热证。这是因为肝阴虚未孤立出现，而是肝阴虚影响脾，使脾脏出现热郁血瘀实热证，形成"肝阴虚、脾实热证"。

白睛肝部位血脉殷红色、粗，脾部位白睛血脉殷红色。按：血脉殷红色、粗表示阴虚血瘀，此眼象表明肝阴虚、血瘀。

二、望目辨"肝阴虚、肝郁证"

"肝阴虚、肝郁证"指肝阴虚、肝郁导致肝脏阳气郁遏，不得疏泄的证候。临床常见身热，胁痛，耳鸣，头眩，关节拘集或筋脉弛纵不遂，舌红瘦、苔白，脉弦数等。

望目辨"肝阴虚、肝郁证"常见眼象：

白睛肝部位血脉殷红色、弯钩。按：血脉弯钩表示郁证。肝部位血脉弯钩表示肝郁。血脉殷红色主阴虚，肝部位血脉殷红色主肝阴虚。综合辨析，此眼象表示肝阴虚、肝郁证（图5-1-1-39，李某，女，38岁，2012-12-13）。

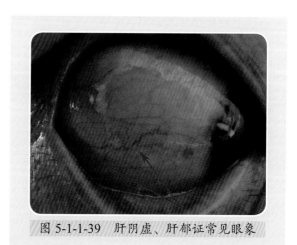

图5-1-1-39　肝阴虚、肝郁证常见眼象

白睛肝部位血脉殷红色、细、弯钩。按：此眼象表明肝阴虚较著。

白睛肝部位血脉殷红色、粗、弯钩。按：此眼象表明肝阴虚、肝郁，并已兼血瘀。

白睛肝部位血脉殷红色、细、沉、弯钩，肺部位白睛血脉颜色殷红色、细、沉。按：此眼象表明肝阴虚、肝郁病证已累及肺脏，系"肝阴虚、肝郁、虚热侮肺证"，患者可见胸胁胀闷、两胁窜痛、情绪不高、咽如物阻、干咳等，只是本证不属实证，而是阴虚导致虚实夹杂证。西医学诊断的肝结核继发肺结核常可见到此类眼象。

白睛肝部位黯色弧形斑，血脉殷红色、细、沉、弯钩；肾部位黯色弧形斑；肺部位白睛血脉颜色殷红色、细、沉。按：此眼象表明已出现冲任失调病证，并已累及肺脏，系"肝阴虚、肝郁、虚热侮肺、冲任失调证"，患者可见胸胁胀闷、两胁窜痛、情绪不高、咽如物阻、干咳、月经不调或性欲亢进等，只是本证不属实证，而是阴虚导致的虚实夹杂证。西医学诊断的附件结核继发肺结核等病，常可见到此类眼象。

三、望目辨"肝阴虚、肝郁热证"

"肝阴虚、肝郁热证"指肝阴虚、肝郁化热，内热迫血妄行，使肝脏及其经脉发生器质性病变或功能病变而产生的证候。临床常见肝郁不舒，胸胁及乳房胀痛，手足心热，烦躁，易怒，月经经期提前、血色红或紫红、血量或多或少、质地或黏稠或有血块，舌红黯，苔白，脉弦数等，此类患者常不易受孕。由于月经不仅与肝相关，且总与肾密不可分，并影响冲任功能，故临床望目辨证时每每在肾脏部位出现白睛特征。

望目辨"肝阴虚、肝郁热证"常见眼象：

白睛肝部位紫红色斑，血脉殷红色、弯钩。按：此眼象常见于女子冲任失调等病证，但也可见于男子冲任失调病证（图5-1-1-40，刘某，男，37岁，2012-1-9）。

白睛肝部位紫红色斑，血脉殷红色、弯钩；肾脏部位的血脉殷红色、黯色弧形斑。按：此眼象常见于冲任失调等病证。

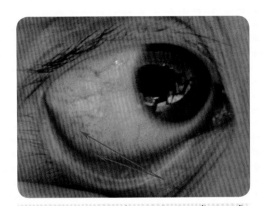

图 5-1-1-40　肝阴虚、肝郁热证常见眼象

白睛肝部位黯色弧形斑，血脉殷红色、指向肾，同时分出殷红色弯钩；肾脏或肾经部位黯色弧形斑，血脉殷红色。按：此眼象常见于肝阴虚导致肾阴虚、冲任失调等病证。

四、望目辨"肝阴虚、湿浊内风证"

望目辨"肝阴虚、湿浊内风证"常见眼象：

白睛肝部位粉黄色丘、殷红色雾漫，血脉殷红色、细。按：白睛特征粉黄色丘主血虚湿郁热证，肝部位殷红色雾漫主肝阴虚内风证，血脉殷红色、细主肝阴虚证。综合辨析，此眼象表示肝阴虚、湿浊内风证。此证常见于西医学诊断的动脉粥样硬化、高脂血症、高血压、妇科炎症等病（图5-1-1-41，张某，男，56岁，2012-1-9）。

白睛肝部位黄色丘、殷红色雾漫，血脉殷红色、细。按：白睛特征黄色丘主痰浊郁热证，白

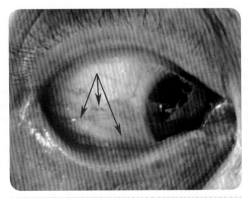

图 5-1-1-41　肝阴虚、湿浊内风证常见眼象

睛殷红色雾漫主阴虚内风，血脉殷红色、细主肝阴虚证。综合辨析，此眼象表示肝阴虚、湿浊内风证。此证常见于西医学诊断的动脉粥样硬化、高脂血症、高血压、妇科炎症等病。

白睛肝部位黄色丘、殷红色雾漫，血脉殷红色、粗、弯钩。按：此证阴虚血瘀重于上证。

白睛肝部位黄褐色丘、殷红色雾漫，血脉殷红色、粗、浮、弯钩。按：此眼象表示热邪重于上述证候。

白睛肝部位粉黄色丘、粉红色雾漫，血脉殷红色、细、弯钩。按：此系肝郁、肝阴虚生风、湿浊内阻证。

五、望目辨"肝阴虚、肝气结滞证"

"肝阴虚、肝气结滞证"指肝阴不足，同时出现气机结滞而引发的证候。临床可见脘胀、闷痛，发热，甚至恶寒、恶心、呕吐，严重时可见胁下癥积，舌边尖红或红瘦，苔少，脉沉细数或沉细弦数等。西医学诊断的长期反复发作的慢性肝炎、肝纤维化、肝囊肿等常可见到此类眼象。

望目辨"肝阴虚、肝气结滞证"常见眼象：

（1）肝部位血脉殷红色、结花。按：白睛肝部位血脉殷红色主肝阴虚；血脉结花主肝脏气机郁滞，病势缠绵，反复曲折。可见此证是一种逐渐、缓慢形成的证候（图 5-1-1-42，王某，男，90 岁，2012-10-23）。

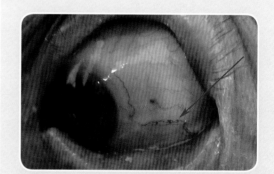

图 5-1-1-42 肝阴虚、肝气结滞证常见眼象

（2）肝部位血脉殷红色、结花，肝部位空泡结。按：白睛肝部位血脉殷红色主肝阴虚，血脉结花主肝脏气机郁滞，病势缠绵，反复曲折。白睛空泡结主气郁痰结证，出现于肝部位表示肝脏气郁痰结证。综合辨析，此属"肝阴虚气结证"。

六、望目辨"肝郁阴虚癥积、腹水热证"

望目辨"肝郁阴虚癥积、腹水热证"常见眼象：

白睛肝部位血脉殷红色、粗、浮、弯钩、红黯色雾漫，血脉末端黯红色实体结；脾部位血脉殷红色、浮，与周围组织界限欠清晰。按：白睛肝部位血脉殷红色、弯钩主肝阴虚肝郁证，肝部位血脉粗、浮主瘀血，红黯色雾漫主内风，血脉末端黯红色实体结主血瘀痰热气结证，此与肝脏癥积相符。脾部位血脉殷红色、浮，主脾阴虚血瘀证，脾部位血脉浮、与周围组织界限欠清晰表示脾气阴俱虚、水肿。综合辨析，此属"肝郁阴虚癥积、肝阴虚及脾气阴虚、腹水热证"。

白睛肝部位底色金黄色、黯红色雾漫、血脉殷红色、弯钩、血脉末端黯红色实体结；脾部位白睛血脉殷红色、粗、浮，与周围组织界限欠清晰。按：白睛底色金黄色主湿热郁阻肝胆重证，黯红色雾漫主热郁血瘀内风证，血脉殷红色、弯钩主阴虚肝郁，血脉末端黯红色实体结主血瘀痰热气结证，这些眼象表示肝阴虚肝郁、血瘀痰热气结证。脾部位白睛血脉殷红色、粗、浮表示脾阴虚血瘀，白睛血脉与周围组织界限欠清晰表示里湿证。综合辨析，此眼象表示肝郁阴虚癥积、腹水热证，肝郁血瘀水湿显著。

白睛肝脾部位无色浮壅，白睛肝部位底色金黄色、黯红色雾漫，血脉殷红色，血脉末端黯红色实体结；脾部位白睛血脉红黯色、粗、浮，与周围组织界限欠清晰。按：白睛特征白睛无色浮壅主湿邪郁阻证。综合辨析，此证水肿及瘀热严重，并兼内风。

白睛肝脾部位水肿；白睛肝部位底色金黄色、黯红色雾漫，血脉殷红色，血脉末端黯红色实体结；脾部位白睛血脉红黯色、粗、浮，与周围组织界限欠清晰。按：白睛水肿主气滞水湿郁积、水肿证。综合辨析，此证水肿及瘀热严重，并兼内风。

整个白睛水肿；白睛肝部位底色金黄色、黯红色雾漫，血脉殷红色，血脉末端黯红色实体结；脾部位白睛血脉红黯色、粗、浮，与周围组织界限欠清晰。按：此证水肿、瘀热严重，并兼内风。

七、望目辨"肝郁脾虚证"

"肝郁脾虚证"指肝脏气机郁结、乘脾、引发脾气虚弱，影响脾脏消化和输布功能而形成的证候。临床常见情志不舒、紧张，喜太息或急躁易怒，乏力，胁胀窜痛，纳呆，腹胀，肠鸣，矢气，便溏、或腹痛欲泻、或食后即泻，舌淡黯，苔白，左脉弦、右脉虚等。此证属"肝脾不调"范畴。

望目辨"肝郁脾虚证"常见眼象：

白睛肝部位血脉红黯色、弯钩，脾部位血脉淡色、细。按：肝郁气滞血瘀可在肝部位呈现弯钩，肝郁乘脾故脾部位血脉淡色而细，此属肝郁热而脾气虚证。

白睛肝部位血脉红黯色、弯钩，脾部位无色浮壅，血脉淡色、细。按：白睛脾部位无色浮壅主脾脏水湿郁阻证，肝部位血脉弯钩主肝郁气滞，脾部位血脉淡色、细主脾气虚证。综合辨析，此属肝郁热而脾气虚证（图5-1-1-43，曹某，女，49岁，2012-2-14）。

白睛肝部位血脉黯色、细、弯钩，脾部位血脉淡黯色、细、沉。按：此眼象表示气机郁结较著。

白睛肝部位直行血脉黯色并指向脾部位，从直行血脉分出黯色弯钩，脾部位血脉淡黯色、细。按：此眼象表示肝郁乘脾更加明显。

白睛肝部位直行血脉黯色并指向脾部位，从直行血脉分出黯色弯钩，脾部位血脉淡黯色、细、沉。按：此眼象表示肝郁乘脾，脾虚更加明显。

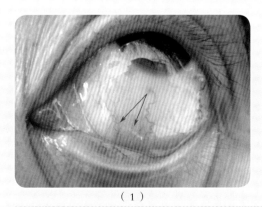 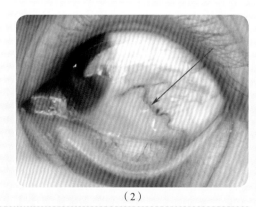

（1） （2）

图 5-1-1-43 肝郁脾虚证常见眼象

八、望目辨"肝郁血虚证"

"肝郁血虚证"指肝郁导致脾虚生血不足而形成的证候。肝血虚也可导致肝郁，形成"肝郁血虚证"。临床常见情绪低落，郁闷不舒，胸胁胀痛，烦躁，面色萎黄或㿠白（面色白而无华），入眠难或多梦易惊，男子阳痿，女子月经愆期而量少，舌淡红略黯，苔白，脉沉细等。

望目辨"肝郁血虚证"常见眼象：

（1）白睛肝部位血脉粉色、弯钩。按：白睛血脉粉色主血虚，弯钩主肝郁。综合辨析，主肝郁血虚证（图5-1-1-44，蒲某，女，58岁，2012-7-10）。

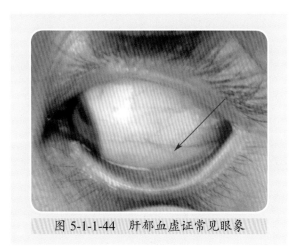

图 5-1-1-44　肝郁血虚证常见眼象

（2）白睛肝部位血脉粉色、细、弯钩。按：此证肝郁较甚，患者面色多呈㿠白色。

九、望目辨"肝郁癥积、水气凌心证"

1. 望目辨"肝郁癥积、水气凌心寒证"

"肝郁癥积、水气凌心寒证"指由肝郁癥积引发水肿，水肿影响心脏功能，导致心脏功能衰竭而呈现"寒象"的证候。

望目辨"肝郁癥积、水气凌心寒证"常见眼象：

白睛底色黯黄色、无色浮壅，肝部位血脉黯色、末端附有青色包，白睛心、脾部位血脉黯色、粗、浮、根虚或无根。按：白睛底色黯黄色主湿郁寒瘀证，属阴证。白睛血脉黯色主瘀血证，多兼寒证。血脉末端青色包主气滞、痰瘀气结寒实证，可兼痛证。白睛心、脾部位血脉黯色、粗、浮、根虚或无根主心脾瘀血证，多兼寒证。白睛无色浮壅主水湿郁阻证。综合辨析，此眼象表示肝脏血瘀气结形成癥积，乘心乘脾导致心脾气虚，心脏功能衰竭形成心性水肿，是为肝郁癥积、水气凌心证，但病势尚轻（图5-1-1-45，邵某，男，26岁，2012-12-19）。

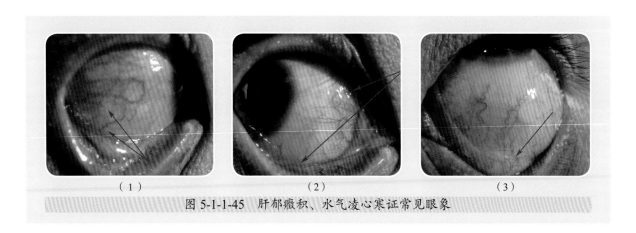

（1）　　　　　　　　　（2）　　　　　　　　　（3）

图 5-1-1-45　肝郁癥积、水气凌心寒证常见眼象

白睛水肿；肝部位底色黯黄色，血脉青蓝色，末端附有青黑色实体结；心、脾部位白睛血脉淡色、粗、浮，与周围组织界限欠清晰、无根。按：白睛特征青黑色实体结主痰瘀郁阻证。综合辨析，此眼象表示肝脏血瘀气结、痰瘀郁阻及心脾气虚水肿重于上述证候。

白睛无色浮壅；肝部位底色黯黄色、黯蓝色雾漫，血脉青蓝色，血脉边缘附有青黑色实体结；白睛心、脾部位血脉淡黯色、粗、浮，与周围组织界限欠清晰、根虚。按：白睛特征黯蓝色雾漫主寒郁内风重证，白睛血脉青蓝色主气滞寒证。综合辨析，此证肝脏寒瘀内风较重，心脾气虚、心力衰竭、水肿明显。

白睛无色浮壅；肝部位底色黯黄色、黯蓝色雾漫、青色包，血脉蓝黑色、根虚；心、脾部位水泡，白睛血脉淡黯色、粗、浮、根虚，与周围组织界限欠清晰。按：白睛特征青色包主气滞、痰瘀气结寒实证，可兼痛证。白睛特征蓝色泡主气虚气郁血瘀、寒饮重证。综合辨析，此证心脾气虚血瘀、心力衰竭、水肿重于上述证候。

白睛无色水肿；白睛肝部位底色黯黄色、黯蓝色雾漫，血脉青蓝色、边缘附有青黑色实体结；白睛心、脾部位血脉淡黯色、粗、浮，与周围组织界限欠清晰、无根。按：白睛特征青黑色实体结主痰瘀郁阻证，附于肝部位血脉边缘多见于肝脏癥积。综合辨析，此证心脾气虚血瘀、心力衰竭、水肿重于上述证候。

白睛无色水肿；肝部位底色黯黄色、黯蓝色雾漫、青色包，血脉蓝黑色、无根；心、脾部位水泡，白睛血脉淡黯色、粗、浮、无根，与周围组织界限欠清晰。按：白睛血脉蓝黑色主寒郁血瘀、气血败绝证。综合辨析，此证肝脾气虚、心脾气虚水肿较上述证候严重。

白睛无色水肿；肝部位底色青黄色、黯蓝色雾漫、青黑色包，血脉蓝黑色、无根；心、脾部位无色水泡，白睛血脉淡黯色、粗、浮、无根，与周围组织界限欠清晰。按：白睛特征青黑色包主血瘀气滞、痰郁寒实证。综合辨析，此证肝脾气虚、心脾气虚水肿严重。

白睛水肿；肝部位底色青黄色、黯蓝色雾漫、青黑色包，血脉蓝黑色、弯钩、无根；心、脾部位水泡，白睛血脉淡黯色、粗、浮、无根，与周围组织界限欠清晰。按：白睛特征青黑色包主血瘀气滞、痰郁寒实证。综合辨析，此证肝脾气虚、心脾气虚水肿较上述证候严重。按：此证肝郁尤著。

2. 望目辨"肝郁癥积、水气凌心热证"

"肝郁癥积、水气凌心热证"指由肝郁癥积引发水肿，水肿影响心脏功能，导致心脏功能衰竭而构成呈现"热"象的证候。

望目辨"肝郁癥积、水气凌心热证"常见眼象：

白睛底色金黄色；肝部位黯黄色岗、黯红色雾漫，血脉红黯色；心部位黄色丘、红色结；心、脾部位红色水肿，白睛血脉红黯色、粗。按：白睛心、脾部位红色水肿主心、脾湿阻蕴热证。白睛底色金黄色主湿热郁阻肝胆重证，白睛血脉红黯色主实热血瘀，红色结主痰热血瘀气结证，心、脾部位红色水肿主脏腑湿阻蕴热证。综合辨析，此眼象表示肝脏血瘀形成癥积、乘心乘脾，导致心脾热瘀，阻滞水湿运行，而形成心性水肿，是为肝郁癥积、水气凌心热证（图5-1-1-46，张某，男，42岁，2012-12-19）。

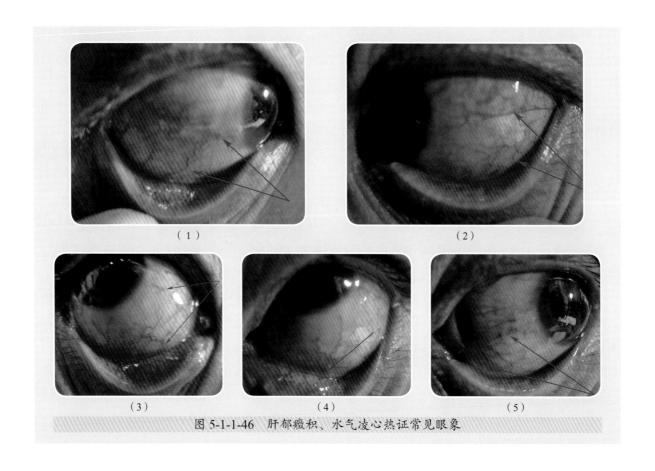

（1）　　　　　　　　　　　　　　　　（2）

（3）　　　　　　　　（4）　　　　　　　　（5）

图 5-1-1-46　肝郁癥积、水气凌心热证常见眼象

十、望目辨"肝郁、气滞血瘀、上逆侮肺证"

"肝郁、气滞血瘀、上逆侮肺证"指肝郁引发肝病传肺，肺脏气虚，导致气滞血瘀证候。因气虚属虚证，气滞血瘀属实证，故属虚实夹杂证。西医学诊断的肝结核引发肺结核病、肝硬变引发肺水肿、肝癌引发肺水肿，乃致引发胸水或腹水等病可见此类证候。临床常见两胁胀满、脘痞、胸痛掣背、喜按喜暖，或欲锤蹈胸部、舌黯、苔白厚、脉沉细或沉细弦等。

望目辨"肝郁、气滞血瘀、上逆侮肺证"常见眼象：

白睛肝部位血脉黯色、弯钩，肺部位血脉黯色、细、沉、根虚。按：白睛肝部位血脉黯色、弯钩主肝郁；肺部位血脉黯色、细、沉、根虚主肺气虚，系肝郁上逆侮肺所致。因此，本证属虚实夹杂证。

白睛肝部位血脉黯色、弯钩，肺部位血脉黯色、细、沉、根虚，脾部位血脉淡黯色、细、沉、根虚。按：白睛肝部位血脉黯色、弯钩主肝郁；肺部位血脉黯色、细、沉、根虚主肺气虚，系肝郁上逆侮肺所致。而肝郁重至侮肺时，易致乘脾，故脾部位血脉亦见黯色、细、沉、根虚。

白睛肝部位血脉黯色、弯钩，肺部位血脉黯色、细、沉、根虚，心脾部位血脉淡黯色、细、沉、根虚。按：白睛肝部位血脉黯色、弯钩主肝郁；肺部位血脉黯色、细、沉、根虚主肺气虚，系肝郁上逆侮肺所致。而肝郁重至侮肺时，易致乘脾、乘心，故脾心部位血脉亦见黯色、细、沉、根虚。

白睛肝部位血脉淡蓝色、弯钩，肺部位血脉淡黯色、细、沉，根虚。按：白睛血脉淡蓝色、弯钩主肝郁寒瘀证。肺部位血脉淡黯色、细、沉、根虚主肺气虚血瘀证。肝郁严重可导致侮肺，使肺气虚，进而因气虚导致血瘀。

白睛肝部位血脉淡蓝色、弯钩，肺部位血脉淡黯色、细、沉、根虚，脾部位血脉淡黯色、细、沉、根虚。按：白睛血脉淡蓝色、弯钩主肝郁寒瘀证。肺部位血脉淡黯色、细、沉、根虚主肺气虚血瘀证。肝郁严重可导致侮肺，使肺气虚，进而因气虚导致血瘀。肝郁侮肺亦可乘脾，故脾部位血脉亦见黯色、细、沉、根虚。此证肝郁、肺虚及胃虚均重于上述证候。

白睛肝部位血脉淡蓝色、弯钩，肺部位血脉淡黯色、细、沉、根虚，脾心部位血脉淡黯色、细、沉、根虚。按：白睛血脉淡蓝色、弯钩主肝郁寒瘀证。肺部位血脉淡黯色、细、沉、根虚主肺气虚血瘀证。肝郁严重可致侮肺，使肺气虚，进而因气虚导致血瘀。肝郁侮肺亦可乘脾、乘心，故脾、心部位血脉亦见黯色、细、沉、根虚。

白睛肝部位无色浮壅，血脉蓝色、弯钩；肺部位血脉淡黯色、细、沉，血脉边界欠清晰、根虚。按：白睛无色浮壅主湿邪郁阻证，血脉蓝色、弯钩主气滞寒瘀证，肺部位血脉淡黯色、细、沉、血脉边界欠清晰、根虚表示肺气虚、肺失通调水道、水湿阻滞气机。综合辨析，此眼象表示肝郁寒瘀侮肺、水湿泛溢证候。

白睛肝部位无色浮壅，血脉蓝色、弯钩；肺脾部位血脉淡黯色、细、沉，血脉边界欠清晰、根虚。按：白睛无色浮壅主湿邪郁阻证，血脉蓝色、弯钩主气滞寒瘀证。肺脾部位血脉淡黯色、细、沉、血脉边界欠清晰、根虚表示肺脾气虚，水湿阻滞气机。综合辨析，此眼象表示肝郁寒瘀侮肺、乘脾、水湿泛溢证候。

白睛肝部位无色浮壅，血脉蓝色、弯钩；肺脾部位血脉淡黯色、细、沉，血脉边界欠清晰、根虚。按：白睛无色浮壅主湿邪郁阻证，血脉蓝色、弯钩主气滞寒瘀证。肺脾心部位血脉淡黯色、细、沉、血脉边界欠清晰、根虚表示肺脾心气虚、水湿阻滞气机。综合辨析，此眼象表示肝郁寒瘀侮肺、乘伐心脾、水湿泛溢证候。

以上眼象若肺脾心部位血脉无根，则表示肺脾心气虚更甚。

十一、望目辨"肝咳、阴虚热证"

望目辨"肝咳、阴虚热证"常见眼象：

肝部位血脉殷红色、长，血脉前端红色点；白睛肺部位黄色丘，血脉殷红色、粗。按：白睛肝部位血脉殷红色、长主肝阴虚证，血脉末端红色点主肝血瘀郁热，连于白睛肝部位殷红色血脉末端时主肝阴虚血瘀热证。白睛肺部位黄色丘主肺痰浊郁热证，血脉殷红色、粗表示严重肺阴虚、阴虚燥热、气滞证，此时可致肺气上逆。综合辨析，此眼象表示肝咳、阴虚热证。从白睛眼象分析，肝咳系肝肺阴虚、肺气上逆，肝侮肺证引发的咳嗽（图5-1-1-47，张某，女，55岁，2012-12-17）。

白睛肝部位血脉殷红色、粗、长，血脉前端红色点；白睛肺部位殷红色斑，血脉殷红色、粗、浮。按：白睛肝部位血脉殷红色、粗、长主严重肝阴虚证，血脉末端红色点主肝血瘀郁热，连于白睛肝部位殷红色血脉末端时主肝阴虚血瘀热证。白睛肺部位殷红色斑主肺阴虚虚热证，血脉殷红色、粗主肺阴虚燥热证。肺燥则咳，故本眼象表示肝咳、阴虚热证。此证肺阴虚之虚热严重；肝阴虚、血瘀热证而侮肺、发热尤重证。

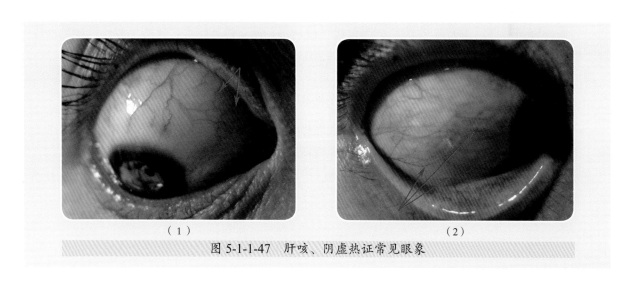

（1）　　　　　　　　（2）

图 5-1-1-47　肝咳、阴虚热证常见眼象

　　白睛肝部位血脉殷红色、粗、长，血脉前端红色点；肺部位殷红色斑，白睛血脉殷红色、细、沉、迂曲。按：白睛血脉殷红色、细、沉主阴虚重证，肺部位血脉迂曲主胸痛证。综合辨析，此眼象表示肝咳、阴虚热证。系肺阴虚而肝侮肺、发热重，兼气滞胸痛证。

　　白睛肝部位血脉殷红色、粗、长，血脉前端红色点；肺部位殷红色斑，血脉殷红色、细、浮、迂曲。按：白睛肺部位血脉殷红色、细、浮主肺阴虚兼血瘀证，肺部位血脉迂曲主胸痛证。综合辨析，此眼象表示肝咳、阴虚热证，系肝阴虚、血瘀热证而肝侮肺、发热尤重兼痛证。此证重于上述证候。

　　白睛肝部位血脉殷红色、粗、长，血脉前端红色点；肺部位殷红色斑，白睛血脉殷红色、粗、浮、迂曲。按：白睛肺部位血脉粗主瘀血证，病势亢盛、病情较重，大多发病时间较长。白睛血脉殷红色、粗、浮主严重肺阴虚血瘀证，肺部位血脉迂曲主胸痛证。综合辨析，此眼象表示肝咳、阴虚热证，系肺阴虚而肝侮肺、肝肺阴虚、发热尤重兼胸痛证。

十二、望目辨"肝阳眩晕证"

　　"肝阳眩晕证"是"肝阳上亢证"中的一种证候，指肝之阳气亢奋向上而引发头眩的证候。可由肝阴虚，阴不潜阳，引发肝阳偏盛，肝阳上亢，以致眩晕。临床常见阵发眩晕，头痛，易怒，甚或心烦，睡卧不宁，眠中易醒，醒后难再眠，舌边红黯、苔白，脉弦数。

　　望目辨"肝阳眩晕证"常见眼象：

　　白睛肝部位红色水肿、殷红色雾漫，血脉殷红色、结网。按：白睛肝部位红色水肿主肝脏湿阻蕴热证，殷红色雾漫主阴虚动风证，血脉殷红色主阴虚证，结网主气血郁结、内风蕴积证，肝风内动可以到导致眩晕。综合辨析，此眼象表示肝阳眩晕证（图 5-1-1-48，常某，男，30 岁，2011-3-11）。

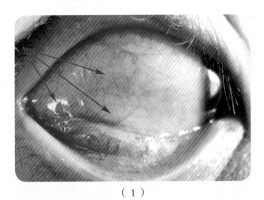
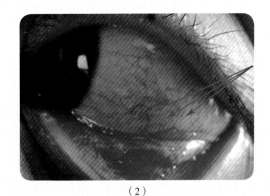

（1）　　　　　　　　　　　　　　　（2）

图 5-1-1-48　肝阳眩晕证常见眼象

白睛肝部位殷红色雾漫，血脉殷红色、粗；白睛脑部位或心脑部位殷红色雾漫，血脉殷红色。按：阴虚可致血瘀，故殷红色血脉可变粗。头晕常于心及脑部位出现雾漫，若阴虚则可见殷红色雾漫。

白睛肝部位殷红色雾漫，血脉殷红色、粗；白睛心或脑部位殷红色雾漫，脑部位或心脑部位血脉殷红色、粗。按：阴虚内风严重时可在白睛脑或心部位出现殷红色雾漫。

白睛肝部位殷红色雾漫，血脉殷红色、粗，脑部位或心脑部位血脉殷红色、粗、末端红黯色月晕。按：白睛特征红黯色月晕当连接殷红色、粗血脉时，主阴虚血热血瘀兼风证。此眼象多表示存在瘀血乃至栓塞。

白睛肝部位殷红色雾漫，血脉殷红色、粗；脑部位或心脑部位孤立红黯色月晕，血脉殷红色、粗。按：白睛特征红黯色月晕孤立存在时，主气虚血瘀、血热兼风证。风盛，故眩晕。综合考虑，此眼象表示肝阴虚、肝阳亢、气虚血瘀兼风证，故属肝阳眩晕证。此眼象多表示存在瘀血乃至栓塞。

十三、望目辨"肝阳头痛证"

"肝阳头痛证"指肝阴虚，阴不潜阳，肝阳上亢，扰动清阳之府而引发头痛的证候。此证是阴虚为主、虚实夹杂证候。临床常见眩晕、巅痛或并颞痛、胀，头晕，目痛或胀痛，烦躁易怒，舌黯红，苔少，脉弦细数、寸沉。西医学诊断的高脂血症、动脉硬化、高血压或高血压病、后巩膜炎等可见此类眼象。

望目辨"肝阳头痛证"常见眼象：

白睛肝部位殷红色雾漫，血脉殷红色；白睛脑部位血脉殷红色、迂曲。按：肝部位殷红色雾漫主肝阴虚、虚风内动证。血脉殷红色、迂曲主阴虚疼痛，出现于脑部位可表示阴虚脑痛，脑位于头部，故可称为头痛。此肝阴虚导致肝阳上亢，系阴虚导致血瘀，属虚实夹杂证。

白睛肝部位殷红色雾漫，血脉殷红色、细；脑部位黯色斑，血脉红黯色、细、沉。按：此证系肝阴虚、肝风内动。患者脑瘀血、头痛较著，同时伴有头晕（图 5-1-1-49，李某，女，31 岁，2012-2-27）。

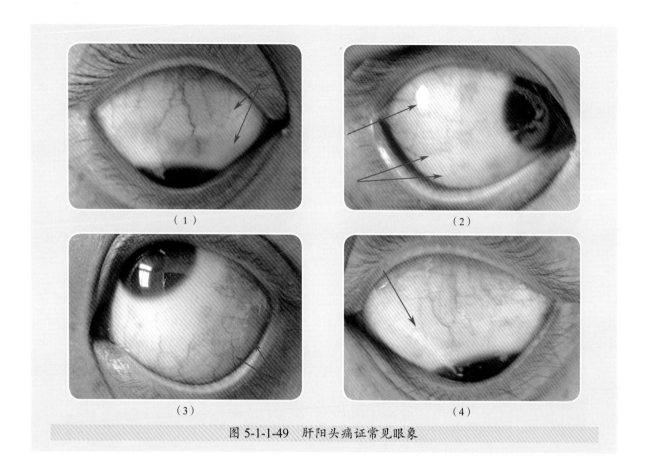

（1）　　　　　　　　　　（2）

（3）　　　　　　　　　　（4）

图 5-1-1-49　肝阳头痛证常见眼象

　　白睛肝部位殷红色雾漫，血脉殷红色、粗；脑部位黯色斑，血脉红黯色、迂曲。按：此证瘀血较上述证候严重。

　　白睛肝脏部位殷红色雾漫，血脉殷红色、粗、浮；脑部位黯色斑，血脉红黯色、迂曲。按：此证肝阴虚、瘀血明显。

　　白睛肝脏部位血脉殷红色、粗、浮；脑部位黯色斑，血脉红黯色、细、沉、迂曲。按：此证脑部位瘀血，血脉拘集明显，表示头痛较著。

　　白睛肝脏部位血脉殷红色、粗、浮；脑部位黯色斑，血脉红黯色、细、浮、迂曲。按：此证脑部位瘀血重于上述证候，表示头痛较著。

　　白睛肝脏部位血脉殷红色、粗、浮，脑部位黯色斑。按：此证脑部血瘀尤甚，表示头痛重于上述证候。

十四、望目辨"肝阴虚、肝郁、肺气虚证"

　　"肝阴虚、肝郁、肺气虚证"是指在"肝阴虚、肝郁"的同时呈现"肺气虚"的证候。临床除常见身热、胁痛、耳鸣、头眩、关节拘集或筋脉弛纵不遂等病形之外，尚可见汗出、乏力、气短等表现；舌红瘦，苔白，脉虚细弦数等。

　　望目辨"肝阴虚、肝郁、肺气虚证"常见眼象：

　　白睛肝部位血脉殷红色、弯钩，肺部位血脉淡色、浮。按：肝部位血脉弯钩表示肝郁证，肝部位血脉殷红色主肝阴虚证。白睛肺部位血脉淡色、浮主肺气虚证。综合辨析，此眼象表示肝阴虚、肝郁、肺气虚证（图5-1-1-50，吴某，女，34岁，2012-11-20）。

白睛肝部位血脉殷红色、弯曲，肺部位血脉淡色、粗、浮。按：白睛肝部位血脉殷红色、弯钩表示肝阴虚、肝郁证，白睛肺部位血脉淡色、粗、浮主肺气虚证。综合辨析，此眼象表示肝阴虚、肝郁、肺气虚证。

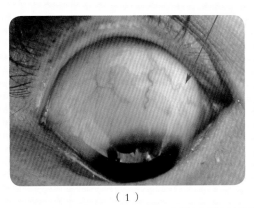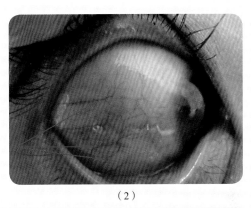
（1）　　　　　　　　　　　　　　　　（2）
图5-1-1-50　肝阴虚、肝郁、肺气虚证常见眼象

第二章　望目辨心脏证候

第一节　望目辨心虚证

欲辨"心虚证"，首先必须分辨清楚"心气虚证""心血虚证""心阴虚证""心阳虚证"，尚必须分辨是否有兼夹证，这些证候在望目辨证中呈现各不相同的特征。

一、望目辨心气虚及相关证

"心气"此指心脏的生理功能。心脏具备推动血液运行，主宰神志思维，并维持机体不断处于正常状态的功能，这种功能可称之为"心气"。

1. 望目辨"心气虚证"

望目辨"心气虚证"（或称"心气虚弱证"、或称"心气不足证"）指心气不足所引发的证候。临床常见心中空虚、心悸，气短、动则加剧，胸闷或心痛，自汗，神情恍惚，易忘，易惊，眠卧不安，面色㿠白，乏力或嗜睡，多欠，舌淡苔白，脉弱、或结、或代等。

望目辨"心气虚证"常见眼象：

白睛心脏部位血脉淡色。按：白睛血脉淡色主气虚证，出现于心脏部位即表示心气虚证。

白睛心部位血脉淡色、细。按：白睛血脉淡色主气虚证。此眼象中，血脉细亦表示气虚，出现于心部位即表示心气虚证（图5-1-2-1，周某，男，28岁，2011-1-14）。

白睛心脏部位血脉淡色、细、浮。按：血脉淡色、细主气虚证，淡色、浮为气虚失摄。综合辨析，此眼象出现于心部位，故主心气虚证。

白睛心部位血脉淡色、粗，可直、可弯。按：此证气虚重于上述证候。

白睛心脏部位血脉淡色、粗、浮。

白睛心部位血脉淡色、细、根虚，血脉可直、可弯。按：此证气虚重于上述证候。

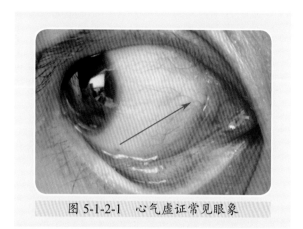

图5-1-2-1　心气虚证常见眼象

白睛心部位血脉淡色、粗、根虚，血脉可直、可弯。按：此证气虚较"血脉淡色、细、根虚"者严重。

白睛心部位血脉淡色、细、无根，血脉可直、可弯。按：此证气虚重于上述证候。

白睛心部位血脉淡色、粗、无根，血脉可直、可弯。按：此证气虚较"血脉淡色、细"者严重。

按：以上眼象表示证候逐次加重。

2. 望目辨"心气不固证"

"心气不固证"指心气虚甚，导致心气浮越，不能收敛而引发的证候。临床常见自汗、易汗，健忘易惊，精神涣散，舌淡苔白，脉虚细、或结、或代等。

望目辨"心气不固证"常见眼象：

白睛心部位淡黯色长条斑，血脉淡色、细、浮、根虚。按：白睛特征黯色斑主血瘀证，淡黯色斑表示血瘀轻证。心部位血脉淡色、细、浮主心气虚证，血脉根虚则气虚更甚，严重心气虚证可导致心气不能敛摄，而形成心气不固证（图5-1-2-2，王某，男，90岁，2012-11-20）。

白睛心脏部位淡黯色长条斑，血脉淡色、细、浮、无根。按：血脉"无根"所表示的气虚证甚于血脉"根虚"所表示的气虚证，故此证气虚重于上述证候。

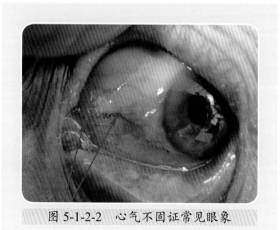

图5-1-2-2　心气不固证常见眼象

白睛心脏部位淡黯色长条斑，血脉淡色、粗、浮、根虚。按：血脉淡色、粗、浮表示气虚血瘀，严重气虚。因血脉粗、浮表示气虚血瘀，故综合辨析，此眼象表示心气不固证，并已兼有血瘀。

白睛心脏部位淡黯色长条斑，血脉淡色、粗、浮、无根。按：此证气虚重于上述证候。

3. 望目辨"心气虚失眠证"

"心气虚失眠证"指心气不足，心神失守引发的证候。临床常见心悸，气短，动则加剧，自汗，神情恍惚，易忘，易惊，入眠难、或易醒而醒后难再眠、或眠卧不安，面色㿠白，乏力，舌淡苔白，脉虚细、或结、或代等。

望目辨"心气虚失眠证"常见眼象：

白睛心部位黯色弧形斑，血脉淡色。按：白睛心部位黯色斑主血瘀证，黯色弧形斑多见于失眠患者，血脉淡色主气虚证。综合辨析，主心气虚失眠证。由眼象可知，心气虚失眠证每兼有瘀血。

白睛心部位黯色弧形斑，血脉淡色、细。按：此证气虚重于上述证候。

白睛心部位黯色弧形斑，血脉淡色、细、浮。按：此证气虚重于上述证候（图 5-1-2-3，李某，女，21 岁，2012-7-24）。

白睛心部位黯色弧形斑，血脉淡色、粗。按：此证气虚重于上述证候。

白睛心部位黯色弧形斑，血脉淡色、粗、浮。按：此证气虚重于上述证候。

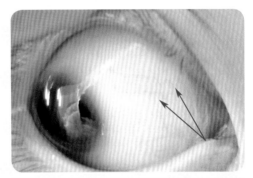

图 5-1-2-3 心气虚失眠证常见眼象

二、望目辨心血虚及相关证

1. 望目辨"心血虚证"

"心血"为心脏所主之血液，包括"心营"与"心液"。"心血"能滋养心脏，也能营养全身脏腑组织器官，是机体赖以存活的重要物质基础。心血虚证指或由流失血液，或由劳神过度、耗损血液，或因生化血液不足，导致心血亏虚而引发的证候。临床常见心烦、心悸，失眠，健忘，易惊，晕眩，面色黄白，口唇色淡，舌淡或淡白、苔薄，脉细或细数等。

望目辨"心血虚证"常见眼象：

白睛心脏部位血脉粉色。按：白睛血脉粉色主血虚证，出现于心脏部位即表示心血虚证。

白睛心脏部位血脉粉色、细。

白睛心脏部位血脉粉色、粗。按：以上眼象所表示的血虚证候逐次加重（图 5-1-2-4，黄某，女，41 岁，2012-4-17）。

白睛心脏部位粉色雾漫，血脉粉色、粗。按：白睛特征粉色雾漫主血虚内风证，此眼象表示心血虚已引起眩晕。

白睛心脏部位粉色雾漫，血脉粉色、细、迂曲。按：此眼象表示心血虚已引起眩晕、心痛。

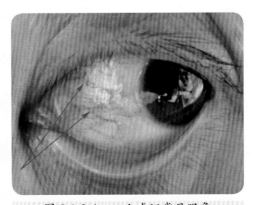

图 5-1-2-4 心血虚证常见眼象

白睛心脏部位粉色雾漫、黯色斑，血脉粉色、细、迂曲。按：此眼象表示心血虚、血虚内风、血瘀心痛证。

2. 望目辨"心营虚证"

"心营虚证"指或由久病、或由劳神过度、或由热病耗伤血中之"营"而导致心营亏虚的证候。临床常见心悸、心烦，消瘦，易汗，夜热，失眠，健忘，易惊，晕眩，颧面色红，口干，舌粉红、苔白，脉虚数或虚细数等。

望目辨"心营虚证"常见眼象：

白睛心部位血脉粉红色。按：白睛血脉粉红色主血虚发热证，属"营虚"所致。白睛血脉粉红色出现于心脏部位，即表示心营虚证。

白睛心部位血脉粉红色、细。按：白睛心部位血脉细表示心血严重不足，不足以充盈脉管。血脉粉红色、细表示严重营虚，出现于心脏部位即表示严重心营虚证（图5-1-2-5，周某，女，36岁，2012-4-9）。

白睛心部位粉色雾漫，血脉粉红色、粗、浮。按：白睛特征粉色雾漫主血虚内风证。白睛血脉粉红色、粗、浮表示严重心营虚证，而"心营"是"心血"的组成部分，故严重"心营"虚可致"心血"虚，并可导致血虚内风证。综合辨析，此眼象表示严重心营虚证，并已伴发血虚内风。

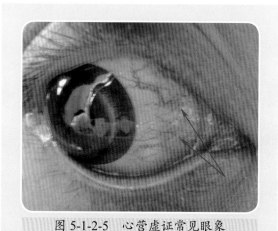

图 5-1-2-5　心营虚证常见眼象

白睛心部位粉红色雾漫，血脉粉红色、粗、浮。按：此眼象表示心营虚证已严重导致血虚发热、内风证候。

3. 望目辨"心血虚兼瘀证"

望目辨"心血虚兼瘀证"常见眼象：

白睛心部位血脉粉黯色。按：白睛血脉粉黯色主血虚血瘀，以血虚为主证。

白睛心部位血脉粉黯色、细。按：白睛心部位血脉细表示心血严重不足，不足以充盈脉管。白睛血脉粉黯色主血虚血瘀。综合辨析，此眼象表示严重心血虚兼瘀证（图5-1-2-6，周某，男，28岁，2011-1-14）。

白睛心部位血脉粉黯色、粗。按：此证瘀重。

白睛心部位血脉粉黯色、粗、浮。按：此证心血虚血瘀重于上述证候。

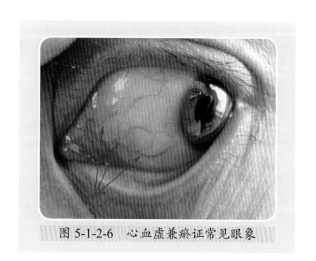

图 5-1-2-6　心血虚兼瘀证常见眼象

4. 望目辨"心血虚失眠证"

"心血虚失眠证"指由于心血亏虚而致失眠的证候。引起心血不足的原因可由失血、劳神过度、或生化血液不足。临床常见入眠难，或眠中易醒、醒后难再眠，心悸，心烦，躁热或夜热，健忘，易惊，晕眩，消瘦，易汗，面色黄白，口唇色淡，舌红，苔白，脉虚细或虚细数等。

望目辨"心血虚失眠证"常见眼象：

白睛心部位黯色弧形斑，血脉粉色、细；脑部位黯色斑。按：白睛特征黯色斑主血瘀证，心部位黯色弧形斑是失眠、心脏病常见眼象；脑部位黯色斑主脑瘀血。血脉粉色、细主血虚证。综合辨析，此眼象表示心血虚失眠证。由眼象可知，心血虚失眠证存在脑部血瘀状态，这为医家临床诊治提供参考（图5-1-2-7，段某，男，48岁，2011-11-16）。

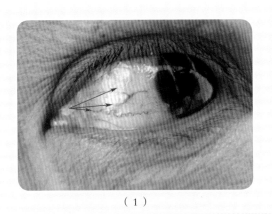 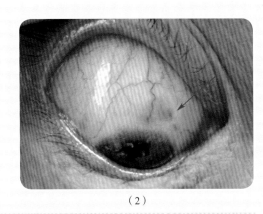

（1）　　　　　　　　　　　　　　（2）

图5-1-2-7　心血虚失眠证常见眼象

白睛心部位黯色弧形斑，血脉粉色、粗；脑部位黯色斑。

白睛心部位粉色雾漫、黯色弧形斑，血脉粉色、粗；脑部位黯色斑。按：白睛特征粉色雾漫主血虚内风证；黯色弧形斑，血脉粉色、粗主心血虚、血瘀失眠。综合辨析，此眼象表示心血虚、内风、失眠证。此证患者已兼见眩晕。

白睛心部位黯色弧形斑，血脉黯粉色；脑部位黯色斑。按：白睛血脉黯粉色主血虚血瘀兼寒证。心部位黯色弧形斑表示失眠。此证患者血虚血瘀明显。

白睛心部位黯色弧形斑，血脉黯粉色、细；脑部位黯色斑。按：此证患者血虚兼血瘀，但血虚较著。

白睛心部位黯色弧形斑、粉色雾漫，血脉黯粉色、粗、浮；脑部位黯色斑。按：白睛特征粉色雾漫主血虚内风证。此眼象表示心血虚、失眠兼有内风、血瘀。

5. 望目辨"心肝血虚证"

"心肝血虚证"指同时存在心血虚与肝血虚而引发的证候。临床常见心慌，心悸，烦躁，易怒，头晕，失眠，健忘，目干、目花、视物不清，耳鸣，口渴，口苦，两胁隐痛，肢体麻木、震颤或拘集，女子月经色淡、经量减少或闭经，男子早泄或强中，舌质淡，苔白，脉细弱等。

望目辨"心肝血虚证"常见眼象：

白睛心肝部位血脉粉色。按：白睛血脉粉色主血虚证，眼象出现于心肝部位即表示心肝血虚证（图5-1-2-8，周某，男，25岁，2011-11-28）。

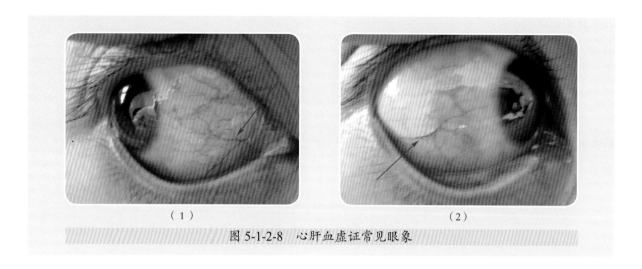

图 5-1-2-8 心肝血虚证常见眼象

白睛心部位血脉粉红色；肝部位粉色雾漫，血脉粉红色。按：白睛心部位血脉粉红色表示心血虚发热证，肝部位粉红色雾漫表示肝血虚动风证。综合辨析，此眼象表示心肝血虚、肝血虚内风证。

白睛心部位血脉粉红色；肝部位粉色雾漫，血脉粉红色、细。按：此眼象表示在前述证候基础上，血液量较少而致血虚。

白睛心部位粉色雾漫，血脉粉红色、细；肝部位粉色雾漫，血脉粉红色、细。按：此眼象表示心肝营血虚、内风证。

白睛肝、肾部位淡黯色弧形斑；心部位粉色雾漫，血脉粉红色、细；肝部位粉色雾漫，血脉粉红色、细。按：白睛肝、肾部位淡黯色弧形斑主冲任失调。综合辨析，此眼象表示心肝血虚、冲任失调证候。

三、望目辨"心气血两虚证"

1. 望目辨"心气血两虚证"

"心气血两虚证"指同时出现心气不足和心血不足的证候。临床常见心悸、怔忡，气短，动则加剧，乏力，健忘，晕眩，易忘，多梦、眠卧不宁，舌淡嫩，苔薄，脉细弱、或结、或代等。

望目辨"心气血两虚证"常见眼象：

白睛心部位血脉淡粉色、根虚。按：白睛血脉淡粉色主气血虚证，血脉根虚表示气虚，眼象出现于心部位即表示心气血两虚证。

白睛心部位血脉淡粉色、无根。按：白睛淡粉色表示气血虚证，血脉无根表示气虚。综合辨析，此证心气血虚重于上述证候。

白睛心部位血脉淡粉色、细、根虚。按：白睛血脉淡粉色、细表示气血虚证较重，血脉根虚则虚证更重。

白睛心部位血脉淡粉色、细、无根。按：此证心气血两虚重于上述证候。

白睛心部位血脉淡粉色、细、浮、根虚。按：血脉浮细表示气血虚较重，根虚则气血虚严重。

白睛心部位血脉淡粉色、细、浮、无根。

白睛心部位血脉淡粉色、粗、根虚。

白睛心部位血脉血脉淡粉色、粗、无根。

白睛心部位血脉淡粉色、粗、浮、根虚。

白睛心部位血脉淡粉色、粗、浮、无根。按：以上证候依次逐渐加重。

白睛心部位同时存在两条血脉，一条血脉粉色、无根，另一条血脉淡色、细、沉（图5-1-2-9，黄某，女，41岁，2012-4-17）。

白睛心部位粉色雾漫、血脉淡粉色、粗、根虚。按：此眼象表示心气血虚、内风证。

白睛心部位粉色雾漫、血脉淡粉色、粗、无根。按：此眼象表示心气血虚重于上述证候，其所兼内风证亦重于上述证候。

白睛心部位粉色雾漫、血脉淡粉色、粗、浮、根虚。按：此证心气血虚、内风重于上述证候。

白睛心部位粉色雾漫、血脉淡粉色、粗、浮、无根。按：此证心气血虚重于上述证候。

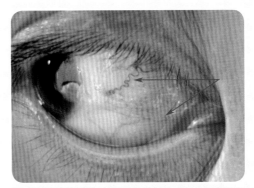

图5-1-2-9 心气血两虚证常见眼象

2. 望目辨"心虚自汗证"

"心虚自汗证"指或由心脏气虚、血虚而引发的自汗证候。临床常见自汗，心悸、怔忡、心烦、失眠、健忘、易惊、晕眩、乏力、面色黄白、口唇色淡、舌淡苔白、脉虚或虚细等。

望目辨"心虚自汗证"常见眼象：

白睛心部位血脉淡色、浮、根虚，可有另一条粉色血脉。按：心脏部位血脉淡色主气虚，粉色主心血虚，血脉浮、根虚表示心气虚和心血虚证。心血虚兼心气虚可统称心虚，心虚可导致自汗（图5-1-2-10，邓某，女，57岁，2012-2-24）。

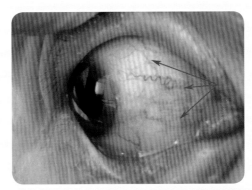

图5-1-2-10 心虚自汗证常见眼象（一）

白睛心部位血脉粉色、浮、无根。按：心脏部位血脉粉色主心血虚，血脉浮、根虚表示心气虚兼心血虚证。此证心血虚重于上述证候。

白睛心部位血脉粉色、细、浮、根虚。按：白睛心部位血脉细为心血虚少不能充盈血脉，主心血虚。此证心虚重于上述证候（图5-1-2-11，邓某，女，57岁，2012-2-24）。

白睛心部位血脉粉色、细、浮、无根。按：此证重于上述证候。

白睛心部位血脉粉色、粗、浮、根虚。按：

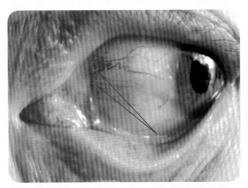

图5-1-2-11 心虚自汗证常见眼象（二）

白睛心部位血脉粗浮为心气虚弱不能统摄血脉，主心气虚。血脉粉色主心血虚。综合辨析，此属心气血虚证。

白睛心部位血脉粉色、粗、浮、无根。按：此证重于上述证候。

白睛心部位粉色雾漫，血脉粉色、粗、浮、根虚。按：白睛特征粉色雾漫主血虚内风证。综合辨析，此证心气血虚、自汗兼内风证。

白睛心部位粉色雾漫，血脉粉色、粗、浮、无根。按：此证重于上述证候。

四、望目辨"心阴虚证"

1. 望目辨"心阴虚证"

"心阴虚证"指或由久病、或由劳神过度、或由热病耗伤心脏阴液导致心阴亏虚而呈现的证候。临床常见颧面色红，低热或五心烦热，潮热，心悸、心烦，失眠、多梦，健忘，易惊，晕眩，盗汗，口干，舌红瘦、苔少，脉细数等。

望目辨"心阴虚证"常见眼象：

白睛心部位血脉殷红色。按：白睛血脉殷红色主阴虚，出现于心脏部位即表示心阴虚证。

白睛心部位血脉殷红色、细。按：此眼象表示严重心阴虚（图5-1-2-12，刘某，女，41岁，2012-9-11）。

白睛心部位血脉殷红色、粗。按：此眼象表示心阴虚重于上述证候，且多已兼有由于血行缓滞而出现轻微瘀血。

白睛心部位淡黯色弧形斑，血脉殷红色、粗。按：此眼象表示已明显兼见心阴虚及轻度瘀血证候。此时，患者多患心脏供血不足引发的症状，或继发失眠。

白睛心部位淡黯色弧形斑，血脉殷红色、粗、浮。按：此证心阴虚血瘀较重。

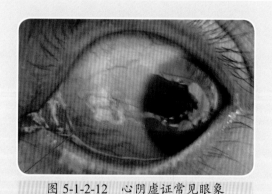

图5-1-2-12　心阴虚证常见眼象

2. 望目辨"心阴虚、心火上炎证"

"心阴虚、心火上炎证"指心阴虚、心火亢盛、向上而引发的证候，属"阴虚热证"范畴。临床常见颧面色红、低热或五心烦热，盗汗，口干，口腔溃疡、舌尖溃疡，心悸，心烦，失眠，舌尖红、苔少，脉细数等。

望目辨"心阴虚、心火上炎证"常见眼象：

白睛心部位血脉殷红色、细、向上指向肺。按：心部位血脉殷红色、细主心阴虚证，心部位血脉指向肺表示心阴虚、虚热影响肺，而肺为华盖，位于心之上，故心阴虚、虚热乘肺可综合辨

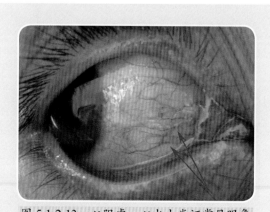

图5-1-2-13　心阴虚、心火上炎证常见眼象

析为心阴虚、心火上炎证（图5-1-2-13，刘某，女，41岁，2012-9-11）。

白睛心部位殷红色斑，血脉殷红色、粗、浮。按：此眼象表示心阴虚重于上述证候，已兼血瘀。

3. 望目辨"心阴虚失血证"

"心阴虚失血证"指心阴虚、心火亢盛而引发失血的证候。临床常见颧面色红，低热，盗汗，口干，口腔溃疡，舌尖溃疡，心悸，心烦，失眠，咳咯血丝或少量鲜血，舌尖红、苔少，脉虚细数、或芤数等。

望目辨"心阴虚失血证"常见眼象：

白睛心部位血脉殷红色、细，血脉前端殷红色斑。按：血脉殷红色主阴虚证，白睛特征殷红色斑主阴虚虚热证，此二种特征见于心部位，主心阴虚失血证。

白睛心部位血脉殷红色、粗、浮，血脉前端殷红色斑。按：此证重于上述证候。

4. 望目辨"心阴虚兼瘀证"

"心阴虚兼瘀证"指心阴虚并形成瘀血的证候。临床常见心悸，心烦，胸痛或心前区疼痛，失眠，健忘，易惊，颧面色红，低热，口干，舌黯红、苔白或少，脉细滑或沉细等。

望目辨"心阴虚兼瘀证"常见眼象：

白睛心部位黯色斑，血脉殷红色。按：黯色斑主血瘀，血脉殷红色主阴虚。综合辨析，此眼象表示阴虚兼瘀证（图5-1-2-14，王某，男，90岁，2012-10-23）。

白睛心部位黯色斑，血脉殷红色、细。按：心部位黯色斑主血瘀，血脉殷红色、细主阴虚。综合辨析，此眼象表示阴虚兼瘀证。

白睛心部位黯色斑，血脉殷红色、细、沉。按：心部位黯色斑主血瘀，血脉殷红色、细主阴虚。综合辨析，此眼象表示阴虚兼瘀证。

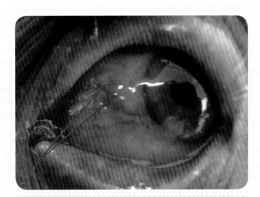

图5-1-2-14 心阴虚兼瘀证常见眼象

5. 望目辨"心肝阴虚火旺证"

"心肝阴虚火旺证"指心肝阴虚、虚火亢盛向上而引发的证候，此属"阴虚热证"范畴。临床常见心悸、心烦，失眠，颧面色红、低热或五心烦热，易怒、甚或发狂，盗汗，胸胁胀满，目赤，口干、口腔溃疡、舌尖溃疡，便干，舌红、苔黄干，脉弦数等。

望目辨"心肝阴虚火旺证"常见眼象：

白睛心肝部位殷红色斑，血脉殷红色、粗。按：白睛特征殷红色斑主阴虚虚热证，心肝部位血脉殷红色、粗表示心肝严重阴虚。综合辨析，此眼象表示心肝阴虚火旺证（图5-1-2-15，段某，男，48岁，2011-11-16）。

白睛心肝部位殷红色雾漫，血脉殷红色、粗、浮。按：白睛特征殷红色雾漫主阴虚内风证。血脉殷红色、粗、浮主阴虚重证。综合辨析，此证心肝阴虚火旺重于上述证候。

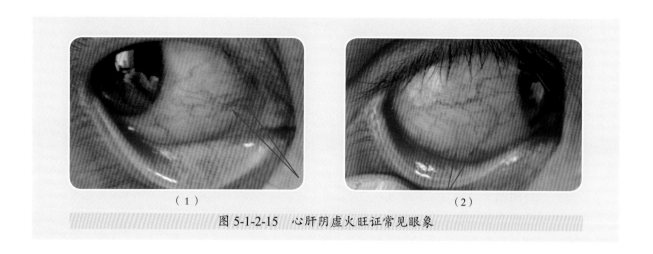

（1）　　　　　　　　　　（2）

图 5-1-2-15　心肝阴虚火旺证常见眼象

五、望目辨"心气阴两虚证"

"心气阴两虚证"指同时出现心气不足和心阴不足的证候。临床常见心悸、心烦，胸闷或心痛，气短，动则加剧，失眠、健忘、易惊，晕眩，颧面色红，低热或五心烦热，自汗及盗汗，口干，神情恍惚，乏力，舌淡尖红、苔白，脉虚细或虚细数等。

望目辨"心气阴两虚证"常见眼象：

白睛心脏部位血脉殷红色、细、根虚。按：白睛血脉殷红色主阴虚，血脉细、根虚主气虚，血脉特征出现于心部位，故主心气阴两虚证。

白睛心部位血脉殷红色、细、无根。按：此证心气阴两虚重于上述证候。

白睛心部位血脉殷红色、细、浮、根虚。按：心部位血脉殷红色主心阴虚，血脉细、浮可主气虚。综合辨析，此眼象表示心气阴两虚、而气虚重于上述证候。

白睛心部位血脉殷红色、细、浮、无根。按：此证气虚重于上述证候。

白睛心部位血脉殷红色、粗、浮、根虚。按：血脉粗、浮表示气虚严重。此证气阴两虚、气虚尤重。

白睛心部位血脉殷红色、粗、浮、无根。按：此证气虚重于上述证候。

白睛心部位殷红色雾漫、血脉殷红色、粗、浮、根虚。按：心部位殷红色雾漫主心阴虚内风证，血脉殷红色、粗、浮、根虚主心气阴虚证。综合辨析，此眼象表示心气阴两虚，兼心阴虚内风证候。

白睛心部位殷红色雾漫、血脉殷红色、粗、浮、无根。按：此见象表示心气阴两虚，兼心阴虚内风证，且重于上述证候。

白睛心部位殷红色雾漫，血脉殷红色、粗、浮、根虚；肾部位血脉殷红色、粗、浮、根虚、指向心。按：此眼象表示由于肾气阴不能上济于心而影响心脏，故"心气阴两虚证"系由于"肾气阴两虚证"所致。

白睛心部位殷红色雾漫，血脉殷红色、粗、浮、无根；肾部位血脉殷红色、粗、浮、无根、指向心。按：此眼象表示由于肾气阴不能上济于心而影响心脏，故"心气阴两虚证"系由于"肾气阴两虚证"，且重于上述证候。

六、望目辨心阳虚证及相关证

"心阳"指心脏温煦和鼓动心气发挥生理作用的功能。

1. 望目辨"心阳虚证"

望目辨"心阳虚证"指由心阳不足，产生"寒"象而引发的证候。临床常见心悸或心神恍惚，气短，动则加剧，甚则呼吸微弱，胸闷或痛；甚则难以言语，畏寒，四肢厥冷，冷汗淋漓，面色㿠白或苍白、或口唇紫绀，乏力，舌胖。苔白，脉沉迟或微、或结或代或几欲断绝等。

望目辨"心阳虚证"常见眼象：

白睛心部位淡蓝色斑，血脉淡白色、细、沉。按：白睛血脉淡白色主阳气虚，可兼寒证，血脉特征出现于心部位即主心阳虚证（图 5-1-2-16，邓某，男，53 岁，2011-5-6）。

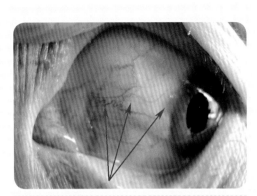

图 5-1-2-16　心阳虚证常见眼象

白睛心部位血脉淡蓝色、沉、根虚。按：阳虚生内寒，故血脉蓝色；寒轻，故血脉淡蓝色。心阳虚，故心脏行血乏力可致血瘀；但阳虚血瘀尚轻，故仅见血脉根虚。阳虚致心脏精气虚少，难以供应生理需求，较难充盈血脉，故血脉沉潜于内，而见血脉淡蓝色、沉、根虚。综合辨析，此眼象表示心阳虚证。

白睛心部位血脉淡蓝色、沉、无根。按：白睛血脉无根表示的虚证重于血脉根虚表示的虚证。综合辨析，此眼象表示心阳虚证，而心阳虚重于上述证候。

白睛心部位血脉蓝色、沉、根虚。按：白睛血脉蓝色显示的寒象重于白睛血脉淡蓝色显示的寒象。综合辨析，此眼象表示心阳虚证，而此证寒象重于上述证候。

白睛心部位血脉蓝色、沉、无根。按：白睛血脉无根表示的虚证重于血脉根虚表示的虚证。综合辨析，此眼象表示心阳虚证，而心阳虚重于上述证候。

白睛心部位血脉蓝色、细、沉、根虚。按：此眼象中，阳虚致心脏精气虚少，难以供应生理需求，已不能充盈血脉，故血脉细、沉、根虚。

白睛心部位血脉蓝色、细、沉、无根。按：白睛血脉无根表示的虚证重于血脉根虚证。综合辨析，此眼象表示心阳虚重于上述证候。

白睛心部位血脉蓝色、粗、沉、根虚。按：心阳虚导致心气难以鼓动血液运行，以致血瘀，故血脉变粗。综合辨析，此眼象表示心阳虚证，并已兼血瘀。

白睛心部位血脉蓝色、粗、沉、无根。按：白睛血脉无根表示的虚证重于血脉根虚表示的虚证。综合辨析，此眼象表示心阳虚重于上述证候。

白睛心部位血脉淡青色、细、沉、根虚。按：白睛血脉淡青色主气滞寒瘀轻证。但是，白睛血脉淡青色表示的寒象重于血脉蓝色表示的寒象，故本证"寒"象重于上述证候。

白睛心部位血脉淡青色、细、沉、无根。按：白睛血脉无根表示的虚证重于血脉根虚表示的虚证。综合辨析，此眼象表示心阳虚重于上述证候。

白睛心部位血脉淡青色、粗、沉、根虚。按：白睛血脉淡青色主气滞寒瘀证，血脉粗、沉主寒瘀导致血瘀。综合辨析，此眼象表示心阳虚证，而心阳虚导致心气难以鼓动血液运行，故表示血瘀已经严重。

白睛心部位血脉淡青色、粗、沉、无根。按：白睛血脉淡青色主气滞寒瘀证，血脉粗、沉主寒瘀导致血瘀。白睛血脉无根表示的虚证重于血脉根虚表示的虚证。综合辨析，此眼象表示心阳虚证，而气滞寒瘀重于上述证候。

白睛心部位淡黯色斑，血脉淡青色、细、沉、根虚。按：白睛特征黯色斑主血瘀证，白睛心部位淡黯色斑主心血瘀轻证。白睛心部位血脉淡青色、根虚主心阳虚、气滞寒瘀轻证，这是由于心阳虚，故心脏行血乏力可致血瘀，但阳虚血瘀尚轻，故仅见血脉根虚。阳虚致心脏精气虚少，难以供应生理需求，较难充盈血脉，故血脉沉潜于内，此证心阳虚并见血瘀证候。

白睛心部位淡黯色斑，血脉淡青色、细、沉、无根。按：白睛心部位淡黯色斑表示心血瘀轻证。血脉淡青色、细、沉主心阳虚证。白睛血脉无根表示的虚证重于血脉根虚表示的虚证。综合辨析，此眼象表示心阳虚兼血瘀重于上述证候。

白睛心部位淡黯色斑，血脉淡青色、粗、沉、根虚。按：白睛血脉淡青色主气滞寒瘀证，血脉粗、沉主寒瘀导致血瘀。综合辨析，此眼象表示心阳虚证，但血瘀甚于上述证候。

白睛心部位淡黯色斑，血脉淡青色、粗、沉、无根。按：白睛血脉无根表示的虚证重于血脉根虚表示的虚证。综合辨析，此眼象表示心阳虚兼血瘀重于上述证候。

2. 望目辨"心阳暴脱证"

"心阳暴脱证"指心脏阳气骤然衰弱，乃至脱失，导致心脏（包括奇恒之腑"脑"）血行障碍而形成的证候。临床常见突然心慌无主，面色变白，口唇紫绀，大汗淋漓，四肢厥冷，呼吸微弱，神志昏瞀，舌淡黯或淡紫、瘀斑，脉微、沉迟或结或代等。

望目辨"心阳暴脱证"常见眼象：

短时间内迅速出现白睛心部位底色淡蓝色、黯色斑，血脉淡白色、粗、浮、迂曲、无根；肺部位底色淡蓝色，血脉淡白色、无根；脑部位黯色斑。按：白睛心部位黯色斑主血瘀证，白睛心部位血脉淡蓝色主心阳虚寒证，兼以血脉淡白色、粗、浮、无根主严重心阳虚，而心阳虚失于温煦和统摄心气使心气突然脱失，白睛心部位血脉淡白色、粗、浮、无根、迂曲表示因心阳突然虚衰导致心气脱失而形成心痛。综合辨析，此眼象表示心阳突然严重虚衰，导致肺、脑阳气骤虚（这是由于心主神明，脑为神明之府，肺为心脏的相傅之官），因此本眼象可诊为心阳暴脱证。从本眼象可以得到提示，治疗心阳暴脱证既宜虑及心阳，也要考虑心气、肺阳、肺气、脑阳和脑气，以及考虑治疗血瘀状态（图5-1-2-17，李某，男，60岁，2012-11-19）。

短时间内迅速出现白睛心部位底色淡白色、黯色斑，血脉淡白色、粗、浮、迂曲、无根；肺和脑部位底色淡白色、黯色斑，血脉淡白色、粗、无根。按：心、肺和脑部位黯色斑表示心、肺和脑血瘀证。综合辨析，此眼象表示心阳暴脱证，而心、肺、脑血瘀明显。

短时间内迅速出现白睛心部位底色淡白色、黯色斑，血脉淡白色、粗、浮、迂曲、无根，血脉末端青黑色实体结；肺和脑部位底色淡白色、黯色斑，血脉淡白色、粗、浮、无根，血脉末端青黑色实体结。按：肺和脑部位血脉淡白色、粗、浮、无根主肺脑严重阳虚。白睛心、肺和脑部位青黑色实体结主心、肺和脑痰瘀郁阻证。综合辨析，此眼象表示心阳暴脱兼以心痛证，并明显显示心、肺、脑痰瘀郁阻证。

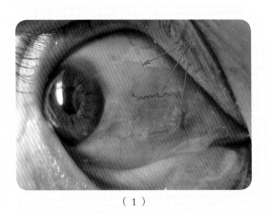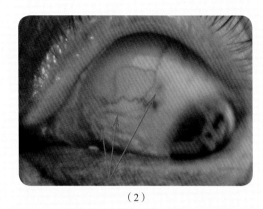

（1）　　　　　　　　　　　　（2）

图 5-1-2-17　心阳暴脱证常见眼象

第二节　望目辨心实证

"心实证"指心脏感染实邪而正气未衰，病势亢盛形成的证候。"心实证"包括诸多证候。在望目辨证时，"心实证"可在白睛心部位呈现多种白睛底色特征、白睛特征、白睛血脉特征等，这些临床特征可单独出现，也可同时出现两种及以上特征。

一、望目辨"心寒实证"

1. 望目辨"心气滞、心脉闭阻寒证"

"心气滞、心脉闭阻寒证"指实邪影响心脏气机，阻遏心脏自身血脉中的血液循行，导致心脉闭阻，并呈现"寒象"的证候，也可称作"心气滞、胸痹寒证"。临床常见心前区压榨样疼痛（或称"闷痛"）或刺痛，可牵及胸骨或左上臂内侧或左手第四、五指，唇绀，心悸，气促，舌质黯蓝色、苔白，脉细涩或结代等。本证属实证。每见于西医学诊断的冠心病、心肌梗死、心绞痛等患者。

望目辨"心气滞、心脉闭阻寒证"常见眼象：

白睛心部位淡黯色斑，血脉淡紫色、细、沉、迂曲。按：白睛特征黯色斑主血瘀证，淡黯色斑主血瘀轻证。白睛血脉淡紫色主寒瘀轻证，心部位血脉淡紫色、细、沉主心脏明显气滞寒瘀，血脉迂曲主痛证。综合辨析，此眼象表示心气滞、心脉闭阻寒证（图 5-1-2-18，王某，女，46 岁，2012-11-6）。

白睛心部位青蓝色斑，心部位血脉淡蓝色、细、沉、迂曲。按：白睛特征青蓝色斑主气滞寒瘀轻证，淡蓝色斑及血脉淡蓝色均主较轻微寒证，血脉沉细而迂曲主气虚气滞及疼痛，这些特征出现于心部位即表示心脏出现心气滞、心脉闭阻、寒证，但病证尚轻微。

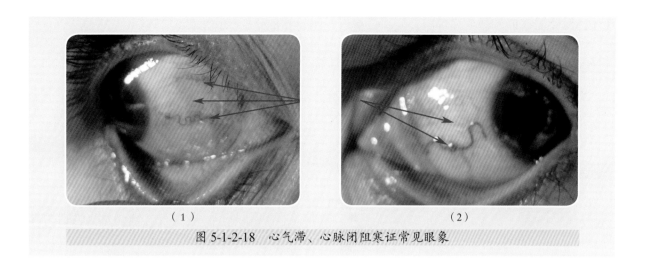

（1）　　　　　　　　　　　　　　　（2）

图 5-1-2-18　心气滞、心脉闭阻寒证常见眼象

白睛心部位黯色斑，心部位血脉淡蓝色、细、沉、迂曲、指向肝部位，肝部位血脉淡蓝色、细、结花。按：此眼象表示寒邪已重，且已影响及肝（心忤肝），出现肝寒气郁、病势缠绵、反复曲折证候。

白睛心部位黯色斑，心部位血脉蓝色、细、迂曲，肝部位血脉蓝色、细、结花。按：黯色斑主瘀血，血脉蓝色主气滞寒瘀痛证，此眼象血脉细、迂曲主气滞疼痛，这些特征出现于心部位即表示心脏出现心气滞、心脉闭阻、寒证，并且此证患者已出现较重的肝寒气郁、病势缠绵、反复曲折证候。

白睛心部位黯色斑，心部位血脉淡青色、细、沉、迂曲。按：白睛血脉淡青色主气滞寒瘀疼痛轻证。此证寒象重于上述证候。

2. 望目辨"心血瘀、心脉闭阻寒证"

"心血瘀、心脉闭阻寒证"主要指心脏因血瘀导致心脏自身血脉中的血液循行障碍，心脉闭郁，甚至瘀塞而引发的证候，此证也可称作"心血瘀、胸痹寒证"。临床常见心前区针刺样疼痛（或称"刺痛"），可牵及胸骨或左上臂内侧或左手第四、五指，唇绀，心悸，气促等。本证可见于西医学诊断的冠心病、心肌梗死、心绞痛患者。

望目辨"心血瘀、心脉闭阻寒证"常见眼象：

白睛心部位黯色斑，血脉黯色、细、沉、迂曲。按：黯色斑主血瘀证，血脉黯色、细、沉、迂曲表示血瘀疼痛，眼象出现于心脏部位即表示心血瘀、心脉闭阻寒证（图 5-1-2-19，王某，女，39 岁，2012-2-7）。

白睛心部位黯色斑，血脉黯蓝色、细、沉、迂曲。按：黯色斑主血瘀证，血脉黯蓝色、细、沉、迂曲表示血瘀疼痛，眼象出现于心脏部位即表示心血瘀、心脉闭阻寒证。

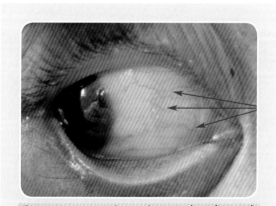

图 5-1-2-19　心血瘀、心脉闭阻、寒证常见眼象

白睛心部位黯色斑，血脉黯蓝色、粗、沉、迂曲。按：血脉粗、沉主瘀血重。本眼象表示心血

瘀、心脉闭阻寒证，而瘀血尤重。

白睛心部位黯色斑，血脉青蓝色、细、沉、迂曲。按：此证瘀血寒邪重于上述证候。

白睛心部位黯色斑，血脉青蓝色、粗、沉、迂曲。按：此证瘀血寒邪重于上述证候。

白睛心部位青蓝色斑，血脉青色、细、沉、迂曲。按：白睛特征青蓝色斑主气滞寒瘀证候。综合辨析，此眼象表示心血瘀、心脉闭阻寒证，而寒瘀严重。

白睛心部位青蓝色斑，血脉蓝黑色、细、沉、迂曲。按：白睛血脉蓝黑色主寒郁血瘀、气血败绝证，系寒实瘀痛重证，属气血凝涩寒实证，此证寒瘀更重。

3. 望目辨"湿滞心脉寒证"

"湿滞心脉寒证"指湿邪阻滞于心脏与血脉之中，导致心气缓滞不畅，并呈现"寒"象的证候。临床常见胸闷、动则气短，嗜睡，女子闭经、不孕、或多毛，男子阳痿、或不育，舌淡黯、苔白，脉沉缓等。西医学诊断的高脂血症，脂肪肝，胆绞痛，痛风，慢性肺心病、心力衰竭，高血压，动脉硬化，冠心病，糖尿病，胆石症等可见此类证候。

望目辨"湿滞心脉寒证"常见眼象：

白睛心部位灰白色斑，血脉淡黯色、沉、迂曲。按：灰白色斑主湿阻气机轻证。血脉淡黯色主气虚血瘀、寒证。血脉沉，主气滞。血脉迂曲主疼痛。眼象出现于心脏部位，表示湿滞心脉、寒证。

白睛心部位灰色斑，血脉淡黯色、细、沉、迂曲。按：白睛特征灰色斑主湿阻气机证。综合辨析，此证湿邪较重。

白睛心部位黯灰色斑，血脉淡黯色、细、沉、迂曲。按：白睛特征黯灰色斑主湿郁血瘀，瘀邪较重证。湿性寒，湿阻心脏气机，可导致心脉中的心血运行不畅，从而形成湿滞心脉、寒证。此证湿瘀重于上述证候。

4. 望目辨"痰阻气滞血瘀、心脉闭阻寒证"

"痰阻气滞血瘀、心脉闭阻寒证"指主要因痰邪阻滞气机，导致心脉中的血液因气滞血瘀、循行障碍，使心脉闭郁并呈现"寒象"的证候，此证也可称作"痰阻胸痹寒证"。临床常见心前区闷痛，可牵及胸骨或左上臂内侧或左手第四、五指，唇绀，心悸，气促，舌质淡黯，苔白，脉沉迟或沉滑等。本证属实证。每见于西医学诊断的冠心病、心肌梗死、心绞痛等患者。

望目辨"痰阻气滞血瘀、心脉闭阻寒证"常见眼象：

白睛心部位灰色斑，血脉淡灰色、细、沉、迂曲。按：白睛灰色斑主湿阻气机，血脉灰色主痰饮郁积证，淡灰色主痰饮郁积轻证。"湿"性寒，湿聚可成痰，故由此产生的湿痰属寒证。白睛血脉沉细而迂曲，表示气滞引发疼痛。眼象出现于心部位，即表示心脏出现"痰阻胸痹寒证"，但此眼象表示病证尚轻微。

白睛心部位黯灰色斑，血脉灰色、细、沉、迂曲。按：白睛特征黯灰色斑主湿郁血瘀、瘀邪较重证，血脉灰色主痰饮郁积证。综合辨析，此

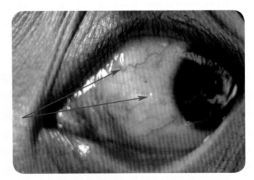

图 5-1-2-20　痰阻气滞血瘀、
心脉闭阻寒证常见眼象

眼象表示痰阻胸痹寒证，且心痛明显。

白睛心部位灰白色丘，血脉黯灰色、细、沉、迂曲。按：白睛心部位灰白色丘主心脏湿痰气郁证，血脉黯灰色主血瘀痰饮郁积证，血脉细、沉、迂曲主气滞痛证。综合辨析，此眼象表示痰阻胸痹寒证，且湿痰气郁明显（图5-1-2-20，朱某，男，34岁，2012-11-5）。

白睛心部位灰白色丘，血脉黯蓝色、细、沉、迂曲、指向肝部位；肝部位血脉灰色、弯钩。按：白睛血脉黯蓝色主寒实瘀痛证，心部位血脉细、沉、迂曲主心气滞心痛证，指向肝表示心病影响肝（心忤肝）。肝部位血脉灰色、弯钩表示肝脏痰饮郁积、肝郁证。综合辨析，此眼象表示痰阻胸痹寒证，且湿痰气郁明显影响肝脏，最终形成心肝同病。

此外，白睛血脉尚可呈现多种颜色，各主相应证候。

5. 望目辨"心脉闭阻寒证"

"心脉闭阻寒证"指心脏主要因寒邪阻滞，导致心脉中的血液循环障碍，甚至凝滞，使心脉闭郁而引发的证候，此证也可称作"胸痹寒证"。临床常见心前区胀闷刺痛，可牵及胸骨或左上臂内侧或左手第四、五指，身寒及畏寒，或手足厥冷，唇绀，心悸，气促，舌质蓝或黯蓝色，苔白，脉沉迟，或沉细紧等。本证属实证，每见于西医学诊断的冠心病、心肌梗死、心绞痛患者。

望目辨"心脉闭阻寒证"常见眼象：

白睛心部位青蓝色斑，血脉淡紫色、细、沉、迂曲。按：白睛青蓝色斑主气滞血瘀，血脉淡紫色主寒瘀轻证，血脉细、沉、迂曲亦表示气滞寒痛。此眼象出现于心部位即表示该患者罹患心脉闭阻寒证（图5-1-2-21，王某，男，90岁，2012-11-20）。

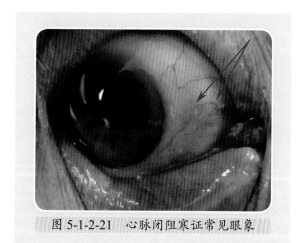

图 5-1-2-21　心脉闭阻寒证常见眼象

白睛心部位青蓝色斑，血脉蓝色、细、沉、迂曲。按：白睛特征青蓝色斑主气滞寒瘀证，白睛血脉蓝色主气滞寒瘀痛证，血脉细、沉、迂曲亦主气滞寒痛。综合辨析，此眼象表示心脉闭阻寒证。

白睛心部位蓝色条，血脉黯蓝色、细、沉、迂曲。按：白睛特征蓝色条主气滞湿郁兼寒轻证，血脉黯蓝色主寒实瘀痛证，血脉细、沉、迂曲亦主气滞寒痛。综合辨析，此眼象表示心脉闭阻寒证。

白睛心部位青色条，血脉蓝色、细、沉、迂曲。按：白睛特征青色条主血瘀湿郁兼寒证，血脉蓝色主气滞寒瘀痛证，血脉细、沉、迂曲亦主气滞寒痛。综合辨析，此眼象表示心脉闭阻寒证。

白睛心部位青色条，血脉青色、细、沉、迂曲。按：白睛血脉青色主气滞寒瘀重证，多兼痛证。综合辨析，此眼象表示心脉闭阻寒证。

白睛心部位青蓝色斑，血脉蓝色、细、沉、迂曲。按：白睛特征青蓝色斑主气滞寒瘀证候，血脉蓝色主气滞寒瘀痛证，血脉细、沉、迂曲主气滞寒痛。综合辨析，此眼象表示心脉闭阻寒证。

白睛心部位青蓝色斑，血脉青色、细、沉、迂曲。按：白睛特征青蓝色斑主气滞寒瘀证候，白睛血脉青色主气滞寒瘀重证，血脉细、沉、迂曲主气滞寒痛。综合辨析，此眼象表示心脉闭阻寒证。

6. 望目辨"肝郁乘心寒证"

望目辨"肝郁乘心寒证"常见眼象：

白睛肝部位血脉淡紫色、细、弯钩向上；心部位黯色斑，血脉黯色、细、沉。按：白睛肝部位血脉淡紫色主寒瘀证，血脉细、弯钩表示肝郁气滞、寒证，可兼痛证。肝部位血脉弯钩向上表示肝脏病势向上将影响心肺。心部位黯色斑主心血瘀证，血脉黯色、细、沉表示心脏气滞血瘀寒证。综合辨析，此眼象表示肝郁乘心寒证（图 5-1-2-22，史某，女，21 岁，2012-8-27）。

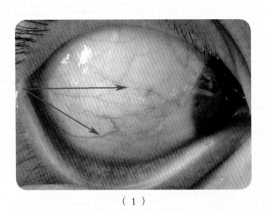 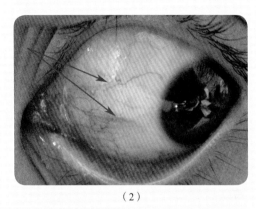

（1） （2）

图 5-1-2-22 肝郁乘心寒证常见眼象

白睛肝部位血脉淡蓝色、粗、弯钩向上，心部位血脉淡黯色、沉、弯钩。按：白睛肝部位血脉淡蓝色主气滞血瘀兼轻微寒证或痛证，血脉粗、弯钩表示肝寒郁证重于心脏寒郁。弯钩朝向表示肝郁影响心脏，病势向心脏发展；心部位血脉淡黯色、沉、弯钩表示心受肝乘，导致心脏气郁血瘀。综合辨析，此眼象偶示肝郁乘心寒证。

白睛肝部位血脉蓝色、粗、弯钩向上，心部位血脉黯色、沉、弯钩。按：此证肝脏寒瘀、心脏血瘀重于上述证候。

白睛肝部位血脉淡青色、粗、弯钩向上，心部位血脉淡蓝色、沉、弯钩。按：此证肝心寒郁重于上述证候。

7. 望目辨"肝气上逆乘心寒证"

"肝气上逆乘心寒证"指肝气上逆寒化而产生的证候。临床常见愠怒，胁痛，面青，心痛或心绞痛，畏寒，甚或昏厥，舌黯，苔白，脉沉弦等。西医学诊断的冠心病、心绞痛、脑梗死等病可见此类证候。

望目辨"肝气上逆乘心寒证"常见眼象：

白睛肝部位血脉蓝色、粗、浮、指向心、或指向心和脑部位，并有一条分支血脉蓝色、弯钩、向上，心或脑（或心脑）部位血脉淡蓝色、弯钩、向上。按：此眼象表示肝气上逆影响心脏，病势向上，寒象已重。

白睛肝部位血脉青色、粗、浮、指向心、或指向心和脑部位，并有一条分支血脉淡青色弯钩、向上，心或脑（或心脑）部位血脉蓝色、弯钩、向上。按：此眼象表示肝气上逆影响心脏，病势向上，寒象重于上证。

上述眼象中，若白睛心部位的血脉迂曲，则表示出现明显的心绞痛寒证。

8. 望目辨"肝心寒痰、阻滞气机证"

"肝心寒痰、阻滞气机证"指肝寒、寒邪夹痰乘心而引发的证候。《灵枢·厥病》云："厥心痛，色苍苍如死状，终日不得太息，肝心痛也。"可见本证候属于"肝心痛"范畴，而"肝心痛"属"厥心痛"之一。临床常见面色苍苍（即青白色），身寒，四肢寒，冷汗出，胸闷，胸痛，气短，紫绀，心痛连胁，甚则昏迷，舌边尖黯、苔白，脉沉弦或弦涩等。

望目辨"肝心寒痰、阻滞气机证"常见眼象：

白睛肝部位黯色水肿，血脉淡紫色、细、沉、向上、指向心（或指向脑）部位，血脉前端灰色丘；心（或脑）部位黯色斑，血脉淡紫色、细、沉。按：白睛肝部位黯色水肿表示肝气滞寒湿郁积、水肿寒证；肝部位血脉淡紫色、细主肝寒血瘀气滞证，可兼痛证；血脉向上指向心（或指向脑）部位，表示病变将影响及心、肺或脑。肝部位灰色丘主肝湿痰郁阻证。心部位黯色斑主心血瘀证，心部位血脉淡紫色、细主心寒血瘀气滞证，可兼痛证。因此，可知肝病影响及心（或心脑），而尚未影响及肺。综合辨析，此眼象表示"肝心寒痰、阻滞气机证"。

白睛肝部位血脉蓝色、粗、浮、弯曲较少、指向心，同时分出一条血脉淡蓝色、弯钩、向上，心部位血脉淡蓝色、迂曲。按：白睛血脉蓝色主气滞寒瘀痛证，粗、浮主病势严重，血脉走行指向心表示肝病将影响心。肝部位血脉淡蓝色弯钩向上表示肝郁、病势向上，心位肝脏上方的胸腔中，故也可表示肝病可影响心脏。血脉淡蓝色主瘀血寒痛证，但尚轻微，血脉迂曲亦主痛证，多主血瘀气滞痛证。综合辨析，此眼象表示肝郁肝寒及心，心寒心痛证，故可称肝心痛寒证。

白睛肝部位血脉蓝色、粗、浮、弯曲较少、指向心，同时分出一条血脉蓝色、弯钩、向上，心部位血脉蓝色、迂曲。按：白睛血脉蓝色主气滞寒瘀痛证。此证寒郁、疼痛重于上述证候。

白睛肝部位血脉青色、粗、浮、弯曲较少、指向心，同时分出一条血脉淡青色、弯钩、向上，心部位血脉淡青色、迂曲。按：白睛血脉青色主气滞血瘀寒痛重证。此证寒痛重于上述证候。

白睛肝部位血脉青色、粗、浮、弯曲较少、指向心，同时分出一条血脉青色、弯钩、向上，心部位血脉青色、迂曲。按：此证寒痛重于上述证候。

二、望目辨"心实热证"

"心实热证"指心火上炎证、心火内炽证、心火亢盛证等心热邪盛引发的实证。临床常见舌热或痛或溃疡，或口腔溃疡，皮肤疮疖，头痛，烦躁，失眠、易惊、怔忡，甚则狂躁、嬉笑不休，谵语，便干或大便不畅，小儿多患夜啼或夜间见灯则啼，舌尖红或绛，苔少，脉滑数或寸脉滑数等。

望目辨"心热实证"常见眼象：可见白睛心部位血脉鲜红色、粗。按：《内经》所述"心气实则笑不休"与临床实际相符，故当患者出现上述眼象而身体未发热、体温不升高时，多可考虑受"喜"邪为患而表现嬉笑不休等实证病形。

1. 望目辨"心火上炎证"

"心火上炎证"指心火病势向上而引发的证候。临床常见口腔溃疡，舌尖溃疡，心烦，失眠，舌尖红或绛，苔白，脉数等。西医学诊断的口腔炎、口腔溃疡、睡眠障碍等神经官能症等常可见此证候。

望目辨"心火上炎证"常见眼象：

白睛心部位底色大红色，血脉大红色，向上走行。按：白睛底色大红色主实热证，血脉大红色主热。肺在心上，心脉向上，主病势向上。二者并见，故表示"心火上炎证"。

可见白睛心部位血脉鲜红色、粗、浮。按：当人体高热时，脏腑组织中的津液变为汗液蒸发，导致津液相对减少而营气相对过多。由于血液中的津液减少，使血液流动缓慢，运行营气也相对变慢，使营气瘀滞于相应脏腑组织经络的血脉中而形成血瘀状态，导致血管膨隆变粗。当脏腑组织出现血瘀时，通过经络作用，白睛相应脏腑部位的血脉也因血流瘀积迟滞而充血膨胀变粗，若从平面角度看则变宽，从立体角度看则白睛血脉过分充血膨胀而浮出于白睛平面，从而显出"浮"象。综合辨析，眼象表示心火上炎、里热炽盛兼瘀证。

白睛心部位底色大红色，血脉大红色、粗、向上走行。按：此处白睛血脉大红色、粗表示热盛血瘀，病势亢盛；血脉向上走行，表示病势向上。综合辨析，此眼象表示心火上炎证（图5-1-2-23，王某，男，37岁，2012-2-24）。

白睛心部位底色大红色，血脉大红色、粗、沉、向上走行。按：白睛底色大红色主实热证；血脉大红色、粗、沉、向上走行，表示热盛血瘀，病势亢盛，向上影响及心肺。综合辨析，此眼象表示心火上炎证。

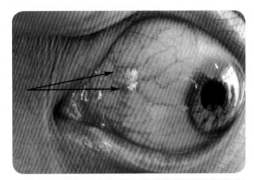

图5-1-2-23　心火上炎证常见眼象

白睛心脏部位血脉绛色、粗、指向肺部位。按：血脉绛色主里热盛实证。此眼象心脉指向肺，表示热势向上，且热象亢盛。综合辨析，此眼象表示心火上炎证。

2. 望目辨"心火内炽证"

"心火内炽证"指心火亢奋于内，甚至引发神志病变的证候。临床常见口腔溃疡，舌尖溃疡，心烦，失眠，怔忡，多惊，甚则狂躁、谵语、嬉笑不休，舌红黯，苔少，脉数等。西医学诊断的高热、传染性疾病引发的高热、植物神经功能紊乱、原发失眠、营养不良等病常可见此证候。

望目辨"心火内炽证"常见眼象：

白睛心部位底色红色，血脉红色。按：白睛心部位底色红色主心实热证。血脉鲜红色主热证。综合辨析，此眼象可表示心火炽盛证（图5-1-2-24，赵某，男，35岁，2012-2-13）。

白睛心部位红色斑，血脉绛色。按：白睛特征红色斑主实热证。综合辨析，此证心火内炽重于上述证候。

白睛心部位底色红色，血脉绛色。按：白睛底色大红色主实热证，血脉绛色主里热盛实兼瘀证。综合辨析，此证心热盛实血瘀、病势亢盛，故可诊为心火内炽证候。

白睛心部位底色红色，红色斑，血脉绛色、粗。按：白睛特征红色斑主实热证。综合辨析，眼象表示心火内炽证，此证热势甚于上述证候。

白睛心部位底色红黯色，紫红色斑，血脉绛色。按：白睛特征紫红色斑主高热盛实兼瘀证。综合辨析，此眼象表示心火内炽重于上述证候。

白睛心部位底色红黯色，紫红色斑，血脉绛色、粗。按：白睛特征紫红色斑主高热盛实兼瘀证。综合辨析，此眼象表示心火内炽重于上述证候。

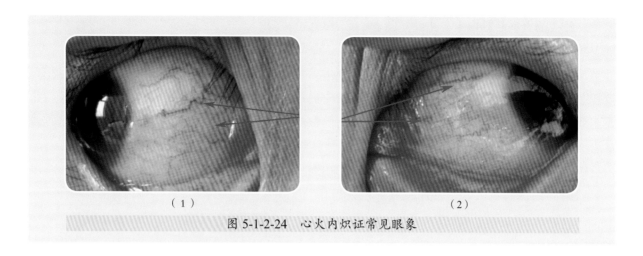

（1）　　　　　　　　　　　　　　（2）

图 5-1-2-24　心火内炽证常见眼象

3. 望目辨"心火亢盛证"

"心火亢盛证"指心火亢奋、旺盛，甚至引发吐血、咯血的证候。临床常见口腔溃疡，舌尖溃疡，心烦，失眠，甚则吐血、咯血，舌尖红，苔少，脉数等。

望目辨"心火亢盛证"常见眼象：

白睛心脏部位血脉绛色、粗，肺部位血脉绛色、粗。按：血脉绛色、粗主里热盛实、热势亢盛证。血脉特征出现于心部位，故表示心火亢盛证，同时在白睛出现肺部位血脉绛色、粗，可见"心火亢盛证"同时将出现肺火亢盛证，这为医家临床辨证用药提供参考（图 5-1-2-25，李某，男，36 岁，2012-11-20）。

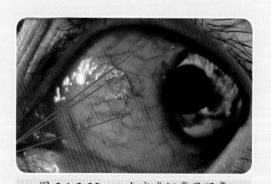

图 5-1-2-25　心火亢盛证常见眼象

白睛心部位底色红色，紫红色斑，血脉红黯色、粗。按：白睛底色红色主实热证，白睛特征紫红色斑主高热盛实兼瘀证，血脉红黯色、粗主血郁实热证。综合辨析，此眼象表示心火亢盛证，此证重于上述证候。

4. 望目辨"心实热咳嗽证"

"心实热咳嗽证"指实热病邪扰动心脏气机，气机上逆乘肺，导致肺气上逆而形成的证候。临床常见胸骨下或心前区作痛，疼痛可放射到左肩、左臂、颈部或上腹部，心悸，气憋，动则喘息，烦躁，口唇紫绀，发热或恶寒发热，每见前俯坐位姿态，舌红黯，苔白，脉促等。西医学诊断的高血压引发心力衰竭、冠状动脉粥样硬化性心脏病等可见此证。

望目辨"心实热咳嗽证"常见眼象：

白睛心部位黄色斑，血脉红黯色、粗、血脉末端红色点；肺部位血脉红色、粗。按：白睛黄色斑表示湿邪郁热，心部位血脉红黯色、粗、末端红色点表示热证兼瘀，肺部位红色、粗表示肺热兼瘀证。肺热可以导致肺失肃降，从而导致咳嗽。

白睛心部位黄色丘，血脉大红色、细；肺部位血脉红黯色、沉。按：白睛黄色丘表示湿浊，属实热病邪。当实热病邪阻遏心脏气血时，不仅心脏本身的气血运行受阻，而且可以使肺气失于肃降产生咳嗽。此证重于上述证候。

白睛心部位黄色丘，血脉大红色、粗，肺部位血脉红黯色、粗。按：此眼象血脉粗，表示瘀血较著。此证心实热咳嗽证重于上述证候。

5.望目辨"湿滞心脉热证"

"湿滞心脉热证"指湿邪阻滞于心脏与血脉之中，导致心气缓滞不畅，并呈现"热"象的证候。临床常见胸闷，动则气短，嗜睡，女子或闭经或经量过多、不孕或多毛，男子阳痿或不育，舌红，苔黄或黄腻，脉沉数等。西医学诊断的高脂血症，脂肪肝，胆绞痛，痛风，慢性肺心病、心力衰竭，高血压，动脉硬化，冠心病，糖尿病，胆石症等可见此类证候。

望目辨"湿滞心脉热证"常见眼象：

白睛心部位淡黄色斑，血脉红黯色、细、迂曲。按：白睛特征淡黄色斑主湿邪郁热轻证，血脉红黯色、细、迂曲主瘀热疼痛。眼象出现于心脏部位，故主湿滞心脉热证。

白睛心部位灰褐色斑，血脉红黯色、迂曲。按：白睛灰褐色斑主湿邪郁热证，血脉红黯色、迂曲主瘀热疼痛。眼象出现于心脏部位，故主湿滞心脉热证。

白睛心部位黄色斑，血脉黯红色、细、沉、迂曲。按：白睛特征黄色斑主湿邪郁热证。综合辨析，此眼象表示湿滞心脉热证，此证重于上述证候。

白睛心部位黄褐色斑，血脉黯红色、细、沉、迂曲。按：白睛特征黄褐色斑主湿浊郁热证，血脉黯红色主血瘀实热证，血脉细、沉、迂曲主气滞痛证。综合辨析，眼象表示湿滞心脉热证。此证湿浊血瘀重于上述证候。

白睛心部位淡粉色岗，血脉鲜红色、细、迂曲。按：白睛特征淡粉色岗主湿邪郁热证，血脉鲜红色、细、迂曲主热痛证。眼象出现于心脏部位，故主湿滞心脉热证（图 5-1-2-26，张某，男，56岁，2012-1-9）。

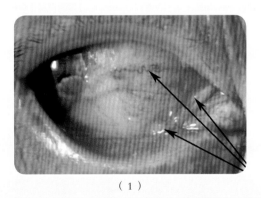 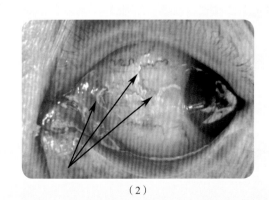

（1）　　　　　　　　　　　（2）

图 5-1-2-26　湿滞心脉热证常见眼象

三、望目辨"湿浊困心证"

"湿浊"是湿邪蕴热之后形成的病邪。"湿浊困心证"指湿浊病邪困扰心脏及血脉，阻碍心脏及血脉的气血运行，导致血脉滞涩、心神昏蒙证候。临床常见头昏、头晕，面热，耳鸣，烦躁，胸闷，嗜睡，乃至昏迷，舌胖或红黯胖，苔厚或黄厚，脉滑或滑数或弦数等。西医学诊断的高血压病、脑血管意外、脑膜炎、脑炎、一些传染病引发的高热，以及精神分裂症、神经官能症、失眠等皆可罹患此证。

望目辨"湿浊困心证"常见眼象：

白睛心部位底色淡红色，心部位淡黄色丘，血脉淡色。按：白睛心部位底色红色主实热证，淡红色表示热势略轻，心部位血脉淡色表示心脏血脉为湿邪困阻，淡黄色丘表示心脏湿痰郁热轻证。综合辨析，此眼象表示湿浊困心证（图5-1-2-27，王某，男，59岁，2011-7-5）。

白睛心部位红色雾漫、蓝色条形斑、淡黄色丘，血脉淡色。按：心部位黄色丘，血脉黯红色、粗表示湿浊热瘀；淡黄色丘表示湿浊尚轻；血脉末端红色点主血瘀郁热；心部位红色雾漫表

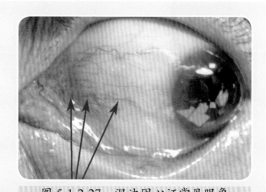

图5-1-2-27　湿浊困心证常见眼象

示心热而引发内风；脑部位血脉红黯色、粗，主脑热；心脑俱热，表示脑的神志功能受到影响。这一眼象表明"心主神明"理论有临床基础。综合辨析，此眼象表示湿浊困扰心脑，故可称湿浊困心证。

白睛心部位红色雾漫、黄色丘，血脉绛色、粗、指向脑部位，血脉末端红色点；脑部位红色斑，血脉红黯色、粗。按：白睛血脉绛色主里热盛实兼瘀证。白睛特征红色斑主实热证，并有可能出现脏器组织渗血或少量出血。综合辨析，此眼象表示湿浊重于上述证候，心脑热盛，并可能发生脑内渗血或少量出血。

白睛心部位红黯色雾漫、黄色丘，血脉绛色、粗；肝部位红黯色雾漫，血脉红黯色，末端红色点；脑部位红色斑，血脉红黯色、粗。按：眼象表示湿浊困阻心脏，瘀热内风已影响及肝，使肝脏也出现瘀热内风证；心脑热盛，并可能发生脑内渗血或少量出血。此证热势盛于上述证候。

四、望目辨"痰火扰心证"

"痰火扰心证"指痰热病邪或痰邪化热导致心火亢奋，扰动心神引发神志病变而呈现的证候。临床常见身热面赤，喉中痰鸣，痰黄黏稠，心烦失眠，甚或神志时清时昏，哭笑无常，躁狂骂詈，打人毁物，舌红，苔黄，脉滑数等。西医学诊断的高血压病、脑血管意外、脑膜炎、脑炎、一些传染病引发的高热，以及精神分裂症、神经官能症等皆可罹患此证。

望目辨"痰火扰心证"常见眼象：

白睛心部位红黯色雾漫、红色斑、淡黄色丘，血脉红黯色。按：心部位红黯色雾漫主心热内风证，淡黄色丘主心脏痰浊郁热证，白睛心部位红色斑主心实热证，并有可能出现少量渗血。因心主神明，心脏痰浊蕴热可称痰火，故本证可称痰火扰心证（图5-1-2-28，王某，男，50岁，2012-2-24）。

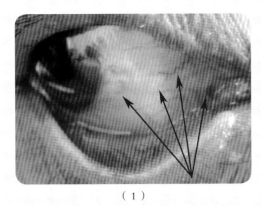 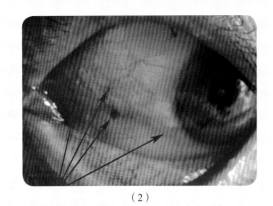

（1）　　　　　　　　　　　　　　（2）

图 5-1-2-28　痰火扰心证常见眼象

白睛心部位红黯色雾漫、红色斑、淡黄色丘，血脉红黯色；脑部位黄色斑。按：心部位红黯色雾漫主心热内风证，淡黄色丘主心脏痰浊郁热证，白睛心部位红色斑主心实热证，并有可能出现少量渗血。因心主神明，脑为神明之府，故心病每每伴发脑病。心部位黄色丘主湿浊蕴热，兼以红黯色雾漫主湿浊蕴热、内风扰动。脑部位黄色斑表示脑腑湿邪郁热证。心脏湿浊蕴热可称痰火，故本证可称痰火扰心证。这一眼象也表明"心主神明"不仅与心有关，而且与脑、肝密切相关。

白睛心部位黯红色雾漫、黄色丘，血脉绛色；脑部位红色斑，血脉红黯色、粗；肝部位红色雾漫，血脉红黯色。按：此眼象表示痰火扰心，脑腑血液已有可能溢出脉管之外，并因"心忤肝"而引动肝风。此证血瘀重于上述证候。

白睛心部位黯红色雾漫、黄褐色丘，血脉绛色、粗；脑部位紫红色斑；肝部位红色雾漫，血脉黯红色。按：白睛特征紫红色斑主高热盛实兼瘀证，黄褐色丘主痰热郁结重证。综合辨析，此眼象表示痰火扰心证，而痰火盛于上述证候，并引动肝风。

五、望目辨"痰蒙心窍证"

"痰蒙心窍证"指痰邪壅滞或气郁生痰，导致痰邪蒙塞心窍，出现神志障碍证候。临床常见胸闷，恶心呕吐，面色黯滞，意识半昏迷或昏迷，目光呆滞，两目上视，喉间痰鸣，口吐痰涎，手足搐动，小儿指纹淡色而沉滞，舌色淡黯、苔白腻，脉滑或沉滑等。西医学诊断的癫痫、脑血管意外、脑膜炎、脑炎等病常可见此证候。

望目辨"痰蒙心窍证"常见眼象：

白睛心部位黯黄色雾漫、灰色丘，血脉淡灰色、粗；脾部位灰色岗，血脉淡黯色、粗。按：黯黄色雾漫主湿痰血瘀郁积生风证；黯黄色雾漫及灰色丘位于心部位，表示痰邪蒙蔽心窍并兼内风证。同时出现脾部位灰色岗，血脉淡黯色、粗，表示此证痰浊由脾而生。

白睛心部位灰色丘，血脉灰色、粗；脾部位灰色岗，血脉淡蓝色、粗。按：白睛血脉淡蓝色主轻微寒瘀证，白睛特征灰色丘主湿痰郁阻证，血脉灰色主痰饮郁积证。综合辨析，由于心主神明，心部位湿痰郁阻、痰饮郁积可以阻滞心脏气血，影响神明失常，从而可称痰蒙心窍。此眼象表示寒痰较著。脾部位灰色岗，血脉淡蓝色、粗，表示此证痰邪由脾而生。

白睛心脑部位灰色丘，血脉灰色、粗；脾部位灰色岗，血脉淡黯色、粗。按：白睛血脉淡黯色主气虚血瘀，可兼寒证。综合辨析，此眼象表示痰邪蒙蔽心窍更加明显，已影响及脑。

白睛心脑部位灰色丘，血脉灰色、粗；脾部位灰色岗，血脉淡青色、粗。按：白睛血脉淡青色主气滞血瘀轻证，尚可兼痛证，或兼寒证。综合辨析，此眼象表示痰邪蒙蔽心窍与脑窍，痰邪由脾而生，并且寒痰重于上述证候。

六、望目辨"痰浊蒙闭心窍证"

"痰浊"指痰热病邪。"痰浊蒙闭心窍证"指痰浊壅滞，蒙塞心窍，导致神志障碍并呈现"热"象证候。临床常见胸闷，恶心呕吐，面色红黯，意识半昏迷或昏迷，目光呆滞，喉间痰鸣，小儿指纹红黯色而沉滞，舌色红黯、苔黄腻，脉滑数、或沉滑数等。此证常涉及心、脑、肝、脾各脏。西医学诊断的脑血管意外、脑膜炎、脑炎、一些传染病引发的高热、糖尿病高渗性昏迷等常可见此证候。

望目辨"痰浊蒙闭心窍证"常见眼象：

白睛心肝部位红色雾漫；心部位红色水肿、血脉绛色，并进入脑部位，连接脑部位的黯红色实体结；肝部位红褐色丘，血脉绛色、粗。按：白睛心肝部位红色雾漫主心肝热郁血瘀内风证，心部位红色水肿表示心脏湿阻蕴热证，血脉绛色主心热盛实血瘀证，血脉进入脑部位表示心病影响脑、脑部位黯红色实体结主脑血瘀痰热气结证。肝部位红褐色丘主肝痰浊郁积热证，血脉绛色主肝热盛实血瘀证。由眼象可知，心脏痰热可牵及脑、肝，从而影响神明，并引发内风。综合辨析，此眼象表示心脑痰热郁结严重，热郁血瘀内风，故可诊为痰浊蒙闭心窍证。由本眼象可见，"痰浊蒙闭心窍证"除与心相关外，尚与脑、肝相关（图 5-1-2-29，刘某，女，44 岁，2012-8-27）。

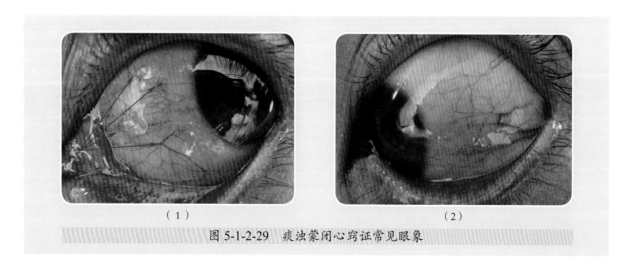

（1） （2）

图 5-1-2-29 痰浊蒙闭心窍证常见眼象

白睛心脑部位黯红色雾漫、黄褐色丘，血脉绛色、粗；脾部位血脉绛色、粗；肝部位红黯色雾漫。按：白睛特征黯红色雾漫主热郁血瘀内风证，黄褐色丘主痰热郁结重证，血脉绛色主里热盛实兼瘀。综合辨析，心脑痰热郁结严重、热郁血瘀内风，可诊为痰浊蒙闭心窍证。从脾肝眼象可知，心脑病变已影响脾肝（心乘脾、忤肝）。

白睛心脑部位黯红色雾漫、黄褐色丘，血脉黯红色、粗；脾部位血脉红黯色、粗；肝部位黯红色雾漫，血脉黯红色、粗。按：此证热瘀病势盛于上述证候。

白睛心部位黯红色雾漫、黄褐色丘，血脉黯红色、粗；白睛脑部位黯红色雾漫、黄褐色丘、红黯色斑，血脉黯红色、粗；脾部位血脉红黯色、粗；肝部位黯红色雾漫，血脉黯红色、粗。按：此眼象表示脑府血液已有可能溢出脉管之外，并引动肝风。

七、望目辨"痰火怔忡证"

"痰火怔忡证"指火邪扰动心神或痰火扰动心神，导致心悸怔忡证候。临床常见胸闷、气促，心悸不安，目光呆滞，喉间痰多，舌色红黯，苔黄腻，脉滑数、或沉滑数等。此证常涉及心、肝、脾各脏。西医学诊断的阵发性心动过速、神经衰弱等常可见此证候。

望目辨"痰火怔忡证"常见眼象：

白睛心部位底色红色、灰色丘、黯红色条，血脉红黯色、迂曲。按：白睛心部位底色红色主心实热证，灰色丘主湿痰郁阻证，黯红色条主瘀热夹湿证，血脉红黯色主血郁实热证，血脉迂曲表示血瘀气滞痛证。综合辨析，此眼象表示痰火郁遏，扰动心神实证。因为心主神明，神明受痰火扰动，可出现怔忡，故本证称为痰火怔忡证［图 5-1-2-30（1），曹某，女，49 岁，2012-2-14］。

白睛心部位底色红色、灰色岗、黯红色条，血脉红黯色、弯曲。按：白睛心部位灰色岗主心痰气郁结证，血脉弯曲表示病情不断变化。综合辨析，此眼象表示痰火郁遏，扰动心神实证。此证痰热重于上述证候［图 5-1-2-30（2），曹某，女，49 岁，2012-2-14］。

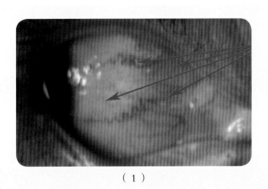 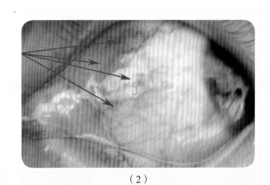

（1）　　　　　　　　　　　　　　（2）

图 5-1-2-30　痰火怔忡证常见眼象

八、望目辨"水气凌心证"

"水气凌心证"指湿饮病邪阻遏心气，导致心气闭郁引发的证候。临床常见胸闷，唇绀，心悸，气促，下肢水肿、按之凹陷，舌淡黯胖，苔白厚，脉沉缓或沉细等。本证属实证。每见于西医学诊断的心力衰竭患者。至于由于肺气虚水肿、脾气虚水肿、肾气虚水肿、肝郁癥积水肿等引发的"水气凌心证"，则多属虚实夹杂证候，不在本节记述，参见各相关章节。

望目辨"水气凌心证"常见眼象：

白睛心部位无色水肿、红色泡；血脉淡黯色、细、沉，边界模糊。按：白睛无色水肿主气滞水湿郁积、水肿证；心部位红色泡主饮邪郁积、血热血瘀重证；血脉淡黯色、细、沉、边界模糊主血瘀，水湿泛溢证。综合辨析，此眼象表示水气凌心，属实热证（图5-1-2-31，王某，男，72岁，2012-7-23）。

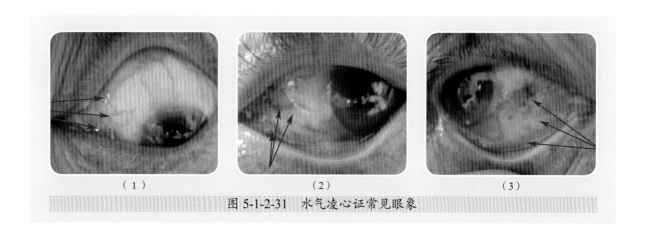

（1）　　　　　　　　　　（2）　　　　　　　　　　（3）

图5-1-2-31　水气凌心证常见眼象

白睛心部位无色浮壅，血脉淡黯色、粗、浮，边界模糊。按：白睛血脉粗、浮主血瘀较著。此证水肿较上述证候严重。

白睛无色浮壅，心部位黯色斑，血脉淡黯色、沉，边界模糊。按：白睛特征黯色斑主血瘀证。综合辨析，此眼象表示水气凌心，血瘀尤重证候。

白睛无色浮壅，心部位黯色斑；血脉淡黯色、细、沉，边界模糊。按：白睛血脉细、沉、边界模糊是由于水湿阻遏，以致血脉沉潜，故眼象表示水气凌心、水湿尤重证候。

九、望目辨"心咳、心衰血瘀证"

"心咳、心衰血瘀证"指心气虚衰导致心血瘀滞及肺脏瘀血而引发的证候。临床常见心悸，气急，胸闷，轻则干咳，甚则咳唾粉红色泡沫痰，下肢浮肿，舌淡黯胖，苔白或白厚，脉沉滑等。

望目辨"心咳、心衰血瘀证"常见眼象：

白睛心部位水肿、灰色泡、黯色斑，血脉淡色、粗、浮、边界不清、指向肺部位；肺部位黯色斑，血脉淡色、浮、边界不清。按：白睛心部位水肿主心气滞水湿郁积，水肿证；灰色泡主心脏湿郁，气虚寒饮证；黯色斑主心血瘀证；血脉淡色、粗、浮、边界不清主心气虚，水湿阻遏，心脏严重气虚血瘀导致心力衰竭。肺部位黯色斑主肺血瘀证；血脉淡色、浮、边界不清主肺气虚，水湿阻遏。心部位血脉指向肺，为心病及肺。肺以降为顺，肺虚血瘀、水湿阻遏则影响肺气肃降，可以引发咳嗽。由于此咳为心病引起，故称心咳。综合辨析，此眼象表示心脏严重气虚血瘀，影响肺脏气机肃降，产生咳嗽，故诊为心咳、心衰血瘀证（图5-1-2-32，许某，男，48岁，2011-6-10）。

心部位黯色斑，血脉淡色、粗、浮、根虚、边界不清、指向肺部位；肺部位血脉淡蓝色、浮、边界不清。按：此证心气虚重于上述证候。

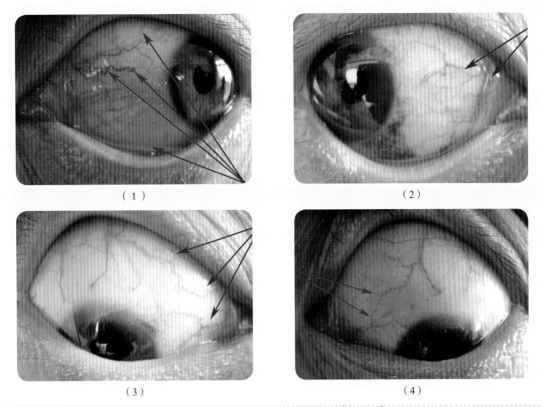

（1）　　　　　　　　　　　　　　　（2）

（3）　　　　　　　　　　　　　　　（4）

图 5-1-2-32　心咳、心衰血瘀证常见眼象

心部位黯色斑，血脉淡色、粗、浮、无根、边界不清、指向肺部位；肺部位血脉淡蓝色、浮、边界不清。按：此证心气虚较上述证候严重。

心部位黯色斑，血脉淡白色、粗、浮、无根、边界不清、指向肺部位；肺部位黯色斑，血脉蓝色、浮、边界不清。按：白睛血脉淡白色主阳气虚兼寒证。综合辨析，此眼象表示心咳、心衰血瘀证，显示此证严重心气虚并已呈现心阳虚兼寒证，肺脏瘀血及寒均加重。

心部位黯色斑，血脉淡白色、粗、浮、无根、边界不清、指向肺部位；肺部位黯色斑，血脉蓝色、粗、浮、边界不清。按：此眼象表示肺部位气虚血瘀重于上述证候。

十、望目辨"肝热乘心证"

"肝热乘心证"指肝脏受实热病邪侵袭而影响心脏功能的证候。临床常见面赤，口苦，心烦，失眠，舌边尖红，苔少，脉弦数等。

望目辨"肝热乘心证"常见眼象：

白睛肝部位血脉红黯色、指向心，心部位血脉鲜红色、细、迂曲。按：白睛肝部位血脉红黯色主肝血郁实热证；肝部位血脉指向心部位，主肝乘心证。心部位血脉鲜红色主心实热证，心部位血脉细、迂曲主心气滞、疼痛证。此眼象表示肝热盛实乘心，而心气滞疼痛，从而可诊为肝热乘心证（图 5-1-2-33，曹某，女，49 岁，2012-2-20）。

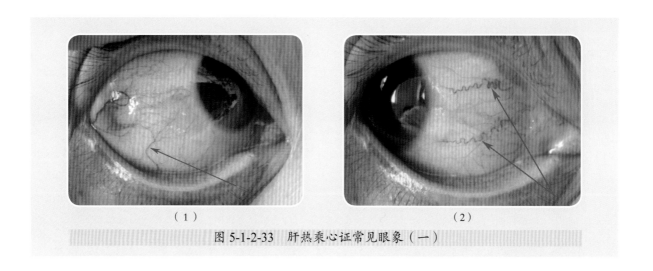

图 5-1-2-33 肝热乘心证常见眼象（一）

白睛肝部位红黯色、指向心，心部位血脉淡色、细。按：此证热盛兼瘀较著而兼心气虚证（图 5-1-2-34，曹某，女，49 岁，2012-2-20）。

白睛肝部位黯红色、指向心，心部位血脉黯红色。按：此证瘀甚于热。

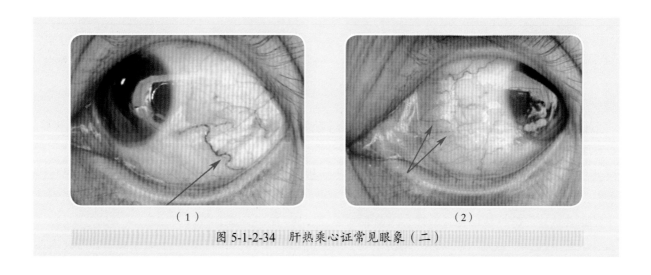

图 5-1-2-34 肝热乘心证常见眼象（二）

十一、望目辨"肝火乘心证"

"肝火乘心证"指肝脏受火热实邪侵袭而扰动心神所出现的证候。临床常见面赤，口苦，头昏、头晕、头胀，心烦、心悸，躁动，舌尖红，苔少，脉弦数等。

望目辨"肝火乘心证"常见眼象：

白睛肝部位红色水肿、红色雾漫，血脉红黯色、粗、指向心，心部位血脉红黯色、粗，可有红色斑。按：白睛肝部位红色水肿主肝脏湿阻蕴热证；肝部位红色雾漫，血脉红黯色、粗、指向心表示肝火亢盛、肝风内动、乘心。心部位血脉红黯色、粗主心血郁实热证，肝部位血脉指向心主肝乘心证；红色斑主心实热证，并有可能出现渗血或少量出血。综合辨析，此眼象表示肝火乘心，火邪亢盛，湿阻蕴热，甚至迫血妄行。此证火热甚于瘀血（图 5-1-2-35，倪某，男，45 岁，2011-6-6）。

白睛肝部位雾漫，血脉黯红色、粗、指向心；心部位血脉黯红色、粗。按：此证瘀甚于火。

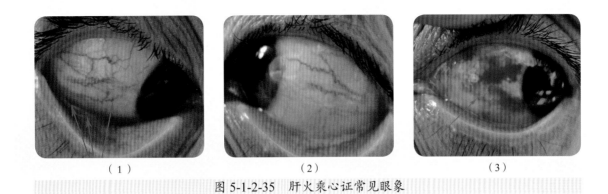

| （1） | （2） | （3） |

图 5-1-2-35 肝火乘心证常见眼象

十二、望目辨"肝郁乘心热证"

"肝郁乘心热证"指肝脏气机抑郁，影响心脏，郁遏神明而引发的证候。临床常见情志不舒、表情淡漠、沉默寡言，甚则喃喃自语、厌世或有自杀倾向，舌黯厚，苔白，脉沉滑等；若为热证，则多言怒骂、嬉笑、高歌，或狂躁打人、砸物毁屋，或登高坠楼，或弃衣狂奔，舌红，少苔或无苔，脉数或滑数等。

望目辨"肝郁乘心热证"常见眼象：

白睛肝部位血脉红黯色、粗、弯钩向上，心部位血脉红黯色、弯钩。按：白睛肝部位血脉红黯色主血郁热证（多属瘀血实热证），出现于肝部位表示肝郁实热。肝部位血脉粗、弯钩而心部位血脉弯钩，表示肝脏郁热重于心脏热郁。肝部位血脉弯钩朝向上表示肝郁影响心脏、病势向心脏发展。心部位血脉红黯色、弯钩表示心受肝乘，导致心脏气郁血瘀。综合辨析，此眼象表示肝郁乘心、热证（图 5-1-2-36，贾某，女，43 岁，2012-11-20）。

白睛肝部位血脉红黯色、粗、弯钩向上，心部位血脉红黯色、沉、弯钩。按：此证心脏郁热较上述证候严重。

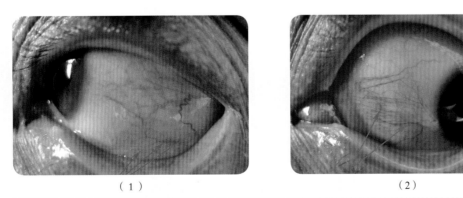

| （1） | （2） |

图 5-1-2-36 肝郁乘心热证常见眼象

　　白睛肝部位血脉黯红色、粗、弯钩向上，心部位血脉黯红色、粗、沉、弯钩。按：此证血瘀甚于上述证候。

　　白睛肝部位血脉紫色、弯钩向上，心部位血脉紫色、弯钩。按：白睛血脉紫色主热盛证候。综合辨析，此证热势重于上述证候。

　　白睛肝部位血脉紫色、弯钩向上，心部位血脉紫色、粗、沉、弯钩。按：此眼象表示心热血瘀重于上述证候。

十三、望目辨"肝气上逆乘心热证"

　　"肝气上逆乘心热证"指肝脏气机失于疏泄，转而逆乱向上，影响心（包括脑）功能而产生的热证。临床常见愠怒，胁痛，面赤，心痛或心绞痛，心悸，躁烦口干，甚或昏厥，舌边尖红，苔白，脉弦数等。西医学诊断的冠心病、心绞痛、脑梗死、脑出血等病可见此类证候。

　　望目辨"肝气上逆乘心热证"常见眼象：

　　白睛肝部位血脉红黯色、弯钩、粗、浮、指向心（或指心、或指向心与脑）部位；心（或心、或心与脑）部位血脉红色水肿，血脉红黯色、细、沉。按：白睛血脉红黯色、粗、浮主血郁实热、血瘀证。白睛肝部位血脉红黯色、弯钩主肝郁热证。心（或脑或心与脑）部位红色水肿主心脏湿阻蕴热证，血脉红黯色主实热血瘀证，血脉细、沉为气滞湿阻。综合辨析，此眼象表示肝气上逆影响心，并形成热证，故可诊为肝气上逆乘心热证。此证病势向上（图5-1-2-37，郑某，男，50岁，2012-2-21）。

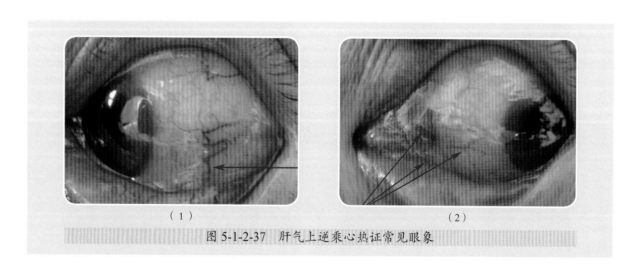

（1）　　　　　　　　　　　　　　　　　（2）

图5-1-2-37　肝气上逆乘心热证常见眼象

　　白睛肝部位血脉红黯色、弯钩、粗、浮、指向心（或指向脑、或指向心和脑）部位，心（或脑或心与脑）部位血脉红黯色、细、沉、弯钩。按：此处白睛血脉细、沉主里虚证。综合辨析，此眼象表示肝气上逆乘心热证，并属于虚实夹杂证。此证重于上述证候。

　　白睛肝部位血脉黯红色、弯钩、粗、浮、指向心（或指向脑、或指向心和脑部位），脑（或心与脑）部位血脉黯红色。按：白睛肝部位血脉黯红色主肝脏以血瘀为主的实热证。白睛血脉弯钩主肝郁。白睛肝部位血脉黯红色、粗、浮主肝郁、血瘀实热证。综合辨析，此眼象表示肝气上逆乘心热证。此证瘀热重于上述证候。

白睛肝部位血脉黯红色、弯钩、粗、浮、指向心（或指向脑、或指向心和脑）部位，心（或脑或心与脑）部位血脉黯红色、细、沉、弯钩。按：此处白睛血脉细、沉主里虚证。血脉黯红色主血瘀为主的热证。综合辨析，此眼象表示肝气上逆乘心、热证，属于虚实夹杂证。此证重于上述证候。

白睛肝部位血脉紫色、弯钩、粗、浮、指向心（或指向脑、或指向心和脑）部位，心（或脑或心与脑）部位血脉紫色。按：白睛血脉紫色主热盛证候，有由热转寒之虞。综合辨析，此眼象表示肝气上逆影响心脏，病势向上，瘀热重于上证，并有转寒之虞。

白睛肝部位血脉紫色、弯钩、粗、浮、指向心（或指向脑、或指向心和脑）部位，心（或脑或心与脑）部位血脉紫色、细、沉、弯钩。按：此处白睛血脉细、沉主里虚证。血脉紫色主热盛证候，有由热转寒之虞。综合辨析，此眼象表示肝气上逆乘心、热证，属于虚实夹杂证。此证重于上述证候。

以上证候逐渐加重。上述眼象中，若白睛心部位的血脉迂曲，则表示出现明显的心绞痛热证。

十四、望目辨"肝气上逆乘心、水气凌心证"

"肝气上逆乘心、水气凌心证"指肝脏气机郁阻、逆乱向上、乘心，导致水气凌心而出现水肿的证候。虽然水气凌心一般多由肾脾阳虚导致气化失常、水湿潴留而形成水肿，但肝气郁滞、肝气上逆乘心，导致心功能障碍引发水湿潴留而形成水肿也是临床可以见到的证候，这是由于肝病乘心而引发心病，从一定角度上看，同样也可称作水气凌心。临床常见胁痛或胀痛，时常暴怒，面色青赤，胸脘热胀疼痛，面赤，心痛或心绞痛，不能平卧，甚或昏厥，入眠难或眠中惊醒，口渴，腹胀、腹大、腹水，下肢浮肿，舌红黯，苔白，脉沉弦、或沉弦数等。此证可见于西医学诊断的高血压病、冠心病、心绞痛、脑梗死、肝硬变、肝硬变腹水等病变。

望目辨"肝气上逆乘心、水气凌心证"常见眼象：

白睛肝部位红色水肿、红黯色雾漫，血脉红黯色、粗、弯钩；心部位黯红色水肿、灰色泡、黯红色雾漫，血脉红黯色、沉、边界不清。按：白睛肝部位红色水肿主肝湿阻蕴热证，红黯色雾漫、血脉红黯色、粗、弯钩主肝热肝郁、血瘀内风，而热邪较著证候。心部位黯红色水肿主心脏湿阻蕴热、瘀血较著证候，心部位灰色泡主心脏湿郁、气虚寒饮证，黯红色雾漫、血脉红黯色、沉、边界不清主心脏湿阻气机、寒热错杂证。由于本证系肝病及心，故可称肝气上逆乘心。因肝气上逆引发肝性水肿，并乘及心脏而引发心性水肿，故本证可称"肝气上逆乘心、水气凌心证"（图5-1-2-38，李某，男，50岁，2012-12-5）。

白睛肝部位无色水肿、黯红色雾漫，血脉紫色、粗、弯钩；心部位黯色水肿，血脉黯红色、粗、边界不清。按：白睛心部位黯色水肿表示心脏气滞寒湿郁积、水肿证，此属寒证。黯红色雾漫主热郁血瘀实热内风证，血脉紫色主热盛证候，有由热转寒之虞。故综合辨析，此眼象表示肝气上逆乘心、水气凌心证，并有由热转寒之虞。

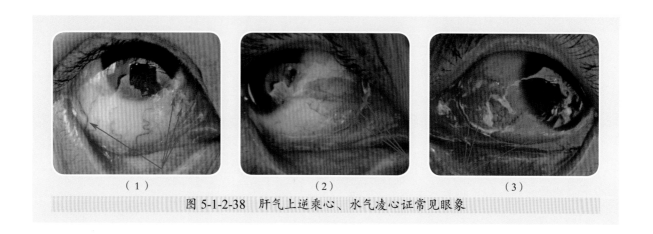

（1）　　　　　　　　（2）　　　　　　　　（3）

图 5-1-2-38　肝气上逆乘心、水气凌心证常见眼象

十五、望目辨"肝心俱热证"

"肝心俱热证"指心肝热邪郁积，脏腑气机壅滞而引发的证候。临床常见烦躁，易怒，口渴，口苦，面红，失眠，易惊，多梦呓语，心神烦乱，或者壮热昏迷、谵语、抽搐，小儿患者可见烦躁啼哭，舌红，苔少，脉数或弦数等。

望目辨"肝心俱热证"常见眼象：

白睛肝心部位血脉鲜红色、浮。按：白睛血脉鲜红色主实热证。综合辨析，此眼象表示肝心血热盛实证，故可诊为肝心俱热证（图 5-1-2-39，张某，男，64 岁，2012-1-2）。

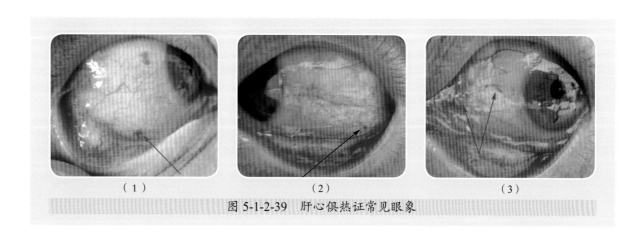

（1）　　　　　　　　（2）　　　　　　　　（3）

图 5-1-2-39　肝心俱热证常见眼象

白睛肝心部位血脉鲜红色，心部位紫红色斑。按：白睛特征紫红色斑主高热盛实兼瘀证。综合辨析，此眼象表示肝心俱热，而心脏瘀血尤著。

白睛肝部位血脉红黯色、粗、浮，心脏部位的血脉黯红色、粗。按：白睛血脉红黯色主血郁实热证，血脉黯红色主血瘀实热证。综合辨析，此眼象表示肝心俱热，而肝热甚于心热证。

白睛肝心部位血脉黯红色、粗、浮，心部位紫红色斑。按：白睛特征紫红色斑主高热盛实兼瘀证。综合辨析，此眼象表示肝心俱热，而心脏明显瘀血证。

白睛心肝部位底色红色，心或肝部位黄色斑，血脉鲜红色。按：白睛底色红色主实热证，白睛黄色斑主湿邪郁热证；血脉鲜红色主实热证，火为热盛，病势亢盛。综合辨析，此眼象表示心肝实热亢盛、湿邪郁热证。

白睛肝心部位红色斑，血脉鲜红色、粗。按：白睛红色斑表示可能脏器组织已出现渗血或少量出血，血脉鲜红色主实热证，血脉粗主瘀血、病势亢盛。此眼象表示肝心实热亢盛证。

白睛肝心部位红色雾漫，血脉鲜红色、粗。按：白睛特征红色雾漫主风热实证。综合辨析，此眼象表示肝心俱热兼内风证。

白睛肝心部位红黯色雾漫，血脉红黯色、粗。按：白睛特征黯红色雾漫主热郁血瘀内风证，血脉红黯色主血郁实热证。综合辨析，此眼象表示肝心俱热、实热亢盛、血瘀内风证。

白睛肝心部位红色斑、红黯色雾漫，血脉红黯色、粗。按：此证甚于上述证候，已出现渗血或少量出血。

十六、望目辨"肝心痰热、阻滞气机证"

"肝心痰热、阻滞气机证"指肝与心脏痰湿郁阻气机、化热而形成的证候。此证可见于"厥心痛"。临床常见面色黯红，心中热闷，胸闷，气短，心痛连胁，舌边尖红黯，苔少，脉弦或弦数等。西医学诊断的高血压病、高血压心脏病、冠状动脉粥样硬化性心脏病等病及其引发的心绞痛等可见此类证候。

望目辨"肝心痰热、阻滞气机证"常见眼象：

白睛肝部位底色黯红色、淡红色泡、红色岗，血脉红黯色、弯曲；心部位底色黯红色、红色点、红色泡、红色岗，血脉红黯色、迂曲。按：白睛肝心部位底色黯红色主肝心实热证，肝部位淡红色泡主饮邪郁积、血热血瘀证尚较轻微，红色岗主血瘀痰热气结实证，肝心部位血脉红黯色主肝心瘀血实热证，肝部位血脉弯曲主肝病时间较久、曾出现变化。心部位红色点主血瘀热证，血脉迂曲主心血瘀气滞痛证。综合辨析，此眼象表示肝心痰热、阻滞气机证（图5-1-2-40，李某，男，58岁，2012-2-14）。

白睛肝心部位底色黯红色、黄色丘，血脉红黯色、迂曲。按：黄色丘主痰浊郁热证。综合辨析，此眼象表示肝心痰热、阻滞气机，而痰浊郁热较重证候。

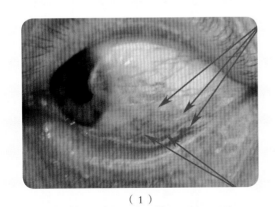 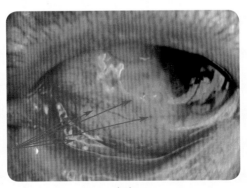

（1）　　　　　　　　　　　（2）

图 5-1-2-40　肝心痰热、阻滞气机证常见眼象

白睛肝心部位底色黯红色、红褐色丘，血脉红黯色、迂曲。按：白睛肝心部位红褐色丘主肝心痰浊郁积而热结较重证候。因此，综合辨析，眼象表示肝心痰热、阻滞气机，而痰浊郁热较重证候。

白睛肝心部位血脉红黯色、粗、浮，肝或肝心部位黄色丘。按：白睛肝心血脉红黯色主肝心瘀血实热证。黄色丘主痰浊郁热证。此眼象表示肝心瘀血重、痰热盛，而且应注意心脏瘀血热盛可导致心痛。

白睛肝心部位血脉红黯色、粗、浮，肝或心部位黄色丘。按：白睛肝心血脉红黯色主肝心瘀血实热证。血脉弯曲主病势反复曲折。黄色丘主痰浊郁热证。此眼象表示肝心瘀血重、痰热盛，心脏瘀血热盛可导致心痛。

白睛肝心部位血脉红黯色、粗、浮、弯曲，肝或心部位红色丘。按：白睛肝心血脉红黯色主肝心瘀血实热证。弯曲主病势反复曲折。红色丘主湿郁化热证较粉色丘表示的证候严重。此眼象表示肝心瘀血重、痰热盛严重。

白睛肝心部位血脉红黯色、粗、浮、迂曲，肝或心部位红色丘。按：白睛肝心血脉红黯色主肝心瘀血实热证。迂曲主痛证。红色丘主湿郁化热严重证候。此眼象表示肝心瘀血重、痰热盛实，伴明显心痛证候。

十七、望目辨"心肾湿痰瘀热证"

"心肾湿痰瘀热证"指心与肾由于湿痰蕴积，积久化热，阻止气血运行而形成的证候。临床多种疾病可见到此类证候，例如西医诊断的严重的高脂血症、高血压病、高血压危象、心脑血管狭窄、输卵管狭窄或闭锁、肿瘤初起患者（此时患者可无症状，或仅有极轻微不适）等。

望目辨"心肾湿痰瘀热证"常见眼象：

白睛心部位黄褐色丘，血脉红黯色；肾部位血脉黯红色，末端血脉穿雾。按：白睛黄褐色丘主痰热郁结重证，当特征出现于心部位时，即表示心脏罹患痰热郁结重证。心部位白睛血脉红黯色主心血郁热证，多属热邪亢盛、血瘀实证，可称实热兼瘀证。白睛肾部位血脉黯红色主肾血瘀实热证。白睛血脉穿雾主内风或相对严重的气滞血瘀证。综合辨析，此眼象表示心肾湿痰瘀热证（图5-1-2-41，郑某，女，41岁，2012-11-25）。

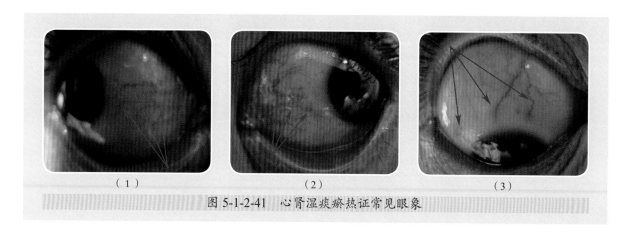

（1）　　　　　　　　（2）　　　　　　　　（3）

图5-1-2-41　心肾湿痰瘀热证常见眼象

心部位黄褐色丘，血脉红黯色；肾部位血脉黯红色，末端血脉月晕。按：黯灰色月晕连接白睛血脉时，主气滞血瘀、湿郁兼风证。综合辨析，此眼象表示心肾湿痰瘀热证。

第三节　望目辨心虚实夹杂证

一、望目辨"心气虚、血瘀证"

"心气虚、血瘀证"指心气虚无力推动血液运行，以致使血行变缓、或滞涩、或凝涩而形成瘀血的证候。其瘀血可在心脉，可在相关经脉或脏腑，此处仅述瘀血在心脉所见之眼象。临床常见心悸、气短，胸闷或心痛，自汗，神疲，乏力，易忘，易惊，眠卧不安，面色紫黯等。

望目辨"心气虚、血瘀证"常见眼象：

白睛心部位血脉淡黯色。按：白睛血脉淡黯色主气虚血瘀证。

白睛心部位血脉淡黯色、细。按：此处白睛血脉细主脏腑组织气虚，病势向内，病情沉重。出现于心部位，表示心气虚重于上述证候。

白睛心部位血脉淡黯色、粗。按：此处白睛血脉粗而色淡主气虚较重，不能敛摄血脉。出现于心部位表示心气虚明显，并兼瘀血。

白睛心部位黯色斑，血脉淡色、细。按：此证心气虚明显，并兼瘀血。按：白睛淡黯色斑表示血瘀轻证；白睛心部位血脉细主心气虚，病势向内，病情沉重。综合辨析，表示心气虚、血瘀证。此眼象多见于失眠患者。

白睛心部位黯色斑，血脉淡色、粗。按：此处白睛血脉淡色、粗表示心气虚，推动血液运行力弱，导致血瘀。综合辨析，表示"心气虚、血瘀证"。此证血瘀重于上述证候。

白睛心部位淡黯色弧形斑，血脉淡色、粗。按：此处白睛特征淡黯色弧形斑主瘀血（但是，尚较轻微），弧形之锐角所指方向为将受影响的脏腑。心部位淡黯色弧形斑主心脉瘀血尚轻，将影响肺、脾。心部位血脉淡色、粗表示心气虚。综合辨析，此眼象表示心气虚、血瘀证，而血瘀明显。

白睛心部位淡黯色弧形斑，血脉淡色、粗、浮。按：白睛血脉淡色、粗、浮主气虚较证。此眼象表示气虚重于上述眼象所表示的证候。

白睛心部位黯色斑，血脉淡色、粗。按：白睛特征黯色斑主瘀血。综合辨析，此证瘀血重于上述证候。

白睛心部位黯色斑，血脉淡黯色。按：白睛血脉淡黯色主气虚血瘀，可兼寒证。综合辨析，此眼象表示心气虚血瘀明显。

白睛心部位黯色斑，血脉淡黯色、细。按：白睛心部位血脉淡黯色、细主心气虚、血瘀，病势向内，病情沉重。综合辨析，眼象表示心气虚、血瘀，而血瘀较重，气虚重于血瘀证。此眼象尚多见于失眠患者。

白睛心部位黯色斑，血脉淡黯色、粗。按：白睛心部位血脉淡黯色、粗表示心气虚血瘀重证，而血瘀重于气虚。

白睛心部位黯色斑，血脉淡黯色、细、浮。按：白睛特征黯色斑主瘀血。白睛血脉淡黯色、细主气虚、血瘀，病势向内，病情沉重；血脉浮主气虚。眼象特征出现于心部位，表示心气虚、血瘀证。

白睛心部位黯色斑，血脉淡黯色、粗、浮、无根。按：此证气虚血瘀均著，血瘀重于气虚（图5-1-2-42，王某，女，85岁，2011-4-1）。

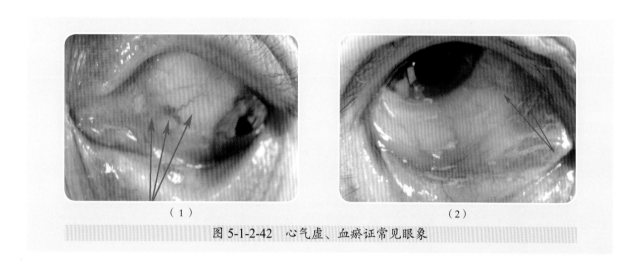

（1）　　　　　　　　　　　（2）

图 5-1-2-42　心气虚、血瘀证常见眼象

二、望目辨"心气虚、血瘀心痛证"

望目辨"心气虚、血瘀心痛证"常见眼象：

白睛心部位黯色斑，血脉淡黯色、无根、迂曲。按：白睛特征黯色斑主瘀血，血脉淡黯色、无根主气虚血瘀证，血脉迂曲主痛证。综合辨析，此眼象表示心气虚、血瘀心痛证。

白睛心部位黯色斑，血脉淡色、细、迂曲。按：血脉淡色、细表示气虚严重。综合辨析，此眼象表示心气虚、血瘀心痛证。

白睛心部位黯色斑，血脉淡色、粗、迂曲。按：心部位血脉淡色、粗表示心气虚、血瘀。综合辨析，此眼象表示心气虚、血瘀心痛证，而血瘀明显。

白睛心部位黯色斑，血脉淡黯色、迂曲。按：白睛血脉淡黯色主气虚血瘀，迂曲主痛证。眼象出现于心部位即表示心气虚、血瘀心痛证。

白睛心部位血脉淡黯色、沉、迂曲。按：白睛血脉淡黯色主气虚血瘀，血脉沉主病势向内，血脉迂曲主痛证。综合辨析，此眼象表示心气虚、血瘀心痛证。

白睛心部位血脉淡黯色、粗、沉、迂曲。按：白睛血脉淡黯色、粗、沉主气虚血瘀严重，血脉迂曲主痛证。综合辨析，此眼象表示心气虚、血瘀心痛较重证。

白睛心部位黯色斑，血脉淡黯色、细、迂曲。按：白睛血脉淡黯色、细主气虚血瘀，病势向内；血脉迂曲主痛证。综合辨析，此眼象表示心气虚、血瘀心痛证。

白睛心部位黯色斑，血脉淡黯色、细、沉、迂曲。按：白睛心部血脉淡黯色、细、沉主心气虚寒证，血脉迂曲主痛证。综合辨析，此眼象表示心气虚、血瘀心痛证兼寒证。

三、望目辨"心气虚、痰蒙心窍证"

"心气虚、痰蒙心窍证"指心脏正气久虚，痰邪壅滞，蒙塞心窍，导致神志障碍而呈现的证候。临床常见乏力，胸闷，气短，面色黯滞，意识半昏迷或昏迷，目光呆滞，两目上视，喉间痰鸣，口吐痰涎，手足搐动，小儿指纹淡色而沉滞，舌色淡黯胖，苔白腻，脉滑或虚滑等。西医学诊断的神经官能症、焦虑抑郁状态、癫痫、陈久脑血管意外、脑膜炎、脑炎等病常可见此证候。

望目辨"心气虚、痰蒙心窍证"常见眼象：

白睛心部位灰色丘，血脉淡灰色、根虚，脑部位黯色斑。按：心部位灰色丘，血脉灰色、根虚表示心气虚、痰湿盛；脑部位血脉黯色斑表示心气虚、痰湿蒙蔽心窍，兼脑血瘀证（图5-1-2-43，连某，女，41岁，2011-7-1）。

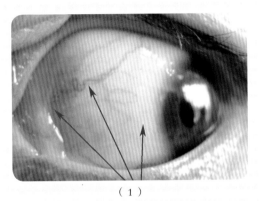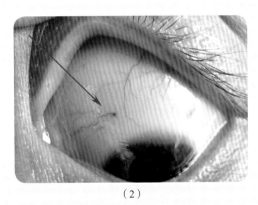

（1）　　　　　　　　　　　　　　　　（2）

图 5-1-2-43　心气虚、痰蒙心窍证常见眼象

白睛心部位灰色丘，血脉灰色、根虚；脾部位血脉淡蓝色、粗；肝部位淡青色雾漫，血脉淡蓝色、粗。按：心部位灰色丘，血脉灰色、根虚表示心气虚、痰湿盛；脾部位血脉淡蓝色、粗表示心气虚则脾气怵之，并兼血瘀；肝部位淡青色雾漫，血脉淡蓝色、粗表示心气虚肝乘之，并导致痰蒙心窍证。由眼象可知，较重的心气虚、痰蒙心窍证可与脾、肝病变相关。

白睛心部位灰色丘，血脉灰色、无根；脾部位血脉淡蓝色、粗；肝部位淡青色雾漫，血脉淡蓝色、粗。按：此眼象血脉无根表示气虚重。综合辨析，此眼象表示心气虚、痰蒙心窍证，而心气虚重于上述证候。

白睛心部位灰色丘，血脉灰色、细、根虚；脾部位血脉淡蓝色、粗；肝部位青色雾漫，血脉蓝色、粗。按：此处血脉细、根虚表示气虚证。肝部位青色雾漫主气虚气郁兼寒内风证；血脉蓝色主气滞寒瘀痛证；血脉蓝色、粗表示气滞寒瘀严重，并兼痛证。综合辨析，此眼象表示心气虚、痰蒙心窍证，而心气虚、气滞寒瘀重于上述证候。

白睛心部位灰色丘，血脉灰色、细、无根；脾部位血脉淡蓝色、粗；肝部位青色雾漫，血脉蓝色、粗。按：此证气虚更著。

瞳孔对光反射迟钝；白睛心部位灰色丘，血脉灰色、细、无根；脑部位黯色斑；脾部位血脉黯蓝色、粗；肝部位青色雾漫，血脉蓝色、粗。按：瞳孔对光反射迟钝主邪气侵扰心肾肝脑气机，阴阳即将离绝证。综合辨析，此眼象表示痰邪蒙闭心窍、心脑肝脾寒瘀、束缚心脑肝气机而阴阳即将离绝证候。

瞳孔先缩小后散大、瞳孔对光反射迟钝；白睛心部位灰色丘，血脉灰色、细、无根；脑部位黯色斑；脾部位血脉黯蓝色、粗；肝部位青色雾漫，血脉蓝色、粗。按：瞳孔先缩小后散大主病邪束缚肝肾心脑气机，继则气虚欲脱、阴阳即将离绝证；血脉黯蓝色、粗主寒实瘀痛证；青色雾漫主气虚气郁兼寒内风证。综合辨析，此眼象表示痰邪蒙闭心窍，心脑肝脾寒瘀束缚心脑肝气机而阴阳即将离绝证候，而此证气虚内寒、元气即将离散重于上述证候。

四、望目辨"心气虚水肿证"

"心气虚水肿证"指素患心气虚，而心气虚不能有效运行血液，以致血液中的津液转化为水湿，形成湿饮潴留，而湿饮病邪阻遏心气，导致心气闭郁，从而引发"心气虚水肿证"。临床常见胸闷，心慌若悬，心悸，气促，下肢水肿、按之凹陷，唇绀，舌淡黯胖、苔白厚，脉沉缓或沉细等。本证属虚实夹杂证。每见于西医学诊断的冠心病、心肌炎、心包积液、肝硬变腹水导致心力衰竭患者。至于肺气虚水肿、脾气虚水肿、肾气虚水肿、肝郁癥积水肿等引发的"心气虚、水气凌心证"，则不在本节记述，参见各相关章节。

望目辨"心气虚水肿证"常见眼象：

白睛无色浮壅，心部位灰色泡、黯色斑，血脉淡黯色、细、沉、边界模糊。按：白睛心部位灰色泡主心气虚寒饮证；血脉细、沉、边界模糊是由于水湿阻遏，以致血脉沉潜。故眼象表示水气凌心，水湿尤重证候。

白睛无色浮壅；心部位淡白色泡、黯色斑，血脉淡黯色、细、沉、边界模糊。按：白睛心部位淡白色泡主严重心气虚、阳虚、饮邪郁积寒证；血脉细、沉、边界模糊是由于水湿阻遏，以致血脉沉潜。故眼象表示水气凌心，水湿尤重证候。

五、望目辨"心中风证"

"心中风证"指心脑气血痰实阻滞，日久化热成风、乘肺，形成心实肺虚的证候。临床常见舌强语謇，口干，神志恍惚不清，头痛，易汗，喜卧，舌红黯干、苔黄厚或黄腻，脉洪、或促、或芤等。西医学诊断的高血压病、脑血管意外等常见此类眼象。

望目辨"心中风证"常见眼象：

白睛心脑肺部位黄色雾漫，心部位血脉黯红色、迂曲，肺部位血脉黯红色、细、沉。按：白睛心脑肺部位黄色雾漫主心脑肺湿浊郁热内风

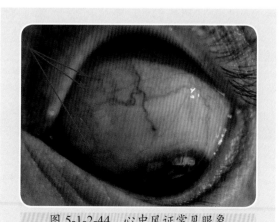

图 5-1-2-44　心中风证常见眼象

证，心部位血脉黯红色、迂曲主心血瘀实热、心痛证，肺部位血脉黯红色、细、沉主热郁证。综合辨析，此眼象表示心脏热郁血瘀、内风证，可诊为心中风证（图5-1-2-44，常某，男，41岁，2012-11-19）。

白睛心脑部位黯红色雾漫，血脉黯红色、粗、弯钩；肺部位血脉淡黯色、粗、浮、无根。按：肺部位血脉淡黯色、粗、浮、无根表示严重肺气虚血瘀。综合辨析，此眼象表示心中风证，而肺气虚重于上述证候，血瘀、气郁气滞化热亦重于上述证候。

白睛心脑部位黯红色雾漫、黄色丘，血脉紫色、粗、弯钩；肺部位血脉淡黯色、粗、浮、无根。按：白睛特征黯红色雾漫主热郁血瘀内风证，黄色丘主痰浊郁热证，血脉紫色、粗、弯钩主热盛心脑气郁、血瘀证候。肺部位血脉淡黯色、粗、浮、无根表示严重肺气虚血瘀。综合辨析，此眼象表示痰浊郁热重于上述证候，故心中风证亦重于上述证候。

白睛心脑部位黯红色雾漫、黄褐色丘，血脉紫红色、粗、弯钩；肺部位血脉淡黯色、粗、浮、无根。按：白睛特征黄褐色丘主痰热郁结重证。综合辨析，此眼象表示此证痰热郁结重于上述证候。

六、望目辨"心阴虚咳嗽证"

"心阴虚咳嗽证"指阴虚病邪扰动心脏气机，气机上逆乘肺，导致肺气上逆而形成的证候。临床常见胸骨下或心前区隐隐作痛（也可完全不痛），隐痛可放射到左肩、左臂、颈部或上腹部，潮热、心悸、气憋、动则喘息、烦躁、口唇紫绀，常见前俯坐位姿态，舌红瘦、苔少或无苔，脉细数等。西医学诊断的结核性胸膜炎、肺结核、左侧心力衰竭之阵发呼吸困难期、心源性肺水肿之肺泡水肿期以及冠心病、心绞痛等病可见此类证候。

望目辨"心阴虚咳嗽证"常见眼象：

白睛心部位血脉殷红色、细、边界模糊，血脉末端月晕；肺部位血脉殷红色、沉。按：白睛血脉殷红色主阴虚发热，血脉细表示阴液不足，因心脏有湿饮阻遏气机，故心部位血脉边界模糊。肺部位血脉殷红色、沉主肺阴虚，肺气不能肃降。综合辨析，此眼象表示心阴虚、湿阻气机、肺阴虚、肺失和降，故诊为心阴虚咳嗽证。

白睛心部位水肿，血脉殷红色、粗，血脉末端黯灰色实体岛，血脉边界模糊；肺部位黯色斑，血脉殷红色、沉。按：白睛心部位血脉殷红色主心阴虚发热证，连接白睛血脉的黯灰色实体岛主心脏气滞血瘀、湿郁气结兼风证，血脉殷红色、粗表示心阴虚、血瘀明显，白睛无色水肿主心气滞水湿郁积、水肿证。白睛肺部位黯色斑主肺血瘀证。综合辨析，此眼象表示心阴虚、水湿阻滞气机、肺阴虚、血瘀，肺失和降，故诊为心阴虚、咳嗽证。此证重于上证。另从眼象可以看出，当患者罹患心阴虚、心性水肿时，可同时存在心阴虚血瘀证候，医家在临证时宜虑及此种病理变化（图5-1-2-45，李某，男，64岁，2012-10-29）。

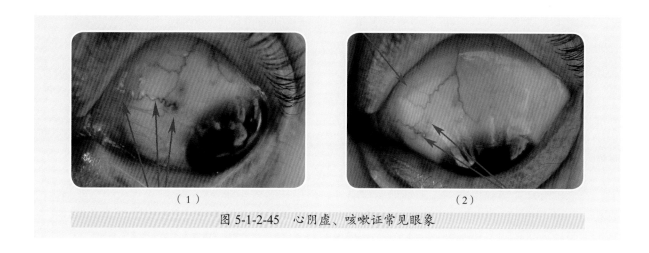

（1）　　　　　　　　　　　　（2）

图 5-1-2-45　心阴虚、咳嗽证常见眼象

七、望目辨"心阴虚兼血瘀证"

"心阴虚兼血瘀证"指心阴虚兼有血瘀而形成的证候。临床常见阴虚证呈现的病形，尚可见到血瘀病形。如皮肤青紫，面色黧黑，口唇紫绀，肤干或如甲错，刺痛而疼痛部位固定不移、拒按，胸胁刺痛或闷痛，舌黯红，苔少或干，脉涩或沉细涩等。

望目辨"心阴虚兼血瘀证"常见眼象：

白睛心部位黯色斑，血脉殷红色。按：白睛心部位黯色斑主心血瘀证。白睛血脉殷红色主阴虚发热证。综合辨析，此眼象表示心阴虚兼血瘀证。

白睛心部位黯色斑，血脉殷红色、浮。按：白睛心部位黯色斑主心血瘀证。此眼象白睛心部位血脉殷红色、浮主阴虚较著，且兼血瘀证。综合辨析，此眼象表示心阴虚兼血瘀证（图 5-1-2-46，周某，女，48 岁，2010-11-19）。

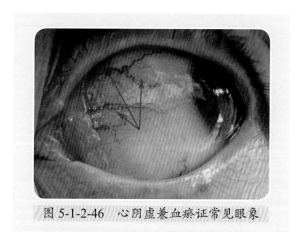

图 5-1-2-46　心阴虚兼血瘀证常见眼象

八、望目辨"心阴虚痰浊血瘀证"

"心阴虚痰浊血瘀证"指心阴虚兼有痰浊和血瘀而形成的证候。临床常见阴虚证呈现的病形，尚可见到痰浊和血瘀交织作用于患者而呈现的病形，如手足心热、胸闷、心慌、或前上胸刺痛、舌红黯、苔少、脉沉细数等。

望目辨"心阴虚痰浊血瘀证"常见眼象：

白睛心部位黯色斑、黄褐色丘，血脉殷红色。按：白睛心部位黄褐色丘主心痰热郁结重证。综合辨析，此眼象表示心阴虚痰浊血瘀证（图 5-1-2-47，刘某，男，46 岁，2012-11-28）。

白睛心部位黯色斑、黄褐色丘，血脉殷红色、浮。按：此眼象白睛心部位血脉殷红色、浮主阴虚较著，且兼血瘀证。综合辨析，此眼象表示心阴虚痰浊血瘀证。

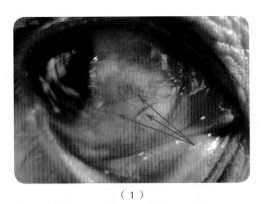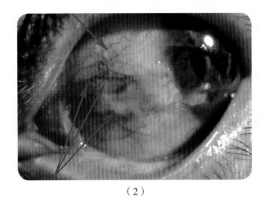

（1）　　　　　　　　　　　　　　　（2）

图 5-1-2-47　心阴虚痰浊血瘀证常见眼象

九、望目辨"心阴虚、痰阻气机、血瘀、心脉闭阻热证"

"心阴虚、痰阻气机、血瘀、心脉闭阻热证"指兼患心阴虚而痰浊阻滞心气运行，由于气滞导致血瘀心脉，使心脉闭阻，而呈现热象的证候。

望目辨"心阴虚、痰阻气机、血瘀、心脉闭阻热证"常见眼象：

白睛心部位黯色斑、黄褐色丘、血脉殷红色、浮、迂曲。按：此眼象白睛心部位血脉殷红色、浮主阴虚较著，且兼血瘀证。白睛心部位血脉迂曲主心痛证。综合辨析，此眼象表示心阴虚、痰阻气机、血瘀、心脉闭阻、热证，且兼有心痛（图 5-1-2-48，刘某，男，66 岁，2012-10-16）。

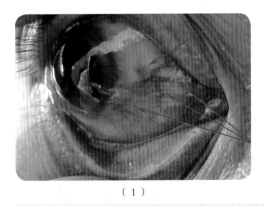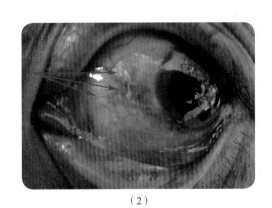

（1）　　　　　　　　　　　　　　　（2）

图 5-1-2-48　心阴虚、痰阻气机、血瘀、心脉闭阻热证常见眼象

十、望目辨"心阳虚、血瘀胸痹证"

"心阳虚、血瘀胸痹证"主要指心脏因心阳不足，心脏血脉中的血液因寒而凝涩，以致心脉中的血液循行障碍，心脉闭郁，甚至瘀塞而引发的证候。临床常见心前区针刺样疼痛可牵及胸骨或左上臂内侧或左手第四、五指，畏寒，唇绀，心悸，气促，舌淡胖或淡白胖、苔白厚，脉虚或虚涩等。本证属虚实夹杂证，每见于西医学诊断的冠心病、心绞痛等患者。

望目辨"心阳虚、血瘀胸痹证"常见眼象：

白睛心部位底色淡白色，血脉淡黯色、细。

按：白睛心部位底色淡白色主阳虚证，血脉淡黯色、细主气虚血瘀。心阳虚、血瘀可致胸痹。综合辨析，此眼象表示心阳虚、血瘀胸痹证（图5-1-2-49，李某，男，64岁，2012-11-12）。

白睛心部位底色淡白色，血脉淡黯色、粗。

按：综合辨析，此眼象表示心阳虚、血瘀胸痹证，但此证血瘀重于上述证候。

白睛心部位底色苍白色，血脉淡黯色、细。

按：白睛苍白色主阳虚寒重证。综合辨析，此眼象虚寒重于上述证候。

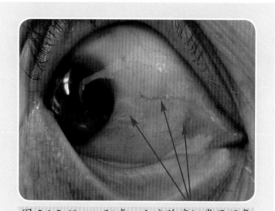

图 5-1-2-49　心阳虚、血瘀胸痹证常见眼象

白睛心部位黯色斑、底色苍白色，血脉淡色。按：心部位黯色斑主心瘀血证，心部位底色苍白色主阳虚证，血脉淡色主阳虚证。综合辨析，此眼象表示心阳虚、血瘀胸痹证，且心阳虚血瘀严重。

白睛心部位黯色斑、底色苍白色，血脉淡白色、细。按：白睛血脉淡白色主阳气虚兼寒证，心阳虚重于上述证候。

白睛心部位黯色斑、底色苍白色，血脉淡白色、细、浮。按：白睛血脉淡白色、细、浮主阳气虚兼寒证。综合辨析，此眼象表示心阳虚、血瘀胸痹证，且心阳虚重于上述证候。

白睛心部位黯色斑、底色苍白色，血脉淡白色、粗、浮。按：此证心阳虚兼气虚重于上述证候。

白睛心部位底色淡白色，血脉淡黯色、细、迂曲。按：白睛心部位底色淡白色主阳虚证，血脉淡黯色、细、迂曲主气虚血瘀、心前区疼痛。综合辨析，此眼象表示心阳虚、血瘀胸痹证。

白睛心部位底色淡白色，血脉淡黯色、粗、迂曲。按：综合辨析，此眼象表示心阳虚、血瘀胸痹证，但此证血瘀疼痛明显重于上述证候。

白睛心部位底色苍白色，血脉淡黯色、细、迂曲。按：白睛苍白色主阳虚寒重证。综合辨析，此眼象虚寒、心痛重于上述证候。

白睛心部位黯色斑、底色苍白色，血脉淡色、迂曲。按：心部位黯色斑主心瘀血证，心部位底色苍白色主阳虚证，血脉淡色、迂曲主阳虚疼痛证。综合辨析，此眼象表示心阳虚、血瘀胸痹证，且心阳虚血瘀、心痛严重。

白睛心部位黯色斑、底色苍白色，血脉淡白色、细、迂曲。按：白睛血脉淡白色主阳气虚兼寒证，心阳虚、心痛重于上述证候。

白睛心部位黯色斑、底色苍白色，血脉淡白色、细、浮、迂曲。按：白睛血脉淡白色、细、浮、迂曲主阳气虚寒痛证。综合辨析，此眼象表示心阳虚、血瘀胸痹证，且心阳虚、心痛重于上述证候。

白睛心部位黯色斑、底色苍白色，血脉淡白色、粗、浮、迁曲。按：此证心阳虚兼气虚、心痛重于上述证候。

白睛心部位黯色斑，血脉淡蓝色、沉、迁曲。按：白睛心部位血脉淡蓝色、沉、迁曲主轻微寒瘀、心痛证。综合辨析，此眼象表示心阳虚、血瘀胸痹证。此证心阳虚、血瘀内寒较著。

白睛心部位黯色斑，血脉淡蓝色、细、沉、迁曲。按：此证心阳虚、血瘀内寒重于上述证候。

白睛心部位黯色斑，血脉淡蓝色、粗、沉、迁曲。按：此证阳虚血瘀尤著。

白睛心部位黯色斑，血脉蓝色、沉、无根、迁曲。按：白睛血脉蓝色、沉、无根、迁曲主阳虚、气滞血瘀、寒痛证。眼象呈现于心部位，即表示心阳虚、血瘀胸痹证，且心阳虚内寒重于上述证候。

白睛心部位黯色斑，血脉蓝色、细、沉、无根、迁曲。按：白睛血脉蓝色、细、沉主寒重，血脉无根主虚证，二者统一考虑，则属阳虚寒重。血脉迁曲主痛证。综合辨析，此眼象表示心阳虚、气滞血瘀、胸痹寒痛证。

白睛心部位黯色斑，血脉蓝色、粗、沉、无根、迁曲。按：此证心阳虚、血瘀重于上述证候。

白睛心部位黯色斑，血脉淡青色、沉、无根、迁曲。按：白睛血脉淡青色、沉、无根主阳虚、气滞血瘀、寒痛较轻证候。综合辨析，此眼象表示心阳虚、气滞血瘀、胸痹寒痛较轻证，但本证重于上述证候。

白睛心部位黯色斑，血脉淡青色、细、沉、无根、迁曲。按：此证阳虚重于上述证候。

白睛心部位黯色斑，血脉淡青色、粗、沉、无根、迁曲。按：此证心阳虚血瘀重于上述证候。

白睛心部位黯色斑，血脉青色、沉、无根、迁曲。按：白睛血脉青色、沉、无根主阳虚、气滞血瘀、寒痛证，此证心阳虚、内寒更著。

白睛心部位黯色斑，血脉青色、细、沉、无根、迁曲。按：此证心阳虚、内寒更著。

白睛心部位黯色斑，血脉青色、粗、沉、无根、迁曲。按：此证心阳虚内寒、血瘀更著。

白睛心部位黯色斑，血脉蓝黑色、细、沉、无根、迁曲。按：白睛血脉蓝黑色主寒郁血瘀、气血败绝证。血脉蓝黑色、细、沉、无根、迁曲主阳虚寒郁血瘀疼痛证。眼象呈现于心部位即表示心阳虚、血瘀心痛胸痹证。

白睛心部位黯色斑，血脉蓝黑色、粗、沉、无根、迁曲。按：此证阳虚寒瘀更著。

十一、望目辨"心热肝虚证"

"心热肝虚证"指心火上炎，血气上逆，心实热忤肝，耗伤肝阴肝气而导致心热于上、肝虚于下的上盛下虚证候，此证可属于"心气热证"，亦见于"心热痿软证"。临床常见口舌溃疡，烦躁，四肢关节痿软，下肢痿软、活动困难、不能站立，甚至肌肉萎缩，舌尖红或舌边尖红、苔少，脉细数或弦细数等。此证可见于西医学诊断的高血压、脑血管意外、脱髓鞘病变、重症肌无力等疾病。

望目辨"心热肝虚证"常见眼象：

白睛心部位血脉鲜红色、浮，肝部位血脉淡色、细、根虚。按：心部位血脉鲜红色、浮表示心热血瘀明显，肝部位血脉淡色、细、根虚表示肝气虚。综合辨析，此眼象表示心实热、肝气虚证（图5-1-2-50，段某，男，48岁，2011-7-1）。

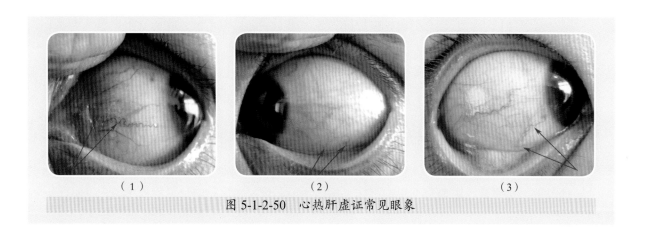

（1）　　　　　　　　　　（2）　　　　　　　　　　（3）

图 5-1-2-50　心热肝虚证常见眼象

　　白睛心部位红色斑，血脉红黯色；肝部位血脉淡色、浮、根虚。按：白睛心部红色斑主实热证，并可能心脑有渗血或少量出血；白睛血脉红黯色主瘀血实热证。综合辨析，此眼象表示心实热内风、肝气虚证。

　　白睛心部位红色斑，血脉红黯色；肝部位血脉淡色、浮、无根。按：此证肝气虚较上述证候明显。

　　白睛心部位血脉红黯色、粗，肝部位血脉淡黯色、浮、根虚。按：此证肝气虚兼瘀明显。

　　白睛心部位血脉红黯色、粗，肝部位血脉淡黯色、浮、无根。按：此证肝气虚重于上述证候。

　　白睛心部位血脉紫色、粗，肝部位血脉淡黯色、浮、根虚。按：白睛血脉紫色主热盛证候，血脉粗，则血热更盛。血脉淡黯色、浮、根虚主严重气虚血瘀。综合辨析，此眼象表示心实热亢盛、肝气虚血瘀证，并有由热转寒之虞。

　　白睛心部位血脉紫色、粗，肝部位血脉淡黯色、浮、无根。按：此证肝气虚较上述证候明显。

　　白睛心部位黯红色雾漫，血脉鲜红色；肝部位血脉淡色、浮、根虚。按：白睛特征黯红色雾漫主实热血瘀内风证、血脉鲜红色主实热证，特征呈现于心部位，表示心实热亢盛、血瘀内风证。血脉淡色、浮、根虚表示气虚证，特征呈现于肝部位，表示肝气虚证。综合辨析，此眼象表示心实热血瘀内风、肝气虚证。

　　白睛心部位黯红色雾漫，血脉鲜红色；肝部位血脉淡色、浮、无根。按：此证肝气虚较上述证候明显。

　　白睛心部位黯红色雾漫，血脉紫色、粗；肝部位淡蓝色雾漫，血脉淡黯色、浮、根虚。按：肝部位白睛特征淡蓝色雾漫主寒郁内风轻证，血脉淡黯色、浮、根虚主肝气虚证。综合辨析，此眼象表示心实热血瘀内风、肝气虚内风证，总属心热肝虚证范畴。

　　白睛心部位黯红色雾漫，血脉紫色、粗；肝部位淡蓝色雾漫，血脉淡黯色、浮、无根。按：此证肝气虚较上述证候明显。

十二、望目辨"肝热心虚证"

"肝热心虚证"指肝热乘心，导致心虚而形成的证候。此可属下盛上虚证。临床常见口苦、咽干，胸胁胀痛，心慌，舌边尖红、苔少，脉弦细等。此证可见于西医学诊断的高血压、脑血管意外、睡眠障碍、月经失调等疾病。

望目辨"肝热心虚证"常见眼象：

白睛肝部位鲜红色，心部位血脉殷红色、根虚。按：肝部位鲜红色主肝实热证，心部位血脉殷红色、根虚主明显心阴虚证。综合辨析，此眼象表示肝实热乘心，导致心阴虚证，可诊为肝热心虚证（图5-1-2-51，张某，男，39岁，2012-1-30）。

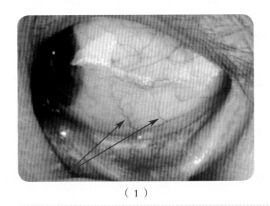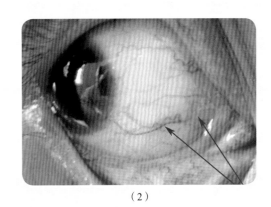

（1）　　　　　　　　　　　　　　　（2）

图 5-1-2-51　肝热心虚证常见眼象

白睛肝部位红黯色、粗，心部位血脉殷红色、细、根虚。按：白睛血脉红黯色、粗主血瘀实热证，肝部位血脉指向心表示肝实热乘心。心部位血脉殷红色、细、根虚主心阴虚证。白睛血脉"弯钩"主郁病，属肝热乘心证。

白睛肝部位黯红色、粗，心部位血脉殷红色、细、浮、根虚。按：心部位血脉殷红色、细、浮、根虚主明显心阴虚。综合辨析，此眼象表示肝热乘心证。此证心阴虚、肝瘀血甚于肝热。

十三、望目辨"心肝血虚血瘀、肝郁内风证"

"心肝血虚血瘀、肝郁内风证"指心肝同时罹患血虚、血瘀，兼患肝郁内风证。临床常见面色少华，心悸，右胁胀痛，眼花，头晕，手足麻木，失眠，舌淡红，苔白薄，脉细或细弦等。

望目辨"心肝血虚血瘀、肝郁内风证"常见眼象：白睛肝心部位粉色略黯雾漫，血脉粉色；肝部位血脉粉黯色弯钩。按：白睛特征粉色略黯雾漫主血虚热郁内风，血脉粉色主血虚证，肝部位粉黯色弯钩主血虚血瘀肝郁证。综合辨析，此眼象表示"心肝血虚血瘀、肝郁内风证"（图5-1-2-52，史某，女，21岁，2012-10-30）。

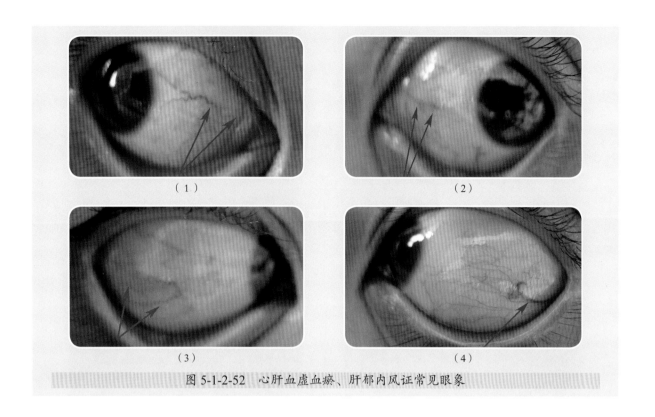

（1） （2）

（3） （4）

图 5-1-2-52 心肝血虚血瘀、肝郁内风证常见眼象

十四、望目辨"心肝阴虚血瘀、痰热内风证"

"心肝阴虚血瘀、痰热内风证"指心肝阴虚、罹患痰热血瘀，兼患内风而形成的证候。常见心肝阴虚、血瘀痰热、内风呈现的临床病形，尤以头晕、头昏、记忆力减退为著，多见舌尖红瘦、略黯、苔白、脉弦等。西医学诊断的动脉硬化，高血压病，高脂血症，脑血管血栓形成，血尿酸过高引发的痛风病，妇科带下病，肿瘤病，眼科泡性角结膜炎等常可见到此证。

望目辨"心肝阴虚血瘀、痰热内风证"常见眼象：白睛肝心部位殷红色略黯雾漫、红褐色丘，血脉殷红色。按：白睛特征殷红色略黯雾漫主阴虚热郁内风；白睛特征红褐色丘主痰浊郁积热证，由于痰浊瘀阻，可以导致气血运行障碍，使血脉远端气血不足，以致气血湿痰郁积化热；血脉殷红色主阴虚证。综合辨析，此眼象表示"心肝阴虚、痰热血瘀、内风证"。此证热结较重（图 5-1-2-53，王某，男，38 岁，2012-10-31）。

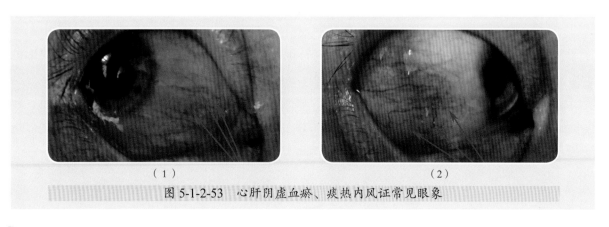

（1） （2）

图 5-1-2-53 心肝阴虚血瘀、痰热内风证常见眼象

第三章　望目辨脾脏证候

第一节　望目辨脾虚证

辨"脾虚证"，须分辨清楚"脾气虚证""脾血虚证""脾阴虚证""脾阳虚证"，尚必须分辨是否有兼夹证。"脾气虚证""脾血虚证""脾阴虚证""脾阳虚证"在望目辨证中呈现各不相同的特征。

一、望目辨脾气虚及相关证

"脾气"指脾的精气及功能，此处主要指脾运化和输布饮食精微，升举清气，下降浊气，使饮食精微转化为血液，并统摄血液，生长肌肉，以维持后天生命的功能。

1. 望目辨"脾气虚证"

脾气虚证指脾气不足、运化乏力而呈现的证候。脾气虚证也可称中气虚证或脾气不足证。若肌衄、下血等出血表现突出，而由脾气虚引起，可称"脾不统血证"。临床常见面色㿠白，四肢乏力，多涎，口淡乏味，食不消化，呕吐、呃逆，腹胀、进食后尤著，肠鸣，大便溏泻、完谷不化，或大便干结，黄疸，衄血、便血、崩、漏，浮肿，舌淡嫩、齿痕、苔白，脉缓等。

望目辨"脾气虚证"常见眼象：

白睛脾部位血脉淡色。按：白睛血脉淡色主气虚证，出现于脾部位即表示脾气虚证。

白睛脾部位血脉淡色、细。按：白睛血脉淡色主气虚证。此眼象中，血脉细亦表示气虚，出现于脾部位即表示脾气虚证。

白睛脾部位血脉淡色、细、浮。按：血脉淡色、细主气虚证，淡色、浮为气虚失摄。综合辨析，此眼象出现于脾部位，故主脾气虚证。

白睛脾部位血脉淡色、根虚。按：白睛血脉根虚主虚证，血脉淡色主气虚证，脾部位血脉淡色、根虚主脾气虚证。

白睛脾部位血脉淡色、无根。按：白睛血脉无根表示的虚证重于白睛血脉根虚表示的虚证。白睛血脉淡色、无根呈现于脾部位即表示脾气虚证。此证气虚重于上述证候。

白睛脾部位血脉淡色、细、根虚。按：白睛脾部位血脉淡色、细主脾气虚证，血脉根虚则脾气虚加重。综合辨析，此眼象表示脾气虚证较重。

白睛脾部位血脉淡色、细、无根。按：此证脾气虚重于上述证候。

白睛脾部位血脉淡色、细、浮、根虚。按：血脉淡色、细主气虚证，淡色、浮为气虚失摄，血脉根虚则气虚加重。综合辨析，此眼象出现于脾部位，故主脾气虚证。

白睛脾部位血脉淡色、细、浮、无根。按：此眼象表示脾气虚重于上述证候（图5-1-3-1，于某，女，43岁，2012-7-20）。

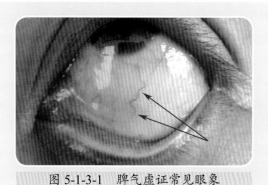

图5-1-3-1 脾气虚证常见眼象

2. 望目辨"脾不统血证"

"脾不统血证"指脾气虚弱不能统帅血液运行，以及不能统摄血液存守于脉管之内而引发的证候。临床常见惊悸，盗汗，睡眠障碍，神疲乏力，纳少，腹胀，便溏，经行先期，月经过多，漏下，血崩（若经量少则为兼有瘀血），紫癜，肌衄，齿衄，舌淡、苔白，脉细弱等。此眼象多见于消化系统、内分泌系统，以及血液病变、神经官能症、睡眠障碍等病变。

望目辨"脾不统血证"常见眼象：

白睛脾部位血脉淡色、细、浮、无根。按：白睛血脉淡色主气虚证，血脉细、浮、根虚主严重气虚。综合辨析，本眼象表示脾严重气虚，而脾有统血功能，当严重脾气虚时，可出现脾不统血证候，故可诊为"脾不统血证"。

白睛脾部位血脉淡色、细、浮、无根；心部位，或心脑部位淡黯色斑，血脉淡色、细、浮。按：白睛特征淡黯色斑主血瘀轻证。综合考虑脾部位血脉特征，眼象表示严重脾气虚兼血瘀证，故可诊为脾不统血证。

白睛脾部位血脉淡色、细、浮、无根；心部位，或脑部位，或心脑部位淡黯色斑，血脉淡色。按：白睛特征淡黯色斑主血瘀轻证，呈现于心部位，或脑部位，或心脑部位则表示该脏（或奇恒之腑）已罹患轻微瘀血。由本眼象可见脾不统血证常兼有轻微陈旧渗血或极少量内出血。此证气虚重于上述证候。

白睛脾部位红色斑，血脉淡色、细、浮、无根；上穹隆及肝部位同时出现淡黯色弧形斑；肝与脾部位同时出现黯色斑，血脉淡色。按：白睛脾部位红色斑主热证，可以为实热，也可以表示虚热，并有可能出现脏器组织渗血或出血。上穹隆及肝部位同时出现淡黯色弧形斑，表示冲任失调。黯色斑，表示瘀血证。此眼象可见极严重脾虚引发肝脾血瘀和冲任失调。综合辨析，此眼象可表示脾不统血而冲任失调证。此证多表现以经行先期，月经量过多，漏下，血崩等女性内分泌系统病变为主（图5-1-3-2，于某，女，43岁，2012-7-20）。

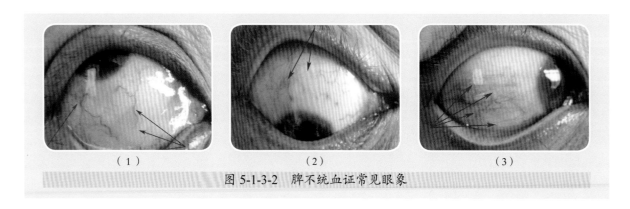

（1）　　　　　　　　　　（2）　　　　　　　　　　（3）

图5-1-3-2 脾不统血证常见眼象

通过以上眼象表明，脾不统血证虽然属脾脏气虚病变，但实际不仅是脾脏病变，而是与肝、心、肾及冲任等其他相关脏腑也有密切关系。

3.望目辨"脾虚不固证"

"脾虚不固证"指脾气严重虚损，引起肠道失固的证候。临床常在"脾气虚证"所见症状基础上呈现长期腹泻且滑泻失禁，气短，肛门下坠，舌淡白、苔白，脉虚细等。

望目辨"脾虚不固证"常见眼象：

白睛脾部位血脉淡色、粗、浮、根虚。按：白睛血脉淡色、浮、根虚主气虚证，血脉粗、浮则气虚更重。眼象呈现于脾部位即表示严重脾气虚，而严重脾气虚可诊为脾虚不固证。

白睛脾部位血脉淡色、粗、浮、无根。按：此眼象表示脾气虚重于上述证候。

白睛脾部位血脉淡色、粗、浮、根虚，胃部位血脉淡色、浮、根虚。按：白睛血脉淡色、浮、根虚主气虚证，血脉粗、浮则气虚更重，眼象呈现于脾部位即表示严重脾气虚。胃部位眼象亦表示胃气虚，但较脾气虚略轻。这说明脾虚不固可引发胃气虚、胃虚不固证。此种证候亦可诊为脾虚不固证。

白睛脾部位血脉淡色、粗、浮、无根，胃部位血脉淡色、细、浮、根虚。按：血脉无根表示的虚证重于血脉根虚表示的虚证。血脉淡色、细、浮、根虚表示的虚证重于血脉淡色、浮、根虚表示的虚证。因此，本眼象表示脾气虚和胃气虚均重于上述证候。综合辨析，此眼象表示脾虚不固证，并重于上述证候。

白睛脾部位血脉淡黯色、粗、浮、根虚，胃部位血脉淡色、细、浮、根虚。按：白睛血脉淡黯色表示气虚血瘀，血脉淡黯色、粗、浮、根虚则表示气虚更加明显且兼血瘀证候。胃部位血脉淡色、细、浮、根虚表示胃腑气虚。综合辨析，此眼象表示脾气虚血瘀、胃气虚，这符合脾虚不固证诊断要素，故可诊为脾虚不固证（图5-1-3-3，张某，男，40岁，2012-12-19）。

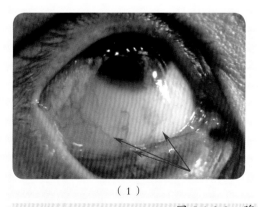 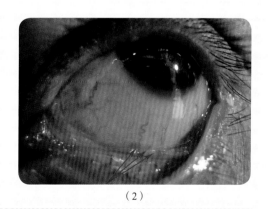

（1）　　　　　　　　　　（2）

图 5-1-3-3　脾虚不固证常见眼象

4.望目辨"脾气下陷证"

"脾气下陷证"指脾气严重虚损，引起脏腑组织下垂的证候。脾气下陷证也可称"脾虚下陷证"或"中气下陷证"。临床常在"脾气虚证"所见症状基础上呈现长期腹泻、脱肛、胃下垂、肝下垂、肾下垂、子宫下垂等内脏下垂以及出血，甚至小儿囟门内陷，舌淡、苔白，脉虚或弱等。

望目辨"脾气下陷证"常见眼象：

白睛脾部位血脉淡色、粗、浮、无根。按：血脉淡色、粗、浮主严重气虚，血脉无根则气虚更加严重。综合辨析，此眼象表示严重脾气虚证，而严重脾气虚可形成脾气下陷，故可诊为脾气下陷证（图 5-1-3-4，鲁某，女，44 岁，2012-11-16）。

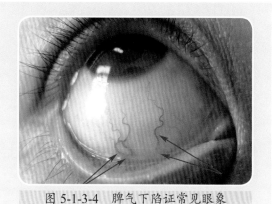

图 5-1-3-4 脾气下陷证常见眼象

白睛脾部位血脉淡色、粗、浮、无根，胃部位血脉淡色、细、沉、无根。按：血脉淡色、粗、浮主严重气虚，血脉无根则气虚更加严重，白睛血脉淡色、细、沉主气虚兼气滞，血脉无根则气虚严重。综合辨析，此眼象表示严重脾气虚证，而严重脾气虚可形成脾气下陷，兼以严重胃气虚证，故可诊为脾气下陷导致胃气下陷证，此眼象多见于胃下垂患者。

白睛脾部位血脉淡色、粗、浮、无根，胃部位血脉淡黯色、细、浮、无根。按：此证脾胃均呈现严重气虚证，而严重脾气虚可形成脾气下陷，故可诊为脾气下陷证。

白睛脾部位血脉淡色、粗、浮、无根，肝部位血脉淡黯色、细、浮、无根。按：此证脾脏严重气虚，肝脏受严重脾虚影响而呈现肝气虚血瘀证，而严重脾气虚可形成脾气下陷，故可诊为脾气下陷证。此证脾气下陷已导致肝脏下垂。

白睛脾部位血脉淡色、粗、浮、无根，肾部位血脉淡黯色、细、浮、无根。按：此证脾脏严重气虚，肾脏受严重脾虚影响而呈现肾气虚血瘀证，而严重脾气虚可形成脾气下陷，故可诊为脾气下陷证。此证脾气下陷已导致肾脏下垂。

白睛脾部位血脉淡色、粗、浮、无根，女子胞部位血脉淡黯色、细、浮、无根。按：此证脾脏严重气虚，女子胞受严重脾虚影响而呈现女子胞气虚血瘀证，而严重脾气虚可形成脾气下陷，故可诊为脾气下陷证。此证脾气下陷已导致女子胞下垂。

白睛脾部位血脉淡色、粗、浮、无根，大肠部位血脉淡黯色、细、浮、无根。按：此证脾脏严重气虚，大肠受严重脾虚影响而呈现大肠气虚血瘀证，而严重脾气虚可形成脾气下陷，故可诊为脾气下陷证。此证脾气下陷已导致大肠下垂。

5. 望目辨"脾气虚寒证"

"脾气虚寒证"指脾气虚引发的寒证。临床常见面色㿠白，畏寒，四肢凉、乏力，腹中冷痛，食不消化，呕吐，呃逆，噫气，多涎，腹胀，肠鸣，大便溏泻、完谷不化，便血，浮肿，忧思，女子白带清稀、崩、或漏，舌淡黯，苔白，脉沉或沉涩等。

望目辨"脾气虚寒证"常见眼象：

白睛脾部位血脉淡黯色、根虚。按：白睛血脉根虚主气虚，脾部位血脉淡黯色主脾气虚寒证（图 5-1-3-5，鲁某，女，44 岁，2012-11-16）。

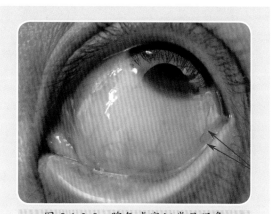

图 5-1-3-5 脾气虚寒证常见眼象

白睛脾部位血脉淡蓝色、根虚。按：白睛血脉根虚主气虚，淡蓝色主寒，血脉淡蓝色、根虚主气虚寒瘀轻证，血脉特征呈现于脾部位，即表示脾气虚寒证。

白睛脾部位血脉淡蓝色、细、根虚。按：白睛血脉淡蓝色主轻微寒瘀证，血脉淡蓝色、细、根虚主气虚寒瘀证，血脉特征呈现于脾部位，故表示脾气虚寒证。

白睛脾部位血脉淡蓝色、沉、根虚。按：白睛血脉淡蓝色、沉主气虚寒证，血脉根虚主虚证。综合辨析，此证可诊为脾气虚寒证。

白睛脾部位血脉淡蓝色、细、沉、根虚。按：此证重于上述证候。

白睛脾部位血脉淡蓝色、细、沉、无根。按：白睛血脉无根表示气虚证重于根虚所表示的气虚证，淡蓝色主寒，兼而有之属气虚虚寒。此证重于前述证候。

白睛脾部位血脉淡蓝色、细、浮、根虚。按：白睛血脉淡蓝色、细、浮、根虚主气虚寒瘀而气虚较重证。综合辨析，此眼象表示脾气虚寒证。

白睛脾部位血脉淡蓝色、细、浮、无根。按：此证气虚重于上述证候。

白睛脾部位血脉淡蓝色、粗、根虚。按：此处白睛血脉粗表示气虚失摄，表明气虚重。血脉淡蓝色、根虚表示气虚明显。综合辨析，此眼象表示脾气虚寒证。

白睛脾部位血脉淡蓝色、粗、浮、根虚。按：白睛血脉浮表示气虚严重。综合辨析，此眼象表示脾气虚重于上述证候。

白睛脾部位血脉淡青色、根虚。按：白睛血脉淡青色主气滞寒瘀轻证，血脉淡青色、根虚主气虚寒瘀轻证，血脉特征呈现于脾部位，表示脾气虚寒证。

白睛脾部位血脉淡青色、细、根虚。按：白睛血脉淡青色主轻微寒瘀证，血脉淡青色、细、根虚主气虚寒瘀证，血脉特征呈现于脾部位，故表示脾气虚寒证。

白睛脾部位血脉淡青色、细、浮、根虚。按：白睛血脉淡青色、细、浮、根虚主气虚及虚寒血瘀均已较重。综合辨析，此眼象表示脾气虚寒证。

白睛脾部位血脉淡青色、粗、根虚。按：此处白睛血脉粗表示气虚失摄，表明气虚重。血脉淡青色、根虚表示气虚兼寒明显。综合辨析，此眼象表示脾气虚寒证，但虚寒已经加重。

白睛脾部位血脉淡青色、粗、浮、根虚。按：白睛血脉淡青色表示寒重于淡蓝色表示的寒证，血脉浮表示气虚严重。综合辨析，此眼象表示脾气虚寒重于上述证候。

白睛脾部位底色淡白色、血脉淡蓝色、粗、根虚。按：白睛底色淡白色主阳虚证，白睛血脉淡蓝色、粗、根虚主气虚寒瘀。综合辨析，此眼象表示脾气虚寒证。

白睛脾部位底色淡白色，血脉淡蓝色、粗、浮、根虚。按：白睛底色淡白色主阳虚证，白睛血脉淡蓝色、粗、浮、根虚主气虚寒瘀证。综合辨析，眼象表示脾气虚寒证，此证气虚重于上述证候。

白睛脾部位底色淡白色，血脉淡青色、粗、根虚。按：白睛血脉淡青色主气滞寒瘀证，综合辨析，此眼象表示脾气虚寒证，而脾气虚寒重于上述证候。

白睛脾部位底色淡白色，血脉淡青色、粗、浮、根虚。按：白睛血脉淡青色、粗、浮、根虚主气虚寒瘀证，且重于上述证候。

白睛脾部位底色淡白色、青蓝色斑，血脉淡蓝色、粗、根虚。按：白睛特征青蓝色斑主气滞寒瘀证。综合辨析，此眼象表示脾气虚寒、气滞寒瘀证候。

以上眼象表示脾气虚寒证候逐渐加重。此外，尚可呈现无根血脉，表示气虚严重。

6. 望目辨"脾气虚发热证"

"脾气虚发热证"指由于脾气虚而导致的发热证候。按：此热证属虚热证。临床常见发热、颧红、乏力、怠惰、嗜卧，面黄，腹胀、肠鸣、食欲减退或食不消化，或呕吐、或腹泻，足肿，舌淡红、苔薄，脉虚等。

望目辨"脾气虚发热证"常见眼象：

白睛脾部位血脉娇红色、浮、无根。按：白睛血脉娇红色主气虚发热证，娇红色、浮、无根主严重气虚发热证，眼象呈现于脾部位即表示脾气虚发热证，此属虚火证（图5-1-3-6，周某，男，38岁，2011-12-30）。

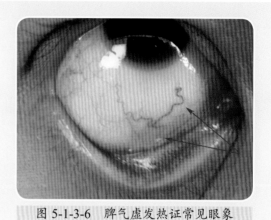

图 5-1-3-6　脾气虚发热证常见眼象

白睛脾部位血脉娇红色、浮。按：此处白睛血脉浮，表示严重气虚、血脉失摄，眼象呈现于脾部位即表示脾气虚发热证。

白睛脾部位血脉娇红色、粗、浮。按：此处白睛血脉粗、浮，表示此脾气虚发热证重于上述证候。

以上眼象表示脾气虚发热证逐渐加重。此外，尚可同时呈现根虚或无根血脉。

7. 望目辨"脾虚自汗证"

"脾虚自汗证"指由于脾气虚导致表气不固而自汗的证候。此证实质属脾气虚导致肺气虚、表气不固证。临床常见乏力、怠惰、嗜卧，面黄，腹胀，气短，自汗，舌淡，苔薄，脉虚或虚细等。

望目辨"脾虚自汗证"常见眼象：

白睛脾部位血脉淡色、细、沉、根虚，肺部位血脉淡色、细。按：白睛血脉淡色主气虚，此眼象血脉细、沉、根虚主严重气虚，呈现于脾部位表示脾气虚严重，肺部位血脉淡色、细主肺气虚较严重，肺主表、职司敛摄汗孔，当肺气虚严重时，可致汗孔失于敛摄而汗液自出。综合辨析，此眼象表示由于脾气虚导致肺气虚，肺气虚导致自汗，故可诊为脾虚自汗证（图5-1-3-7，尤某，女，31岁，2012-5-11）。

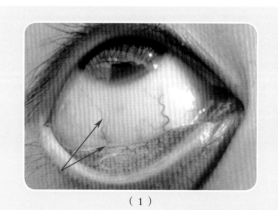

（1）　　　　　　　　　　　　　　　（2）

图 5-1-3-7　脾虚自汗证常见眼象

白睛脾部位血脉淡色、细、沉、根虚，肺部位血脉淡色、浮、根虚。按：白睛血脉淡色主气虚，此眼象血脉细、沉、根虚主严重气虚，呈现于脾部位表示脾气虚严重。血脉淡色、浮主气虚失于敛摄，血脉根虚主气虚较严重，呈现于肺部位表示肺气虚较严重，肺主表、职司敛摄汗孔，当肺气虚严重时，可致汗孔失于敛摄而汗液自出。综合辨析，此眼象表示由于脾气虚导致肺气虚，由于肺气虚而导致自汗，故可诊为脾虚自汗证。

白睛脾部位血脉淡色、细、沉、无根，肺部位血脉淡色、浮、无根。按：白睛血脉无根证候重于血脉根虚者。

白睛脾部位血脉淡色、粗、浮、根虚，肺部位血脉淡色、细、浮、根虚。按：白睛血脉淡色、粗、浮、根虚表示严重气虚，且重于"血脉淡色、细、沉、根虚"表示的气虚证，血脉淡色、细、浮、根虚重于"血脉淡色、浮、根虚"表示的气虚证。综合辨析，此眼象表示的脾虚自汗证重于上述证候。

白睛脾部位血脉淡色、粗、浮、无根，肺部位血脉淡色、细、浮、无根。按：此证气虚重于上述证候。

白睛脾部位血脉淡色、粗、浮、根虚，肺部位血脉淡色、粗、浮、根虚。按：白睛血脉淡色、粗、浮、根虚重于"淡色、细、浮、根虚"表示的气虚证。综合辨析，此眼象表示的脾虚自汗证重于上述证候。

白睛脾部位血脉淡色、粗、浮、无根，肺部位血脉淡色、粗、浮、无根。按：此证气虚重于上述证候。

白睛脾部位淡黯色斑，血脉淡色、粗、浮、根虚；肺部位血脉淡色、粗、浮、根虚。按：白睛特征淡黯色斑表示血瘀轻证。综合辨析，此眼象表示脾虚自汗证兼脾气虚血瘀证。

白睛脾部位黯色斑，血脉淡色、粗、浮、根虚；肺部位血脉淡色、粗、浮、无根。按：此证气虚重于上述证候。

白睛脾部位黯色斑，血脉淡色、粗、浮、根虚；肺部位血脉淡色、粗、浮、根虚。按：白睛特征黯色斑主血瘀证。综合辨析，此眼象表示脾虚自汗证兼较严重血瘀证。

白睛脾部位黯色斑，血脉淡色、粗、浮、无根；肺部位血脉淡色、粗、浮、无根。按：综合辨析，此眼象表示脾虚自汗及血瘀证均已严重。

8. 望目辨"脾虚胃湿、胃气上逆证"

"脾虚胃湿、胃气上逆证"指脾气虚引发胃腑湿邪郁阻，影响胃气下降，导致胃气反而向上的证候。原理是脾气虚，无力升布水谷清气，水谷清气转而成为湿浊邪气，阻碍胃腑气血运行，使胃气不能下降，以致胃中瘀邪、湿邪挟谷气从胃脘向上逆出，而形成脾虚胃湿、胃气上逆证候。临床常见面色㿠白，乏力，食不消化，泛酸，呕吐，腹胀、进食后尤著等。虽然《素问·至真要大论》云"诸逆冲上皆属于火""诸病胕肿痛酸惊骇皆属于火""诸呕吐酸，暴注下迫，皆属于热"，但临床并不完全如此，医家尚须依据临床实际认真辨析证候。

望目辨"脾虚胃湿、胃气上逆证"常见眼象：

白睛脾部位血脉淡色、浮、长，血脉进入胃部位；胃部位无色水肿，血脉淡色、粗、浮、长。按：白睛脾部位血脉淡色、浮、长主严重气虚。此处白睛脾部位血脉长主发病时间长、病情重、病势未衰，白睛脾部位血脉进入胃部位表示脾病影响胃。胃部位无色水肿主胃气滞水湿郁积、水肿证，血脉淡色、粗、浮、长表示胃腑严重气虚、病势重，胃虚则无力下降，胃中谷气，从而导致胃气上逆，形成呕吐。综合辨析，此眼象可诊为脾虚胃湿、胃气上逆证（图5-1-3-8，丁某，女，49岁，2012-11-12）。

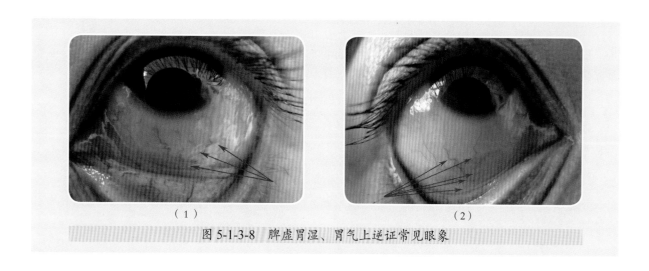

（1）　　　　　　　　　　　　　　　　（2）

图 5-1-3-8　脾虚胃湿、胃气上逆证常见眼象

白睛脾部位血脉淡色、细、浮、长，进入胃部位；胃部位血脉淡色、粗、浮、长。按：白睛脾部位血脉淡色、细、浮、长表示脾气虚严重，重于上述证候。综合辨析，此眼象表示脾气虚呕吐重于上述证候。

白睛脾部位血脉淡色、细、浮、长、弯钩，进入胃部位；胃部位血脉淡色、粗、浮、长。按：白睛血脉弯钩主郁病，脾气虚而气郁影响及胃，可致胃气上逆。综合辨析，此眼象表示脾气虚、气郁引发呕吐证，此证重于上述证候。

白睛脾部位血脉淡色、细、浮、长，进入胃部位，交叉于胃部位血脉之上；胃部位血脉淡色、粗、浮、长。按：此眼象表示脾病影响胃，形成脾胃不和、胃气不降而致呕吐。综合辨析，此眼象表示脾气虚引发呕吐证。

以上眼象尚可同时在脾、胃或脾胃部位呈现黯色斑或黯灰色斑。黯色斑表示明显瘀血证，黯灰色斑表示湿郁血瘀、瘀邪较重证。

9. 望目辨"脾失健运证"

"脾失健运证"指脾脏升清不力、运化功能不足，甚或导致水湿困阻，但以运化不力为主而引发的证候。临床常见腹胀，纳呆，肠鸣、便溏，身疲困倦，甚则四肢浮肿，或形成痰饮，舌淡胖、苔白或白厚，脉细或细弱等。

望目辨"脾失健运证"常见眼象：

白睛脾部位无色水肿，血脉淡色、根虚。按：脾部位无色水肿主脾气滞水湿郁积、水肿证，血脉淡色主气虚证，血脉根虚主气虚较重。综合辨析可知，脾失健运证系脾气虚不能健运水湿而形成脾失健运证（图5-1-3-9，张某，女，58岁，2012-7-10）。

白睛脾部位淡白色条，血脉淡黯色、细、沉、根虚。按：脾部位淡白色条主湿邪夹瘀，血脉淡黯色主气虚血瘀，血脉细、沉、根虚主气虚较重。综合辨析，此证脾气虚重于上述证候。

白睛脾部位淡白色条，血脉淡黯色、沉、无根。按：此证气虚重于上述证候。

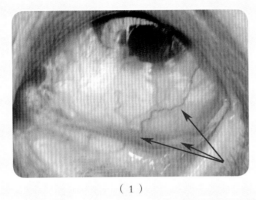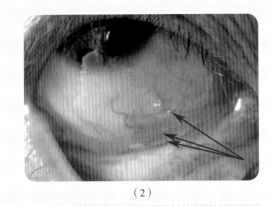

（1）　　　　　　　　　　　　　（2）

图 5-1-3-9　脾失健运证常见眼象

白睛脾部位淡白色条，血脉淡黯色、细、沉、无根。按：此证气虚重于上述证候。

白睛脾部位淡白色条，血脉淡黯色、细、浮、无根、与周围组织界线欠清晰。按：此证气虚、水湿重于上述证候。

白睛脾部位灰白色条，血脉淡黯色、细、浮、无根；肝脾部位淡白色丘。按：脾部位血脉淡黯色、细、浮、无根表示脾气虚。脾部位灰白色条表示脾湿夹瘀，而湿饮尤重证。肝脾部位淡白色丘表示脾气虚而肝气乘之，以致脾气虚不能有效运化水湿。综合辨析，此眼象表示脾气虚、血瘀、湿阻气机而失于运化证候。

白睛脾部位淡白丘，血脉淡黯色、细、浮、根虚，与周围组织界线欠清晰；肝脾部位淡白色丘。按：此证脾气虚、水湿盛。

白睛脾部位淡白丘，血脉淡黯色、细、浮、无根，与周围组织界线欠清晰；肝脾部位淡白色丘。按：此证水湿盛而脾气尤虚。

10. 望目辨"脾气虚、虚风内动证"

"脾气虚、虚风内动证"指脾气虚而导致阵发、徐缓、看似轻微震颤的虚风内动证候。多因脾气虚损或肝邪乘脾而虚风内动，此证又可称"脾风""慢脾风""脾虚生风"或"虚风"。临床常见不发热、面唇青黯、额头汗出、四肢厥冷、不断缓缓摇头，间歇发作手足搐逆，昏睡，闭目露睛，气短不语，神情淡漠、舌淡黯、苔白，脉细弦或虚细弦等。

望目辨"气虚、慢脾风证"常见眼象：

白睛肝部位淡蓝色雾漫，脾部位血脉淡色、细、浮。按：白睛特征淡蓝色雾漫表示寒郁内风较轻证候。由于脾气虚，脾气难以输布至全身脏腑组织器官，以致"脾气"难以充满肌肉，当肌肉失去脾气主司时，则因虚弱而呈现亢奋状态，而在临床上呈现阵发、徐缓、轻微震颤，这种震颤即称为"虚风"。肌肉中气不足尚可生内寒，故这种内生之虚风多属寒证。由于脾主肌肉，故在白睛脾部位出现上述眼象。综合辨析，"气虚、慢脾风证"实质主要系脾气虚、血瘀兼寒生内风证。

白睛肝部位淡蓝色雾漫，脾部位血脉淡色、粗、浮。按：此处血脉淡色、粗、浮是由于脾气虚失于统摄血脉，并导致血液运行徐缓，形成瘀血状态，以致血脉变粗。因此，本眼象表示的气虚证候重于上述证候。

白睛脾部位淡青色雾漫，血脉淡色、细、浮。按：白睛特征淡青色雾漫主气虚气郁、内风寒证。故综合辨析本眼象表示气虚、慢脾风证而血瘀兼寒重于上述证候。

白睛脾部位淡青色雾漫、黯色斑，血脉淡色、细。按：白睛特征黯色斑主血瘀证。综合辨析，本眼象表示寒瘀重于上述证候。

白睛脾部位淡青色雾漫、黯色斑，血脉淡色、粗、浮。按：此处白睛血脉淡色、粗、浮主气虚重证。综合辨析，本眼象表示此证气虚寒瘀重于上述证候。

白睛底色淡白色；脾部位淡青色雾漫、黯色斑，血脉青色、细、浮。按：白睛底色淡白色主阳虚证。综合辨析，此证气虚寒瘀更著。

白睛底色淡蓝色；脾部位淡青色雾漫，血脉青色、粗、浮。按：白睛底色淡蓝色主风邪寒证。综合辨析，此证气虚寒瘀重于上述证候。

白睛底色蓝色；脾部位青色雾漫，血脉青色、粗、浮。按：白睛底色蓝色主气血郁遏、寒邪生风证。综合辨析，此证气虚寒瘀更著。

白睛底色淡青色；脾部位青色雾漫，血脉青色、粗、浮；肝部位淡蓝色雾漫，血脉淡青色。按：白睛特征淡蓝色雾漫表示寒郁内风较轻证候。此证气虚寒瘀重于上述证候，并出现脾虚肝乘、脾风与肝风并作证候。

白睛底色淡青色；脾部位青色雾漫，血脉青色、粗、浮；肝部位蓝色雾漫，血脉青色。按：白睛特征蓝色雾漫表示寒郁内风证候。综合辨析，此证气虚寒瘀重于上述证候，并出现脾虚肝乘、脾风与肝风并作证候。

以上眼象中，尚可同时呈现瞳孔散大、或对光反射迟顿，血脉可呈现根虚或无根，表示气虚更重，并呈现元气即将离绝证候。

11. 望目辨"脾绝、气虚证"

"脾绝、气虚证"指脾气虚血瘀，气血不能接续的证候。此属病危阶段出现的证候。临床常见环口黯黑色，人中隆起，唇色发绀，舌体缩短，自汗而汗色黄，足肿，头胀，大便泄利自出，舌黯或紫黯，苔白或白厚，脉沉细或沉细涩等。

望目辨"脾绝、气虚证"常见眼象：

白睛底色淡白色；脾部位黯色斑，血脉淡黯色、粗、浮、无根；心部位黯色斑，血脉淡白色、粗、浮、根虚。按：白睛底色淡白色主阳虚寒重证，黯色斑主血瘀，血脉淡黯色、粗、浮、无根主气虚血瘀而气虚尤重。血脉淡白色、粗、浮、根虚主阳气虚寒重证。脾脏严重气虚寒瘀而心脏严重阳气虚寒血瘀，故综合辨析，此眼象表示"脾绝、气虚证"。

白睛底色淡白色；脾部位黯色斑、淡白色泡，血脉淡黯色、粗、浮、无根；心部位黯色斑，血脉淡白色、粗、浮、根虚。按：白睛特征淡白色泡主气虚重、饮邪郁积寒证。综合辨析，此眼象表示脾气虚寒、饮邪郁积而心气虚血瘀证。由此眼象可知，"脾绝、气虚证"的实质是气虚血瘀、气血不能接续的证候。

白睛底色淡白色；脾部位黯色斑、淡白色泡，血脉淡黯色、粗、浮、无根；心部位黯色斑，血脉淡白色、粗、浮、无根。按：血脉无根重于血脉根虚表示的虚证。故综合辨析，此证气虚重于上述证候。

白睛底色淡白色；脾部位黯色斑、淡白色泡，血脉淡黯色、粗、浮、无根；心部位黯色斑、淡白色泡，血脉淡白色、粗、浮、根虚。按：此眼象心部位亦出现淡白色泡，表示严重脾心气虚、饮邪郁积寒甚重证。综合辨析，此眼象表示脾绝、气虚证。

白睛底色淡白色；脾部位黯色斑、淡白色泡，血脉淡黯色、粗、浮、无根；心部位黯色斑、淡白色泡，血脉淡白色、粗、浮、无根。按：此证心气虚重于上述证候。

二、望目辨脾血虚及相关证

"脾血"指"脾"脏的血液。"脾血虚证"指脾血不足呈现的证候。由于脾脏特性喜温而恶寒、温阳补气和血即可补脾血，因此脾血虚证必见阳虚气虚证，临床常见纳呆，乏力，畏寒，面色㿠白，舌淡、苔白，脉虚或虚迟等。

1. 望目辨"脾血虚证"

望目辨"脾血虚证"常见眼象：

白睛脾部位血脉粉色、细、沉。按：白睛血脉粉色主血虚，细、沉表示虚证较重。当粉色与沉细同时出现于白睛脾部位时，表示明显脾血虚。此眼象表示证候单纯、尚轻。

白睛脾部位血脉粉色、细、根虚。按：白睛血脉根虚主虚证，但病证尚较轻微。此证脾血虚重于上述证候。

白睛脾部位血脉粉色、细、沉、无根。按：白睛血脉无根主虚证，此时病证已明显此证脾血虚重于与上述证候。

白睛脾部位底色淡白色，血脉粉色、细、沉、根虚。按：白睛淡白色与沉细血脉一同出现，主气虚致虚寒证。血脉粉色、细、根虚主血虚证。综合辨析，此眼象表示脾气虚导致脾血虚证候。

白睛脾部位底色淡白色，血脉粉色、细、沉、无根。按：此证脾血虚更重。

白睛脾部位底色淡白色，血脉粉黯色、细、沉、无根。按：白睛血脉粉黯色主血虚血瘀，以血虚为主证。综合辨析，此眼象表示严重脾血虚兼血瘀证，而以血虚为主。

白睛脾部位底色粉红色，血脉粉红色、粗、浮、无根。按：白睛脾部位底色粉红色主脾血虚发热证，血脉粉红色、粗、浮主气血虚燥热证，无根主虚证。综合辨析，此眼象表示严重脾血虚、发热，且兼患气虚证。从眼象可以提示，当血虚严重时可以出现气虚证候，这为医家采用血虚证补气，以补气生血提供诊断和治疗参考（图5-1-3-10，蔺某，男，29岁，2012-1-2）。

从以上眼象可以看出"脾血虚证"多兼见脾气虚表现，"脾血虚证"是由"脾气虚"转变而来，但不是"脾气血虚证"。"脾气血虚证"另有特定眼象。"脾血虚证"严重时，尚可见血瘀及寒证。

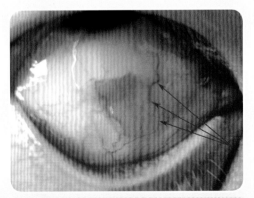

图 5-1-3-10　脾血虚证常见眼象

2. 望目辨"血虚、慢脾风证"

"血虚、慢脾风证"指以血虚为主引发的慢脾风证候。多由长期发热，热伤脾血，导致肝乘脾，血虚而肝阳亢，引动肝风。此证也称"脾风""慢脾风""脾虚生风"或"虚风"，但由血虚导致。临床常发于温热病后期，每见唇干，额汗，手足蠕动，筋脉拘集，舌色粉、苔白，脉虚弦等。

望目辨"血虚、慢脾风证"常见眼象：

白睛肝部位粉色略黯雾漫；脾部位血脉粉红色、细。按：白睛特征粉色略黯雾漫主血虚热郁内风证，白睛血脉粉红色、细主血虚发热证。眼象白睛脾部位血脉特征表示血虚，肝部位特征表示血虚内风，综合辨析，此眼象表示血虚慢脾风证。

白睛肝部位黯粉色雾漫；脾部位黯粉色斑，血脉粉色、细。按：肝部位白睛特征黯粉色雾漫主血虚寒郁、内风妄动证。脾部位黯粉色斑主血虚兼瘀证、并可能有少量内出血，血脉粉色、细主血虚证。综合辨析，此眼象表示脾血虚、血瘀，肝血虚寒郁、内风妄动证。综合辨析，此眼象表示血虚慢脾风证。

白睛肝部位淡红色雾漫；脾部位淡黄色斑，血脉粉红色、细。按：白睛特征粉色雾漫主血虚内风证，淡黄色斑主湿邪郁热轻证。综合辨析，此眼象表示血虚慢脾风证。当血虚基础上出现淡黄色斑时，表示血虚之后有少量湿邪瘀热。

三、望目辨脾阴虚及相关证

"脾阴"指"脾"脏的血液、津液等阴液。"脾阴虚证"指脾脏的血液、津液等阴液亏乏导致的证候。临床常见脘腹热，口中津液减少、口唇干，或口渴，消瘦，低热，大便干结，舌红瘦、苔少，脉细数等。

1. 望目辨"脾阴虚证"

望目辨"脾阴虚证"常见眼象：

白睛脾部位血脉殷红色、细。按：白睛血脉殷红色主阴虚发热证，血脉殷红色、细主阴虚证。综合辨析，此眼象表示"脾阴虚证"。

白睛脾部位血脉殷红色、细、沉。按：此处血脉殷红色、细、沉主严重阴虚，系阴液不足以充盈血脉，以致血脉沉而细。综合辨析，此眼象表示脾阴虚证，而阴虚重于上述证候。

白睛脾部位殷红色雾漫，血脉殷红色、浮。按：白睛特征殷红色雾漫主阴虚内风证，血脉殷红色、浮主阴虚血瘀证。综合辨析，此眼象表示脾阴虚、兼阴虚内风证，可见此证重于上述证候。

白睛脾部位殷红色雾漫，血脉殷红色、粗、浮。按：此处血脉殷红色、粗、浮主严重阴虚、血瘀证。综合辨析，此眼象表示脾阴虚证重于上述证候（图5-1-3-11，刘某，女，41岁，2012-9-11）。

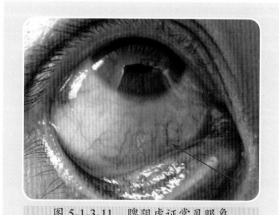

图 5-1-3-11　脾阴虚证常见眼象

2. 望目辨"脾痈证"

"脾痈证"指脾阴虚、湿阻、湿瘀化热而引发的证候。临床常见脘热，腹胀，口干，口渴，舌红黯，苔白厚，脉滑数等。按：此属于"糖尿病·脾阴虚兼湿阻瘀热证候"，若依"三消"分别之，可属"中消"范畴，显示病程较长、病证已较严重。

望目辨"脾痈证"常见眼象：

白睛脾胃部位黄絮斑，血脉殷红色、粗、浮、根虚。按：白睛黄絮斑主阴虚、湿阻瘀热证，多见于罹患糖尿病者，脾、胃部位黄絮斑表示脾胃阴虚、湿阻瘀热证。白睛血脉殷红色、粗主阴虚燥热、气滞证，血脉殷红色、浮主阴虚郁热证，血脉殷红色、粗、浮、根虚表示明显阴虚证。综合辨析，此眼象表示脾胃阴虚兼湿阻瘀热证候，故可诊为脾痈证（图5-1-3-12，赵某，女，62岁，2012-12-21）。

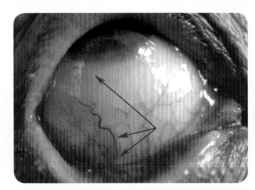

图 5-1-3-12　脾痈证常见眼象

白睛脾胃部位黄絮斑，血脉殷红色、细、无根。按：脾胃部位血脉殷红色、细、无根主严重阴虚。综合辨析，此眼象表示阴虚重于上述证候。

3. 望目辨"脾劳阴虚证"

"脾劳阴虚证"指劳倦损伤脾阴，导致脾阴虚引发的证候。临床常见虚热，乏力，皮肤、口唇黄色，舌本强直，四肢消瘦，舌红瘦、苔少，关脉细数等。

望目辨"脾劳阴虚证"常见眼象：

白睛脾部位血脉殷红色、根虚。按：脾部位血脉殷红主脾阴虚，血脉根虚表示此证较一般脾阴虚严重，系劳倦伤脾所致，故称"脾劳阴虚证"。

白睛脾部位血脉殷红色、细、根虚。按：血脉殷红色、细主严重阴虚、阴液不足以充盈血脉所致。综合辨析，此眼象属脾劳阴虚证，且阴虚较上述证候严重。

白睛脾部位血脉殷红色、细、无根。按：血脉无根重于血脉根虚表示的虚证，故本证较上述证候严重。

白睛脾部位底色黄色、黄色斑，血脉殷红色、无根。按：白睛黄色主湿邪郁热证，黄色斑亦主湿邪郁热证，血脉殷红色、无根主严重阴虚证。综合辨析，此眼象表示脾劳阴虚证，且兼湿郁化热证候。

白睛脾部位底色金黄色、黄色斑，血脉殷红色、无根。按：白睛金黄色主湿热郁阻肝胆重证。综合辨析，此眼象表示脾劳阴虚证，且兼严重湿热证候。

4. 望目辨"阴虚慢脾风证"

"阴虚慢脾风证"指以脾阴虚为主引发的内风证候。多由长期呕吐或泻泄损伤脾阴，导致肝乘脾、脾阴虚而肝阳亢，阴虚而引动肝风。临床常见面唇发绀，额头汗出，手足蠕蠕搐逆，昏睡不语，气短，神情淡漠，舌红瘦，苔少，脉细数或虚细数等。

望目辨"阴虚慢脾风证"常见眼象：

白睛脾部位殷红色雾漫，血脉殷红色、细。按：脾部位殷红色雾漫主脾阴虚内风证，脾部位血脉殷红色属脾阴虚，血脉"细"表示阴液不足。因系脾脏阴虚而致缓慢出现的虚风证候，故称"阴虚慢脾风证"。

白睛脾部位殷红色雾漫，血脉殷红色、细、根虚。按：此证脾阴虚重于上述证候。

白睛肝脾部位殷红色雾漫，血脉殷红色、细。按：此系脾阴虚导致肝阴虚、肝阳亢、肝乘脾而出现内风。

白睛肝脾部位殷红色雾漫，血脉殷红色、细、根虚。按：此证肝脾阴虚重于上述证候。

以上眼象中，尚可同时呈现瞳孔散大、或对光反射迟顿、血脉根虚或无根，所主证候可依理类推之，此不赘述。

5. 望目辨"脾气阴两虚证"

"脾气阴两虚证"指脾脏同时存在气虚和阴虚的证候。"脾阴虚证"临床常见面色㿠白，脘腹热，饥不欲食，食不消化，口干或口渴，大便溏泻、完谷不化，四肢乏力，消瘦，内脏下垂，崩漏，舌红瘦、苔少，脉虚细或虚细数等。

望目辨"脾气阴两虚证"常见眼象：

白睛脾部位血脉殷红色、浮，根虚。按：虚证（无论气虚、血虚、阴虚或阳虚）均可出现白睛血脉根虚特征，此处脾部位血脉殷红色主阴虚，浮、根虚主气虚。综合辨析，此眼象表示"脾气阴两虚证"。

白睛脾部位血脉殷红色、浮、无根。按：血脉无根表示的虚证重于血脉根虚表示的虚证。综合辨析，此眼象表示的脾气阴两虚证较上述证候严重。

白睛脾部位血脉殷红色、细、浮、根虚。按：此处白睛脾部位血脉殷红色、细主阴虚证，血脉浮、根虚主气虚。综合辨析，此眼象表示"脾气阴两虚证"。

白睛脾部位血脉殷红色、粗、浮、根虚。按：此处白睛脾部位血脉殷红色主阴虚证，血脉粗、浮、根虚主气虚。综合辨析，此眼象表示"脾气阴两虚证"，且脾气虚重于上述证候。

白睛脾部位血脉殷红色、粗、浮、无根。按：此眼象表示脾气阴两虚证重于上述证候。

白睛脾部位一条血脉殷红色、粗、浮、根虚，另一条血脉淡黯色、细。按：此处白睛脾部位血脉殷红色主脾阴虚证，血脉淡黯色、细主气虚证，根虚主较严重的气虚证。综合辨析，此眼象表示"脾气阴两虚证"，且重于上述证候（图5-1-3-13，尤某，女，31岁，2012-12-14）。

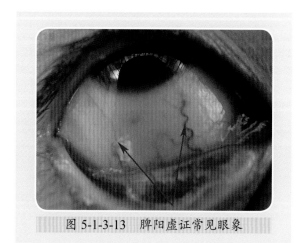

图 5-1-3-13　脾阳虚证常见眼象

四、望目辨脾阳虚及相关证

1. 望目辨"脾阳虚证"

"脾阳"指脾脏温煦和推动脾气正常发挥生理作用的功能。

"脾阳虚证"指脾脏温化和运化功能减弱而呈现明显内寒的证候。临床常见面色萎黄，身疲乏力、畏寒、得温可以缓解、腹胀冷痛、得温痛减，纳呆，食少，口淡不渴，或口泛清水，四肢欠温、肢体困重、或虚浮、或湿或痰或饮或水饮停潴，大便溏薄，小便清长，女子带下多而清稀，舌淡胖，苔白，脉沉迟或迟弱等。

望目辨"脾阳虚证"常见眼象：

白睛脾部位血脉淡白色。按：白睛血脉淡白色主阳气虚，可兼寒证，血脉特征出现于脾部位即主脾阳虚证（图5-1-3-14，邓某，女，57岁，2012-2-24）。

白睛脾部位血脉淡蓝色、沉、根虚。按：阳虚生内寒，故血脉蓝色，寒轻则血脉淡蓝色。脾阳虚多兼气虚，故可见血脉根虚。阳虚不足以鼓舞气血运行，较难充盈血脉，故血脉沉潜于内。综合辨析，此眼象表示脾阳虚证。综合辨析，此眼象表示脾阳虚证。

白睛脾部位血脉淡蓝色、沉、无根。按：血脉无根表示的虚证重于血脉根虚表示的虚证。综合辨析，此眼象表示阳虚重于上述证候。

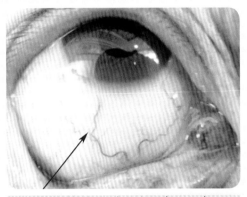

图 5-1-3-14　脾阳虚证常见眼象

白睛脾部位血脉蓝色、沉、根虚。按：白睛血脉蓝色主气滞寒瘀证，可兼痛证。由于脾阳虚可引发疼痛，故本眼象可表示痛证。血脉蓝色、沉、根虚主阳虚气滞寒瘀证。综合辨析，此眼象表示脾阳虚证，而此证"寒"象重于上述证候。

白睛脾部位血脉蓝色、沉、无根。按：血脉无根表示的虚证重于血脉根虚表示的证候。综合辨析，此眼象表示脾阳虚证，而阳虚重于上述证候。

白睛脾部位血脉蓝色、细、沉、根虚。按：白睛脾部位血脉蓝色主脾气滞寒瘀证，兼以白睛脾部位血脉细、沉、根虚则主较严重的脾阳虚证。

白睛脾部位血脉蓝色、细、沉、无根。按：白睛血脉无根表示的虚证重于血脉根虚表示的虚证。综合辨析，此眼象表示脾阳虚重于上述证候。

白睛脾部位血脉蓝色、粗、沉、根虚。按：脾阳虚导致脾血瘀滞，故血脉变粗。综合辨析，此眼象表示阳虚重于上述证候，且已兼有瘀血证。

白睛脾部位血脉蓝色、粗、沉、无根。按：白睛血脉无根表示的虚证重于血脉根虚表示的虚证。综合辨析，此眼象表示脾阳虚重于上述证候。

白睛脾部位血脉淡青色、细、沉、根虚。按：白睛脾部位血脉淡青色主气滞寒瘀证（可兼痛证），兼以白睛血脉细、沉、根虚则主脾阳虚证。综合辨析，此眼象表示脾阳虚证。但是，白睛血脉淡青色表示的寒象重于血脉蓝色表示的寒象，故本证寒象重于上述证候。

白睛脾部位血脉淡青色、细、沉、无根。按：白睛血脉无根表示的虚证重于血脉根虚表示的虚证。综合辨析，此眼象表示脾阳虚重于上述证候。

白睛脾部位血脉淡青色、粗、沉、根虚。按：白睛血脉淡青色主气滞寒瘀证，血脉粗、沉、根虚主阳虚寒邪导致血瘀。综合辨析，此眼象表示脾阳虚证。综合辨析，此眼象表示脾阳虚寒兼血瘀并重于上述证候。

白睛脾部位血脉淡青色、粗、沉、无根。按：白睛血脉淡青色主气滞寒瘀证，血脉粗、沉主寒瘀导致血瘀。白睛血脉无根表示的虚证重于血脉根虚表示的虚证。综合辨析，此眼象表示脾阳虚证，而寒瘀重于上述证候。

白睛脾部位淡黯色斑，血脉淡青色、细、沉、根虚。按：白睛特征黯色斑主血瘀证，白睛脾部位淡黯色斑主脾血瘀轻证。白睛脾部位血脉淡青色、根虚主脾阳虚、气滞寒瘀轻证，脾阳虚致脾脏气血虚少，较难充盈血脉，故血脉细并沉潜于内。综合辨析，此眼象表示脾阳虚证，并兼寒瘀轻证。

白睛脾部位淡黯色斑，血脉淡青色、细、沉、无根。按：白睛脾部位淡黯色斑表示脾血瘀轻证。白睛脾部位血脉淡青色、细、沉主脾阳虚证。白睛血脉无根表示的虚证重于血脉根虚表示的虚证。综合辨析，此眼象表示脾阳虚兼血瘀证重于上述证候。

白睛脾部位淡黯色斑，血脉淡青色、粗、沉、根虚。按：白睛血脉淡青色主气滞寒瘀证，血脉粗、沉主寒瘀导致血瘀，故白睛脾部位血脉淡青色、粗、沉、根虚主阳虚气滞寒瘀证，可兼痛证。综合辨析，此眼象表示脾阳虚、气滞寒瘀证，可兼痛证。此证血瘀甚于上述证候。

白睛脾部位淡黯色斑，血脉淡青色、粗、沉、无根。按：白睛血脉无根表示的虚证重于血脉根虚表示的虚证。综合辨析，此眼象表示脾阳虚兼血瘀证重于上述证候。

白睛脾部位黯色弧形斑，血脉淡青色、细、沉、根虚、迂曲。按：白睛脾部位黯色弧形斑主瘀血证，白睛脾部位血脉迂曲主脾痛证。综合辨析，此眼象表示脾阳虚、寒瘀兼痛证。此证脾阳虚疼痛重于上述证候。

白睛脾部位黯色弧形斑，血脉淡青色、细、沉、无根、迂曲。按：白睛血脉无根表示的虚证重于血脉根虚表示的虚证，此处血脉无根表示脾阳虚严重。综合辨析，此证阳虚重于上述证候。

白睛脾部位黯色弧形斑，血脉淡青色、细、浮、无根、迂曲。按：血脉淡青色、细、浮、无根表示脾阳虚兼脾气虚。综合辨析，此眼象表示脾阳虚疼痛重于上述证候。

2. 望目辨"脾阳不振证"

"脾阳不振证"特指脾阳虚，运化乏力而导致的证候。本证以运化不足为主。临床常见身疲倦怠或困重，头晕，唇色淡，纳呆、腹胀或腹痛绵绵，大便溏泻、完谷不化，面色萎黄，手足清冷，舌淡胖，苔白或白厚，脉沉迟或虚长等。

望目辨"脾阳不振证"常见眼象：

白睛脾部位淡白条旁附有黯色条，血脉淡蓝色、根虚。按：白睛淡白色条表示湿邪夹瘀、而湿邪较重证，黯色条主血瘀轻证。脾部位白睛血脉淡蓝色主脾阳虚、轻微瘀血及轻微寒证。血脉根虚表示虚证。综合辨析，此眼象表示脾阳虚、血瘀兼湿证，即可诊为脾阳不振证。

白睛脾部位淡白条旁附有黯色条，血脉淡蓝色、无根。按：此眼象表示脾阳不振重于上述证候。

白睛脾部位淡白条旁附有黯色条，血脉淡青色、根虚。按：白睛血脉淡青色、根虚主气虚气滞寒瘀兼痛轻证。综合辨析，此眼象表示气虚气滞寒瘀重于上述证候。

白睛脾部位淡白条旁附有黯色条，血脉淡青色、无根。按：此眼象表示气虚气滞寒瘀重于上述证候。

从以上眼象看，"脾阳不振证"实质属于"脾阳虚、寒甚兼湿证"，或兼血瘀。

3. 望目辨 "脾劳阳虚证"

"脾劳阳虚证" 指饮食劳倦损伤脾阳而形成的证候。临床常见畏寒，乏力，皮肤干枯，舌体强直，口唇淡色，胸闷或胸前区不适，纳呆，噫气宿食、腹胀，四肢消瘦，舌淡黯胖、苔白，脉虚细等。

望目辨 "脾劳阳虚证" 常见眼象：

白睛脾部位血脉淡蓝色、细、根虚。按：白睛脾部位血脉淡蓝色、细、根虚主脾阳虚血瘀兼寒，综合辨析，表示脾气虚导致脾阳虚，从而形成 "脾劳阳虚证"。

白睛脾部位血脉淡黯色、细、根虚、指向心，心部位血脉淡黯色、细、迂曲。按：此眼象表示 "脾劳阳虚证" 已出现明显心痛。这是由于心脾阳虚导致心气滞结而引发心绞痛，患者多表现乏力、纳呆、多梦、或兼见心悸、胸闷或胸前区不适等病形。此证多系思虑过多，损伤脾气和心气，脾心严重气虚导致脾阳虚，构成 "脾劳阳虚证"。此系 "脾病及心"，一称 "子病及母"，或称 "脾忤心证"。

白睛脾部位血脉淡黯色、细、无根、迂曲。按：此眼象表示 "脾劳阳虚证" 较上述证候严重。

白睛脾部位血脉淡蓝色、细、无根、迂曲。按：此证寒邪较上述证候严重。

4. 望目辨 "脾绝阳虚证"

"脾绝阳虚证" 指脾气与脾阳不能接续，即将绝决的证候。此证系疾病极危重阶段出现的证候。临床常见面色青黯，环口黯黑色，人中隆起，唇色发绀，舌体缩短，汗出如油，四肢厥逆、紫黯，足寒而肿，头胀，大便泄利自出而出时无度，舌蓝黯、苔白，脉沉细或沉细涩等。

望目辨 "脾绝阳虚证" 常见眼象：

白睛底色淡蓝色；脾部位黯色斑，血脉黯色、粗、浮、无根，进入心部位；心部位黯色斑，血脉黯色、浮、无根。按：白睛底色淡蓝色主要表示寒实内风、疼痛证，以肺肝心病变或肾脾心病变为主。但是，当同时出现表示虚证的眼象时，则应综合考虑。此眼象中，白睛血脉黯色、粗、浮、无根表示气虚血瘀，故白睛底色淡蓝色表示阳虚、气血郁遏、寒证。脾部位血脉进入心部位，表示脾脏严重阳虚而生内寒并影响心。心部位底色已呈淡蓝色、黯色斑，血脉黯色、浮、无根，表示心脏受脾脏影响而严重阳虚、生内寒。综合辨析，由于严重脾阳虚寒，进而导致严重心阳虚寒，并出现气与阳不能接续，形成 "脾绝阳虚证"。从眼象可见，"脾绝阳虚证" 除脾阳虚之外，尚与心气虚、心阳不足、气与阳不能接续密切相关。

白睛底色淡蓝色；脾部位黯色斑、淡白色泡，血脉黯色、粗、浮、无根，进入心部位；心部位黯色斑，血脉黯色、粗、浮、无根。按：白睛底色淡蓝色、脾部位黯色斑表示脾阳虚。白睛淡白色泡主严重气虚、阳虚、饮邪郁积寒证，目之大部分白睛均显著隆起呈泡状，主元气虚衰、饮邪郁积寒甚重证，此证脾部位淡白色泡表示脾阳严重虚寒以致饮邪郁积、寒甚。脾部位血脉进入心部位表示脾病已经影响心脏，心部位黯色斑，血脉黯色、粗、浮、无根表示心阳严重虚寒、心阳已不能生脾阳，而导致脾阳衰绝，故此证称为 "脾绝阳虚证"。从眼象辨析，"脾绝" 与心阳不足导致心力衰竭密切相关。

白睛底色淡蓝色；脾部位黯色斑、淡白色泡，血脉黯色、粗、浮、无根，进入心部位；心部位黯色斑、淡白色泡，血脉黯色、粗、浮、无根。按：此眼象表示脾绝阳虚证较上述证候严重。

五、望目辨肝脾两虚及相关证

1. 望目辨"肝脾气虚证"

"肝脾气虚证"指肝脏和脾脏同时出现气虚而引发的证候。临床常见头晕，肢麻，爪甲干枯，目花、目干涩，面色萎黄，腹胀或便溏，乏力，女子月经色淡、量少，舌淡，苔薄白，脉细弱等。

望目辨"肝脾气虚证"常见眼象：

白睛肝脾部位血脉淡色。按：白睛血脉淡色主气虚证，肝脾部位血脉同时呈现淡色即表示肝脏和脾脏同时出现气虚证（图5-1-3-15，王某，女，30岁，2012-2-7）。

白睛肝脾部位血脉淡色、细、浮。按：白睛血脉淡色、细、浮主气虚证，同时呈现于肝脾部位即表示肝脾气虚证。

白睛肝脾部位血脉淡色、根虚。按：白睛血脉淡色主气虚，根虚主虚证。综合辨析，此眼象主肝脾气虚证。

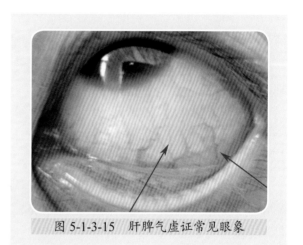

图5-1-3-15 肝脾气虚证常见眼象

白睛肝脾部位血脉淡色、无根。按：白睛血脉无根主虚证，白睛血脉无根表示的虚证重于根虚表示的虚证。

白睛肝脾部位血脉淡色、细、浮、根虚。按：血脉淡色、细、浮主气虚证，根虚亦主虚证。综合辨析，此眼象主肝脾气虚证，且重于血脉淡色、细、浮表示的气虚证。

白睛肝脾部位血脉淡色、细、浮、无根。按：此证重于上述证候。

2. 望目辨"肝脾阴虚证"

"肝脾阴虚证"指同时出现肝阴虚和脾阴虚而形成的证候。临床常见头晕，肢麻，爪甲干枯，口渴，目花，目干涩，面色潮红，便干，乏力，女子月经量少、色黯红，舌红瘦，苔少或舌边无苔或舌中苔薄或剥脱，脉细数等。

望目辨"肝脾阴虚证"常见眼象：

白睛肝脾部位白睛血脉殷红色。按：白睛血脉殷红色主阴虚，出现于肝脾部位即表示肝脾阴虚证（图5-1-3-16，王某，女，41岁，2012-2-11）。

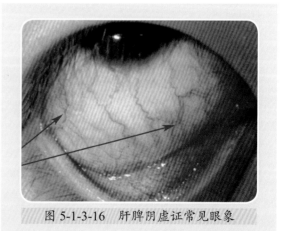

图5-1-3-16 肝脾阴虚证常见眼象

白睛肝脾部位白睛血脉殷红色、细。按：白睛血脉殷红色、细主阴虚证，这是由于血脉细表示阴液虚少不足以充盈血脉。此证重于上述证候。

白睛肝脾部位白睛血脉殷红色、细。按：白睛血脉殷红色、细、沉主阴虚证，血脉细表示阴液虚少，不足以充盈血脉。此证重于上述证候。

六、望目辨心脾两虚及相关证

"心脾两虚证"指心脏气血不足和脾脏气血不足引发的证候。"心脾两虚证"可出现多种临床证候。

1. 望目辨"心脾气虚证"

"心脾气虚证"指同时存在心气虚和脾气虚呈现的证候。临床常见心悸、怔忡，神情恍惚，易忘，自汗，气短、动则加剧，胸闷或心痛，失眠或眠卧不安，纳少，腹胀、或便溏、或便血，乏力，崩、漏，面色㿠白或紫癜，舌淡，苔薄白，脉虚或细弱等。

望目辨"心脾气虚证"常见眼象：

白睛心、脾部位血脉淡色、根虚。按：白睛血脉淡色主气虚证，血脉根虚表示虚证。心脾部位血脉同时呈现淡色、根虚即表示心脏和脾脏同时出现气虚证（图5-1-3-17，陈某，女，32岁，2012-2-28）。

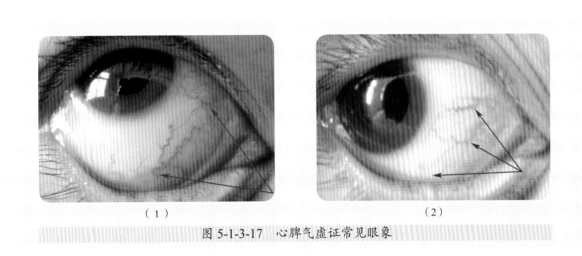

（1）　　　　　　　　　　　　　（2）

图 5-1-3-17　心脾气虚证常见眼象

白睛心、脾部位血脉淡色、无根。按：白睛血脉淡色主气虚证，血脉无根主虚证。白睛血脉血脉淡色、无根表示的气虚证重于根虚表示的气虚证。

白睛心脾部位血脉淡色、细、浮。按：白睛血脉淡色、细、浮主气虚证，同时呈现于心脾部位即表示心脾气虚证。

白睛心、脾部位血脉淡色、细、浮、根虚。按：血脉淡色、细、浮主气虚证，根虚亦主虚证。综合辨析，此眼象主心脾气虚证，且重于血脉淡色、细、浮表示的气虚证。

白睛心、脾部位血脉淡色、细、浮、无根。按：白睛血脉淡色、细、浮主气虚证，血脉无根主虚证。白睛血脉淡色、细、浮、无根表示的气虚证重于血脉淡色、细、浮、根虚表示的气虚证。

白睛心脾部位血脉淡蓝色、浮、根虚。按：白睛血脉蓝色主寒证，淡蓝色主寒证较轻，根虚表示虚证，兼见血脉浮而根虚表示气虚内寒证候，这是由于气虚不足以敛摄血脉以致白睛血脉浮。综合辨析，此眼象主心脾气虚证，且已兼有寒象，故可诊为心脾气虚内寒证。

白睛心脾部位血脉蓝色、浮、根虚。按：白睛血脉蓝色主寒证，根虚表示虚证，兼见血脉浮而根虚表示气虚内寒证候，这是由于气虚不足以敛摄血脉以致白睛血脉浮。综合辨析，此眼象主心脾气虚证，且已兼有寒象，故可诊为心脾气虚内寒证。

2. 望目辨"心脾血虚证"

"心脾血虚证"指同时存在心血虚和脾血虚而呈现的证候。临床常见心悸、怔忡、神情恍惚，胸闷或心痛，易忘，失眠或眠卧不安，面色㿠白，唇色淡白，或紫癜，乏力，女子月经量少、色淡，或崩、或漏，舌淡粉，苔薄，脉细弱或结等。

望目辨"心脾血虚证"常见眼象：

白睛心脾部位血脉粉色。按：白睛血脉粉色主血虚证，同时呈现于心脾部位即表示心脾血虚证（图 5-1-3-18，侯某，男，57 岁，2012-4-9）。

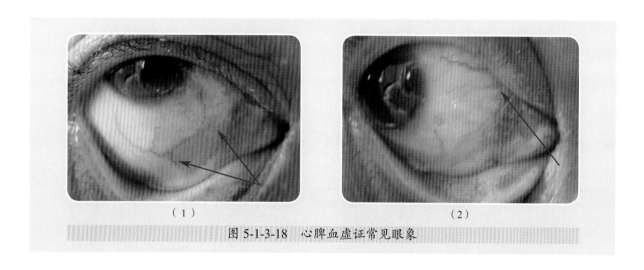

（1）　　　　　　　　　　　　　　　　　（2）

图 5-1-3-18　心脾血虚证常见眼象

白睛心脾部位血脉粉色、根虚。按：此证血虚重于上述证候。

白睛心脾部位血脉粉色、无根。按：白睛血脉粉色主血虚证，血脉无根主虚证。白睛血脉粉色、无根表示血虚证，且重于"白睛血脉粉色、根虚"表示的血虚证。

白睛心脾部位血脉粉色、细、根虚。按：白睛血脉粉色、细主血虚证，血脉根虚主虚证。综合辨析，此眼象表示心脾血虚证。

白睛心脾部位血脉粉色、细、无根。按：白睛血脉粉色主血虚证，血脉无根主虚证。综合辨析，此眼象表示心脾血虚证，且重于血脉粉色、细、根虚表示的血虚证。

3. 望目辨"心脾阴虚证"

"心脾阴虚证"指同时存在心阴虚和脾阴虚而呈现的证候。临床常见失眠、易醒，胸闷、心痛，心悸，烦热，口渴，面色潮红，易汗，神倦，乏力，舌红瘦，苔少，脉细数等。

望目辨"心脾阴虚证"常见眼象：

白睛心脾部位血脉殷红色。按：白睛血脉殷红色主阴虚，白睛血脉特征出现于心脾两部位，即表示心脾阴虚证（图 5-1-3-19，李某，男，64 岁，2012-11-22）。

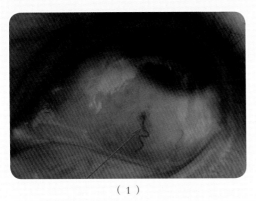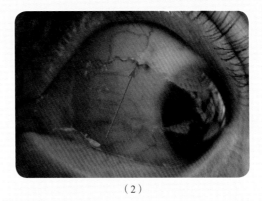

（1）　　　　　　　　　　　（2）

图 5-1-3-19　心脾阴虚证常见眼象

白睛心脾部位血脉殷红色、细。按：白睛血脉殷红色主阴虚，血脉"细"为阴虚较著。

白睛心脾部位血脉殷红色、细、根虚。按：血脉殷红色、细主阴虚证，血脉根虚主虚证。综合辨析，此眼象表示心脾阴虚证。

白睛心脾部位血脉殷红色、细、无根。按：此证阴虚甚于上述证候。

白睛心部位黄色斑，血脉殷红色、细、无根。按：此处白睛心部位黄色斑主心阴虚、血瘀、湿邪郁热证。综合辨析，此眼象表示心脾阴虚证候。

白睛心脾部位殷红色斑，血脉殷红色、细、无根。按：白睛特征殷红色斑主阴虚虚热证。综合辨析，此眼象表示心脾阴虚证，且阴虚重于上述证候。

4. 望目辨"心脾阳虚证"

"心脾阳虚证"指同时存在心阳虚和脾阳虚而呈现的证候。临床常见胸闷、心痛，心悸，畏寒，腹胀、纳少、肠鸣，面色㿠白或苍白，唇色淡黯，自汗，神倦，乏力，舌淡黯，苔白，脉迟细、或细弱、或结等。

望目辨"心脾阳虚证"常见眼象：

白睛心脾部位底色淡蓝色，血脉淡色、沉、根虚。按：白睛心脾部位底色淡蓝色主心脾寒邪轻证，血脉淡色、沉主虚兼轻微寒证，根虚亦主虚，虚而兼寒是为阳虚证。此眼象表示心脾阳虚尚较轻微（图 5-1-3-20，李某，女，53 岁，2012-2-6）。

白睛心脾部位底色淡蓝色，血脉淡色、沉、无根。按：白睛血脉无根表示的虚证重于血脉根虚表示的虚证。因此，本证较上述证候严重。

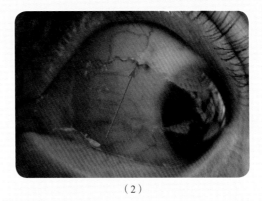

图 5-1-3-20　心脾阳虚证常见眼象

白睛心脾部位底色淡白色，血脉淡色、根虚。按：白睛底色淡白色主阳虚证；血脉淡色、根虚主气虚证。当与淡白色白睛底色一同出现时，表示阳虚证。综合辨析，此眼象表示心脾阳虚证。

白睛心脾部位底色淡白色，血脉淡色、无根。按：白睛血脉无根表示的阳虚证重于血脉根虚表示的阳虚证。综合辨析，本证阳虚证重于上述证候。

白睛心脾部位底色淡白色，白睛血脉淡色、细、根虚。按：白睛底色淡白色主阳虚证，血脉淡色、细、根虚主气虚证。当与淡白色白睛底色一同出现时，表示阳虚证。综合辨析，此眼象表示心脾阳虚证。

白睛心脾部位底色淡白色，白睛血脉淡色、细、无根。按：白睛血脉无根表示的阳虚证重于血脉根虚表示的阳虚证。综合辨析，本证阳虚证重于上述证候。

白睛心脾部位血脉蓝色、沉、根虚。按：白睛血脉蓝色主寒证，根虚表示虚证，兼见血脉沉而根虚表示阳虚内寒证候。此证较上述证候严重。从西医学角度看，此属于较严重的"循环性缺氧"。

白睛心脾部位血脉蓝色、沉、无根。按：此证较上述证候严重。

白睛心脾部位血脉蓝色、细、沉、根虚。按：血脉沉细表示阳虚无力鼓舞血脉，较上述证候严重。

白睛心脾部位血脉蓝色、细、沉、无根。按：此证较上述证候严重。

白睛心脾部位血脉淡青色、细、沉、根虚。按：白睛血脉淡青色主寒证较轻，根虚表示虚证，兼见血脉细、沉、根虚表示阳虚内寒证候。综合辨析，此眼象主心脾阳虚、内寒较重证，故可诊为心脾阳虚证。

白睛心脾部位血脉淡青色、细、沉、无根。按：此证较上述阳虚证候严重。

七、望目辨"脾心痛证"

"脾心痛证"指脾气虚忤心，导致心脏气虚血瘀而引发心痛的证候。临床常见胸腹闷胀，心前区刺痛，畏寒乏力，纳少，舌淡黯，苔白，脉沉细等。

望目辨"脾心痛证"常见眼象：

白睛心部位黯色斑；血脉淡黯色、细、沉，血脉末端瘀点；脾部位血脉淡红色、迂曲，进入心部位。按：白睛血脉淡黯色主气虚血瘀，黯色斑主血瘀，血脉细、沉、末端瘀点主心气虚、气滞较重证。脾部位血脉淡红色、迂曲、进入心部位主脾气虚引发心痛证。综合辨析，此眼象表示心脾气虚血瘀痛证（图5-1-3-21，孟某，女，57岁，2012-12-4）。

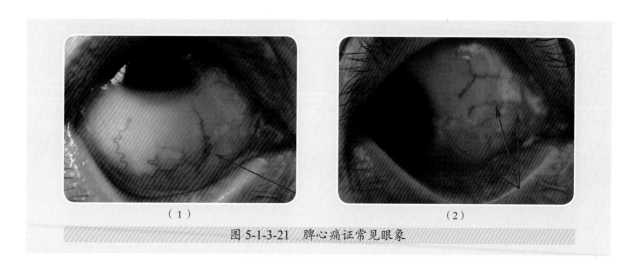

（1）　　　　　　　　　　　　　（2）

图5-1-3-21　脾心痛证常见眼象

524

白睛心部位黯色斑，血脉淡黯色、细、迂曲、根虚。按：白睛血脉根虚表示虚证。综合辨析，此证气虚较上述证候严重。

白睛心脾部位黯色斑，血脉淡黯色、细、迂曲、无根。按：白睛血脉无根表示的虚证重于白睛血脉根虚表示的虚证。综合辨析，此证气虚较上述证候严重。

白睛心脾部位黯色斑，血脉淡黯色、细、浮、迂曲、根虚。按：血脉迂曲主痛证。综合辨析，此证脾心痛证较上述证候严重。

白睛心脾部位黯色斑，血脉淡青色、细、沉、迂曲、无根。按：白睛血脉淡青色主气滞寒瘀证，可兼痛证；血脉淡青色、细、沉、无根主阳虚寒证，可兼痛证；血脉淡青色、细、沉、无根、迂曲则明确表示阳虚寒痛证。综合辨析，此眼象表示脾心阳虚、寒痛证，且阳虚重于上述证候。

白睛心脾部位黯色斑，血脉淡青色、细、浮、迂曲、根虚。按：血脉淡青色、细、浮表示气虚寒证。综合辨析，此眼象表示脾心阳虚、寒痛证，并已兼有气虚证。

白睛心脾部位黯色斑，血脉淡青色、细、浮、迂曲、无根。按：此证气虚较上述证候严重。

白睛心脾部位黯色斑，血脉青色、细、浮、迂曲、根虚。按：此证虚寒较上述证候严重。

白睛心脾部位黯色斑，血脉青色、细、浮、迂曲、无根。按：白睛血脉无根表示的虚证重于白睛血脉根虚表示的虚证。综合辨析，此证脾心气虚阳虚重于上述证候。

白睛心脾部位黯色斑，脾部位血脉长、青色、细、浮，心部位血脉短、青色、细、浮、迂曲。按：此处白睛血脉长主发病时间长，白睛血脉短主发病时间短，病证也较轻浅。综合辨析，此眼象表示先出现脾脏气虚阳虚寒瘀，后出现心脏气虚阳虚寒瘀，并引发心痛。

白睛心脾部位黯色斑；脾部位血脉长、青色、细、浮，心部位血脉短、青色、细、浮、迂曲、根虚。按：此证心气虚较上述证候严重。

白睛心脾部位黯色斑；脾部位血脉长、青色、细、浮，心部位血脉短、青色、细、浮、迂曲、无根。按：此证心气虚较上述证候严重。

在上述眼象中，若脾肾部位血脉进入心部位，或脾部位血脉在心部位血脉之上，表示脾气虚忤心导致"脾心痛证"。

第二节　望目辨脾实证

"脾实证"指邪气壅滞于脾，导致脾脏邪气盛实的证候。《灵枢·本神》云："脾藏营，营舍意。脾气虚则四肢不用，五脏不安；实则腹胀，经、溲不利。"脾实证在临床上可有多种证候。在望目辨证时，脾实证可在白睛脾部位呈现多种白睛底色特征、白睛特征、白睛血脉特征等，这些临床特征可单独出现，也可同时出现两种及以上特征。

"脾气盛证"指脾脏邪气盛实，病势亢奋引发的证候，既述病因，又述病势，虽属"脾实证"范畴，但又与"脾实证"有区别。在望目辨"脾气盛证"的时候，宜在注意"脾实证"的相关眼象特征时，虑及表示病势亢盛的眼象特征。

"脾实热证"指邪气盛实、炽热，壅滞于脾，从而导致脾脏炽热盛实的证候。脾实热证在临床上包括多种证候，如"脾郁热证""脾气热证""脾湿热证""脾湿浊证""食积脾热证""脾热发疽证""脾毒痢、热证""脾风多涎证"等。临床常见口唇干燥或溃疡，脘腹闷热、胀满，身体沉重，语声低沉，目黄或身黄等，具体临床表现随各相关证候而略有差别。在望目辨证时，脾实热证可在白睛脾部位呈现多种白睛底色特征、白睛特征、白睛血脉特征等，这些临床特征可单独出现，也可同时出现两种及以上特征，请见各相关证候，兹不重复赘述。

一、望目辨脾气抑郁及相关证

1. 望目辨"脾气抑郁证"

"脾气抑郁证"指由于情绪不畅、紧张、劳累、思虑过度导致脾气不能有效运化水谷精微和水湿而引发的证候。临床常见脘腹胀满，呃逆，纳少，涎多，乏力或肌肉消瘦、或肌肉萎缩，月经失调、阳痿等。脾气抑郁证亦可称之为"脾郁证"或"脾气不舒证"。

望目辨"脾气抑郁证"常见眼象：

白睛脾部位血脉颜色如常、弯钩。按：白睛血脉弯钩主郁证，但此证属脾气抑郁轻证。

白睛脾部位黯色弧形斑，血脉淡黯色、弯钩。按：白睛特征黯色弧形斑主瘀血证，血脉淡黯色主气虚血瘀，血脉弯钩主郁证。综合辨析，此眼象表示脾气抑郁证。从此类眼象可以看出，脾气抑郁证存在瘀血因素。

2. 望目辨"脾郁寒证"

"脾郁寒证"指脾被寒实病邪困郁而显现的证候。临床常见脘腹胀满喜暖，纳少，涎多而清稀，畏寒，身凉，爪甲色青，乏力或肌肉消瘦、或肌肉萎缩，女子月经失调，男子阳痿，舌黯或淡蓝或黯蓝，苔白，脉沉等。此属"脾寒实证"。

望目辨"脾郁寒证"常见眼象：

白睛脾部位血脉淡蓝色、弯钩。按：白睛血脉蓝色主寒，淡蓝色主寒轻，弯钩主郁证。综合辨析为郁而兼寒，眼象出现于脾部位，即主"脾郁寒证"。

白睛脾部位血脉淡蓝色、细、沉、弯钩。按：白睛血脉细、沉表示气机郁遏，兼以淡蓝色、弯钩，故综合辨析为脾郁寒证，且此证较上述证候严重。

白睛脾部位的血脉淡蓝色、粗、沉、弯钩。按：白睛血脉粗主瘀血，病情较重，大多发病时间较长。综合辨析，此眼象表示脾郁寒证，且较上述证候严重。

3. 望目辨"脾郁寒凝证"

"脾郁寒凝证"指脾被寒实病邪严重困郁而显现的证候。临床常见脘腹冷胀，口泛清涎，食少，肢冷，排尿缓慢，女子经行愆期、经色黯滞、量少、有块，男子阳痿，舌淡白，苔厚，脉沉细或沉细滑等。

望目辨"脾郁寒凝证"常见眼象：

白睛脾部位无色水肿，血脉黯色、弯钩。按：白睛脾部位无色水肿主脾气滞、水湿郁积、水肿证，因"湿"邪性寒，故此时为气滞寒饮证。白睛脾部位血脉黯色主脾瘀血兼寒证，血脉弯钩主郁证。综合辨析，此眼象表示脾郁寒凝证（图5-1-3-22，王某，女，29岁，2012-2-7）。

白睛脾部位血脉蓝色、细、沉、弯钩。按：白睛脾部位血脉蓝色、细、沉主脾气滞寒实证，血脉弯钩主郁证。综合辨析，此眼象表示脾郁寒凝证。此证寒郁重于上述证候。

白睛脾部位血脉黯蓝色、弯钩。按：白睛血脉黯蓝色主寒实瘀痛证，血脉弯钩主郁证。综合辨析，此眼象表示脾郁寒凝证。此证寒郁重于上述证候。

白睛脾部位血脉淡青色、细、沉、弯钩。按：白睛血脉淡青色、细、沉主气滞寒瘀证，可兼痛证，血脉弯钩主郁证。综合辨析，此眼象表示脾郁寒凝证。此证寒郁重于上述证候。

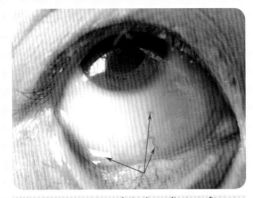

图 5-1-3-22 脾郁寒证常见眼象

4.望目辨"脾郁热证"

"脾郁热证"指脾为实热病邪困郁而呈现的证候。临床常见脘腹胀满，纳少，涎多而厚浊，但仍口干、口渴，恶热，烦躁而入眠难，乏力或肌肉消瘦、或肌肉萎缩，女子月经失调，男子阳痿，舌红、苔厚或黄厚，脉沉数或沉弦数等。此属"脾实热证"。

望目辨"脾郁热证"常见眼象：

白睛脾部位红色水肿、淡黄色泡，血脉红黯色、沉、弯钩。按：白睛脾部位红色水肿主脾脏湿阻蕴热证，淡黄色泡主脾脏饮邪郁热证，血脉红黯色主血郁热证，多属瘀血实热证，血脉弯钩主郁证。综合辨析，主脾郁热证（图 5-1-3-23，王某，男，33 岁，2012-12-28）。

白睛脾部位血脉红黯色、粗、沉、弯钩。按：白睛血脉粗主瘀血实热证，病情较重，大多发病时间较长。综合辨析，此眼象表示脾郁热证，且热郁重于上述证候。

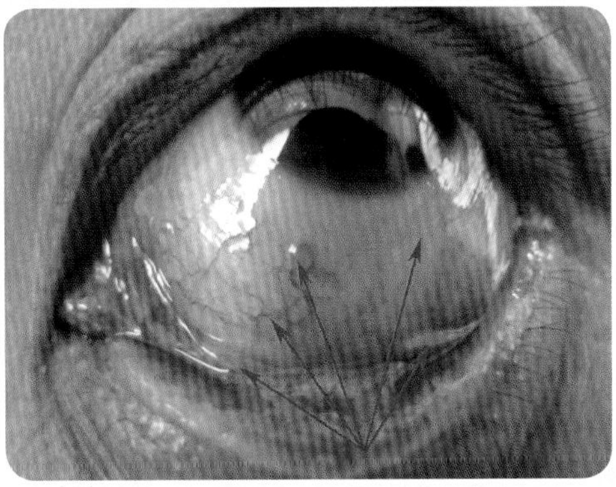

图 5-1-3-23 脾郁热证常见眼象

白睛脾部位黄点斑，血脉红黯色、粗、沉、弯钩。按：白睛特征黄点斑主湿郁化热、气结证；血脉红黯色、粗、沉主实热血瘀，病情较重，发病时间较长；弯钩主郁。综合辨析，表示"脾郁热证"。

二、望目辨"湿邪困脾证"

"湿邪困脾证"指湿邪或寒湿病邪侵扰脾脏，困遏脾阳，使脾气壅滞、运化水湿功能减弱、湿邪郁阻，甚至壅滞于肌肤而形成的证候。此证也可称"寒湿困脾证"。临床常见脘腹痞闷、胀、痛，呃逆，恶心，口淡，头懵、沉重，或四肢沉重，面色晦黯或黯黄，或肌肤黯黄如烟熏，大便溏而不畅，严重者可见四肢肿胀、按之凹陷，怔忡，喘息，舌肿，肠鸣，尿少，女子白带，舌淡黯胖、苔白厚，脉缓细等。

望目辨"湿邪困脾证"常见眼象：

白睛脾部位灰白色斑，血脉淡灰色、沉。按：白睛脾部位灰色斑主湿阻气机证，淡灰色表示痰饮郁积轻证。综合辨析，此眼象表示湿邪困脾证。

白睛脾部位灰白色斑，血脉灰色、沉。按：白睛血脉灰色主痰饮郁积证。综合辨析，此眼象表示湿邪困脾证，此证重于上述证候。

白睛脾部位灰白色斑，血脉灰色、细、沉。按：此证湿邪重于上述证候。

白睛底色黯黄色，脾部位无色浮壅，血脉灰色、细、沉、边界模糊。按：白睛底色黯黄色主湿郁寒瘀证，为阴寒实证，多见于阴黄证候。白睛特征无色浮壅主湿邪郁阻证。白睛血脉灰色、细、沉、边界模糊主痰饮郁积，水湿壅滞证。综合辨析，此眼象表示水湿壅滞于肌肤而形成的湿邪困脾重证。临床以四肢肿胀、按之凹陷，怔忡，喘息，肠鸣，尿少较著。

三、望目辨"脾湿热证"

"脾湿热证"指湿邪停滞于脾，湿滞日久化热，湿与热蕴蒸而引发的证候。此证亦可称作"湿热蕴脾证"。临床常见身热不扬，汗出而热不退，脘腹痞胀，恶心、纳少，大便黏而不爽或色白，白睛黄染，甚则周身皮肤金黄、或伴肤痒，女子可见小腹痛或少腹痛、带下黄稠，男子可见会阴痛、尿痛、阳痿，舌红，苔黄腻，脉数、滑数或弦数等。

望目辨"脾湿热证"常见眼象：

白睛脾部位灰褐色斑，血脉鲜红色、细、沉。按：白睛特征灰褐色斑主湿邪郁热。血脉鲜红色主热，沉而细系湿邪郁遏所致。眼象表现于脾部位，综合辨析，属"脾湿热证"。

白睛脾部位淡黄色斑，血脉红黯色、粗、沉。按：白睛特征淡黄色斑主湿邪郁热证。血脉红黯色、粗、沉主血瘀实热证。综合辨析，此眼象表示湿与热均甚于上述证候，但仍属于"脾湿热证"。

白睛脾部位黄色斑，血脉红黯色、粗、沉。按：白睛特征黄色斑主湿邪郁热证，且重于淡黄色斑表示的湿邪郁热证。血脉红黯色、粗、沉主血瘀实热证。综合辨析，此眼象表示"脾湿热证"，且湿热较重（图5-1-3-24，孙某，男，44岁，2013-1-7）。

白睛底色金黄色，脾部位黄褐色斑，血脉红黯色、粗、沉、边界模糊。按：白睛底色金黄色主湿热郁阻肝胆重证，属阳黄。白睛特征黄褐色斑主湿浊郁热证。白睛血脉红黯色、粗、沉主血瘀实热重证。白睛血脉沉、血脉边界不清晰主里湿证。

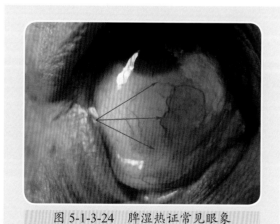

图 5-1-3-24 脾湿热证常见眼象

综合辨析，此眼象表示脾湿热证，湿热重于上述证候，且已水湿泛溢。

白睛底色金黄色，脾部位黄色丘，血脉红黯色、沉。按：白睛特征黄色丘主痰浊郁热证。综合辨析，此眼象表示脾湿热证，且湿热重于上述证候。

白睛底色金黄色，脾部位黄色丘，血脉红黯色、粗、沉。按：综合辨析，此眼象表示脾湿热证，且血瘀重于上述证候。

白睛底色金黄色，脾部位黄褐色丘，血脉红黯色、粗、沉。按：白睛特征黄褐色丘主痰热郁结重证。综合辨析，此眼象表示脾湿热证，且湿热郁结重于上述证候。

白睛脾部位无色浮壅，黄褐色斑，血脉红黯色、粗、沉。按：白睛脾部位无色浮壅主脾脏湿邪郁阻证，黄褐色斑主湿浊郁热证，白睛血脉红黯色、粗、沉主血瘀实热重证。综合辨析，此眼象表示脾湿热证，且湿重于热证候。

白睛底色黄色，脾部位无色浮壅、灰褐色斑，血脉红黯色、粗、沉。按：白睛黄色主湿邪郁热证、脾部位无色浮壅主脾脏湿邪郁阻证，灰褐色斑主湿邪郁热证，血脉红黯色、粗、沉主血瘀实热重证。综合辨析，此眼象表示脾湿热证，且湿热重于证候。

白睛底色金黄色，脾部位无色浮壅、灰褐色斑，血脉红色、粗、沉、边界模糊。按：白睛底色金黄色主湿热郁阻肝胆重证，属阳黄。综合辨析，此眼象表示脾湿热证，且已呈现湿热严重、湿邪郁阻证候。

白睛底色金黄色，脾部位无色浮壅、灰褐色斑，血脉红色、粗、沉、边界模糊，肾部位黯色斑。按：白睛肾部位黯色斑主肾血瘀证。综合辨析，此眼象表示湿热严重、湿邪郁阻，已兼有肾脏血瘀证。

白睛底色金黄色，脾部位无色浮壅、灰褐色斑，血脉红色、粗、沉、边界模糊，肾和膀胱部位黯色斑。按：综合辨析，此眼象表示湿热严重、湿邪郁阻，已兼有肾和膀胱血瘀证。

白睛底色金黄色，脾部位无色浮壅、黄色丘，血脉红色、粗、沉、边界模糊，肾和膀胱部位黯色斑。按：白睛特征黄色丘主痰浊郁热证。综合辨析，此眼象表示脾湿热证，痰浊郁热明显。

白睛底色金黄色，脾部位无色浮壅、黄褐色丘，血脉红色、粗、沉、边界模糊，肾和膀胱部位黯色斑。按：白睛特征黄褐色丘主痰热郁结重证。综合辨析，此眼象表示脾湿热证，痰热郁结严重。

四、望目辨"脾瘅证"

"脾瘅证"指"湿""气"阻滞，郁热较重，口中发甜而呈现的脾实热证候。临床常见脘热、腹胀、口干、口渴、口有甜味、舌红、苔白厚、脉滑数等。西医学诊断的糖尿病或糖耐量降低者常可见到此类证候。

望目辨"脾瘅证"常见眼象：

（1）白睛脾部位底色红黯色，脾部位黄条斑，血脉红黯色。按：白睛脾部位底色红黯色主脾实热兼血瘀证，黄条斑主"湿""气"郁热证，血脉红黯色表示血瘀实热证，而脾脏湿气郁热、

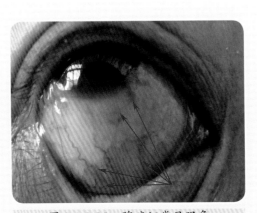

图 5-1-3-25　脾瘅证常见眼象

可诊为脾瘅证（图5-1-3-25，陆某，男，49岁，2013-1-8）。

（2）白睛脾胃部位黄条斑，血脉红黯色、粗。按：白睛血脉粗主瘀血，病势亢盛，病情较重，发病时间较长。综合辨析，此眼象表示脾瘅证。此证湿气郁热重于上述证候。

五、望目辨"脾疳证"

"脾疳证"指湿热蕴郁于脾，导致消化功能障碍的证候。临床常见消化吸收障碍，腹胀膨隆，泻泄酸臭，纳少，消瘦，身热，面黄，乏力，困倦，舌红，苔黄或黄厚，脉滑数等。此属"脾实热证"。西医学诊断的急性胃炎、急性肠炎、不完全肠梗阻、糖尿病及糖耐量降低者等常可见到此证。

望目辨"脾疳证"常见眼象：

白睛脾部位底色黄色，血脉红黯色、细、沉、进入大肠，大肠部位血脉红黯色。按：白睛底色黄色主湿邪郁热，血脉红黯色、细、沉表示热受湿遏，血脉由脾进入大肠、大肠部位血脉红黯色表示脾脏湿热影响大肠，即"湿热蕴郁于脾和大肠证"，可称作"脾疳证"。由此眼象可知，脾疳证其实即"湿热蕴郁于脾肠证"。

白睛脾部位底色黄色，血脉红黯色、粗、沉，进入大肠和小肠，大小肠部位血脉红黯色。按：白睛血脉红黯色、粗、沉表示热受湿遏严重，已兼血瘀。脾部位血脉进入大小肠部位，大肠部位血脉红黯色表示脾脏湿热已影响大小肠。综合辨析，此证湿热血瘀重于上述证候。

白睛脾部位底色黄色、灰色斑，血脉红黯色、细、沉，进入大小肠，大小肠部位血脉红黯色。按：白睛特征灰色斑主湿阻气机。综合辨析，可见此眼象表示脾脏湿邪郁热，阻滞气机，导致大小肠蕴热证。

白睛脾部位底色黄色、灰褐色斑，血脉红黯色、细、沉，进入大小肠，大小肠部位血脉红黯色。按：白睛特征灰褐色斑主湿邪郁热证。综合辨析，此眼象表示湿邪郁热重于上述证候。

白睛脾部位底色黄色、灰褐色斑，血脉红黯色、粗、沉，进入大肠和小肠，大小肠部位血脉红黯色。按：白睛血脉红黯色、粗、沉表示热受湿遏严重，已兼血瘀。综合辨析，此眼象表示湿邪郁热血瘀重于上述证候。

六、望目辨"脾热发疽证"

"脾热发疽证"指脾经火热，腐肉成疽的证候。临床常可见疽疮发于脾经"食窦"穴，此属"脾实热证"。食窦穴位于第五肋间、腹中线旁开六寸，属足太阴脾经穴位。从西医学角度看，食窦穴布有第五肋间神经外侧皮支和胸腹壁静脉。痈、疽、多发性疖病、糖尿病及糖耐量降低者等常可见到此证。

望目辨"脾热发疽证"常见眼象：

白睛脾部位血脉绛色、粗，进入胃部位或与胃部位血脉相交，胃部位血脉绛色、粗。按：白睛脾胃部位血脉绛色主脾胃实热盛兼瘀，此时可以导致热蕴腐肉，从而形成疮疽，故可称为"脾热发疽证"。

白睛脾部位黄褐色点斑，血脉绛色、粗、进入胃部位或与胃部位血脉相交；胃部位黄色点斑，血脉绛色、粗。按：白睛特征黄褐色斑主湿浊郁热证，黄点斑主湿郁化热、气结证，血脉绛色主里热盛实兼血瘀证。综合辨析，此眼象表示脾胃实热盛、气结兼瘀证。脾胃实热盛、气结兼瘀证常可引发疮疽，故本眼象可表示脾热发疽证。

七、望目辨"脾痫证"

"脾痫证"指脾脏气虚痰盛、侮肝，以至肝风妄动而形成的证候。临床常见面黄，目直，腹满、下利，吐舌，痰沫多，卒然跌扑、抽搐，舌红、苔白厚或黄厚，脉弦或弦数等。

望目辨"脾痫证"常见眼象：

白睛脾部位血脉淡黯色，进入肝脏部位；肝部位淡青色雾漫、灰黯色丘，血脉淡色。按：白睛血脉淡黯色主气虚血瘀，脾部位血脉进入肝脏部位表示脾脏病变已影响肝，肝部位淡青色雾漫表示由于气虚气郁而引发虚风，灰黯色丘主湿痰气血郁结，血脉淡色主气虚。综合辨析，此眼象表示脾气虚血瘀引发肝气虚、湿痰血瘀郁结内风证。

白睛脾部位黯色弧形斑，血脉淡黯色、细，进入肝部位；肝部位淡青色雾漫、黯色斑，血脉淡色。按：脾部位黯色弧形斑主脾脏血瘀证。综合辨析，此眼象表示脾气虚、血瘀引发肝气虚、血瘀内风证，此证血瘀重于上述证候。

白睛脾部位黯色弧形斑，血脉淡黯色、细、沉，进入肝部位；肝部位淡青色雾漫、黯色斑，血脉淡色，心脑部位黯色斑。按：综合辨析，此眼象表示病变明显影响心脑。

八、望目辨"脾中风证"

"脾中风证"指脾受外来风热病邪入侵而引发的证候。临床常见翕翕发热，头晕，目裹震颤，舌强，语謇，或口眼㖞斜，短气，心烦，腹胀，皮肤黄染，舌红、苔黄厚，脉滑数或浮滑数等。

望目辨"脾中风证"常见眼象：

目裹震颤，白睛底色黄色；脾部位黯红色雾漫，血脉鲜红色、沉；肺部位血脉红黯色、细、沉。按：目裹属脾，目裹震颤主脾虚、虚风内动证。白睛特征黯红色雾漫主热郁血瘀内风证。白睛底色黄色主湿邪郁热证。脾部位血脉鲜红色亦属热，肺部位血脉红黯色、细、沉表示外来风热侵扰。综合辨析，此眼象表示外来风热病邪入侵，肺脏风热侮脾，导致脾脏湿邪郁热、虚风内动证。脾脏湿邪郁热、虚风内动证可诊为脾中风证。

目裹震颤、白睛底色黄色；脾部位黯红色雾漫，血脉鲜红色、粗、沉；肺部位血脉红黯色、细、沉；肝肺部位血脉黯红色、沉。按：白睛脾部位血脉鲜红色、粗、沉表示脾受热邪侵扰，形成血瘀。肺部位血脉红黯色、细、沉表示肺脏罹患外来风热。肝肺部位血脉黯红色、沉表示肝热。综合辨析，此眼象表示外来风热病邪入侵，肺脏风热侮脾、乘肝，导致脾脏湿邪郁热、虚风内动证。此证湿邪郁热血瘀重于上述证候。

九、望目辨"脾风多涎证"

"脾风多涎证"指脾中风邪而导致涎液上涌的证候。临床常见翕翕发热，头昏欲睡，眼睑眴动，短气，心烦，腹胀，皮肤黄染，涎液上涌，乳汁难下，舌红，苔黄，脉滑或滑数等。

望目辨"脾风多涎证"常见眼象：

目裹震颤；脾部位黯红色雾漫，血脉红黯色、沉、指向肺；肺部位灰色丘，血脉红黯色。按：脾部位血脉黯红色雾漫主热郁血瘀内风证，兼以血脉红黯色、沉主脾热内风证。白睛特征灰色丘主湿痰郁阻，形成肺脏涎液上涌。综合辨析，此眼象表示脾热内风乘肺，导致肺失肃降，痰涎上涌，故诊为脾风多涎证。

目裹震颤；脾部位黯红色雾漫，血脉红黯色、沉、指向肺；肺部位黄色丘，血脉红黯色、沉。按：白睛特征黯红色雾漫主热郁血瘀内风证，目裹震颤主脾虚、虚风内动证，黄色丘主痰浊郁热证，血脉红黯色主瘀血实热证。综合辨析，此眼象表示脾热风邪乘肺，肺失肃降，痰涎上涌，从而形成脾风多涎证。此证痰热俱盛，病势重于上述证候。

目裹震颤；脾部位黯红色雾漫，血脉红黯色、沉、指向肺；肺部位黄褐色丘，血脉红黯色、沉。按：白睛特征黄褐色丘主痰热郁结重证。综合辨析，此眼象表示脾风多涎证，而痰热重于上述证候。

十、望目辨"脾中积冷证"

"脾中积冷证"指脾受冷食、或伤冷乳、或伤冷硬食物积滞而引发的证候。临床常见脐上隐痛，纳少或食不消化，面黄或面部虚浮，舌淡或淡黯，苔白厚，脉沉滑等。

望目辨"脾中积冷证"常见眼象：

脾部位血脉淡蓝色、沉。按：白睛血脉淡蓝色主气滞、寒瘀轻证，可兼痛证，血脉沉主寒邪郁遏、罹病时间较长。总体表示气滞寒瘀、寒邪郁遏较久。综合辨析，此眼象见于脾部位，故主"脾中积冷证"。从这一眼象可见脾中积冷证兼有血瘀。

脾部位血脉淡蓝色、沉，胃部位血脉淡黯色、细、沉。按：白睛胃部位血脉淡黯色、细、沉主长时间胃气虚血瘀兼寒证。综合辨析，此眼象表示脾中积冷证常可导致胃气虚、血瘀。由此眼象尚可看出当脾寒之时，极易导致胃寒，这亦为脾胃相表里之说，从白睛眼象方面提供一个临床征象。

白睛脾部位血脉蓝色、细、沉、弯钩，胃部位血脉淡蓝色、细、沉。按：白睛脾部位血脉蓝色、细、沉主脾脏长期气滞寒瘀痛证，脾血脉弯钩主脾郁证。胃血脉淡蓝色、细、沉主胃寒瘀痛证。综合辨析，此眼象表示脾气抑郁、长期积寒，导致胃气虚寒、气滞寒瘀，从而形成脾中积冷证。从眼象可知，脾中积冷证可导致胃寒证。

白睛脾部位血脉淡青色、沉。按：白睛血脉淡青色主气滞寒瘀轻证，但重于血脉淡蓝色表示的气滞寒瘀轻证。

白睛脾部位血脉淡青色、细、沉。按：血脉细、沉主寒凝气滞较著。故综合辨析，此眼象表示脾中积冷证，但脾寒重于上述证候。

白睛底色淡黄色，脾部位血脉淡蓝色、沉，胃部位血脉淡黯色、细、沉、轻微迂曲。按：白睛底色淡黄色主气血虚弱、湿邪郁阻证，脾部位血脉淡蓝色、沉主脾气滞、寒瘀轻证、罹病时间较长，胃部位血脉淡黯色、细、沉主胃气虚寒瘀、罹病时间较长，血脉轻微迂曲主轻微痛证。综合辨析，此眼象表示脾中积冷证，已兼轻微胃痛。

白睛底色淡黄色，脾部位血脉淡蓝色、沉，胃部位血脉淡黯色、细、沉、迂曲。按：此证胃痛已经明显。

白睛底色淡黄色，脾部位血脉蓝色、沉、弯钩，胃部位血脉淡蓝色、细、沉。按：脾部位血脉蓝色主气滞寒证，可兼寒瘀痛证；血脉沉主寒凝气滞，弯钩主郁证。综合辨析，此眼象表示脾中积冷、脾气抑郁证。

白睛底色淡黄色；脾部位血脉青色、细、沉。按：白睛血脉青色主气滞寒瘀重证。综合辨析，此眼象表示脾中积冷、脾寒更重证。

白睛底色淡黄色；脾部位灰白色丘、青色雾漫，血脉青色、沉。按：白睛特脾部位灰白色丘主湿痰气郁轻证，青色雾漫主脾气虚气郁、内风寒证，血脉青色、沉主气滞寒瘀重证。综合辨析，此眼象表示脾中积冷，已兼脾风寒证。

白睛底色淡蓝色；脾部位灰白色丘、青色雾漫，血脉青色、细、沉；肝部位灰白色丘，血脉青蓝色、沉。按：白睛底色淡蓝色主寒实风邪轻证，可兼寒实疼痛证。脾部位血脉青色、细、沉主气滞寒瘀重证，时间较长。肝部位灰白色丘主湿痰气郁轻证，血脉青蓝色、沉主气滞寒证。综合辨析，此眼象表示脾中积冷证已影响肝，系脾脏寒湿积冷侮肝所致。此证重于上述证候。

十一、望目辨"脾毒痢证"

1.望目辨"脾毒痢寒证"

"脾毒痢寒证"指"脾毒热痢证"转为寒证，或感受寒湿病邪导致中毒而引发痢疾的证候。临床常见急剧恶寒，上腹部、脐周或右下腹部阵发绞痛，里急后重或腹泻脓血，脱水，面色苍白或青灰，甚则昏迷，舌紫黯、苔白，脉沉涩或沉细涩等。

望目辨"脾毒痢寒证"常见眼象：

白睛脾部位黯灰色斑，血脉黯蓝色、粗；大肠部位血脉紫蓝色，血脉末端连有蓝色月晕。按：白睛脾部位黯灰色斑主脾脏湿郁血瘀、瘀邪较重证，血脉黯蓝色、粗主脾脏寒实瘀痛、重证。大肠部位血脉紫蓝色主大肠严重寒瘀，血脉末端连接蓝色月晕主血瘀湿郁兼风、寒证。综合辨析，此眼象表明脾脏严重湿郁寒瘀，乘伐大肠，导致大肠严重湿郁寒瘀、疼痛、内风，而形成脾毒痢寒证。

瞳孔忽大忽小；白睛脾部位黯灰色斑，血脉黯蓝色、粗；大肠部位血脉紫蓝色、粗，血脉末端连有青色月晕。按：瞳孔忽大忽小、大小不等主元气与邪激烈交争。白睛脾部位血脉黯蓝色主寒实瘀痛证。大肠部位血脉紫蓝色主大肠严重寒瘀，白睛血脉末端连接青色月晕主气滞血瘀痛证。综合辨析，此眼象表明脾脏严重湿郁寒瘀，乘伐大肠，导致大肠严重湿郁寒瘀、疼痛，元气与病邪激烈交争而形成脾毒痢寒证。此证患者已出现脑水肿阵发加剧状态，此证重于上述证候。

瞳孔忽大忽小；白睛脾部位蓝色雾漫，血脉黯蓝色、粗；大肠部位血脉紫蓝色，血脉末端连有青色月晕。按：白睛脾部位特征蓝色雾漫主脾脏寒郁内风证。综合辨析，此眼象表明脾脏严重湿郁寒瘀、内风，乘伐大肠，导致大肠严重湿郁寒瘀、疼痛，元气与病邪激烈交争而形成脾毒痢寒证候。患者已出现痉厥、脑水肿阵发加剧状态，此证重于上述证候。

瞳孔忽大忽小；白睛脾部位黯蓝色雾漫，血脉黯蓝色、粗；大肠部位血脉紫蓝色，血脉末端连有青色月晕。按：白睛特征黯蓝色雾漫主寒郁内风重证。综合辨析，此眼象表明脾脏严重湿郁寒瘀、乘伐大肠，导致大肠严重湿郁寒瘀、湿郁、气滞疼痛，元气与病邪激烈交争，而形成脾毒痢寒证。患者已出现痉厥、脑水肿阵发加剧状态。此证重于上述证候。

瞳孔对光反应迟顿；白睛脾部位黯蓝色雾漫、黯灰色斑，血脉黯蓝色、粗；大肠部位血脉蓝黑色、粗，血脉末端连有青色月晕；心肾肝部位血脉蓝黑色、沉。按：瞳孔对光反射迟钝主邪气侵扰心肾肝脏气机，阴阳即将离绝证。心肾肝部位血脉蓝黑色、沉主心肾肝阴盛寒凝、血中阳气极少、寒郁血瘀，气血败绝，属气血凝涩寒实证。综合辨析，此眼象表明脾脏严重湿郁寒瘀，乘伐大肠，导致大肠严重湿郁寒瘀、湿郁、气滞疼痛，而形成脾毒痢寒证。患者已出现痉厥、脑水肿阵发加剧状态，这是由于气血败绝，阴阳即将离散病证。此证重于上述证候，病已濒危。

2.望目辨"脾毒痢热证"

"脾毒热痢证"指感受湿热病邪导致中毒而引发痢疾的证候，系湿热毒邪导致寒热夹杂里实证。临床常见急剧恶寒发热，恶心或呕吐，上腹部、脐周或右下腹部阵发绞痛，里急后重或腹泻脓血，脱水，面色苍白或青灰，甚则昏迷，舌黯红或紫，脉沉细等。

望目辨"脾毒热痢证"常见眼象：白睛脾部位黄点斑，血脉紫色、粗、进入大肠部位；大肠部位血脉紫色，血脉末端连有紫灰色月晕。按：白睛脾部位特征黄点斑主脾脏湿郁化热、气结，白睛血脉紫色、粗主脾热盛，血脉进入大肠部位表示脾病影响大肠。大肠部位血脉末端连有紫灰色月晕主大肠热盛血瘀湿郁兼风，此属大肠热毒来源于脾。综合辨析，此眼象表明热盛血瘀、湿郁兼风，可称为"脾毒热痢证"。

十二、望目辨"肝脾血瘀证"

"肝脾血瘀证"指肝脏和脾脏均出现血瘀而形成的证候，此证候多属阴证。临床可见右胁下肿块，甚则左胁亦可扪及肿块、质地坚硬、按之不移；胁腹痞胀，腹壁青色血脉明显，甚则可显现蜘蛛痣，面色黯黄等阴黄表现；亦可见肠鸣，形体消瘦，乏力神疲，舌黯，苔白，脉弦涩等。西医学诊断的肝硬变、门脉高压、累及脾肿大，肝癌、醛固酮增多症、慢性肠炎等，均可见此类眼象。

望目辨"肝脾血瘀证"常见眼象：

白睛底色黯黄色，肝脾部位血脉黯色。按：白睛底色黯黄色主湿郁寒瘀，肝脾部位血脉黯色主血瘀。综合辨析，属肝脾血瘀证。

白睛底色黯黄色，肝脾部位血脉黯色、细、浮。按：此处白睛血脉黯色、细、浮主严重瘀血里实证。综合辨析，属肝脾血瘀证。此证血瘀重于上述证候。

白睛底色黯黄色，肝脾部位血脉黯色、粗、浮。按：白睛肝脾部位血脉黯色、粗、浮主瘀血里实，病势亢盛、病情严重，发病时间较长形成的证候。此证血瘀重于上述证候，病程较长。

白睛底色黯黄色，肝脾部位血脉黯蓝色。按：白睛血脉黯蓝色主寒实瘀痛证。本眼象表示寒瘀重于上述证候。

白睛底色黯黄色，肝脾部位血脉黯蓝色、细、浮。按：白睛血脉黯蓝色主寒实瘀痛证，血脉黯蓝色、细、浮主严重瘀血里寒实证。综合辨析，此证血瘀较上述证候更重。

白睛肝部位底色黯紫色、黯红色水肿；肝脾部位黯黄色斑，血脉黯紫色、细、沉；脾部位底色黯紫色、黯红色水肿，血脉黯紫色、细、沉。按：白睛肝部位底色黯紫色主严重血瘀证，黯红色水肿表示湿阻蕴热血瘀证候，黯黄色斑表示血瘀、湿邪郁热证，血脉黯紫色表示血瘀已经由热转寒证，血脉黯色、细、沉表示寒实证。综合辨析，此眼象表示肝脾血瘀证，病情较严重，发病时间较长（图5-1-3-26，蓝某，女，44岁，2013-1-8）。

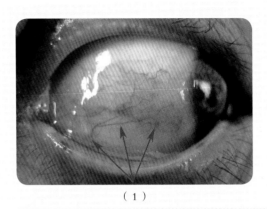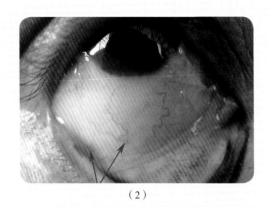

（1） （2）

图 5-1-3-26 肝脾血瘀证常见眼象

十三、望目辨"肝脾湿热证"

"肝脾湿热证"指湿热病邪阻滞肝脏气机使肝失疏泄，并进而阻滞脾脏气机，使脾失健运而形成的证候；或肝脏湿邪郁积导致脾脏湿郁，肝脾湿邪郁积日久化热而形成的证候。临床常见白睛和皮肤黄染，胁胀或胀痛，中上腹痞胀，恶心，大便不爽或呈白色，舌红，苔白厚或黄厚，脉滑数或弦数等。

望目辨"肝脾湿热证"常见眼象：

白睛底色金黄色，肝脾部位血脉红黯色。按：白睛金黄色主湿热郁阻肝胆重证，白睛血脉红黯色主瘀血实热证。综合辨析，此眼象表示肝脾湿热证，此系肝脾湿热常见眼象（图5-1-3-27，李某，男，67岁，2013-1-29）。

白睛底色金黄色，肝脾部位血脉红黯色、细、沉，肝部位黄色斑。按：白睛特征黄色斑主湿邪郁热证。综合辨析，此眼象表示肝脾湿热证，此证肝脏湿热较著。

白睛底色金黄色，肝脾部位血脉红黯色、细、沉，脾部位黄色斑。按：此证脾脏湿热较著。

白睛底色金黄色，肝脾部位血脉红黯色、细、沉，肝脾部位黄色斑。按：此证肝脾湿热均著。

白睛底色金黄色，肝脾部位血脉红黯色、细、沉，肝脾部位黄色丘。按：白睛特征黄色丘主痰浊郁热证。综合辨析，此眼象表示肝脾湿热重于上述证候。

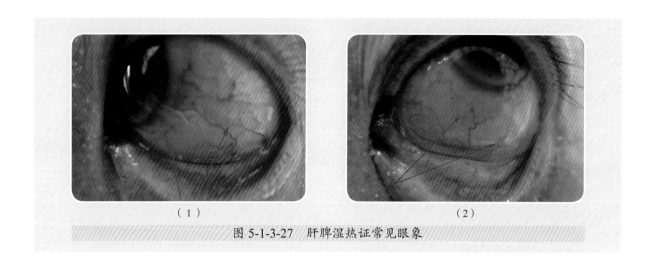

（1）　　　　　　　　　　　　　　　　　（2）

图 5-1-3-27　肝脾湿热证常见眼象

十四、望目辨"肝脾湿热气结证"

"肝脾湿热气结证"指由于肝脾湿热引发气机结滞的证候。临床常见胁胀或胀痛或阵发绞痛，中上腹痞胀、恶心，大便不爽或呈白色，可见白睛黄染或皮肤黄染，舌红，苔黄或黄厚，脉滑数或沉涩等。

望目辨"肝脾湿热气结证"常见眼象：

白睛肝部位血脉红色、沉、结花，淡红色水肿；脾部位红色血脉末端黯色点。按：白睛肝部位血脉红色、沉、结花主肝气机郁滞，病势缠绵，反复曲折，瘀血实热证。白睛肝部位淡红色水肿兼岗表示肝脏湿阻蕴热、血瘀痰热气结实证。若白睛肝部位淡红色水肿兼岗，表示肝脏湿阻蕴热、血瘀痰热气结较轻的实证。白睛脾部位红色血脉末端黯色点主脾热、气滞血瘀，而以血瘀为主的证候。综合辨析，此眼象表示肝脾湿热气结证。

白睛底色金黄色，肝脾部位血脉红黯色、细、沉；肝部位黄点斑。按：白睛金黄色主湿热郁阻肝胆重证，白睛血脉红黯色、细、沉主瘀血实热证，病势较重，病程较长，黄点斑主湿郁化热、气结证。综合辨析，此眼象表示肝脾湿热气结证。

白睛底色金黄色，肝脾部位血脉红黯色、细、沉，脾脏部位黄点斑。按：脾部位黄点斑表示脾脏湿郁化热、气结证。综合辨析，此眼象表示肝脾湿热气结证，而脾脏湿郁化热、气结较著。

白睛底色金黄色，肝脾部位血脉红黯色、细、沉，肝脾部位黄点斑。按：综合辨析，此眼象表示肝脾湿热气结证，而肝脾湿热、气结均著。

白睛底色金黄色；脾部位灰褐色斑，血脉红黯色、粗、沉、边界模糊；肝部位黄点斑。按：白睛特征灰褐色斑主湿邪郁热证，白睛黄点斑主湿郁化热、气结证。本眼象表示脾脏湿热重于上述证候，而肝脏已出现明显湿郁化热、气结证，总体构成"肝脾湿热气结证"。此证多见于较严重的肝脏病变。若黄点斑出现于胆部位，则表示构成"胆脾湿热气结证"，此证多见于较严重的胆囊病变，如西医学诊断的胆囊炎、胆结石或胆结石并发感染等。

白睛底色金黄色；脾部位无色浮壅、灰褐色斑，血脉红黯色、粗、沉、边界模糊；肝部位黄点斑。按：白睛脾部位无色浮壅主脾脏湿邪郁阻证，白睛肝部位黄点斑主肝脏湿郁化热、气结证。综合辨析，本眼象表示肝脾湿热气结证，脾脏湿邪重于上述证候，已经出现水肿。

十五、望目辨"肝郁脾湿证"

"肝郁脾湿证"指肝脏气机郁遏，失于疏泄，阻滞脾脏气机，使脾失健运、湿邪停留或脾脏湿郁而形成的证候。临床常见胁胀或胀痛、中上腹痞胀，恶心，烦躁易怒，乏力，困倦，面色黯黄或萎黄，白睛或皮肤黄染，大便溏而不爽，尿少，舌苔厚腻或黄腻，脉弦或弦细等。此证与上证比较，热象不明显，但寒象亦不甚明显，可见于多种普通常见消化系统疾病，也可见于甲型、乙型、丙型肝炎、肝囊肿及肝纤维化、肝硬变、肝癌等。

望目辨"肝郁脾湿证"常见眼象：

白睛肝部位血脉红黯色、细、弯钩（弯钩向下），进入脾部位；脾部位淡红色水肿，血脉淡色、细。按：白睛肝脏部位血脉红黯色主肝血郁实热证，弯钩主肝郁，弯钩进入脾部位（弯钩向下）表示肝郁影响脾脏（肝乘脾）。白睛脾部位淡红色水肿主脾脏湿阻蕴热较轻证候，血脉淡色、细主脾气虚湿郁证。综合辨析，此眼象表示肝郁乘脾，形成肝郁脾湿证（图 5-1-3-28，王某，女，39 岁，2012-2-7）。

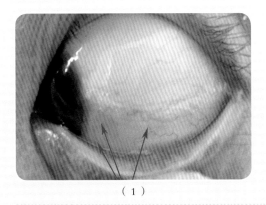
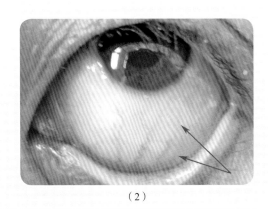

（1）　　　　　　　　　　　　　　（2）

图 5-1-3-28　肝郁脾湿证常见眼象

白睛肝部位血脉红黯色、弯钩（弯钩向下），进入脾部位；脾部位灰白色斑，血脉淡色、沉。按：白睛脾部位灰白色斑主脾脏湿阻气机，血脉沉表示湿邪郁遏较重。综合辨析，此眼象表示肝郁乘脾，形成肝郁脾湿证。

白睛肝部位血脉红黯色、弯钩（弯钩向下），进入脾部位；脾部位灰色斑，血脉淡色、细、沉。按：白睛脾部位灰色斑主脾脏湿阻气机证，血脉淡色、细、沉主脾气虚。综合辨析，此眼象表示肝郁乘脾，脾气虚、湿阻气机，而形成肝郁脾湿证。此证脾湿较著。

白睛底色淡黄色；肝部位血脉红黯色、弯钩（弯钩向下），进入脾部位；脾部位血脉淡色、细、沉。按：此眼象中，白睛淡黄色主气虚、湿邪郁阻证。综合辨析，此眼象表示肝郁乘脾，脾气虚、湿阻气机，而形成肝郁脾湿证。

白睛底色淡黄色；肝部位血脉红黯色、弯钩（弯钩向下），进入脾部位；脾部位血脉淡色、细、沉、边界模糊。按：白睛脾部位血脉细、沉，血脉边界不清晰主里湿证。综合辨析，此眼象表示肝郁乘脾，脾气虚，湿阻气机，而形成肝郁脾湿证。此证脾湿重于上述证候。

十六、望目辨"脾热侮肝证"

"脾热侮肝证"指热邪侵扰脾脏，导致脾热影响肝脏功能而引发的证候。临床常见发热恶心、多涎，胁痛，身体沉重，头重或头重如裹，腹泻，面黄，甚则肢肿、腹水，舌红，苔黄或黄厚，脉滑或滑数等。此证可见于西医学诊断的各型肝炎、胆囊炎的急性期。

望目辨"脾热侮肝证"常见眼象：

白睛脾部位血脉红黯色、粗，进入肝部位；肝部位血脉淡色。按：白睛脾部位血脉红黯色主脾血郁热证；血脉粗主瘀血里实，病势亢盛，病情较重，大多发病时间较长。脾部位血脉进入肝部位表示脾病影响及肝，肝部位血脉淡色主肝气虚证。综合辨析，诊为脾热侮肝证（图5-1-3-29，李某，男，28岁，2010-12-17）。

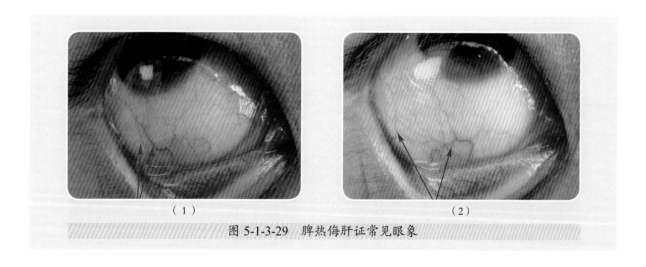

（1）　　　　　　　　　　　　　　　　（2）

图 5-1-3-29　脾热侮肝证常见眼象

白睛脾肝部位底色黄色；脾部位血脉红黯色、粗，进入肝部位；肝部位血脉红黯色。按：白睛脾肝部位黄色主湿邪郁热证，血脉红黯色主血郁热证；血脉粗主瘀血里实，病势亢盛，病情较重，大多发病时间较长。脾部位血脉进入肝部位表示脾病影响及肝。综合辨析，表明湿邪郁热、脾热侮肝，故诊为脾热侮肝证。此证脾肝湿邪郁热尤著。

白睛脾肝部位底色黄色；脾部位血脉红黯色、粗，进入肝部位并交叉于肝部位血脉之上；肝部位血脉红黯色。按：此眼象明显表示脾湿热影响及肝，形成脾热侮肝证。

白睛脾肝部位底色黄色；脾部位血脉黯红色、粗，进入肝部位并交叉于肝部位血脉之上；肝部位血脉红黯色。按：白睛血脉黯红色主血瘀实热证。此眼象表示脾脏瘀热，而瘀甚于热证。

白睛脾肝部位底色金黄色；脾部位血脉黯红色、粗，进入肝部位并交叉于肝部位血脉之上；肝部位血脉红黯色。按：白睛金黄色主湿热郁阻肝胆重证。综合辨析，此眼象表示脾热侮肝，瘀热并重，而热甚于瘀证。

此外，若在上述眼象特征中见到肝部位血脉弯钩，则表示脾热侮肝、肝郁证。

十七、望目辨"肝脾气滞血瘀证"

"肝脾气滞血瘀证"指肝脏和脾脏气机滞涩日久，导致肝脾血瘀的证候。若由此产生大而十分坚硬的有形癥积肿块，也有称之为"脾疳积证"者。临床常见两胁胀痛及刺痛，胁腹痞胀，腹壁青色血脉明显，甚则可显现蜘蛛痣；右胁下肿块，甚则左胁亦可扪及肿块，质地坚硬，按之不移而痛；面色黧黄，形体消瘦，乏力神疲，舌黯，苔白厚，脉沉弦或伏滑等。

望目辨"肝脾气滞血瘀证"常见眼象：

白睛底色黧黄色，肝脾部位黯色斑，血脉淡青色。按：白睛底色黧黄色主湿郁寒瘀证，系寒湿郁阻兼瘀所致。肝脾部位黯色斑主肝脾血瘀，出现于肝脾部位的黯色斑可为斑片状，可为长片形，可为弧形，其中斑片表示血瘀尚轻浅，长片形黯色斑表示时间已长，弧形黯色斑则表示已牵及其他脏腑。白睛血脉淡青色主气滞血瘀轻证，尚可兼痛证，或兼寒证。综合辨析，可诊为肝脾气滞血瘀证。"阴黄"常见此种眼象。

白睛底色黧黄色，肝部位黯色弧形斑、青色岗，血脉淡青色；脾部位黯色弧形斑，血脉淡黯色、细、浮。按：白睛特征青色岗主痰瘀寒郁，痰、气、瘀血寒结所致。综合辨析，诊为肝脾气滞血瘀证。此证重于上述证候。

白睛底色黧黄色；肝部位黯色弧形斑、青黑色岗，血脉青色；脾部位黯色弧形斑、青色实体结，血脉淡黯色、粗、浮。按：白睛特征青黑色岗主严重痰瘀寒郁证，青色实体结主寒湿郁结证，血脉青色主气滞寒瘀重证。综合辨析，此眼象表示肝病严重，影响及脾，形成肝脾气滞血瘀证。此证重于上述证候。

白睛底色黧黄色；肝部位黯色弧形斑、青黑色岗，血脉青色；脾部位黯色弧形斑、青色实体结，血脉黯色、粗、浮。按：白睛血脉黯色主瘀血，比淡黯色者严重。综合辨析，此眼象表示肝脾气滞血瘀证，脾脏血瘀重于上述证候。

白睛底色黧黄色；肝部位黯色弧形斑、青黑色岗，血脉青色；脾部位黯色弧形斑、青色实体结，血脉淡青色、粗、浮。按：白睛脾部位血脉青色主气滞血瘀，淡青色表示气滞血瘀较轻，可兼寒痛证。白睛血脉粗、浮主瘀血，病势亢盛，病情较重，大多发病时间较长。综合辨析，此眼象表示肝脾气滞血瘀证，寒瘀重于上述证候。

白睛底色黧黄色；肝部位黯色弧形斑、青黑色岗，血脉青色；脾部位黯色弧形斑、青色实体结，血脉青色、粗、浮。按：此眼象白睛血脉青色，表示气滞寒瘀重于上述证候。

白睛底色黧黄色；肝部位黯色弧形斑、青黑色岗，血脉蓝黑色；脾部位黯色弧形斑、青色实体结，血脉青色、粗、浮。按：肝部位白睛血脉蓝黑色主寒郁血瘀、气血败绝证，此眼象表示肝脏寒实瘀痛严重。综合辨析，此证肝脾气滞血瘀严重，阴盛寒凝，血中阳气极少，阴阳即将离散。

十八、望目辨"肝脾气滞、血瘀积饮证"

"肝脾气滞、血瘀积饮证"指在肝脾气滞血瘀证的基础上出现饮邪积聚的证候。临床除见到肝脾气滞血瘀证所见表现之外，尚可见到腹大、腹壁青筋暴起、振水音及移动性浊音，尿少，舌黯胖，苔白厚，脉沉弦或伏滑等。西医学诊断之各型肝炎导致的各种原发病（如乙型肝炎、甲型肝炎、丙型肝炎、脂肪性肝炎、酒精性肝炎等）形成的肝硬变，以及心源性肝硬变、原发性肝癌及其他脏腑组织癌瘤转移而导致的各种肝硬变腹水均可见到此证候。

望目辨"肝脾气滞、血瘀积饮证"常见眼象：

白睛肝部位淡红色水肿、灰色岗，血脉红黯色、弯钩；脾部位淡红色水肿，血脉淡红黯色、细、沉。按：白睛肝脾部位淡红色水肿主肝脾湿阻蕴热证候，但尚轻微。肝部位灰色岗主肝脏痰气郁结证。血脉红黯色主肝郁血瘀实热证。脾部位血脉淡红黯色、细、沉主脾血瘀实热较轻证候。综合辨析，此眼象表示肝脾气滞、血瘀积饮证候，但总体上看，证候尚轻（图5-1-3-30，郑某，男，34岁，2012-7-16）。

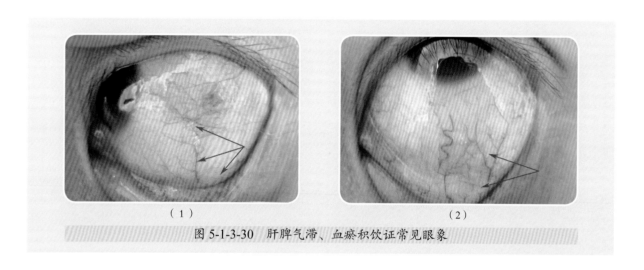

（1）　　　　　　　　　　　　　　　（2）

图 5-1-3-30　肝脾气滞、血瘀积饮证常见眼象

白睛底色黯黄色；肝部位黯色弧形斑、青色岗、灰色泡，血脉淡青色、边界模糊；脾部位黯色弧形斑，血脉淡黯色、细、浮，边界模糊。按：此眼象肝部位黯色弧形斑表示瘀血已牵及脾脏，肝部位青色岗主痰、气、瘀血寒结，灰色泡主气虚寒饮，血脉淡青色表示气滞血瘀，可兼寒痛证，血脉边界模糊表示湿重。脾脏眼象表示气虚血瘀兼湿。综合辨析，此证肝脾气滞、血瘀积饮严重。

白睛底色黯黄色；肝部位黯色弧形斑、青黑色岗、灰色泡，血脉青色、边界模糊；脾部位黯色弧形斑、青色实体结，血脉淡黯色、粗、浮，边界模糊。按：白睛特征青黑色岗主严重痰瘀寒郁证，血脉青色表示气滞寒瘀证，可兼寒痛证。血脉边界模糊表示湿重。综合辨析，此眼象表示肝脾气滞、血瘀积饮证，而瘀血重于上述证候。

白睛底色黯黄色；肝部位黯色弧形斑、青黑色岗、灰色泡，血脉青色、边界模糊；脾部位黯色弧形斑、青色实体结，血脉黯色、粗、浮，边界模糊。按：白睛血脉黯色主瘀血证，属瘀血实，重于血脉淡黯色表示的气虚寒瘀证。综合辨析，此眼象表示肝脾气滞、血瘀积饮证。此证瘀血重于上述证候。

白睛底色黯黄色；肝部位黯色弧形斑、青黑色岗、灰色泡，血脉青色、边界模糊；脾部位黯色弧形斑、青色实体结，血脉淡青色、粗、浮，边界模糊。按：白睛脾部位血脉淡青色主气滞寒瘀证。综合辨析，此眼象表示脾寒重于上述证候。

白睛底色黯黄色；肝部位黯色弧形斑、青黑色岗、灰色泡，血脉青色、边界模糊；脾部位黯色弧形斑、青色实体结，血脉青色、粗、浮、边界模糊。按：白睛脾部位血脉青色主气滞寒瘀重证。综合辨析，此眼象表示脾寒重于上述证候。

白睛底色黯黄色；肝部位黯色弧形斑、青黑色岗、灰色泡，血脉蓝黑色、边界模糊；脾部位黯色弧形斑、青色实体结，血脉青色、粗、浮、边界模糊。按：白睛肝部位血脉蓝黑色主寒郁血瘀、气血败绝证。综合辨析，此眼象表示肝脾气滞、血瘀积饮证，此证系寒实瘀痛、气血凝涩寒实危重证。

十九、望目辨"肝郁、肝脾寒证"

"肝郁、肝脾寒证"指肝气抑郁，肝脾受寒导致的证候。临床常见情志不舒，胁肋闷胀或刺痛，腹胀，纳少或食不消化，面黄或淡黯黄色，或面部虚浮，舌黯，苔白厚，脉沉弦等。

望目辨"肝郁、肝脾寒证"常见眼象：

肝部位血脉淡蓝色、弯钩，脾部位血脉淡蓝色、细。按：白睛肝部位血脉淡蓝色主肝气滞、血瘀轻证，可兼轻微寒证或痛证；白睛血脉淡蓝色弯钩主寒郁。脾部位血脉淡蓝色、细主里寒血瘀兼轻微痛证。综合辨析，此眼象表示"肝郁、肝脾寒证"。

肝部位血脉淡蓝色、弯钩，脾部位血脉淡蓝色、细、沉。按：此处白睛血脉"沉细"表示里寒实证重于上述证候。综合辨析，此眼象表示"肝郁、肝脾寒证"，而脾寒重于上述证候。

肝部位血脉淡青色、弯钩，脾部位血脉淡青色、细。按：白睛肝部位血脉淡青色主肝气滞寒瘀证，可兼痛证；血脉淡青色弯钩主肝脏寒郁证。脾部位血脉淡青色主里寒血瘀兼轻微痛证。综合辨析，此眼象表示"肝郁、肝脾寒证"，而"寒"重于上述证候。

肝部位血脉淡青色、弯钩，脾部位血脉淡青色、细、沉。按：此眼象脾部位血脉淡青色、细、沉表示脾寒血瘀重于上述证候。

二十、望目辨"心脾积热证"

"心脾积热证"指热邪壅滞积聚于心脏与脾脏的证候。临床常见烦躁不安，口舌肌肤易生疮疖，口渴或口渴引饮，大便干结，小儿则易啼哭叫闹，面赤唇红、或吐弄嗜唇，舌红，苔白厚或黄，脉滑或滑数等。多见于西医学诊断的各类"炎症"如胰腺炎、外周循环系统发生的静脉炎及相应脏腑的结石、糖尿病、心脏病、焦虑状态、精神分裂症等。

望目辨"心脾积热证"常见眼象：

白睛心脾部位黄点斑，血脉红黯色、粗。按：白睛特征黄点斑主湿郁化热、气结证，血脉红黯色、粗表示实热亢盛。此眼象出现于心脾部位，表明心脾积热证。

白睛心脾部位黄点斑，血脉红黯色、粗、浮。按：白睛血脉红黯色、粗表示实热亢盛，血脉有根而浮主里实证，心脾部位黄点斑主湿郁化热、气结证。综合辨析，此眼象表示心脾积热证，而实热亢盛重于上述证候。

白睛心部位底色红黯色、黄褐色丘，血脉红黯色；脾部位底色红黯色、黄点斑，血脉红黯色、沉。按：白睛心脾部位底色红黯色主心实热兼血瘀证，血脉红黯色表示血瘀实热证，心部位黄褐色丘主心脏痰热郁结重证。脾部位黄点斑主湿郁化热、气结证。综合辨析，此眼象表示心脾积热证，而实热亢盛重于上述证候（图5-1-3-31，段某，男，47岁，2012-9-7）。

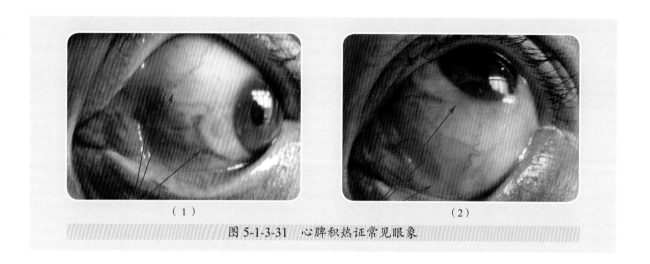

（1）　　　　　　　　　　　　　　　　　（2）
图5-1-3-31　心脾积热证常见眼象

白睛心脾部位黄点斑，血脉紫色、粗。按：白睛血脉紫色主热盛证候，粗表示热盛兼瘀。综合辨析，此眼象表明心脾积热重于上述证候。

白睛心脾部位黄点斑，血脉紫色、粗、浮。按：综合辨析，此眼象表明心脾积热重于上述证候。

白睛心脾部位黄条斑，血脉紫色、粗。按：白睛特征黄条斑主"湿""气"阻滞、郁热较重。综合辨析，此眼象表明心脾积热重于上述证候。

二十一、望目辨"心脾中暑证"

"中暑"指感受过高温热、过高热湿或暑邪，导致心气闭郁、心窍闭阻而引发的一种急性疾病。"心脾中暑证"指"中暑"疾病之中的暑邪伤及心脾的证候。细分之，"心脾中暑证"尚可有"心脾中暑热证"和"心脾中暑湿证"之别。

1. 望目辨"心脾中暑热证"

"心脾中暑热证"指心脾中暑引发的热证。临床常见突然昏闷倒地，不醒人事，身发高热，或见高热，烦躁，不语，牙关紧咬，齿干，口渴，气喘，胸闷，双目无神，瞳孔或缩小、或散大，甚则昏厥，舌红、苔白厚，脉细数或沉数等。

望目辨"心脾中暑热证"常见眼象：

白睛干燥，心脾部位血脉鲜红色，心部位血脉进入肺部位，脾部位血脉进入肝部位。按：心脾部位血脉鲜红色、白睛干燥主高热灼阴。心部位血脉进入肺部位，表示心热影响肺。脾部位血脉进入肝部位，表示脾热影响肝。综合辨析，此眼象表明心脾高热已灼伤阴液，并影响肺肝。此证系心脾中暑热证初期。

白睛干燥，心脾部位血脉鲜红色、细、沉，心部位血脉进入肺部位，脾部位血脉进入肝部位。按：此处白睛血脉鲜红色、细、沉主心脾高热闭郁。综合辨析，此眼象表示心热影响肺，脾热影响肝，从而导致心脾高热灼伤阴液，心肺与脾肺气机闭郁。

白睛干燥，心脾部位血脉鲜红色、细、浮，心部位血脉进入肺部位，脾部位血脉进入肝部位。按：此处白睛血脉鲜红色、浮主里热证。综合辨析，本眼象表示心脾中暑热证重于上述证候。

白睛干燥，心脾部位血脉鲜红色、粗、浮，心部位血脉进入肺部位，脾部位血脉进入肝部位。按：此处白睛血脉粗主瘀血，病势亢盛，病情严重。综合辨析，本眼象表示心脾中暑热证，此证瘀血明显。

白睛干燥，心脾部位血脉红黯色，心部位血脉进入肺部位，脾部位血脉进入肝部位。按：白睛血脉红黯色主血瘀实热证。综合辨析，本眼象表示心脾中暑热证，此证热瘀明显。

白睛干燥，心脾部位血脉红黯色、细、沉，心部位血脉进入肺部位，脾部位血脉进入肝部位。按：此处白睛血脉红黯色、细、沉主心脾高热闭郁血瘀。综合辨析，此证热瘀闭郁气机重于上述证候。

白睛干燥，心脾部位血脉红黯色、细、浮，心部位血脉近入肺部位，脾部位血脉近入肝部位。按：此血脉红黯色、浮表示热瘀重，血脉细表示热瘀严重闭郁心脾血脉，并已导致心肺与脾肺气机闭郁。综合辨析，本眼象表示心脾中暑热证。

白睛干燥，心脾部位血脉红黯色、粗、浮，心部位血脉进入肺部位，脾部位血脉进入肝部位。按：此处白睛血脉粗主瘀血，病势亢盛，病情严重。综合辨析，本眼象表示心脾中暑热证，而高热瘀血尤著。

白睛干燥，心脾部位血脉绛色，心部位血脉进入肺部位，脾部位血脉进入肝部位。按：白睛血脉绛色主里热盛实证，以热为主，其中必兼血瘀。综合辨析，本眼象表示心脾中暑热证，此证热势尤高。

白睛干燥，心脾部位血脉绛色、细、沉，心部位血脉进入肺部位，脾部位血脉进入肝部位。按：此处白睛血脉绛色、细、沉主心脾高热闭郁血瘀。综合辨析，本眼象表示心脾中暑热证，高热瘀血严重闭郁气机。

白睛干燥，心脾部位血脉绛色、细、浮，心部位血脉进入肺部位，脾部位血脉进入肝部位。按：白睛血脉绛色、细、浮主里实热证。综合辨析，本眼象表示心脾中暑热证，此证重于上述证候。

2. 望目辨"心脾中暑湿证"

"心脾中暑湿证"指由于心脾中暑而引发的以湿为主的证候。临床常见恶寒、肢冷，胸闷、不语，呕吐与腹泻交作，口渴，气喘，头昏、双目无神，瞳孔或缩小、或散大，甚则昏厥，舌红、苔厚或厚腻，脉数或滑数等。

望目辨"心脾中暑湿证"常见眼象：

白睛汪泪；心脾部位血脉鲜红色，进入肠胃部位。按：一般病证中，白睛汪泪、底色不变主外感风寒表证，而当白睛汪泪、心脾部位血脉鲜红色时，表示心脾高热湿郁证。心脾部位血脉进入肠胃部位，表示心脾高热湿郁影响肠胃。综合辨析，此眼象表示心脾高热湿郁影响肠胃证。

白睛汪泪；心脾部位血脉鲜红色、细、沉，边界欠清晰，进入肠胃部位；肠胃部位血脉粗。按：白睛血脉沉、边界不清晰多主里湿证，但当白睛汪泪、心脾部位血脉鲜红色、细、沉时，表示心脾高热湿郁证，而且湿郁较重。心脾部位血脉进入肠胃部位，表示心脾高热湿郁影响肠胃。综合辨析，此眼象表示心脾中暑湿证。

白睛汪泪；心脾部位血脉鲜红色、细、浮，边界欠清晰，进入肠胃部位；肠胃部位血脉红黯色。按：心脾部位血脉鲜红色、细、浮、边界欠清晰表示心脾高热兼气虚、湿阻证。心脾部位血脉进入肠胃部位，表示心脾高热、气虚湿郁影响肠胃。综合辨析，此眼象表示心脾中暑、湿证，而气虚夹湿较重。

白睛汪泪；心脾部位血脉鲜红色、粗、浮，边界欠清晰，进入肠胃部位；肠胃部位血脉红黯色。按：血脉鲜红色、粗、浮表示高热兼气虚血瘀证。心脾部位血脉鲜红色、粗、浮、边界欠清晰表示心脾高热、气虚血瘀、湿阻证。心脾部位血脉进入肠胃部位，表示心脾高热、气虚湿郁影响肠胃。综合辨析，此眼象表示心脾中暑湿证，而气虚血瘀重于上述证候。

白睛汪泪；心脾部位血脉红黯色、粗、浮，边界欠清晰，进入肠胃部位；肠胃部位血脉红黯色、粗、浮。按：白睛血脉红黯色主血瘀实热证。综合辨析，此眼象表示心脾中暑、湿证，而血瘀重于上述证候。

白睛汪泪；心脾部位血脉红黯色、细、沉、进入肠胃部位；肠胃部位血脉红黯色、粗、浮。按：此处，白睛血脉红黯色、细、沉主瘀血实热证，病势重，而当白睛汪泪、心脾部位血脉红黯色、细、沉时，表示心脾高热湿郁，病势严重证候。心脾部位血脉进入肠胃部位，表示心脾高热、气虚湿郁严重影响肠胃。综合辨析，此眼象表示心脾中暑、高热湿郁、气虚血瘀重于上述证候。此证热瘀严重闭郁血脉。

白睛汪泪；心脾部位血脉红黯色、粗、浮、进入肠胃部位；肠胃部位血脉红黯色、粗、浮。按：血脉红黯色、粗、浮表示高热兼气虚血瘀证。综合辨析，此眼象表示心脾中暑、湿证，而此证气虚瘀血重于上述证候。

白睛汪泪；心脾部位血脉红黯色、细、沉，边界欠清晰，进入肠胃部位；肠胃部位血脉红黯色、粗、浮。按：白睛汪泪，心脾部位血脉红黯色、细、沉表示心脾高热湿郁，病势严重证候。心脾部位血脉边界欠清晰表示心脾严重湿郁。心脾部位血脉进入肠胃部位，表示心脾高热、严重湿郁影响肠胃。综合辨析，此眼象表示心脾中暑、湿郁、热瘀严重闭郁血脉。

白睛汪泪；心脾部位血脉红黯色、细、浮，边界欠清晰，进入肠胃部位；肠胃部位血脉粗、浮。按：心脾部位血脉红黯色、细、浮、边界欠清晰表示心脾高热兼气虚湿阻证。心脾部位血脉进入肠胃部位，表示心脾高热，严重湿郁影响肠胃。综合辨析，此眼象表示心脾中暑、湿证，而气虚、湿郁明显。

白睛汪泪；心脾部位血脉红黯色、粗、浮，边界欠清晰，进入肠胃部位；肠胃部位血脉粗、浮。按：白睛汪泪，心脾部位血脉红黯色、粗、浮、边界欠清晰表示的心脾高热气虚血瘀、湿阻证重于心脾部位血脉红黯色、细、浮、边界欠清晰表示的心脾高热兼气虚、湿阻证，即此证瘀血重于上述证候。

白睛汪泪；心脾部位血脉绛色、细、沉，边界欠清晰，进入肠胃部位；肠胃部位血脉粗、浮。按：白睛血脉绛色主里热盛实证、而热瘀尤著。综合辨析，此眼象表示心脾中暑、湿证，而心脾高热重于上述证候。

白睛汪泪；心脾部位血脉绛色、细、浮，边界欠清晰，进入肠胃部位；肠胃部位血脉粗。按：心脾部位血脉绛色、细、浮、边界欠清晰表示心脾高热兼气虚、湿阻证，而气虚重于上述证候。

白睛汪泪；心脾部位血脉绛色、粗、浮，边界欠清晰，进入肠胃部位；肠胃部位血脉粗、浮。按：心脾部位血脉绛色、粗、浮、边界欠清晰表示心脾高热气虚血瘀、湿阻重证。综合辨析，此眼象表示心脾中暑、湿证，而心脾高热气虚血瘀重于上述证候。

"暑"邪为患时，白睛血脉多在呈现上述特征基础上，开始时细，以后渐渐变粗；或开始时沉，以后逐渐转浮。当病证与病势严重时，瞳孔或缩小、或散大，或对光反应迟钝。并且，在白睛心部位，或肝、肺、胃、脑部位可以呈现鲜红色斑（主暑热实证）、红黯色斑（主暑热兼瘀证）、黯红色斑（主暑热兼瘀重证）、大红色雾漫（主暑热盛动风证）、绛色雾漫（主暑热盛、动风重证）、紫色雾漫（主暑热盛、风邪兼瘀重证）等。

第三节　望目辨脾虚实夹杂证

一、望目辨"脾虚湿困证"

"脾虚湿困证"指脾脏气虚，不能有效运化水湿，导致内生之湿邪困阻，引发水湿停滞的证候。本证候以运化不力之后导致水湿停滞为主，而"脾失健运证"以运化功能不足为主，二者存在明显不同的侧重方面。"脾虚湿困证"临床常见纳呆，脘腹胀闷，肠鸣、便溏、恶心、口黏、口干而不渴，或渴喜热饮，身体疲乏、困倦、沉重，甚则轻微浮肿，舌淡胖、苔白厚，脉沉滑或沉细滑等。

望目辨"脾虚湿困证"常见眼象：

白睛脾部位穹隆部无色水肿、脾部位黯色斑、灰色泡，血脉淡色、根虚。按：白睛脾部位穹隆部无色水肿主脾气滞水湿郁积、水肿证，脾部位黯色斑主脾血瘀证，灰色泡主脾湿郁、气虚寒饮证，血脉淡色、根虚表示脾气虚证。综合辨析，可诊断为"脾虚湿困证"（图5-1-3 32，周某，男，25岁，2011-11-28）。

目裹壅肿；白睛无色浮壅；心脾部位血脉淡黯色、沉、根虚。按：目裹壅肿主心脾气虚、水湿失运，白睛脾部位血脉淡黯色、沉、根虚主脾气虚、湿困。综合辨析，此证脾虚湿困证重于上述证候。

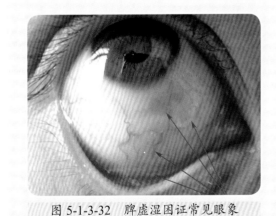

图5-1-3-32　脾虚湿困证常见眼象

目裹壅肿（或称胞睑浮肿）；白睛无色浮壅；心脾部位血脉淡黯色、细、沉、根虚。按：心脾部位血脉淡黯色、细、沉、根虚主心脾虚寒较重证。综合辨析，此证脾虚湿困重于上述证候。

目裹浮肿（或称胞肿如球）；白睛无色浮壅；脾肺部位血脉淡黯色、无根。按：目裹浮肿主湿邪闭郁肺脾，水湿失运，白睛无色浮壅主湿邪郁阻，脾肺部位血脉淡黯色、无根主脾肺气虚兼瘀。综合辨析，也可诊断为脾虚湿困证，但此证气虚湿困重于上述证候。

目裹浮肿（或称胞肿如球）；白睛无色浮壅；脾肺部位血脉淡黯色、沉、无根。按：此处血脉沉表示湿盛、困阻脾肺之气。综合辨析，此眼象表示脾虚湿困证，气虚湿困重于上述证候。

目裹浮肿（或称胞肿如球）；白睛无色浮壅；脾肺部位血脉淡黯色、细、沉、无根。按：血脉淡黯色、细、沉、无根表示严重气虚。综合辨析，此眼象表示脾虚湿困重证，而气虚湿困重于上述证候。

目裹壅肿；白睛浮壅；脾部位血脉淡黯色、细、浮、根虚，与周围组织界线欠清晰。按：血脉边界与周围组织界线欠清主里湿重证。综合辨析，此眼象表示脾虚湿困重证，而湿困重于上述证候。

目裹浮肿；白睛浮壅；脾部位血脉淡黯色、细、浮、根虚，与周围组织界线欠清晰。按：目裹浮肿主病邪郁脾，水湿失运证。此眼象表示的湿证重于目裹壅肿表示的湿证。综合辨析，此眼象表示脾虚湿困重证，而湿邪重于上述证候。

目裹浮肿；白睛浮壅；脾部位血脉淡黯色、细、浮、无根，与周围组织界线欠清晰。按：白睛血脉无根表示的虚证重于根虚表示的虚证。综合辨析，此眼象表示脾虚湿困重证，而脾气虚湿困重于上述证候。

目裹壅肿；白睛浮壅；脾部位灰白色丘，血脉淡黯色、细、浮、根虚，与周围组织界线欠清晰。按：白睛特征灰白色丘主湿痰气郁证。血脉淡黯色、细、浮、根虚主严重气虚血瘀，血脉边界与周围组织界线欠清晰主里湿重证。综合辨析，此眼象表示脾虚湿困重证，除湿为实邪之外，已兼"痰"与"气郁"。

目裹浮肿；白睛浮壅；脾部位灰白色丘，血脉淡黯色、细、浮、无根，与周围组织界线欠清晰。按：白睛血脉无根表示的虚证重于血脉根虚表示的虚证。综合辨析，此眼象表示脾虚湿困重证，而气虚重于上述证候。

由以上眼象可见，"脾虚湿困证"常牵及心、肺，这为我们临床立法、处方、用药提供可参考的依据。

二、望目辨"脾虚黄疸证"

"脾虚黄疸证"指因脾气虚而肝热乘之，导致湿邪郁遏、蕴积发黄而呈现的证候。临床常见乏力，脘腹痞胀，白睛黄染，甚则身黄，面浮，舌淡黯，苔白厚或厚腻，脉弦或沉滑等。

望目辨"脾虚黄疸证"常见眼象：

白睛底色淡黄色；脾部位白睛血脉淡色、细、沉、根虚；肝部位灰褐色斑，血脉红色。按：此眼象中，白睛淡黄色主气虚、湿邪郁阻，尚未化热。脾部位血脉淡色主脾气虚，血脉细、沉、根虚亦主气虚。肝部位灰褐色斑主湿邪郁热、血脉红色表示肝热。综合辨析，构成"脾虚黄疸证"。

白睛底色淡黄色；脾部位灰褐色斑，血脉淡色、细、沉、根虚；肝部位血脉红黯色。按：脾部位灰褐色斑主脾湿郁热，脾部位血脉淡色、细、沉、根虚主脾气虚。白睛淡黄色主气虚、湿邪郁阻。肝部位血脉红黯色主肝热血瘀证。综合辨析，此眼象表示脾气虚、脾湿郁热、肝热血瘀证，而脾湿郁热、肝热血瘀可以引发黄疸。因此，本眼象可表示脾虚黄疸证，并且湿邪郁热重于上述证候。

白睛底色黄色；脾部位黳褐色斑，血脉淡色、细、沉、无根；肝部位血脉红黳色、粗。按：白睛特征黳褐色斑主湿邪郁热夹瘀证，脾部位血脉淡色、细、沉、无根主严重脾气虚。肝部位血脉红黳色、粗主严重肝血瘀热。综合辨析，此眼象表示脾气虚黄疸证，而此证脾虚、热瘀重于上述证候。

白睛底色黄色；脾部位黳褐色斑，血脉淡黳色、粗、沉、无根；肝部位血脉红黳色、粗。按：白睛脾部位血脉淡黳色主气虚血瘀，血脉粗、沉、无根主严重气虚血瘀。综合辨析，此眼象表示脾气虚黄疸证，而脾虚热瘀重于上述证候。

白睛底色黄色；脾部位血脉淡黳色、细、沉、根虚；肝部位黄色丘，血脉红黳色、粗、弯钩。按：肝部位白睛特征黄色丘主肝脏痰浊郁热证，血脉红黳色、粗主严重肝血瘀实热证，血脉弯钩主肝脏郁热证。综合辨析，此眼象表示脾气虚黄疸证，而明显肝郁、湿热瘀血尤重。

白睛底色黄色；脾部位血脉淡黳色、细、沉、无根；肝部位黄色丘，血脉红黳色、粗、弯钩。按：此证气虚重于上述证候。

白睛底色金黄色；脾部位血脉淡黳色、粗、沉、无根；肝部位血脉红黳色、粗、弯钩。按：白睛底色金黄色主湿热郁阻肝胆重证。白睛脾部位血脉淡黳色主气虚血瘀，血脉粗、沉、无根主严重气虚血瘀。肝部位血脉红黳色、粗、弯钩主严重肝郁血瘀热证。综合辨析，此眼象表示脾气虚黄疸证，而此证脾虚、热瘀重于上述证候。

白睛底色金黄色；脾部位血脉淡黳色、细、沉、无根；肝部位黄褐色丘，血脉黳红色、粗、弯钩。按：此处脾部位血脉淡黳色、细、沉、无根主严重脾气虚证，白睛肝部位黄褐色丘主肝脏痰热郁结重证。综合辨析，此眼象表示脾气虚黄疸证，而湿热血瘀重于上述证候。

三、望目辨脾虚食积及相关证

1. 望目辨"脾虚食积证"

"脾虚食积证"指脾气虚弱，运化乏力而致饮食积滞的证候。临床常见脘腹胀或胀痛，便溏不爽而腐臭、嗳腐吞酸，舌淡胖、苔白或白厚，脉滑或细滑。

望目辨"脾虚食积证"常见眼象：白睛脾部位血脉淡色、细、浮，胃部位血脉淡黳色、粗。按：脾部位血脉淡色、细、浮主脾气虚证，胃部位血脉黳色、粗主胃腑严重血瘀证。由于脾气虚、脾脏运化乏力，导致胃实、食积于胃、胃气不降，而食积于胃可致胃腑血瘀。综合辨析，此眼象表示脾气虚、食积胃实、血瘀证，此证属于脾虚食积证。

2. 望目辨"脾虚食积寒证"

"脾虚食积寒证"指脾气虚弱，运化乏力而致饮食停滞、内寒的证候。临床常见脘腹胀或胀痛，便溏，舌淡胖、苔白或白厚，脉细滑或沉实等。

望目辨"脾虚食积寒证"常见眼象：

白睛脾部位血脉淡色、细、根虚；胃部位血脉淡紫色、粗，血脉末端灰色丘。按：白睛脾部位血脉淡色、细、无根主脾气虚证，胃部位血脉淡紫色、粗主示胃腑寒瘀证，灰色丘主胃湿痰郁阻证，多属饮食失当导致西医学诊断的慢性胃炎。综合辨析，此眼象表示脾气虚，脾脏运化乏力，导致寒积于胃，胃气不降，而寒食积于胃可致胃腑寒瘀。此证多发生于脾虚而食饮过于寒凉者，若为婴儿多属于伤冷乳者（图 5-1-3-33，王某，女，4 岁，2012-10-9）。

白睛脾部位血脉淡色、细、浮，胃部位血脉淡蓝色、粗。按：脾部位血脉淡色、细、浮主脾气虚较重证，胃部位血脉淡蓝色、粗主胃寒血瘀证。综合辨析，此证脾虚胃寒、食积重于上述证候。

白睛脾部位血脉淡色、细、浮，胃部位血脉淡青色、粗。按：脾部位血脉淡色、细、浮主脾气虚较重证，胃部位血脉淡青色、粗主胃寒血瘀证，而胃寒可致寒食积于胃腑，胃气不降，此属胃腑寒实证，常见于寒食过多，或食蛋过多导致脘痞腹胀者。综合辨析，由于白睛血脉淡青色主

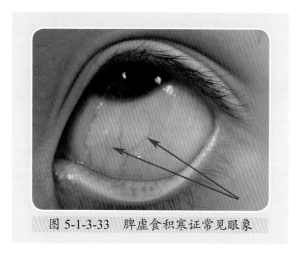

图 5-1-3-33　脾虚食积寒证常见眼象

气滞寒瘀证而寒邪重于淡蓝色所表示的寒证，胃寒实、食积证重于上述证候，因此，本眼象表示脾虚胃寒、食积重于上述证候。

3. 望目辨"脾虚食积热证"

"脾虚食积热证"指脾气虚弱，运化乏力而致饮食积滞、化热的证候。临床常见脘腹胀或胀痛，便溏不爽而腐臭，嗳腐吞酸，舌淡红，苔白厚或黄厚，脉滑数等。

望目辨"脾虚食积热证"常见眼象：

白睛脾部位血脉淡色，胃部位血脉黯红色、粗。按：白睛脾部位血脉淡色主脾气虚，胃部位血脉黯红色、粗主胃实热血瘀证，胃腑实热血瘀可致胃气不降，胃气不降可致食积，此属胃腑实热，从而构成"脾虚食积热证"。

白睛脾部位血脉淡黯色、根虚，胃部位血脉红黯色、粗。按：脾部位血脉淡黯色、根虚主脾气虚血瘀证，胃部位血脉黯红色、粗主胃实热血瘀证。由于胃腑实热血瘀可致胃气不降导致食积，从而构成"脾虚食积热证"。此证脾气虚重于上述证候。

白睛脾部位血脉淡黯色、无根，胃部位血脉红黯色、粗。按：白睛血脉无根表示的虚证重于血脉根虚表示的证候。综合辨析，此证脾气虚重于上述证候。

白睛脾部位血脉淡黯色、沉、根虚，胃部位血脉红黯色、粗。按：脾部位血脉淡黯色、沉、根虚表示脾气虚、血瘀证较严重。综合辨析，此证脾气虚重于上述证候。

白睛脾部位血脉淡黯色、细、沉、无根，胃部位血脉红黯色、粗。按：脾部位血脉淡黯色、细、沉、无根表示严重气虚血瘀证。此证脾气虚重于上述证候。

白睛脾部位血脉淡黯色、细、浮、根虚，胃部位血脉红黯色、粗。按：脾部位血脉淡黯色、细、沉、无根表示严重气虚血瘀证。此证脾气虚重于上述证候。

白睛脾部位血脉淡黯色、细、浮、无根，胃部位血脉红黯色、粗。按：白睛脾部位血脉无根表示的气虚证重于血脉根虚表示的脾气虚证候。综合辨析，此证脾气虚重于上述证候。

四、望目辨 "脾虚湿热证"

"脾虚湿热证" 指脾气虚而湿热蕴积引发的证候。临床常见腹胀，纳少，大便黏而不爽，身热不扬，尿频、尿涩，女子可见小腹痛或少腹痛、带下黄稠而黏，男子可见会阴痛、阳痿，舌淡红、苔白厚，脉濡数等。

望目辨 "脾虚湿热证" 常见眼象：

白睛脾部位红色水肿、灰色条，血脉红黯色、浮、无根。按：白睛脾部位红色水肿主脾脏湿阻蕴热证，灰白色条主湿邪夹瘀证，血脉红黯色主血郁热证，红黯色、粗、无根主脾气虚血瘀热证。综合辨析，此眼象可诊为脾虚湿热证（图5-1-3-34，李某，女，35岁，2012-11-15）。

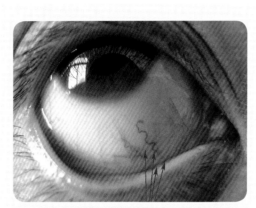

图 5-1-3-34　脾虚湿热证常见眼象

白睛脾部位灰褐色斑，血脉红黯色、细、沉、根虚。按：白睛脾部位灰褐色斑主脾湿郁热证，脾部位血脉红黯色主血郁热证，血脉细、沉、根虚主气虚，脾部位血脉红黯色、细、沉、根虚主脾气虚血郁热证。综合辨析，此眼象可诊为脾虚湿热证。

白睛脾部位灰褐色斑，血脉红黯色、细、沉、无根。按：白睛脾部位血脉无根表示的气虚证重于血脉根虚表示的脾气虚证候。综合辨析，此证气虚重于上述证候。

白睛脾部位黄色斑，血脉红黯色、粗、沉、根虚。按：白睛脾部位黄色斑主湿邪郁热证，血脉红黯色、粗、沉、根虚主脾气虚郁热证。综合辨析，可诊为脾虚湿热证。

白睛脾部位黄色斑，血脉红黯色、粗、沉、无根。按：此证脾气虚重于上述证候。

白睛底色黄色；脾部位灰褐色斑，血脉红色、粗、沉、无根。按：白睛黄色主湿邪郁热证，脾部位灰褐色斑主脾湿郁热证，血脉红黯色、粗、沉、无根主脾气虚郁热证。综合辨析，可诊为脾虚湿热证。

白睛底色金黄色；脾部位灰褐色斑，血脉红黯色、粗、沉、根虚。按：白睛金黄色主湿热郁阻肝胆重证，脾部位灰褐色斑主脾湿郁热证，血脉红黯色、粗、沉、根虚主脾气虚郁热证。综合辨析，此眼象表示脾气虚、湿热严重。

白睛底色金黄色；脾部位灰褐色斑，血脉红黯色、粗、沉、无根。按：此证脾气虚重于上述证候。

白睛底色金黄色；脾部位黄条斑，血脉红黯色、粗、沉、根虚。按：白睛底色金黄色主湿热郁阻肝胆重证，脾部位黄条斑主湿、气阻滞、郁热较重，可见于西医学诊断的多种脏腑组织器官罹患炎症的患者。此处脾部位血脉红黯色、粗、沉、根虚主脾气虚郁热证。综合辨析，可诊为脾虚湿热证。

白睛底色金黄色；脾部位黄条斑，血脉红色、粗、沉、无根。按：按：此证脾气虚重于上述证候。

五、望目辨"脾虚湿浊证"

"脾虚湿浊证"指脾气虚，湿浊蕴积而引发的证候。临床常见腹胀，恶心、纳少，呃逆，矢气，大便黏而不爽，身热不扬，或尿频、尿涩，女子可见小腹痛或少腹痛、带下黄稠，男子可见会阴部疼痛、阳痿，舌淡红、苔白厚，脉濡数等。

望目辨"脾虚湿浊证"常见眼象：

白睛脾部位黄褐色斑，血脉淡红色、浮。按：白睛脾部位黄褐色斑主脾湿浊郁热证，脾部位血脉淡红色、浮主脾气虚证。综合辨析，此眼象可诊为脾虚湿浊证［图 5-1-3-35（1），李某，女，46岁，2012-9-7］。

白睛脾部位黄褐色斑，血脉淡红色、细、浮。按：白睛脾部位黄褐色斑主脾湿浊郁热证，脾部位血脉淡红色、细、浮主脾气虚证。综合辨析，此眼象可诊为脾虚湿浊证，此眼象表示的气虚证候重于上述眼象表示的证候［图 5-1-3-35（2），李某，女，46岁，2012-9-7］。

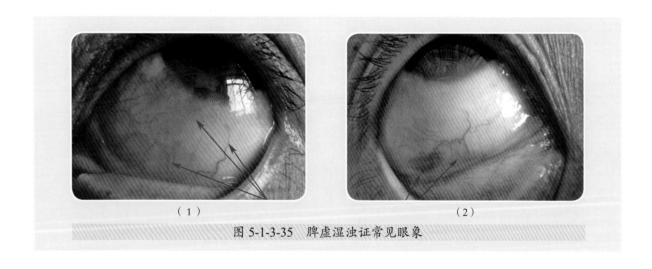

（1）　　　　　　　　　　　　　　（2）

图 5-1-3-35　脾虚湿浊证常见眼象

白睛脾部位黄褐色斑；血脉红黯色，粗、沉、无根。按：此证脾气虚重于上述证候。

白睛底色金黄色；脾部位黄褐色斑，血脉红黯色、粗、沉、根虚。按：白睛底色白睛金黄色主湿热郁阻肝胆重证，脾部位黄褐色斑主湿浊郁热，血脉红黯色、粗、沉、根虚主脾气虚郁热证。综合辨析，此眼象可诊为脾虚湿浊证。

白睛底色金黄色；脾部位黄褐色斑，血脉红黯色、粗、沉、无根。按：此证脾气虚重于上述证候。

白睛底色金黄色；脾部位黄色丘，血脉红黯色、粗、沉、根虚。按：白睛脾部位黄色丘主脾痰浊郁热证，脾部位血脉红黯色、粗、沉、根虚主脾气虚郁热证。综合辨析，可诊为脾虚湿浊证。

白睛底色金黄色；脾部位黄色丘，血脉红黯色、粗、沉、无根。按：此证脾气虚重于上述证候。

六、望目辨"脾虚痰湿证"

"脾虚痰湿证"指脾气虚而痰湿蕴阻体内引发的证候。临床常见腹胀，纳少，乏力，四肢不温，身重或肥胖，嗜睡，大便溏薄，两足跗肿，女子可见带下白黏无臭、如涕如唾，男子可见阳痿或举而不坚，舌淡胖、苔白厚、脉细滑等。

望目辨"脾虚痰湿证"常见眼象：

白睛脾部位灰白色丘，血脉淡色、粗、沉、根虚。按：白睛脾部位灰白色丘主脾湿痰气郁结轻证，血脉淡色、粗、沉、根虚脾气虚证。综合辨析，当此特征同时出现于白睛脾部位时，表示脾气虚、湿痰气郁轻证，属于脾虚痰湿证（图5-1-3-36，宋某，女，70岁，2012-2-9）。

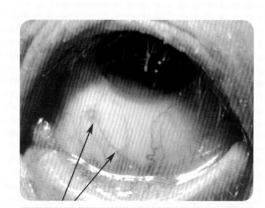

图 5-1-3-36　脾虚痰湿证常见眼象

白睛脾部位灰白色丘，血脉淡白色、粗、沉、无根。按：此证气虚重于上述证候。

白睛脾部位灰色丘，血脉淡色、细、沉、根虚。按：白睛脾部位灰色丘主脾湿痰郁阻证，血脉淡色、细、沉、根虚主脾气虚证。综合辨析，此眼象表示脾虚痰湿证。

白睛脾部位灰色丘，血脉淡色、细、沉、无根。按：此证气虚重于上述证候。

白睛脾部位灰色丘，血脉淡黯色、粗、沉、根虚。按：白睛脾部位灰色丘主脾湿痰郁阻证，血脉淡黯色、粗、沉、根虚主气虚血瘀证。综合辨析，属脾虚痰湿证。

白睛脾部位灰色丘，血脉淡黯色、粗、沉、无根。按：此证气虚重于上述证候。

白睛脾部位灰黯色丘，血脉淡黯色、粗、沉、根虚。按：白睛脾部位灰黯色丘主脾湿痰气血郁结证，血脉淡黯色、粗、沉、根虚主气虚血瘀证。综合辨析，属脾虚痰湿证。此多见于饮酒过多尚未化热时。

白睛脾部位灰黯色丘，血脉淡黯色、粗、沉、无根。按：此证气虚重于上述证候。

白睛脾部位黯灰色丘，血脉淡黯色、粗、沉、根虚。按：白睛脾部位黯灰色丘主痰气郁积、血瘀较重证，多见于罹患肿瘤病倾向而痰气郁结证者。脾部位血脉淡黯色、粗、沉、根虚主脾气虚血瘀证。综合辨析，此眼象表示脾虚痰湿证。

白睛脾部位黯灰色丘，血脉淡黯色、粗、沉、无根。按：此证脾气虚重于上述证候。

七、望目辨"脾虚水肿、水气凌心证"

"脾虚水肿、水气凌心证"指脾阳虚不能有效运化水湿以致形成水肿，水肿阻遏心气，导致心气闭郁，影响心脏功能而构成的证候，称"脾虚水肿、水气凌心证"。临床常见腹肿大、随体位移动而变化腹部形状，叩诊可呈现"移动性浊音"，四肢沉重、口干、气促、尿少、胸闷、唇绀、心悸，气促，下肢水肿、按之凹陷，舌黯或黯胖、苔白或白厚，脉沉或结等。本证属虚实夹杂证，每见于西医学诊断的营养不良水肿引发心力衰竭、肝硬变腹水引发心力衰竭、肾炎以及某些疾病晚期导致心力衰竭等患者。

望目辨"脾虚水肿、水气凌心证"常见眼象：

白睛心脾部位无色水肿；脾部位血脉淡色、粗、浮、根虚，边界模糊，进入心部位；心部位黯色斑，血脉细、沉、边界模糊。按：白睛特征无色浮壅主湿邪郁阻证，脾部位血脉淡色、粗、浮、根虚主脾气虚，脾部位血脉边界模糊主脾寒湿、水肿，脾部位血脉进入心部位主脾忤心证（脾病影响心）。心部位黯色斑，血脉细、沉、边界模糊主心气虚血瘀、湿郁。综合辨析，此眼象表示脾虚水肿、水气凌心证（图5-1-3-37，李某，男，64岁，2012-11-12）。

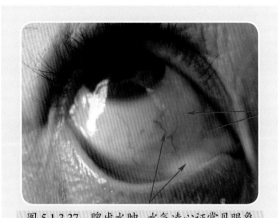

图5-1-3-37　脾虚水肿、水气凌心证常见眼象

白睛无色浮壅；脾部位血脉淡黯色、粗、浮、根虚，边界模糊，进入心部位；心部位黯色斑，血脉细、沉、边界模糊。按：脾部位血脉淡黯色主气虚血瘀证。综合辨析，此眼象表示脾气虚、血瘀重于上述证候。

白睛无色浮壅；脾部位血脉淡黯色、粗、浮、无根，边界模糊，进入心部位；心部位黯色斑，血脉淡黯色、细、沉。按：此证脾气虚重于上述证候。

白睛无色浮壅；脾部位血脉淡黯色、粗、浮、无根，边界模糊，进入心部位；心部位黯色斑，血脉淡黯色、粗、浮、边界模糊。按：心部位血脉淡黯色、粗、浮、无根主严重心气虚血瘀，心脾部位血脉边界模糊主心脾寒湿、水肿证。综合辨析，此眼象表示脾虚水肿、水气凌心证，而心脾气虚血瘀、水肿明显。

白睛无色浮壅；心脾部位灰色泡，血脉淡黯色、粗、浮、无根、边界模糊。按：白睛心脾部位灰色泡主阳虚寒饮证，表示心脾水肿。综合辨析，此眼象表示脾虚水肿、水气凌心证，而心脾水肿明显。

白睛无色浮壅；心脾部位黯色斑、灰色泡，血脉淡黯色、粗、沉、无根、边界模糊。按：心脾部位黯色斑主心脾血瘀证，灰色泡主心脾水肿，血脉淡黯色、粗、沉、无根主心脾严重气虚证，血脉细、沉、边界模糊主心脾气虚血瘀、寒湿郁滞水肿证。综合辨析，眼象表示脾虚水肿、水气凌心证，而此证心脾气虚血瘀、水肿明显。

白睛无色水肿；脾部位血脉淡色、粗、浮、无根，边界模糊，进入心部位；心部位黯色斑，血脉细、沉、边界模糊。按：白睛无色水肿主气滞水湿郁积、水肿证。白睛血脉无根表示的虚证重于血脉根虚表示的虚证候。综合辨析，此眼象表示脾气虚、水肿严重。

白睛无色水肿；心脾部位黯色斑，淡白色水泡，血脉淡黯色、粗、浮、无根、边界模糊。按：白睛心脾部位淡白色泡主严重气虚、阳虚、饮邪郁积寒证。综合辨析，眼象表示脾气虚水肿、水气凌心证，而心脾阳虚导致水肿、水气凌心重于上述证候。

八、望目辨"脾咳证"

1.望目辨"脾咳、气虚痰湿证"

"脾咳、气虚痰湿证"指脾虚不能运化水湿，湿邪困脾，脾湿蕴阻，乘肺而引发的证候。临床常见乏力、神疲，面色萎黄，咳则右胁疼痛、牵及肩背，动则咳嗽加剧。按此证应属虚实夹杂证。从西医学角度看，无黄疸型肝炎或黄疸型肝炎肝肿大阶段，肿大的肝脏牵及肋间神经可以引发此证、慢性支气管炎、老年慢性支气管炎、支气管扩张等病的某个阶段，乃至钩虫、蛔虫等寄生虫的幼虫在肺脏移行阶段等可表现为中医学的"脾咳、气虚痰湿证"。

望目辨"脾咳、气虚痰湿证"常见眼象：

白睛脾部位灰色丘，血脉淡色、细、根虚；肺部位灰色丘，血脉淡黯色、细。按：白睛脾部位灰色丘主脾湿痰郁阻；脾部位血脉淡色、细主脾气虚，肺部位灰色丘，血脉淡黯色、细主肺气虚血瘀、湿痰郁阻。当脾气虚、湿痰郁阻时，可影响肺，使肺形成湿痰，湿痰可郁阻肺气导致咳嗽。综合辨析，属脾咳、气虚痰湿证。

白睛脾部位灰色丘，血脉淡色、细、沉、根虚；肺部位灰色丘，血脉淡黯色、细。按：此证脾气虚重于上述证候。

白睛脾部位灰色丘，血脉淡色、细、沉、无根；肺部位灰色丘，血脉淡黯色、细。按：白睛脾部位血脉无根表示的气虚证重于血脉根虚表示的脾气虚证候。综合辨析，此证气虚重于上述证候。

白睛脾部位灰色丘，血脉淡色、细、沉、无根；肺部位灰色丘，血脉淡黯色、粗。按：白睛脾部位灰色丘主脾湿痰郁阻证，肺部位灰色丘主肺湿痰郁阻证。脾部位血脉淡色、细、沉、无根主严重脾气虚证，肺部位血脉淡黯色、粗主严重肺气虚血瘀证。肺脏气虚血瘀、湿痰郁阻可导致咳嗽。综合辨析，此眼象表示脾咳、气虚痰湿证。此证气虚重于上述证候。

白睛肝部位血脉淡红色、沉；脾部位灰色丘，血脉淡色、细、沉、无根，进入肝部位并与肝部位的血脉相连；肺部位灰色丘，血脉淡黯色、粗。按：脾部位灰色丘主脾湿痰郁阻证，血脉淡色、细、沉、无根主严重脾气虚证；脾气虚而湿痰郁阻属虚实夹杂证，湿痰郁阻属实邪，脾实可以侮肝，形成肝气虚证。肺部位灰色丘主肺湿痰郁阻证，血脉淡黯色、粗主严重肺气虚血瘀证。综合辨析，脾气虚、湿痰郁阻侮肝、乘肺，可以导致湿痰郁阻肺气而产生咳嗽，故本眼象可诊为脾咳、气虚痰湿证。

2.望目辨"脾咳、气虚痰热证"

"脾咳、气虚痰热证"指脾虚不能运化水湿，湿邪困脾，脾湿乘肺蕴热而引发的证候。临床常见发热、乏力、神疲，面色萎黄，咳则右胁疼痛，牵及肩背，动则咳嗽加剧。按：此证应属虚实夹杂证。从西医学角度看，肺结核病、肝肺两脏罹患的结核病、心力衰竭并发肺水肿继发感染者，均有可能表现为中医学的"脾咳、气虚痰热证"。

望目辨"脾咳、气虚痰热证"常见眼象：

白睛脾部位淡黄色丘，血脉淡色、细、根虚，进入肝部位，并与肝部位血脉相连；肝部位血脉淡色、沉，与脾部位进入肝部位的血脉相连；肺部位淡黄色丘，血脉淡黯色、细。按：脾部位淡黄色丘主痰邪郁热证，脾部位血脉淡色、细、根虚主脾气虚，脾部位血脉进入肝部位、而肝部位血脉淡色、沉主脾病影响肝（此系脾气虚形成的痰湿实邪侮肝而导致肝气虚的眼象）。肺部位淡黄色丘主肺痰邪郁热证，肺部位血脉淡黯色、细主肺气虚血瘀证，这表示肺气虚血瘀、痰邪郁热证。肺气虚血瘀、痰邪郁热证可影响肺脏气机下降，从而导致咳嗽。综合辨析，此眼象表示脾虚生湿、痰湿实邪侮肝、乘肺，形成咳嗽，此属脾咳、气虚痰热证。

白睛脾部位淡黄色丘，血脉淡色、细、沉、根虚，进入肝部位，并与肝部位血脉相连；肝部位血脉淡色、沉，与脾部位进入肝部位的血脉相连；肺部位淡黄色丘、血脉淡黯色、细。按：此证脾气虚重于上述证候。

白睛脾部位淡黄色丘，血脉淡色、细、沉、无根，进入肝部位，与肝部位血脉相连；肝部位血脉淡色、沉，与脾部位进入肝部位的血脉相连；肺部位淡黄色丘，血脉淡黯色、细。按：白睛脾部位血脉无根表示的气虚证重于血脉根虚表示的脾气虚证候。综合辨析，此证脾气虚重于上述证候。

白睛脾部位淡黄色丘，血脉淡色、细、沉、无根，进入肝部位，与肝部位血脉相连；肝部位血脉淡色、沉，与脾部位进入肝部位的血脉相连；肺部位淡黄色丘，血脉淡黯色、粗。按：肺部位血脉淡黯色、粗主严重肺气虚血瘀证。肺脏气虚血瘀、湿痰郁阻可导致咳嗽。综合辨析，此眼象表示肺气虚血瘀、湿痰郁阻重于上述证候，从而可知咳嗽重于上述证候。

白睛脾部位淡黄色丘，血脉淡色、细、沉、无根，进入肝部位，与肝部位血脉相连；肝部位血脉淡色、沉，与脾部位进入肝部位的血脉相连；肺部位淡黄色丘，血脉红黯色、细。按：白睛肺部位血脉红黯色、沉主肺郁瘀血实热证。综合辨析，此眼象表示脾咳、气虚痰热证，而肺郁瘀血实热重于上述证候。

3. 望目辨"脾咳、脾肺气虚证"

"脾咳、脾肺气虚证"指脾气虚导致肺气虚而引发的证候，属"脾虚久嗽"范畴。临床常见乏力、神疲，面色萎黄，咳则右胁疼痛、牵及肩背，动则咳嗽加剧，舌淡、苔白，脉细滑或虚细滑等。从西医学角度看，当长期罹患肺结核病、或肝肺两脏同时罹患结核病时，可以看到此类证候。

望目辨"脾咳、脾肺气虚证"常见眼象：

白睛脾部位灰色丘，血脉淡色、细、根虚；肺部位血脉淡黯色、细、根虚。按：白睛脾部位灰色丘主脾湿痰阻证，血脉淡色、细、根虚主脾气虚证，肺部位血脉淡黯色、细、根虚主肺气虚血瘀。综合辨析，属脾咳、脾肺气虚证。

白睛脾部位灰色丘，血脉淡色、细、无根；肺部位血脉淡黯色、细、无根。按：白睛血脉无根表示的气虚证重于血脉根虚表示的气虚证候。综合辨析，此证脾肺气虚重于上述证候。

白睛脾部位灰色丘，血脉淡色、细、浮、根虚；肺部位血脉淡黯色、细、根虚。按：脾部位血脉淡色、细、浮、根虚主严重脾气虚证。综合辨析，此眼象表示脾咳、脾肺气虚证，而脾气虚重于上述证候。

白睛脾部位灰色丘，血脉淡色、细、浮、无根；肺部位血脉淡黯色、细、无根。按：此处白睛血脉无根表示的气虚证重于血脉根虚表示的气虚证候。综合辨析，此证脾肺气虚重于上述证候。

白睛脾部位灰色丘，血脉淡黯色、细、浮、根虚；肺部位血脉淡黯色、细、浮、根虚。按：白睛血脉淡黯色主气虚血瘀证。综合辨析，此眼象表示脾咳、脾肺气虚证，而气虚兼瘀。

白睛脾部位灰色丘，血脉淡黯色、细、浮、无根；肺部位血脉淡黯色、细、浮、无根。按：此证脾肺气虚血瘀重于上述证候。

白睛脾部位灰色丘，血脉淡黯色、细、浮、根虚；肺部位血脉淡黯色、粗、浮、根虚。按：白睛血脉淡黯色、粗、浮、根虚表示的气虚血瘀重于血脉淡黯色、细、浮、根虚表示的气虚血瘀证，此证肺气虚血瘀较著。

4. 望目辨"脾咳、脾湿肺气虚证"

"脾咳、脾湿肺气虚证"指肺气虚而罹患湿邪困脾，乘肺而引发的证候。临床常见乏力神疲、自汗、面色萎黄、腹胀，咳则腹胀加剧牵及肩背，动则咳嗽难平，舌淡胖或淡黯胖，苔白或白厚，脉滑等。此证属虚实夹杂证。从西医学角度看，久患慢性支气管炎、肺结核、尘肺、肺纤维化、肺气肿，又罹慢性胃炎或胃肠炎时，可表现为中医学的"脾咳、脾湿肺气虚证"。

望目辨"脾咳、脾湿肺气虚证"常见眼象：

白睛脾部位灰白色丘，血脉淡色、细、根虚；肺部位血脉淡色、细、沉。按：白睛脾部位灰白色丘主较轻的湿痰郁阻，血脉淡色、细、根虚主气虚证，肺部位血脉淡色、细、浮、根虚主气虚。脾气虚、湿痰郁阻兼以肺气虚、气机不降可以形成咳嗽。综合辨析，诊为脾咳、脾湿肺气虚证（图5-1-3-38，段某，男，48岁，2011-11-16）。

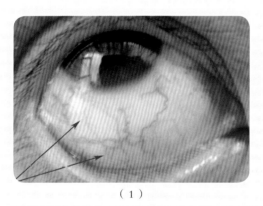
（1）

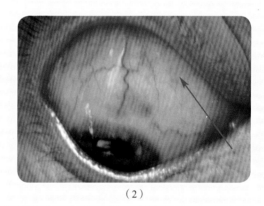
（2）

图 5-1-3-38　脾咳、脾湿肺气虚证常见眼象

白睛脾部位灰白色丘，血脉淡色、细、无根；肺部位血脉淡色、细、浮无根。按：此证脾肺气虚重于上述证候。

白睛脾部位灰色丘，血脉淡色、细、根虚；肺部位血脉淡色、细、浮、根虚。按：白睛脾部位灰色丘主湿痰郁阻证。综合辨析，此证脾湿痰郁重于上述证候。

白睛脾部位灰色丘，血脉淡色、细、无根；肺部位血脉淡色、细、浮、无根。按：此证脾肺气虚重于上述证候。

白睛脾部位灰色丘，血脉淡黯色、细、根虚；肺部位血脉淡黯色、细、浮、根虚。按：白睛血脉淡黯色主气虚血瘀证，血脉细、根虚则气虚益重，肺部位血脉淡黯色、细、浮、根虚则气虚更重。综合辨析，此证脾肺湿痰严重。

白睛脾部位灰色丘，血脉淡黯色、细、无根；肺部位血脉淡黯色、细、浮、无根。按：此证脾肺气虚重于上述证候。

白睛脾部位灰色丘，血脉淡黧色、粗、根虚；肺部位血脉淡黧色、粗、浮、根虚。按：白睛血脉淡黧色、粗、根虚表示严重气虚、血瘀。综合辨析，此眼象表示脾咳、脾湿肺气虚证，而气虚、血瘀尤重。

白睛脾部位灰色丘，血脉淡黧色、粗、无根；肺部位血脉淡黧色、粗、浮、无根。按：此证脾肺气虚血瘀重于上述证候。

5. 望目辨"脾咳、脾肺痰热证"

"脾咳、脾肺痰热证"指脾气虚、痰热困脾、乘肺而引发的证候。临床常见乏力、身重、面色萎黄，咳则右胁疼痛牵及肩背，动则咳嗽加剧，舌淡，苔白，脉细弦或滑数等。从西医学角度看，当肝脓疡伴发肺脓疡、慢性支气管炎急性发作、老年慢性支气管炎伴发感染、支气管扩张感染等病的某个阶段，可表现为中医学的"脾咳、脾气虚、脾肺痰热证"。

望目辨"脾咳、脾肺痰热证"常见眼象：

白睛脾部位淡黄色丘，血脉淡灰色、细、沉、根虚、指向肺；肺部位黄点斑，血脉红黧色。按：白睛特征淡黄色丘主痰邪郁热证，血脉淡灰色主痰饮郁积证，脾部位血脉细、沉、根虚主气虚证，脾部位血脉指向肺表示脾脏病变将影响肺，并且表示此证的根源在脾。肺部位黄点斑、血脉红黧色主湿郁化热、气结证，而湿郁日久可以化生痰热。综合辨析，属脾咳、脾肺痰热证。

白睛脾部位淡黄色丘，血脉淡灰色、细、沉、无根、指向肺；肺部位黄点斑、血脉红黧色。按：此处白睛血脉无根表示的气虚证重于血脉根虚表示的气虚证候。综合辨析，此证脾气虚重于上述证候。

白睛脾部位淡黄色岗，血脉淡黧色、细、沉、根虚；肺部位黄点斑，血脉红黧色。按：白睛脾部位淡黄色岗主痰邪郁热证，脾部位血脉淡黧色主脾气虚血瘀证，血脉细、沉、根虚主气虚，肺部位黄点斑、血脉红黧色主肺湿郁化热、气结证。脾肺湿郁日久可以化生痰热。综合辨析，此眼象表示脾咳、脾肺痰热证。

白睛脾部位淡黄色岗，血脉淡黧色、细、沉、无根；肺部位黄点斑，血脉红黧色。按：此证脾气虚重于上述证候。

九、望目辨"脾气阴两虚夹湿证"

"脾气阴两虚夹湿证"指脾气虚、脾阴虚，并因脾气虚不能有效运行水湿，导致水湿之邪潴留而形成的证候。临床除常见脾气虚和脾阴虚病形之外，尚可因脾气虚导致元气不足，以致心脏不能正常发挥"心主身之血脉"和"心主神明"功能，而出现心慌、心悸、乏力、身重、水湿潴留等症状，脾阴虚可以导致口中津液减少、口唇干或口渴，消瘦，低热，大便干结等，由于气虚不能使清阳上升于头、阴虚可至内风上旋，故患者可呈现头昏、头晕、头眩等病形。西医学诊断的多种疾病，如慢性胃炎、糖尿病、动脉硬化、高血压病、冠心病、慢性心力衰竭等可见此等证候。

望目辨"脾气阴两虚夹湿证"常见眼象：

白睛脾部位红色水肿、殷红色泡，一条血脉殷红色，另一条血脉淡色、细。按：白睛脾部位红色水肿主脾脏湿阻蕴热证、殷红色泡主脾阴虚、饮邪郁积证，血脉殷红色主脾阴虚证，血脉淡色、细主脾气虚证。综合辨析，此眼象表示脾气阴两虚夹湿证（图5-1-3-39，王某，男，36岁，2012-12-24）。

白睛脾部位黄絮斑、殷红色泡，一条血脉殷红色，另一条血脉淡色、细。按：白睛脾部位黄絮斑主脾阴虚、湿阻瘀热证，殷红色泡主脾阴虚、饮邪郁积证，血脉殷红色主脾阴虚证，血脉淡色主脾气虚证。综合辨析，此眼象表示脾气阴两虚夹湿证。若胃腑部位也出现黄絮斑，则主脾胃阴虚、湿阻瘀热证。

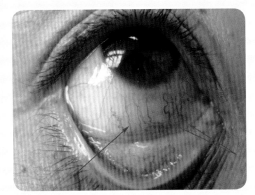

图5-1-3-39 脾气阴两虚夹湿证常见眼象

十、望目辨"脾阳虚、阴邪盛实证"

"脾阳虚、阴邪盛实证"指脾阳不足，运化乏力，寒湿实邪停滞于脾，影响消化与吸收功能而产生的证候。临床常见肌肉肿胀，或消瘦，或疼痛，脘腹寒痛、肠鸣，或便溏或腹泻清稀，舌淡黯，苔白厚，脉沉滑等。

望目辨"脾阳虚、阴邪盛实证"常见眼象：

白睛脾部位灰色斑，血脉淡蓝色、浮、根虚，边界模糊。按：白睛脾部位灰色斑主湿阻气机证，边界模糊主湿，当湿邪壅遏血脉时可致血脉边界模糊。血脉蓝色、浮、根虚主阳虚里寒证，淡蓝色、浮、根虚为阳虚里寒较轻。综合辨析，此眼象表示脾阳虚、湿阻气机，而湿为阴邪，从而显示脾阳虚、水湿阴寒较著，故可诊为脾阳虚、阴邪盛实证。

白睛脾部位灰色斑，血脉蓝色、粗、浮、无根，边界模糊。按：血脉蓝色、粗、浮、无根主脾阳虚、寒瘀重证。综合辨析，此眼象表示脾阳虚、阴邪盛实证，而脾阳虚、水湿寒瘀重于上述证候。

白睛脾部位无色浮壅，血脉淡白色、粗、浮、根虚，边界模糊。按：白睛脾部位无色浮壅主脾湿郁阻证，脾部位血脉淡白色、粗、浮、根虚主脾阳虚寒兼瘀证，血脉边界模糊主湿。综合辨析，此眼象表示脾阳虚、水湿寒瘀，而水湿尤著。此证脾阳虚、水湿阴寒重于上述证候。

白睛脾部位白睛水肿，血脉淡白色、粗、浮、无根，边界模糊。按：白睛脾部位水肿主气滞湿阻较重证，血脉淡白色、粗、浮、无根主脾阳虚、寒重兼瘀证，血脉边界模糊主湿。综合辨析，此证脾阳虚、水湿阴寒更重于上述证候。

白睛脾部位血脉淡白色、粗、浮、根虚；大、小肠部位血脉淡色、粗、浮，边界模糊。按：此眼象脾阳虚导致阴湿泛溢，脾脏阴湿泛溢乘肺，而大肠与肺相表里，当脾脏阴湿泛溢时，可以忤心，而小肠与心相表里，从而脾阳虚乘肺、忤心可以乘大肠、忤小肠，导致大肠和小肠湿盛，使白睛大小肠部位的血脉边界模糊。综合辨析，此眼象表示脾阳虚、阴邪盛实证，而大小肠水湿阴寒更重于上述证候。

白睛脾部位血脉淡白色、粗、浮、无根；大小肠部位血脉淡色、粗、浮，边界模糊。按：白睛血脉无根表示的阳虚证重于血脉根虚表示的阳虚证候。综合辨析，此眼象表示脾阳虚、阴邪盛实证，而脾阳虚重于上述证候。

白睛脾部位血脉淡白色、粗、浮、根虚；大小肠部位灰色斑，血脉淡色、粗、浮、根虚，边界模糊。按：大小肠部位灰色斑主湿阻气机，可见此证脾阳虚、阴寒水湿阻滞气机严重，患者水湿溏泻较著。

白睛脾部位血脉淡白色、粗、浮、无根；大小肠部位灰色斑，血脉淡色、粗、浮、无根，边界模糊。按：此证脾阳虚；大小肠阴寒水湿阻滞气机严重，患者水湿溏泻更著。

白睛下穹隆部水肿；脾部位黯灰色斑、灰色岗，血脉淡白色、沉、根虚、边界模糊。按：白睛下穹隆部无色水肿主脾胃大小肠气滞水湿郁积、水肿，因"湿"邪性寒，故此时多属气滞寒饮证。白睛脾部位黯灰色斑主脾脏湿郁血瘀、瘀邪较重证，因湿为实邪、阴邪，湿邪属寒，湿邪致瘀亦属寒，故黯灰色斑主湿邪瘀血郁积寒证。灰色岗主脾痰气郁结证，血脉淡白色、沉、根虚、边界模糊主脾阳虚寒，湿邪壅遏。综合辨析，此眼象表示脾阳虚、湿阻气机证，而湿为阴邪，从而显示脾阳虚、水湿阴寒盛实证（图5-1-3-40，李某，女，53岁，2012-2-6）。

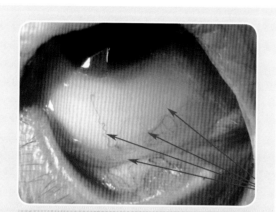

图 5-1-3-40　脾阳虚、阴邪盛实证常见眼象

十一、望目辨"脾水证"

"脾水证"指脾阳虚，不能有效运化水湿而形成水肿的证候。临床常见腹肿大、随体位移动而变化腹部形状，叩诊可呈现"移动性浊音"，四肢沉重，口干，气促，尿少，舌淡胖、苔白厚，脉沉滑等。

望目辨"脾水证"常见眼象：

白睛无色浮壅；脾部位血脉淡色、粗、浮、根虚，边界模糊。按：白睛无色浮壅主水湿郁阻，脾部位血脉淡色、粗、浮、边界模糊、根虚主气虚水湿证。综合辨析，此眼象表示脾气虚、水湿郁阻证，脾气虚、水湿郁阻证可称脾水证。

目裹浮肿；白睛无色浮壅；脾部位血脉淡色、粗、浮、无根，边界模糊。按：白睛血脉无根表示的气虚证重于血脉根虚表示的气虚证候。综合辨析，此证脾气虚重于上述证候。

目裹浮肿；白睛无色浮壅；脾部位灰色泡，血脉淡色、粗、浮、根虚，边界模糊。按：目裹浮肿主病邪郁脾、水湿失运，白睛脾部位灰色泡主脾气虚寒饮，故综合辨析，此眼象表示脾气虚水肿重于上述证候。

目裹浮肿；白睛无色浮壅；脾部位灰色泡，血脉淡色、粗、浮、无根，边界模糊。按：白睛血脉无根表示的气虚证重于血脉根虚表示的气虚证候。综合辨析，此证脾气虚更重。

目裹浮肿；白睛无色浮壅；脾部位灰色泡，血脉淡黯色、粗、浮、无根，边界模糊。按：脾部位血脉淡黯色、粗、浮、无根主严重脾气虚血瘀证。综合辨析，眼象表示严重脾气虚、水湿郁阻证，而此证气虚夹瘀明显，属脾水证。

十二、望目辨"脾虚水泛证"

"脾虚水泛证"指脾气虚，不能有效运化水湿，以致水湿内停，泛溢肌肤而形成的证候。临床常见面色白、浮肿，肢肿，腹胀、便溏，尿少，气促，舌淡胖、苔白厚，脉沉滑等。

望目辨"脾虚水泛证"常见眼象：

白睛无色浮壅；脾心肾部位血脉淡色、细、沉、根虚，边界模糊；肾部位血脉淡色、粗、浮、根虚。按：目裹浮肿主病邪郁脾、水湿失运，白睛无色浮壅主水湿郁阻，心肾部位血脉淡色、粗、浮、根虚主脾肺气虚寒瘀证，血脉边界模糊、根虚主气虚水湿证。综合辨析，此眼象表示脾气虚、水湿泛溢证，可称脾虚水泛证。由此眼象可见"脾虚水泛证"除脾气虚之外，尚因脾虚、心气虚，从而形成水湿郁阻证。

目裹浮肿；白睛无色浮壅；脾肺部位血脉淡色、粗、浮、无根，边界模糊。按：白睛血脉无根表示的气虚证重于血脉根虚表示的气虚证候。综合辨析，此眼象表示脾虚水泛证，而且气虚更重。

目裹浮肿；白睛无色浮壅；脾肺部位血脉淡黯色、粗、浮、无根，边界模糊。按：白睛血脉淡黯色、粗、浮、无根、边界模糊主气虚血瘀、湿阻证，此证气虚夹瘀明显。

目裹浮肿；白睛无色浮壅；脾肺心部位灰色泡，血脉淡黯色、粗、浮、无根，边界模糊。按：白睛心部位灰色泡主气虚寒饮证。综合辨析，此眼象表示脾虚水泛证，此证气虚水肿重于上述证候。

十三、望目辨"脾阳虚水泛证"

"脾阳虚水泛证"指脾阳虚，不能有效运化水湿，以致水湿内停，泛溢肌肤而形成的证候。临床常见面色苍白、浮肿，肢肿，腹胀、便溏，畏寒，身重，水肿或可见腹水，尿少，气促，舌淡胖，苔白厚，脉沉滑或沉细滑等。

望目辨"脾阳虚水泛证"常见眼象：

目裹卧蚕；白睛脾部位无色水肿、黯色斑；脾心肺肾部位灰色泡；脾部位血脉淡白色、细、沉、根虚，边界模糊。按：目裹卧蚕主脾肾湿郁，水湿失运证，白睛脾部位无色水肿主脾气滞水湿郁积、水肿证，血脉淡白色、细、沉、根虚主严重脾阳虚，血脉边界模糊表示脾水湿严重，多系里寒兼湿证。脾心肺肾部位灰色泡表示脾心肺肾明显水肿，系由于脾阳虚影响心肺、肺阳虚及肾，导致心肺肾阳虚水肿证。综合辨析，此患者眼象可诊为脾阳虚水泛证。临床多见畏寒、身重、水肿。从本眼象可以辨析"脾阳虚水泛证"常牵及心肺肾脏，因此提醒医家在立法处方用药时宜考虑心肺肾等相关脏腑（图5-1-3-41，许某，女，49岁，2012-11-16）。

目裹浮肿；白睛无色浮壅；脾心肺肾部位灰色泡；脾部位血脉淡蓝色、细、沉、无根，边界模糊。按：此证脾阳虚兼寒重于上述证候。

目裹浮肿；白睛无色浮壅；脾心肺肾部位灰色泡；脾部位血脉淡青色、细、沉、无根，边界模糊。按：脾部位血脉淡青色、细、沉、根虚主脾阳虚，气滞寒瘀证；且重于脾部位血脉淡蓝色、细、沉、根虚表示的脾阳虚，气滞寒瘀证。因此，综合辨析，本证脾阳虚兼寒重于上述证候。

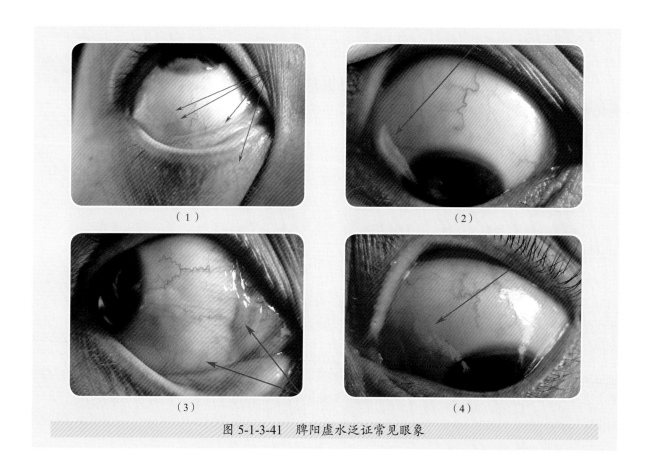

（1）　　　　　　　　　　　　　（2）

（3）　　　　　　　　　　　　　（4）

图 5-1-3-41　脾阳虚水泛证常见眼象

十四、望目辨"脾湿泻泄证"

"脾湿泻泄证"指脾气素虚，寒湿病邪扰脾，以致脾气不升、胃失和降、大肠湿气阻滞而形成的证候。临床常见腹胀，呕吐，大便溏泻或泄注，舌淡黯、苔白厚，脉沉细或沉细数等。

望目辨"脾湿泻泄证"常见眼象：

白睛脾部位灰色泡，血脉淡色、细、沉；大肠部位黯色水肿、灰色泡，血脉淡色、细、沉。按：白睛脾部位灰色泡主脾湿郁，气虚寒饮证；大肠部位黯色水肿表示大肠气滞寒湿郁积、水肿证，此属大肠寒证。脾、大肠血脉淡色、细、浮表示脾与大肠气虚；脾气虚可导致运化乏力，湿邪停滞，从而引发泻泄。综合辨析，本眼象可表示脾湿泻泄证。此外，由眼象可知，脾湿泻泄证与脾气虚和大肠湿阻气机有关，这为医家诊断和确定脾湿泻泄证的治疗原则提供参考依据（图 5-1-3-42，常某，男，41 岁，2012-11-12）。

白睛脾胃部位血脉淡色、粗、浮；大肠部位灰色斑，血脉淡色、细、沉。按：脾胃部位血脉淡色、粗、浮主脾胃气虚严重，并兼血瘀，病势亢盛，病情较重，大多发病时间较长。综合辨析，此证气虚兼血瘀重于上述证候。

白睛脾胃部位血脉淡色、粗、浮；大肠部位黯灰色斑，血脉淡色、细、沉。按：大肠部位黯灰色斑主湿郁血瘀寒证。综合辨析，此证气虚、湿阻气机兼寒瘀较明显。

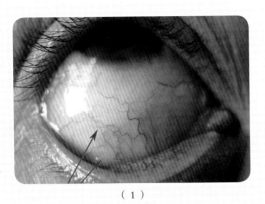 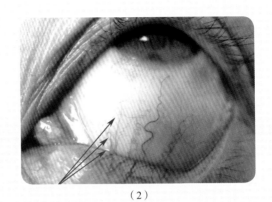

（1）　　　　　　　　　　　　　　（2）

图 5-1-3-42　脾湿泻泄证常见眼象

十五、望目辨"脾结气虚湿郁证"

"脾结气虚湿郁证"指脾气郁结并下陷而导致泻泄的证候。此证之"脾气郁结"多由思虑过度而致。脾气郁结则升举清气功能受损，以致脾气转而下陷，发为泻泄。临床多见长期腹泻，脱肛，舌淡胖，苔白厚，脉沉滑或沉细滑等。

望目辨"脾结气虚湿郁证"常见眼象：

白睛脾部位无色水肿；血脉淡色、浮，血脉末端灰色空泡结、根虚；大肠部位无色水肿。按：白睛脾和大肠部位无色水肿主脾和大肠气滞水湿郁积、水肿证，血脉淡色、浮主脾气虚，浮、根虚主气虚证，灰色空泡结主脾气郁湿痰气结证。较严重的气虚可导致气机下陷。综合辨析，此眼象表示脾结气陷泻泄较轻证（图 5-1-3-43，龚某，女，67 岁，2012-12-24）。

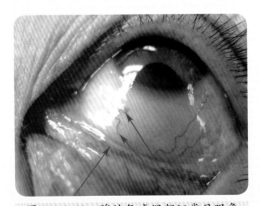

图 5-1-3-43　脾结气虚湿郁证常见眼象

白睛脾部位血脉淡色、浮、结花、无根；大肠部位灰色斑，血脉淡色、粗、浮、无根。按：白睛大肠部位灰色斑表示大肠湿阻气机已比上述证候严重。综合辨析，此眼象表示脾结气陷泻泄证重于上述证候。

白睛脾部位底色淡白色，血脉淡白色、浮、结花、无根；大肠部位灰色斑，血脉淡白色、粗、浮、无根。按：白睛底色淡白色主虚寒阴证，这是阴证中以物质不足引发气虚导致的虚寒证。血脉淡白色主阳气虚兼寒证，表示阴证中以物质不足引发的阳气虚导致虚寒证。血脉淡白色、浮、无根主严重气虚，白睛脾部位血脉结花主气机郁滞，病势缠绵，反复曲折。大肠部位灰色斑主湿阻气机。综合辨析，此眼象表示脾结气陷泻泄证。

白睛脾部位底色淡白色，血脉淡白色、粗、浮、结花、无根；大肠部位灰色斑，血脉淡白色、粗、浮、无根。按：白睛脾部位底色淡白色主脾虚寒阴证，血脉脾部位淡白色、浮、无根主严重脾气虚，白睛脾部位血脉结花主脾气机郁滞，病势缠绵，反复曲折。大肠部位灰色斑主湿阻气机，而血脉淡白色、粗、浮、无根主大肠严重气虚。综合辨析，此眼象表示脾结气陷泻泄证，而脾气郁结重于上述证候。

白睛脾部位底色淡白色，血脉淡白色、长、细、沉、结花、无根，进入大肠部位；大肠部位灰色斑，血脉淡白色、粗、浮、无根。按：白睛脾部位底色淡白色主脾虚寒阴证，血脉脾部位淡白色、浮、无根主严重脾气虚，脾部位白睛血脉"长"主发病时间长、病情日重，白睛脾部位血脉结花主气机郁滞，病势缠绵，反复曲折。脾部位血脉进入大肠部位表示脾病影响大肠（脾称大肠），并导致大肠气虚和湿阻气机。综合辨析，此眼象表示脾结气陷泻泄证，且病势不断发展。

十六、望目辨"肝气犯脾证"

"肝气犯脾证"指由于肝郁，肝气失畅，肝气横逆，影响脾脏运输和消化功能而形成的证候。此证属于"肝脾不和证"。按"肝气横逆证""肝脾不调证""肝气乘脾证"均可属于"肝脾不和证"。临床常见头眩，情志抑郁，胸闷不畅，喜太息，急躁易怒，口渴，两胁胀或胀痛，脘胀，腹痛，肠鸣，欲便、便溏，便后腹痛可减，大便不爽，纳呆，舌黯，苔白或白腻，脉弦等。

望目辨"肝气犯脾证"常见眼象：

白睛肝部位血脉淡色、弯曲、弯钩，同时从这一血脉分出另一条血脉进入脾部位；脾部位血脉淡色、细。按：白睛肝部位血脉淡色、弯曲、弯钩主肝气虚、气郁，病证曲折变化；肝部位血脉进入脾部位表示肝病影响脾（肝乘脾，或称肝气犯脾）。脾部位血脉淡色、细表示脾气受肝气乘犯而致脾气虚。综合辨析，此眼象表示肝郁、肝气犯脾、脾气虚证（图5-1-3-44，刘某，男，41岁，2012-7-3）。

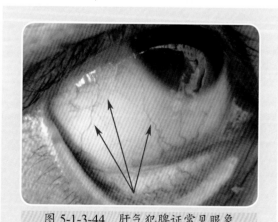

图 5-1-3-44　肝气犯脾证常见眼象

白睛肝部位血脉淡蓝色、弯曲，进入脾部位，同时从这一血脉分出另一条血脉呈现弯钩；脾部位血脉淡色、细、浮。按：白睛肝部位血脉淡蓝色主气滞血瘀兼寒轻证，血脉弯曲表示病情变化曲折，肝部位弯钩主肝郁，肝部位血脉进入脾部位表示肝病影响脾（肝乘脾，或称肝气犯脾）。脾部位血脉淡色、细、浮表示脾气受肝气乘犯而致脾气虚。综合辨析，此眼象表示肝郁、肝气犯脾、脾气虚证。从眼象可见，此证多兼轻微寒证或痛证。

白睛肝部位血脉淡青色、弯曲，进入脾部位；同时从这一血脉分出另一条血脉呈现弯钩；脾部位血脉淡色、细、浮。按：白睛血脉淡青色虽然也主气滞血瘀，但此眼象表示的寒邪重于淡蓝色所表示的寒证。综合辨析，此证寒邪重于上述证候。

白睛肝部位血脉淡青色、沉、弯曲，进入脾脏部位；同时从这一血脉分出另一条血脉呈现弯钩；脾部位血脉淡黯色、粗、浮。按：白睛血脉弯曲表示病情变化曲折，肝部位白睛血脉进入脾脏部位，揭示因正邪斗争而影响脾脏。脾部位白睛血脉淡黯色、粗、浮表示脾脏受肝脏影响，出现气虚血瘀。综合辨析，此证肝寒、肝郁、变化曲折并影响脾，脾脏明显气滞血瘀，此亦属肝气犯脾证。

十七、望目辨肝郁脾虚及相关证

1. 望目辨"肝郁脾虚证"

"肝郁脾虚证"是指肝气抑郁乘脾，引发脾气虚弱而导致的证候。临床常见面青，耳闭，胁痛腹胀，呕血，吐涎，乏力，纳呆，便溏或飧泻，舌黯，苔白，脉弦细，或左关弦、右关弱等。

望目辨"肝郁脾虚证"常见眼象：白睛肝部位血脉颜色如常、弯钩，脾部位白睛血脉淡色。按：此系一般肝郁脾虚证常见眼象。肝郁脾虚证区别于肝气犯脾证的眼象特点在于肝部位血脉只有弯钩，表示肝郁。

2. 望目辨"肝郁脾虚寒证"

"肝郁脾虚寒证"指由于肝郁而形成的脾虚兼寒证候。临床常见腹胀，青筋，体瘦，便溏色青，面青，指趾色黯，目涩，目昏，雀目，舌黯，苔白，脉弦细或弦涩等。

望目辨"肝郁脾虚寒证"常见眼象：

白睛肝部位无色水肿，血脉淡色、细、沉、弯钩；脾部位无色水肿，血脉淡色、细、浮。按：肝部位无色水肿主肝气滞寒湿郁积证，血脉淡色、细、沉、弯钩表示肝郁气滞、血瘀证。脾部位无色水肿主脾气滞寒湿郁积证，血脉淡色、细、浮表示脾气虚、气滞证。综合辨析，此眼象表示肝郁脾虚寒较证（图5-1-3-45，李某，女，53岁，2012-2-6）。

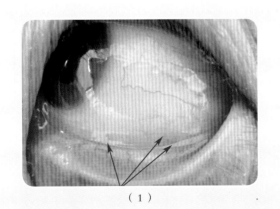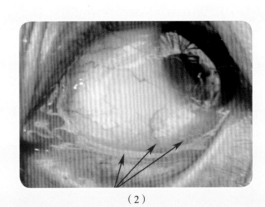

（1）　　　　　　　　　　（2）

图 5-1-3-45　肝郁脾虚证常见眼象

白睛肝部位血脉淡青色、细、弯钩，脾部位白睛血脉淡蓝色、细、浮。按：肝部位血脉淡青色、细、弯钩表示肝郁寒凝、气滞血瘀，但重于血脉淡蓝色、弯钩表示的证候。脾部位白睛血脉淡黯色、细表示脾气虚、寒瘀证。综合辨析，此眼象表示肝郁、脾虚寒证，虽然证候尚轻，但重于上述证候。

白睛肝部位血脉淡青色、粗、弯钩，脾部位白睛血脉淡蓝色、细。按：肝部位血脉粗主肝寒血瘀，病势亢盛，病情较重，发病时间较长；肝部位血脉淡青色、粗、弯钩表示肝郁寒凝、气滞、血瘀证。脾部位白睛血脉淡蓝色、细表示脾气虚、寒瘀证。综合辨析，此眼象表示肝郁、脾虚寒证。

白睛肝部位血脉蓝色、粗、弯钩，脾部位白睛血脉淡青色、细。按：此证肝郁寒凝、脾气虚寒重于上述证候。

3. 望目辨"肝郁脾虚热证"

"肝郁脾虚热证"是指肝气郁热乘脾，引发脾气虚弱而导致的证候。临床常见胁胀，腹胀，口苦，青筋，体瘦，面青，目涩，目昏，雀目，舌黯红，苔黄，脉弦数等。此证虽然可见于成年人，但多见于儿科疳积疾病。

望目辨"肝郁、脾虚热证"常见眼象：

白睛肝部位血脉粉红色、细、弯钩；脾部位淡红色水肿，血脉粉色、细。按：白睛肝部位血脉粉红色主血虚热证，血脉弯钩主肝郁证，肝部位血脉粉红色、弯钩主肝郁血虚、瘀热证；白睛脾部位淡红色水肿表示脾脏湿阻蕴热证候，血脉粉红色、细主血虚热证。综合辨析，此眼象表示肝郁、脾虚热证（图 5-1-3-46，白某，男，17 岁，2011-7-1）。

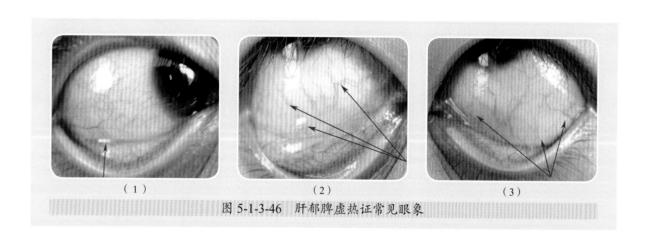

（1）　　　　　　　　（2）　　　　　　　　（3）

图 5-1-3-46　肝郁脾虚热证常见眼象

白睛肝部位血脉红黯色、弯钩，脾部位白睛血脉淡黯色、粗。按：白睛脾部位血脉粗主瘀血证，病势亢盛，病情较重，大多发病时间较长。综合辨析，此眼象表示肝郁、脾虚热证。此证脾气虚重于上述证候。

白睛肝部位血脉红黯色、弯钩，脾部位白睛血脉淡黯色、粗、浮。按：白睛脾部位血脉淡黯色、粗、浮表示脾气虚血瘀较重。综合辨析，此眼象表示肝郁、脾虚热证，而脾气虚重于上述证候。

白睛肝部位血脉黯红色、弯钩，脾部位白睛血脉淡黯色、细。按：白睛肝部位血脉黯红色、弯钩主肝郁血瘀实热证。脾部位白睛血脉淡黯色、细主气虚血瘀证。综合辨析，此眼象表示肝郁、脾虚热证。此证肝郁血瘀重于上述证候。

白睛肝部位血脉颜色黯红色、弯钩、细，脾部位白睛血脉淡黯色、细。按：肝部位血脉颜色黯红色、弯钩、细主肝郁血瘀实热较重证。综合辨析，此眼象表示肝郁、脾虚热证，而肝郁血瘀重于上述证候。

白睛肝部位血脉颜色黯红色、弯钩、细，脾部位白睛血脉淡黯色、细、浮。按：脾部位白睛血脉淡黯色、细、浮主脾气虚血瘀较重证。综合辨析，此眼象表示肝郁、脾虚热证，而脾气虚血瘀重于上述证候。

白睛肝部位血脉颜色黯红色、弯钩、细，脾部位白睛血脉淡黯色、粗、浮。按：脾部位白睛血脉淡黯色、粗、浮主脾气虚血瘀严重。综合辨析，此眼象表示肝郁、脾虚热证，而脾气虚血瘀重于上述证候。

十八、望目辨"肝气虚肝郁、脾虚泻泄证"

"肝气虚肝郁、脾虚泻泄证"指肝气虚，郁怒伤肝，肝郁乘脾，导致脾虚的证候。临床常见症状为情绪郁闷不舒，易怒，肢冷，面青，胁胀，龈衄、鼻衄、肌衄，腹泻或便溏，舌淡黯，苔白厚，脉细弦等。

望目辨"肝气虚肝郁、脾虚泻泄证"常见眼象：

白睛肝部位血脉淡色、细、沉、弯钩，脾部位血脉淡色、细，大肠部位血脉淡色、细、沉。按：白睛肝部位血脉淡色主肝气虚证，肝部位血脉细、沉主肝虚证，肝部位血脉弯钩主肝郁证，脾部位血脉淡色、细主脾气虚证，大肠部位血脉淡色、细、沉表示大肠气虚并湿阻气机。综合辨析，此眼象表示肝气虚、肝郁脾虚泻泄证。但是，尚未致"阳虚"的程度。此外，从眼象可以看出，肝气虚肝郁、脾虚证常与大肠气虚湿阻相关，这为医家临床提供参考（图 5-1-3-47，张某，男，46岁，2012-9-11）。

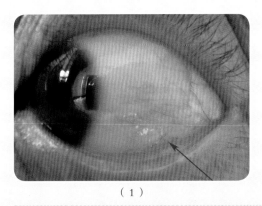
（1）

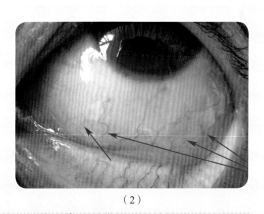
（2）

图 5-1-3-47　肝气虚肝郁、脾虚证常见眼象

白睛肝部位血脉淡色、细、沉、弯钩；脾部位血脉淡色、粗；大肠部位灰色斑，血脉淡色、细、沉。按：肝部位血脉淡色、细、沉、弯钩主肝气虚肝郁，白睛脾部位血脉粗而色淡主脾气虚较著，大肠部位灰色斑主大肠湿阻气机，大肠部位血脉淡色、细、沉表示大肠气虚并湿阻气机。综合辨析，此眼象表示肝气虚、肝郁脾虚泻泄证。此眼象脾虚重于上述证候。

白睛肝部位血脉淡淡蓝色、细、沉、弯钩；脾部位血脉淡色、细；大肠部位灰色斑，血脉淡色、细、沉。按：白睛肝部位血脉淡蓝色主肝气滞、寒瘀轻证，可兼轻微寒痛证；血脉细、沉、弯钩主肝气虚肝郁。脾部位血脉淡色、细主脾气虚；大肠部位灰色斑，血脉淡色、细、沉主大肠气虚、湿阻气机。综合辨析，此眼象表示肝气虚、肝郁脾虚泻泄证，而肝寒肝郁较上述证候严重。

白睛肝部位血脉淡青色、细、沉、弯钩；脾部位血脉淡色、粗；大肠部位灰色斑，血脉淡色、细、沉。按：白睛血脉淡青色表示的寒邪重于淡蓝色表示的寒邪，血脉淡色、粗较血脉淡色、细主气虚尤著。综合辨析，此证肝寒、脾虚重于上述证候。

白睛肝部位血脉淡青色、细、沉、弯钩；脾部位血脉淡黯色、细；大肠部位灰色斑，血脉淡色、细、沉。按：白睛血脉淡黯色、细主气虚血瘀。综合辨析，此眼象表示肝气虚、肝郁脾虚泻泄证，而脾气虚兼瘀重于上述证候。

白睛肝部位血脉淡青色、细、沉、弯钩；脾部位血脉淡黯色、粗；大肠部位灰色斑，血脉淡色、细、沉。按：脾部位血脉淡黯色、粗主脾气虚兼血瘀证。综合辨析，此证脾气虚重于上述证候。

十九、望目辨"肝气虚肝郁、脾虚湿痰证"

"肝气虚肝郁、脾虚湿痰证"指肝气虚使肝气不能正常疏泄，形成肝郁，肝郁乘脾使脾虚不能健运，导致湿邪蕴积成痰，从而形成"肝气虚肝郁、脾虚湿痰证"。

望目辨"肝气虚肝郁、脾虚湿痰证"常见眼象：

白睛肝部位血脉淡色、弯钩；脾部位淡色水泡，血脉淡色、浮。按：白睛肝部位血脉淡色、弯钩主肝气虚、肝郁。白睛脾部位淡白色泡主脾气虚、湿邪严重，血脉淡色、浮主脾气虚较重。综合辨析，此眼象表示"肝气虚肝郁、脾虚湿痰证"（图5-1-3-48，刘某，男，50岁，2011-1-14）。

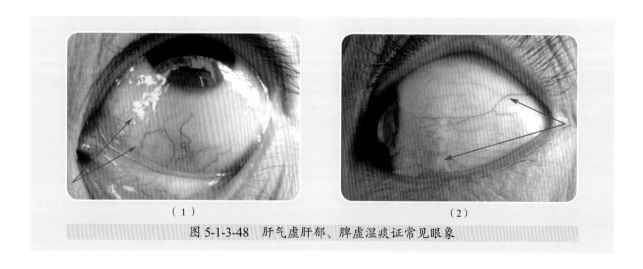

（1）　　　　　　　　　　　　　　（2）

图5-1-3-48　肝气虚肝郁、脾虚湿痰证常见眼象

白睛肝部位血脉淡色、弯钩；脾部位淡色水泡，血脉淡色、粗、浮。按：白睛肝部位血脉淡色、弯钩主肝气虚、肝郁。白睛脾部位淡白色泡主脾气虚、湿邪严重，血脉淡色、粗、浮主严重脾气虚。综合辨析，此眼象表示"肝气虚肝郁、脾虚湿痰证"，甚至可兼有阳虚。

二十、望目辨"肝阴虚肝郁、脾虚湿痰证"

"肝阴虚肝郁、脾虚湿痰证"指肝阴虚使肝气不能正常疏泄，形成肝郁，肝郁乘脾，使脾虚不能健运，导致湿邪蕴积成痰，从而形成"肝阴虚肝郁、脾虚湿痰证"。

望目辨"肝阴虚肝郁、脾虚湿痰证"常见眼象：

白睛肝部位血脉殷红色、无根、弯钩；脾部位淡色水泡，血脉淡红色、浮。按：白睛肝部位血脉殷红色、无根、弯钩主肝阴虚、肝郁。白睛脾部位淡白色泡主脾气虚、湿邪严重，血脉淡红色、浮主脾气虚较重。综合辨析，此眼象表示"肝阴虚肝郁、脾虚湿痰证"（图 5-1-3-49，李某，男，55 岁，2012-8-14）。

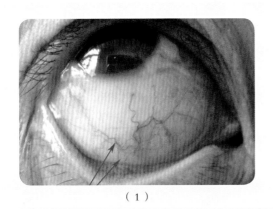 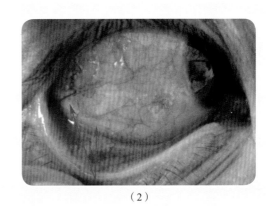

（1）　　　　　　　　　　　　　　　　（2）

图 5-1-3-49　肝阴虚肝郁、脾虚湿痰证常见眼象

白睛肝部位血脉殷红色、弯钩、粗；脾部位淡色水泡，血脉淡色、浮。按：白睛肝部位血脉殷红色、弯钩、粗主严重肝阴虚、肝郁，次时患者可出现燥热症状。白睛脾部位淡白色泡主脾气虚、湿邪严重，血脉淡色、浮主脾气虚较重。综合辨析，此眼象表示"肝阴虚肝郁、脾虚湿痰证"。

二十一、望目辨肝气横逆乘脾及相关证

1. 望目辨"肝气横逆乘脾证"

"肝气横逆乘脾证"指肝脏气机失于疏泄，横向逆行，影响脾脏气机上升，引发"肝气乘脾"而形成的证候。临床常见突然动怒，胁痛，脘腹胀痛，舌黯，苔白，脉弦或弦数等。此属"肝气逆证"之一。"肝气横逆乘脾证"可有以寒为主和以热为主两类证候。

望目辨"肝气横逆乘脾、寒证"常见眼象：白睛肝脏部位血脉粗，进入脾部位，并交叉于脾部位血脉之上；脾部位血脉细。按：肝脏部位血脉进入脾部位，脾部位血脉粗，主肝实证。脾部位血脉细表示脾虚证。当表示肝实证的血脉进入脾部位，并交叉于表示脾虚证的血脉之上时，即表示"肝乘脾、脾虚证"，此属于"肝气横逆证"。这种眼象是"肝气横逆证"主要眼象。

2. 望目辨"肝气横逆乘脾寒证"

望目辨"肝气横逆寒证"常见眼象：

白睛肝部位血脉淡蓝色、粗、弯曲较少，进入脾部位，并交叉于脾部位血脉之上；脾部位血脉淡黯色、细、沉。按：白睛肝部位血脉淡蓝色主气滞、寒瘀较轻证候，可兼轻微痛证；肝部位血脉粗表示肝实证，肝部位血脉进入脾部位，并交叉于脾部位血脉之上表示肝病乘脾。脾部位血脉淡黯色、细、沉主脾气虚、血瘀寒证。综合辨析，系肝气横逆乘脾寒证，但证候尚轻。

白睛肝部位血脉淡青色、粗、弯曲较少，进入脾部位，并交叉于脾部位血脉之上；脾部位血脉淡黯色、细、沉。按：白睛血脉淡青色主气滞寒瘀证，尚可兼痛证。肝部位血脉进入脾部位，并交叉于脾部位血脉之上，主肝病影响脾（肝乘脾）。综合辨析，此眼象表示肝气横逆乘脾寒证，寒邪重于上述证候。

白睛肝部位血脉蓝色、粗、弯曲较少，进入脾部位，并交叉于脾部位血脉之上；脾部位血脉淡黯色、细、沉。按：白睛血脉蓝色主气滞寒证，可兼寒瘀痛证。综合辨析，此眼象表示肝气横逆乘脾寒证，寒邪重于上述证候。

白睛肝部位血脉青色、粗、弯曲较少，进入脾部位，并交叉于脾部位血脉之上；脾部位血脉淡黯色、细、沉。按：白睛血脉青色主气滞寒瘀重证，可兼痛证。综合辨析，此眼象表示肝气横逆乘脾寒证，寒邪重于上述证候。

3. 望目辨"肝气横逆热证"

望目辨"肝气横逆热证"常见眼象：

白睛肝脾部位红黯色水肿；肝部位血脉红黯色、弯钩，同时分出一条血脉进入脾部位；脾部位血脉粉红色、细、沉。按：白睛肝脾部位红黯色水肿表示肝脾湿阻蕴热兼瘀证候，肝部位血脉红黯色主血郁热证，多属瘀血实热证。肝部位同时分出一条血脉进入脾部位表示肝病乘脾。脾部位血脉粉红色、细、沉主脾血虚、血瘀、发热证。综合辨析，系肝气横逆、热证，但证候尚轻（图 5-1-3-50，许某，男，48 岁，2012-12-15）。

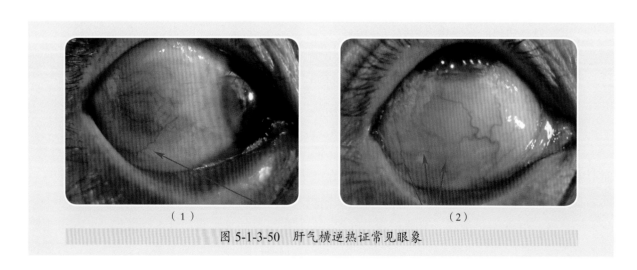

（1）   （2）

图 5-1-3-50　肝气横逆热证常见眼象

白睛肝部位血脉红黯色、粗，进入脾部位，并交叉于脾部位血脉之上；脾部位血脉红黯色、细。按：白睛血脉红黯色主血郁热证，多属瘀血实热证。依据上述原则综合辨析，此眼象表示肝气横逆热证。

白睛肝部位血脉红黯色、粗，进入脾部位，并交叉于脾部位血脉之上；脾部位血脉红黯色、细、沉。按：依据上述原则综合辨析，此眼象表示肝气横逆、热证，但肝郁乘脾较著。

白睛肝部位血脉红黯色、粗、迂曲，进入脾部位，并交叉于脾部位血脉之上；脾部位血脉红黯色、细、沉。按：白睛肝部位血脉迂曲主痛证。综合辨析，此眼象表示肝气横逆热证，并兼血瘀气滞痛证。此证兼明显肝痛。

白睛肝部位血脉黯红色、粗、迂曲，进入脾部位，并交叉于脾部位血脉之上；脾部位血脉红黯色、细、沉、迂曲。按：白睛血脉黯红色主血瘀实热证，血脉粗主瘀血明显，肝部位血脉进入脾部位，并交叉于脾部位血脉之上主肝病影响脾（肝乘脾）。肝脾部位血脉迂曲主肝脾痛证。综合辨析，此眼象表示肝气横逆热证，并兼肝脾明显血瘀气滞痛证。

二十二、望目辨"心肝阴虚、血瘀气结、湿郁化热证"

"心肝阴虚、血瘀气结、湿郁化热证"指心肝阴虚导致心肝血液黏稠，血液运行缓滞，形成血瘀气结；而血瘀气结可使血中水液渗出，形成湿邪郁积，湿邪郁积日久导致化热，从而形成同时存在"心肝阴虚、血瘀气结、湿郁化热"的病理变化，构成"心肝阴虚、血瘀气结、湿郁化热"证候。临床可见手足心热、口干、眼干、牙齿发酸、心悸、女子月经血量减少、色黯、有血块、带下、便干、舌红黯、苔白厚、脉细滑等。此证常见于西医学诊断的植物神经功能紊乱、内分泌失调、干燥综合征、更年期综合征，以及心肝实质病变等。

望目辨"心肝阴虚、血瘀气结、湿郁化热证"常见眼象：白睛心部位黯色斑、淡黄色丘，血脉殷红色；肝部位血脉殷红色、结花。按：白睛心部位黯色斑主心血瘀滞证，淡黄色丘主湿痰郁热轻证，血脉殷红色主心阴虚证。肝部位血脉殷红色、结花主肝阴虚、气机结滞，病势缠绵，反复曲折。综合辨析，此眼象表示"心肝阴虚、血瘀气结、湿郁化热证"（图5-1-3-51，王某，女，40岁，2013-1-15）。

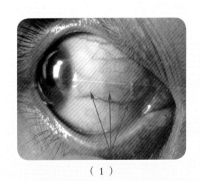 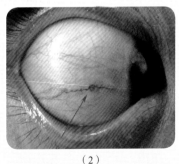 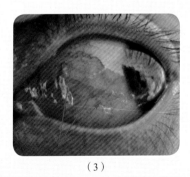

（1） （2） （3）

图5-1-3-51 心肝阴虚、血瘀气结、湿郁化热证常见眼象

二十三、望目辨"心脾郁证"

"心脾郁证"指心脾郁结、气机失畅而引发的证候。"心脾郁证"多由过度忧思而致。临床常见

情绪忧愁思虑、绵绵不止，怔忡，纳呆，可出现崩漏，或性欲淡漠，或阳痿，舌淡黯，苔白，脉弦或弦细等。

1. 望目辨"心脾气虚气郁证"

望目辨"心脾气虚气郁证"常见眼象：

白睛心脾部位血脉淡色、沉、弯钩。按：白睛血脉淡色、沉主气虚证，心脾部位血脉弯钩主心脾郁证。综合辨析，此眼象表示心脾气虚郁证。

白睛心脾部位无色水肿，心部位血脉淡色、细、沉、弯钩，脾部位血脉娇红色、细、浮、无根。按：白睛心脾部位无色水肿主气滞水湿郁积证，心部位血脉淡色、细、沉主心气虚较重证，脾部位血脉娇红色、细、浮、无根主脾气虚发热证。综合辨析，此眼象表示心脾气虚气郁证（图5-1-3-52，宋某，女，70岁，2012-3-17）。

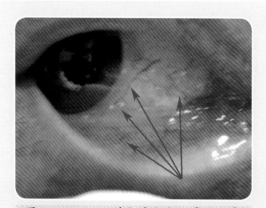

图 5-1-3-52 心脾气虚气郁证常见眼象

白睛心部位血脉淡色、沉、弯钩，进入脾部位；脾部位血脉淡色、细、沉。按：心部位血脉淡色、沉、弯钩主心气虚、气郁证。心部位血脉进入脾部位表示心病在先，而后影响脾（心乘脾）。综合辨析，此眼象表示心脾气虚郁证，系心气虚、气郁导致脾气虚。

2. 望目辨"心脾气虚、气郁血瘀证"

望目辨"心脾气虚、气郁血瘀证"常见眼象：

白睛心部位黯色斑，血脉淡色、细、沉、弯钩，进入脾部位；脾部位血脉淡色、细、沉、血脉末端黯色点。按：白睛心部位黯色斑主血瘀证，心部位血脉淡色、细、沉、弯钩主心气虚证，进入脾部位表示先出现心气虚气郁、血瘀，心郁乘脾，而后导致脾气虚、血瘀证。脾部位血脉淡色、细、沉即表示脾气虚证，血脉末端黯色点主脾血瘀证。综合辨析，此眼象表示心脾气虚、气郁血瘀证（图5-1-3-53，李某，男，25岁，2011-12-12）。

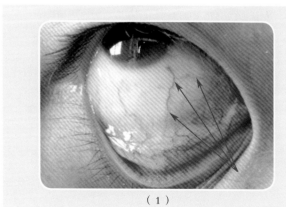 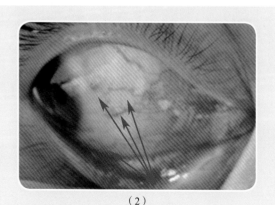

（1）　　　　　　　　　　　　　　（2）

图 5-1-3-53 心脾气虚、气郁血瘀证常见眼象

　　白睛心部位血脉淡黯色、细，沉进入脾部位，同时伴发淡黯色、细、沉、弯钩；脾部位血脉淡黯色、细、沉。按：此证气郁重于上述证候。

　　白睛心部位直行血脉淡黯色、细、沉，进入脾部位，并交叉于脾部位血脉之上；直行血脉同时伴发淡黯色、细、沉、弯钩；脾部位血脉淡黯色、细、沉、弯钩。按：此眼象表示心气虚、气郁乘脾，脾气虚、气郁血瘀证。

二十四、望目辨"心阳虚血瘀乘脾、脾虚水肿证"

　　"心阳虚血瘀乘脾、脾虚水肿证"指心阳虚衰无力推动血液运行，形成瘀血，而心血瘀滞形成实邪，心脏实邪乘脾使脾气虚弱不能运化水湿，以致形成水肿而呈现的证候。临床常见胸闷、心慌、心悸、紫绀、腹腔积液、皮肤浮肿、乏力、喘息、气短、咯痰白黏、便黏、舌淡或淡胖、脉沉细或沉滑等。此证可见于西医学诊断的各种心力衰竭，如冠状动脉粥样硬化性心脏病、肺源性心脏病、高血压性心脏病、瓣膜病、心肌病、先天性心脏病等引发心功能不全等病变。

　　望目辨"心阳虚血瘀乘脾、脾虚水肿证"常见眼象：

　　白睛心部位无色水肿、黯色斑，血脉淡白色、沉、根虚或无根；脾部位无色水肿、淡白色泡，血脉淡白色。按：白睛心脾部位无色水肿主心脾气滞水湿郁积、水肿证。白睛心部位黯色斑主心脏血瘀证，血脉淡白色、沉、根虚或无根主心阳虚兼寒证。脾部位淡白色泡主脾严重气虚、阳虚、饮邪郁积寒证，血脉淡白色、细、沉、根虚或无根主心阳虚兼寒证。综合辨析，此眼象表示"心阳虚血瘀乘脾、脾虚水肿证"（图5-1-3-54，李某，男，64岁，2012-10-29）。

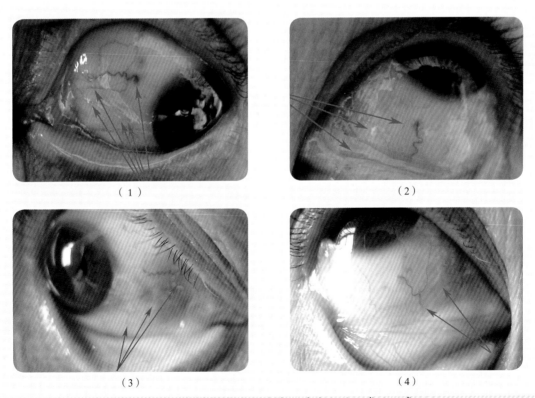

（1）　　　　　　　　　　　　　　　（2）

（3）　　　　　　　　　　　　　　　（4）

图 5-1-3-54　心阳虚血瘀乘脾、脾虚水肿证常见眼象

白睛心部位黯色斑，血脉淡白色、沉，血脉末端黯色点、无根；脾部位淡白色泡，血脉淡白色。按：白睛心部位黯色斑主心脏血瘀证。血脉淡白色主阳虚兼寒证，出现于心脾部位即表示心脾阳虚证，白睛血脉末端黯色点主气滞血瘀，而以血瘀为主的证候。白睛脾部位淡白色泡主脾严重气虚、阳虚、饮邪郁积寒证。综合辨析，此眼象表示"心阳虚血瘀乘脾、脾虚水肿证"。

二十五、望目辨"心脾阳虚血瘀证"

"心脾阳虚血瘀证"指由于心阳虚和脾阳虚引发血瘀而形成的证候。临床常见纳呆，乏力，气短，胸闷，胸前区闷痛或阵发刺痛，舌淡黯，苔白或薄白，脉沉涩等。此眼象多见于西医学诊断的严重冠心病心绞痛、冠心病心肌梗死等病。

望目辨"心脾阳虚血瘀证"常见眼象：

白睛心部位紫黑色泡，黯红色水肿，血脉淡白色、细、沉、无根；脾部位黯红色水肿，血脉淡黯色、细、沉、根虚。按：白睛心脾部位黯红色水肿主心脾湿阻蕴热、血瘀、水肿，而严重血瘀证候。心部位紫黑色泡主心气虚、饮邪郁积、血瘀气滞、阴阳即将离决危重证，此时病已危笃。心部位血脉淡白色、细、沉、无根主心阳虚、寒瘀证，尚可兼痛证。脾部位血脉淡黯色、细、沉主脾气虚寒证候，可兼轻微痛证。综合辨析，此眼象表示心脾阳虚血瘀证（图5-1-3-55，许某，男，48岁，2012-12-5）。

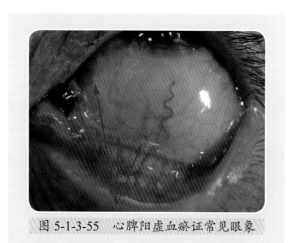

图 5-1-3-55　心脾阳虚血瘀证常见眼象

白睛心部位黯色斑，血脉淡青色、细、沉、根虚；脾部位血脉淡蓝色、细、沉。按：白睛心部位黯色斑主心血瘀证，血脉淡青色、细、沉、根虚主心气虚气滞寒瘀证，尚可兼痛证。脾部位血脉淡蓝色、细、沉主脾气滞、寒瘀较轻证候，可兼轻微痛证。综合辨析，此眼象表示心脾阳虚血瘀证。

白睛心部位黯色斑，血脉淡青色、细、沉、无根；脾脏部位血脉淡蓝色、细、沉。按：白睛血脉无根表示的虚证重于血脉根虚表示的虚证候。综合辨析，此眼象表示心脾阳虚血瘀证，而阳虚较上述证候严重。

白睛心部位黯色斑，血脉淡青色、粗、沉、根虚；脾脏部位血脉淡蓝色、细、沉。按：此眼象表示由阳虚引起的血瘀较上述证候严重。

白睛心部位黯色斑，血脉淡青色、粗、沉、无根；脾脏部位血脉淡蓝色、细、沉。按：白睛心部位黯色斑主心血瘀证，血脉淡青色、粗、沉、无根主严重心气虚气滞血瘀证，并兼寒痛证。脾部位血脉淡蓝色、细、沉主脾气滞、寒瘀较轻证候，可兼轻微痛证。综合辨析，此眼象表示心脾阳虚血瘀证，但此证较上述证候严重。

白睛心部位青蓝色斑，血脉蓝色、粗、沉、根虚；脾脏部位血脉淡蓝色、细、沉。按：白睛心部位青蓝色斑主心气滞寒瘀证，血脉蓝色主心气滞寒证，可兼寒瘀痛证，而血脉蓝色、粗、沉、根虚主心气虚气滞寒瘀痛证。脾部位血脉淡蓝色、细、沉主脾气滞、寒瘀较轻证候，可兼轻微痛证。综合辨析，此眼象表示心脾阳虚血瘀证，而心瘀血及阳虚内寒严重。

　　白睛心部位青蓝色斑，血脉蓝色、粗、沉、无根；脾脏部位血脉淡蓝色、细、沉。按：白睛血脉无根表示的虚证重于血脉根虚表示的虚证候。综合辨析，此眼象表示心脾阳虚血瘀证，而心阳虚重于上述证候。

　　白睛心部位青蓝色斑，血脉青色、沉、根虚；脾脏部位血脉淡蓝色、细、沉。按：白睛血脉青色主气滞寒瘀重证，可兼寒痛证；血脉青色、沉、根虚主气虚气滞寒瘀痛证。脾部位血脉淡蓝色、细、沉主脾气滞、寒瘀较轻证候，可兼轻微痛证。综合辨析，此眼象表示心脾阳虚血瘀证，而阳虚内寒尤著。

　　白睛心部位青蓝色斑，血脉青色、沉、无根；脾脏部位血脉淡蓝色、细、沉。按：白睛血脉无根表示的虚证重于血脉根虚表示的虚证候。综合辨析，此眼象表示心脾阳虚血瘀证，而心阳虚寒重于上述证候。

　　白睛心脏部位青蓝色斑，血脉青色、细、沉、根虚；脾脏部位血脉淡蓝色、细、沉。按：白睛心部位青蓝色斑主心气滞寒瘀证，血脉青色、细、沉、根虚主心气虚气滞寒瘀兼痛证。脾部位血脉淡蓝色、细、沉主脾气滞、寒瘀较轻证候，可兼轻微痛证。综合辨析，此眼象表示心脾阳虚血瘀证，而心阳虚尤著。

　　白睛心脏部位青蓝色斑，血脉青色、细、沉、无根；脾脏部位血脉淡蓝色、细、沉。按：白睛血脉无根表示的虚证重于血脉根虚表示的虚证候。综合辨析，此眼象表示心脾阳虚血瘀证，而心阳虚寒重于上述证候。

第四章　望目辨肺脏证候

第一节　望目辨肺虚证

　　"肺虚证"指肺脏气血阴阳不足而引发的各种相关证候。欲辨"肺虚证"，首先必须分辨清楚"肺气虚证""肺血虚证""肺阴虚证""肺阳虚证"，尚必须分辨是否有兼夹证，这些证候在望目辨证中呈现各不相同的特征。

一、望目辨肺气虚及相关证

　　"肺气"指肺脏的生理功能。肺脏具备主宰及调解呼吸、维持体内与体外气体交换、调节机体周身之气运行、联系全身血脉、辅助心脏正常发挥生理功能、抵御外邪从体表侵袭以及充养皮毛的功能，这种功能可称之为"肺气"。

1. 望目辨"肺气虚证"

望目辨"肺气虚证"指肺气不足引发的证候，此证又可称"肺气虚弱证"、或称"肺气不足证"。临床常见气短、喘息、动则加剧，咳声及语声低弱，自汗，面色㿠白，乏力，皮肤憔悴，痰多清稀，可兼见咽干、耳聋，舌淡、苔白，脉虚或虚细等。

望目辨"肺气虚证"常见眼象：

白睛肺部位血脉淡色。按：白睛血脉淡色主气虚证，出现于肺部位即表示肺气虚证（图 5-1-4-1，徐某，女，83 岁，2012-1-9）。此眼象尚表示肺气虚及肾。

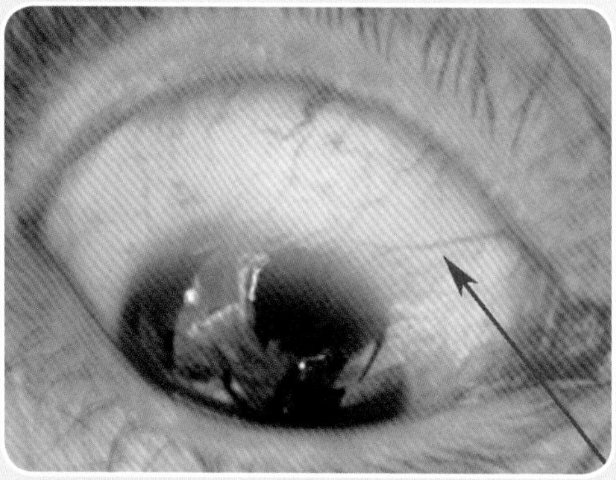

白睛肺部位血脉淡色、细、沉。按：肺部位血脉淡色、细、沉表示较严重的肺气虚证候。

白睛肺部位血脉淡色、细、浮、根虚。按：白睛肺部位血脉淡色、细、浮、根虚表示肺气虚重于上述证候。

白睛肺部位血脉淡色、粗、浮。按：白睛血脉淡色、粗主气虚、病势亢盛，大多发病时间较长，病情较重。故本证肺气虚重于上述证候。

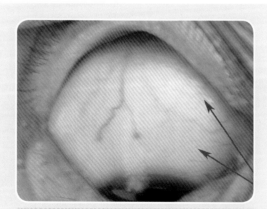

图 5-1-4-1　肺气虚证常见眼象

白睛肺部位血脉淡黯色、粗、浮。按：白睛肺脏部位血脉淡黯色、粗主肺气虚血瘀。此证肺气虚血瘀重于上述证候。

2. 望目辨"肺气虚寒证"

"肺气虚寒证"指肺气虚而兼寒引发的证候。临床常见咳吐涎沫，或咯血，喘息、气短，咽喉气闷，畏寒，背寒，鼻流清涕，口干、不渴，乏力，尿频，舌淡黯、苔白，脉沉细或虚细等。

望目辨"肺气虚寒证"常见眼象：

白睛肺部位淡黯色斑，血脉淡色、细。按：肺部位淡黯色斑主肺血瘀证较轻，并可兼寒证。白睛肺部位血脉淡色、细主肺气虚较重，及轻微寒瘀证，可兼轻微痛证。综合辨析，此眼象表示肺气虚、血瘀兼寒证，故可称作肺气虚寒证（图 5-1-4-2，邓某，女，58 岁，2011-5-6）。

白睛肺部位血脉淡蓝色、细、沉。按：白睛血脉淡蓝色主轻微寒瘀证，可兼轻微痛证；细、沉主气虚较重。综合辨析，此眼象表示肺气虚、血瘀兼寒证，故可称作肺气虚寒证。

图 5-1-4-2　肺气虚寒证常见眼象

白睛肺部位血脉淡青色、细、浮。按：白睛肺部位血脉淡青色主气滞寒瘀轻证，尚可兼痛证，但寒邪重于血脉淡蓝色所表示的寒证。综合辨析，此眼象表示肺气虚寒证，而肺气虚寒重于上述证候。

白睛肺部位血脉淡青色、细、浮、根虚。按：白睛血脉淡青色主、细、浮主气虚寒证，血脉根虚则气虚尤著。

白睛肺部位血脉青色、细、浮、无根。按：白睛肺部位血脉青色主肺气滞寒瘀重证，可兼痛证，而肺部位血脉细、浮、无根表示的肺气虚证重于血脉根虚表示的肺气虚证候。综合辨析，眼象表示此证肺气虚寒重于上述证候。

3. 望目辨"肺气虚发热证"

望目辨"肺气虚发热证"常见眼象：

白睛肺部位血脉娇红色、浮。按：白睛血脉娇红色、浮主气虚发热证，且重于单纯血脉娇红色表示的肺气虚、发热证候。

白睛肺脏部位血脉娇红色、根虚。按：白睛血脉根虚主虚证，血脉娇红色、根虚主较严重的气虚发热证。因此，本证肺气虚发热证重于上述证候。

白睛肺脏部位血脉娇红色、无根。按：白睛肺部位血脉娇红色、无根表示的肺气虚发热证重于血脉根虚表示的肺气虚发热证候。因此，本证肺气虚发热证重于上述证候。

4. 望目辨"肺绝气虚证"

"肺绝气虚证"指肺气虚、肺气不能接续的证候。此属病危阶段出现的证候。临床常见面赤、鼻白、短气、喘息而气难接续，自汗如油，舌淡白、或青黯、苔白，脉虚细、或沉细、或伏细、或见败脉等。

望目辨"肺绝气虚证"常见眼象：

白睛底色淡白色；肺部位黯色斑，血脉淡黯色、粗、浮、无根；心部位底色苍白色、黯色斑，血脉淡白色、粗、浮、无根。按：白睛底色淡白色主虚寒证，但系虚寒重证；白睛底色苍白色主气虚寒邪尤重，均属阴证。白睛肺部位黯色斑主肺血瘀（若为淡黯色斑则表示血瘀轻证），白睛肺部位血脉淡黯色、粗、浮、无根主严重肺气虚、血瘀。白睛心部位黯色斑主心血瘀证，心部位血脉淡白色主严重心气虚发展至心阳虚兼寒证，心部位血脉淡白色、粗、浮、无根主严重心气虚、血瘀证。综合辨析，此眼象表示严重心肺气虚、阳虚、血瘀，已形成因肺气虚不能辅助心脏功能的严重程度，故可称肺绝气虚证。从这一眼象也可认识到，"肺绝气虚证"必牵及心脏，形成心脏功能衰竭状态，这为我们临床辨证确定治疗原则和组方用药提供有益参考。

白睛底色淡白色；肺部位黯色斑、灰色泡，血脉淡黯色、粗、浮、无根；心部位底色苍白色、黯色斑，血脉淡白色、粗、浮、无根。按：白睛肺部位灰色泡主肺气虚寒饮证。综合辨析，此眼象表示严重心肺气虚、阳虚、血瘀、肺脏寒饮证。从西医角度看，多已出现明显心力衰竭、肺水肿。

白睛底色淡白色、肺部位黯色斑、淡白色泡、血脉淡黯色、粗、浮、无根，心部位底色蓝色、黯色斑、淡白色泡、血脉淡白色、粗、浮、无根。按：白睛特征淡白色泡主严重气虚、饮邪郁积寒证，白睛心部位底色蓝色主气血郁遏、寒邪生风证，可兼痛证，心部位血脉淡白色、粗、浮、无根主严重心气虚、血瘀证。综合辨析，此眼象表示肺气虚、寒饮郁积、心力衰竭重证，故可诊为肺绝气虚证。

二、望目辨肺血虚及相关证

1. 望目辨"肺血虚证"

"肺血虚证"指肺脏血液不足而引发的各种相关证候。临床常见气短、微喘，易汗，面色黄白色，乏力，大鱼际红色，舌粉、苔薄，脉虚细等。

望目辨"肺血虚证"常见眼象：白睛肺脏部位血脉粉色。按：此为肺血虚的常见白睛血脉（图5-1-4-3，张某，女，55岁，2012-12-17）。

2.望目辨"肺血虚发热证"

望目辨"肺血虚发热证"常见眼象：白睛肺部位血脉粉红色。按：白睛血脉粉红色主血虚发热证，血脉特征出现于肺部位即主肺血虚发热证。

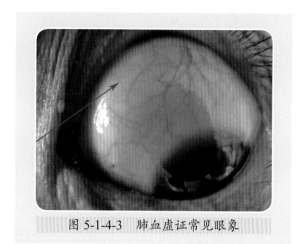

图5-1-4-3　肺血虚证常见眼象

三、望目辨"肺气血虚证"

"肺气血虚证"指肺脏气血均虚而引发证候。临床常见气短、喘息、动则加剧，气短、自汗，咳声及语声低弱，面黄白色，乏力，舌粉红、苔薄，脉虚数等。

望目辨"肺气血虚证"常见眼象：

白睛肺部位血脉淡粉色。按：白睛血脉淡色主气虚，粉色主血虚，淡粉色主气血虚，血脉特征出现于肺部位表示肺气血虚证。

白睛肺部位血脉淡粉色、细、根虚。按：白睛肺部位血脉淡粉色主气血虚证，当白睛肺部位血脉细、根虚主里证时，多表示人体气血虚，病势发展缓慢，故本眼象表示肺气血虚证重于上述证候。

白睛肺部位血脉淡粉色、细、浮、根虚。按：白睛肺部位血脉淡粉色主肺气血虚证，血脉细、浮、根虚亦主虚证。综合辨析，此眼象表示肺气血虚证，而虚证重于上述证候。

当上述血脉无根时，表示严重气血虚证。

四、望目辨肺阴虚及相关证

1.望目辨"肺阴虚证"

"肺阴"指肺脏中的"津""血"和"液"。"肺阴虚证"指肺阴不足而呈现的证候。临床常见潮热，盗汗，咽喉干燥，干咳或痰中带血，气短、气喘，声音嘶哑，颧红，手足心热，乏力，消瘦，便干，或便秘，舌红尖瘦、苔少或无苔，脉细数等。

望目辨"肺阴虚证"常见眼象：

白睛肺部位血脉殷红色。按：此为肺阴虚的常见白睛血脉（图5-1-4-4，王某，女，75岁，2012-11-12）。

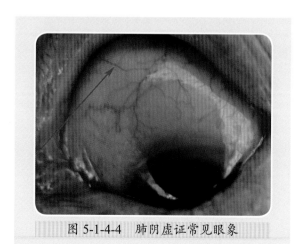

图5-1-4-4　肺阴虚证常见眼象

白睛肺部位血脉殷红色、细。按：白睛血脉殷红色、细主阴虚较重证。

白睛肺部位血脉殷红色、细、沉。按：白睛血脉殷红色、细、沉主阴虚重证。

白睛肺部位血脉殷红色、细、浮。按：白睛血脉殷红色、细、浮主阴虚兼血瘀证。

白睛肺部位血脉殷红色、细、浮、迂曲。按：血脉迂曲主痛证。白睛血脉殷红色、细、浮主阴虚血瘀、疼痛证。

白睛肺部位血脉殷红色、粗。按：白睛血脉粗主瘀血证，病势亢盛、病情较重，大多发病时间较长；肺部位血脉殷红色、粗主肺阴虚血瘀证。

白睛肺部位血脉殷红色、粗、浮。按：白睛肺部位血脉粗主瘀血证，病势亢盛，病情较重，大多发病时间较长；白睛血脉殷红色、粗、浮主严重肺阴虚血瘀证。

白睛肺部位血脉殷红色、粗、浮、迂曲。按：血脉迂曲主痛证，白睛肺部位血脉殷红色、粗、浮主严重肺阴虚血瘀、疼痛证。

2. 望目辨"肺阴虚燥热证"

"肺阴虚燥热证"指肺阴虚而燥邪伤肺引发的证候。临床常见咳嗽痰黏而少、或带血丝，或鼻衄，或气短气促，低热，咽喉干燥，声音嘶哑，颧红，手足心热，肌肤干枯，乏力，大便干结，舌红，苔少，脉虚细数等。

望目辨"肺阴虚燥热证"常见眼象：白睛干燥，肺部位血脉殷红色、粗、浮。按：白睛干燥、白睛血脉殷红主阴虚证，肺部位血脉殷红色、粗、浮表示严重肺阴虚。综合辨析，此眼象表示肺阴虚燥热证，多见于温燥伤阴之后（图 5-1-4-5，王某，男，50 岁，2012-2-24）。

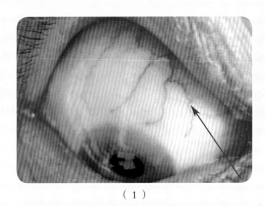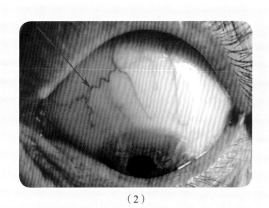

（1）　　　　　　　　　　　（2）

图 5-1-4-5　肺阴虚燥热证常见眼象

3. 望目辨"肺阴虚肠燥证"

"肺阴虚肠燥证"指肺阴不足兼有肠燥的证候。临床常见潮热，盗汗，咽喉干燥，干咳或痰中带血，或咯血、血色黯红，口渴，声音嘶哑，颧红，手足心热，乏力，大便干燥、不畅、或数日一行，舌光红或干红、尖瘦，脉细数等。

望目辨"肺阴虚肠燥证"常见眼象：

白睛肺部位血脉殷红色，大肠部位血脉殷红色、粗。按：白睛肺部位血脉殷红色主肺阴虚证，大肠部位血脉殷红色、粗主大肠阴虚燥热证。此为肺阴虚肠燥证的常见白睛血脉特征。

白睛肺部位血脉殷红色、细，大肠部位血脉殷红色、粗。按：白睛血脉殷红色、细主阴虚较重证，大肠部位血脉殷红色、粗主大肠阴虚燥热证。综合辨析，此证肺阴虚重于上述证候。

白睛肺部位血脉殷红色、细、沉，大肠部位血脉殷红色、粗。按：白睛肺部位血脉殷红色、细、沉主肺阴虚重证。大肠部位血脉殷红色、粗主大肠阴虚燥热证。此证肺阴虚重于上述证候。

白睛肺部位血脉殷红色、粗，大肠部位血脉殷红色、粗。按：血脉殷红色、粗主阴虚血瘀证，此时多兼以燥热证。综合辨析，此眼象表示肺与大肠均严重阴虚，并兼以燥热证。

白睛肺部位血脉殷红色、粗、浮，大肠部位血脉殷红色、粗。按：白睛肺部位血脉殷红色、粗、浮主严重肺阴虚血瘀证，大肠部位血脉殷红色、粗主大肠阴虚燥热证。综合辨析，此眼象表示肺阴虚燥热重于上述证候。

白睛肺部位血脉殷红色、细、浮，大肠部位血脉红黯色、粗。按：白睛血脉殷红色、细、浮主阴虚血瘀证。大肠部位血脉红黯色主瘀血实热证，大肠部位血脉红黯色、粗主大肠严重瘀血实热证。综合辨析，此证属于肺阴虚而大肠实热燥结证。

4. 望目辨"肺咳、阴虚热证"

"肺咳、阴虚热证"指阴虚病邪束肺，使肺气不降，发为咳嗽，甚则喘息。临床常见低热、干咳、呛咳或咳咯脓性黏痰，喘息气促，盗汗，乏力，或痰中有血，或胸痛，舌红瘦、苔少，脉细数或虚数等。从西医学角度看，每见于肺结核、肺纤维化、肺部肿瘤放射治疗或化学药物治疗，以及某些肿瘤晚期肺转移患者。

望目辨"肺咳、阴虚热证"常见眼象：

白睛肺部位血脉殷红色、粗、长，血脉前端红色点。按：白睛特征红色点主血瘀郁热，连于白睛殷红色血脉时主阴虚血瘀热证。白睛肺部位血脉殷红色、粗、长表示严重肺阴虚，肺气上逆证。血脉特征出现于肺部位表示肺阴虚热证。综合辨析，此眼象表示肺咳、阴虚热证。

白睛肺部位血脉殷红色、粗、长，血脉边缘淡黄色泡。按：白睛肺部位淡黄色泡主肺气阴虚、饮邪郁热证。综合辨析，此眼象表示肺咳、肺阴虚热、饮邪郁阻证。常见于肺结核、结核性胸膜炎、胸水等患者。

白睛肺部位殷红色斑，白睛血脉殷红色、粗、沉。按：白睛肺部位殷红色斑主肺阴虚虚热证。白睛肺部位血脉殷红色、粗主肺阴虚燥热证。肺燥则咳，故本眼象表示肺咳、阴虚热证。而且，此证肺阴虚虚热严重。

5. 望目辨"肺阴虚、血瘀证"

"肺阴虚、血瘀证"指肺阴不足兼有血瘀而引发的证候。临床常见潮热，盗汗，咽喉干燥，干咳或痰中带血，或咯血、血色黯红，胸部刺痛，口渴，声音嘶哑，颧红，手足心热，乏力，舌光红或干红、尖瘦，脉细数等。

在上述"阴虚证"眼象中，白睛肺部位出现黯色点、或黯色条、或黯色弧形斑、或黯色斑、或青蓝色斑等特征，此时可诊断为"肺阴虚血瘀寒证"。

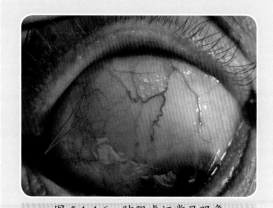

图 5-1-4-6　肺阴虚证常见眼象

望目辨"肺阴虚证"常见眼象：

白睛肺部位黯色斑，血脉殷红色。按：此为肺阴虚的常见白睛血脉（图 5-1-4-6，邱某，男，58 岁，2012-11-28）。

在上述"阴虚证"眼象中，白睛肺部位出现红黯色点、或紫色点、或红黯色斑、或紫红色斑，此时可诊断为"肺阴虚血瘀热证"。

五、望目辨"肺气阴两虚证"

"肺气阴两虚证"指同时出现肺气虚与肺阴不足而引发的证候。常见肺阴虚与肺气虚的临床表现，如潮热、咽喉干燥、干咳或痰中带血、气短、喘息、动则加剧，乏力，皮肤干燥等，其中以干咳、气短、气喘、咳声及语声低弱、声音嘶哑、心烦尤其明显，舌红瘦、苔少，脉象细弱等。

望目辨"肺气阴两虚证"常见眼象：

白睛肺部位一条血脉殷红色、细，另一条血脉淡色、细、根虚。按：白睛肺部位血脉殷红色、细主肺阴虚证，血脉淡色、细、根虚主肺气虚证，此二种血脉同时出现于肺部位即主肺气阴两虚证（图 5-1-4-7，任某，男，62 岁，2012-12-7）。

白睛肺脏部位血脉殷红色、细、浮、无根。按：血脉无根表示的肺气虚证重于血脉根虚表示的肺气虚证候。因此，综合辨析，此眼象表示肺气阴两虚证重于上述证候。

白睛肺部位血脉殷红色、细、浮、迂曲、根虚。按：白睛血脉迂曲主痛证，血脉殷红色、迂曲主阴虚痛证。综合辨析，此眼象表示肺气阴两虚兼痛证。

白睛肺部位血脉殷红色、细、浮、迂曲、无根。按：血脉无根表示的虚证重于血脉根虚表示的虚证候。因此，综合辨析，此眼象表示肺气阴两虚兼痛证重于上述证候。

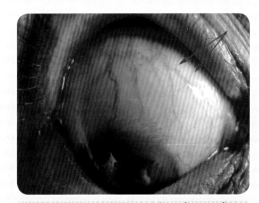

图 5-1-4-7　肺气阴两虚证常见眼象

白睛肺部位血脉殷红色、粗、浮、迂曲、根虚。按：血脉殷红色、粗主阴虚燥热兼瘀血明显。血脉殷红色、浮、根虚主兼有气虚证。血脉迂曲主痛证。血脉殷红色、迂曲主阴虚痛证。综合辨析，此眼象表示肺气阴两虚兼疼痛重证。

白睛肺部位血脉殷红色、粗、浮、迂曲、无根。按：血脉无根表示的虚证重于血脉根虚表示的证候。综合辨析，此眼象表示严重肺气阴两虚兼痛证重于上述证候。

六、望目辨"肺阳虚证"

"肺阳"指肺脏的阳气。肺阳具有温暖全身皮肤，辅助心阳以温煦全身，推动肺气及全身脏腑之气运行、辅助升发皮肤及全身脏腑阳气的功能。"肺阳虚证"临床可见皮肤寒凉、畏寒，冷汗，短气，胸闷，舌淡白或淡黯、苔薄白，脉虚迟或虚细涩等。

望目辨"肺阳虚证"常见眼象：

白睛肺部位血脉淡白色。按：白睛血脉淡白色主阳气虚兼寒证，此眼象为阳虚证常见特征。白睛血脉特征出现于肺部位即表示肺阳虚证（图5-1-4-8，张某，男，44岁，2012-7-31）。

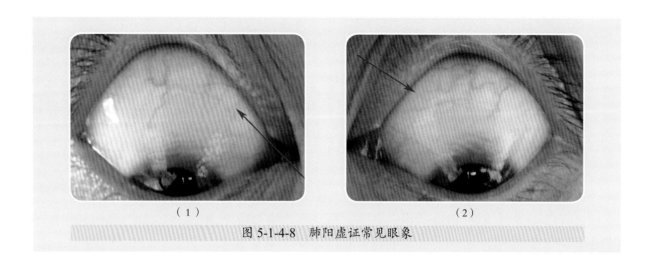

（1）   （2）

图5-1-4-8 肺阳虚证常见眼象

白睛肺部位底色淡白色，血脉淡白色。按：白睛血脉淡白色主阳气虚证，若与淡白色底色同时出现，可主阳虚寒证。此眼象出现于肺部位，即表示严重肺阳虚证。

白睛肺部位底色淡白色，血脉淡白色、细。按：白睛肺部位血脉淡白色、细、沉主肺阳虚证。综合辨析，此眼象表示肺阳虚证重于上述证候。

白睛肺部位底色淡白色、白睛血脉淡白色、细、浮。按：白睛血脉淡白色、细、浮主肺阳虚证，但重于淡白色、细、沉表示的肺阳虚证。综合辨析，此眼象表示肺阳虚证重于上述证候。

白睛肺部位底色淡白色，血脉淡白色、粗。按：白睛肺部位血脉淡白色、粗主肺阳虚血瘀证。综合辨析，此眼象表示肺阳虚血瘀证重于上述证候。

白睛肺脏部位底色淡白色，血脉淡白色、粗、浮。按：白睛肺部位血脉淡白色、粗、浮主严重肺阳虚血瘀证。综合辨析，此眼象表示肺阳虚血瘀证重于上述证候。

七、望目辨"肝肺俱虚证"

"肝肺俱虚证"指肝肺两脏气虚而导致的证候。临床常见胁胀，面青，或热或寒，自汗，乏力，气短，舌淡、苔白，脉虚等。此证有著者称之为"肝虚自汗证"，也可称之为"肝虚汗出证"。

望目辨"肝肺俱虚证"常见眼象：

白睛肝肺部位血脉淡色。按：白睛血脉淡色主气虚证，血脉特征出现于肝肺部位，表示肝肺俱虚证。

白睛肝部位血脉淡黯色，肺部位血脉淡色、细。按：肝部位血脉淡黯色表示气虚血瘀证，肺部位血脉淡色、细主肺气虚证。综合辨析，此眼象表示肝脏气虚血瘀而肺脏气虚明显，属肝肺俱虚证（图5-1-4-9，韩某，男，62岁，2012-4-16）。

　　白睛肝部位血脉淡黯色，肺部位的白睛血脉淡色、细、浮。按：白睛肺部位血脉淡色、细、浮主肺气虚较重。综合辨析，眼象表示此证肺气虚重于上述证候。

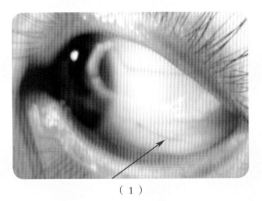
（1）

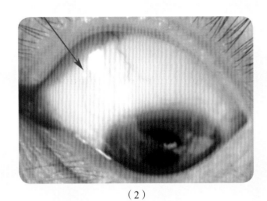
（2）

图 5-1-4-9　肝肺俱虚证常见眼象

八、望目辨"心肺气虚证"

　　"心肺气虚证"指同时出现心气不足和肺气不足而引发的证候。临床常见心悸，气短、动则加剧，长期咳嗽、痰多而清稀，胸闷或心痛，口唇紫绀，自汗，面色㿠白，乏力，神情恍惚，易忘，易惊，眠卧不安，舌淡、苔白，脉虚、或沉弱、或结等。

　　望目辨"心肺气虚证"常见眼象：

　　白睛心肺部位血脉淡色。按：白睛血脉淡色主气虚证，此眼象同时出现于心肺部位表示心肺气虚证。

　　白睛心肺部位血脉淡色、细。按：白睛血脉淡色主气虚，血脉细亦主虚证，血脉特征出现于心肺部位即表示心肺气虚证（图 5-1-4-10，康某，女，39 岁，2012-4-16）。

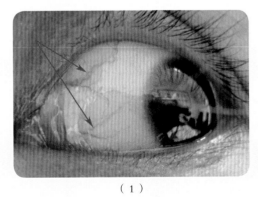
（1）

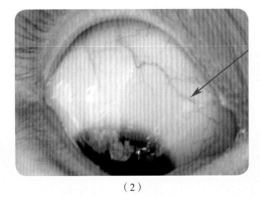
（2）

图 5-1-4-10　心肺气虚证常见眼象

白睛心肺部位血脉淡色、粗。按：血脉淡色主气虚，血脉粗主血瘀证。综合辨析，此眼象表示心肺气虚证。

白睛心肺部位血脉淡色、细、浮。按：血脉淡色主气虚证，血脉细、浮亦主气虚证。综合辨析，此眼象表示心肺气虚证重于上述证候。

白睛心肺部位血脉淡色、粗、浮。按：血脉淡色主气虚证，血脉粗、浮主气虚证。综合辨析，此眼象表示心肺气虚证重于上述证候。

白睛心肺部位血脉淡黯色、细、浮。按：白睛血脉淡黯色主气虚血瘀证，血脉细、浮亦主气虚证。综合辨析，眼象表示此证气虚血瘀明显。

白睛心肺部位血脉淡黯色、粗、浮。按：血脉淡黯色主气虚血瘀证，血脉粗、浮主气虚兼瘀证。综合辨析，此眼象表示心肺气虚血瘀重于上述证候。

上述白睛血脉若出现根虚，则气虚加重；若白睛血脉无根，则气虚更重。

九、望目辨"脾肺气虚证"

"脾肺气虚证"指脾气与肺气俱不足引发的证候。临床常见面㿠、鼻白，气短、咳嗽、痰多清稀，喘息、动则加剧，咳声及语声低弱，自汗，四肢乏力，畏寒，皮肤干燥，多涎，口淡乏味，食不消化，呃逆，腹胀、进食后尤著，肠鸣，大便溏泻、完谷不化、或大便干结，衄血、便血、崩、漏，浮肿、失眠，舌淡、苔白，脉细弱等。

望目辨"脾肺气虚证"常见眼象：

白睛脾肺部位血脉淡色。按：白睛血脉淡色主气虚证，此眼象同时出现于脾肺部位表示脾肺气虚证（图5-1-4-11，邓某，女，56岁，2011-5-6）。

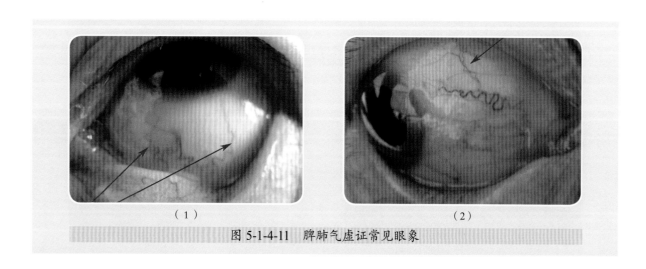

（1）　　　　　　　　　　　　　（2）

图 5-1-4-11　脾肺气虚证常见眼象

白睛脾肺部位血脉淡色、细。按：白睛血脉淡色主气虚，血脉细亦主虚证，血脉特征出现于脾肺部位即表示脾肺气虚证。

白睛脾肺部位血脉淡色、细、浮。按：血脉淡色主气虚证，血脉细、浮亦主气虚证。综合辨析，此眼象表示脾肺气虚证重于上述证候。

白睛脾肺部位血脉淡色、粗、浮。按：血脉淡色主气虚证，血脉粗、浮主气虚证。综合辨析，此眼象表示脾肺气虚证重于上述证候。

白睛脾肺部位血脉淡黯色、细、浮。按：白睛血脉淡黯色主气虚血瘀证，血脉细、浮亦主气虚证。综合辨析，眼象表示此证气虚血瘀明显。

白睛脾肺部位血脉淡黯色、粗、浮。按：血脉淡色主气虚证，血脉粗、浮主气虚证。综合辨析，此眼象表示脾肺气虚证重于上述证候。

十、望目辨"心肺阴虚证"

"心肺阴虚证"指同时出现心阴不足和肺阴不足而引发的证候。临床常见心悸，干咳少痰、不易咯出，潮热、或五心烦热，口唇娇红，咽干，盗汗，乏力，易忘，易惊，眠卧不安，舌干红、苔少，脉细数等。

望目辨"心肺阴虚证"常见眼象：

白睛心肺部位血脉殷红色。按：白睛血脉殷红色主阴虚发热证，此眼象为阴虚证常见特征（图 5-1-4-12，李某，女，21 岁，2012-7-24）。

白睛心肺部位血脉殷红色、细。按：白睛血脉殷红色主阴虚，血脉细主阴液不足证，血脉特征出现于心肺部位即表示心肺阴虚证。

白睛心肺部位血脉殷红色、粗。按：白睛血脉殷红色主阴虚，血脉殷红色、粗主阴虚燥热证，血脉特征出现于心肺部位即表示心肺阴虚证。

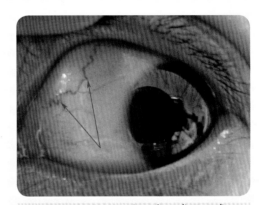

图 5-1-4-12 心肺阴虚证常见眼象

以上诸眼象表示心肺阴虚逐渐加重。

十一、望目辨"心肺阳虚证"

"心肺阳虚证"指由心肺阳气不足并产生"寒"象而引发的证候。临床常见胸闷或痛，甚则难以言语；心悸或心神恍惚，咳喘、气短，动则加剧，甚则呼吸微弱；畏寒、肢冷、自汗，面色㿠白或苍白、或口唇紫绀，乏力，舌黯胖、苔白或白滑，脉沉迟弱、或微、或结或代等。

望目辨"心肺阳虚证"常见眼象：

白睛心肺部位底色淡白色，白睛血脉淡白色、细、浮。按：白睛底色淡白色主阳虚证，一般系阳虚寒重证。白睛血脉淡白色主阳气虚兼寒证，白睛血脉淡白色、细、浮主阳虚寒重证。眼象出现于心肺部位，即表示心肺阳虚证。

白睛心肺部位底色苍白色，血脉淡色。按：白睛苍白色主气虚寒重证。此眼象表示严重心肺气虚之后，发展到心肺阳虚证。

白睛心肺部位底色苍白色，白睛血脉淡色、细。按：白睛血脉淡色主气虚，血脉细亦主虚证。

综合辨析，此眼象表示严重心肺气虚发展为心肺阳虚证。

　　白睛心肺部位底色苍白色，白睛血脉淡色、粗。按：血脉淡色主气虚，血脉粗主血瘀证，血脉淡色、粗主严重气虚兼血瘀证。综合辨析，此眼象表示严重心肺气虚发展为心肺阳虚证。

　　白睛心肺部位底色苍白色，白睛血脉淡白色、细、浮。按：白睛底色苍白色主阳虚寒重证，与淡白色、细、浮血脉同时出现，主阳虚寒重证。综合辨析，此眼象表示心肺阳虚重证。

　　白睛心肺部位底色苍白色，白睛血脉淡白色、粗、浮、根虚。按：白睛血脉淡白色、粗、浮、根虚主严重阳虚兼血瘀。综合辨析，此眼象表示心肺阳虚证重于上述证候。

　　白睛心肺部位底色苍白色，白睛血脉淡白色、粗、浮、无根。按：血脉无根表示的虚证重于血脉根虚表示的虚证。综合辨析，此眼象表示心肺阳虚证重于上述证候。

　　白睛心肺部位底色苍白色，白睛血脉淡白色、细、浮、根虚。按：此证气虚重于上述证候。

　　白睛心肺部位底色苍白色，白睛血脉淡白色、细、浮、无根。按：此证气虚重于上述证候。

十二、望目辨"脾肺阳虚证"

　　"脾肺阳虚证"指同时存在脾阳虚与肺阳虚，并产生明显"寒"象而引发的证候。临床常见胸闷、咳喘、气短，动则加剧，甚则呼吸微弱，畏寒，肢冷，自汗，面色㿠白或苍白，纳呆，便溏，乏力，舌黯胖、苔白或白滑，脉沉迟弱、或微、或结或代等。

　　望目辨"脾肺阳虚证"常见眼象：

　　白睛脾肺部位血脉淡白色、细。按：白睛血脉淡白色主阳气虚兼寒证，白睛血脉淡白色、细、浮主阳虚寒重证。眼象出现于脾肺部位，即表示脾肺阳虚证（图 5-1-4-13，张某，女，49 岁，2011-12-30）。

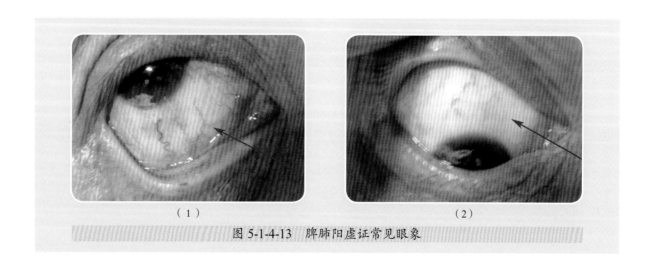

（1）　　　　　　　　　　　　　　　　（2）

图 5-1-4-13　脾肺阳虚证常见眼象

　　白睛脾肺部位血脉淡白色、粗、浮。按：血脉淡白色主阳气虚兼寒证，血脉粗、浮主阳虚兼瘀证。综合辨析，此眼象表示脾肺阳虚证重于上述证候。

　　白睛底色淡白色，白睛脾肺部位血脉淡蓝色、细。按：白睛底色淡白色主阳虚证，一般系阳虚寒重证。白睛血脉淡蓝色、细主轻微寒瘀证。综合辨析，此眼象表示脾肺阳虚证，且重于上述证候。

白睛底色淡白色，白睛脾肺部位血脉淡蓝色、细、沉。按：白睛底色淡白色主阳虚证，一般系阳虚寒重证。白睛血脉淡蓝色、细、沉主寒重证。综合辨析，此眼象表示脾肺阳虚证，且重于上述证候。

白睛底色淡白色，白睛脾肺部位血脉淡蓝色、粗、浮。按：白睛底色淡白色主阳虚证，一般系阳虚寒重证。白睛血脉淡蓝色、粗主阳虚寒瘀证。综合辨析，此眼象表示脾肺阳虚证，且重于上述证候。

白睛底色苍白色，白睛脾肺部位血脉淡青色、细。按：白睛底色苍白色主阳虚寒重证，此证虚寒尤重。白睛血脉淡青色主气滞寒瘀，并且重于白睛血脉淡蓝色所表示的寒证。综合辨析，此眼象表示脾肺阳虚证，且重于上述证候。

白睛底色苍白色，白睛脾肺部位血脉淡青色、细、沉。按：白睛底色苍白色主阳虚寒重证，白睛血脉淡青色、细、沉主阳虚证。综合辨析，此眼象表示脾肺阳虚证，且重于上述证候。

白睛底色苍白色，白睛脾肺部位血脉淡青色、粗、浮。按：白睛底色苍白色主阳虚寒重证，白睛血脉淡青色、粗、浮主阳虚兼瘀证。综合辨析，此眼象表示脾肺阳虚证，且重于上述证候。

在上述眼象中，脾、肺、或脾肺部位可同时出现黯色弧形斑。若白睛脾部位血脉长、肺部位血脉短，主脾病及肺，表明该患者罹患脾阳虚导致肺阳虚，而形成"肺脾阳虚证"；若白睛肺部位血脉长、脾部位血脉短，主肺病及脾，表明该患者罹患肺阳虚导致脾阳虚，而形成"肺脾阳虚证"。

第二节　望目辨肺实证

"肺实证"指肺脏、肺系或肺经由于实邪侵袭，病邪盛实，或人体正气未衰而病邪盛实，导致病邪壅阻肺脏气机、气机亢盛而引发的证候。"肺实证"包括诸多证候。在望目辨证时，"肺实证"可在白睛肺部位或肺经部位呈现多种特征，这些临床眼象特征可单独出现，也可同时出现两种及以上特征。

一、望目辨"肺寒实证"

1.望目辨"风寒表实证"

"风寒表实证"指风寒病邪侵扰体表、喉、咽、鼻、气管等上呼吸道，导致肺气不宣、腠理闭塞而引发的证候。此证亦可称为"风寒束表证"。临床常见发热、严重恶寒，无汗，头痛，身痛，鼻塞、流清涕，舌苔白，脉浮紧等。从西医学角度看，每见于感冒、上呼吸道感染、肾炎初期等患者。

望目辨"风寒表实证"常见眼象：

白睛肺部位无色浮壅，血脉黯色、细、沉，血脉边界与周围组织界线清晰。按：白睛无色浮壅呈现于肺部位主肺水湿郁阻、风寒表实证，血脉黯色、细、沉，血脉边界与周围组织界线清晰主表寒证。此为寒邪外束，因营卫抗邪，使皮肤血液运行减慢，严重影响气化功能，从而血液颜色由红转黯，并且由于"营"气不能充分到达体表，故体表常感恶寒。因病邪使汗孔紧闭不开，故体表无汗，从而诊断为风寒表实证。

白睛汪泪，肺部位无色浮壅、淡黯色斑，血脉青色、细、沉，边界清晰。按：白睛汪泪、底色不变主外感风寒表证；白睛无色浮壅呈现于肺脏部位，血脉青色、细、沉，血脉边界与周围组织界线清晰主表寒重证。此为寒邪外束，正气未虚，邪正相争，血脉收引所致，是主外感风寒表实证。肺部位淡黯色斑主较轻的肺脏血瘀兼寒证。综合辨析，此眼象表示风寒表实证（图5-1-4-14，陈某，男，41岁，2010-12-14）。

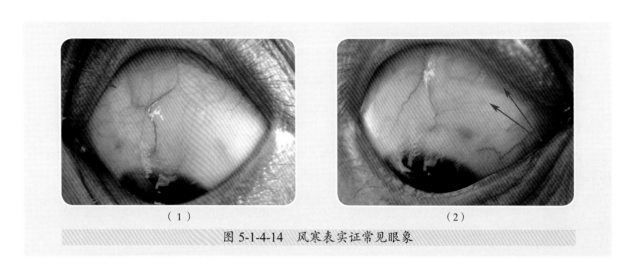

（1）　　　　　　　　　　　　　　　（2）
图5-1-4-14　风寒表实证常见眼象

白睛汪泪，肺部位底色不变，血脉黯色、细、沉。按：白睛汪泪、底色不变主外感风寒表证，白睛血脉黯色主瘀血证，肺部位血脉黯色、细、沉主风寒表实证。综合辨析，此眼象表示风寒表实证。同时，从这一眼象可以看出，由于外感风寒而致的风寒表实证可兼肺瘀血证，这为我们临床用药提供一个参考思路。此眼象若出现于晚秋季节，属"凉燥"，系表实证中的"凉燥兼瘀证"。

白睛汪泪，肺部位底色不变，白睛肺部位血脉淡蓝色、细、沉。按：白睛汪泪、肺部位底色不变主外感风寒表证，血脉淡蓝色、细、沉主寒瘀证，肺部位血脉淡蓝色、细、沉主风寒表实证。此眼象表示外感风寒表实证可以存在肺瘀血寒证。此眼象若出现于晚秋季节，属"凉燥"，系表实证中的"凉燥兼瘀证"。此证表寒重于上述证候。

白睛汪泪，肺部位底色不变，白睛肺部位血脉淡青色、细、沉。按：白睛汪泪、肺部位底色不变主外感风寒表证，血脉淡青色、细、沉主寒瘀证。综合辨析，此为寒邪外束，正气未虚，邪正相争，导致风寒表实证。从眼象看，由于外感风寒导致肺瘀血，从而为我们临床用药提供一个参考思路。此眼象若出现于晚秋季节，属"凉燥"，系表实证中的"凉燥兼瘀证"。此证表寒重于上述证候。

白睛汪泪，肺部位底色不变，肺肾部位血脉青色、细、沉。按：白睛汪泪、肺部位底色不变主风寒表证。白睛肺部位血脉青色、细、沉主表寒实较著证，并兼寒瘀证候。肾部位血脉青色、细、沉主寒实证。综合辨析，由于外感风寒而导致肺瘀血，从而形成风寒表实证。肾部位血脉特征与肺表寒实证特征同时出现，表示表寒实证直接引发肾寒证。此眼象多见于肾炎初期而呈现风寒表实证患者。

2. 望目辨"肺咳、表寒实证"

"肺咳、表寒实证"指风寒病邪束肺，表失宣散，肺气不降，发为咳嗽或咳喘而呈现的证候。此证亦可称为"风寒束肺证"，属"风寒咳嗽"。临床常见恶寒重、发热轻，咳嗽，喘息气促，无汗，头痛，身痛，鼻塞声重，舌苔薄白，脉浮紧等。从西医学角度看，每见于感冒、气管炎、支气管炎、喘息性支气管炎、间质型肺炎等病有此种证候。

望目辨"肺咳、表寒实证"常见眼象：

白睛肺部位无色浮壅，血脉淡紫色、细、沉、迂曲。按：白睛肺部位无色浮壅主肺水湿郁阻证，此时多表现风寒表实证。肺部位血脉淡紫色、细、沉表示肺寒证或风寒束肺证。白睛肺部位血脉迂曲主肺部疼痛证，多主肺部位血瘀气滞痛证，兼以沉细则为肺风寒表实证，而风寒表实证多见咳嗽。因此，本眼象表示咳嗽可诊为肺咳、表寒实证（图5-1-4-15，李某，女，34岁，2012-8-6）。

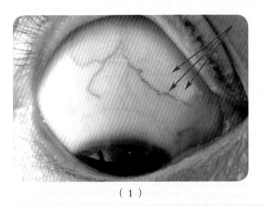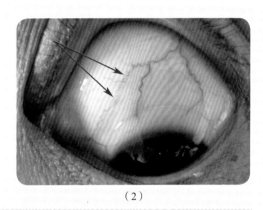

（1）　　　　　　　　　　　　　（2）

图 5-1-4-15　肺咳、表寒实证常见眼象

白睛肺部位血脉黯色、细、沉。按：肺部位血脉黯色、细、沉主风寒表实证，风寒表实证多见咳嗽，此咳嗽可诊为肺咳、表寒实证。

白睛肺部位血脉淡蓝色、细、沉。按：肺部位血脉淡蓝色、细、沉主风寒表实证。因为风寒表实证多见咳嗽，所以此眼象表示肺咳、表寒实证。

白睛肺部位血脉淡青色、细、沉。按：白睛血脉淡青色主气滞寒瘀证，尚可兼痛证，肺部位血脉淡青色、细、沉主风寒表实证。因为风寒表实证多见咳嗽，所以此眼象表示肺咳、表寒实证。但此眼象表示的寒邪重于淡蓝色所表示的寒证，本证表寒重于上述证候。

3. 望目辨"肺咳、风寒夹湿痰证"

"肺咳、风寒夹湿痰证"指肺脏素有湿痰，新感风寒病邪，导致肺气失宣而引发的证候。临床常见咳嗽、痰黏稠、量多，胸脘闷重，舌淡、苔白厚，脉滑等。从西医学角度看，每见感冒、慢性气管炎、慢性支气管炎或喘息性支气管炎急性发作、或慢性支气管扩张继发感染等病有此种证候。

望目辨"肺咳、风寒夹湿痰证"常见眼象：

白睛肺部位淡蓝色雾漫、灰色丘，血脉淡蓝色、沉。按：白睛特征灰色丘主湿痰郁阻证，蓝色雾漫主寒郁内风证，淡蓝色雾漫为寒郁内风较轻证，肺部位血脉淡蓝色、沉主风寒表实证。综合辨析，此眼象表示表寒实证。因表寒实证多见咳嗽，所以此眼象表示肺咳、表寒实证。又因肺有湿痰，故此眼象表示风寒夹湿痰证。因风寒夹湿痰证多见咳嗽，故此眼象表示肺咳、风寒夹湿痰证。

白睛肺部位淡蓝色雾漫、灰色丘，血脉淡青色、细、沉。按：肺部位血脉淡青色、细、沉主风寒表实证。因为风寒表实证多见咳嗽，故此眼象表示肺咳、表寒实证。因肺有湿痰，故综合辨析，此眼象表示肺咳、风寒夹湿痰证，但寒邪重于淡蓝色所表示的寒证。

4. 望目辨"痰湿阻肺证"

"痰湿阻肺证"指痰湿阻遏于肺脏，导致肺气不降而形成的证候。临床常见胸闷，喘促、痰鸣，气憋，咳嗽痰多，痰色白或灰而黏稠，舌淡或淡黯、苔白厚，脉滑或浮滑。从西医学角度看，每见于慢性气管炎、慢性支气管炎、喘息性支气管炎、慢性支气管扩张、慢性支气管扩张继发感染等病。

望目辨"痰湿阻肺证"常见眼象：

白睛肺部位灰色丘、血脉淡灰色。按：白睛特征灰色丘主湿痰郁阻证，血脉淡灰色主痰饮郁积轻证。综合辨析，此眼象表示痰湿阻肺证。

白睛肺部位灰色丘、血脉灰色。按：白睛血脉灰色主痰饮郁积证。综合辨析，此眼象表示痰湿阻肺证，但重于上述证候。

白睛肺部位灰黯色丘，血脉灰色、沉。按：白睛特征灰黯色丘主湿痰气血郁结证。综合辨析，此眼象表示痰湿阻肺证，但湿痰气血郁结重于上述证候。

白睛肺部位黯灰色丘，血脉灰色、粗、沉。按：白睛特征黯灰色丘主痰气郁积、血瘀较重证。白睛血脉灰色主痰饮郁积证；白睛血脉粗主瘀血证，病势亢盛，病情较重，大多发病时间较长。综合辨析，此眼象表示痰湿阻肺病势亢盛，病情较重，大多发病时间较长证候，当属痰湿瘀血郁结时间较长时，本证重于上述证候。

5. 望目辨"肺中寒证"

"肺中寒证"指肺感受"寒"邪而引发的证候，此证亦可称之为"肺寒夹湿证"。临床常见恶寒，咳嗽、吐咯白浊痰涕，苔白，脉滑等。西医学诊断的感冒、感冒后引发的鼻炎、副鼻窦炎，以及慢型副鼻窦炎可见此证候。

望目辨"肺中寒证"常见眼象：

白睛肺部位灰白色条、血脉灰色。按：白睛特征淡白色条主湿邪夹瘀而湿邪较重证；白睛血脉灰色主痰饮郁积证。综合辨析，此眼象表示肺中寒证，而湿邪较重证。

白睛肺部位淡白色条、血脉蓝色。按：白睛特征淡白色条主湿邪夹瘀而湿邪较重证；白睛血脉蓝色主气滞寒瘀，可兼痛证。综合辨析，此眼象表示肺中寒证，可兼痛证。

6. 望目辨"肺寒实证"

"肺寒实证"指肺受寒邪侵袭、邪气盛实而正气未衰引发的证候。"肺风痰喘证"属于此证范畴。临床常见咳嗽、喘急，痰多、色白而稀，面青，身热，小儿患病则可兼见啼哭、惊乱，苔白，脉浮紧或浮滑等。

望目辨"肺寒实证"常见眼象：

白睛肺部位血脉蓝色、粗。按：肺部位白睛血脉蓝色主气滞寒证，可兼寒瘀痛证。此处白睛血脉粗主里实证，病势亢盛，病情较重。综合辨析，此眼象表示肺寒实证。

白睛肺部位血脉蓝色、粗、沉。按：此处肺部位白睛血脉蓝色主寒、兼气滞寒瘀痛证，血脉粗、沉主里实证。综合辨析，此眼象表示肺寒实证。

白睛肺部位血脉青色、粗。按：白睛血脉青色主气滞寒瘀重证，可兼痛证。白睛血脉粗主瘀血里证，病势亢盛，病情较重，大多发病时间较长。眼象特征出现于肺部位即主肺气滞寒瘀重证，此属肺寒实证。此证寒邪重于上述证候。

白睛肺部位血脉青色、粗、沉。按：白睛肺部位血脉青色、粗主气滞里寒血瘀重证，可兼痛证，多为病势亢盛，病情较重，大多发病时间较长。此处白睛血脉沉，亦主里证。综合辨析，此眼象表示肺寒实证，且寒实重于上述证候。

7. 望目辨"寒饮停肺证"

"寒饮停肺证"指寒饮病邪停于肺脏，导致肺失肃降而引发的证候。具体病位，寒饮可停于肺脏，也可停于胸膜腔（从中医学角度看，胸膜腔亦属于肺脏）。临床常见咳嗽、痰多、质稀，喉中痰鸣、喘息、不能平卧，胸闷，舌质淡，苔白滑，脉弦等。此证亦可称之为"水饮停肺证"。西医学诊断的肺气肿引发的心脏功能衰竭、心脏功能衰竭引发的肺水肿、结核性胸膜炎、癌症引发的肺水肿或胸腔积液等均可见到此肿证候。

望目辨"寒饮停肺证"常见眼象：

白睛肺部位无色浮壅，血脉黯色、细、沉，边界模糊。按：白睛特征无色浮壅主湿邪郁阻证，血脉黯色主血瘀，血脉细、沉、边界模糊主里寒兼湿证。综合辨析，此眼象表示寒饮停肺证。

白睛肺部位无色水肿、血脉黯色、细、沉，边界模糊，且血脉周围黯色斑（血脉穿雾）。按：白睛无色水肿主肺气滞水湿郁积，血脉黯色主血瘀，血脉细、沉、边界模糊主里寒兼湿证。血脉"穿雾"主肺瘀血痰结证。综合辨析，此眼象表示寒饮停肺证（图5-1-4-16，朱某，男，34岁，2012-11-19）。

白睛肺部位灰色泡，血脉黯色、细、沉，边界模糊，心部位黯色斑。按：白睛特征灰色泡主气虚寒饮证。血脉黯色主血瘀，血脉细、沉、边界模糊主里寒兼湿证。白睛心部位黯色斑主心脏血瘀证。综合辨析，此眼象表示寒饮停肺证，并已牵及心脏。此证重于上述证候。

白睛肺心部位水肿，血脉黯色、细、沉，边界模糊，心部位黯色斑。按：白睛肺心部位水肿

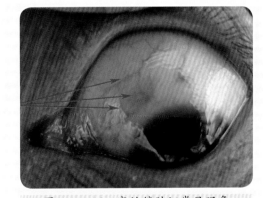

图 5-1-4-16 寒饮停肺证常见眼象

主肺心气滞水湿证。若整个白睛严重水肿，则为病势发展，病情危重。

8. 望目辨"肺绝、寒实证"

"肺绝寒实证"指肺寒邪实、呼吸不能接续的证候。此属病危阶段出现的证候。临床常见面青、鼻白，痰在喉中、响声如鼾，气息难接续等。西医学诊断的多种疾病导致呼吸道梗阻而出现呼吸衰竭时，可见此种濒危证候。

望目辨"肺绝、寒实证"常见眼象：

白睛肺部位黯色斑、血脉蓝色、粗、沉。按：白睛肺部位黯色斑主肺血瘀证，肺部位血脉蓝色

主肺脏气滞寒瘀痛，血脉粗、沉主肺血瘀寒实证。综合辨析，此眼象表示由于肺寒实导致肺气闭郁而形成肺绝寒实证候。

白睛肺部位黯色斑，血脉黯蓝色、粗、浮。按：白睛肺部位血脉黯蓝色主寒实瘀痛证。综合辨析，此证肺寒瘀重于上述证候。

白睛肺部位黯色斑，血脉青蓝色、粗、沉。按：白睛肺部位血脉青蓝色主肺气滞寒瘀证。综合辨析，此证气滞寒瘀重于上述证候。

白睛肺部位黯色斑，血脉青色、粗、沉。按：白睛肺部位血脉青色主肺气滞血瘀重证，多兼寒证，或兼痛证。肺部位血脉青色、粗、沉主肺血瘀寒实证。综合辨析，此证寒瘀严重。

白睛肺部位黯色斑、蓝色雾漫，血脉青色、粗、浮。按：白睛肺部位蓝色雾漫主肺寒郁内风证，血脉青色主气滞血瘀重证，多兼寒证，或兼痛证，肺部位血脉青色、粗、浮主血瘀寒实重证。综合辨析，此眼象表示严重肺寒瘀兼内风证。

白睛肺部位黯色斑、黯蓝色雾漫，血脉青蓝色、粗、浮。按：白睛肺部位黯蓝色雾漫主肺寒郁内风重证，白睛肺部位血脉白睛血脉青蓝色主肺气滞寒瘀，可兼寒风证。肺部位血脉青蓝色、粗、浮主肺血瘀寒实重证。综合辨析，此眼象表示严重肺寒血瘀、寒郁内风实证，此证肺脏气机因寒瘀实邪已不能接续，故可称肺绝寒实证。

9. 望目辨"肝肺风寒证"

"肝肺风寒证"指肝脏受外来风寒之邪侵袭而引发的肝寒侮肺、肝肺俱寒证候。"肝肺风寒证"常见肝脏受外来风寒病邪侵袭之后导致恶风，咽干，易怒，胁痛，舌黯、苔白，脉弦紧等。西医血诊断的感冒、肝炎初期等病常可见到此类眼象。

望目辨"肝肺风寒证"常见眼象：

肺部位白睛底色淡蓝色，肝肺部位血脉淡黯色、细、沉。按：白睛肺部位底色淡蓝色主肺脏风寒实证，也可兼寒实疼痛证。白睛血脉淡黯色、细、沉主气滞血瘀轻证，兼寒痛证。肝肺部位同时呈现这种眼象，表示肝肺寒实风邪兼寒痛证。综合辨析，此眼象表示肝肺风寒证，而肺风寒较著（图5-1-4-17，马某，女，44岁，2012-4-16）。

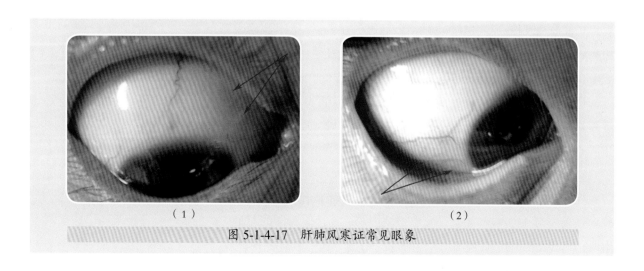

（1）　　　　　　　　　　　　（2）

图 5-1-4-17　肝肺风寒证常见眼象

肺部位白睛底色蓝色，肝肺部位血脉青色、沉。按：白睛肺部位底色蓝色主肺气血郁遏、寒邪生风证，可兼痛证。肝肺部位血脉青色主肝肺气滞寒瘀重证，可兼痛证。综合辨析，此眼象表示肝肺风寒证，而风寒重于上述证候。

白睛肝部位底色蓝色，肺部位血脉青蓝色、沉。按：白睛肝部位底色蓝色主肝气血郁遏、寒邪生风证，可兼痛证。肺部位血脉青蓝色主气滞风寒血瘀证。此眼象表示肝气血郁遏、寒邪生风，肺气滞风寒血瘀证。综合辨析，可诊为肝肺风寒证，此证寒瘀重于上述证候。

二、望目辨"肺实热证"

1. 望目辨"风热表实证"

"风热表实证"指感受风热病邪或风寒病邪化热，热邪束肺，导致肺气不宣而引发的证候。此证也可称之为"风热犯肺证"。临床常见发热重，恶寒轻，无汗，头痛，身痛，咽痛，鼻塞、流浊涕，咳嗽、痰黄、不易咯出，喘息气促，舌红、或舌尖红苔薄黄，脉浮数等。

望目辨"风热表实证"眼象：

白睛肺脏部位底色红色，血脉鲜红色、沉、与周围组织边界清晰。按：白睛肺部位底色红色主肺实热证，血脉鲜红色主肺实热证，肺部位血脉鲜红色、沉则主表实热证。综合辨析，此眼象表示风热表实证（图5-1-4-18，朱某，男，29岁，2012-1-9）。

白睛肺部位血脉红黯色、细、沉、迂曲。按：白睛肺部位血脉鲜红色主实热证，肺部位血脉红黯色、细、沉、迂曲主表实热兼痛证。综合辨析，主风热表实证，此患者多兼患胸痛证。

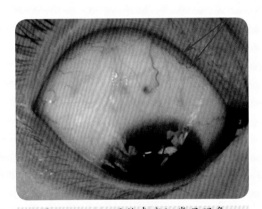

图5-1-4-18 风热表实证常见眼象

2. 望目辨"肺咳、风热夹湿证"

"肺咳、风热夹湿证"指肺脏素有湿痰，新感风热病邪，导致肺失清肃，热熬肺津而引发的证候。临床常见咳嗽痰多声重、咳痰黄色而黏稠、咳咯不爽，喷嚏，流涕，发热，头痛，恶风，汗出，舌红、苔白厚或黄厚，脉数或滑数等。从西医学角度看，每见于感冒、慢性气管炎、慢性支气管炎或喘息性支气管炎急性发作、慢性支气管扩张继发感染等。

望目辨"肺咳、风热夹湿证"常见眼象：

白睛肺部位灰色点、红色雾漫，血脉鲜红色、粗。按：白睛肺部位灰色点连接白睛血脉时，主肺脏气滞湿郁证。白睛肺部位红色雾漫主肺脏风热证。白睛血脉粗主病势亢盛，病情较重，属实证。综合辨析，此眼象表示肺脏风热、气滞湿郁、湿痰血瘀证。因肺脏风热、气滞湿郁、湿痰血瘀引发的咳嗽系肺脏病变，故可诊为肺咳、风热夹湿证。

白睛肺部位灰色斑、红色雾漫，血脉鲜红色、粗、沉。按：白睛肺部位红色雾漫主肺实热风邪证，灰色斑主肺湿邪郁阻气机证，血脉鲜红色、粗、沉主肺实热重证。综合辨析，此眼象表示肺咳、风热夹湿证，而湿痰郁热较重（图5-1-4-19，叶某，女，41岁，2013-1-25）。

白睛肺部位灰褐色斑、红色雾漫，血脉鲜红色、粗、沉。按：白睛肺部位灰褐色斑主肺湿邪郁热证，血脉鲜红色、粗、沉主肺实热重证，此处白睛肺部位血脉粗、沉主血瘀里实证。综合辨析，此眼象表示肺咳、风热夹湿证，而湿痰郁热重于上述证候。

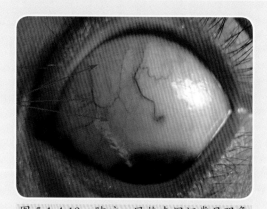

图 5-1-4-19　肺咳、风热夹湿证常见眼象

白睛肺部位黄点斑（黄点斑中的"点"较小）、红色雾漫，血脉鲜红色、粗、沉。按：白睛肺部位黄点斑主肺脏湿郁化热、气结证。肺部位红色雾漫主肺脏风热证，白睛血脉鲜红色、粗、沉主肺实热血瘀里实重证。综合辨析，此眼象表示肺咳、风热夹湿证，而湿痰郁热重于上述证候，并有气结表现。结合西医临床考虑，黄点斑中的"点"小，多表示西医学诊断的慢性气管炎、慢性支气管炎或喘息性支气管炎急性发作、慢性支气管扩张继发感染等各类"炎症"。

白睛肺部位红褐色丘、红色雾漫，血脉鲜红色、粗、沉。按：白睛肺部位红褐色丘主痰热郁积证，属痰郁化热、热结较重证候。综合辨析，此眼象表示肺咳、风热夹湿证，而痰热重于上述证候。

3. 望目辨"肺热炽盛证"

"肺热炽盛证"指肺脏实热壅盛，肺失清肃而引发的证候。此证以热盛和肺失肃降为主要证候特征。临床常见高热，咳咯黄色黏痰或痰中带血，喘息、鼻翼煽动，或喘哮，或咯血、血色黯红，口渴，大便干燥、不畅、或数日一行，舌红苔黄，脉数等。

望目辨"肺热炽盛证"常见眼象：

白睛肺部位红色斑，血脉鲜红色、粗。按：白睛肺部位红色斑和血脉鲜红色均主实热证；白睛血脉粗主里证，病势亢盛，病情较重。这些眼象出现于肺部位，即表示肺脏高热实证，故可称为肺热炽盛证。

白睛肺部位紫红色斑，血脉红黯色、粗。按：白睛肺部位紫红色斑主肺脏高热盛实兼瘀证，此处白睛血脉红黯色主瘀血实热证；粗主里证，病势亢盛，病情较重。综合辨析，表示肺热炽盛证。

白睛肺部位底色鲜红色，血脉红黯色、粗。按：白睛肺部位底色鲜红色主肺实热证，肺部位血脉红黯色、粗主瘀血实热证。综合辨析，此眼象表示肺热炽盛证，而热瘀重于上述证候。

白睛肺部位底色鲜红色、紫红色斑，血脉红黯色、粗。按：白睛特征紫红色斑主高热盛实兼瘀证。综合辨析，此眼象表示肺热炽盛证，而高热盛实血瘀明显重于上述证候。

4. 望目辨"肺咳、痰热壅肺证"

"肺咳、痰热壅肺证"指风热病邪或风寒病邪化热束肺，导致肺失清肃，肺气不降，肺脏邪热盛实，正气未衰而引发的证候，此证也称作"肺实热证"。此证以肺热和热痰咳嗽为主要证候特征。临床常见发热，无汗，头痛，身痛，胸痛，喘息气促，咳嗽痰多、咳痰黄色而黏稠、咳咯不爽，或痰中带血，或呈铁锈色痰，唇绀，便干或大便不畅，舌红、苔黄或黄厚，脉数或滑数等。从西医学角度看，气管炎、支气管炎、喘息性支气管炎、间质型肺炎、大叶肺炎、支气管肺炎、肺脓肿、慢性支气管扩张继发感染等病可呈现此种证候。

望目辨"肺咳、痰热壅肺证"常见眼象：

白睛肺部位血脉鲜红色、粗。按：白睛血脉鲜红色主实热证；白睛血脉粗主里证，病势亢盛，病情较重。这些眼象出现于肺部位，即表示肺实热证。肺实热可阻滞肺气失于肃降，转而肺气上逆，引发咳嗽，故形成"肺咳、肺实热证"。

白睛肺部位底色红色、紫红色斑，血脉红黯色。按：白睛肺部位紫红色斑主肺高热盛实兼瘀证，此处白睛血脉红黯色主瘀血实热证。综合辨析，此眼象表示肺脏高热盛实兼瘀证，临床必有咳嗽，故本证可诊为"肺咳、肺实热证"。

白睛肺部位底色红色、紫红色斑，血脉紫红色、粗。按：白睛肺部位血脉粗主肺脏里热实证，病势亢盛，病情较重。综合辨析，此眼象表示肺咳、痰热壅肺证，且病势重于上述证候。

此外，上述"风热表实证""肺热炽盛证"均可引发咳嗽，从而也可诊为"肺咳、肺实热证"。

5.望目辨"肺咳、肺实热兼湿痰证"

"肺咳、肺实热兼湿痰证"指肺脏邪热盛实兼有湿痰而引发的证候。临床常见恶寒、高热，咳吐浊痰或脓臭痰或脓血，气急，胸痛，乏力等。此证可见于西医学诊断的各种原因引发的肺脓肿、慢性支气管扩张继发感染等。

望目辨"肺咳、肺实热兼湿痰证"常见眼象：

白睛肺部位黯红色条，血脉鲜红色、粗。按：白睛肺部位黯红色条主肺瘀热夹湿证，肺部位血脉鲜红色、粗主严重肺实热证。综合辨析，此眼象表示肺实热兼湿痰证。因湿郁日久成痰，肺热可以导致咳嗽，故可诊为肺咳、肺实热兼湿痰证。

白睛肺部位灰褐色斑，血脉鲜红色、粗。按：白睛肺部位灰褐色斑主肺湿邪郁热证，白睛肺部位血脉鲜红色、粗主严重肺实热证。综合辨析，此眼象表示肺咳、肺实热兼湿痰证。

白睛肺部位灰褐色斑，血脉鲜红色、粗。按：白睛肺部位灰色丘主肺湿痰郁阻证，白睛肺部位血脉鲜红色、粗主严重肺实热证。综合辨析，此眼象表示肺咳、肺实热兼湿痰证（图5-1-4-20，赵某，女，54岁，2011-7-4）。

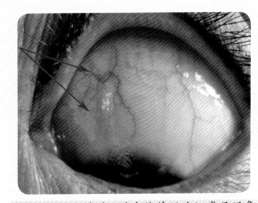

图5-1-4-20　肺咳、肺实热兼湿痰证常见眼象

6.望目辨"肺实热血瘀证"

"肺实热血瘀证"指肺脏受实热病邪侵袭而正气未衰，肺热盛实，阻滞气机或迫血妄行，血液溢出脉外而形成瘀血的证候。临床常见高热，咳嗽、痰黄而黏，或痰中带血，或咯血、血色黯红，胸部刺痛，口渴，舌红苔黄，脉数等。

望目辨"肺实热血瘀证"常见眼象：

白睛肺部位红黯色点，血脉绛色、粗。按：白睛肺部位血脉黯红色主肺血瘀实热证；白睛血脉绛色主里热盛实证，以热为主，兼血瘀。综合辨析，此眼象表示肺实热血瘀证。

白睛肺部位紫色点，血脉绛色、粗。按：白睛肺部位紫色点主肺热盛血瘀证。综合辨析，此眼象表示肺实热血瘀证，而血瘀重于上述证候。

白睛肺部位紫色点，血脉黯红色、粗。按：白睛肺部位血脉黯红色主肺血瘀实热证；白睛血脉粗主里证，病势亢盛，病情较重。综合辨析，眼象表示肺实热血瘀证，且病势亢盛、病情重于上述证候。

白睛肺部位红色斑，血脉黯红色、粗。按：白睛肺部位红色斑主实热证，血脉黯红色、粗主肺血瘀实热证。综合辨析，此眼象表示肺实热血瘀证，且瘀重热证。

白睛肺部位紫红色斑，血脉黯红色、粗。按：白睛肺部位紫红色斑主高热盛实兼瘀证。综合辨析，此眼象表示肺实热血瘀证，且瘀热重于上述证候，而热势尤盛。

白睛肺部位黯灰色斑，血脉黯红色、粗。按：白睛肺部位黯灰色斑主肺湿郁血瘀、瘀邪较重证。综合辨析，此眼象表示肺实热血瘀证，且瘀热重于上述证候，而热势尤盛（图5-1-4-21，李某，男，36岁，2012-11-20）。

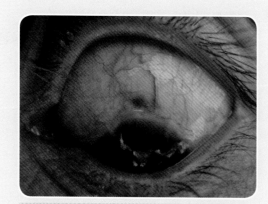

图 5-1-4-21　肺实热血瘀证常见眼象

7. 望目辨"肺燥热证"

"肺燥热证"指肺脏受实热燥邪侵袭而人体正气未衰产生的证候。临床常见高热，胸痛，干咳、或咯血，喘息气憋，鼻干、鼻翼煽张，唇咽干燥、口渴，舌红、苔厚，脉数等。

望目辨"肺燥热证"常见眼象：

白睛肺部位或整个白睛干燥，血脉鲜红色。按：白睛干燥、白睛血脉鲜红色主高热灼阴证。此眼象若出现于秋季，可见于燥病中的"温燥证"。从眼象可见燥热证候的实质除高热之外，尚兼阴虚。

白睛肺部位或整个白睛干燥，血脉绛色。按：白睛干燥、白睛血脉绛色主高热灼阴证，此眼象若出现于秋季，可见于燥病中的"温燥证"。综合辨析，此眼象表示肺燥热证，高热重于上述证候。

白睛肺部位或整个白睛干燥，血脉红黯色。按：白睛干燥、白睛血脉红黯色主高热灼阴证，白睛血脉红黯色主血郁热证，多属瘀血实热证。此眼象若出现于秋季，可见于燥病中的"温燥证"。综合辨析，此眼象表示肺燥热证，高热血瘀重于上述证候。

白睛肺部位或整个白睛干燥、红色斑，血脉鲜红色。按：白睛肺部位红色斑主肺实热证，并有可能出现肺组织渗血或少量出血，白睛干燥、白睛血脉鲜红色主高热灼阴证。此眼象若出现于秋季，可见于燥病中的"温燥证"。综合辨析，此眼象表示肺燥热证，高热盛实，可能有肺渗血。

白睛肺部位或整个白睛干燥、红色斑，血脉鲜红色、粗。按：此处白睛干燥，血脉鲜红色、粗表示里实热证，病势亢盛，病情重。当此眼象出现于秋季时，可见于燥病中的"温燥证"。综合辨析，此眼象表示肺燥热证，且病势严重。

8. 望目辨"肺绝、实热证"

"肺绝、实热证"指肺热邪实、呼吸不能接续的证候。此属病危阶段出现的证候。临床常见面赤、口鼻发绀，痰在喉中、响声如鼾，鼻翼煽张，气息难接续等。西医学诊断的呼吸道梗阻导致呼吸衰竭可见此种濒危证候。

望目辨"肺绝、实热证"常见眼象：

白睛肺部位黯红色雾漫、紫红色斑，血脉紫黯色、粗、沉，进入心部位；心部位血脉紫偏蓝色、细、沉。按：白睛肺部位黯红色雾漫主肺热郁、血瘀内风证，此证以血瘀实热内风为主。肺部位紫红色斑主肺高热盛实兼瘀证；血脉紫黯色主热盛兼瘀重证，并有由热转寒之虞。肺部位血脉粗主肺脏病势亢盛，病情严重。心部位血脉紫偏蓝色、细、沉表示实热、血瘀重证，并已经开始转寒。肺部位血脉进入心部位主肺病影响心。综合辨析，此眼象表示肺严重高热盛实、瘀血、侮心，而心脏实热、血瘀严重，并已经开始转寒，可见此证系肺热邪实导致呼吸不能接续，属"肺绝、实热证"。从本眼象可以看出"肺绝、实热证"与心脏受到影响密切相关。

白睛肺部位黯红色雾漫、紫红色斑，血脉紫黯色、粗、沉，进入心部位；心部位血脉紫偏蓝色、粗、浮。按：心部位血脉紫偏蓝色、粗、浮主血瘀重证，并已经开始转寒。综合辨析，此眼象表示肺绝、实热证，心脏病势重于上述证候。

白睛心肺部位青色泡，肺部位黯红色雾漫、紫红色斑，血脉紫黯色、粗、沉，进入心部位；心部位血脉紫偏蓝色、细、沉。按：白睛心肺部位青色泡主心肺气虚血瘀、寒饮重证。肺部位黯红色雾漫、紫红色斑，血脉紫黯色、粗、沉，进入心部位主肺高热盛实、血瘀内风，病势亢盛，病情严重，并已影响心脏，有由热转寒之虞。心部位血脉紫偏蓝色、粗、浮主心血瘀重证，并已经开始转寒。综合辨析，此眼象表示肺严重高热盛实、瘀血、侮心，心脏实热、血瘀严重、心肺寒饮严重证候，可诊为肺绝、实热证。

9.望目辨"肺乘肝、肝郁气滞证"

"肺乘肝、肝郁气滞证"指由于严重肺病导致肝病而引发的"肝郁气滞证"。临床常见烦闷、郁怒，胁痛，纳少，嗳气，舌尖红、苔少，脉弦等。西医学诊断的肺结核继发肝结核病、肺水肿继发肝硬变等可见此证候。

（1）望目辨"肺乘肝、肝郁气滞寒证"

望目辨"肺乘肝、肝郁气滞寒证"常见眼象：白睛肺部位血脉蓝色、斜行至肝部位，并在白睛肝部位的血脉之上，肝部位血脉青色、沉、弯钩。按：白睛肺部位血脉蓝色表示气滞寒瘀证。肺部位血脉蓝色、斜行至肝部位，并在白睛肝部位的血脉之上表示肺气滞寒瘀乘肝证。白睛肝部位血脉青色、沉表示肝气滞寒瘀重证，而白睛肝部位血脉青色弯钩表示肝受肺脏影响出现寒郁证候。综合辨析，此眼象表示肺乘肝、肝郁气滞寒证。

在以上眼象中，若血脉颜色呈现淡蓝色或淡青色时，表示寒瘀尚轻；若血脉颜色呈现青色时，则表示肝郁气滞寒瘀重于上证。

（2）望目辨"肺乘肝、肝郁气滞热证"

望目辨"肺乘肝、肝郁气滞热证"常见眼象：

白睛肺部位血脉绛色、斜行至肝部位，并在白睛肝部位的血脉之上；肝部位血脉红黯色、沉、弯钩。按：白睛肺部位血脉绛色主肺热血瘀盛实、乘肝证。白睛肝部位血脉红黯色、沉、弯钩主肝郁热瘀实证。综合辨析，此眼象表示肺乘肝、肝郁气滞热证。

白睛肺部位血脉绛色、斜行至肝部位，并在白睛肝部位的血脉之上；肝部位血脉紫色、沉、弯钩。按：白睛肺部位血脉绛色主肺热血瘀盛实、乘肝证。白睛肝部位血脉紫色、沉、弯钩主肝郁热盛证候，并有由热转寒之虞。综合辨析，此眼象表示肺乘肝、肝郁气滞热证。

在以上眼象中，若肺部位血脉颜色呈现红黯色或黯红色时，则表示肺热血瘀重于上述证候；若肝部位血脉颜色呈现黯红色时，则表示肝郁气滞热证重于上述证候。

10. 望目辨"肝郁、肺气上逆证"

"肝郁、肺气上逆证"指由于肝郁、肝侮肺、肺失肃降，导致肺气上逆而咳喘的证候。临床常见两胁胀满、疼痛，甚则喘哮，舌黯红、苔白，脉弦数等。此证亦可称作"肝咳"。西医学诊断的肝结核继发肺结核、肝硬变腹水继发肺水肿等病，以及原患神经官能症或精神疾病患者在新感外邪之后均可见此类证候。

望目辨"肝郁、肺气上逆证"常见眼象：

白睛肝部位血脉红黯色、弯钩，白睛肺部位血脉紫红色、粗。按：白睛肝部位血脉红黯色、弯钩主肝血郁实热证，肺部位血脉红黯色、粗主肺热盛实、气机上逆证。综合辨析，此眼象表示肝郁、肺气上逆证。

白睛肝部位血脉黯红色、粗、弯钩，肺部位血脉紫色、粗、沉。按：白睛肝部位血脉黯红色主肝血瘀实热证；血脉粗主里证，病势亢盛，病情较重。白睛肺部位血脉紫色主肺热盛证候。综合辨析，此眼象表示肝郁、肺气上逆证，并血瘀重于上述证候。

11. 望目辨"肝郁、气滞血瘀、上逆侮肺证"

"肝郁、气滞血瘀、上逆侮肺证"指由于肝郁，气滞血瘀，肝气上逆侮肺、肺胃之气失于和降而引发的证候。临床常见胸闷，喜捶捣胸部，喜热饮，舌黯、苔白，脉弦数等。此证可称作"肝著"或"肝着"，以实为主，也可形成虚实夹杂证。西医学诊断的肝结核继发肺结核、肝硬变腹水继发肺水肿等病，以及原患神经官能症或精神疾病患者在新感外邪之后均可见此类证候。

（1）望目辨"肝郁、气滞血瘀、上逆侮肺寒实证"

望目辨"肝郁、气滞血瘀、上逆侮肺寒实证"常见眼象：

白睛肝部位同时发出两条血脉：其中一条血脉淡青色，斜行至肺部位并交叉于白睛肺部位血脉之上；另一条血脉淡青色、弯钩。白睛肺部位血脉淡蓝色、沉。按：白睛肝部位血脉淡青色、弯钩表示肝郁寒实证，可兼痛证；白睛肝部位血脉淡青色主肝气滞寒瘀疼痛证，肝部位血脉斜行至肺部位并交叉于白睛肺部位血脉之上主肝气滞寒瘀、肝侮肺证。肺部位血脉淡蓝色、沉主肺寒瘀，可兼轻微痛证。综合辨析，此眼象表示肝郁、气滞血瘀、上逆侮肺寒实证。

白睛肝部位同时发出两条血脉：其中一条血脉淡青色，斜行至肺部位，交叉于白睛肺部位血脉之上；另一条血脉淡青色、弯钩。白睛肺胃部位血脉淡蓝色、沉。按：白睛肝部位血脉淡青色、弯钩表示肝郁寒实证，可兼痛证；白睛肝部位血脉淡青色主肝气滞寒瘀疼痛证，肝部位血脉斜行至肺部位并交叉于白睛肺部位血脉之上主肝气滞寒瘀、肝侮肺证。肺胃部位血脉淡蓝色、沉主肺胃寒瘀，可兼轻微痛证。综合辨析，此眼象表示肝郁、气滞血瘀、上逆侮肺寒实证，兼以气滞寒瘀、肝乘胃证。

（2）望目辨"肝郁、气滞血瘀、上逆侮肺实热证"

望目辨"肝郁、气滞血瘀、上逆侮肺实热证"常见眼象：

白睛肝部位同时发出两条血脉：其中一条血脉黯红色、粗、浮，斜行指向肺部位；另一条血脉黯红色、弯钩。白睛肺部位黯色斑，血脉细、沉。按：白睛肝部位血脉黯红色、弯钩表示血瘀实热、肝郁证；白睛肝部位血脉黯红色、粗、浮主肝气滞血瘀实热证，斜行指向肺部位表示肝瘀实热、肝侮肺证。白睛肺部位黯色斑，血脉细、沉主肺气滞血瘀证。综合辨析，此眼象表示肝郁、气滞血瘀、上逆侮肺实热证（图5-1-4-22，寇某，女，49岁，2012-4-13）。

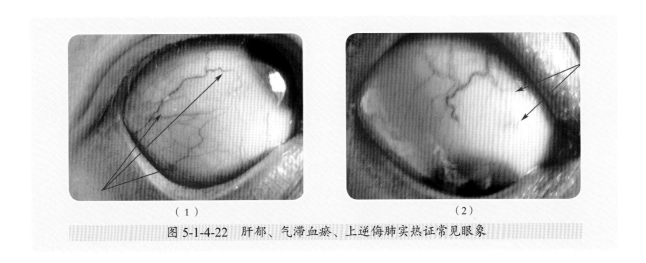

图 5-1-4-22　肝郁、气滞血瘀、上逆侮肺实热证常见眼象

白睛肝部位同时发出两条血脉：其中一条血脉黯红色，斜行指向肺部位；另一条血脉黯红色、弯钩。白睛肺部位血脉黯红色、细、沉。按：白睛肝部位血脉黯红色、弯钩表示血瘀实热、肝郁证，白睛肝部位血脉黯红色主血瘀实热证，斜行指向肺部位表示肝瘀实热、肝侮肺证。白睛肺部位血脉黯红色、细、沉主肺血瘀实热证。综合辨析，此眼象表示肝郁、气滞血瘀、上逆侮肺实证。

12. 望目辨"肝肺并热证"

"肝肺并热证"亦可称作"肝中热证"，系肝肺两脏邪气亢盛化热，高热化火而形成的证候。常见目赤或目肿赤痛或视物不清，烦躁不安、睡卧易惊或心惊动悸，纳呆腹胀，胸满喘息，舌红、苔少或薄白，脉弦数等。此证多见于素患高血压而兼患哮喘、或兼患喘息性支气管炎者。

望目辨"肝肺并热证"常见眼象：

白睛肝肺部位血脉鲜红色、粗。按：白睛肝肺部位血脉鲜红色主实热证；血脉粗主瘀血较著，病势亢盛，大多发病时间较长。综合辨析，此眼象表示肝肺并热证。

白睛肝肺部位血脉鲜红色、粗、浮。按：白睛肝肺部位血脉鲜红色、粗、浮主里实热盛证。综合辨析，此眼象表示肝肺并热证，而血瘀实热重于上述证候。

白睛肝肺部位血脉鲜红色、粗、浮，肺部位血脉末端或血脉周围红色斑。按：白睛肝部位血脉鲜红色、粗主肝热盛实证；白睛肺部位红色斑主肺实热证，并有可能出现肺组织渗血或少量出血。综合辨析，此眼象表示肝肺并热证，而肺脏血瘀实热重于肝脏血瘀实热，并表示已有肺热出血征象。

白睛肝肺部位血脉红黯色、粗。按：白睛血脉红黯色主血郁实热证；血脉粗主瘀血较著，病势亢盛，大多发病时间较长。综合辨析，此眼象表示肝肺并热证，而瘀血、病势亢盛重于上述证候。

白睛肝肺部位血脉红黯色、粗、浮。按：白睛血脉红黯色、粗、浮主严重实热血瘀，病势亢盛，发病时间较长。综合辨析，此眼象表示肝肺并热证，而瘀热重于上述证候。

白睛肝肺部位红色雾漫，白睛血脉呈现红黯色、粗。按：白睛特征红色雾漫主风热实证，出现于肝部位表示肝热动风，出现于肺部位表示肺脏风热证，血脉红黯色、粗主血郁实热亢盛，大多发病时间较长。综合辨析，此眼象表示肝肺并热证，而肝肺瘀热兼风明显。

白睛肝肺部位红黯色雾漫，白睛血脉黯红色、粗。按：白睛肝肺部位黯红色雾漫主肝肺热郁血瘀内风证，白睛肝肺部位血脉黯红色主肝肺血瘀实热证。综合辨析，此眼象表示肝肺并热证，而血瘀实热内风严重。

13. 望目辨"肝火犯肺证"

"肝火犯肺证"指肝郁或肝气郁结等肝脏病邪化火之后，火邪上逆，侮犯肺脏而形成的证候。此证亦可属于"肝侮肺证"，旧称"木火刑金证"。临床常见恶寒发热，烦躁，易怒，口苦、口渴欲饮，腹满，汗出，胸胁窜痛或灼痛，头眩，目赤，阵阵咳嗽、痰黏量少，甚则咳咯鲜血，舌红、苔薄黄，脉弦数等。

望目辨"肝火犯肺证"常见眼象：

白睛肝部位血脉鲜红色、粗、指向肺，肺部位的血脉鲜红色、粗。按：白睛血脉鲜红色、粗表示实热亢盛。肝部位血脉指向肺表示肝病将影响肺。综合辨析，此眼象表示肝脏实热亢盛影响肺脏，从而形成肝火犯肺证。此属肝火犯肺较轻证候。

白睛肝部位血脉鲜红色、粗、进入肺部位并交叉于肺部位血脉之上，肺部位紫红色斑、血脉鲜红色、粗。按：肝部位血脉鲜红色、粗、进入肺部位并交叉于肺部位血脉之上表示肝火犯肺。白睛肺部位紫红色斑表示肺脏高热盛实兼瘀证。综合辨析，眼象表示肝火犯肺证。此证实质系肝实热血瘀侮肺证候。

14. 望目辨"肝气上逆侮肺证"

"肝气上逆侮肺证"是"肝气上逆证"引发的证候之一，又可称"肝气上逆冲肺证"，指肝脏气机失于疏泄、转而逆上侮肺（或称"冲肺"）引发的证候。临床常见突然愠怒，导致突然胁痛，胸闷胀，气喘，咯血，甚或昏厥，面青。"肝气上逆侮肺证"可有寒证与热证之分，寒证者舌黯、苔白，脉弦等；热证者舌红、苔白，脉弦数等。

（1）望目辨"肝气上逆侮肺寒证"

望目辨"肝气上逆侮肺寒证"常见眼象：

白睛肝部位血脉蓝色、粗、浮、斜行指向肺部位，并从这一血脉分出一条血脉淡蓝色、弯钩向上。按：白睛肝部位一条血脉蓝色、粗、浮、斜行指向肺部位主严重肝寒血瘀侮肺；白睛肝部位另一条血脉淡蓝色、弯钩向上主肝脏寒郁、肝气上逆，将影响肺脏，病势向上。因血脉淡蓝色，故主气滞寒瘀尚轻。综合辨析，此眼象表示肝气上逆，即将侮肺寒证。如肝部位的血脉已经进入肺脏部位时，即构成肝气上逆侮肺寒证。

白睛肝部位血脉蓝色、粗、浮、斜行指向肺部位，并从这一血脉分出一条血脉蓝色、弯钩向上。按：白睛肝部位血脉蓝色主气滞寒瘀证，可兼痛证。综合辨析，此眼象表示肝脏气滞寒瘀、肝气上逆将影响肺脏，病势向上，寒象已重，此属肝气上逆即将侮肺寒证。如肝部位的血脉已经进入肺脏部位时，即为肝气上逆侮肺寒证。

白睛肝部位血脉黯蓝色、粗、浮、斜行指向肺部位，并从这一血脉分出一条血脉蓝色、弯钩向上。按：白睛肝部位血脉黯蓝色主肝寒瘀痛实证；黯蓝色、粗、浮主严重寒瘀疼痛实证，病程久，病势沉重；肝部位血脉指向肺部位主肝病即将影响肺，属肝侮肺证。肝部位另一条血脉蓝色、弯钩向上主肝气滞寒郁血瘀，病势向上证候。综合辨析，此眼象表示肝气上逆即将侮肺寒证，如肝部位的血脉已经进入肺部位，即为肝气上逆侮肺寒证。此证肝寒重于上述证候。

白睛肝部位血脉青色、粗、浮、斜行指向肺部位，并从这一血脉分出一条血脉淡青色、弯钩向上。按：白睛肝部位血脉青色主肝气滞寒瘀重证，或兼痛证；血脉青色、粗、浮主严重肝气滞寒瘀、疼痛重证；肝部位血脉斜行指向肺部位主肝病即将影响肺，属肝侮肺证。白睛肝部位血脉淡青色主气滞寒瘀轻证，尚可兼痛证；肝部位血脉淡青色、弯钩向上主肝气滞、寒郁血瘀，病势向上证候。综合辨析，此眼象表示肝气上逆即将侮肺寒证，如肝部位的血脉已经进入肺脏部位，即为肝气上逆侮肺寒证。

（2）望目辨"肝气上逆侮肺热证"

"肝气上逆侮肺热证"指肝气上逆化热，影响肺气肃降而产生的证候。临床常见胁痛，心痛或心绞痛，愠怒，烦热，口干，气喘，甚或昏厥，面黯红，舌黯红、苔白厚，脉沉数或弦数等。西医学诊断的高血压、冠心病、心绞痛或脑梗死引发的心衰、肺水肿等病可见此类证候。

望目辨"肝气上逆侮肺热证"常见眼象：

白睛肝部位血脉红黯色、粗、浮、斜行指向肺部位，并从这一血脉分出一条血脉红黯色、弯曲向上；肺部位血脉黯色、沉。按：白睛血脉红黯色、粗、浮主肝脏严重实热血瘀，病势亢盛，发病时间较长，斜行指向肺部位主严重肝热血瘀侮肺。白睛肝部位另一条血脉红黯色、弯曲向上主肝脏热郁，肝气上逆，将影响肺脏，病势向上。综合辨析，此眼象表示肝气上逆将影响肺脏，病势向上，可诊为肝气上逆即将侮肺热证，但瘀热尚轻。如肝部位的血脉已经进入肺脏部位时，即为肝气上逆侮肺热证（图 5-1-4-23，韩某，女，45 岁，2012-9-25）。

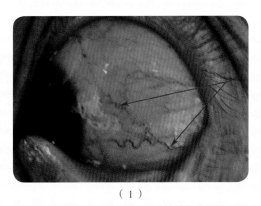 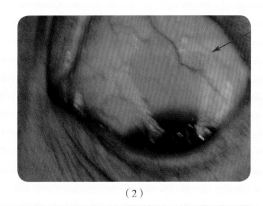

（1） （2）

图 5-1-4-23 肝气上逆侮肺、热证常见眼象

白睛肝部位血脉红黯色、粗、浮、进入肺部位，交叉于肺部位血脉之上，并从这条肝部位血脉分出一条血脉红黯色、弯曲向上；肺部位血脉黯色、沉。按：白睛血脉红黯色、粗、浮主肝脏严重实热血瘀，病势亢盛，发病时间较长。白睛肝部位血脉进入肺部位、交叉于肺部位血脉之上表示肝侮肺证。白睛肝部位另一条血脉红黯色、弯曲向上主肝脏热郁，肝气上逆，已影响肺脏，病势向上。肺部位血脉黯色、沉表示肺受肝侮而肺脏气机郁遏失和，肺脏气机郁遏将导致肺气上逆。综合辨析，此眼象表示肝气上逆侮肺热证，并且伴有肺气上逆证候。

白睛肝部位血脉红黯色、粗、浮、进入肺部位，交叉于肺部位血脉之上，并从这条肝部位血脉分出一条血脉红黯色、弯曲向上；肺部位血脉黯色、粗、沉。按：综合辨析，眼象表示此证肺受肝侮更甚。

白睛肝部位血脉黯红色、粗、进入肺部位，交叉于肺部位血脉之上，从这条肝部位发出的另一条血脉红黯色、弯曲向上；白睛肺部位血脉黯色、浮。按：白睛肝部位血脉黯红色、粗主肝血郁实热亢盛，大多发病时间较长；白睛肝部位血脉黯红色、粗进入肺部位，交叉于肺部位血脉之上表示肝实热血瘀侮肺。白睛肝部位另一条血脉红黯色、弯曲向上主肝脏热郁，肝气上逆，病势向上。肺部位血脉黯色、浮表示肺受肝侮而肺脏气机郁遏失和，肺气上逆。综合辨析，此眼象表示肝气上逆侮肺热证，而肝郁血瘀重于上述证候。

白睛肝部位血脉黯红色、粗、进入肺部位，交叉于肺部位血脉之上，从这条肝部位发出的另一条血脉红黯色、弯曲向上；肺部位血脉黯色、粗、浮。按：白睛肝部位血脉黯红色、粗主肝郁血瘀实热而血瘀更甚，肺部位血脉黯色、粗、浮主肺严重血瘀、病势亢盛。综合辨析，此眼象表示肝气上逆侮肺热证，而此证肺脏受侮重于上述证候。

白睛肝部位血脉紫色、粗、进入肺部位，交叉于肺部位血脉之上，从这条肝部位发出的另一条血脉黯红色、弯曲向上；白睛肺部位血脉黯红色、粗、浮。按：白睛肝部位血脉紫色、粗主肝血瘀实热而血瘀更甚，并有由热转寒之虞。白睛肝部位另一条血脉黯红色、弯曲向上主肝脏热郁血瘀，肝气上逆，病势向上。白睛肺部位血脉黯红色、粗、浮主肺血瘀实热证。综合辨析，此眼象表示肝热盛实，上逆侮肺，热郁严重，肝气上逆侮肺之后，肺脏热瘀明显重于上述证候。

白睛肝部位白睛肝部位血脉紫色、粗、浮、进入肺部位，交叉于肺部位血脉之上，从这条肝部位发出的另一条血脉黯红色、弯曲向上；肺部位血脉黯红色、粗、浮。按：综合辨析，此眼象表示瘀热重于上述证候。

白睛肝部位血脉紫色、粗、浮、斜行进入肺部位，交叉于肺部位血脉之上，从这条肝部位发出的另一条血脉紫色、弯曲向上。按：综合辨析，此眼象表示肝气上逆侮肺、肝肺瘀热重于上证。

（3）望目辨"肝气上逆侮肺、肺热咯血证"

望目辨"肝气上逆侮肺、肺热咯血证"常见眼象：

白睛肝部位血脉鲜红色、粗、斜行进入肺部位，交叉于肺部位血脉之上，从这条肝部位发出的另一条血脉红黯色、弯钩向上；肺部位血脉鲜红色、末端或血脉周围红色斑。按：白睛肝部位血脉鲜红色主肝热证；肝部位血脉鲜红色、粗主严重肝热瘀血证，病势亢盛，病情较重，大多发病时间较长；血脉鲜红色、粗、斜行进入肺部位、交叉于肺部位血脉之上主肝热侮肺。从这条肝部位发出的另一条血脉红黯色、弯钩向上主肝郁热证。二者综合，表示肝热肝郁侮肺证。白睛肺部位血脉鲜红色主肺热证，而肺热影响肺气下降，可引发咳嗽。红色斑主实热证，并有少量出血。肺部位血脉鲜红色，血脉末端或血脉周围红色斑主肺热咳嗽、并有少量出血。综合辨析，此眼象表示肝气上逆侮肺、肺热咯血证。

白睛肝部位血脉鲜红色、粗、斜行进入肺部位，交叉于肺部位血脉之上；从这条肝部位发出的另一条血脉黯红色、弯钩向上。肺部位血脉红黯色，末端或血脉周围红色斑。按：白睛肝部位血脉黯红色主血瘀实热证，弯钩主郁证，肝部位发出的另一条血脉黯红色、弯钩向上主肝郁实热血瘀、肝火上逆证。依据前述原理综合辨析，此眼象表示肝火上逆侮肺、肺热咯血证，而肝肺郁热、咯血重于上述证候。

15. 望目辨"心火亢盛咯血证"

"心火亢盛咯血证"指心火亢奋引发咯血的证候。临床常见口腔溃疡，心烦，咯血，失眠，舌尖溃疡，舌红、苔白，脉数等。

望目辨"心火亢盛咯血证"常见眼象：

白睛心部位血脉红黯色、向上运行、指向肺部位；肺部位血脉黯红色、粗，血脉顶端红色斑。按：白睛心部位血脉红黯色主心血瘀、实热证，血脉向上运行、指向肺部位主心火病势向上、心火乘肺。肺部位血脉黯红色、粗主肺血瘀、实热而瘀血尤甚，血脉顶端红色斑主肺实热并有少量出血，肺血瘀、实热必咳，咳而血出为咯血。综合辨析，此眼象表示心肺俱热、心火亢盛、心火乘肺、肺热咯血证候。

白睛心肺部位红色雾漫，血脉绛色、粗，心肺部位血脉向上运行、指向肺部位；肺部位血脉黯红色、粗、顶端红色斑。按：白睛心肺部位红色雾漫主心肺风热实证，血脉绛色主白睛心肺里实热兼血瘀证，血脉粗主病势严重。心部位血脉向上运行、指向肺部位主心火病势向上、心火乘肺。肺部位血脉黯红色、粗、红色斑主肺实热兼有少量出血。综合辨析，此眼象表示心火亢盛咯血证，而此证心肺风热、血瘀甚于上述证候。

白睛心肺部位红黯色雾漫，血脉绛色、粗、浮；心部位血脉向上运行、指向肺部位；肺部位血脉黯红色、粗、顶端红色斑。按：白睛心肺部位黯红色雾漫主心肺热郁血瘀内风证，血脉绛色、粗、浮主心肺里实热血瘀严重。心部位血脉向上运行、指向肺部位主心火病势向上、心火乘肺。肺部位血脉黯红色、粗，顶端红色斑主肺实热兼有少量出血。综合辨析，此眼象表示心火亢盛咯血证，而热瘀甚于上述证候。

16. 望目辨"外感肺脾热证"

"外感肺脾热证"指因感受外来热邪侵扰，由肺热而导致脾热的证候。临床常见发热、恶心、多涎，颊肿，身体沉重，头重或头重如裹，腹泻，可见面黄，甚则腰痛，面肿、肢肿、腹水，婴儿每每可见吮乳减少，舌红、苔白，脉浮滑数或浮弦数等。西医学诊断的胃肠型感冒、急性肝炎初期、急性肾炎初期、胆囊炎的急性期等病可见此证候。

望目辨"外感肺脾热证"常见眼象特征：

白睛肺部位淡黄色，血脉黯红色、细、沉、指向脾部位；脾部位淡红色泡，血脉红黯色、细。按：白睛肺部位淡黄色主湿邪轻郁阻肺证，肺部位血脉黯红色、细、沉表示外来热邪侵扰，热邪束表证；肺部位血脉指向脾部位主肺热忤脾。白睛脾部位血脉红黯色、细表示脾受肺热，脾气不升，脾失运化；脾部位淡红色泡主较轻的饮邪郁积、血热血瘀证。综合辨析，此眼象表示外感肺热忤脾，导致脾热，形成外感脾热证。

白睛肺部位血脉红色、细、沉、指向脾部位，脾部位血脉红色、细。按：肺部位血脉红色、细、沉主外感热邪重于上述证候。综合辨析，此眼象表示此证肺热重于上述证候。

白睛肺部位血脉红色、细、沉、指向脾部位，脾部位血脉红黯色、细、指向胃部位，胃部位血脉红黯色、细。按：此眼象表示外感肺热忤脾，导致脾热，而脾热影响及胃，形成外感脾胃俱热证。

白睛肺部位血脉红色、细、沉、指向脾部位，脾胃部位血脉红黯色、粗。按：此眼象表示外感肺热忤脾，导致脾胃俱热证，而此证脾胃热瘀重于上述证候。

白睛底色淡黄色，肺部位血脉红色、细、沉、指向脾部位，脾胃部位血脉红黯色、粗，肝部位血脉红色。按：白睛底色淡黄色主湿邪郁阻较轻证候。综合辨析，此眼象表示外感肺热忤脾，脾胃热瘀侮肝，亦系外感脾热证，但此证属外感肺热忤脾、脾热侮肝证候。

白睛底色金黄色，肺部位血脉红色、细、沉、指向脾部位，脾胃部位血脉红黯色、粗，肝胆部位血脉红黯色。按：白睛底色金黄色主严重湿热郁阻肝胆重证。白睛脾胃肝部位血脉红黯色主脾胃肝血郁实热证。综合辨析，此眼象表示外感脾热证，但此证外感脾热、湿热郁阻肝胆、肝胆血瘀重于上述证候。

白睛底色金黄色，肺部位血脉红色、细、沉、指向脾部位，脾胃部位血脉黯红色、粗，肝部位血脉红黯色、弯钩，胆部位血脉红黯色。按：白睛脾胃部位血脉黯红色主脾胃血瘀实热而以血瘀为主，肝部位血脉红黯色、弯钩主肝血瘀实热、严重肝郁证，胆部位血脉红黯色主血郁实热证。综合辨析，此眼象表示外感脾热证，脾胃肝血瘀重于上述证候。

白睛底色金黄色，肺部位血脉红色、细、沉、指向脾部位，脾胃部位血脉黯红色、粗、进入肝部位，肝部位血脉红黯色、弯钩，胆部位血脉红黯色。按：此眼象表示外感脾热证、脾胃热瘀侮肝更重。

第三节　望目辨肺虚实夹杂证

一、望目辨"气虚寒饮停肺证"

"气虚寒饮停肺证"指肺脏正气已虚、寒饮病邪停于肺脏导致正虚而病邪亢盛，肺失肃降的证候。临床常见咳嗽、痰多、质稀，喉中痰鸣，气短，乏力，喘息、不能平卧，胁肋疼痛，胸闷，舌质淡胖、舌苔白滑，脉弦细等。此证亦可称之为"气虚水饮停肺证"。西医学诊断的结核性胸膜炎、心脏功能衰竭引发的肺水肿等可见此证候。

望目辨"气虚寒饮停肺证"常见眼象：

白睛肺部位无色浮壅，血脉淡黯色、细、沉、根虚、边界模糊。按：白睛肺部位无色浮壅主肺湿邪郁阻证，白睛肺部位血脉淡黯色、细、沉、根虚、边界模糊表示肺气虚血瘀、里湿证。综合辨析，此眼象表示气虚血瘀、寒饮湿邪停阻肺脏证候，可称"气虚寒饮停肺证"。

白睛肺部位无色浮壅，血脉淡黯色、细、沉、无根、边界模糊。按：白睛血脉无根表示的肺气虚证重于血脉根虚表示的肺气虚证候。此证肺气虚重于上述证候。

白睛肺部位水肿，血脉淡黯色、细、沉、根虚、边界模糊。按：白睛肺部位水肿主肺脏气滞水湿郁积而形成水肿。因水湿性寒，故此时多属气滞寒饮证。白睛肺部位血脉根虚、淡黯色、细、沉主肺气虚血瘀，血脉边界模糊主严重水肿。综合辨析，此证肺脏寒饮重于上述证候。

白睛肺部位水肿，血脉淡黯色、细、沉、无根、边界模糊。按：白睛血脉无根表示的肺气虚证重于血脉根虚表示的肺气虚证候。综合辨析，此证肺气虚重于上述证候。

白睛肺心部位水肿，血脉淡黯色、细、沉、根虚、边界模糊。按：综合辨析，此眼象表示气虚寒饮停肺证，并且病证已涉及心脏。

白睛肺心部位水肿，血脉淡黯色、细、沉、无根、边界模糊。按：白睛血脉无根表示的肺气虚证重于血脉根虚表示的肺气虚证候。综合辨析，此证肺心气虚重于上述证候。

白睛肺心部位水肿、灰色泡，血脉淡黯色、细、沉、根虚、变界模糊。按：白睛肺心部位灰色泡主肺心气虚寒饮证。综合辨析，此眼象表示气虚寒饮停肺证，并且肺心气虚寒饮重于上述证候。

　　白睛肺心部位水肿、灰色泡，血脉淡黯色、细、沉、无根、变界模糊。按：白睛血脉无根表示的肺气虚证重于血脉根虚表示的肺气虚证候。综合辨析，此证肺心气虚重于上述证候。

　　白睛肺心部位水肿、淡白色泡，血脉淡黯色、细、沉、根虚、边界模糊。按：白睛肺心部位淡白色泡主肺心气虚重、饮邪郁积寒证。综合辨析，此证肺心气虚寒饮重于上述证候。

　　白睛肺心部位水肿、淡白色泡，血脉淡黯色、细、沉、无根、边界模糊。按：白睛血脉无根表示的肺心气虚证重于血脉根虚表示的肺心气虚证候。综合辨析，此证肺心气虚重于上述证候。

　　白睛肺心部位水肿、蓝色泡，血脉黯色、细、沉、无根、边界模糊。按：白睛肺心部位蓝色泡主肺心气虚气郁血瘀、寒饮重证。综合辨析，此证肺心气虚气郁、血瘀寒饮显著。

　　白睛肺心部位水肿、青色泡，血脉黯色、细、沉、无根、边界模糊。按：白睛肺心部位青色泡主肺心气虚气郁血瘀、寒饮严重，而寒尤著。综合辨析，此证肺心气虚气郁血瘀、寒饮重于上述证候。

　　白睛肺心部位水肿、紫黑色泡，血脉黯色、细、沉、无根、边界模糊。按：白睛肺心部位紫黑色泡主肺心气虚、饮邪郁积、血瘀气滞、阴阳即将离决危重证。综合辨析，眼象表示肺心气虚、寒饮郁积、血瘀气滞、阴阳即将离决危重证，此时病已危笃。

二、望目辨"肝郁肺虚证"

　　"肝郁肺虚证"指肝气抑郁侮肺，引发肺气虚弱而导致的证候。常见胁痛或胁胀，自汗，乏力，气短，舌淡黯、苔白，脉虚细或浮弦等。西医学诊断的结核性肝炎并发肺结核、结核性肠炎并发肺结核、结核性子宫内膜炎并发肺结核、结核性附件炎并发肺结核、肝病并发肺气肿等可见此证候。

　　望目辨"肝郁肺虚证"常见眼象：

　　白睛底色淡黄色；肝部位淡红色水肿，血脉黯红色、弯钩；肺部位白睛血脉淡色、细、沉。按：白睛肝部位淡黄色主肝脏湿邪郁阻，此多为较轻的湿邪郁阻证，且化热亦较轻微。肝部位淡红色水肿表示脏腑湿阻蕴热、水肿证，但证候较轻。肝部位血脉黯红色、弯钩主肝郁血瘀证。白睛肺部位血脉淡色、细、沉表示肺气虚证。综合辨析，此眼象表示由于肝郁侮肺，而导致肝郁肺虚证（图5-1-4-24，许某，男，43岁，2011-3-13）。

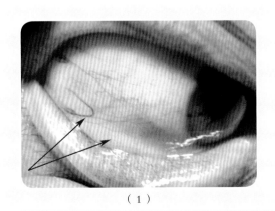
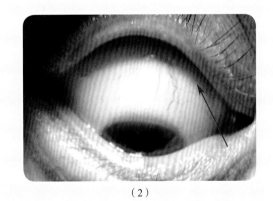

（1）　　　　　　　　　　　　　　　（2）

图5-1-4-24　肝郁肺虚证常见眼象

白睛肝部位血脉黯色、弯钩,肺部位白睛血脉淡色、浮。按:白睛肺部位血脉淡色、浮表示严重肺气虚。综合辨析,此证肺气虚重于上述证候。

三、望目辨"肝热自汗证"

"肝热自汗证"是指肝郁化热、侮肺,导致肺气虚,表气不固而自汗不止的证候。临床常见愠怒,身热,胁胀,面青,口苦,自汗,多寐等。西医学诊断的高血压病、结核性肝炎等可见此证候。

望目辨"肝热自汗证"常见眼象:

白睛肝部位血脉红黯色、弯钩,肺部位血脉淡色。按:白睛肝部位血脉红黯色、弯钩主肝血郁实热证,肺部位血脉淡色主肺气虚证,而严重肺气虚可出现自汗。综合辨析,此证肝热肺气虚严重,故可诊为肝热自汗证。

白睛肝部位血脉红黯色、弯钩,肺部位血脉淡色、浮。按:白睛肺部位血脉淡色、浮主气虚严重。综合辨析,此证肺气虚重于上述证候。

白睛肝部位血脉红黯色、弯钩,肺部位血脉淡色、浮、根虚。按:白睛肺部位血脉淡色、浮、根虚主肺气虚严重。综合辨析,此证肺气虚重于上述证候。

白睛肝部位血脉红黯色、弯钩,肺部位血脉淡色、浮、无根。按:白睛肺部位血脉淡色、浮、无根表示的肺气虚证重于血脉根虚表示的肺气虚证候。综合辨析,此证肺气虚重于上述证候。

白睛肝部位血脉黯红色、弯钩,肺部位白睛血脉淡色、浮、无根。按:白睛肝部位血脉黯红色表示肝血瘀实热,以血瘀为主。综合辨析,此证肝热血瘀重于上述证候。

四、望目辨"肝肺阴虚气滞、痰瘀郁热证"

"肝肺阴虚气滞、痰瘀郁热证"指肺阴虚、虚热乘肝,导致肺肝阴虚,阻滞气机,形成湿痰与瘀血郁阻肝肺,郁久化热而形成的证候。此证候多见于西医学诊断的高血压病、结核病、囊肿(包括相应脏腑、附件等器官、组织的囊肿)、自身免疫性结膜炎等。

望目辨"肝肺阴虚气滞、痰瘀郁热证"常见眼象:白睛干燥,肺部位血脉殷红色、粗、浮;肝部位孤立空泡结,血脉殷红色。按:白睛干燥、肝肺部位血脉殷红主肝肺阴虚,白睛肺部位血脉粗、浮表示肺血瘀较著,白睛肝部位空泡结主肝气郁痰结。综合辨析,此眼象表示肝肺阴虚气滞、痰瘀郁热证候。

五、望目辨"心气虚、湿阻肺气证"

"心气虚、湿阻肺气证"指心脏长期气虚导致肺失肃降、湿邪阻遏肺脏气机,以致肺气上逆而形成的证候。此证候亦属于"心脏咳喘"范畴。临床常见胸骨下或心前区轻微闷痛,心悸,剧烈活动后气憋、喘息、呼吸困难或端坐呼吸,甚则夜间眠卧时突然惊醒、立刻坐起、不能平卧,咳嗽或咯粉红色泡沫痰,倦怠、乏力,口唇紫绀,胫踝水肿,甚则嗜睡、烦躁、神志错乱,舌黯或黯胖、苔白或白厚，脉促、或结、或代、或见败脉等。西医学诊断的诸多疾病导致心力衰竭常见此种证候。

望目辨"心气虚、湿阻肺气证"常见眼象：

白睛心部位淡白色泡，血脉淡色、细、根虚；肺部位灰色泡，血脉淡色、细、浮、边界模糊。按：白睛心部位淡白色泡主心脏严重气虚、饮邪郁积寒证；血脉淡色、细、根虚主心气虚证。白睛肺部位灰色泡主肺脏湿郁、气虚寒饮证，血脉淡色、细、浮主肺气虚严重，血脉边界模糊主肺寒湿阻。综合辨析，此眼象表示心气虚衰、湿阻肺气证，但证候尚轻微（图 5-1-4-25，李某，男，64，2011-12-17）。

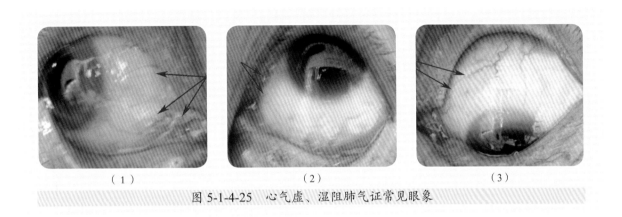

（1）　　　　　　　　　　（2）　　　　　　　　　　（3）

图 5-1-4-25　心气虚、湿阻肺气证常见眼象

白睛心部位血脉淡色、细、无根，肺部位血脉淡色、细、浮、边界模糊。按：白睛血脉无根表示的心气虚证重于血脉根虚表示的心气虚证候。综合辨析，眼象表示此证心气虚重于上述证候。

白睛心部位血脉淡色、细、浮、无根，肺部位血脉淡色、细、浮、边界模糊。按：白睛心部位血脉淡色、细、浮、无根主心气虚重证，白睛肺部位血脉淡色、细、浮、边界模糊主肺气虚湿阻。综合辨析，此眼象表示严重心气虚衰、湿阻肺气证。

白睛心部位血脉淡黯色、细，肺部位血脉淡黯色、细、浮、边界模糊。按：白睛血脉淡黯色主气虚血瘀证。综合辨析，眼象表示严重心气虚衰、湿阻肺气证，而此证气虚血瘀明显。

白睛心部位血脉淡黯色、细、浮，肺部位血脉淡黯色、细、浮、边界模糊。按：白睛血脉淡黯色、细、浮表示的气虚血瘀证重于"白睛血脉淡黯色、细"表示的气虚血瘀证。综合辨析，眼象表示严重心气虚衰、湿阻肺气证，而此证心气虚重于上述证候。

白睛心部位淡黯色长条斑，血脉淡色、细、浮；肺部位血脉淡色、粗、浮、边界模糊。按：白睛心部位黯色斑主心血瘀证，此为淡黯色斑则表示心血瘀轻证。白睛心部位同时出现淡黯色长条斑与淡色、细、浮血脉表示心气虚衰、血瘀证。白睛肺部位血脉淡色、粗、浮、边界模糊表示肺气虚、湿邪阻滞证。综合辨析，此眼象表示心气虚衰、血瘀、湿阻肺气证。

白睛心部位淡黯色长条斑，血脉淡黯色、细、浮；肺部位血脉淡黯色、粗、浮、边界模糊。按：白睛心部位血脉淡黯色主心气虚血瘀证。综合辨析，眼象表示心气虚衰、湿阻肺气证，而此证气虚血瘀重于上述证候。

六、望目辨"心阳虚衰、湿阻肺气危急证"

"心阳虚衰、湿阻肺气危急证"指心脏急骤气虚导致肺脏湿阻气机，肺失肃降，肺气上逆喘嗽而形成的危急证候。此证候属于"心脏咳喘"范畴，或称"心性咳喘"。临床常见面色灰白，油汗，胸骨下或心前区闷痛，心悸，气憋、喘息、呼吸困难、端坐呼吸、咳咯泡沫样痰，甚则从口鼻拥出大量粉色泡沫湿痰，烦躁，嗜睡，神志错乱，口唇紫绀，舌黯或黯胖、苔白或白厚，脉促、或结、或代、或见败脉等。西医学诊断的诸多疾病导致急性心力衰竭可见此类证候。

望目辨"心阳虚衰、湿阻肺气、危急证"常见眼象：

白睛心部位底色淡蓝色，血脉淡白色、细、沉、根虚、边界模糊，血脉末端连接紫灰色月晕。肺部位血脉淡黯色、细、沉、边界模糊。按：白睛心部位底色淡蓝色主心阳虚寒、心痛证，心部位血脉淡白色、细、沉、根虚、边界模糊主严重心阳虚、水湿郁阻证，血脉末端月晕主心脏寒瘀湿郁内风证。肺部位血脉淡黯色、细、沉则气虚更严重，肺部位血脉边界模糊主肺气虚寒湿、水肿。综合辨析，此眼象表示心阳虚衰、湿阻肺气而病势危急证（图5-1-4-26，李某，男，64岁，2012-11-5）。

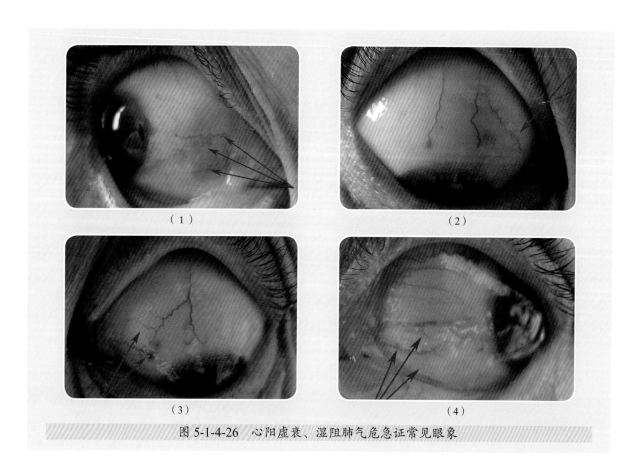

（1）　　　　　　　　　　　　　（2）

（3）　　　　　　　　　　　　　（4）

图 5-1-4-26　心阳虚衰、湿阻肺气危急证常见眼象

白睛心部位底色淡白色，血脉淡色、粗、浮；肺部位血脉淡色、粗、浮、边界模糊。按：白睛心部位血脉淡色、粗、浮主严重心气虚证。综合辨析，此眼象表示心阳虚衰、湿阻肺气危急证，而

此证心阳虚更重。

白睛心部位底色淡白色、淡黯色长条斑，血脉淡色、粗、浮；肺部位血脉淡色、粗、浮、边界模糊。按：白睛心部位淡黯色长条斑表示心脏轻微血瘀证，心部位同时出现淡黯色长条斑与淡色、粗、浮血脉表示心阳虚衰血瘀证。综合辨析，此眼象表示心阳虚衰、湿阻肺气危急证，而心阳虚血瘀重于上述证候。

白睛心部位底色淡白色、淡黯色长条斑，血脉淡色、粗、浮；肺部位无色浮壅，血脉淡色、粗、浮、边界模糊。按：白睛特征无色浮壅主湿邪郁阻，眼象呈现于肺部位，并与边界模糊的淡色、粗、浮血脉同时出现，表示水湿郁阻于肺脏，形成肺水肿。由心阳虚衰而导致肺水肿，可谓危急。综合辨析，此眼象表示心阳虚衰、湿阻肺气危急证，而此证阳虚血瘀重于上述证候。

白睛心部位底色苍白色、黯色长条斑，血脉淡黯色、粗、浮；肺部位浮壅，血脉淡黯色、粗、浮、边界模糊。按：白睛心部位黯色长条斑主血瘀，白睛心部位底色苍白色主心阳虚寒重。综合辨析，此眼象表示心阳虚衰、湿阻肺气危急证，而瘀血重于上述证候。

七、望目辨"肺气虚水肿、水气凌心证"

"肺气虚水肿、水气凌心证"指由于肺气虚衰导致湿饮病邪阻遏心气，使心气闭郁而引发的证候。临床常见咳咯黏痰，气急、胸闷，心悸，唇绀，颈静脉怒张，下肢水肿、按之凹陷，舌黯或黯胖、苔白或白厚，脉促、或结、或代、或见败脉等。本证属虚实夹杂证。每见于西医学诊断的肺水肿继发慢性心功能不全（充血性心力衰竭）、慢性肺气肿继发慢性心功能不全（充血性心力衰竭）等患者。

望目辨"肺气虚水肿、水气凌心证"常见眼象：

白睛肺部位底色淡白色，血脉淡色、粗、进入心部位或交叉于心部位血脉之上；心部位血脉淡色、粗、浮、边界模糊。按：白睛底色淡白色主阳虚寒重，血脉淡色、粗主严重气虚，这两种特征同时出现于肺部位主严重肺气虚。肺部位血脉进入心部位主肺脏病重影响心（肺侮心），肺部位血脉交叉于心部位血脉之上亦主肺脏病重影响心（肺侮心），但更严重。心部位血脉淡色、粗、浮主严重心气虚，白睛心部位血脉边界模糊主心脏严重气虚、寒湿郁阻导致心性水肿。综合辨析，此眼象表示肺气虚衰，水湿阻遏，形成肺寒；而肺失肃降，影响心脏，闭阻心气，以致心脏出现功能不全而水湿潴留证候，此临床证候可称为肺气虚水肿、水气凌心证。

白睛肺部位底色淡白色，血脉淡色、粗、浮、进入心部位或交叉于心部位血脉之上，心部位血脉淡色、粗、浮、边界模糊。按：综合辨析，此眼象表示肺气虚重于上述证候。

白睛肺部位底色淡白色、淡黯色斑，血脉淡色、粗、浮、进入心部位或交叉于心部位血脉之上；心部位淡黯色斑，血脉淡色、粗、浮、边界模糊。按：白睛肺心部位黯色斑主血瘀证，淡黯色斑主血瘀轻证。综合辨析，此眼象表示肺气虚水肿、水气凌心证，而心肺血瘀重于上述证候。

白睛肺部位底色淡白色，血脉淡色、粗、浮、进入心部位或交叉于心部位血脉之上；心部位无色浮壅、黯色斑，血脉淡色、粗、浮、边界模糊。按：白睛心部位无色浮壅主心脏湿邪郁阻，此眼象与边界模糊的淡色、粗、浮血脉同时出现，表示水湿郁阻于心脏，而形成心脏水肿及水湿泛溢。综合辨析，此眼象表示肺气虚水肿、水气凌心证，而心性水肿重于上述证候。

白睛肺部位底色淡白色、淡黯色斑，血脉淡色、粗、浮、进入心部位或交叉于心部位血脉之上；心部位无色浮壅、黯色斑，血脉淡色、粗、浮、边界模糊。按：此证肺心气虚血瘀及心脏水湿均重于上述证候，因心部位为黯色斑，重于肺部位淡黯色斑表示的血瘀证，故本证心脏血瘀重于肺脏血瘀。

白睛肺部位底色苍白色、黯色斑，血脉淡黯色、粗、浮、进入心部位或交叉于心部位血脉之上；心部位无色浮壅、黯色斑，血脉淡黯色、粗、浮、边界模糊。按：白睛底色苍白色主阳虚寒重，血脉淡黯色主气虚血瘀证。综合辨析，此眼象表示肺气虚水肿、水气凌心证，而气虚血瘀重于上述证候，且肺气虚水肿严重，已发展至明显肺寒程度，心脏气虚血瘀水肿亦重于上述证候。

白睛肺部位无色浮壅、底色苍白色、黯色斑，血脉淡黯色、粗、浮、边界模糊、进入心部位或交叉于心部位血脉之上；心部位无色浮壅、黯色斑，血脉淡黯色、细、浮、边界模糊。按：白睛肺心部位无色浮壅主肺心湿邪郁阻证。综合辨析，此眼象表示肺气虚水肿、水气凌心证，而肺心气虚水湿郁阻与瘀血均较上证严重。

白睛肺部位无色浮壅、底色苍白色、黯色斑，血脉淡黯色、粗、浮、边界模糊、进入心部位或交叉于心部位血脉之上；心部位无色浮壅、淡白色泡、黯色斑，血脉淡黯色、粗、浮、边界模糊。按：白睛心部位淡白色泡主严重心气虚、饮邪郁积寒证。综合辨析，此眼象表示肺气虚水肿、水气凌心证，而气虚及湿饮寒积重于上述证候。

以上眼象中，肺部位血脉仅进入心部位为病证尚轻，如已交叉于心部位血脉之上者为病证已重。

八、望目辨"肝咳、脾肺虚寒证"

"肝咳、脾肺寒证"指肝郁乘脾，脾气虚寒，不能温养肺气导致肺寒，肺气不降而引发咳嗽、脾肺虚寒的证候，此证可称为肝咳、脾肺虚寒证。临床常见乏力、倦怠、畏寒，面色萎黄，腹胀，便溏，咳则右胁疼痛、牵及肩背，动则咳嗽加剧。从西医学角度看，营养不良、久病体弱伴有长期肺结核或肺气肿等病可表现此证候。

望目辨"肝咳、脾肺虚寒证"常见眼象：

白睛脾肺部位血脉淡蓝色、细、沉，肺部位灰黯色丘；肝部位灰黯色丘，血脉淡蓝色。按：白睛脾肺部位血脉淡蓝色、细、沉主脾肺气虚寒瘀证。肺部位黯灰色丘主肺脏痰气郁积、血瘀较重。肝部位灰黯色丘，血脉淡蓝色主肝脏气滞、寒瘀、湿痰气血郁结证。由于肝寒侮肺，脾肺气虚内寒，以致脾气不升，肺气不降。由于肝脏气滞、寒瘀、湿痰气血郁结可致右胁痛，脾气不升可致腹胀、便溏，肺气不降可致咳嗽，从而形成咳则右胁痛。综合辨析，故诊为肝咳、脾肺虚寒证。由此眼象可以看出，本证必有气虚、气滞血瘀、气血湿痰郁结病理。

白睛脾肺部位血脉淡青色、细、沉，肺部位灰黯色丘；肝部位黯灰色丘，血脉淡青色。按：黯灰色丘主痰气郁积、血瘀较重证候，血脉淡青色重于血脉淡蓝色表示的气滞寒瘀证。综合辨析，此证痰气郁积、寒瘀重于上述证候。

白睛脾肺部位血脉淡青色、细、沉，肺部位黯灰色丘；肝部位黯灰色丘，血脉青色。按：脾肺部位血脉淡青色、细、沉表示气虚内寒，白睛肺部位黯灰色丘主痰气郁积、血瘀较重，肝部位黯灰色丘、血脉青色表示气滞、寒瘀、痰阻重。综合辨析，此证寒痰气郁重于上述证候。

白睛脾肺部位血脉青色、细、沉，肺部位黯灰色丘，肝部位黯灰色丘、血脉青色。按：白睛脾肺部位血脉青色主脾肺气滞寒瘀严重，可兼痛证。综合辨析，眼象表示此证脾肺气滞寒瘀重于上述证候。

白睛脾肺部位血脉青色、粗、浮；肺部位黯灰色丘；肝部位黯灰色丘，血脉青色、浮。按：白睛血脉粗、浮主严重瘀血证，病势亢盛，病情较重，大多发病时间较长。综合辨析，此眼象表示肝咳、脾肺虚寒证而寒瘀更重。

九、望目辨"脾咳、脾肺气虚证"

"脾咳、脾肺气虚证"指脾气虚导致肺气虚，引发咳嗽而形成的证候。此证属"脾虚久嗽"范畴。临床常见乏力、神疲、面色萎黄，咳则右胁疼痛、牵及肩背，动则咳嗽加剧，舌淡胖、苔白厚，脉浮滑等。从西医学角度看，长期罹患肺结核病或肝肺两脏同时罹患结核病等病，可以看到此类证候。

望目辨"脾咳、脾肺气虚证"常见眼象：

白睛脾部位灰色斑、血脉淡色、细、根虚，肺部位血脉淡黯色、细、根虚。按：白睛脾部位灰色斑主脾湿阻滞气机证，血脉淡色、细、根虚主脾气虚，总体表示脾气虚、湿阻气机。肺部位血脉淡黯色、细、根虚主肺气虚血瘀。综合辨析，此证肺气虚由脾气虚所致，而肺气虚可引发咳嗽，故眼象表示的证候可诊为脾咳、脾肺气虚证。

白睛脾部位灰色斑、血脉淡色、细、无根；肺部位血脉淡黯色、细、无根。按：血脉无根表示的虚证重于血脉根虚表示的虚证。综合辨析，此眼象表示脾咳、脾肺气虚证，而脾肺气虚重于上述证候。

白睛脾部位灰色斑、血脉淡色、细、浮、根虚；肺部位血脉淡黯色、细、浮、根虚。按：血脉淡色、细、浮主较严重的气虚证。综合辨析，此眼象表示脾咳、脾肺气虚证，而脾肺气虚重于上述证候。

白睛脾部位灰色斑、血脉淡色、细、浮、无根；肺部位血脉淡黯色、细、浮、无根。按：血脉无根表示的虚证重于血脉根虚表示的虚证。综合辨析，此眼象表示脾咳、脾肺气虚证，而脾肺气虚重于上述证候。

白睛脾肺部位灰色斑，脾部位血脉淡黯色、细、浮、根虚，肺部位血脉黯色、细、浮、根虚。按：脾肺部位均呈现灰色斑主脾肺均见湿阻滞气机证，脾部位血脉淡黯色、细、根虚主脾气虚血瘀证；肺部位血脉黯色、细、浮、根虚主肺血瘀，亦患气虚证。综合辨析，此眼象表示脾咳、脾肺气虚证，而脾肺气虚血瘀均较严重。

白睛脾肺部位灰色斑，血脉淡黯色、细、浮、无根；肺部位血脉黯色、细、浮、无根。按：白睛脾肺部位血脉无根表示的白睛脾肺虚证重于血脉根虚表示的虚证。综合辨析，此眼象表示脾肺气虚血瘀重于上述证候。

白睛脾肺部位灰色斑，血脉淡黯色、粗、浮、根虚；肺部位血脉黯色、粗、浮、根虚。按：白睛血脉淡黯色、粗、浮、根虚表示气虚血瘀而血瘀尤著。综合辨析，此眼象表示脾咳、脾肺气虚证，而此证脾肺气虚血瘀重于上述证候。

白睛脾肺部位灰色斑，血脉淡黯色、粗、浮、无根；肺部位血脉黯色、粗、浮、无根。按：综合辨析，此证脾肺气虚重于上述证候，而肺脏血瘀重于脾脏血瘀。

　　白睛脾部位灰絮斑，血脉淡黯色、粗、浮、根虚；肺部位血脉黯色、粗、浮、根虚。按：白睛脾部位灰絮斑主气虚湿阻兼瘀证。综合辨析，此证脾肺气虚、湿阻血瘀重于上述证候。

　　白睛脾部位灰絮斑，血脉淡黯色、粗、浮、无根；肺部位血脉黯色、粗、浮、无根。按：白睛血脉淡黯色、粗、浮、无根表示严重气虚血瘀而血瘀尤著。综合辨析，此眼象表示脾咳、脾肺气虚证，而气虚重于上述证候。

十、望目辨"脾咳、脾肺虚寒证"

　　"脾咳、脾肺虚寒证"指脾气虚寒，不能温养肺气而肝邪乘脾引发的证候。临床常见乏力、倦怠、畏寒，面色萎黄，咳则右胁疼痛、牵及肩背，动则咳嗽加剧，舌淡胖、苔白厚，脉虚细或浮细滑等。从西医学角度看，营养不良、久病体弱伴有长期老年慢性支气管炎、肺结核、肺气肿等病可表现此证候。

　　望目辨"脾咳、脾肺虚寒证"常见眼象：

　　白睛肺部位灰色丘，血脉淡蓝色、细、沉；脾肺部位血脉淡蓝色、细、沉。按：白睛肺部位灰色丘主肺有湿痰郁阻，脾肺部位血脉淡蓝色主脾肺寒实风邪，但尚轻微，其血脉细、沉主脾肺气虚。脾肺气虚而兼寒实病邪，肺有湿痰郁阻，可以导致咳嗽，但此咳是由于脾肺气虚寒实所致。综合辨析，此眼象表示脾咳、脾肺虚寒证（图5-1-4-27，李某，女，35岁，2012-12-24）。

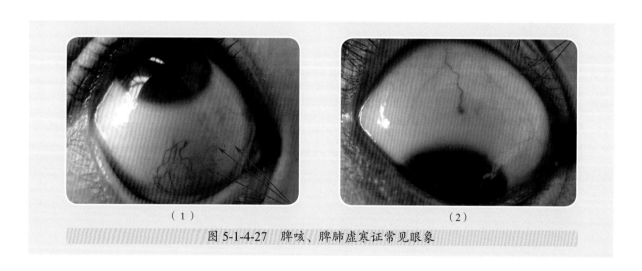

（1）　　　　　　　　　　　　　　　（2）

图 5-1-4-27　脾咳、脾肺虚寒证常见眼象

　　白睛肺部位灰色丘，血脉淡青色、细、沉；脾肺部位血脉淡蓝色、细、沉。按：白睛肺部位灰色丘主肺有湿痰郁阻，白睛肺部位血脉淡青色主肺气滞寒瘀，脾肺部位血脉淡蓝色、细、沉主脾肺气虚寒实兼风证。综合辨析，此眼象表示脾咳、脾肺虚寒证，而虚寒重于上述证候。

　　白睛肺部位灰色丘，血脉青色、细、沉；脾部位血脉淡青色、细、沉。按：白睛肺部位血脉青色主肺气滞血瘀寒重证，白睛肺部位血脉细、沉、根虚主肺气虚寒证，白睛脾部位血脉淡青色、细、沉主脾气滞涩寒瘀证。综合辨析，此眼象表示脾咳、脾肺虚寒证，而虚寒严重。

　　白睛肺部位灰色丘，血脉青色、细、浮、根虚；脾部位血脉淡青色、细、沉。按：白睛肺部位灰色丘主肺湿痰郁阻，白睛肺部位血脉青色、细、浮、根虚主肺气虚寒、气滞寒瘀而气虚较著，脾部位血脉淡青色、细、沉主脾气虚寒证。综合辨析，此眼象表示脾咳、脾肺虚寒证，而寒瘀重于上述证候。

白睛肺部位灰色丘，血脉青色、粗、浮、根虚；脾部位血脉淡青色、粗、浮。按：白睛血脉粗、浮表示气虚严重。综合辨析，此眼象表示脾咳、脾肺虚寒证，而气虚重于上述证候。

白睛肺部位灰色丘，血脉青色、粗、浮、根虚；脾部位血脉淡青色、细、浮；肝部位血脉青色、浮、进入脾部位。按：白睛脾部位血脉淡青色、细、沉主脾气虚寒证，白睛肝部位血脉青色、浮、进入脾部位表示脾气虚寒证是由于肝气虚寒所致，此属肝寒乘脾证。综合辨析，此眼象表示脾咳、脾肺虚寒证，而肝寒乘脾、脾气虚重于上述证候。

白睛肺部位灰色丘，血脉青色、粗、浮、根虚；脾部位血脉淡青色、粗、浮；肝部位血脉青色、浮、进入脾部位。按：白睛脾部位血脉淡青色、粗、浮表示脾气虚严重。综合辨析，此眼象表示脾咳、脾肺虚寒证，而脾气虚重于上述证候。

十一、望目辨"脾咳、脾湿肺气虚证"

"脾咳、脾湿肺气虚证"指肺气虚而罹患湿邪困脾、乘肺而引发的证候。临床常见乏力、神疲、自汗、面色萎黄，咳则右胁疼痛、牵及肩背，动则咳嗽加剧，舌淡红、苔白厚，脉细弦、或虚细弦等。从西医学角度看，久患慢性肺结核或肺气肿、慢性胃炎、慢性肠炎及各类肝炎时，可表现为中医学的"脾咳、脾湿肺气虚证"。

望目辨"脾咳、脾湿肺气虚证"常见眼象：

白睛脾部位灰色斑，血脉淡色、细、根虚；肺部位灰色丘，血脉淡色、细、浮、根虚。按：白睛脾部位灰色斑主脾湿阻滞气机证，血脉淡色、细、根虚主脾气虚证，总体表示脾气虚、脾湿阻滞气机证。肺部位灰色丘主肺湿痰郁阻，血脉淡色、细、浮、根虚表示肺气虚证，总体表示肺气虚、湿痰郁阻证。综合辨析，脾气虚、脾湿阻滞气机而肺气虚、湿痰郁阻可以导致肺气上逆而咳，而此类咳嗽是由于脾气虚、脾湿阻滞气机所致，故可称为脾咳。因此，本眼象可表示脾咳、脾湿肺气虚证。

白睛脾部位灰色斑，血脉淡色、细、无根；肺部位灰色丘，血脉淡色、细、浮、无根。按：白睛血脉无根表示的虚证重于根虚表示的虚证。综合辨析，此眼象表示脾咳、脾湿肺气虚证，而气虚重于上述证候。

白睛脾部位灰色斑，血脉淡黯色、细、浮、根虚；肺部位灰色丘，血脉淡色、细、浮、根虚。按：白睛脾部位血脉淡黯色、细、浮、根虚主较严重的气虚血瘀证。综合辨析，此眼象表示脾咳、脾湿肺气虚证，而脾气虚血瘀明显。

白睛脾部位灰色斑，血脉淡黯色、细、浮、无根；肺部位灰色丘，血脉淡色、细、浮、无根。按：白睛血脉无根表示的虚证重于根虚表示的虚证。综合辨析，此眼象表示脾咳、脾湿肺气虚证，而脾气虚血瘀明显。

白睛脾部位灰色斑，血脉淡黯色、粗、浮、根虚；肺部位灰色丘，血脉淡色、粗、浮、根虚。按：白睛血脉粗、浮、根虚表示严重气虚证。综合辨析，此眼象表示脾咳、脾湿肺气虚证，而气虚重于上述证候。

白睛脾部位灰絮斑，血脉淡黯色、粗、浮、无根；肺部位灰色丘，血脉淡黯色、粗、浮、无根。按：白睛脾部位灰絮斑主脾气虚湿阻兼瘀证，白睛血脉淡黯色、粗、浮、无根表示的气虚血瘀证重于"淡黯色、粗、浮、根虚"表示的气虚血瘀证。综合辨析，此眼象表示脾咳、脾湿肺气虚证，而气虚血瘀重于上述证候。

十二、望目辨"脾咳、脾肺气虚痰湿证"

望目辨"脾咳、脾肺气虚痰湿证"常见眼象：

白睛脾部位灰色斑，血脉淡色、细、根虚；肺部位血脉淡黯色、粗。按：白睛脾部位血脉淡色、细、根虚主脾气虚，白睛脾部位灰色斑主脾湿阻滞气机，肺部位血脉淡黯色、粗表示肺气虚、血瘀证。综合辨析，由于脾气虚导致肺气虚，湿阻气机、湿郁成痰，引发咳嗽，此证可称为脾咳、脾肺气虚痰湿证。

白睛脾部位灰色斑，血脉淡色、细、无根；肺部位血脉淡黯色、粗。按：白睛血脉淡色、细、无根表示的气虚证重于"淡色、细、根虚"表示的气虚证。综合辨析，此眼象表示脾咳、脾肺气虚痰湿证，而脾气虚重于上述证候。

白睛脾部位灰色丘，血脉淡色、细、根虚；肺部位血脉淡黯色、粗、沉；肝部位血脉淡黯色、进入脾部位，并交叉于脾部位血脉之上。按：肝部位血脉淡黯色、进入脾部位并交叉于脾部位血脉之上表示肝气虚血瘀、乘脾。白睛脾部位血脉淡色、细、根虚主脾气虚，兼见白睛脾部位灰色丘主脾气虚、湿痰郁阻证，是由于肝乘脾而致脾气虚。肺部位血脉淡黯色、粗、沉表示肺气虚、血瘀证较严重。综合辨析，由于肝乘脾、脾气虚导致肺气虚，湿痰郁阻，从而引发咳嗽。因此，本眼象表示脾咳、脾肺气虚痰湿证，但此证已兼见肝乘脾证。

白睛脾部位灰色丘，血脉淡色、细、无根；肺部位血脉淡黯色、粗、沉；肝部位血脉淡黯色、进入脾部位，并交叉于脾部位血脉之上。按：白睛血脉淡色、细、无根表示的气虚证重于淡色、细、根虚表示的气虚证。综合辨析，此眼象表示脾咳、脾湿肺气虚证，而脾气虚重于上述证候。

十三、望目辨"脾咳、气虚痰热证"

"脾咳、气虚痰热证"指脾虚不能运化水湿，湿邪困脾，脾湿乘肺蕴热而引发的证候。临床常见发热，乏力、神疲，面色萎黄，咳则右胁疼痛、牵及肩背，动则咳嗽加剧。从西医学角度看，慢性喘息性支气管炎、支气管哮喘、肺气肿、肺结核病、肝结核病同时罹患肺结核病等可表现为中医学的"脾咳、气虚痰热证"。

望目辨"脾咳、气虚痰热证"常见眼象：

白睛脾部位无色水肿，脾部位血脉粉红色；肺部位粉色丘，血脉淡红色、细、沉、根虚。按：白睛脾部位无色水肿主脾气虚、湿邪郁积证。脾部位血脉淡红色、细、沉主脾气虚证。白睛肺部位粉色丘主肺湿郁热轻证。肺部位血脉淡红色、细、沉、根虚主肺气虚证。然而，脾气虚加剧湿邪郁热，湿聚成痰，由于痰热而导致肺气上逆而形成咳嗽。综合辨析，此眼象表示脾咳、气虚痰热证。

白睛肝脾部位底色黄色；肝部位淡黄色丘，血脉红黯色、沉、进入脾部位；脾部位灰褐色斑，血脉娇红色、细、沉、无根；肺部位血脉红黯色、粗、浮、指向脾部位或进入脾部位。按：脾血脉无根主脾气虚重于脾血脉根虚表示的脾气虚证。

白睛底色黄色；肝部位黄色丘，血脉红黯色、细、沉、进入脾部位；脾部位灰褐色斑，血脉娇红色、细、沉、根虚；肺部位血脉红黯色、粗、浮、指向脾部位或进入脾部位。按：肝部位黄色丘主肝脏痰浊郁热证，肝部位血脉进入脾部位表示肝脏痰浊郁热乘脾；脾部位灰褐色斑，血脉娇红色、细、沉、根虚表示脾气虚、湿邪郁热证。综合辨析，此眼象表示脾咳、气虚痰热证。

白睛底色黄色；肝部位黄色丘，血脉红黯色、细、沉、进入脾部位；脾部位灰褐色斑，血脉娇红色、细、沉、无根；肺部位血脉红黯色、粗、浮。按：白睛脾部位血脉无根主脾气虚重于脾血脉根虚表示的脾气虚证。此证脾气虚重于上述证候。

十四、望目辨"脾咳、脾肺湿热证"

"脾咳、脾肺湿热证"指湿邪困脾，蕴热乘肺而引发的证候。临床常见身重，面色萎黄，咳则右胁疼痛、牵及肩背，动则咳嗽加剧，舌红、苔白厚或黄腻，脉数或滑数等。从西医学角度看，肝脓疡伴发肺脓疡、慢性支气管炎急性发作、老年慢性支气管炎伴发感染、支气管扩张感染等病的某个阶段可表现为中医学的"脾咳、脾肺湿热证"。

望目辨"脾咳、脾肺湿热证"常见眼象：

白睛脾部位灰褐色斑，血脉淡灰色、细、沉、根虚、进入肝部位；肺部位灰褐色斑，血脉红黯色。按：白睛脾部位灰褐色斑主脾湿郁热；兼以血脉淡灰色、细、沉、根虚主脾气虚、痰饮郁积，属于脾湿热证。脾部位血脉进入肝部位，表示脾湿热影响肝。肺部位灰褐色斑，血脉红黯色主肺湿郁热证。由于肺湿郁热能引发咳嗽，故综合辨析，眼象表示脾咳、脾肺湿热证。

白睛脾部位灰褐色斑，血脉淡灰色、细、沉、无根、进入肝部位；肺部位灰褐色斑，血脉红黯色。按：白睛脾部位血脉无根主脾气虚重于脾血脉根虚表示的脾气虚证。综合辨析，此证脾气虚重于上述证候。

白睛脾部位底色淡黄色、灰褐色斑，血脉淡红色、细、沉、根虚；肺部位灰褐色斑，血脉红黯色、浮。按：白睛脾部位血脉淡红色、细、沉、根虚而白睛淡黄色主脾气虚、湿邪郁阻证。白睛肺部位灰褐色斑主肺湿郁热，兼以肺部位血脉红黯色、浮主肺血瘀实热，总体表示脾肺湿热证。肺湿热能引发咳嗽，而肺湿热是由脾湿热所致。综合辨析，此眼象可诊为脾咳、脾肺湿热证。

白睛脾部位底色淡黄色、灰褐色斑，血脉淡红色、细、沉、无根；肺部位灰褐色斑，血脉红黯色、浮。按：白睛脾部位血脉无根所主脾气虚证重于脾血脉根虚表示的脾气虚证。综合辨析，此证脾气虚重于上述证候。

白睛底色淡黄色；脾部位灰褐色斑，血脉红黯色、细、沉、根虚；肺部位红色斑，血脉红黯色、细、浮。按：白睛底色淡黄色主湿邪郁阻证，而证候尚轻。脾部位灰褐色斑主脾湿郁热，脾部位血脉红黯色、细、沉、根虚主脾气虚、湿邪郁热证。白睛肺部位红色斑主肺实热证，并有可能出现肺脏因咳嗽而少量出血。白睛肺部位血脉红黯色、细、浮主肺血郁热证。综合辨析，眼象表示脾肺湿热，湿热阻肺而致咳嗽，故可诊为脾咳、脾肺湿热证。

白睛底色黄色；脾部位灰褐色斑，血脉红黯色、细、浮、根虚；肺部位红黯色斑，血脉红黯色、粗、浮。按：白睛底色黄色主湿邪郁热。白睛脾部位灰褐色斑主脾湿郁热，血脉红黯色、细、浮、根虚主脾气虚、湿邪郁阻、湿邪郁热严重。白睛肺部位红黯色斑主肺高热盛实兼瘀证，兼以肺部位血脉红黯色、粗、浮表示严重肺血瘀实热证。综合辨析，此眼象表示脾咳、脾肺湿热证，而血瘀重于上述证候。

白睛底色金黄色；脾部位黄色丘，血脉红黯色、粗、浮、根虚；肺部位红黯色斑，血脉红黯色、粗、浮。按：白睛金黄色主湿热郁阻肝胆重证。脾部位黄色丘主脾痰浊郁热，血脉红黯色、粗、浮、根虚表示脾血瘀实热、虚实夹杂证。肺部位紫红色斑主肺高热盛实兼瘀证。综合辨析，此眼象表示脾肺湿热血瘀、咳嗽证候。

白睛底色金黄色；脾部位黄色丘，血脉红黯色、粗、浮、无根；肺部位红黯色斑，血脉红黯色、粗、浮。按：白睛脾部位血脉无根主脾气虚重于脾部位血脉根虚表示的脾气虚证。综合辨析，此证脾气虚重于上述证候。

十五、望目辨"肺虚咳嗽证"

"肺虚咳嗽证"指或由于肺气虚不能有效敷布肺津，或由于肺血虚，或由于肺阴虚而致肺阴不足、肺脏燥热，肺失肃降，形成肺气不利、肺气上逆而咳的证候。此证多见于久病、热病后期。临床常见鼻干、咽干，咳嗽痰少而黏、或咳吐白沫，大多夜间发热、白昼热退，消瘦，声音嘶哑等。若肺气虚导致肺气不利，则不仅出现咳喘，而且还由于不能有效运行水液，以致小便不利，乃致水肿。肺气虚者，见舌淡胖或淡黯胖、苔白厚，脉浮细、或沉细；肺血虚者，见舌淡红或粉色、苔白薄，脉虚细或芤，肺阴虚者舌红瘦、苔少，脉细数等。此证可见于多种肺脏疾病，如长期慢性肺结核、肺气肿、肺脓疡、肺水肿、老年慢性支气管炎、支气管扩张、免疫功能缺乏病、干燥综合征等。

1. 望目辨"肺气虚咳嗽证"

望目辨"肺气虚咳嗽证"常见眼象：

白睛干燥，肺部位血脉淡色、细、沉。按：白睛干燥、肺部位血脉淡色主肺燥、气虚；血脉细、沉主肺气虚严重，肺失肃降，而肺失肃降则导致咳嗽。综合辨析，此眼象表示肺气虚、燥咳证。

白睛干燥，肺部位血脉娇红色、细。按：白睛干燥主津少，可主虚证，如阴虚、气虚、血虚、阳虚证等，也可为虚实夹杂证。此眼象中，白睛肺部位血脉娇红色、细主肺气虚发热。肺气虚、肺失肃降则易咳，故综合辨析，眼象表示肺气虚发热、燥咳证。

2. 望目辨"肺气虚、湿痰咳嗽证"

望目辨"肺气虚、湿痰咳嗽证"常见眼象：白睛肺部位血脉淡色、细、沉，血脉前端淡白丘（图5-1-4-28，徐某，女，83岁）。按：白睛肺部

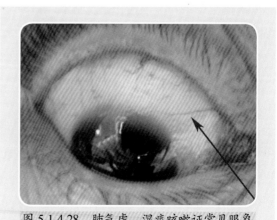

图 5-1-4-28　肺气虚、湿痰咳嗽证常见眼象

位血脉淡色主肺气虚；兼以血脉细、沉主肺气虚严重、肺失肃降，而肺失肃降则导致咳嗽。白睛特征"灰白色丘"主湿痰气郁轻证。综合辨析，此眼象表示肺气虚、湿痰咳嗽证。

3. 望目辨"肺血虚咳嗽证"

望目辨"肺血虚咳嗽证"常见眼象：

白睛干燥；肺部位血脉粉红色。按：白睛干燥、肺部位血脉粉红色主肺血虚发热证严重。综合辨析，此眼象表示肺血虚燥咳证。

白睛干燥；肺部位底色红色，血脉粉红色、细、结网。按：白睛干燥、肺部位红色主肺燥热证，白睛肺部位血脉红色、细、结网主肺热气血郁结、内风蕴积证。综合辨析，此眼象表示肺血虚、虚热燥咳、内风蕴积证。

4. 望目辨"肺阴虚咳嗽证"

望目辨"肺阴虚咳嗽证"常见眼象：白睛干燥；肺部位殷红色，血脉殷红色。按：白睛干燥、肺部位殷红色主肺阴虚燥热证，白睛肺部位血脉殷红色主肺阴虚发热证。综合辨析，此眼象表示肺阴虚燥咳证。

十六、望目辨"肺气虚寒兼湿证"

"肺气虚寒兼湿证"指肺气虚寒兼有湿邪而引发的证候。临床常见咳吐涎沫或浊痰、或痰中夹有脓血，鼻流清涕，口不渴，畏寒，乏力，尿频或遗尿，舌淡或淡黯，苔白或白厚，脉沉或沉滑等。此证可见于西医学诊断的肺脓肿、支气管扩张等。

望目辨"肺气虚寒兼湿证"常见眼象：

白睛肺部位黯灰色斑，血脉黯灰色、细、沉、根虚。按：白睛肺部位黯灰色斑主肺湿郁血瘀，瘀邪较重证。因湿邪属寒，湿邪致瘀亦属寒，故黯灰色斑主湿邪瘀血郁积寒证。肺部位血脉细、沉、根虚主肺气虚寒证。综合辨析，此眼象表示肺气虚寒兼湿证（图 5-1-4-29，薛某，女，44岁，2012-8-21）。

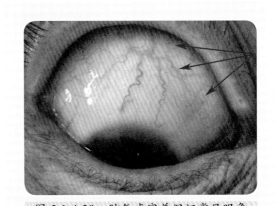

图 5-1-4-29　肺气虚寒兼湿证常见眼象

白睛肺部位灰白色丘，血脉淡蓝色、细、沉、根虚。按：白睛肺部位灰白色丘主肺湿痰气郁证；白睛肺部位血脉淡蓝色主轻微肺瘀血证，可兼轻微寒证或痛证；而白睛肺部位血脉淡蓝色、细、沉、根虚主肺气虚寒证。综合辨析，此眼象表示肺气虚寒兼湿证。

白睛肺部位灰白色丘，血脉淡青色、细、沉、根虚。按：白睛特征灰白色丘主湿痰气郁；白睛肺部位血脉淡青色主肺气滞血瘀轻证，尚可兼痛证，或兼寒证；白睛肺部位血脉淡青色、细、沉根虚主肺气虚寒，但重于上述证候。综合辨析，此眼象表示肺气虚寒兼湿证。

白睛肺部位灰白色丘，血脉淡白色、细、浮。按：白睛肺部位灰白色丘主肺湿痰气郁证，血脉淡白色主肺阳气虚寒证。当严重肺气虚时，可发展至肺阳虚证，故白睛肺部位血脉淡白色、细、浮可主肺气虚寒证。综合辨析，此眼象表示肺气虚寒兼湿证。

以上眼象中，尚可在白睛肺部位出现灰色点、黯灰色点、蓝色点，淡白色条、灰白色条、蓝色条、青色条，灰色斑、灰白色斑、黯灰色斑、灰絮斑，灰色结、黯灰色结，淡白色丘、灰色丘、灰黯色丘等，各依相关特征体现相应临床意义。

十七、望目辨"肺咳、气虚痰湿证"

"肺咳、气虚痰湿证"指肺虚不能有效通调水道、湿邪凝聚成痰，以致影响肺气下降而引发的证候。临床常见畏寒，少气，乏力，神疲，自汗，咽喉干、咳嗽痰白，气喘，舌淡、苔白厚，脉细滑等。从西医学角度看，无黄疸型肝炎或黄疸型肝炎肝肿大阶段，肿大的肝脏牵及肋间神经可以引发此证；钩虫病、蛔虫病等寄生虫的幼虫在肺脏移行阶段；慢性支气管炎、老年慢性支气管炎、支气管扩张等病的某个阶段，可表现为中医学的"脾咳、气虚痰湿证"。

望目辨"肺咳、气虚痰湿证"常见眼象：

白睛肺部位孤立灰色点，血脉淡色、细、浮、根虚。按：白睛肺部位孤立灰色点主肺气虚、气滞湿郁，此时可致肺失肃降、肺气上逆而引发咳嗽。白睛肺部位血脉淡色、细、浮、根虚表示肺气虚严重。综合辨析，此眼象表示肺咳、气虚痰湿证。

白睛肺部位孤立灰色点，血脉淡色、细、浮、无根。按：白睛肺部位血脉淡色、细、浮、无根主严重肺气虚证。综合辨析，此眼象表示肺咳、气虚痰湿证，而肺气虚重于上述证候。

白睛肺部位孤立黯灰色点，血脉淡色、粗、浮、根虚。按：白睛肺部位孤立黯灰色点主肺气虚、血瘀夹湿证，此时因血瘀夹湿、阻碍肺气肃降，可引发肺气上逆而出现咳嗽。白睛肺部位血脉淡色、粗、浮、根虚主严重肺气虚证。综合辨析，此眼象表示肺咳、气虚痰湿证。

白睛肺部位孤立黯灰色点，血脉淡色、粗、浮、无根。按：白睛肺部位血脉无根主肺气虚重于肺部位血脉根虚表示的肺气虚证。综合辨析，眼象表示肺咳、气虚痰湿证，而气虚重于上述证候。

十八、望目辨"肺气虚、寒饮阻于胸膜证"

"肺气虚、寒饮阻于胸膜证"指由于肺气虚，影响阴阳气机升降，导致饮邪滞留肺部两侧胸膜的证候。此证也可称"肺虚寒饮证"，属于一般习惯称之为"悬饮"的范畴。临床常见一侧或两侧胸胁下部疼痛，咳嗽、呼吸及转身时加剧，气短，息促，干咳或咳唾痰涎，舌淡胖、苔白，脉滑或沉滑等。从西医学角度看，某些胸膜炎、胸腔积液等病可见此证候。

望目辨"肺气虚、寒饮阻于胸膜证"常见眼象：

白睛肺部位灰色泡，血脉淡蓝色、细、边界模糊、指向肝；肝部位血脉淡蓝色、沉。按：白睛肺部位灰色泡主肺气虚寒饮证。白睛肺部位血脉淡蓝色主肺寒瘀较轻证候，白睛肺部位血脉细、边界模糊主肺气虚、里湿证，肺部位血脉指向肝表示肺病将乘肝。综合辨析，此眼象表示肺气虚寒、寒饮阻肺、胸膜积饮证。

白睛肺部位淡白色泡，血脉淡蓝色、细、边界模糊、指向肝；肝部位血脉淡蓝色、沉。按：白睛特征淡白色泡主严重气虚、阳虚、饮邪郁积寒证，白睛肺部位淡白色泡主严重肺气虚、饮邪郁积寒证；血脉淡蓝色主肺寒瘀较轻证候，血脉细、边界模糊主肺气虚、里湿证。肺部位血脉指向肝，表示肺病将乘肝。综合辨析，此眼象表示肺气虚、寒饮阻于胸膜证。

十九、望目辨"肺气虚发热兼湿痰证"

"肺气虚发热兼湿痰证"指肺脏功能不足导致发热，并引发湿邪凝聚成痰而呈现的证候。临床常见气短、喘息、动则加剧，咳声及语声低弱，自汗，面红，乏力，皮肤憔悴，痰多清稀，可兼见咽干、耳聋、舌淡、苔白、脉浮细或虚细等。西医学诊断的肺结核病、慢性支气管炎、慢性陈旧性肺脓疡、尘肺、慢性肺气肿等可见此证候。

望目辨"肺气虚发热兼湿痰证"常见眼象：

白睛肺部位灰色斑，血脉娇红色。按：白睛肺部位灰色斑主肺湿阻滞气机，影响肺气肃降，从而使肺气上逆，而引发咳嗽。白睛肺部位血脉娇红色主肺气虚发热证。综合辨析，此眼象表示肺气虚发热兼湿痰证。

白睛肺部位灰褐色斑，血脉娇红色。按：白睛肺部位灰褐色斑主肺湿邪郁热证，此时可影响肺气肃降，使肺气上逆，引发咳嗽。综合辨析，此眼象表示肺气虚发热兼湿痰证，而湿邪郁热重于上述证候。

白睛肺部位淡黄色丘，血脉娇红色、细、浮。按：白睛肺部位淡黄色丘主肺脏痰邪郁热（但较轻微）证。白睛肺部位血脉娇红色、细、浮表示肺气虚发热明显。综合辨析，此眼象表示肺气虚发热兼湿痰证。

白睛肺部位黄色丘，血脉娇红色、粗、浮。按：白睛肺部位黄色丘主肺脏痰浊郁热证，血脉娇红色、粗、浮表示肺气虚发热严重。综合辨析，此眼象表示肺气虚发热兼湿痰证，而肺气虚发热重于上述证候。

白睛肺部位淡红色水肿兼红色岗，血脉娇红色、粗、沉、边界不清。按：白睛肺部位淡红色水肿兼红色岗主肺湿阻蕴热、血瘀痰热气结、水肿实证。血脉娇红色、粗、沉、边界不清表示肺气虚发热严重兼水湿潴留。综合辨析，此眼象表示肺气虚发热兼湿痰证，而肺气虚发热重于上述证候（图5-1-4-30，徐某，女，83岁，2012-1-17）。

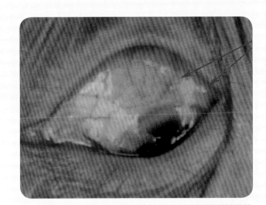

图5-1-4-30　肺气虚发热兼湿痰证常见眼象

二十、望目辨"肺阴虚发热兼湿痰证"

"肺阴虚发热兼湿痰证"指肺阴不足导致发热，并引发湿邪凝聚成痰而呈现的证候。临床常见潮热，盗汗，咽喉干燥，咳痰多或痰中带血，气短、气喘，声音嘶哑，颧红，手足心热，乏力，便干，或便秘，舌红瘦、苔少，脉细数或细滑数等。西医学诊断的肺结核病、肺炎高热脱水等疾病可见此证候。

望目辨"肺阴虚兼湿痰证"常见眼象：

白睛肺部位血脉殷红色、细、连接黯红色空泡结。按：白睛肺部位黯红色空泡结主肺血瘀气郁、痰热气结证。白睛肺部位血脉殷红色、细主肺阴虚证。综合辨析，此眼象表示肺阴虚兼湿痰证。

白睛肺部位血脉殷红色、粗、浮，连接黯红色实体结。按：白睛肺部位黯红色实体结主肺血瘀痰热气结证。白睛肺部位血脉殷红色、粗、浮主严重肺阴虚证。综合辨析，眼象表示此证重于上述证候。

二十一、望目辨"肺阴虚、饮邪阻于胸膜证"

"肺阴虚、饮邪阻于胸膜证"指由于肺阴虚，虚热影响阴阳气机升降，导致饮邪滞留肺部两侧胸膜的证候。此证也可称"肺虚热饮证"，属于一般习惯称之为"悬饮"的范畴。临床常见一侧或两侧胸胁下部疼痛，咳嗽、呼吸及转身时加剧，气短，息促，干咳或咳唾痰涎，低热及潮热，盗汗，舌红瘦、苔少，脉细滑数、或沉细滑数等。从西医学诊断看，结核型胸膜炎、结核型胸腔积液、癌病继发胸腔积液等疾病可见此种证候。

望目辨"肺阴虚、饮邪阻于胸膜证"常见眼象：

白睛肺部位淡黄色泡，血脉殷红色、细，血脉边界模糊、指向肝；肝部位血脉细、沉。按：白睛肺部位淡黄色泡主肺气阴虚、饮邪郁热证；白睛肺部位血脉殷红色、细、边界模糊主肺阴虚、湿饮阻遏气机证。白睛肺部位血脉指向肝而肝部位血脉细、沉表示肺病乘肝，可见肺阴虚、饮邪阻于胸膜证与肺乘肝有关。综合辨析，眼象表示肺阴虚、饮邪阻于胸膜证。

白睛肺部位红色泡，血脉殷红色、细，血脉边界模糊、指向肝；肝部位血脉细、沉。按：白睛肺部位红色泡主严重肺脏饮邪郁积、血热血瘀证；白睛肺部位血脉殷红色、细、边界模糊主肺阴虚、湿饮阻遏气机证；血脉指向肝而肝部位血脉细、沉表示肺病乘肝。综合辨析，此眼象表示肺阴虚、饮邪阻于胸膜证重于上述证候。

白睛肺部位紫色泡，血脉殷红色、细、边界不清晰、指向肝；肝部位血脉细、沉。按：白睛肺部位紫红色泡主肺脏饮邪郁积、血瘀热盛重证；白睛肺部位血脉殷红色、细、边界模糊主肺阴虚、湿饮阻遏气机证；白睛肺部位血脉指向肝而肝部位血脉细、沉表示肺病乘肝。综合辨析，此眼象表示肺脏饮邪郁积、血瘀热盛重于上述证候。

在上述眼象中，可兼见白睛血脉迂曲。由于白睛血脉迂曲多主血瘀气滞痛证，故肺阴虚、饮邪阻于胸膜证常可出现胸部疼痛。

二十二、望目辨"肺肾气虚水肿证"

"肺肾气虚水肿证"指由于肺气虚导致肾气虚，肺气上逆，肺失通调，水道不利，不能有效运行水液，从而形成水液潴留而呈现的证候。临床常见咽干，咳嗽痰少而黏、或咳吐白沫，喘息，消瘦，声音嘶哑，小便不利，水肿，耳鸣，视物不清，目干，便干，舌淡胖、苔白厚，脉沉细或沉滑等。此证多见于久病、热病之后，在一定意义上也可认为属于"肺肾两燥"证候。此处之"燥"即"湿"邪过盛，水湿影响气机运行，导致津液精微难以润泽肾脏而出现的"肾燥"。西医学诊断的肺源性心脏病、结核型肾炎、慢性肾小球肾炎、肾盂肾炎、尿毒症、某些眼科疾病如视网膜病变、视乳头水肿等可见此种证候。

望目辨"肺肾气虚水肿证"常见眼象：

白睛肺肾部位淡红色水肿，血脉淡红色、细、沉、边界模糊。按：白睛肺肾部位淡红色水肿主肺肾湿阻蕴热、水肿证候，肺肾部位血脉淡红色、细、沉、边界模糊主肺肾气虚，肾部位血脉淡红色、细、沉主肾气虚血瘀、水湿郁阻证。综合辨析，此眼象表示肺肾气虚水肿证（图5-1-4-31，李某，男，42岁，2012-5-1）。

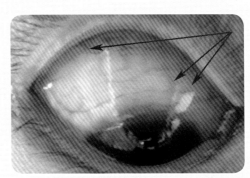

图5-1-4-31　肺肾气虚水肿证常见眼象

白睛浮壅，肺部位血脉淡黯色、细、沉，肾部位血脉淡黯色、细、沉、边界模糊。按：白睛肺部位血脉淡黯色、细、沉主肺气虚血瘀严重，肾部位血脉淡黯色、细、沉、边界模糊主肾气虚血瘀、寒湿水肿阻滞气机证候。综合辨析，此眼象表示肺肾气虚水肿证，而肾虚重于上述证候。

白睛浮壅，肺与肾部位黯色弧形斑，肺部位血脉淡黯色、细、沉，肾部位血脉淡黯色、细、沉、边界模糊。按：白睛肺肾部位黯色斑主肺肾血瘀证，肺部位血脉淡黯色、细、沉主肺气虚血瘀严重，肾部位血脉淡黯色、细、沉、边界模糊主肾气虚血瘀、寒湿水肿阻滞气机证候。综合辨析，此眼象表示肺肾气虚水肿证，而瘀血重于上述证候。

二十三、望目辨"心肺阳虚证"

"心肺阳虚证"指心阳虚证与肺阳虚证并见而呈现的证候。

望目辨"心肺阳虚证"常见眼象：

白睛心肺部位血脉淡蓝色、细、沉、根虚。按：白睛血脉淡蓝色主轻微寒瘀疼痛证，兼以血脉细、沉、根虚则表示阳虚寒瘀疼痛证。此眼象出现于心肺部位，即表示心肺阳虚证。

白睛心肺部位血脉淡蓝色、细、沉、无根。按：此证心肺阳虚重于上证。

白睛心肺部位血脉淡青色、细、沉、根虚。按：此证心肺阳虚引发的寒瘀重于上证。

白睛心肺部位血脉淡青色、细、沉、无根。按：此证心肺阳虚重于上证。

白睛心肺部位淡黯色斑，血脉淡青色、细、沉、根虚。按：白睛心肺部位淡黯色斑表示心肺血瘀轻证，血脉淡青色、细、沉、根虚表示心肺阳虚证。综合辨析，此眼象表示在心肺阳虚基础上，存在较轻微的血瘀证候。

白睛心肺部位淡黯色斑，血脉淡青色、细、沉、无根。按：白睛心肺部位血脉无根，主心肺阳虚重于心肺部位血脉根虚表示的心肺阳虚证。综合辨析，此眼象表示心肺阳虚证，而心肺阳虚重于上证。

　　白睛心肺部位淡黯色斑，血脉淡青色、粗、沉、根虚。按：白睛心肺部位淡黯色斑主较轻的血瘀证，而血脉淡青色、粗、沉、根虚主较重的心肺阳虚证。综合辨析，此眼象表示心肺阳虚、兼较轻的血瘀证候。

　　白睛心肺部位淡黯色斑，血脉淡青色、粗、沉、无根。按：综合辨析，眼象表示此证心肺阳虚血瘀重于上证。

　　白睛心肺部位黯色斑，血脉淡青色、粗、沉、根虚。按：白睛心肺部位黯色斑表示血瘀证，血脉淡青色、粗、沉、根虚表示心肺阳虚证。综合辨析，此眼象表示心肺阳虚证，而阳虚血瘀较著。

　　白睛心肺部位黯色斑，血脉淡青色、粗、沉、无根。按：白睛心肺部位血脉无根主心肺阳虚重于心肺部位血脉根虚表示的心肺阳虚证。综合辨析，此眼象表示心肺阳虚证，而心肺阳虚重于上述证候。

第五章　望目辨肾脏证候

第一节　望目辨肾虚证

一、望目辨肾气虚及相关证

1. 望目辨"肾气虚证"

　　"肾气"专指肾脏的生理功能。肾脏具备生成精液并贮藏精液，主宰生殖之精及生殖能力，主宰骨骼生长发育，生成全身脑髓、脊髓、骨髓，维持体液及水液代谢，充养听力和记忆力，促进生长，维系生命，延缓进入衰老状态的功能，这种功能可称之为"肾气"。"肾气虚证"特指肾脏功能不足引发的证候。临床常见腰膝酸软，耳鸣、或听力减退，头晕，健忘，性欲淡漠，尿频、尿余沥、或尿等待，舌淡、苔白，尺脉弱或细弱等。

　　在望目辨证时，"肾气虚证"可在白睛肾部位见到白睛底色特征、血睛特征、白睛血脉特征等，这些临床特征可单独出现，也可同时出现两种及以上特征。

　　望目辨"肾气虚证"常见眼象：

　　白睛肾部位血脉淡色。按：白睛血脉淡色主气虚证。当血脉特征出现于肾部位时，即表示肾气虚证。

　　白睛肾部位血脉淡色、细。按：白睛血脉淡色主气虚证，血脉淡色、细也主气虚证。当这些血脉特征出现于肾部位时，即表示肾气虚证。

　　白睛肾部位血脉淡色、细、根虚。按：白睛肾部位血脉淡色、细主肾气虚证，兼以白睛血脉根虚亦主虚证。综合辨析，此眼象表示肾气虚证，但气虚重于上述证候。

白睛肾部位血脉淡色、细、无根。按：白睛肾部位血脉无根主肾气虚重于肾部位血脉根虚表示的肾气虚证，此时肾气虚已经严重。本证肾气虚重于上述证候。

白睛肾部位血脉淡色、细、浮、根虚。按：白睛血脉淡色、细、浮、根虚表示严重气虚。

白睛肾部位血脉淡色、细、浮、无根。按：白睛肾部位血脉无根主肾气虚重于肾部位血脉根虚表示的肾气虚证。综合辨析，此眼象表示肾气虚证重于上述证候。

白睛肾肝部位黯色弧形斑，血脉淡黯色、细、浮、根虚。按：白睛肾肝部位黯色弧形斑主肝肾血瘀，冲任失调证。白睛肾肝部位血脉淡黯色、细、浮、根虚主肾肝气虚血瘀证。综合辨析，此眼象表示肾气虚证，而且由于肾气虚血瘀而牵及肝气虚血瘀，形成冲任气虚、冲任失调证候。

白睛肾肝部位黯色弧形斑，血脉淡黯色、细、浮、无根。按：白睛肾部位血脉无根主肾气虚重于肾部位血脉根虚表示的肾气虚证。综合辨析，此眼象表示肾气虚重于上述证候，且冲任气虚较著。

2.望目辨"肾气不固证"

"肾气不固证"指肾气虚不足以固摄尿液、或精液、或大便、或经血、或胎儿而呈现的证候。临床常见腰膝酸软、夜尿多、尿频、或余沥不尽、或尿失禁，性欲淡漠，大便失禁，耳鸣、听力减退，头晕，健忘，女子经血淋沥不止，白带清稀、多而不止，胎动或滑胎或流产，男子滑精、早泄或射精快，舌淡、苔白，脉弱或虚细等。

望目辨"肾气不固证"常见眼象：

白睛肾部位血脉淡色、浮、无根。按：白睛肾部位血脉淡色主肾气虚证。当人体脏腑肾脏正气不足、功能虚弱时，因气虚失于统摄血脉，故血脉淡色、浮、根虚或无根主气虚证，此证血脉无根表示严重气虚而肾气不固（图5-1-5-1，王某，男，53岁，2012-2-20）。

白睛肾部位血脉淡色、粗、根虚。按：白睛肾部位血脉淡色、粗主肾气不固证；白睛血脉根虚主严重肾气虚证，而严重肾气虚可导致肾气不固证。

白睛肾部位血脉淡色、粗、浮、根虚。按：白睛肾部位血脉淡色、粗、根虚主严重肾气虚证，当白睛血脉淡色、粗、根虚与白睛血脉浮同时出现时，表示更严重的肾气虚证，而严重肾气虚，可导致肾气不固证。

白睛肾部位血脉淡色、粗、浮、无根。按：白睛肾部位血脉淡色、无根主肾气虚重于白睛肾

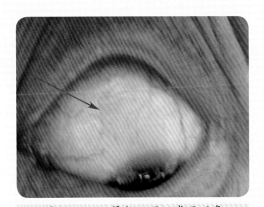

图5-1-5-1　肾气不固证常见眼象

部位血脉淡色、根虚表示的肾气虚证。综合辨析，此眼象表示严重肾气虚证，而严重肾气虚证可导致肾气不固证，且肾气不固重于上述证候。

白睛肾肝部位黯色弧形斑，血脉淡黯色、粗、浮、根虚。按：此病证不仅冲任气虚、冲任失调，而且肾气虚血瘀、肾气不固严重。此眼象常见于肾气不固、冲任气虚血瘀患者。

白睛肾肝部位黯色弧形斑，血脉淡黯色、粗、浮、无根。按：综合辨析，此眼象表示肾气不固重于上述证候。此眼象常见于肾气不固、冲任气虚血瘀患者。

3. 望目辨"肾气虚寒证"

"肾气虚寒证"指肾脏功能不足，并形成内寒而引发的证候。临床常见腰膝酸痛、下肢乏力、性欲淡漠、阳痿，头晕，胸闷，耳鸣，目眩，健忘，尿频、或尿清长，脉缓弱等。

望目辨"肾气虚寒证"常见眼象：

白睛肾部位淡黯色斑，血脉淡色、细、沉。按：肾部位淡黯色斑主肾血瘀证，并可兼寒证。白睛肾部位血脉淡色、细、沉主肾气虚较重及轻微寒瘀证，可兼轻微腰痛证。综合辨析，此眼象表示肾气虚、血瘀兼寒证，故可称作肾气虚寒证（图5-1-5-2，李某，女，53岁，2012-2-6）。

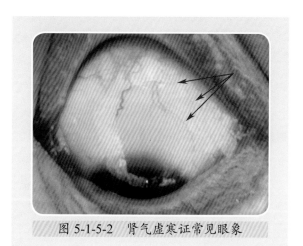

图 5-1-5-2　肾气虚寒证常见眼象

白睛肾部位血脉淡白色、细、浮、根虚。按：白睛血脉淡白色主阳气虚寒证，白睛肾部位血脉淡白色主肾脏阳气虚寒，白睛血脉细、浮、根虚主气虚。综合辨析，此眼象表示肾气虚寒证。

白睛肾部位血脉淡白色、细、浮、无根。按：白睛血脉无根表示的虚证重于根虚表示的虚证。综合辨析，此眼象表示肾气虚寒证，而阳气虚寒重于上述证候。

白睛肾部位血脉淡白色、粗、浮、根虚。按：白睛血脉淡白色、粗、浮表示严重阳气虚证，血脉根虚亦表示虚证。综合辨析，此眼象表示严重肾气虚寒证。

白睛肾部位血脉淡蓝色、细、沉。按：白睛血脉淡蓝色主轻微寒瘀证，可兼轻微痛证，这是由于轻微寒证也可使脏腑血液运行缓慢，而形成瘀滞。此眼象中，白睛肾部位血脉淡蓝色主肾脏寒瘀证，白睛肾部位血脉细、沉主肾气虚证。综合辨析，此眼象表示肾气虚寒、血瘀证，可见此证重于上述证候。

白睛肾部位黯色弧形斑，血脉淡青色、细、浮、无根、迂曲。按：白睛肾部位血脉淡青色、细、浮、无根表示肾阳虚证，而白睛血脉细、浮、无根表示严重肾气虚证。综合辨析，此眼象表示肾阳虚证，并兼腰痛（腰为肾之府），且疼痛重于上述证候。

从以上眼象特征中可以看出，虽然名之曰"肾气虚寒证"，但实质病变并非仅仅在肾气，而是与血瘀、气滞病变紧密相关。这一眼象特征为我们临床立法、处方、遣药提供重要参考。

二、望目辨"肾血虚证"

虽然近现代医家很少提及"肾血"，但金·张元素《脏腑标本药式》（一称《脏腑药式》）记述补"肾血"之药。清代以降，仍有医家坚持补"肾血"之说。著者认为，"肾血"客观存在，"肾血"属于"肾阴"范畴，不同于"肾精""肾液"。"肾血"指肾脏之"血"，既是"肾精""肾液"的物质基础，也是"肾气""肾阳"的物质基础，又与"肾精""肾液"互相补充。先天来源不足、早婚、多次分娩、肾脏久病均有可能导致"肾血虚证"。

"肾血虚证"指由肾血不足引发的证候。临床常见腰膝酸软，乏力，口干，咽干，头晕，耳鸣，潮热或烦热，脱发，指甲与趾甲干枯，女子闭经、或月经量少、色黯红、质稀，男子射精过快、早泄或精液异常，舌红、苔少，脉虚数等。

在望目辨证时，"肾血虚证"可在白睛肾部位见到多种白睛血脉特征，这些临床特征可单独出现，也可同时出现两种及以上特征。

望目辨"肾血虚证"常见眼象：

白睛肾部位血脉粉色。按：白睛血脉粉色主血虚证。此特征出现于肾部位时，即表示肾血虚证。

白睛肾部位血脉粉色、细。按：白睛血脉细主虚证，粉色主血虚。综合辨析，此眼象仍表示肾血虚证，但血虚重于上述证候。

白睛肾部位血脉粉色、粗。按：白睛血脉粗主瘀血证，病情较重，大多发病时间较长。血脉粉色、粗表示血虚严重，血液运行已经缓滞而兼有瘀血。此特征出现于肾部位时，即表示肾血虚证，但重于上述证候。

白睛肾部位淡粉色雾漫，血脉粉色、粗。按：白睛肾脏部位粉色雾漫主肾血虚内风证，而肾部位淡粉色雾漫主较轻微的肾血虚内风证。肾脏部位白睛血脉粉色、粗表示肾血虚严重，已经兼有瘀血。综合辨析，此眼象表示肾血虚证，且兼血瘀、血虚内风证。

白睛肾部位血脉粉红色。按：白睛血脉粉红色主血虚发热证，此特征出现于肾部位即表示肾血虚发热证。

白睛肾部位血脉粉红色、细。按：白睛血脉细主虚证，粉红色主血虚发热证。综合辨析，表示肾血虚发热较重证。

白睛肾部位粉色雾漫，血脉粉红色、粗、浮。按：白睛肾部位血脉粉红色、粗、浮主严重肾血虚发热证，粉色雾漫主肾血虚内风证。综合辨析，此眼象表示肾血虚发热内风证。

三、望目辨肾阴虚及相关证

1. 望目辨"肾阴虚证"

"肾阴"指肾脏贮藏的"精""血""津"和"液"，是人身阴液之本和肾阳的物质基础。有医家称"肾阴"为肾水、真水、元阴、真阴。"肾阴虚证"指由肾阴不足引发的证候。房劳、长期耗损肾精、或"肾血""肾津""肾液"、或热病耗损"肾津""肾液"可以导致"肾阴虚证"。临床常见腰膝酸软、乏力、口干，齿干、齿浮或痛，咽干、咽痛，耳鸣，五心烦热，颧红、潮热，盗汗，消瘦，脱发，或失眠、多梦，尿黄，便干，女子月经量少或闭经，男子遗精、射精过快或早泄、勃起不坚或强中，舌红瘦、苔少或无苔，脉细数等。

在望目辨证时，"肾阴虚证"可在白睛肾部位见到多种白睛血脉特征，这些临床特征可单独出现，也可同时出现两种及以上特征。

望目辨"肾阴虚证"常见眼象：

白睛肾部位血脉殷红色，可以指向瞳孔或进入瞳孔，也可以指向其他脏腑或进入其他脏腑。按：白睛肾部位血脉殷红色主肾阴虚证。白睛肾部位血脉指向瞳孔表明肾阴虚将十分严重，进入瞳孔表示肾阴虚已十分严重；白睛肾部位血脉指向其他脏腑表示肾阴虚将影响其他脏腑，白睛肾部位血脉进入其他脏腑部位表示肾阴虚已影响其他脏腑。

白睛肾部位血脉殷红色、细。按：此处白睛肾部位血脉殷红色、细主肾阴虚严重。

白睛肾部位血脉殷红色、细、沉。按：此处白睛肾部位血脉细、沉主阴虚更重。肾部位血脉殷红色、细、沉表示肾阴虚严重，且重于上述证候。

白睛肾部位血脉殷红色、粗、浮。按：此处肾部位血脉殷红色、粗、浮表示肾阴虚严重，且兼有明显血瘀证。此证重于上述证候（图5-1-5-3，柴某，女，52岁，2011-1-1）。

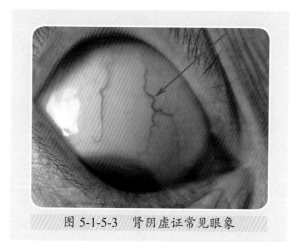

图 5-1-5-3　肾阴虚证常见眼象

2.望目辨"肾阴虚、虚火证"

"肾阴虚、虚火证"属于"肾阴虚、虚阳上亢证"（或称"肾阴虚火旺证""肾阴虚相火旺证""肾阴虚热证"），此证以虚热为著。"肾阴虚、虚火证"多指由于肾阴过度耗损，导致阴虚火旺而形成的证候。临床常见腰脊臀股膝酸痛，五心烦热如潮，颧红，盗汗，咽痛，耳鸣，尿血、血淋，女子月经量少或闭经或梦交，男子遗精、早泄、强中，舌红瘦干、无苔，脉细数等。从西医学角度看，某些消耗性疾病、植物神经功能紊乱、肺结核、肝结核、附件结核等结核病常可见到此类证候。

望目辨"肾阴虚、虚火证"常见眼象：

白睛肾部位血脉殷红色、粗，血脉末端殷红色斑。按：白睛特征殷红色斑主阴虚虚热证，出现于肾部位殷红色、粗血脉末端主肾阴虚、虚火证。

白睛肾部位血脉殷红色、粗、浮，血脉末端殷红色斑。按：白睛血脉殷红色、粗、浮主严重阴虚证，白睛特征殷红色斑主阴虚虚热证。综合辨析，此眼象表示肾阴虚、虚火证，而此证重于上述证候。

白睛肾部位底色淡红色，血脉殷红色、粗、浮，血脉末端红黯色点。按：白睛肾部位血脉殷红色、粗、浮主严重肾阴虚证，白睛肾部位底色淡红色，但其白睛血脉殷红色、粗、浮主肾阴虚、发热证，亦可称作肾阴虚、虚火证。肾部位血脉末端红黯色点主肾血热兼瘀证（图5-1-5-4，王某，男，56岁，2012-2-17）。

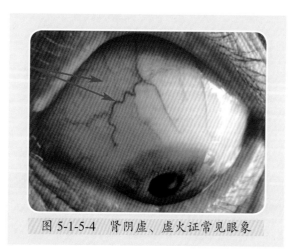

图 5-1-5-4　肾阴虚、虚火证常见眼象

四、望目辨"肾精亏虚证"

"肾精"指肾脏贮藏的先天之"精"、生殖之"精"及五脏六腑之"精"。先天之"精"关乎体质强弱，生殖之"精"主司生育繁衍，五脏六腑之"精"有关维持身体健康及健康成长。"肾精"与"肾阴""肾气"关系密不可分。"肾精亏虚证"临床常见小儿生长发育迟缓，囟门闭合延迟，身

材矮小，智力低下；成年人耳鸣，健忘，早衰，精神呆痴，动作迟缓，脱发，牙齿早落，性欲减退，女子月经量少、或不孕、或提前闭经，男子勃起不坚、精子少或精液异常、或不育等男女性机能衰退表现，舌淡黯、瘦、苔白厚，脉沉细等。

在望目辨证时，"肾精亏虚证"可在白睛肾、肝、女子胞（或男子外肾）部位见到多种白睛血脉特征，这些临床特征可单独出现，也可同时出现两种及以上特征。

望目辨"肾精亏虚证"常见眼象：

白睛肾肝部位黯色弧形斑，肾（或女子胞和男子外肾）部位血脉淡色、沉。按：白睛肾肝部位黯色弧形斑主血瘀、冲任失调证。白睛肾（或女子胞和男子外肾）部位血脉淡色、沉主肾气虚证。综合辨析，从白睛眼象看，肾肝血瘀、冲任失调伴有肾气虚可导致肾精亏虚证（图5-1-5-5，石某，男，43岁，2011-2-18）。

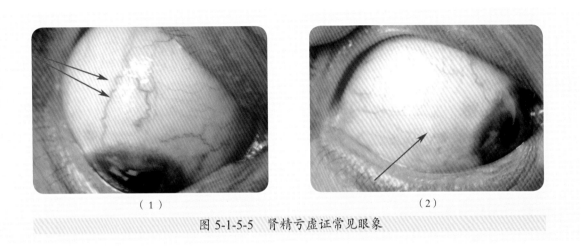

（1）　　　　　　　　　　（2）

图 5-1-5-5　肾精亏虚证常见眼象

白睛肾肝部位黯色弧形斑，肾（或女子胞和男子外肾）部位血脉淡色、细、沉。按：白睛血脉淡色、细、沉主肾气虚较严重证候。综合辨析，此眼象表示的肾精亏虚证重于上述证候。

白睛肾肝部位黯色弧形斑，肾（或女子胞和男子外肾）部位血脉淡黯色、沉。按：白睛肾（或女子胞和男子外肾）部位血脉淡黯色、沉表示肾（或女子胞和男子外肾）部位气虚血瘀明显。综合辨析，此眼象表示肾精亏虚证，并已兼瘀血。

以上眼象中均可出现白睛血脉根虚或无根特征，尚可在肾肝（或女子胞和男子外肾）部位出现点、条、斑、结、月晕、丘、岛等白睛特征，表示存在相关兼夹证。从望目辨证诊断学显示的眼象分析，"肾精亏虚证"已影响及肝，实质是一种"肾肝气虚兼瘀"证候。

在上述眼象中，尚可同时出现女子胞部位黯色斑等。

"肾精亏虚证"除肾精不足、血瘀导致冲任失调之外，尚与肝、女子胞气虚血瘀密切相关。因此，医家在治疗肾精亏虚证时，尚宜考虑肝、女子胞气虚血瘀及其与肾精虚共同构成的冲任失调因素。这一眼象特征为我们临床时立法、处方、遣药提供重要参考。

五、望目辨肾阳虚及相关证

1.望目辨"肾阳虚证"

"肾阳"指肾脏鼓动全身阳气、温煦全身脏腑正常发挥生理活动、维持机体繁殖后代，并产生温热作用的功能。"肾阳"是人身阳气之本，有医家称"肾阳"为元阳、真阳或真火。

"肾阳虚证"指由肾阳不足引发的证候。素体阳虚或久病耗损阳气，可以导致"肾阳虚证"。"肾阳虚证"也可称之为"肾阳衰微证""肾阳虚衰证""下元虚惫证""真元下虚证"。"肾阳虚证"临床常见腰膝酸软，畏寒、肢冷，自汗，面色㿠白，精神萎顿或动则气短喘息，耳鸣、或听力减退，头晕，健忘，尿频、尿少或夜尿多，胫肿、按之凹陷，浮肿，下利清谷或五更泻，女子经量淡而量少、不孕，带下清冷，男子阳痿或勃起不坚、滑精、不育，舌淡胖、苔白润，脉沉迟细、尺脉尤沉弱等。

望目辨"肾阳虚证"常见眼象：

白睛肾部位血脉淡白色。按：白睛血脉淡白色主阳气虚兼寒证，血脉特征出现于肾部位即主肾阳虚寒证。

白睛肾部位血脉淡白色、细、沉。按：白睛肾部位血脉淡白色主阳气虚寒证，兼见血脉细、沉主肾阳虚寒较重证候（图5-1-5-6，刘某，男，29岁，2012-1-30）。

白睛肾部位血脉淡蓝色、沉、根虚。按：阳虚生内寒，故血脉蓝色，寒轻则血脉淡蓝色。肾阳虚故肾部位血脉根虚。阳虚不足以鼓舞气血运行，较难充盈血脉，故血脉沉潜于内。综合辨析，此眼象表示肾阳虚证。

白睛肾部位血脉淡蓝色、沉、无根。按：血脉无根表示的虚证重于血脉根虚表示的虚证。综合辨析，此眼象表示肾阳虚重于上述证候。

白睛肾部位血脉蓝色、沉、根虚。按：白睛血脉蓝色主气滞寒瘀证，可兼痛证。白睛肾部位血脉蓝色、沉、根虚主肾阳虚气滞寒瘀证。由于

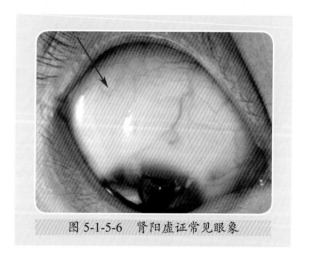

图 5-1-5-6　肾阳虚证常见眼象

气滞寒瘀可引发疼痛，而肾位于腰部，故本眼象可表示肾阳虚证、气滞寒瘀、腰痛证。综合辨析，此眼象可表示肾阳虚证，而"寒"象重于上述证候。

白睛脾部位血脉蓝色、沉、无根。按：血脉无根表示的虚证重于血脉根虚表示的证候。综合辨析，此眼象表示肾阳虚证，而阳虚重于上述证候。

白睛肾部位血脉蓝色、细、沉、根虚。按：白睛肾部位血脉蓝色主肾气滞寒瘀证，兼以白睛肾部位血脉细、沉、根虚则主较严重的肾阳虚、气滞寒瘀证。

白睛肾部位血脉蓝色、细、沉、无根。按：白睛血脉无根表示的虚证重于血脉根虚表示的虚证。综合辨析，此眼象表示肾阳虚重于上述证候。

白睛肾部位血脉淡青色、细、沉、根虚。按：白睛肾部位血脉淡青色主气滞寒瘀证（可兼痛

证），兼以白睛血脉细、沉、根虚则主肾阳虚证。综合辨析，此眼象表示肾阳虚证。但白睛血脉淡青色表示的寒象重于血脉蓝色表示的寒象，故本证"寒"象重于上述证候。

白睛肾部位血脉淡青色、细、沉、无根。按：白睛血脉无根表示的虚证重于血脉根虚表示的虚证。综合辨析，此眼象表示肾阳虚重于上述证候。

白睛肾部位淡黯色斑，血脉淡蓝色、细、沉。按：白睛特征黯色斑主血瘀证，白睛肾部位淡黯色斑主肾血瘀轻证。白睛肾部位血脉淡蓝色主瘀血证，但尚较轻微，病可兼轻微寒证或痛证。肾阳虚致血脉收引，故血脉细并沉潜于内。综合辨析，此眼象表示肾阳虚证，而兼轻微血瘀证。

白睛肾部位淡黯色斑，血脉淡青色、细、沉、根虚。按：白睛特征黯色斑主血瘀证，白睛肾部位淡黯色斑主肾血瘀轻证。白睛血脉淡青色主气滞寒瘀证深较轻微，可兼痛证；白睛肾部位血脉淡青色、根虚主肾阳虚、气滞寒瘀轻证；肾阳虚致血脉收引，故血脉细，并沉潜于内。综合辨析，此眼象表示肾阳虚证，并兼寒瘀轻证。

白睛肾部位淡黯色斑，血脉淡青色、细、沉、无根。按：白睛肾部位淡黯色斑表示肾血瘀轻证。白睛肾部位血脉淡青色、细、沉主肾阳虚证。白睛血脉无根表示的虚证重于血脉根虚表示的虚证。综合辨析，此眼象表示肾阳虚兼血瘀重于上述证候。

白睛肾部位青蓝色斑，血脉青色、沉、根虚。按：白睛特征青蓝色斑主气滞寒瘀证候，白睛血脉沉、根虚主虚证。此眼象出现于肾部位，即主肾阳虚证。

白睛肾部位青蓝色斑，血脉青色、细、沉、根虚。按：白睛特征青蓝色斑主气滞寒瘀证候，白睛血脉青色、细、沉、根虚主虚寒证。此眼象出现于肾部位，即主肾阳虚证。

在上述眼象中，尚可呈现白睛肾部位底色淡白色，或全部白睛底色淡白色。

从以上眼象看，可知"肾阳虚证"除肾阳不足之外，尚可形成血瘀，并与气虚有一定关系。因此，医家在治疗肾阳虚证时，尚宜考虑血瘀与气虚因素。这一眼象特征为我们临床时立法、处方、遣药提供重要参考。

2. 望目辨"肾阳虚腰痛证"

"肾阳虚腰痛证"指肾脏功能不足引发以腰痛为主的证候。临床常见腰膝酸冷、隐隐疼痛，面色㿠白，精神萎顿或动则气短喘息，耳鸣、或听力减退，头晕，健忘，性欲淡漠，阳痿或勃起不坚，滑精，尿频、尿少或夜尿多，两腿乏力，或胫肿、按之凹陷，舌淡，脉沉细或沉细迟、尺脉弱等。

望目辨"肾阳虚腰痛证"常见眼象：

白睛肾部位底色淡蓝色，血脉淡白色、细、沉。按：白睛肾部位底色淡蓝色主肾寒、疼痛证，血脉淡白色主肾阳气虚寒证，兼见血脉细、沉主肾阳虚寒较重证候。综合辨析，此眼象主肾阳虚腰痛证（图5-1-5-7，刘某，女，52岁，2012-3-12）。

白睛肾部位黯色弧形斑，血脉淡青色、细、沉、根虚、迂曲，腰部位黯色斑。按：白睛肾部位黯色弧形斑主瘀血证，并兼有轻微冲任失调

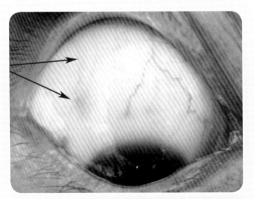

图 5-1-5-7　肾阳虚腰痛证常见眼象

证。白睛肾部位血脉迂曲主腰（腰为肾之府）疼痛证。综合辨析，此眼象表示肾阳虚、寒瘀兼痛证。此证肾阳虚疼痛重于上述证候。

白睛肾部位黯色弧形斑，血脉淡青色、细、沉、无根、迂曲，腰部位黯色斑。按：白睛血脉无根表示的虚证重于血脉根虚表示的虚证，血脉无根表示肾阳虚严重。综合辨析，此证阳虚重于上述证候。

六、望目辨"肾气阴两虚证"

"肾气阴两虚证"指肾气虚与肾阴虚同时出现而显现的证候。临床常见腰酸、乏力，口干，齿干、齿浮或痛，咽干、咽痛，耳鸣、或听力减退，头晕，健忘，五心烦热，颧红、潮热，脱发，尿频、或尿等待，女子月经不调，男子遗精、或滑精，或精液异常，舌淡尖红、苔中根白，脉细弱或虚细数等。

望目辨"肾气阴两虚证"常见眼象：

白睛肾部位一条血脉殷红色、细、浮、根虚，另一条血脉淡色、细、沉。按：白睛肾部位血脉殷红色主阴虚证，白睛血脉细、浮主气虚证，白睛血脉根虚主虚证。白睛肾部位血脉淡色、细、沉主肾气虚、气滞较重证。综合辨析，此两条血脉同时出现于白睛肾部位即可认为表示肾气阴两虚证（图5-1-5-8，龚某，女，67岁，2012-12-24）。

白睛肾部位血脉殷红色、细、浮、无根。按：白睛肾部位血脉殷红色主阴虚证，白睛血脉细、浮主气虚证，白睛血脉无根表示的虚证重于白睛血脉根虚表示的虚证，白睛血脉细、浮、无根主严重气虚证，白睛血脉殷红色、细、浮、无根主严重气阴虚证。综合辨析，此眼象表示肾气阴两虚证，但比上述证候更虚。

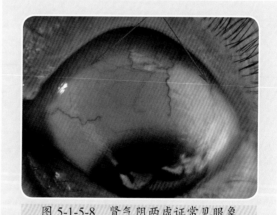

图5-1-5-8　肾气阴两虚证常见眼象

白睛肾部位血脉殷红色、浮，同时分出一条血脉淡色、细。按：白睛肾部位血脉殷红色、浮主肾阴虚兼气虚证，血脉淡色、细主气虚证。综合辨析，此眼象表示肾气阴两虚证。

白睛肾部位血脉殷红色、粗、浮、根虚。按：白睛血脉殷红色、粗、浮主气阴虚燥热证，白睛血脉粗、浮、根虚主严重气虚证，并兼有瘀血。综合辨析，此眼象表示肾气阴两虚证，并兼有瘀血证候。

七、望目辨"肾阴阳两虚证"

"肾阴阳两虚证"指肾阴虚与肾阳虚同时出现而显现的证候。临床常见腰酸、畏寒，肢冷，乏力，五心烦热，女子月经不调，男子遗精、早泄、或滑精，或精液异常，舌尖瘦，脉细弱、尺脉弱等。

望目辨"肾阴阳两虚证"常见眼象：

白睛肾部位底色淡蓝色，同时肾部位有两条血脉，一条血脉殷红色、粗、浮，一条血脉淡紫色、细、沉。按：白睛肾部位底色淡蓝色主肾寒邪轻证，白睛肾部位血脉殷红色、粗、浮主肾阴虚燥热、气滞证，血脉淡紫色、细、沉主肾阳虚寒瘀证。综合辨析，此眼象表示肾阴阳两虚证（图5-1-5-9，魏某，男，58岁，2012-10-30）。

白睛肾部位青蓝色斑，血脉殷红色、沉、根虚或无根。按：白睛特征青蓝色斑主气滞寒瘀证候，兼以白睛血脉沉、根虚主阳虚证；血脉殷红色、沉、根虚主阴虚证。综合辨析，此眼象出现于肾部位即主肾阴阳两虚证。白睛血脉无根表示的虚证重于白睛血脉根虚表示的虚证。

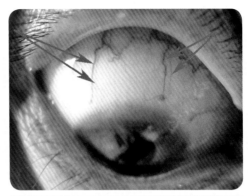

图 5-1-5-9　肾阴阳两虚证常见眼象

白睛肾部位底色淡白色、青蓝色斑、殷红色、细、沉、根虚或无根。按：白睛底色淡白色主阳虚证，一般系阳虚寒重证；血脉殷红色、沉、根虚或无根主阴虚证。白睛肾部位青蓝色斑主肾气滞寒瘀证候。综合辨析，此眼象出现于肾部位即主肾阴阳两虚证，伴有气滞血瘀。白睛血脉无根表示的虚证重于白睛血脉根虚表示的虚证。

八、望目辨"肝肾气虚证"

"肝肾气虚证"指同时出现肝气虚与肾气虚而形成的证候。临床常见两胁与腰膝酸软拘集、耳鸣（鸣声多持续不断如潮声，或如蝉鸣）、目干涩或视物不清、头晕、多梦、易惊、卧寐不宁、易醒、醒后难以再次入眠、健忘、善悲恐、指甲与趾甲干枯、脆而无光泽、尿频、或余沥不尽、或尿失禁、大便失禁、性欲淡漠、女子经血淋沥不止、白带清稀、多而不止、胎动或滑胎、男子阳痿、或滑精、舌淡、脉细弱或虚细等。

望目辨"肝肾气虚证"常见眼象：

白睛肝肾部位血脉淡色、细。按：白睛血脉淡色主气虚证，血脉淡色、细也主气虚证。综合辨析，当这些血脉特征同时出现于肝肾部位时，即表示肝肾气虚证（图5-1-5-10，龚某，男，39岁，2012-7-23）。

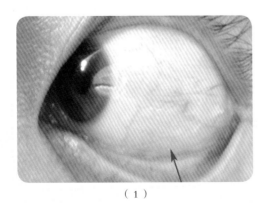
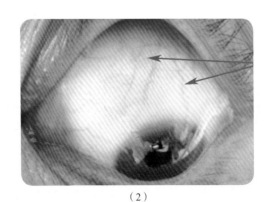

（1）　　　　　　　　　　　　　　　　（2）

图 5-1-5-10　肝肾气虚证常见眼象

白睛肝肾部位血脉淡色、细、根虚或无根。按：白睛肝肾部位血脉淡色、细主肝肾气虚证，兼以白睛血脉根虚亦主虚证。综合辨析，此眼象表示肝肾气虚证，但此证气虚重于上述证候。白睛血脉无根主气虚重于血脉根虚表示的气虚证。

白睛肝肾部位的血脉淡色、细、浮、根虚或无根。按：白睛血脉淡色、细、浮、根虚表示严重气虚。白睛肝肾部位血脉无根主肝肾气虚重于肝肾部位血脉根虚表示的肾气虚证。综合辨析，此眼象表示肝肾气虚证重于上述证候。

白睛肾肝部位黯色弧形斑，血脉淡黯色、细、浮、根虚或无根。按：白睛肾肝部位黯色弧形斑主肝肾血瘀、冲任失调证。白睛肾肝部位血脉淡黯色、细、浮、根虚主肾肝气虚血瘀证。综合辨析，此眼象表示肝肾气虚证，肾气虚血瘀而牵及肝气虚血瘀，肝肾气虚血瘀导致冲任气虚血瘀、冲任失调证候。白睛血脉无根主气虚重于血脉根虚表示的气虚证。

白睛肾肝部位黯色弧形斑，血脉淡黯色、粗、浮、根虚或无根。按：白睛肾肝部位黯色弧形斑主肝肾血瘀、冲任失调证。白睛肾肝部位血脉淡黯色、粗、浮、根虚主肾肝严重气虚血瘀证。综合辨析，此眼象表示肝肾气虚重证，由于肝肾气虚导致严重冲任失调。白睛血脉无根主气虚重于血脉根虚表示的气虚证。

九、望目辨肝肾阴虚及相关证

1. 望目辨"肝肾阴虚证"

"肝肾阴虚证"指同时罹患肝阴虚和肾阴虚的证候。临床常见头胀，眩晕，健忘，耳鸣，视物不清，咽干，胁肋疼痛，腰膝酸软，五心烦热、或骨蒸潮热，颧红，盗汗，入眠难、或易醒、或多梦，女子月经失调、量少，男子遗精、或早泄、或强中，舌红、苔少，脉细弦数、或细数等。

望目辨"肝肾阴虚证"常见眼象：

白睛肝肾部位血脉殷红色。按：血脉殷红色主阴虚，血脉特征同时出现于肝肾部位即表示肝肾阴虚证（图5-1-5-11，乔某，女，50岁，2012-10-29）。

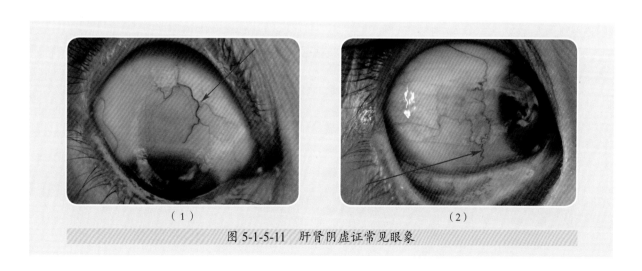

（1）　　　　　　　　　　　　　　　（2）

图5-1-5-11　肝肾阴虚证常见眼象

白睛肝部位血脉殷红色、细。按：此眼象表明肝肾阴虚，肝肾阴虚不足以充盈血脉，故白睛血脉细。综合辨析，此证肝肾阴虚重于上述证候。

在上述眼象中，若肾部位血脉长、肝部位血脉短，或肾部位血脉指向肝或进入肝脏部位，表示肾阴虚导致肝阴虚而形成"肝肾阴虚证"；若肝部位血脉长、肾部位血脉短，或肝部位血脉指向肾、或进入肾脏部位，表示肝阴虚导致肾阴虚而形成"肝肾阴虚证"。

2.望目辨"肝肾阴虚、肝阳上亢证"

"肝肾阴虚、肝阳上亢证"指由于肝肾阴虚、阴不潜阳，引发肝阳偏盛，而使肝阳上亢形成的证候。临床常见眼干，头晕、头痛，甚或眩、厥、耳鸣，烦躁，目赤面红，抽搐或震颤，女子月经量少或闭经，男子射精过快、或早泄、或阳痿、或勃起不坚、或不能持久，舌红、无苔，脉细数或细弦数等。

望目辨"肝肾阴虚、肝阳上亢证"常见眼象：

白睛肾部位血脉殷红色、指向肝部位；肝部位殷红色雾漫，血脉殷红色、细。按：白睛肝肾部位血脉殷红色主肝肾阴虚发热较重，血脉由肾部位出发指向肝部位表示肾阴虚将影响肝。白睛肝部位殷红色雾漫主肝阴虚内风证。从中医学角度看，肾阴虚可以导致肝阴虚，肝阴虚可以导致肝阳上亢证，而肝肾阴虚当然可以导致肝阳上亢证。因此，综合辨析，此眼象表示肝肾阴虚、肝阳上亢证（图5-1-5-12，王某，男，56岁，2012-11-21）。

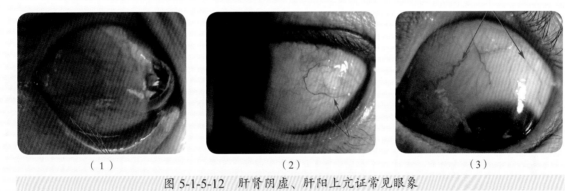

（1）　　　　　　　　　　　（2）　　　　　　　　　　　（3）

图5-1-5-12　肝肾阴虚、肝阳上亢证常见眼象

白睛肾部位血脉殷红色、指向肝部位；肝部位殷红色雾漫，血脉殷红色、粗。按：白睛肾部位血脉殷红色主肾阴虚发热证，血脉由肾部位出发指向肝部位表示肾阴虚将影响肝。白睛肝部位殷红色雾漫主肝阴虚内风证，肝部位血脉殷红色、粗主肝阴虚兼血瘀证。综合辨析，此眼象表示肝肾阴虚、肝阳上亢证，而血瘀重于上述证候。

白睛肾部位血脉殷红色、指向肝部位；白睛肝部位血脉殷红色、直行，并分出弯钩，血脉前端附近有红色点。按：白睛肾部位血脉殷红色主肾阴虚发热证，白睛血脉由肾部位出发指向肝部位表示肾阴虚将影响肝。白睛肝部位血脉殷红色，从殷红色直行血脉分出殷红色弯钩主肝阴虚、肝郁，白睛肝部位红色点主肝血瘀郁热证。综合辨析，此眼象表示肝肾阴虚、肝阳上亢证。

白睛肾部位血脉殷红色、细；白睛肝部位殷红色雾漫，血脉殷红色、细、直行，并分出弯钩。按：白睛肾部位血脉殷红色、细主肾阴虚发热证，白睛肝部位血脉殷红色、细主肝阴虚较重，白睛肝部位殷红色雾漫主肝阴虚内风证，从肝部位殷红色直行血脉分出殷红色弯钩主肝阴虚、肝郁较重。综合辨析，此眼象表示肝肾阴虚、肝阳上亢证，此证肝阴虚较上述证候严重。

3. 望目辨"肝肾阴虚、脾肺气虚证"

"肝肾阴虚、脾肺气虚证"指肝肾阴虚导致精血不足,肺脾气虚导致元气不足而引发的证候。临床常见头晕、耳鸣,口干,咽干,气短、易汗,腰酸,腹胀,舌淡红、苔白,脉细或细滑等。

"肝肾阴虚、脾肺气虚证"常见眼象:

白睛肝肾部位血脉殷红色、细,肺脾部位血脉淡色、细。按:白睛肾肝部位血脉殷红色、细主肝肾阴虚证,肺脾部位血脉淡色、细主脾肺气虚证。综合辨析,眼象表示肝肾阴虚、脾肺气虚证(图 5-1-5-13,王某,女,75 岁,2012-11-12)。

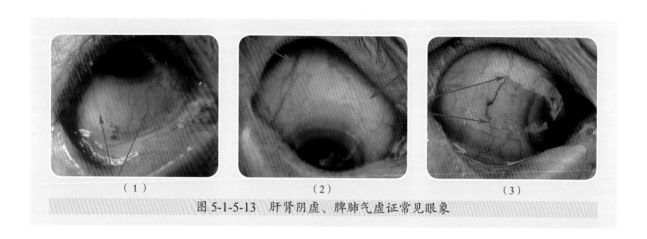

(1)   (2)   (3)

图 5-1-5-13 肝肾阴虚、脾肺气虚证常见眼象

白睛肝肾部位血脉殷红色、细,肺脾部位血脉淡黯色、细。按:白睛肺脾部位血脉淡黯色、细主气虚血瘀证。综合辨析,此眼象表示肝肾阴虚、脾肺气虚证,而此证在脾肺气虚基础上气虚血瘀较著。

白睛肝肾部位血脉殷红色、细、浮,肺脾部位血脉淡色、细、浮。按:白睛肾肝部位血脉殷红色、细、浮主肝肾阴虚证,肺脾部位血脉淡色、细主脾肺气虚证。综合辨析,此眼象表示肝肾阴虚、脾肺气虚证,而此证肝肾阴虚、脾肺气虚重于上述证候。

白睛肝肾部位血脉殷红色、粗、浮,肺脾部位血脉淡黯色、粗、浮。按:肺脾部位血脉淡黯色、细主脾肺气虚血瘀证。综合辨析,此眼象表示肝肾阴虚、脾肺气虚证,而此证脾肺气虚血瘀重于上述证候。

十、望目辨"肝肾阳虚证"

"肝肾阳虚证"指同时出现肝阳虚与肾阳虚而形成的证候。临床常见两胁与腰膝酸软,胁腹胀满,面色青黯,畏寒,肢冷,自汗,纳呆,恺恺不乐,精神萎顿或动则气短喘息,耳鸣、或听力减退,头晕,健忘,尿频、尿少或夜尿多或胫肿,女子月经不利、色淡而量少,或不孕,男子囊缩睾寒,阳痿或勃起不坚,滑精,舌质淡黯、苔白润,脉细弦迟、尺脉尤沉等。

望目辨"肝肾阳虚证"常见眼象:

白睛肝肾部位血脉淡白色、细、根虚或无根。按:白睛血脉淡白色主阳虚兼寒证,血脉特征出现于肝肾部位即表示肝肾阳虚兼寒证(图 5-1-5-14,石某,男,43 岁,2011-2-18)。

白睛肝肾部位血脉淡白色、细、沉、根虚或无根。按:肝肾部位血脉淡白色、细、沉、根虚表示肝肾阳虚兼寒较严重。白睛血脉无根表示的阳虚重于血脉根虚表示的阳虚证。

白睛肾肝部位黯色弧形斑，肾肝部位血脉淡白色、沉。按：由于肝肾阳虚多可引起冲任失调，故可见到白睛肾肝部位黯色弧形斑。白睛肾肝部位血脉淡白色、沉主肝肾阳虚兼寒证。综合辨析，此眼象表示肝肾阳虚证，并兼冲任失调证。

白睛肾肝部位黯色弧形斑，肾肝部位血脉淡白色、细、沉。按：白睛肾肝部位血脉淡白色、细、沉主严重肝肾虚寒证。综合辨析，此眼象表示肝肾阳虚证，并兼冲任失调证。

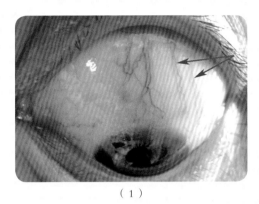
（1）

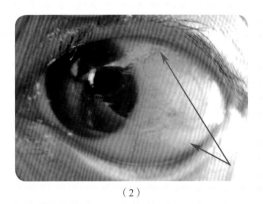
（2）

图 5-1-5-14　肝肾阳虚证常见眼象

白睛肾肝部位淡蓝色弧形斑，肾肝部位的血脉淡白色、沉。按：白睛特征青蓝色斑主气滞寒瘀较轻证候，肾肝部位同时出现淡蓝色弧形斑表示肝肾气滞寒瘀较轻、冲任失调证候。当肾肝部位淡蓝色弧形斑与肾肝部位血脉淡白色、沉同时出现时，即主肝肾阳虚证，并兼冲任失调证。

白睛肾肝部位淡蓝色弧形斑，肾部位血脉淡白色、细、沉，肝部位血脉淡黯色、细、沉。按：白睛肾部位血脉淡白色、细、沉主肾阳虚寒证。白睛肝部位血脉淡黯色、细、沉主肝气虚寒瘀证。综合辨析，此眼象表示肝肾阳虚、冲任失调证，而肾阳虚寒较著、肝气虚血瘀较著。

白睛肾肝部位淡蓝色弧形斑，肾部位血脉淡白色、细、沉，肝部位血脉淡黯色、细、沉、弯钩。按：综合辨析，此眼象表示肝肾阳虚、冲任失调证，而兼肝郁血瘀证。

十一、望目辨"心肾气虚证"

"心肾气虚证"指心脏功能与肾脏功能均不足而引发的证候。临床常见心悸，胸闷或心痛，气短、自汗、动则加剧，耳鸣、或听力减退，眠卧不安，腰膝酸软，性欲淡漠，尿频、尿余沥、或尿等待，乏力或嗜睡，多欠，健忘，舌淡胖嫩、苔白，脉虚细、或结等。

望目辨"心肾气虚证"常见眼象：

白睛心肾部位血脉淡色、细。按：白睛血脉淡色主气虚证，血脉淡色、细主气虚较严重证候，当这些血脉特征出现于心肾部位时，即表示心肾气虚证。

白睛心肾部位血脉淡色、细、根虚或无根。按：白睛心肾部位血脉淡色、细主心肾气虚较重，兼以白睛血脉根虚则气虚严重。综合辨析，此眼象表示心肾气虚证，且气虚重于上述证候。白睛血脉无根表示的虚证重于血脉根虚表示的虚证。

白睛心肾部位血脉淡色、细、浮、根虚或无根。按：白睛血脉淡色、细、浮主气虚失摄。白睛血脉根虚表示较严重的虚证。白睛心肾部位血脉无根表示心肾气虚严重，而且重于心肾部位血脉根虚表示的心肾气虚证。

白睛心肾部位血脉淡色、粗、浮、根虚或无根。按：白睛血脉淡色、浮、根虚主气虚证，血脉粗、浮则气虚更重，可兼有瘀血证。眼象呈现于心肾部位即表示严重心肾气虚证。白睛血脉无根表示的虚证重于血脉根虚表示的虚证。

白睛心肾部位血脉淡黯色、细、浮。按：白睛血脉淡黯色主气虚血瘀证，兼以白睛心肾部位血脉细、浮主气虚较著证。血脉特征出现于心肾部位即表示心肾气虚血瘀证。

白睛心肾部位血脉淡黯色、粗、浮。按：白睛血脉淡黯色主气虚血瘀证，白睛血脉粗、浮主气虚明显并兼有血瘀，眼象出现于心肾部位即表示心肾气虚证。

白睛心肾部位淡黯色弧形斑，血脉淡色、粗、浮。按：白睛心肾部位淡黯色弧形斑主心肾血瘀，但血瘀尚轻。白睛血脉淡色、粗、浮主气虚较重并兼有瘀血。

白睛心肾部位淡黯色弧形斑，血脉淡色、粗、浮、根虚或无根。按：白睛心肾部位淡黯色弧形斑主心肾血瘀，但血瘀尚轻。白睛血脉淡色、粗、浮、根虚主气虚严重，并兼有瘀血。综合辨析，此眼象表示心肾气虚证。白睛血脉无根表示的虚证重于血脉根虚表示的虚证。

十二、望目辨"心肾血虚证"

"心肾血虚证"指心脏与肾脏同时出现血虚而引发的证候。临床常见心悸，胸闷或心痛，气短、自汗、动则加剧，耳鸣、或听力减退，眠卧不安，腰膝酸软，性欲淡漠，尿频、尿余沥、或尿等待，乏力或嗜睡，多欠，健忘，舌淡胖嫩、苔白，脉虚细或结等。

望目辨"心肾血虚证"常见眼象：

白睛心肾部位血脉粉色。按：白睛血脉粉色主血虚证，出现于心肾部位即表示心肾血虚证。

白睛心肾部位血脉粉色、粗。按：白睛心肾部位血脉粉色主血虚证；兼以血脉粗，表示兼轻微血瘀证。综合辨析，此眼象表示心肾血虚证，并兼轻微血瘀证。

白睛心部位粉色雾漫，血脉粉色、粗；肾部位血脉粉色。按：白睛特征粉色雾漫主血虚内风证，眼象出现于心部位表示心血虚内风证。心部位血脉粉色、粗主心血虚兼轻微血瘀证。综合辨析，此眼象表示心肾血虚证，而心脏兼轻微血瘀和内风证。

白睛心部位粉色雾漫，血脉粉红色、细、迂曲；肾部位血脉粉色、粗。按：白睛心部位粉色雾漫主心血虚内风证；心部位血脉粉红色、细主心血虚较严重，伴血虚发热证。白睛血脉粉红色、细、迂曲主血虚发热、血瘀心痛证。综合辨析，此眼象表示心肾血虚，兼心脏轻微血瘀、内风、心痛证。

白睛心肾部位粉色雾漫，血脉粉红色、粗。按：白睛血脉粉红色、粗主血虚燥热证。心肾部位粉色雾漫主心肾血虚内风证。综合辨析，此眼象表示心肾血虚、燥热，兼心脏轻微血瘀、内风证。

白睛心肾部位粉色雾漫、黯色斑，血脉粉色、粗、迂曲。按：白睛心肾部位黯色斑主心肾血瘀证。心肾部位粉色雾漫主心肾血虚内风证。白睛血脉粉色、粗主血虚兼轻微血瘀证。白睛血脉迂曲主疼痛。综合辨析，此眼象表示心肾血虚血瘀疼痛、内风证。

十三、望目辨"心肾阴虚证"

1. 望目辨"心肾阴虚证"

"心肾阴虚证"指同时存在心阴虚与肾阴虚而引发的证候。临床常见心慌、心悸，烦躁、易怒，头晕，目花，口渴，失眠，健忘，腰膝酸软，虚热，盗汗，牙齿松动感，女子经量减少或经行前期，男子早泄、遗精、阳痿或强中，舌红瘦、苔少，脉细数等。

望目辨"心肾阴虚证"常见眼象：

白睛心肾部位血脉殷红色。按：白睛血脉殷红色主阴虚证，白睛殷红色血脉出现于心肾部位表示心肾阴虚证（图5-1-5-15，李某，男，57岁，2012-8-14）。

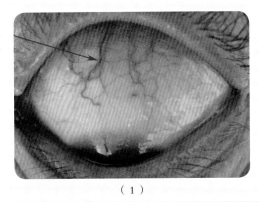
（1）

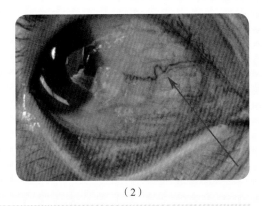
（2）

图5-1-5-15 心肾阴虚证常见眼象

白睛心部位血脉殷红色；肾部位殷红色雾漫，血脉殷红色。按：白睛心肾部位血脉殷红色主心肾阴虚证，白睛肾部位殷红色雾漫主阴虚内风证。综合辨析，此眼象表示心肾阴虚兼阴虚内风证。

白睛心部位血脉殷红色；肾部位殷红色雾漫，血脉殷红色、细。按：白睛心肾部位血脉殷红色主心肾阴虚证，而血脉殷红色、细主阴虚较重证；肾部位殷红色雾漫主肾阴虚内风证。综合辨析，此眼象表示心肾阴虚证。

白睛心肾部位殷红色雾漫，血脉殷红色、细。按：白睛心肾部位殷红色雾漫主心肾阴虚内风证，而心肾血脉殷红色、细主心肾阴虚较重证。综合辨析，此眼象表示心肾阴虚证。

在上述眼象中，若肾部位血脉走向心部位，或肾部位血脉在心部位血脉之上，表示肾阴虚导致心阴虚而形成"心肾阴虚证"；若心部位血脉走向肾部位，或心部位血脉在肾部位血脉之上，表示心阴虚导致肾阴虚而形成"心肾阴虚证"。

2. 望目辨"肾阴虚、心火旺证"

"肾阴虚、心火旺证"指心肾阴虚而心火上亢的证候，此证属于"心肾不交证"。临床常见心慌、心悸，烦躁、易怒，头晕，目花，口渴，失眠，健忘，颧面潮红，手足心热，腰酸，盗汗，女子经量减少或经行前期，男子早泄、遗精、阳痿或强中，舌红瘦、苔少，脉细数等。

望目辨"肾阴虚、心火旺证"常见眼象：

白睛肾部位血脉殷红色；心部位底色红，血脉殷红色、粗。按：白睛肾部位血脉殷红色主肾阴虚证，心部位血脉殷红色、粗主心阴虚、虚热亢盛兼血瘀证。白睛底色为红色，其他眼象显示为阴虚证则主心阴虚发热证。综合辨析，此眼象表示心肾阴虚、心火上炎证，并且从眼象中可以看出肾阴虚、心火旺证实际是心肾阴虚、心火旺证（图5-1-5-16，李某，男，66岁，2012-12-25）。

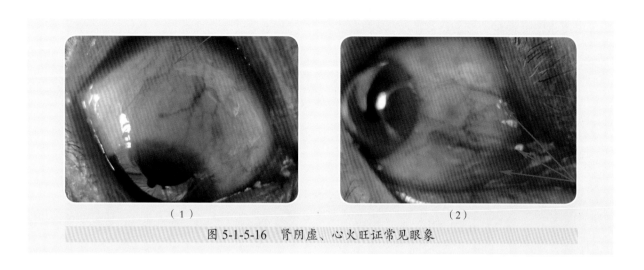

（1）　　　　　　　　　　　　（2）

图5-1-5-16　肾阴虚、心火旺证常见眼象

白睛心部位殷红色斑，白睛心肾部位血脉殷红色。按：白睛心部位殷红色斑主心阴虚虚热证，心肾部位血脉殷红色主心肾阴虚证。综合辨析，此眼象表示心阴虚、心火上炎证。

白睛肾部位血脉殷红色、细；心部位殷红色斑，血脉殷红色、粗。按：白睛肾部位血脉殷红色、细主肾阴虚较重证。白睛心部位殷红色斑主心阴虚虚热证，心部位血脉殷红色、粗主心阴虚、虚热亢盛兼血瘀证。综合辨析，此眼象表示心肾阴虚、心火上炎证。

白睛肾部位血脉殷红色、细；白睛心部位殷红色斑，血脉殷红色、粗、浮。按：白睛心部位殷红色斑主心阴虚虚热证，心部位血脉殷红色、粗、浮主心阴虚、虚热亢盛兼血瘀证。综合辨析，此眼象表示心肾阴虚、心火上炎证，而心阴虚重于上述证候，并已兼血瘀证。

在上述眼象中，若肾部位血脉走向心部位，或肾部位血脉在心部位血脉之上，表示肾阴虚导致心火旺而形成"肾阴虚、心火旺证"；若心部位血脉走向肾部位，或心部位血脉在肾部位血脉之上，表示心火旺导致肾阴虚而形成"肾阴虚、心火旺证"。

十四、望目辨"心肾阳虚证"

"心肾阳虚证"指同时存在心阳虚与肾阳虚而引发全身功能减退的证候。临床常见心悸、怔忡，失眠，健忘，畏寒，肢面浮肿，尿频、尿少，腰膝酸软，女子经行愆期、不孕，男子阳痿、不育，舌淡略黯、苔白，脉虚细迟、或虚细涩等。

望目辨"心肾阳虚证"常见眼象：

白睛心肾部位血脉淡白色。按：白睛血脉淡白色主阳气虚，可兼寒证；血脉特征出现于心肾部位即主心肾阳虚证（图5-1-5-17，赵某，女，45岁，2011-4-8）。

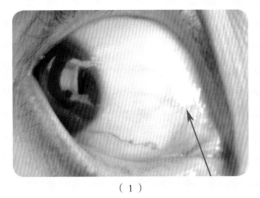　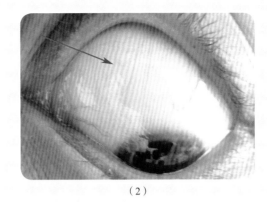

（1）　　　　　　　　　　　　（2）

图 5-1-5-17　心肾阳虚证常见眼象

白睛心肾部位血脉淡白色、细、沉。按：白睛心肾部位血脉淡白色主阳气虚兼寒证，心肾部位血脉淡白色、细、沉主心肾阳虚而寒邪较重证候。

白睛心肾部位血脉淡蓝色、沉、根虚。按：阳虚生内寒，故血脉蓝色；寒轻，故血脉淡蓝色。心肾阳虚可致血行乏力，并可导致血瘀，当阳虚血瘀尚轻时，可仅见血脉根虚。阳虚致心肾精气虚少，难以供应生理需求，较难充盈血脉，故血脉沉潜于内，而见血脉淡蓝色、沉、根虚。综合辨析，此眼象表示心肾阳虚证。

白睛心肾部位血脉淡蓝色、沉、无根。按：血脉无根表示的虚证重于血脉根虚表示的虚证。综合辨析，此眼象表示心肾阳虚重于上述证候。

白睛心肾部位血脉蓝色、沉、根虚。按：白睛血脉蓝色主气滞寒瘀证，可兼痛证；白睛血脉蓝色显示的寒象重于白睛血脉淡蓝色显示的寒象。白睛心肾部位血脉蓝色、沉、根虚主心肾阳虚气滞寒瘀证。综合辨析，此眼象表示心肾阳虚证，而此证"寒"象重于上述证候。

白睛脾部位血脉蓝色、沉、无根。按：血脉无根表示的虚证重于血脉根虚表示的证候。综合辨析，此眼象表示心肾阳虚证，而阳虚重于上述证候。

白睛心肾部位血脉蓝色、细、沉、根虚。按：白睛心肾部位血脉蓝色主心肾气滞寒瘀证，兼以白睛心肾部位血脉细、沉、根虚则主较严重的心肾阳虚、气滞寒瘀证。此眼象中，阳虚致心肾精气虚少，难以供应生理需求，已不能充盈血脉，故血脉细、沉、根虚。

白睛心肾部位血脉蓝色、细、沉、无根。按：白睛血脉无根表示的虚证重于血脉根虚表示的虚证。综合辨析，此眼象表示心肾阳虚重于上述证候。

白睛心肾部位血脉淡青色、细、沉、根虚。按：白睛心肾部位血脉淡青色主心肾气滞寒瘀证，可兼痛证；白睛血脉细、沉、根虚则主心肾阳虚证。综合辨析，此眼象表示心肾阳虚证。但白睛血脉淡青色表示的寒象重于血脉蓝色表示的寒象，故本证"寒"象重于上述证候。

白睛心肾部位血脉淡青色、细、沉、无根。按：白睛血脉无根表示的虚证重于血脉根虚表示的虚证。综合辨析，此眼象表示心肾阳虚重于上述证候。

白睛心肾部位淡黯色斑，血脉淡蓝色、细、沉。按：白睛特征黯色斑主血瘀证，白睛心肾部位淡黯色斑主心肾血瘀轻证。白睛心肾部位血脉淡蓝色主心肾瘀血证，但尚较轻微，病可兼轻微寒证或痛证。心肾阳虚致血脉收引，故血脉细，并沉潜于内。综合辨析，此眼象表示心肾阳虚证而兼轻微血瘀证。

白睛心肾部位淡黯色斑，血脉淡青色、细、沉、根虚。按：白睛心肾部位淡黯色斑主心肾血瘀轻证。白睛心肾部位血脉淡青色、根虚主心肾阳虚、气滞寒瘀轻证，这是由于心肾阳虚故血行乏力可致血瘀，但阳虚血瘀尚轻，故仅见血脉根虚。心肾阳虚致血脉收引，故血脉细并沉潜于内。综合辨析，此眼象表示心肾阳虚证并兼寒瘀轻证。

白睛心肾部位淡黯色斑，血脉淡青色、细、沉、无根。按：白睛心肾部位淡黯色斑表示肾血瘀轻证。白睛心肾部位血脉淡青色、细、沉主心肾阳虚证。白睛血脉无根表示的虚证重于血脉根虚表示的虚证。综合辨析，此眼象表示心肾阳虚兼血瘀重于上述证候。

白睛心肾部位青蓝色斑，血脉青色、沉、根虚。按：白睛特征青蓝色斑主气滞寒瘀证候，白睛血脉沉、根虚主虚证，此眼象出现于心肾部位即主心肾阳虚证。

白睛心肾部位青蓝色斑，血脉青色、细、沉、根虚。按：白睛特征青蓝色斑主气滞寒瘀证候，白睛血脉青色、细、沉、根虚主虚寒证，此眼象出现于心肾部位即主心肾阳虚证。

在上述眼象中，尚可呈现白睛肾部位底色淡白色，或全部白睛底色淡白色。若肾部位血脉走向心部位，或肾部位血脉在心部位血脉之上，表示肾阳虚导致心阳虚而形成"心肾阳虚证"；若心部位血脉走向肾部位，或心部位血脉在肾部位血脉之上，表示心阳虚导致肾阳虚而形成"心肾阳虚证"。

十五、望目辨"脾肾阳虚证"

"脾肾阳虚证"指同时存在脾阳虚和肾阳虚而形成的证候。临床常见畏寒，腰酸，面目浮肿、或全身浮肿，失眠，气短，体倦，小腹冷痛，小便清长，腹胀或腹胀如鼓，便溏、或下利清谷、或五更泻，女子经行愆期、带下清稀、不孕，男子阳痿、不育，舌淡胖、苔白或白滑，脉濡细、或沉细迟、或微细等。

望目辨"脾肾阳虚证"常见眼象：

白睛脾肾部位血脉淡紫色、无根。按：白睛血脉淡紫色主寒瘀证，血脉无根主虚证，可兼寒证。综合辨析，此眼象表示脾肾阳虚证（图5-1-5-18，段某，男，44岁，2012-11-21）。

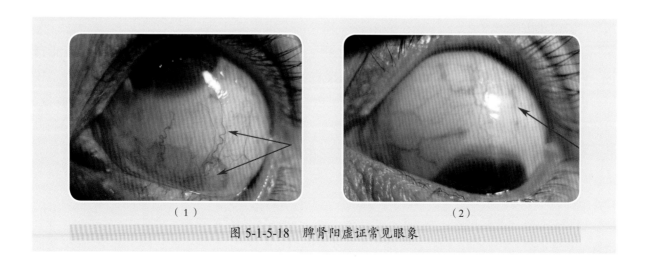

（1）　　　　　　　　　　　（2）

图 5-1-5-18　脾肾阳虚证常见眼象

白睛脾肾部位血脉淡白色。按：白睛血脉淡白色主阳气虚，可兼寒证，血脉特征出现于脾肾部位即主脾肾阳虚证。

白睛脾肾部位血脉淡白色、细、沉。按：白睛脾肾部位血脉淡白色主阳气虚兼寒证，脾肾部位血脉淡白色、细、沉主脾肾阳虚，而寒邪较重证候。

白睛脾肾部位血脉淡蓝色、沉、根虚。按：阳虚生内寒，故血脉蓝色；寒轻，故血脉淡蓝色。脾肾阳虚可致脾肾精气虚少，难以供应生理需求，较难充盈血脉，故血脉沉潜于内，而呈现血脉淡蓝色、沉、根虚。综合辨析，此眼象表示脾肾阳虚证。

白睛脾肾部位血脉淡蓝色、沉、无根。按：血脉无根表示的虚证重于血脉根虚表示的虚证。综合辨析，此眼象表示脾肾阳虚重于上述证候。

白睛脾肾部位血脉蓝色、沉、根虚。按：白睛血脉蓝色主气滞寒瘀证，可兼痛证；白睛血脉蓝色显示的寒象重于白睛血脉淡蓝色显示的寒象。白睛脾肾部位血脉蓝色、沉、根虚主脾肾阳虚气滞寒瘀证。综合辨析，此眼象表示脾肾阳虚证，而此证"寒"象重于上述证候。

白睛脾肾部位血脉蓝色、沉、无根。按：血脉无根表示的虚证重于血脉根虚表示的证候。综合辨析，此眼象表示脾肾阳虚证，而阳虚重于上述证候。

白睛脾肾部位血脉蓝色、细、沉、根虚。按：白睛脾肾部位血脉蓝色主脾肾气滞寒瘀证，兼以白睛脾肾部位血脉细、沉、根虚则主较严重的脾肾阳虚、气滞寒瘀证。此眼象中，阳虚致脾肾精气虚少，难以供应生理需求，已不能充盈血脉，故血脉细、沉、根虚。

白睛脾肾部位血脉蓝色、细、沉、无根。按：白睛血脉无根表示的虚证重于血脉根虚表示的虚证。综合辨析，此眼象表示脾肾阳虚重于上述证候。

白睛脾肾部位血脉淡青色、细、沉、根虚。按：白睛脾肾部位血脉淡青色主脾肾气滞寒瘀证，可兼痛证；白睛血脉细、沉、根虚则主脾肾阳虚证。综合辨析，此眼象表示脾肾阳虚证。但白睛血脉淡青色表示的寒象重于血脉蓝色表示的寒象，故本证"寒"象重于上述证候。

白睛脾肾部位血脉淡青色、细、沉、无根。按：白睛血脉无根表示的虚证重于血脉根虚表示的虚证。综合辨析，此眼象表示脾肾阳虚重于上述证候。

白睛脾肾部位血脉青色、细、根虚或无根。按：白睛血脉青色主阳虚寒证，可兼痛证。白睛血脉根虚主虚证较著。综合辨析，此眼象表示脾肾阳虚证，且脾肾阳虚寒证重于上述证候。白睛血脉无根表示的虚证重于血脉根虚表示的虚证。

白睛脾肾部位血脉青色、细、沉。按：白睛血脉青色、细、沉主里证时主阳虚寒重证。白睛血脉无根主虚证严重。白睛血脉无根表示的虚证重于血脉根虚表示的虚证。综合辨析，此眼象表示脾肾阳虚证，且脾肾阳虚寒证重于上述证候。

在上述眼象中，脾、肾、或脾肾部位可同时出现弧形黯斑，白睛血脉可同时出现根虚或无根。

此外，在上述眼象中，若脾部位血脉长，肾部位血脉短，表示脾阳虚导致肾阳虚而形成"脾肾阳虚证"；若肾部位血脉长，脾部位血脉短，表示肾阳虚导致脾阳虚而形成"脾肾阳虚证"。

十六、望目辨"肾肺阴虚、脾气虚证"

"肾肺阴虚、脾气虚证"指肾阴与肺阴俱不足而导致脾气虚的证候。临床常见干咳及语声低微，烦躁，潮热，面红，骨蒸，多汗，乏力，纳呆，大便溏，消瘦，女子经色黯红、量少，男子遗精、早泄，舌红瘦、苔白厚，脉虚或虚数等。

望目辨"肾肺阴虚、脾气虚证"常见眼象：

白睛肺肾部位血脉殷红色，脾部位血脉淡色、细、根虚或无根。按：白睛肺肾部位血脉殷红色主肺肾阴虚发热证。白睛脾部位血脉淡色主脾气虚证，白睛脾部位血脉淡色、细、根虚主较严重的脾气虚证。综合辨析，此眼象表示肾肺阴虚、脾气虚证。白睛血脉无根表示的虚证重于血脉根虚表示的虚证。

白睛肺肾部位血脉殷红色，脾部位血脉淡色、细、浮、根虚或无根。按：白睛肺肾部位血脉殷红色主肺肾阴虚发热证。脾部位血脉淡色、细、浮、根虚主严重脾气虚证。综合辨析，此眼象表示肾肺阴虚、脾气虚证。白睛血脉无根表示的虚证重于血脉根虚表示的虚证。

白睛肺肾部位血脉殷红色、细，脾部位血脉淡色、细、浮、根虚或无根。按：白睛肺肾部位血脉殷红色、细主肺肾阴虚较严重证。脾部位血脉淡色、细、浮、根虚主严重脾气虚证。综合辨析，此眼象表示肾肺阴虚、脾气虚证。白睛血脉无根表示的虚证重于血脉根虚表示的虚证。

白睛肺肾部位血脉殷红色、细、沉，脾部位血脉淡色、细、浮、根虚或无根。按：白睛肺肾部位血脉殷红色、细、沉主严重肺肾阴虚证。脾部位血脉淡色、细、浮、根虚主严重脾气虚证。综合辨析，此眼象表示肾肺阴虚、脾气虚证。白睛血脉无根表示的虚证重于血脉根虚表示的虚证。

十七、望目辨"肾肺气虚证"

"肾肺气虚证"指同时出现肺气虚与肾气虚而形成的证候。临床常见咳声及语声低弱，喘息、动则加剧，气短、呼多吸少，咳嗽、痰多清稀，遗尿、或随咳而遗，自汗，四肢乏力，畏寒，浮肿，失眠，女子经色淡黯、有血块、经行愆期，男子阳痿、性欲减退，舌淡，脉虚、或细弱等。从西医学角度看，某些消耗性疾病，植物神经功能紊乱，肺结核、肝结核、附件结核等结核病，以及慢性心肺功能不全等常可见到此类证候。

望目辨"肺肾气虚证"常见眼象：

白睛肺肾部位血脉淡色、细。按：白睛血脉淡色主气虚证，血脉淡色、细也主气虚证，当这些血脉特征出现于肺肾部位时，即表示肺肾气虚证。

白睛肺肾部位血脉淡色、细、浮。按：白睛血脉淡色、细、浮主气虚较重证。

白睛肺脏与肾脏部位血脉淡色、粗、浮。按：白睛血脉淡色、粗、浮主严重气虚血瘀证（图5-1-5-19，聂某，女，23岁，2012-2-14）。

在上述眼象中，心、肺、或心肺部位可同时出现黯色弧形斑，白睛血脉可出现根虚或无根。若白睛肺部位血脉长、肾部位血脉短、并指向肾，主肺病及肾，表明该患者罹患"肺气虚导致肾气虚证"；若白睛肾部位血脉长、肺部位血脉短、并指向肺，主肾病及肺，表明该患者罹患"肾气虚导致肺气虚证"；若白睛肾部位血脉长、指向肺，肺部位血脉短、指向心，心部位黯色弧形斑、血脉淡黯色，则主肾病及肺、肺病及心，表明该患者罹患"肾肺气虚导致心气虚证"。

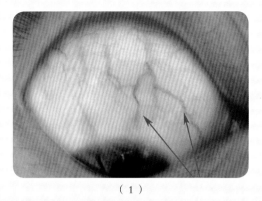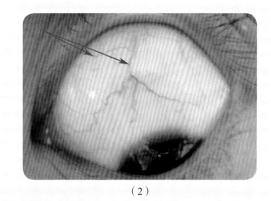

（1）　　　　　　　　（2）

图 5-1-5-19　肺肾气虚证常见眼象

十八、望目辨肾肺阴虚及相关证

1. 望目辨"肾肺阴虚证"

"肾肺阴虚证"指同时出现肺阴虚与肾阴虚而形成的证候。临床常见干咳、痰中带血，喘息、动则加剧，声音嘶哑，潮热，骨蒸，盗汗，烦躁，颧红，口干，女子经少色黯红，男子遗精、早泄，舌红、苔少，脉细数等。

望目辨"肾肺阴虚证"常见眼象：

白睛肺肾部位血脉殷红色。按：按：白睛血脉殷红色主阴虚发热证。此眼象呈现于肺肾部位即表示肾肺阴虚证（图 5-1-5-20，周某，女，37 岁，2012-4-9）。

白睛肺肾部位血脉殷红色、细。按：白睛血脉殷红色、细主阴虚较重证。此眼象呈现于肺肾部位即表示肾肺阴虚较重证候。

白睛肺肾部位血脉殷红色、细、沉。按：白睛血脉殷红色、细、沉主阴虚较重证。

白睛肺肾部位血脉殷红色、粗。按：白睛血脉殷红色、粗主阴虚燥热证。此眼象呈现于肺肾部位即表示肾肺阴虚，并已出现燥热证候。

在上述眼象中，肺、肾、或肺肾部位可同时出现殷红色斑，白睛血脉可同时出现根虚或无根。此证可影响及心，而在白睛心部位殷红色斑、血脉殷红色等。

图 5-1-5-20　肾肺阴虚证常见眼象

2. 望目辨"肾阴虚、肺火旺证"

"肾阴虚、肺火旺证"指肾阴严重不足，虚火亢盛，向上忤肺，导致肺火旺盛而引发的证候。临床除可见到"肾阴虚、虚阳上亢证"（或称"肾阴虚火旺证""肾阴虚相火旺证"）的表现（如腰酸痛、五心烦热，颧红、潮热，盗汗，咽痛，耳鸣，女子月经量少或闭经、或梦交，男子遗精、早泄、阳痿或强中，舌红瘦干、无苔，脉细数等）之外，尚可见到咳嗽，咯血或反复咯血等。从西医学角度看，若同时出现血尿、尿少、易起泡沫，尿检见到蛋白、红细胞、管型，痰检见到含铁血黄素细胞，X线检查见到肺部结节样或弥散样暗影，可见于"肾结核并发肺结核"或"肺出血、肾炎综合征"所呈现的证候。

望目辨"肾阴虚、肺火旺证"常见眼象：

白睛肾肺部位血脉殷红色、粗，肺部位血脉末端殷红色斑。按：白睛肾肺部位血脉殷红色、粗主肾肺阴虚重证，白睛特征殷红色斑主阴虚虚热证，肺部位血脉末端殷红色主肺阴虚火旺证。综合辨析，此眼象表示肾阴虚、肺虚火证。

白睛肾部位血脉殷红色、粗；肺部位血脉殷红色、粗、浮，血脉末端殷红色斑。按：白睛肾部位血脉殷红色、粗主肾阴虚重证。白睛肺部位血脉殷红色、粗、浮主严重肺阴虚证，其白睛血脉末端殷红色斑主肺阴虚虚热证。综合辨析，此眼象表示肾阴虚、肺火旺证，而此证重于上述证候。

白睛肾部位血脉殷红色、粗；肺部位殷红色斑，血脉殷红色、细、浮。按：白睛肾部位血脉殷红色、粗主肾阴虚重证。白睛肺部位殷红色斑主肺阴虚虚热证，白睛肺部位血脉殷红色、细、浮主肺阴虚证。综合辨析，此眼象表示肾阴虚、肺火旺证。

白睛肾部位血脉殷红色、粗；肺部位殷红色斑，血脉殷红色、粗、浮。按：白睛肾部位血脉殷红色、粗主肾阴虚重证。白睛肺部位殷红色斑主肺阴虚虚热证，白睛肺部位血脉殷红色、粗、浮主严重肺阴虚证。综合辨析，此眼象表示肾阴虚、肺火旺证，且此证肺阴虚火旺重于上述证候。

白睛肾部位血脉殷红色、粗，白睛肺部位血脉殷红色、粗、长，血脉末端红色点。按：白睛肾部位血脉殷红色、粗主肾阴虚重证。白睛特征红色点主血瘀郁热，连于白睛殷红色血脉时主阴虚血瘀热证。白睛肺部位血脉殷红色、粗、长表示严重肺阴虚、虚热证。综合辨析，此眼象表示肾阴虚、肺火旺证。

白睛肾部位血脉殷红色、粗；白睛肺部位红色斑，血脉殷红色、粗、长。按：白睛肾部位血脉殷红色、粗主肾阴虚重证。白睛肺部位殷红色斑主肺阴虚虚热证，白睛肺部位血脉殷红色、粗、长表示严重肺阴虚、虚热证。综合辨析，此眼象表示肾阴虚、肺火旺证。

白睛肾部位殷红色斑，血脉殷红色、沉、指向肺；肺部位血脉殷红色、细、浮、连接黯红色实体结。按：白睛肾部位殷红色斑主肾阴虚虚热证，白睛肾部位血脉殷红色、沉主肾阴虚较重证，肾部位血脉指向肺表示肾阴虚将影响肺。白睛肺部位血脉殷红色、细、浮主肺阴虚郁热证，当白睛肺部位血脉殷红色、细、浮、连接黯红色实体结时表示血瘀痰热气结证。综合辨析，此眼象表示肾阴虚、肺火旺证，且此证已兼血瘀痰热气结。从西医学角度看，此证多见于支气管扩张、肺结核、肺脓疡、肺纤维化、肺癌等。

白睛肾部位殷红色斑，血脉殷红色、沉、进入肺部位；肺部位血脉殷红色、细、浮、连接黯红色实体结。按：综合辨析，此眼象表示肾阴虚导致肺火旺证，且已兼血瘀痰热气结。

白睛肾部位殷红色斑，血脉殷红色、沉、进入肺部位；肺部位血脉殷红色、细、浮、连接红色月晕。按：肺部位血脉殷红色、细、浮、连接红色月晕主肺阴虚、血瘀郁热兼风证。综合辨析，此眼象表示肾阴虚、肺火旺证，且已兼血瘀风热证。

白睛肾部位殷红色斑，血脉殷红色、沉、进入肺部位；肺部位血脉殷红色、细、浮、连接黯红色空心岛。按：肺部位血脉殷红色、细、浮、连接黯红色空心岛主肺阴虚、气郁气滞、血瘀兼风证。综合辨析，此眼象表示肾阴虚、肺火旺证，且已兼气滞血瘀风热证。从西医学角度看，肺实体肿瘤并发感染常可见到此眼象。

白睛肾部位殷红色斑，血脉殷红色、沉、进入肺部位；肺部位血脉殷红色、细、浮、连接红黯色实体岛。按：肺部位血脉殷红色、细、浮、连接红黯色实体岛主肺阴虚、瘀热气结兼风证。综合辨析，此眼象表示肾阴虚、肺火旺证，且已兼瘀热气结风热证。从西医学角度看，肺实体肿瘤并发感染常可见到此种眼象。

3. 望目辨"肺肾阴虚火旺证"

"肺肾阴虚火旺证"指肺肾之阴严重不足，导致虚火亢盛而引发的证候。此证可为肺阴虚在先，由肺阴虚导致肾阴虚，进而出现阴虚火旺证候；也可为肾阴虚在先，由肾阴虚导致肺阴虚，进而出现阴虚火旺证候。按西医学诊断的很多疾病如结核病等可出现此证及相关眼象。

望目辨"肺肾阴虚火旺证"常见眼象：

白睛肺部位殷红色斑，血脉殷红色、指向肾部位；肾部位血脉殷红色。按：白睛特征殷红色斑主阴虚虚热证，并且每每兼有少量渗血。此眼象呈现于肺肾部位时，即表示肾肺阴虚火旺证。因为是肺部位血脉指向肾，所以此眼象表示肺阴虚导致肾阴虚而引发的肺肾阴虚火旺证，但证候较轻微。

白睛肺部位殷红色斑，血脉殷红色、进入肾部位；肾部位血脉殷红色。按：白睛肺部位殷红色斑主肺阴虚虚热证，并兼有少量渗血。肾部位血脉殷红色主肾阴虚证。肺部位血脉殷红色并进入肾部位主肺阴虚已影响及肾，导致肾阴虚，从而引发肺肾阴虚火旺证。

白睛肺部位殷红色斑，血脉殷红色、细、沉、指向肾部位；肾部位血脉殷红色。按：白睛肺部位殷红色斑主肺阴虚虚热证，并兼有少量渗血。白睛肺部位血脉殷红色、细、沉主肺阴虚较重证。综合辨析，此眼象表示由于肺阴虚、虚火旺导致肾阴虚，从而形成肺肾阴虚火旺证。

白睛肺部位殷红色斑，血脉殷红色、细、沉、进入肾脏部位；肾部位血脉殷红色。按：综合辨析，肺部位血脉殷红色并进入肾部位主肺阴虚已影响及肾，导致肾阴虚，从而引发肺肾阴虚火旺证。

白睛肺部位殷红色斑，血脉殷红色、粗、浮、指向肾部位；肾部位血脉殷红色。按：白睛肺部位血脉殷红色、粗、浮主肺气阴虚、燥热证，并影响肾。综合辨析，此眼象表示由于肺阴虚燥热而形成肺肾阴虚火旺证，且已兼有肺气虚证。

白睛肺部位殷红色斑，血脉殷红色、粗、浮、进入肾脏部位；肾部位血脉殷红色、浮。综合辨析，此眼象表示由于肺阴虚、燥热而形成肺肾阴虚火旺证，且已兼有肺肾气虚证。

若肾部位殷红色斑，血脉指向肺或进入肺脏部位，为肾阴虚导致肺阴虚引发的肺肾阴虚火旺证。

十九、望目辨"肾阳虚、肺气虚证"

"肾阳虚、肺气虚证"是指肾阳虚衰而肺气不足，以致肾失摄纳，肺气不能归原，出现虚喘所呈现的证候。此证也可属于"肾不纳气证"范畴。临床常见肾或肺脏久病之后喘息、气短气促、呼多吸少、动则加剧，自汗，甚则冷汗淋漓，面色㿠白，肢冷，神疲乏力，语声低怯，腰膝酸软，舌淡、苔白、脉虚细、或浮虚而长、或虚数等。

望目辨"肾阳虚、肺气虚证"常见眼象：

白睛肾部位血脉淡白色、沉，肺部位血脉淡色、浮。按：白睛肾部位血脉淡白色、沉主肾阳虚较重证，肺部位血脉淡色、沉主肺气虚证。综合辨析，此眼象表示肾阳虚、肺气虚证（图5-1-5-21，刘某，女，52岁，2012-3-12）。

白睛肺部位血脉淡色、细、根虚或无根，白睛肾部位血脉淡白色、细、沉、根虚或无根。按：白睛肺部位血脉淡色、细主肺气虚证，白睛血脉根虚主气虚较重，无根主气虚严重。白睛肾部位血脉淡白色、细、沉主肾阳虚证，白睛血脉根虚主阳虚，无根主阳虚严重。综合辨析，此眼象表示肾阳虚、肺气虚证重于上述证候。

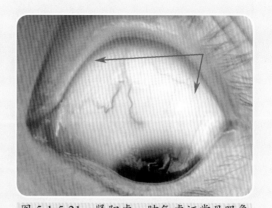

图5-1-5-21　肾阳虚、肺气虚证常见眼象

白睛肺部位血脉淡色、细、沉、根虚或无根，肾部位血脉淡白色、细、浮、根虚或无根。按：白睛肺部位血脉淡色、细、沉主严重肺气虚证，白睛血脉根虚主气虚较重，无根主气虚严重。白睛肾部位血脉淡白色、细、浮主严重肾阳虚证，白睛血脉根虚主阳虚，无根主阳虚严重。综合辨析，此眼象表示肾阳虚、肺气虚证重于上述证候。

在上述眼象中，若肾部位血脉走向肺部位，或肾部位血脉在肺部位血脉之上，表示肾阳虚导致肺气虚而形成"肾阳虚、肺气虚证"；若肺部位血脉走向肾部位，或肺部位血脉在肾部位血脉之上，表示肺气虚导致肾阳虚而形成"肾阳虚、肺气虚证"。

二十、望目辨肾肺阳虚及相关证

1. 望目辨"肾肺阳虚证"

"肾肺阳虚证"指肺阳与肾阳俱不足引发的证候。临床常见咳声及语声低微，气短、喘息、动则加剧，自汗，肢冷，畏寒，乏力，浮肿，女子经色淡黯、有血块、经行愆期，男子阳痿、性欲减退，舌淡、苔白，脉沉弱、或浮大等。

望目辨"肾肺阳虚证"常见眼象：

白睛肾肺部位血脉淡白色、细。按：白睛血脉淡白色、细主阳虚证，血脉特征出现于肾肺部位即主肾肺阳虚证（图5-1-5-22，彭某，男，23岁，2012-3-6）。

白睛肺肾部位血脉淡白色、细、沉。按：白睛血脉淡白色、细、沉主阳虚证，血脉特征出现于肾肺部位即主肾肺阳虚证。此肾肺阳虚重于上述证候。

白睛肾肺部位血脉淡白色、细、根虚或无根。按：白睛肾肺部位血脉淡白色、细主肾肺阳

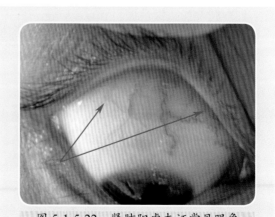

图5-1-5-22　肾肺阳虚本证常见眼象

虚证。白睛血脉根虚主阳虚较重，血脉无根主阳虚严重。综合辨析，此眼象表示肾肺阳虚证重于上述证候。

白睛肺肾部位血脉淡蓝色、细、沉。按：白睛血脉淡蓝色主阳虚寒证，出现于肾肺部位即主肾肺阳虚证。白睛血脉细、沉主阳虚内寒较重。

白睛肺肾部位血脉淡蓝色、细、沉、根虚。按：白睛血脉淡蓝色主阳虚寒证，出现于肾肺部位即主肾肺阳虚证。白睛血脉细、沉主阳虚内寒较重。由于阳虚生内寒，寒主收引，气血不能运行于表，故血脉较难充盈，而沉潜于内，且在穹隆部呈现根虚血脉。综合辨析，此眼象表示肾肺阳虚证。

白睛肾肺部位血脉淡蓝色、细、沉、无根。按：白睛血脉无根表示的虚证重于血脉根虚表示的虚证。综合辨析，此眼象表示肾肺阳虚证重于上述证候。

在上述眼象中，肺、肾、或肺肾部位可同时出现淡蓝色斑、蓝色斑、淡青色斑、或青色斑，白睛血脉可同时出现根虚或无根。尚可在心、肺、肾或心肺肾部位单独或同时出现黯色弧形斑，白睛血脉可同时出现根虚或无根。

若白睛肺部位血脉长、指向肾，肾部位血脉短，主肺病及肾，表明该患者罹患"肺阳虚导致肾阳虚证"；若白睛肾部位血脉长、指向肺，肺部位血脉短，主肾病及肺，表明该患者罹患"肾气虚导致肺气虚证"；若白睛肾部位血脉长、指向肺，肺部位血脉短、指向心，心部位黯色弧形斑、血脉淡黯色，则主肾病及肺、肺病及心，表明该患者罹患"肾肺气虚导致心气虚证"。

2. 望目辨"肺阳虚、肾气虚证"

"肺阳虚、肾气虚证"指肺阳不足引发肾气虚形成的证候。临床常见面白，气短，自汗，肢冷，畏寒，乏力，尿少，浮肿，女子经色淡黯、有血块、经行愆期，男子阳痿、性欲减退，舌淡、苔白，脉沉弱、或浮大等。

望目辨"肺阳虚、肾气虚证"常见眼象：

白睛肺部位血脉淡白色、细，肾部位血脉淡色、细。按：白睛血脉淡白色、细主阳虚证，血脉特征出现于肺部位即主肺阳虚证。白睛血脉淡色、细主气虚证，血脉特征出现于肾部位即主肾气虚证。综合辨析，此眼象表示肺阳虚、肾气虚证。

白睛肺部位血脉淡白色、细，肾部位血脉淡色、细、浮。按：白睛肺部位血脉淡白色、细主肺阳虚证。白睛血脉淡色、细、浮主气虚较重证，血脉特征出现于肾部位即主较重的肾气虚证。综合辨析，此眼象表示肺阳虚、肾气虚重证。

白睛肺部位血脉淡蓝色、细、根虚，肾部位血脉淡色、细、浮。按：白睛肺部位血脉淡蓝色主较轻的肺瘀血证，可兼轻微寒证或痛证。白睛肺部位血脉淡蓝色、细、根虚则主肺阳虚内寒证，此系肺脏血脉中的阳虚所致。白睛肾部位血脉淡色、细、浮主肾气虚较重证。综合辨析，此眼象表示肺阳虚、肾气虚证，且肺阳虚重于上述证候。

白睛肺部位血脉淡蓝色、细、沉、根虚，肾部位血脉淡色、细、沉。按：白睛血脉淡蓝色、细、沉、根虚主较重的阳虚寒证，血脉特征出现于肺部位即主肺阳虚较重证。肾部位血脉淡色、细、沉主肾气虚证。综合辨析，此眼象表示肺阳虚、肾气虚证。

3. 望目辨"肺脾肾阳虚证"

"肺脾肾阳虚证"指肺脾肾阳气不足引发的证候。临床常见面白，气短，乏力，自汗，肢冷，畏寒，腹胀，便溏或腹泻，尿多、尿频，女子经色淡黯、有血块、经行愆期，男子阳痿、性欲减退，舌淡、苔白，脉沉弱、或浮大等。

望目辨"肺脾肾阳虚证"常见眼象：

白睛肺脾肾部位血脉淡白色。按：白睛肺脾肾部位血脉淡白色主肺脾肾阳虚证（图5-1-5-23，郎某，女，27岁，2013-1-8）。

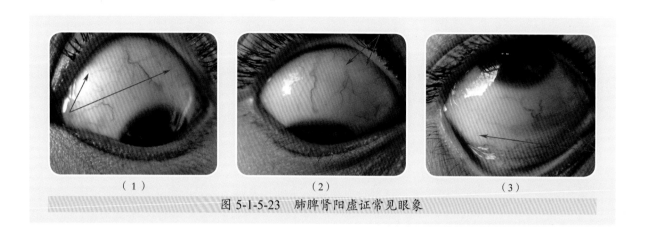

（1）　　　　　　　　（2）　　　　　　　　（3）

图5-1-5-23　肺脾肾阳虚证常见眼象

白睛肺脾肾部位血脉淡白色、细、根虚或无根。按：白睛血脉根虚表示虚证较严重，血脉无根表示严重虚证。

白睛肺脾肾部位血脉淡蓝色、细、根虚或无根。按：白睛肺部位血脉淡蓝色、细、根虚主肺阳虚寒较重证。

白睛肺脾肾部位血脉淡青色、细、根虚或无根。按：白睛血脉淡青色、细、根虚主阳虚证。

在上述眼象中，若肾部位血脉走向肺部位，表示肾病将影响肺，肾阳虚导致肺脏阳气虚。若肾部位血脉在肺部位血脉之上，表示肾阳虚忤肺，导致肺阳气虚证，而形成"肾不纳气证"。若肺部位血脉走向肾部位，表示肺病将影响肾；若肺部位血脉进入肾部位，表示肺病影响肾，表示由于肺阳虚导致肾阳气虚证。若肺部位血脉在肾部位血脉之上，表示肺病乘肾。

第二节　望目辨肾实证

"肾实证"包括诸多证候。在临床望目辨证时，"肾实证"可在白睛肾部位呈现多种特征，这些特征可单独出现，也可同时出现两种及以上特征。

一、望目辨"肾实证"

"肾实证"指肾脏受实邪侵袭，邪气盛实，但正气未虚而形成的证候。湿、饮、痰、瘀、郁邪是引发肾实证的主要实邪，当然，也不应忽略由其他病邪引发的肾实证。临床常见腰脊疼痛牵及小腹、睑肿、胫肿，头晕，耳鸣，少尿或多尿，尿液检查异常等。从西医学角度看，肾脏的很多疾病可以出现肾实证，如肾小球肾炎、肾盂炎、肾癌等病常可见到此类证候。

1. 望目辨"肾中寒证"

"肾中寒证"指肾脏受寒邪侵袭，以致肾气寒闭而引起的内寒实证。临床常见腰痛，膝胫清冷，拘挛疼痛，耳聋，面黑，神昏，舌黯、苔白，脉涩等。

望目辨"肾中寒证"常见眼象：

白睛肾部位血脉淡蓝色、沉。按：白睛血脉淡蓝色、沉主轻微瘀血寒实证，可兼痛证。此眼象出现于肾部位即表示肾寒实证。

白睛肾部位血脉淡蓝色、细、沉。按：白睛肾部位血脉淡蓝色、细、沉主肾瘀血寒实证，可兼痛证。此眼象表示肾中寒证重于上述证候。

白睛肾部位血脉淡蓝色、细、沉，肝部位血脉淡蓝色，脾部位血脉淡蓝色、沉。按：白睛肾部位血脉淡蓝色、细、沉主肾瘀血寒实证，可兼痛证。肝部位血脉淡蓝色主肝寒证。脾部位血脉淡蓝色、沉主脾寒证。综合辨析，眼象表示肾寒乘肝、肾寒侮脾证，但总属肾中寒证。

白睛肾部位血脉蓝色、沉。按：白睛血脉蓝色主气滞寒证，可兼寒瘀痛证。此眼象出现于肾部位即表示肾寒实证。

白睛肾部位血脉蓝色、沉，肝部位血脉淡蓝色、沉。按：白睛肾部位血脉蓝色、沉主肾中寒证，肝部位血脉淡蓝色、沉主肝寒证。综合辨析，此眼象表示肾中寒证，且已由肾寒影响及肝。

白睛肾部位血脉蓝色、沉，肝部位血脉淡蓝色、细、沉。按：综合辨析，眼象表示肾中寒证，已由肾寒影响及肝，且此证重于上述证候。

白睛肾部位血脉蓝色、粗、沉，肝部位血脉淡蓝色，脾部位的血脉淡蓝色、沉。按：白睛肾部位血脉蓝色、粗、沉主肾中寒重证（肾中寒、血瘀证）。肝部位血脉淡蓝色主肝寒证。脾部位的血脉淡蓝色、沉主脾寒证。综合辨析，此眼象表示肾寒乘肝、肾寒侮脾证，但总属肾中寒证。

白睛肾部位血脉蓝色、粗、沉，肝部位血脉淡蓝色，脾部位的血脉淡蓝色、细、沉。按：白睛肾部位血脉蓝色、粗、沉主肾中寒重证（肾中寒、血瘀证）。白睛肝部位血脉淡蓝色主肝寒证。脾部位血脉淡蓝色、细、沉主脾寒较重证。综合辨析，眼象表示肾寒乘肝、肾寒侮脾证，但总体属于肾中寒证。

望目辨"肾中寒证"也可以见到下面常见的眼象：白睛肾脏部位血脉青色，或青色、细、沉，或淡青色，或青紫色、细、沉等。

2. 望目辨"肾风寒证"

"肾风寒证"指肾脏受风寒病邪侵袭导致的证候。临床常见恶寒、恶风、咽痛，头晕，面肿，腰酸，腰痛，尿频、尿急、尿少，舌苔薄白，脉浮紧等。从西医学角度检查，有70%～90%可见轻度或中度高血压，少数可见眼底小动脉痉挛及轻度视网膜水肿。

望目辨"肾风寒证"常见眼象：

白睛肾部位淡蓝色雾漫，血脉黯色、细、沉。按：白睛肾部位淡蓝色雾漫表示肾脏寒郁内

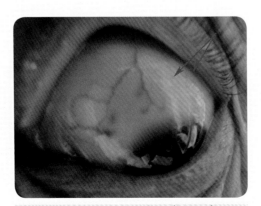

图 5-1-5-24　肾风寒证常见眼象

风证候，白睛肾部位血脉黯色主肾瘀血证，兼以血脉细、沉表示肾寒瘀严重。综合辨析，此眼象表示肾受寒邪侵袭，肾脏寒郁瘀血内风证（图 5-1-5-24，李某，男，64 岁，2012-11-26）。

白睛肾部位蓝色雾漫，血脉黯色、细、沉。按：白睛特征蓝色雾漫主寒郁内风证。综合辨析，此眼象表示肾风寒证，而寒邪重于上述证候。

白睛肾部位蓝色雾漫、无色浮壅，血脉黯色、细、沉。按：白睛肾部位无色浮壅主肾湿邪郁阻证。综合辨析，此眼象表示肾风寒证，而湿邪重于上述证候。

白睛肾肺部位蓝色雾漫、无色浮壅，血脉黯色、细、沉。按：综合辨析，此眼象表示肾风寒证，而肾肺均已出现寒郁内风和水湿郁阻证候。

白睛肾肺部位蓝色雾漫、无色浮壅，血脉黯色、细、沉、边界欠清晰。按：白睛血脉细、沉、边界欠清晰主里湿兼瘀血证。综合辨析，眼象表示肾风寒证，肾肺均已出现寒郁内风和水湿郁阻证候，而水湿尤著。

此外，由于肾风寒证有轻重差异，故可出现轻度或重度胞睑水肿，在肾部位和肺部位出现淡青色雾漫、或青蓝色雾漫，白睛血脉可呈现淡蓝色、蓝色、淡青色或青色等特征。

二、望目辨"肾实热证"

1. 望目辨"肾实热证"

"肾实热证"指肾脏受实热病邪侵袭，邪气盛实，但正气未虚而形成的证候。临床常见口燥，咽喉肿痛，腰脊疼痛、小腹胀满，睑肿、胫肿，头晕，耳鸣或耳聋，少尿或多尿或尿涩、尿热，尿液检查异常等。从西医学角度看，肾脏的很多疾病可以出现肾实证，如肾小球肾炎、肾盂炎等病常可见到此类证候。

望目辨"肾实热证"常见眼象：

白睛肾部位淡红略黯色泡，血脉红黯色、细、沉。按：白睛肾部位淡红略黯色泡主较轻的饮邪郁积、血热血瘀，而血瘀较重证；肾部位血脉红黯色、细、沉主肾血瘀实热证。综合辨析，此眼象表示肾湿邪郁热、血瘀实热证，属肾实热证（图 5-1-5-25，杨某，男，44 岁，2012-1-17）。

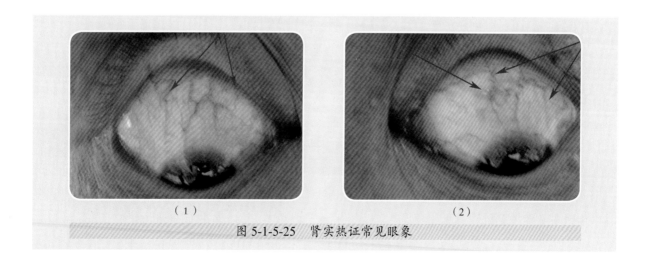

（1）　　　　　　　　　　　　　　　　（2）

图 5-1-5-25　肾实热证常见眼象

白睛肾部位灰褐色斑，血脉黯红色、细、沉。按：白睛肾部位灰褐色斑主肾脏湿邪郁热证，肾部位血脉黯红色、细、沉主肾血瘀实热证。综合辨析，此眼象表示肾湿邪郁热、血瘀实热证，属肾实热证。

白睛肾部位黄点斑，血脉黯红色、细、沉。按：白睛特征黄点斑主湿郁化热、气结证，眼象出现于肾部位即表示肾脏湿郁化热、气结证。白睛肾部位血脉黯红色主肾血瘀实热证，而兼以血脉细、沉主肾血瘀实热重证。综合辨析，此眼象表示肾湿郁化热、气结血瘀实热证，属肾实热证。

白睛肾部位灰褐色实体结，血脉黯红色、细、沉。按：白睛肾部位灰褐色实体结主肾湿痰气郁热证，肾部位血脉黯红色、细、沉主肾血瘀实热证。综合辨析，此眼象表示肾湿痰气郁、血瘀实热证，属肾实热证。

白睛肾部位淡红色泡，血脉黯红色、细、沉；肝部位红色雾漫，血脉红色、细。按：白睛肾部位淡红色泡，主肾脏较轻的饮邪郁积、血热血瘀证。肾部位血脉黯红色、细、沉主肾血瘀实热证。红色雾漫出现于肝脏部位表示肝热动风。综合辨析，此眼象表示肾湿邪郁热、血瘀实热证，属肾实热证。从眼象中可见，肾实热证多可见肝热内风表现。

目裹卧蚕，白睛肾部位血脉红黯色、粗，脾部位红色水肿、血脉红黯色。按："目裹卧蚕"主脾肾湿郁，水湿失运证。脾肾血脉红黯色主肾血瘀实热证。综合辨析，此眼象表示肾实热、水湿失运证。患者多易表现发热、头晕、耳鸣、腰痛、尿少、容易恐惧等病形。

白睛无色浮壅，肾部位血脉红黯色、粗。按：白睛无色浮壅主水湿郁阻证。肾血脉红黯色主肾血瘀实热证。综合辨析，此眼象表示肾实热、水湿失运证。患者多易表现发热、头晕、耳鸣、腰痛、尿少、容易恐惧等病形。

在上述眼象中，尚可见到眼睑红肿，红色雾漫、红黯色雾漫、黯红色雾漫，尚可在穹隆部见到白睛无色浮壅或红色浮壅，血脉边界欠清晰等特征。

2. 望目辨"肾风热证"

"肾风热证"指肾脏受风热病邪侵袭导致的证候。临床常见发热、恶寒、恶风，咽痛，头晕，面肿、腰酸、腰痛、尿频、尿急、尿少，舌质红，脉浮数等。从西医学角度检查，有70%～90%可见轻度或中度高血压，少数可见眼底小动脉痉挛及轻度视网膜水肿，镜下血尿或肉眼血尿，绝大多数（约占95%以上）患者可见轻度或中度蛋白尿，尿沉渣可见红细胞、白细胞、透明管型及颗粒管型。

望目辨"肾风热证"常见眼象：

白睛肾部位红色雾漫，血脉红黯色、细、沉。按：白睛肾部位红色雾漫主肾风热证，白睛血脉红黯色主血郁热证，属瘀血实热证，而肾部位血脉红黯色、细、沉主肾脏受风热病邪侵袭。综合辨析，此眼象表示肾脏风热血郁实证，可诊为肾风热证。

白睛无色浮壅，肾部位红色雾漫，血脉红黯色、细、沉。按：白睛无色浮壅主湿邪郁阻证。综合辨析，此眼象表示肾脏风热、湿阻血郁实证，属肾风热证。

白睛无色浮壅，肾肺部位红黯色雾漫，血脉黯红色、细、沉。按：白睛肾肺部位红色雾漫主肾肺风热实证，白睛肾肺部位血脉黯红色主血瘀实热证，兼以细、沉主肾肺风热侵袭、血瘀实热证。综合辨析，此眼象表示肾肺风热、湿阻血瘀实证。本证血瘀、湿邪均著，并已肾肺同病，亦属肾风热证。

白睛无色浮壅，肾肺部位红黯色雾漫，血脉黯红色、细、沉、边界欠清晰。按：白睛血脉细、沉、边界欠清晰主里湿兼瘀血证。综合辨析,此眼象表示肾肺风热、湿阻血瘀实证,本证湿邪重于上述证候,亦属肾风热证。

此外,由于"肾风热证"有轻重差异,故可出现轻度或重度目裹水肿,肾部位和肺部位白睛血脉可呈现紫色等特征。

3.望目辨"肾郁实热证"

"肾郁实热证"指肾气郁滞,湿邪化热,而形成肾脏湿热实证。临床常见小腹拘集、隐痛,会阴部刺痛或隐痛,白浊、或滴下黄色脓液,尿时疼痛加剧,精液检查异常等。从西医学角度看,前列腺炎、精囊炎、肾结石、输尿管结石或并发感染等病常可见到此类证候。

望目辨"肾郁实热证"常见眼象:

白睛上穹隆部淡黄色,肾部位血脉黯红色、弯钩,膀胱部位血脉红黯色、粗、浮。按:白睛上穹隆部位淡黄色主湿邪郁阻证,肾部位血脉红黯色主肾血瘀实热证,血脉弯钩主肾郁实热。白睛膀胱部位血脉红黯色、浮主血郁,热邪亢盛,瘀血实热重证。综合辨析,此眼象表示肾湿郁化热、血瘀气结证,故可诊为肾郁实热证。由眼象可见,肾郁实热证除肾脏病证外,尚与膀胱病证密切相关(图5-1-5-26,张某,女,30岁,2012-1-16)。

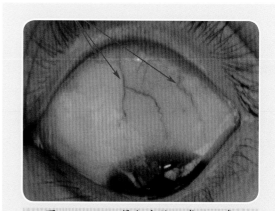

图 5-1-5-26　肾郁实热证常见眼象

白睛上穹隆部淡黄色,肾部位黯灰色点,血脉黯红色、弯钩,膀胱部位血脉红黯色、粗、浮。按:白睛上穹隆部位淡黄色主湿邪郁阻证。白睛肾部位黯灰色点主肾气滞血瘀、湿郁化热、气结证;血脉红黯色主肾血瘀实热证。白睛肾部位血脉黯红色、弯钩主肾血瘀实热郁结证。白睛膀胱部位血脉红黯色主血郁热邪亢盛、血瘀实证。综合辨析,此眼象表示肾湿郁化热、血瘀气结证,故可诊为肾郁实热证。此证尚多见于较轻微的肾结石患者。

白睛肾部位黄褐色斑,肾部位血脉黯红色、迂曲。按:白睛肾部位黄褐色斑主肾湿浊郁热证。白睛肾部位血脉黯红色、迂曲主肾血瘀实热,并发疼痛证。综合辨析,此眼象表示肾郁实热证,而此证湿浊重于上述湿郁化热证候,且已兼有疼痛。

白睛肾部位黄点斑,从肾部位同时发出两条血脉,其中一条血脉红黯色、弯钩,另一条血脉直行、迂曲。按:白睛肾部位黄点斑主肾湿郁化热、气结证。白睛肾部位血脉黯红色、弯钩主肾血瘀实热郁结证。白睛肾部位血脉黯红色、迂曲主肾血瘀实热并发疼痛证。综合辨析,此眼象表示肾郁实热证,且伴有明显疼痛。

白睛肾部位灰褐色斑,血脉黯红色、弯钩。按:白睛肾部位灰褐色斑主肾湿郁热证。白睛肾部位血脉黯红色、弯钩主肾血瘀实热郁结证。综合辨析,此眼象表示肾郁实热证。

白睛肾部位灰褐色实体结,血脉黯红色、弯钩。按:白睛肾部位灰褐色实体结主肾湿痰气郁热证。白睛肾部位血脉黯红色、弯钩主肾血瘀实热郁结证。综合辨析,此眼象表示肾郁实热证,而此证湿痰气郁重于上述证候。

白睛肾部位血脉黯红色,血脉前端灰褐色空心岛。按:白睛肾部位血脉前端连有灰褐色空心岛时，主肾气郁痰热兼风证。白睛肾部位血脉黯红色、前端灰褐色空心岛主肾气郁痰瘀、实热内风证。综合辨析，此眼象表示肾郁实热证，而此证痰郁、内风重于上述证候。

三、望目辨"肝脾肾湿热下注证"

"肝脾肾湿热下注证"为肝脾湿热下注肾脏而引发的证候。临床常见腰酸、腰部沉重，尿涩、尿痛、尿频，女子带下黄或黄稠、不孕，男子白浊、不育，舌红、苔黄厚，脉滑或滑数等。

望目辨"肝脾湿热下注证"常见眼象：

白睛肝脾部红色斑水肿，血脉红黯色、粗、沉、指向肾部位；肾部位黄褐色斑，血脉红黯色。按：白睛肝脾部位黄色斑主肝脾湿邪郁热证，血脉红黯色、粗、沉主严重的肝脾血郁热证。肝脾部位血脉指向肾，表明先有肝脾湿热，后有肾湿郁热。脾位中焦，肝肾在下焦，而肝肾之间，肾尤在下，故形成肝脾湿热下注证。

白睛肝脾部位黄色斑，血脉红黯色、粗、沉、指向肾部位；肾部位黄褐色斑，血脉红黯色。按：白睛肝脾部位黄色斑主肝脾湿邪郁热证，血脉红黯色、粗、沉主严重的肝脾血郁热证。故综合辨析，此属肝脾湿热下注证。

白睛肝脾部位黄色斑，血脉红黯色、粗、沉、指向肾；肾部位黄点斑，血脉红黯色。按：白睛肾部位黄点斑主肾湿郁化热、气结证。综合辨析，此眼象表示肝脾湿热下注之后，引发肾湿热气结证。

白睛肝脾部位黄色斑，血脉红黯色、粗、沉、指向肾；肾部位黄条斑，血脉红黯色。按：白睛肝脾部位黄色斑主肝脾湿邪郁热证。白睛肝脾部位血脉红黯色、粗、沉主严重的肝脾血郁热证。白睛肾部位黄条斑主"湿""气"阻滞、郁热较重证。综合辨析，此眼象表示先有肝脾湿热血郁，后有肾湿气结郁热，形成肝脾湿热下注证。

白睛肝脾部位黄色斑，血脉红黯色、粗、沉、指向肾；肾部位黄色丘，血脉红黯色。按：白睛肾部位黄色丘主肾痰浊郁热证。综合辨析，此眼象表示先有肝脾湿热血郁，后有肾痰浊郁热，从而形成肝脾湿热下注证。此证痰浊郁热重于上述证候。

白睛肝脾部位黄色斑，血脉红黯色、粗、沉、指向肾；肾部位黄褐色丘，血脉红黯色。按：白睛肾部位黄褐色丘主肾痰热郁结重证。综合辨析，此眼象表示先有肝脾湿热血郁，后有肾痰热郁结重证，从而形成肝脾湿热下注证。此证痰热重于上述证候，而以热邪尤甚。

四、望目辨"脾气抑郁肾寒证"

"脾气抑郁肾寒证"指脾气抑郁，脾气运化水湿功能减弱，以致湿邪滞留，影响肾脏，导致肾脏寒湿滞留而形成的证候。临床常见腹胀，浮肿，腰痛，便溏，尿少，舌淡黯、苔白厚，脉沉滑或沉细滑等。从西医学角度看，肝硬变腹水、营养不良性水肿、慢性肾炎、女子内分泌失调、男子性功能障碍等病常可见到此种证候。

望目辨"脾气抑郁肾寒证"常见眼象：

白睛脾部位血脉淡黯色、细、沉、弯钩；肾部位黯色弧形斑，血脉淡蓝色、细。按：白睛脾部位血脉淡黯色、细、沉主脾气虚、气滞血瘀寒证，兼以弯钩主脾气虚、气滞血瘀、气郁证。肾部位黯色弧形斑主肾血瘀证，兼以淡蓝色、细血脉主肾寒血瘀证。综合辨析，此眼象表示脾气抑郁肾寒证（图 5-1-5-27，王某，男，32 岁，2012-3-23）。

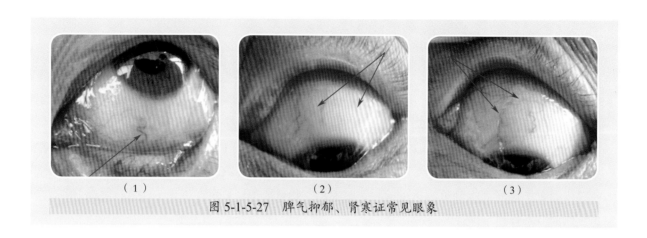

（1）　　　　　　　　　　（2）　　　　　　　　　　（3）

图 5-1-5-27　脾气抑郁、肾寒证常见眼象

白睛脾部位血脉淡蓝色、细、沉、弯钩，白睛肾部位血脉淡青色、细、沉。按：白睛脾部位血脉淡蓝色主轻微寒瘀证，白睛肾部位血脉淡青色主气滞寒瘀轻证，均可兼痛证。综合辨析，此眼象表示脾气抑郁肾寒证，此眼象表示的寒邪重于淡蓝色所表示的寒证。

五、望目辨"风寒束肺、肾湿闭阻证"

"风寒束肺、肾湿闭阻证"指风寒病邪侵袭体表，束缚肺气，导致腠理闭塞、肺气闭阻，使肺气不能通调水道，肾湿闭阻而引发的证候。此证亦可称为"风寒身肿证"。临床常见恶寒、恶风、发热，无汗，头身疼痛，头晕，乏力，咽喉肿痛，咳喘，颈动脉搏动明显，身肿、按之凹陷，腰痛，尿少、尿急、尿频、肉眼血尿或显微镜下血尿、蛋白尿、肾功能改变，血压升高等。从西医学角度看，可见于急性肾炎、急进性肾小球肾炎等。

望目辨"风寒束肺、肾湿闭阻证"常见眼象：

目裹浮肿；白睛无色浮壅，肺部位血脉黯色、细、沉；白睛肾部位灰色点，血脉淡色、边界不清晰。按：目裹浮肿主病邪郁脾，水湿失运证。白睛无色浮壅主湿邪郁阻证。白睛肺部位血脉黯色、细、沉主风寒袭肺、肺寒实证。白睛肾部位灰色点连接血脉淡色、边界不清晰时，主肾脏气滞湿郁证。综合辨析，此眼象表示肺风寒外袭，气滞湿郁闭阻肾脏，可诊为风寒束肺、肾湿闭阻证。

目裹浮肿；白睛无色浮壅，肺部位血脉淡蓝色、细、沉；白睛肾部位蓝色点，血脉淡色、边界不清晰。按：白睛肺部位血脉淡蓝色、细、沉主风寒袭肺证，属肺寒实证。白睛肾部位蓝色点主血瘀寒证，可见腰痛。综合辨析，此眼象表示肺风寒外袭，气滞湿郁闭阻肾脏，可诊为风寒束肺、肾湿闭阻证。此证寒邪重于上述证候。

目裹浮肿；白睛无色浮壅，肺部位血脉淡青色、细、沉；白睛肾部位淡白色条，血脉淡色、边界不清晰。按：白睛肺部位血脉淡青色、细、沉主风寒袭肺证，属肺寒实证。白睛肾部位淡白色条主肾湿邪夹瘀。综合辨析，此眼象表示肺风寒外袭，气滞湿郁闭阻肾脏，故诊为风寒束肺、肾湿闭阻证。此证肺寒、肾脏湿邪夹瘀重于上述证候。

目裏浮肿；白睛无色浮壅，肺部位血脉蓝色、细、沉；白睛肾部位黪灰色条，血脉黪色、边界不清晰。按：白睛肺部位血脉蓝色、细、沉主风寒袭肺证，属肺寒实证。白睛肾部位黪灰色条主肾血瘀痰湿郁结证，血脉黪色主肾瘀血证。综合辨析，此眼象表示肺风寒实邪外袭，气滞湿郁闭阻肾脏，可诊为风寒束肺、肾湿闭阻证。此证肺寒、肾脏血瘀痰湿郁结较著。

目裏浮肿；白睛无色浮壅，肺部位血脉青色、细、沉；白睛肾部位黪灰色斑，血脉黪色、边界不清晰。按：白睛肺部位血脉青色、细、沉主风寒袭肺证，属肺寒实重证。综合辨析，此眼象表示风寒实邪袭肺，气滞湿郁闭阻肾脏，诊为风寒束肺、肾湿闭阻证。此证肺寒重于上述证候。

六、望目辨"肺移寒于肾证"

"肺移寒于肾证"指肺脏寒邪未解，下移于肾，郁遏肾阳，使肾继发寒证，从而形成肺肾俱寒而引发的证候。临床常见睑肿，面色苍白、浮肿，或四肢浮肿，腰痛，足凉，尿少，尿液检查出现病理改变等。从西医学角度看，此证多见于肾病晚期、肝癌晚期、或其他癌肿肝转移等由于肺病转移至肝，导致门脉高压引起水肿的患者。

望目辨"肺移寒于肾证"常见眼象：

白睛肺部位血脉淡蓝色、细、沉、指向肾部位或进入肾部位，肾部位血脉淡蓝色、细、沉。按：白睛肺部位血脉淡蓝色主肺寒瘀证，但较轻微。白睛肺部位血脉淡蓝色、细、沉、指向肾部位表示肺病将向肾转移，肺部位血脉进入肾部位表示肺病已转移至肾。白睛肾部位血脉淡蓝色、细、沉主肾寒瘀证。综合辨析，此眼象表示肺移寒于肾证。

白睛肺部位血脉淡青色、细、沉、指向肾部位或进入肾部位，肾部位血脉淡蓝色、细、沉。按：白睛肺部位血脉淡青色主肺气滞寒瘀轻证，但寒邪重于淡蓝色所表示的寒证。白睛肺部位血脉淡青色、细、沉、指向肾部位表示肺寒将向肾转移，肺部位血脉进入肾部位表示肺病已转移至肾。综合辨析，此眼象表示肺移寒于肾证。本证肺寒重于肾寒，可见于肾病综合征寒邪较重证候。

白睛肺部位血脉青色、细、沉、指向肾部位或进入肾部位，肾部位血脉青色、细、沉。按：白睛肺部位血脉青色主气滞寒瘀重证，或兼痛证。综合辨析，此眼象表示肺移寒于肾证，且寒邪重于上述证候，可见于肾病综合征中期。

白睛肺部位血脉淡蓝色、细、沉、指向肾部位或进入肾部位，肾部位血脉淡蓝色、细、沉、边界模糊不清。按：白睛血脉淡蓝色、细、沉、边界模糊不清主寒瘀水湿证。综合辨析，此眼象表示肺移寒于肾证。本证肾寒水湿明显，可见于肾病综合征中期。

白睛肺部位血脉淡蓝色、细、沉、指向肾部位或进入肾部位，肾部位血脉青色、细、沉、边界模糊不清。按：白睛肺部位血脉淡蓝色主肺寒瘀证，但较轻微。白睛肺部位血脉淡蓝色、细、沉、指向肾部位表示肺病将向肾转移，肺部位血脉进入肾部位表示肺病已转移至肾。肾部位血脉青色主肾气滞寒瘀重证，或兼痛证。综合辨析，此眼象表示肺移寒于肾证。本证肾寒重于肺寒，可见于肾病综合征中、晚期。

白睛肺部位血脉青色、细、沉、指向肾部位或进入肾部位，肾部位血脉青色、细、沉、边界模糊不清。按：肺肾部位血脉青色、细、沉主肺肾气滞寒瘀重证，或兼痛证。综合辨析，此眼象表示肺移寒于肾证。本证肾肺寒邪均重，可见于肾病综合征晚期。

第三节　望目辨肾虚实夹杂证

一、望目辨"肾气虚、血瘀证"

"肾气虚、血瘀证"指肾气虚而兼有血瘀的证候。临床常见肾气虚和血瘀两类证候的病形，如腰膝酸软、疼痛等，舌淡黯颤、苔白，尺脉细弱或沉细等。

望目辨"肾气虚、血瘀证"常见眼象：

白睛肾部位黯色弧形斑，血脉淡色。按：白睛肾部位黯色弧形斑主肾脏较长期演变的慢性的血瘀证，白睛血脉淡色主肾气虚证。综合辨析，此眼象可表示肾气虚、血瘀证（图5-1-5-28，梁某，女，26岁，2012-1-2）。

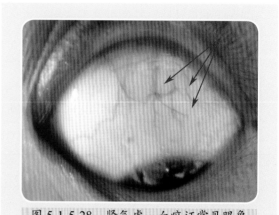

图 5-1-5-28　肾气虚、血瘀证常见眼象

白睛肾部位黯色条形斑，血脉淡色。按：白睛肾部位黯色条形斑主肾脏较短期的慢性血瘀证，白睛血脉淡色主肾气虚证。综合辨析，此眼象可表示肾气虚、血瘀证。

白睛肾部位黯色斑，血脉淡色。按：白睛肾部位黯色斑主肾血瘀证，白睛血脉淡色主肾气虚证。综合辨析，此眼象可表示肾气虚、血瘀证。

白睛肾部位灰色实体结，血脉淡色。按：白睛肾部位灰色实体结主肾脏湿郁气结轻证，而湿郁气结可形成瘀血，故眼象主肾脏轻度湿郁气结、血瘀证，白睛血脉淡色主肾气虚证。综合辨析，此眼象可表示肾气虚、血瘀证。

二、望目辨"肾虚头痛证"

"肾虚头痛证"指肾肝气虚，寒气上逆，气机滞结导致巅顶头痛的证候。临床常见巅顶剧烈头痛，四肢厥冷，甚则胸脘痞闷、痰多，舌黯、苔白，脉弦等。

望目辨"肾虚头痛证"常见眼象：

白睛脑部位黯色斑，血脉淡色、细、沉、迂曲；肾部位黯色斑，血脉淡色、细、沉、迂曲、指向肝或进入肝部位。按：白睛特征黯色斑主血瘀证，出现于脑、肾部位即表示脑、肾罹患血瘀证。白睛肾部位血脉淡色、细、沉主肾虚证，血脉迂曲主气虚寒瘀、疼痛。肾部位血脉淡色、细、沉、指向肝，表示肾气虚寒血瘀较严重，将影响肝。综合辨析，此眼象表示肾气虚寒血瘀，影响肝气虚寒血瘀证，从而诊为肾虚头痛证（图5-1-5-29，段某，男，48岁，2011-7-1）。

白睛脑部位黯色斑；肾部位黯色斑，血脉淡青色、细、浮、指向肝或进入肝部位；肝部位黯色斑、血脉淡青色、细、沉、迂曲。按：白睛血脉淡青色主气滞寒瘀轻证，可兼痛证，且此眼象表示的寒邪重于淡蓝色所表示的寒证。综合辨析，此眼象可表示肾虚头痛证。

白睛脑部位青蓝色斑；肾部位青蓝色斑；血脉淡青色、细、沉、指向肝或进入肝部位；肝部位黯色斑，血脉黯蓝色、细、沉、迂曲。按：白睛脑部位青蓝色斑主脑气滞寒瘀证。肾部位青蓝色斑主肾气滞寒瘀证；肾部位血脉淡青色、细、沉、指向肝主肾气虚，气滞寒瘀轻证，可兼痛证，将影响肝；若肾部位血脉淡青色、细、沉、进入肝部位则主肾气虚、气滞寒瘀，兼痛证，并影响及肝。白睛肝部位黯色斑主肝血瘀证，肝部位血脉黯蓝色、细、沉、迂曲主肝寒实瘀痛证。综合辨析，此眼象表示肾气虚、气滞寒瘀、肝寒瘀痛，脑气滞寒瘀，从而导致肾虚头痛证。

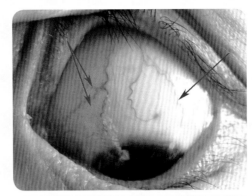

图 5-1-5-29　肾虚头痛证常见眼象

白睛脑部位青蓝色斑；肾部位青蓝色斑，血脉淡青色、细、沉、指向肝或进入肝部位；肝部位黯色斑，血脉黯蓝色、细、沉、迂曲；胃部位黯色斑，血脉淡黯色、细、沉。按：胃部位黯色斑主胃血瘀证，胃部位血脉淡黯色、细、沉主胃气虚血瘀证。综合辨析，此眼象表示肾气虚、气滞寒瘀，肝寒瘀痛，胃气虚血瘀，脑气滞寒瘀，从而导致肾虚头痛证。此证尚伴有脘痞气虚血瘀证。

从以上眼象可以看出，"肾虚头痛证"除肾虚之外，尚与肝、脑乃至胃的气虚、气滞、寒瘀病变紧密相关。这一眼象特征为我们临床立法、处方、遣药提供重要参考。

三、望目辨"肾虚胸胁痛证"

"肾虚胸胁痛证"指肾虚（按主要为肾精与肾气不足）导致气滞血瘀而引发胸胁痛的证候。此证多由房劳过度伤肾，导致肾气虚、血涩；肾虚可使肝虚，肝虚可令心虚，而显示"母病乘子"病机。因此，本证多在白睛肾、肝及心部位呈现特征。临床常见腰膝酸软，头晕，耳鸣，心悸，胸闷，胸胁隐痛，舌淡黯，脉沉细或沉细涩等。

望目辨"肾虚胸胁痛证"常见眼象：

白睛肾部位血脉淡色、浮、指向心、肝，心、肝部位血脉淡色、细、沉、迂曲、根虚。按：白睛血脉淡色、细、沉主较严重气虚证，此处白睛血脉根虚主气虚证，若血脉无根则气虚严重。白睛血脉迂曲主血瘀气滞痛证。以上白睛血脉特征出现于肾、心、肝部位，表示肾、心、肝罹患气虚血瘀、气滞痛证，心位于胸部，肝位于胁部，故可引发胸胁疼痛证候。肾部位血脉淡色、浮主肾气虚较严重，肾部位血脉指向心、肝部位表示先患肾气虚，然后肾气虚影响心、肝，出现心肝气虚气滞血瘀证。综合辨析，此眼象表示由肾气虚导致胸胁痛证，故可诊为肾虚胸胁痛证（图 5-1-5-30，蒋某，女，29 岁，2012-2-6）。

白睛肾部位血脉淡色、细、浮、指向肝部位或连及肝部位血脉；肝部位血脉淡色、细、迂曲；心部位黯色斑，血脉淡色、细、迂曲。按：肾部位血脉淡色、细、浮主肾气虚较严重，肾部位血脉指向肝部位或连及肝部位血脉表示先患肾气虚，然后肾气虚影响肝，出现肝气虚证。肝部位血脉淡色、细、沉、迂曲主严重肝气虚、血瘀气滞疼痛。白睛心部位黯色斑主心血瘀证，心部位血脉淡色、细、迂曲主心气虚血瘀疼痛证。综合辨析，此眼象表示由肾气虚导致胸胁痛证，故可诊为肾虚胸胁痛证。

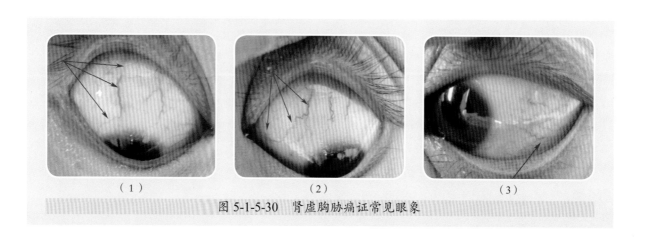

图 5-1-5-30　肾虚胸胁痛证常见眼象

　　白睛肾部位血脉淡色、细、浮、根虚或无根、指向肝部位或连及肝部位血脉；肝部位血脉淡色、细、迂曲；心部位黯色斑，血脉淡色、细、迂曲。按：白睛肾部位血脉淡色、细、浮、根虚或无根、指向肝部位或连及肝部位血脉主严重肾气虚证，同时表示先患肾气虚，然后肾气虚影响肝，出现肝气虚证。综合辨析，此眼象表示由肾气虚导致心肝气虚、心血瘀痛证，故可诊为肾虚胸胁痛证。

　　白睛肾部位血脉淡黯色、细、浮、根虚或无根、指向肝部位或连及肝部位；肝部位血脉淡黯色、细、迂曲；心部位黯色斑，血脉淡黯色、细、沉、迂曲。按：白睛血脉淡黯色主气虚血瘀证，血脉淡黯色、细、浮、根虚表示气虚血瘀较严重，而无根则表示气虚血瘀严重。综合辨析，此眼象表示肾虚胸胁痛证，而气虚血瘀重于上述证候。

　　白睛肾部位黯色弧形斑，血脉淡黯色、细、根虚或无根、指向肝部位或连及肝部位血脉；肝部位血脉淡蓝色、细、迂曲；心部位黯色斑，血脉淡黯色、细、沉、迂曲。按：白睛肾部位黯色弧形斑主肾血瘀证。肝部位血脉淡蓝色、细、迂曲主肝轻微瘀血证，可兼轻微寒证或痛证。综合辨析，此眼象表示肾虚胸胁痛证，而血瘀重于上述证候，且肝寒明显。

　　白睛肾部位黯色弧形斑，血脉淡蓝色、细、沉、根虚或无根、指向肝部位或连及肝部位血脉；肝部位血脉淡蓝色、细、沉、迂曲、根虚或无根；心部位黯色斑，血脉淡蓝色、细、沉、迂曲。按：肝部位血脉淡蓝色、细、沉、迂曲、根虚主肝气虚寒疼痛证，若血脉无根表示气虚更重。心部位黯色斑，血脉淡蓝色、细、沉、迂曲表示心气虚寒疼痛证。综合辨析，此眼象表示肾虚胸胁痛证，而心肝寒瘀均重于上述证候。

　　白睛肾部位黯色弧形斑，血脉淡蓝色、细、沉、根虚或无根、指向肝部位或连及肝部位血脉；肝部位黯色斑，血脉淡蓝色、细、沉、迂曲、根虚或无根；心部位蓝色斑，血脉淡蓝色、细、沉、迂曲。按：肝部位黯色斑主肝瘀血证，肝部位血脉淡蓝色、细、沉、迂曲、根虚主肝气虚寒疼痛证，若血脉无根表示气虚寒瘀更重。心部位蓝色斑，血脉淡蓝色、细、沉、迂曲表示心气虚寒疼痛证。综合辨析，此眼象表示肾虚胸胁痛证，而心肝寒瘀均重于上述证候。

从以上眼象特征可以看出，虽然名之曰"肾虚胸胁痛证"，但实质病变并非仅仅在肾，而是与心、肝病变紧密相关。这一眼象特征为我们临床立法、处方、遣药提供重要参考。

四、望目辨"肾气虚腰痛证"

"肾气虚腰痛证"指肾脏功能不足引发明显腰痛的证候。此证多因房室不节、劳倦过度，损伤肾气所致。临床常见腰膝酸软、隐隐疼痛，两腿乏力，耳鸣、或听力减退，头晕，健忘，性欲淡漠，尿频、或尿等待，尺脉弱等。

望目辨"肾气虚腰痛证"常见眼象：

白睛肾部位血脉淡色、细、迂曲。按：白睛肾部位血脉淡色、细主肾气虚较严重，血脉淡色、细、迂曲主较严重的肾气虚血瘀疼痛证。肾位于腰部，故综合辨析，白睛肾部位血脉淡色、细、迂曲主肾气虚腰痛证。

白睛肾部位血脉淡色、粗、迂曲。按：白睛肾部位血脉淡色、粗主气虚血瘀证，血脉淡色、粗、迂曲主气虚血瘀疼痛证。

白睛肾部位血脉淡色、细、迂曲、根虚或无根。按：白睛肾部位血脉淡色、细、迂曲主较严重的肾气虚血瘀疼痛证，兼以血脉根虚主肾气虚严重。由于肾位于腰部，故严重肾气虚可引发腰痛，从而构成肾气虚腰痛证。

白睛肾部位淡黯色斑，血脉淡色、粗、迂曲、根虚或无根。按：白睛肾部位淡黯色斑主肾血瘀证。综合辨析，此眼象表示肾气虚腰痛证，而此证在肾虚腰痛基础上已出现明显腰部瘀血。无根血脉表示的虚证重于血脉根虚表示的虚证。

白睛肾部位黯色斑，血脉淡色、细、迂曲、根虚。按：白睛肾部位黯色斑主肾血瘀证，血脉淡色、细、迂曲、根虚主肾气虚血瘀疼痛证，此证瘀血重于上述证候（图5-1-5-31，周某，男，25岁，2011-11-28）。

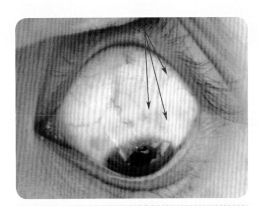

图 5-1-5-31　肾气虚腰痛证常见眼象

五、望目辨"肾虚寒湿证"

"肾虚寒湿证"指肾气虚而寒湿病邪乘虚侵扰人体而引发的证候。临床常见腰膝冷痛、沉重，腰或四肢关节运动受限，畏寒喜暖，舌淡胖、苔白厚，脉沉缓等。

望目辨"肾虚寒湿证"常见眼象：

白睛肾部位淡白色泡，血脉淡黯色、细、沉、根虚。按：白睛肾部位淡白色泡主肾严重气虚、阳虚、饮邪郁积寒证，血脉淡黯色、细、沉、根虚主肾气虚血瘀较重证，血脉无根表示的肾气虚证重于血脉根虚表示的肾虚证。综合辨析，此眼象表示肾气虚血瘀、湿邪郁阻证，而湿性寒，故可诊为肾虚寒湿证（图5-1-5-32，周某，男，28岁，2011-1-14）。

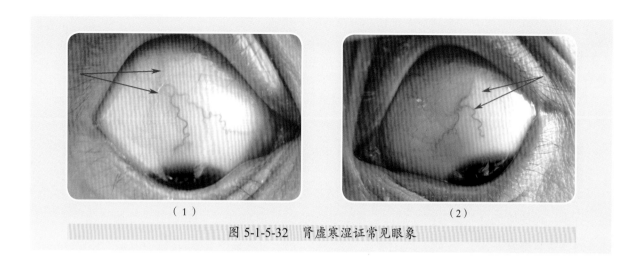

（1）　　　　　　　　　　　　　　　　　　　（2）

图 5-1-5-32　肾虚寒湿证常见眼象

　　白睛肾部位淡白色泡，血脉淡蓝色、细、沉、根虚或无根。按：白睛肾部位淡白色泡主肾严重气虚、阳虚、饮邪郁积寒证，血脉淡蓝色、细、沉、根虚主肾气虚寒瘀证。综合辨析，此眼象表示肾气虚血瘀、寒湿郁阻证，可诊为肾虚寒湿证。

　　白睛肾部位无色浮壅，血脉淡青色、细、沉、根虚或无根。按：白睛肾部位无色浮壅主肾湿郁阻证。肾部位血脉淡青色、细、沉、根虚主肾气虚、气滞寒瘀证，血脉无根表示的肾气虚重于根虚表示的肾虚证。综合辨析，此眼象表示肾虚寒湿证，其寒邪重于白睛血脉淡蓝色表示的寒证。

　　白睛肾部位淡黯色弧形斑、淡白条，血脉淡黯色、细、沉。按：白睛肾部位淡黯色弧形斑主肾血瘀证。白睛肾部位淡白色条主肾湿邪夹瘀，而湿邪较重证。白睛肾部位血脉淡黯色、细、沉主肾气虚血瘀证。综合辨析，此眼象表示肾气虚、湿邪血瘀证，而肾血瘀、湿邪重于上述证候，故可诊为肾虚寒湿证。

　　白睛肾部位淡黯色弧形斑、淡白条，血脉淡黯色、粗、浮。按：白睛肾部位血脉淡黯色、粗、浮主严重肾气虚血瘀证。综合辨析，此眼象表示肾气虚、湿邪血瘀证，而肾血瘀、湿邪重于上述证候，可诊为肾虚寒湿证。

　　白睛肾部位青蓝色弧形斑、淡白条，血脉淡黯色、细、浮、血脉末端灰色点。按：白睛肾部位青蓝色斑主肾气滞寒瘀证候。白睛肾部位淡白色条主肾湿邪夹瘀，而湿邪较重证。白睛肾部位血脉淡黯色、细、沉主肾气虚血瘀证，白睛肾部位血脉淡黯色、细、浮、末端灰色点时主肾气滞湿郁证。综合辨析，此眼象表示肾气虚、气滞寒瘀、寒湿郁阻，可诊为肾虚寒湿证。此证肾气滞寒瘀重于上述证候。

　　白睛肾部位青蓝色弧形斑、淡白条，血脉淡黯色、细、浮、孤立灰色点。按：白睛肾部位孤立灰色点主肾气虚、气滞湿郁证。综合辨析，此眼象表示肾虚寒湿证，而此证肾气虚重于上述证候。

　　从以上眼象可以看出，肾虚寒湿证不仅存在肾气虚、寒湿，而且兼有血瘀证。这为我们临床立法、处方、遣药提供重要参考。

六、望目辨"肾虚水泛证"

"肾虚水泛证"指由于肾气虚衰导致肾脏气化功能减弱，不能有效运化水湿，以致水湿泛溢而引发的证候。临床常见腰痛、腰酸而沉重，头晕，头昏，头痛，目裹微肿如卧蚕，舌淡胖、苔白润或白滑，脉沉细或沉弦等。本证病变的关键部位在肾脏，病机为肾气虚。水湿泛溢肌肤系实邪。因此，本证属虚实夹杂证。每见于西医学诊断的慢性肾炎、慢性肾盂肾炎、某些疾病继发的心力衰竭等患者。

望目辨"肾虚水泛证"常见眼象：

白睛肾部位淡白色泡，血脉淡色、细、沉、边界模糊；脾、肺部位血脉淡黯色、沉；心部位无色水肿，血脉淡色、细、沉、边界模糊。按：白睛肾部位淡白色泡主肾严重气虚、阳虚、饮邪郁积寒证，血脉淡色、细、沉、边界模糊主肾气虚、水湿泛溢证。脾、肺部位血脉淡黯色、沉主脾肺气虚血瘀证。心部位无色水肿，血脉淡色、细、沉、边界模糊主心气虚、气滞、水湿郁积水肿证。综合辨析，此眼象表示肾气虚，肾、脾、肺、心气虚血瘀、湿邪郁阻、泛溢于肌肤证，而以肾气虚为主，故可诊为肾虚水泛证（图 5-1-5-33，刘某，女，52 岁，2012-3-12）。眼象提示我们，在辨证诊治呈现肾虚水泛证时，宜适当考虑心气虚、气滞、水湿郁积水肿因素。

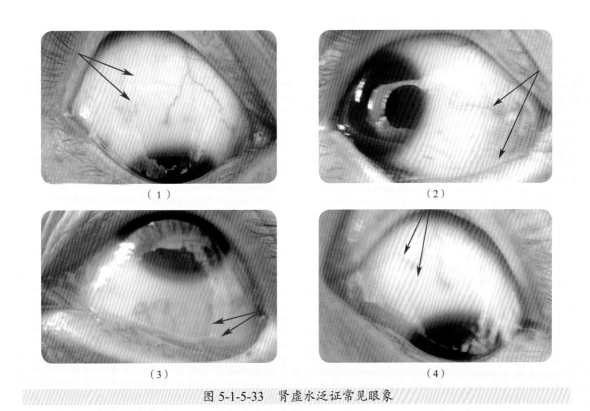

（1）　　　　　　　　　　　（2）

（3）　　　　　　　　　　　（4）

图 5-1-5-33　肾虚水泛证常见眼象

白睛肾部位黯色弧形斑，血脉淡色、细、沉、边界模糊；脾、肺部位血脉淡黯色、细、沉、边界模糊。按：肾部位黯色弧形斑主肾瘀血证。脾、肺部位血脉淡黯色、细、沉、边界模糊主脾肺气虚血瘀、湿阻气机、水湿泛溢证。综合辨析，此眼象表示肾气虚，肾、脾、肺气虚血瘀、湿邪郁阻、泛溢于肌肤证，故可诊为肾虚水泛证。

白睛肾、肺、膀胱部位黯色弧形斑，血脉淡黯色、细、沉边界模糊；脾、肺部位血脉淡黯色、细、浮、边界模糊。按：白睛肾、肺、膀胱部位黯色弧形斑主肾、肺、膀胱较长期演变的慢性血瘀证。综合辨析，此眼象表示肾、肺、膀胱气虚，且气虚血瘀、湿邪郁阻、泛溢于肌肤证，故可诊为肾虚水泛证。

白睛肾、肺、膀胱部位黯色弧形斑，血脉淡黯色、细、沉、边界模糊；脾、心部位淡白色泡、黯色斑，血脉淡黯色、细、浮、边界模糊。按：白睛特征淡白色泡主严重气虚、阳虚、饮邪郁积寒证。脾、心部位淡白色泡主脾心严重气虚、阳虚血瘀、饮邪郁积寒证。综合辨析，此眼象表示肾、肺、膀胱阳虚，肾、脾、肺、心气虚血瘀、湿邪郁阻、泛溢于肌肤证，亦可诊为肾虚水泛证。此证肾、脾、心气虚血瘀，饮邪郁积水泛重于上证。

七、望目辨"肾气虚、肾郁湿热证"

"肾气虚、肾郁湿热证"指肾气虚气滞、痰郁化热而引发的虚实夹杂证候。临床常见乏力、颧红、畏寒、会阴部隐痛、白浊、或滴下黄色脓液，尿时疼痛加剧，精液检查异常等。从西医学角度看，慢性前列腺炎、精囊炎等病常可见到此类证候，大多病程已很长，并可能已有部分钙化。

望目辨"肾气虚、肾郁湿热证"常见眼象：白睛肾部位底色黄色、灰色斑，血脉娇红色、细、根虚。按：白睛肾部位底色黄色主肾湿热郁积证，灰色斑主肾湿阻气机证，血脉娇红色、细、根虚主肾气虚、气虚发热证。若见肾部位血脉弯钩则明显表示肾郁证。综合辨析，此眼象表示肾郁、气虚湿热证（图5-1-5-34，张某，男，44岁，2011-1-21）。若肾部位血脉娇红色、细、无根，主肾气虚严重、气虚发热证。

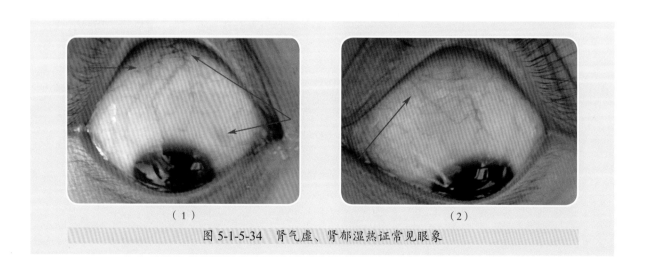

（1）　　　　　　　　（2）

图5-1-5-34　肾气虚、肾郁湿热证常见眼象

八、望目辨"肾血虚兼瘀证"

望目辨"肾血虚兼瘀证"常见眼象：

白睛肾部位血脉粉黯色。按：白睛血脉粉黯色主血虚血瘀，而以血虚为主证候。血脉特征出现

于肾部位，即表示肾血虚兼瘀证。

白睛肾部位血脉粉黯色、细。按：白睛血脉细主虚证，粉黯色主血虚血瘀，以血虚为主证。综合辨析，此眼象表示肾血虚血瘀证，但血虚血瘀重于上述证候。

白睛肾部位血脉粉黯色、粗。按：白睛血脉粗主瘀血证，病情较重，大多发病时间较长。白睛血脉粉黯色、粗表示血虚血瘀证。白睛血脉特征出现于肾部位，即表示肾血虚兼瘀证，且血虚血瘀较重。

白睛肾部位淡粉色雾漫，血脉粉黯色、粗。按：白睛肾部位淡粉色雾漫主较轻微的肾血虚内风证，血脉粉黯色、粗表示血虚血瘀较重。综合辨析，此眼象表示肾血虚血瘀、血虚内风证。

白睛肾部位血脉粉红略黯色。按：白睛血脉粉红色主血虚发热证，粉红略黯主血虚发热兼瘀血证。血脉特征出现于肾部位，即表示肾血虚发热兼瘀证。

白睛肾部位血脉粉红略黯色、细、沉。按：白睛肾部位血脉粉红略黯色主肾血虚发热兼血郁证，但尚属轻微。白睛血脉细、沉主虚证，血脉粉红略黯色、细、沉主血虚发热兼血瘀证。综合辨析，此眼象表示肾血虚血瘀兼血虚发热证。

白睛肾部位粉色雾漫，血脉粉红略黯色、粗、浮。按：白睛肾部位粉色雾漫主肾血虚内风证，白睛肾部位血脉粉红略黯色、粗、浮主肾血虚血瘀兼血虚发热重证。综合辨析，此眼象表示肾血虚血瘀发热、内风证。

白睛肾部位粉色雾漫，粉黯色斑，血脉粉红略黯色、粗、浮、附珠。按：白睛肾部位粉色雾漫主肾血虚内风证，白睛肾部位血脉粉红略黯色、粗、浮主肾血虚血瘀兼血虚发热重证，粉黯色斑主肾血虚血瘀郁热证，血脉粉黯色附珠主血虚血瘀、痰气郁结证。综合辨析，此眼象表示肾血虚血瘀证（图 5-1-5-35，胡某，女，45 岁，2013-1-7）。此外，需要指出，此眼象患者尚兼血虚发热、内风证。

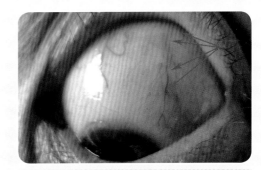

图 5-1-5-35　肾血虚兼瘀证常见眼象

九、望目辨"肾气血两虚兼瘀证"

"肾气血两虚兼瘀证"指肾气虚与肾血虚同时存在，并兼有瘀血的证候。常见肾气虚、肾血虚和瘀血的临床病形。

望目辨"肾气血两虚兼瘀证"常见眼象：

白睛肾部位黯色斑，同时出现一条血脉淡色，另一条血脉粉色。按：白睛肾部位黯色斑主肾血瘀证，血脉淡色主肾气虚证，白睛肾部位血脉粉色主肾血虚证，此两种血脉同时出现于同一白睛，即表示肾气血两虚证。综合辨析，此眼象

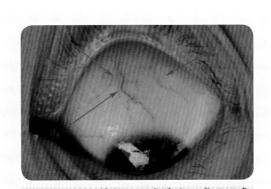

图 5-1-5-36　肾气血两虚兼瘀证常见眼象

表示肾气血两虚兼瘀证（图 5-1-5-36，施某，男，43 岁，2012-7-19）。

白睛肾部位黯色斑，同时出现一条血脉淡色、细，另一条血脉粉色、细。按：白睛血脉淡色、细主气虚证，血脉粉色、细主血虚证。综合辨析，此眼象表示肾气血两虚兼瘀证，但比上述证候严重。

在上述眼象中，若为黯色弧形斑主较长期演变的慢性血瘀证；若为黯色条形斑则主较短期的慢性血瘀证。

十、望目辨"肾血虚、肝阴虚、血瘀夹湿证"

"肾血虚、肝阴虚、血瘀夹湿证"指由于肾血虚导致肝阴虚，而阴血虚导致血瘀，代谢产物不能有效排出，而形成湿邪，从而构成肾血虚、肝阴虚、血瘀夹湿证。常见肾血虚、肝阴虚、瘀血，以及湿邪引发的临床病形。

望目辨"肾血虚、肝阴虚、血瘀夹湿证"常见眼象：

白睛肾部位灰色泡，血脉粉色，血脉末端灰色点；白睛肝部位血脉殷红色、细。按：白睛肾部位灰色泡主肾脏湿郁、气虚寒饮证，白睛肾部位血脉粉色主肾血虚证，灰色点连接粉色血脉时，主肾血虚、气滞湿郁证。白睛肝部位血脉殷红色、细主肝阴虚证。综合辨析，眼象表示肾血虚、肝阴虚、血瘀夹湿证（图5-1-5-37，孙某，男，28岁，2012-5-1）。

白睛肾部位灰色点，血脉粉色；白睛肝部位灰色点，血脉粉色。按：白睛出现孤立灰色点时，主气虚气滞湿郁证，出现于肾肝部位即主肾和肝有气滞湿郁证。综合辨析，此眼象表示肾血虚、肝阴虚、血瘀夹湿证。

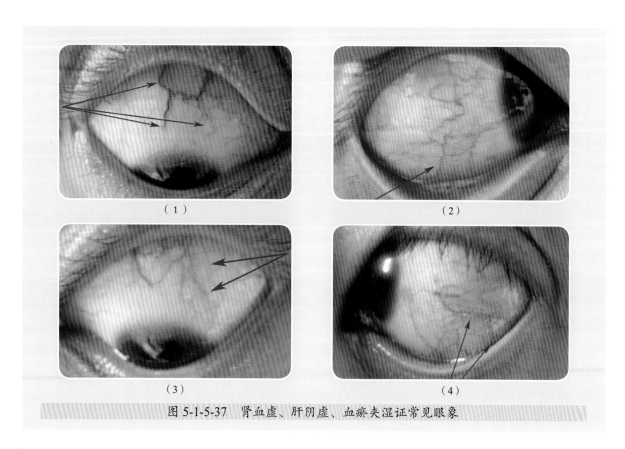

（1）　（2）　（3）　（4）

图5-1-5-37　肾血虚、肝阴虚、血瘀夹湿证常见眼象

十一、望目辨"肾阴虚、血瘀证"

"肾阴虚、血瘀证"指肾阴虚而兼有血瘀的证候。临床常见肾阴虚和血瘀两类证候的病形，如腰膝酸软，疼痛，口干，便干，皮肤痤疮，男子遗精、早泄，女子月经失调，如经行前期、量少等，舌红黯、苔少，尺脉细弱数或沉细数等。

望目辨"肾阴虚、血瘀证"常见眼象：

白睛肾部位黯色斑，血脉殷红色。按：白睛肾部位血脉殷红色主肾阴虚证，肾部位黯色斑主肾血瘀证，两种眼象并现，主肾阴虚、血瘀证（图5-1-5-38，周某，女，19岁，2012-2-6）。

白睛肾部位黯色斑，血脉殷红色、无根。

在上述眼象中，若为黯色弧形斑主较长期演变的慢性血瘀证；若为黯色条形斑则主较短期的慢性血瘀证。

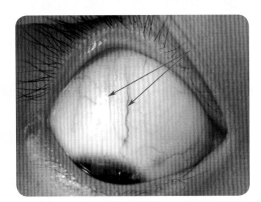

图 5-1-5-38　肾阴虚、血瘀证常见眼象

十二、望目辨"肾阴虚、肾郁痰热证"

"肾阴虚、肾郁痰热证"指肾阴虚、气滞痰郁化热而引发的虚实夹杂证候。临床常见乏力、烦热，会阴部刺痛或隐痛，白浊或滴下黄色脓液，尿时疼痛加剧，精液检查异常，舌红、苔白，脉细数等。从西医学角度看，慢性前列腺炎、精囊炎、宫颈炎、宫颈糜烂等病常可见到此类证候，大多病程已很长，可能已有部分钙化。

望目辨"肾阴虚、肾郁痰热证"常见眼象：

白睛肾部位灰褐色实体结，血脉殷红色、细。按：白睛肾部位灰褐色实体结主肾脏痰气郁热证，血脉殷红色、细主肾阴虚较重证候。综合辨析，此眼象表示肾郁、阴虚痰热证（图5-1-5-39，连某，女，41岁，2011-7-1）。

白睛肾部位灰褐色实体结，血脉殷红色、细、迂曲。按：肾部位血脉殷红色、细、迂曲主肾阴虚疼痛证。综合辨析，此眼象表示肾郁、阴虚痰热证。从眼象可以看出，肾郁、阴虚痰热证存在肾阴虚、湿痰气郁、热痛病机。

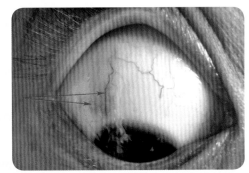

图 5-1-5-39　肾阴虚、肾郁痰热证常见眼象

十三、望目辨"肾阴虚头痛证"

"肾阴虚头痛证"指肾阴虚、阴不敛阳，肾阳上亢，导致阳气闭阻而引发头痛的证候。临床常

见腰脊酸痛、潮热，盗汗，耳鸣，头脑空痛，舌红瘦，脉细数等。从西医学角度看，肾结核、动脉硬化继发高血压病、原发高血压病、高血压危象，以及植物神经功能紊乱等常可见到此类证候。

望目辨"肾阴虚头痛证"常见眼象：

白睛肾部位血脉殷红色；脑部位殷红色斑，血脉殷红色、迂曲。按：白睛肾部位血脉殷红色主肾阴虚证。白睛脑部位殷红色斑主脑阴虚、虚热证，脑部位血脉殷红色、迂曲主脑阴虚、疼痛证。综合辨析，此眼象表示肾阴虚、脑阴虚、头痛证，故可诊为肾阴虚头痛证。

白睛肾部位血脉殷红色、沉；脑部位殷红色斑，血脉殷红色、沉、迂曲。按：白睛血脉殷红色、沉比单纯血脉殷红色表示的阴虚证重。综合辨析，此眼象表示肾阴虚头痛证，而肾阴虚比上证候严重。

白睛肾部位血脉殷红色，细、沉；脑部位殷红色斑，血脉殷红色、细、沉、迂曲。按：白睛血脉殷红色、细、沉比"血脉殷红色、沉"表示的阴虚证严重。综合辨析，此眼象表示肾阴虚头痛证，而肾阴虚比上证严重。

白睛肾部位血脉殷红色，粗、沉；脑部位殷红色斑，血脉殷红色、粗、浮、迂曲。按：综合辨析，此眼象表示肾阴虚头痛证，且肾阴虚血瘀明显。

十四、望目辨"肾阴虚内风证"

"肾阴虚内风证"指肾阴虚，阴虚火旺，虚阳逆上脑髓而导致内风的证候。临床常见上述肾阴虚症状之外，尚出现眩晕症状。

望目辨"肾阴虚内风证"常见眼象：

白睛肾部位殷红色雾漫，血脉殷红色。按：白睛肾部位殷红色雾漫主肾阴虚内风证。白睛肾部位血脉殷红色主肾阴虚证。综合辨析，此眼象表示肾阴虚引发内风证（图5-1-5-40，刘某，女，70岁，2012-3-23）。

白睛肾部位殷红色雾漫，血脉殷红色、细、无根。按：白睛血脉殷红色、细、无根重于血脉殷红色、根虚表示的阴虚证。综合辨析，此眼象表示严重肾阴虚引发内风证，诊为肾阴虚内风证，且阴虚重于上述证候。

白睛肾部位殷红色雾漫，血脉殷红色、细、无根；脑部位血脉末端连接红色月晕。按：白睛脑部位殷红色、细、无根，血脉末端连接红色月

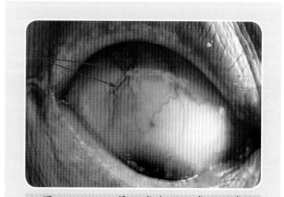

图5-1-5-40　肾阴虚内风证常见眼象

晕主脑阴虚、血瘀郁热兼风证。综合辨析，此眼象表示严重肾阴虚、血瘀郁热兼内风证，亦可诊为肾阴虚内风证。

白睛肾部位无根殷红色雾漫，血脉殷红色、细；脑部位血脉末端连接红黯色月晕。按：白睛肾部位无根殷红色雾漫主肾阴虚较重的内风证。脑部位血脉末端连接红黯色月晕主脑血热、血瘀内风证。综合辨析，此眼象表示肾阴虚、血热血瘀内风证，可诊为肾阴虚内风证。

白睛肾部位无根殷红色雾漫，血脉殷红色、细；脑部位孤立红色月晕。按：白睛脑部位血脉殷红色、细、孤立红色月晕主脑气阴虚血瘀、郁热兼风证。综合辨析，此眼象表示肾阴虚内风证，且兼肾气虚证。

白睛肾部位无根殷红色雾漫，血脉殷红色、细；脑部位孤立紫红色月晕。按：白睛肾部位血脉殷红色、细、脑部位孤立紫红色月晕主肾气阴虚热盛、血瘀兼风证。综合辨析，此眼象表示肾气阴虚、热盛血瘀兼风证，可诊为肾阴虚内风证，但脑气虚较著。

十五、望目辨"肾阴虚腰痛证"

"肾阴虚腰痛证"指肾阴不足引发明显腰痛的证候。此证多因房室不节、劳倦过度，损伤肾阴所致。临床常见隐隐腰痛，头晕，耳鸣，咽干，烦热，面色黧黑，热甚则颧红，舌质红瘦，脉细数、或虚数等。

望目辨"肾阴虚腰痛证"常见的眼象：

白睛肾部位黧色斑，血脉殷红色、细、迂曲。按：白睛肾部位黧色斑主肾血瘀证，血脉殷红色、细、迂曲主肾阴虚疼痛证。由于肾位于腰部，故本证可诊为肾阴虚腰痛证（图5-1-5-41，郑某，女，41岁，2012-11-8）。

白睛肾部位血脉殷红色、粗、迂曲。按：白睛肾部位血脉殷红色、粗主肾阴虚兼血瘀证。综合辨析，此眼象表示肾阴虚腰痛证。

白睛腰部位黧色斑，肾部位血脉殷红色、细、迂曲。按：白睛腰部位黧色斑主腰血瘀证。白睛肾部位血脉殷红色、细、迂曲主肾阴虚疼痛证。综合辨析，此眼象表示肾阴虚腰痛证，且腰部位瘀血较著。

在上述眼象中，可同时在白睛肾部位呈现黧色弧形斑，表示肾血瘀证。若同时在白睛肝部位出现黧色弧形斑，则表示肝肾血瘀、冲任失调证。

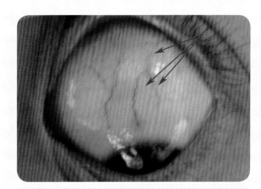

图5-1-5-41　肾阴虚腰痛证常见眼象

十六、望目辨"肾精亏虚夹湿证"

"肾精亏虚夹湿证"指在"肾精亏虚"基础上兼夹湿邪而形成的证候。临床常见耳鸣，健忘，早衰，女子白带、月经量少、不孕、或提前闭经，男子射精疼痛、白浊、勃起不坚、精液异常、或不育，舌淡黧、苔白厚，脉沉细等。

望目辨"肾精亏虚夹湿证"常见眼象：

白睛肾肝部位黧色弧形斑，肾肝部位血脉（或女子胞、男子外肾）淡色、沉，女子胞部位灰白色丘。按：白睛肾肝部位黧色弧形斑主肝肾血瘀、冲任失调证。白睛肾（或女子胞和男子外肾）肝部位血脉淡色、沉主肾（或女子胞和男子外肾）肝气虚较严重。肾（或女子胞和男子外肾）肝血瘀、冲任失调伴有肾气虚可导致肾精亏虚证。女子胞灰白色丘主女子胞湿痰气郁轻证。综合辨析，此眼象表示肾精亏虚夹湿证。

白睛肾肝部位黯色弧形斑，肾肝部位血脉（或女子胞、男子外肾）淡色、细、沉，女子胞部位灰白色丘。按：白睛肾（或女子胞和男子外肾）肝部位血脉淡色、细、沉主肾（或女子胞和男子外肾）肝气虚严重。综合辨析，此眼象表示肾精亏虚夹湿证。

白睛肾肝部位黯色弧形斑，肾肝部位血脉（或女子胞、男子外肾）淡黯色、细、沉，女子胞部位灰白色丘。按：白睛肾（或女子胞和男子外肾）肝部位血脉淡黯色、细、沉主肾（或女子胞和男子外肾）肝气虚、瘀血较严重。肾（或女子胞和男子外肾）肝血瘀、冲任失调伴有肾气虚可导致肾精亏虚证。女子胞灰白色丘主女子胞湿痰气郁轻证。综合辨析，此眼象表示肾精亏虚夹湿证，并已兼瘀血。

白睛肾肝部位黯色弧形斑，肾肝部位血脉（或女子胞、男子外肾）淡黯色、细、沉，女子胞部位灰色丘。按：女子胞（或男子外肾）部位灰色丘主女子胞（或男子外肾）湿痰郁阻证。综合辨析，此眼象表示肾精亏虚夹湿痰郁阻证，并已兼瘀血。此证湿痰重于上述证候。

白睛肾肝部位青蓝色弧形斑，肾肝部位血脉淡黯色、细、沉，肾肝部位血脉（或女子胞、男子外肾）淡黯色、细、沉，女子胞（男子为外肾）部位灰色丘。按：白睛肾肝部位青蓝色弧形斑主肝肾气滞寒瘀、冲任失调证。白睛肾（或女子胞和男子外肾）肝部位血脉淡黯色、细、沉主肾（或女子胞和男子外肾）肝气虚、瘀血较严重。综合辨析，此眼象表示肾精亏虚夹湿痰郁阻证，并已兼气滞寒瘀，冲任失调。

白睛肾肝部位青蓝色弧形斑，肾肝部位血脉（或女子胞、男子外肾）淡蓝色、细、沉，女子胞（男子为外肾）部位灰色丘。按：白睛肾（或女子胞和男子外肾）肝部位血脉淡蓝色、细、沉主肾（或女子胞和男子外肾）肝气虚、寒瘀较严重。综合辨析，此眼象表示肾精亏虚夹湿痰郁阻证，并已兼严重气滞寒瘀，冲任失调。

以上眼象中均可出现白睛血脉根虚或无根特征，尚可在肾肝（或女子胞和男子外肾）部位出现点、条、斑、结、月晕、丘、岛等白睛特征，表示存在相关兼夹证。从"望目辨证诊断学"显示的眼象分析，"肾精亏虚证"与肝、女子胞（男子为外肾）密切相关。因此，医家在治疗肾精亏虚证时，尚宜考虑肝、女子胞精虚血瘀及其与气滞血瘀共同构成的冲任失调因素。这类眼象为我们临床立法、处方、遣药提供重要参考。

十七、望目辨"肾阳虚头痛证"

"肾阳虚头痛证"指肾阳虚、肾阳不能向上温煦头脑，以致阳气闭阻而引发头痛的证候。临床常见上述肾阳虚症状之外，尚出现头痛症状。

望目辨"肾阳虚头痛证"眼象：

白睛肾部位血脉淡白色、细、沉，脑部位血脉淡白色、细、沉、迂曲。按：白睛肾和脑部位血脉淡白色主肾阳虚寒证。寒主收引，阳虚内寒可使血脉收引而显细、沉，使血脉迂曲而显寒痛证。综合辨析，此眼象表示肾阳虚头痛证。

白睛肾部位血脉淡蓝色、沉、根虚，血脉末端黯色斑；心、脑部位血脉淡黯色、细，血脉末端黯色斑。按：阳虚生内寒，寒则血脉淡蓝色、沉、根虚；肾、心、脑部位血脉淡蓝色主肾心脑阳虚，阳虚不足以鼓舞气血运行，较难充盈血脉，故血脉沉潜于内。肾阳虚致心脑之阳不足，故心脑部位血脉淡蓝色、细。脑位于头部，脑阳虚寒痛可表现为头痛。综合辨析，此眼象表示由于肾阳虚导致脑阳虚，形成肾阳虚头痛证。从眼象尚可知脑与心密切相关（图 5-1-5-42，张某，男，28 岁，2012-9-18）。

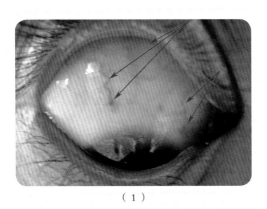 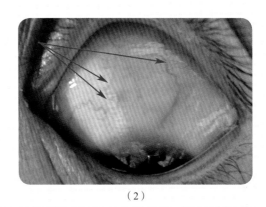

（1） （2）

图 5-1-5-42　肾阳虚头痛证常见眼象

白睛肾部位血脉蓝色、沉、根虚，脑部位血脉蓝色、细、沉、迂曲。按：白睛肾部位血脉蓝色主肾阳虚气滞寒瘀痛证。脑部位血脉蓝色、细、沉、迂曲主脑寒痛证。综合辨析，此眼象表示肾阳虚头痛证，而寒象重于上证。

白睛肾部位血脉淡青色、细、沉、根虚，脑部位血脉淡青色、细、沉、迂曲。按：白睛肾部位血脉淡青色、细、沉、根虚主肾阳虚、气滞寒瘀证，但此眼象表示的寒邪重于淡蓝色所表示的寒证。脑部位血脉淡青色、细、沉、迂曲主阳虚、气滞寒瘀、痛证。脑位于头部，故综合辨析，此眼象表示肾阳虚头痛证，但寒象重于血脉蓝色表示的寒象。

白睛肾部位血脉青色、细、沉、根虚，脑部位血脉青色、细、沉、迂曲。按：白睛肾部位血脉青色、细、沉、根虚主肾阳虚、气滞寒瘀重证。脑部位血脉青色、细、沉、迂曲主严重阳虚、气滞寒瘀、痛证。脑位于头部，故综合辨析，此眼象表示肾阳虚头痛证，但寒象重于血脉淡青色和蓝色表示的寒象。

白睛肾部位淡黯色斑，血脉淡蓝色、细、沉、根虚；脑部位血脉淡蓝色、细、沉、迂曲。按：白睛肾部位淡黯色斑主肾血瘀证。白睛肾部位血脉淡蓝色、细、沉、根虚主肾阳虚瘀血证。脑部位血脉淡蓝色、细、沉、迂曲主脑阳虚痛证。脑位于头部，故综合辨析，此眼象表示肾阳虚头痛证，而血瘀较著。

白睛肾部位淡黯色斑，血脉淡青色、细、沉、根虚；脑部位血脉淡青色、细、沉、迂曲。按：白睛肾部位血脉淡青色、细、沉、根虚主肾阳虚瘀血证。脑部位血脉淡青色、细、沉、迂曲主脑阳虚痛证。脑位于头部，故综合辨析，此眼象表示肾阳虚头痛证，而血瘀较著。其寒证重于血脉淡蓝色表示的寒证。

白睛肾脑部位青蓝色斑，血脉青色、细、沉、根虚；脑部位血脉青色、细、沉、迂曲、根虚。

按：白睛肾脑部位青蓝色斑主肾脑气滞寒瘀证候，白睛肾脑部位血脉青色、细、沉、根虚主肾脑虚寒证，脑部位血脉青色、细、沉、迂曲、根虚主脑虚寒疼痛证候。脑位于头部，故综合辨析，此眼象表示肾阳虚头痛证，而寒瘀重于上证。

在上述眼象中，尚可呈现全部白睛底色淡白色，主严重阳虚证。亦可出现白睛血脉无根特征，其虚证重于血脉根虚表示的虚证。

从以上眼象可知，肾阳虚头痛证除肾阳不足之外，尚可兼有血瘀。因此，医家在治疗肾阳虚证时，除考虑温补肾阳之外，尚宜考虑血瘀因素。这一眼象为我们临床立法、处方、遣药提供重要参考。

十八、望目辨"肾阳虚眩晕证"

"肾阳虚眩晕证"指肾阳虚、阳气不能上充脑髓而导致眩晕的证候。临床除常见上述肾阳虚症状之外，尚出现眩晕症状。

望目辨"肾阳虚眩晕证"眼象：

白睛肾部位淡黯色雾漫，血脉淡白色、沉、无根。按：白睛肾部位淡黯色雾漫主肾脏气虚血瘀内风证；血脉淡白色、沉主肾阳虚气滞寒证，可兼痛证。综合辨析，此眼象表示在肾阳虚头痛基础上，兼有肾脏气虚血瘀内风，从而可诊为肾阳虚眩晕证（图5-1-5-43，王某，男，33岁，2012-7-20）。

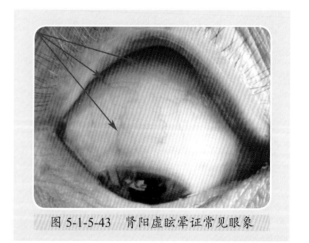

图5-1-5-43　肾阳虚眩晕证常见眼象

白睛肾部位淡蓝色雾漫，血脉淡白色、细、沉，脑部位血脉淡白色、细、沉、迂曲。按：白睛肾部位淡蓝色雾漫主肾脏寒郁内风较轻证候。综合辨析，此眼象表示在肾阳虚头痛基础上，兼有肾脏寒郁内风证候，从而可诊为肾阳虚眩晕证。

白睛肾部位无根淡青色雾漫，血脉淡蓝色、沉、根虚；脑部位血脉淡蓝色、细、沉。按：白睛肾部位无根淡青色雾漫主阳虚、气郁兼寒内风轻证。综合辨析，此眼象表示由于肾阳虚导致脑阳虚，脑阳虚可致眩晕，故可诊为肾阳虚眩晕证。

白睛肾部位无根淡青色雾漫，血脉淡青色、细、沉、根虚；脑部位血脉淡青色、细、沉。按：白睛肾部位无根青色雾漫主肾气虚气郁兼寒内风证，兼以血脉淡青色、细、沉、根虚主肾阳虚、气郁兼寒、内风轻证。综合辨析，此眼象表示由于肾阳虚导致眩晕证，从而可诊为肾阳虚眩晕证。

白睛肾部位无根淡青色雾漫，血脉青色、细、沉、根虚；脑部位血脉青色、细、沉。按：此眼象表示肾阳虚眩晕证，而脑阳虚寒邪较重。

白睛肾部位无根淡青色雾漫，血脉青色、细、沉、根虚；脑部位血脉青色、细、沉，血脉末端连接灰色月晕。按：脑部位血脉末端连接灰色月晕主脑阳虚、气滞湿郁兼风证，故可诊为肾阳虚眩晕证，而脑腑气滞湿郁兼风明显。

白睛肾部位无根淡青色雾漫、孤立灰色月晕，血脉青色、细、沉、根虚；脑部位血脉青色、细、沉。按：白睛肾部位无根青色雾漫主肾气虚气郁兼寒内风证，兼以血脉淡青色、细、沉、根虚主肾阳虚、气郁兼寒、内风轻证。肾部位孤立灰色月晕主肾阳肾气俱虚，而气滞湿郁兼风证。综合辨析，此眼象表示肾阳虚眩晕证，且肾阳肾气俱虚而气滞湿郁兼风明显。

白睛肾部位无根淡青色雾漫，血脉青色、细、沉、根虚；脑部位血脉青色、细、沉，血脉末端连接黯灰色月晕。按：肾部位血脉末端连接黯灰色月晕主肾阳虚、气滞血瘀、湿郁兼风证。综合辨析，此眼象表示肾阳虚眩晕证，且脑阳虚、气滞血瘀、湿郁兼风较著。

白睛肾部位无根淡青色雾漫、孤立黯灰色月晕，血脉青色、细、沉、根虚；脑部位血脉青色、细、沉。按：肾部位孤立黯灰色月晕主肾阳肾气俱虚、气滞血瘀、湿郁兼风证。综合辨析，此眼象表示肾阳虚眩晕证，且肾阳肾气俱虚、气滞血瘀、湿郁兼风明显。

在上述眼象中，尚可呈现全部白睛底色淡白色，主严重阳虚证。此外，白睛血脉无根特征重于血脉根虚表示的虚证。

从以上眼象可知，肾阳虚眩晕证除肾阳不足之外，尚可兼有血瘀。因此，医家在治疗肾阳虚眩晕证时，除考虑温补肾阳息风之外，尚宜考虑血瘀因素。这一眼象特征为我们临床立法、处方、遣药提供重要参考。

十九、望目辨"肾阳虚水肿证"

"肾阳虚水肿证"指由于肾阳虚衰导致肾脏气化功能减弱，水湿泛溢而引发的证候。临床常见腰酸、畏寒、肢冷、目裹浮肿，甚则头晕，舌淡胖、苔白滑，脉沉细等。本证属虚实夹杂证，每见于西医学诊断的慢性肾炎、慢性肾盂肾炎、肾病综合征等患者。

望目辨，"肾阳虚水肿证"常见眼象：

白睛肾部位无色浮壅，血脉淡白色、细，血脉周围淡白色泡。按：白睛肾部位无色浮壅主肾脏水湿郁阻证，血脉淡白色、细主肾阳虚兼寒证，淡白色泡主肾严重气虚、阳虚、饮邪郁积寒证。综合辨析，此眼象表示肾阳虚水肿证。从眼象看，医家应虑及瘀血证候（图5-1-5-44，王某，男，33岁，2012-4-27）。

白睛底色淡白色、无色浮壅，肾部位血脉淡白色、粗、浮。按：白睛肾部位血脉淡白色、粗、浮主肾气阳两虚证。综合辨析，眼象表示肾阳虚水肿证，兼有明显肾气虚证。

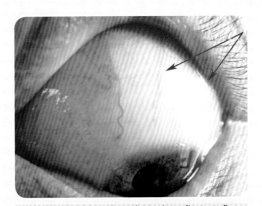

图5-1-5-44　肾阳虚水肿证常见眼象

白睛底色淡白色、无色浮壅；肾部位淡黯色斑，血脉淡白色、粗、浮。按：白睛淡黯色斑主血瘀轻证，肾部位白睛淡黯色斑主肾血瘀轻证。综合辨析，眼象表示肾阳虚水肿证，且肾脏明显血瘀，只是血瘀尚较轻微。

白睛底色淡白色、无色浮壅；肾部位黯色斑，血脉淡白色、粗、浮、边界模糊。按：肾部位黯色斑主肾血瘀证。综合辨析，眼象表示肾阳虚水肿证，且肾脏血瘀寒饮郁积重于上证。

白睛底色淡白色、无色浮壅；肾部位黯色斑，血脉淡蓝色、细、沉、边界模糊。按：白睛肾部位血脉淡蓝色、细、沉、边界模糊主肾阳虚寒瘀证。综合辨析，此眼象表示肾阳虚水肿证，且肾阳虚寒瘀重于上证。

白睛底色淡白色、无色浮壅；肾部位黯色斑，血脉蓝色、细、沉、根虚、边界模糊。按：白睛肾部位血脉蓝色、细、沉、根虚、边界模糊主肾阳虚、气滞寒瘀、水湿泛溢证。综合辨析，此眼象表示肾阳虚水肿、水气凌心证，且肾阳虚气滞寒瘀重于上证。

白睛底色淡白色、无色浮壅；肾部位黯色斑，血脉青色、细、沉、根虚、边界模糊。按：白睛肾部位血脉青色、细、沉、根虚、边界模糊主肾阳虚、气滞寒瘀较重、水湿泛溢证。综合辨析，此眼象表示肾阳虚水肿证，且肾阳虚气滞寒瘀重于上证。

白睛底色淡白色、无色浮壅；肾部位青蓝色斑，血脉青色、细、沉、根虚、边界模糊。按：肾部位青蓝色斑主肾气滞寒瘀证。肾部位血脉青色、细、沉、根虚、边界模糊主肾阳虚、气滞寒瘀较重、水湿泛溢证。综合辨析，此眼象表示肾阳虚水肿、水气凌心证，并且肾阳虚、气滞血瘀、寒饮重于上证。

从以上眼象可知，肾阳虚水肿证尚与血瘀、气虚有一定关系。因此，医家在治疗肾阳虚水肿证时，尚宜考虑血瘀、气虚因素。这一眼象特征为我们临床立法、处方、遣药提供重要参考。

二十、望目辨"肾阳虚水肿、水气凌心证"

"肾阳虚水肿、水气凌心证"指由于肾阳虚衰导致肾脏气化功能减弱，水湿泛溢，湿饮病邪阻遏心气，使心气闭郁而引发的证候。临床常见腰酸，畏寒，肢冷，浮肿、或水肿、下肢尤著、按之凹陷，甚则腹胀，恶心、呕吐，头晕，舌淡胖、苔白滑，脉沉迟等。本证病变的关键部位在心脏，但是，导致心脏发病的病机乃因肾阳虚衰，系属虚实夹杂证。多见于西医学诊断的充血性心力衰竭、肾病综合征继发心功能不全等患者。

望目辨"肾阳虚水肿、水气凌心证"常见眼象：

白睛底色淡白色；肾部位无色水肿，血脉淡白色、沉；心部位无色水肿，血脉淡色、细、沉、边界模糊。按：白睛底色淡白色主阳虚寒重证，白睛无色水肿主肾脏气滞水湿郁积、水肿证，血脉淡白色、沉主严重肾阳气虚兼寒证。心部位无色水肿主心脏气滞水湿郁积、水肿证，血脉淡色、细、沉、边界模糊主心气虚、水湿泛溢证。综合辨析，此眼象表示肾阳虚水肿、水气凌心证。从眼象看，本证除肾阳虚之外，尚累及肝、脾、肺等脏。此外，医家应虑及瘀血证候（图5-1-5-45，李某，男，56岁，2012-9-14）。

白睛底色淡白色，无色浮壅，肾部位血脉淡白色、粗、浮，心部位血脉淡色、细、沉、边界模糊。按：白睛血脉淡白色、粗、浮主气阳两虚证。综合辨析，眼象表示肾阳虚水肿、水气凌心证，并兼有明显肾气虚证。

白睛底色淡白色，无色浮壅；肾部位淡黯色斑，血脉淡白色、粗、浮；心部位淡黯色斑，血脉淡色、粗、浮、边界模糊。按：白睛淡黯色斑主血瘀轻证，肾部位和心部位白睛淡黯色斑主肾心血瘀轻证。综合辨析，此眼象表示肾阳虚水肿、水气凌心证，且心肾明显血瘀，只是血瘀尚较轻微。

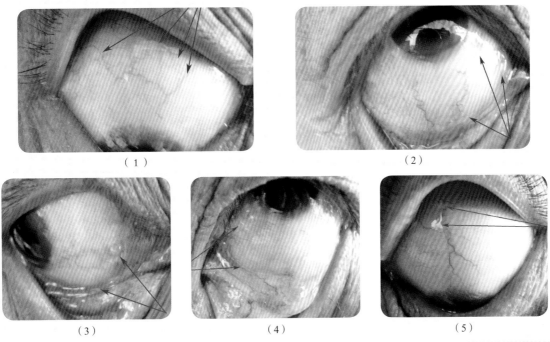

（1）　　　　　　　　　　　　　　　　　（2）

（3）　　　　　　　（4）　　　　　　　（5）

图 5-1-5-45　肾阳虚水肿、水气凌心证常见眼象

　　白睛底色淡白色、无色浮壅；肾部位黯色斑，血脉淡白色、粗、浮、边界模糊；心部位淡白色泡、黯色斑，血脉淡白色、细、浮、边界模糊。按：肾心部位黯色斑主肾心血瘀证。白睛心部位淡白色泡主严重心气虚、阳虚、饮邪郁积寒证。综合辨析，此眼象表示肾阳虚水肿、水气凌心证，且心肾血瘀、心脏寒饮郁积重于上述证候。

　　白睛底色淡白色、无色浮壅；肾部位黯色斑，血脉淡蓝色、细、沉、边界模糊；心部位淡白色泡、黯色斑，血脉淡白色、细、浮、边界模糊。按：白睛肾部位血脉淡蓝色、细、沉、边界模糊主肾阳虚寒瘀、水湿泛溢证。综合辨析，眼象表示肾阳虚水肿、水气凌心证，且肾阳虚寒瘀重于上述证候。

　　白睛底色淡白色、无色浮壅；肾部位黯色斑，血脉蓝色、细、沉、根虚、边界模糊；心部位淡白色泡、黯色斑，血脉淡白色、细、浮、边界模糊。按：白睛肾部位血脉蓝色、细、沉、根虚、边界模糊主肾阳虚、气滞寒瘀、水湿泛溢证。综合辨析，眼象表示肾阳虚水肿、水气凌心证，且肾阳虚气滞寒瘀重于上述证候。

　　白睛底色淡白色、无色浮壅；肾部位黯色斑，血脉青色、细、沉、根虚、边界模糊；心部位淡白色泡、黯色斑，血脉淡青色、细、浮、边界模糊。按：白睛肾部位血脉青色、细、沉、根虚、边界模糊主肾阳虚、气滞寒瘀较重、水湿泛溢证。综合辨析，眼象表示肾阳虚水肿、水气凌心证，且肾阳虚气滞寒瘀重于上证。

　　白睛底色淡白色、无色浮壅；肾部位青蓝色斑，血脉青色、细、沉、根虚、边界模糊；心部位蓝色泡、黯色斑，血脉淡青色、细、浮、边界模糊。按：肾部位青蓝色斑主肾气滞寒瘀证。白睛心部位蓝色泡主严重心气虚、气郁血瘀、寒饮重证。综合辨析，此眼象表示肾阳虚水肿、水气凌心证，并且肾心阳虚、气滞血瘀、寒饮重于上证。

从以上眼象可知，肾阳虚水肿、水气凌心证尚与血瘀、气虚有一定关系。因此，医家在治疗肾阳虚水肿、水气凌心证时，尚宜考虑血瘀、气虚因素。这一眼象特征为我们临床立法、处方、遣药提供重要参考。

二十一、望目辨"肾阳虚、痰瘀气结证"

"肾阳虚、痰瘀气结证"指由于肾阳虚不能有效运化水湿，以致湿痰郁结，阻滞气血运行、导致血瘀气结而形成的证候。临床常见肾阳虚和痰瘀气结引发的多种病形，如畏寒、腰酸、腰痛、阳痿、尿频、尿等待、排尿无力或不畅、耳鸣或听力减退、胫肿等，舌淡黯大厚、苔白厚，脉沉弦或弦长等。每见于西医学诊断的慢性前列腺炎、前列腺增生、睾丸及附睾肿瘤、肾上腺肿瘤、子宫肌瘤等患者。

望目辨"肾阳虚、痰瘀气结证"常见眼象：

白睛肾部位青蓝色斑、灰色岗，血脉淡白色、细、沉。按：白睛肾部位青蓝色斑主肾气滞寒瘀，可兼痛证；灰色岗主肾痰气郁结证，血脉淡白色主肾阳气虚兼寒证。综合辨析，眼象表示"肾阳虚、痰瘀气结证"（图5-1-5-46，虎某，男，79岁，2013-1-15）。

白睛肾部位黯黄色丘、黯灰色实体结，血脉淡色、沉。按：白睛黯黄色丘主痰浊阻滞气血运行，此眼象出现于肾部位即表示肾痰浊积聚夹瘀

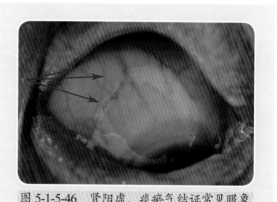

图5-1-5-46　肾阳虚、痰瘀气结证常见眼象

证。白睛黯灰色实体结主湿郁气结兼瘀证，此眼象出现于肾部位即表示肾湿郁气结兼瘀证。白睛血脉淡白色、沉主阳气虚兼寒证，此眼象出现于肾部位，即表示肾阳气虚兼寒证。综合辨析，眼象表示"肾阳虚、痰瘀气结证"，此证可呈现寒热夹杂征象。本眼象表示的证候重于上述证候。

二十二、望目辨"肝肾虚肿、寒证"

"肝肾虚肿、寒证"指由于肝肾虚寒而引发的水肿病证。肝肾虚寒属"虚"，水肿属"实"，此证系肝肾阳虚而水湿实邪为患，故"肝肾虚肿"属虚实夹杂证。临床常见睑肿、腰痛、足凉、腹肿、尿少等。此证多见于慢性肾炎，肝硬变晚期，肝癌晚期，或其他癌肿肝转移而因门脉高压引起水肿的患者。

望目辨"肝肾虚肿、寒证"常见眼象：

白睛肝肾部位血脉淡黯色、沉、边界模糊不清。按：白睛肝肾部位血脉淡黯色主肝肾阳气虚寒瘀证，白睛肝肾部位血脉沉、边界模糊不清主肝肾水湿、瘀血证候。综合辨析，此眼象表示肝肾虚肿寒证。

白睛肝肾部位血脉淡蓝色、沉、边界模糊不清。按：白睛肝肾部位血脉淡蓝色主肝肾阳虚气虚寒瘀证，白睛肝肾部位血脉沉、边界模糊不清主肝肾水湿证，并应虑及瘀血证候。综合辨析，此眼象表示肝肾虚肿寒证。

白睛肝肾部位血脉蓝色、沉、根虚、边界模糊不清。按：白睛肝肾部位血脉蓝色、沉、根虚主肝肾阳虚气虚、气滞寒瘀证。综合辨析，此眼象表示肝肾虚肿寒证，且寒邪重于上述证候。

白睛肾部位无色水肿，血脉蓝色、沉、根虚，血脉末端蓝色点，血脉边界模糊不清；肝部位黯色水肿，血脉沉、模糊不清。按：白睛肾部位无色水肿主肾气滞水湿郁积、水肿证，肾部位血脉蓝色、沉、根虚、边界模糊不清主肾瘀血、水湿寒证。肝部位黯色水肿表示肝脏气滞寒湿郁积、水肿证，血脉沉、模糊不清主肝脏严重水肿。综合辨析，此眼象表示肝肾虚肿、寒证，而水肿重于上述证候（图5-1-5-47，王某，男，33岁，2012-12-28）。

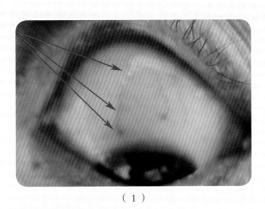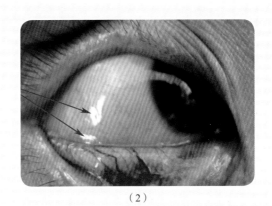

（1）　　　　　　　　　　　　　　（2）

图 5-1-5-47　肝肾虚肿、寒证常见眼象

二十三、望目辨"肝肾虚肿、热证"

"肝肾虚肿、热证"指肾气虚、肝阴虚，闭遏水道，以致肺失通调，肾不行水而引发的水肿病证。肝肾虚热属"虚"，水肿属"实"，此证系肝肾虚而水湿实邪为患，故"肝肾虚肿"亦属虚实夹杂证。由于脾主运化水湿，故此证常同时出现脾虚证。由于心主血脉，水湿靠血脉运行至肾，以排出体外，故常常同时出现心虚证。临床常见面色黑黄，腰痛，手足心热，腹肿，尿少，舌黯红、胖厚、齿痕、苔白厚等。此证多见于肝硬变晚期、肝癌晚期、或其他癌肿肝转移而因门脉高压引起水肿的患者，亦见于肝结核、肾结核，乃致某些内分泌失调患者等。

望目辨"肝肾虚肿、热证"常见眼象：

白睛肾部位淡红色水肿，血脉黯粉色、细、沉；肝部位血脉殷红色、粗；心脾部位淡红色水肿，血脉边界不清晰。按：白睛肾心脾部位淡红色水肿主肾心脾湿阻蕴热、水肿较轻证候，肾部位血脉黯粉色、细、沉主肾血虚血瘀证。肝部位血脉殷红色、粗主肝阴虚、燥热、气滞证。心脾部位白睛血脉边界不清晰主心脾水湿证候。综合辨析，此眼象表示肝肾虚肿、热证（图5-1-5-48，许某，女，49岁，2013-1-25）。

白睛肝肾部位淡红色水肿，血脉殷红色、细、沉，血脉边界模糊不清。按：白睛肝肾部位血脉殷红色、细、沉、边界不清晰主肝肾阴虚、虚热、水湿瘀血阻滞气机证候。此证肝肾阴虚较重，兼水湿瘀血阻滞气机。

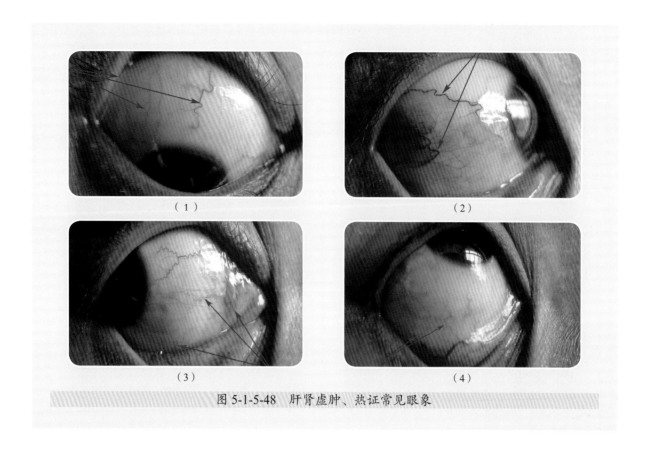

（1）　　　　　　　　　（2）

（3）　　　　　　　　　（4）

图 5-1-5-48　肝肾虚肿、热证常见眼象

白睛无色浮壅，白睛肝肾部位血脉殷红色、沉、边界模糊不清。按：白睛无色浮壅主湿邪郁阻证。白睛肝肾部位血脉殷红色、沉、边界模糊不清主肝肾阴虚虚热、水湿瘀血证候。综合辨析，此眼象表示肝肾虚肿、热证，而湿邪郁阻形成的水肿重于上述证候。

白睛无色水肿，白睛肝肾部位血脉殷红色、细、沉、边界模糊不清。按：白睛无色水肿主气滞水湿郁积、水肿证。白睛肝肾部位血脉殷红色、细、沉主肝肾阴虚、虚热证，白睛肝肾部位血脉细、沉、边界模糊不清主水湿、瘀血证候。综合辨析，此眼象表示肝肾虚肿、热证，而湿邪郁阻形成的水肿重于上述证候。

二十四、望目辨"肾肝阴虚头痛证"

"肾肝阴虚头痛证"指肾肝阴虚，阴不敛阳，肾肝阳亢，导致阳气闭阻于脑而引发头痛的证候。临床常见腰脊酸痛，烦热或潮热，盗汗，耳鸣，头晕，头脑空痛，舌边尖红瘦，脉细弦等。从西医学角度看，动脉硬化，原发高血压病、肺结核、支气管结核、淋巴结结核、肾结核、结核性脑膜炎等继发高血压病、紫癜、血友病、白血病、动脉硬化等常可见到此类证候。

望目辨"肾肝阴虚头痛证"常见眼象：

白睛肾肝部位血脉殷红色；脑部位殷红色斑，血脉殷红色、迂曲。按：白睛肾肝部位血脉殷红色主肾肝阴虚证。白睛脑部位殷红色斑主脑阴虚虚热证，每兼有少量渗血。白睛脑部位血脉殷红色、迂曲主脑阴虚、脑痛，脑位于头部，故脑痛有时也认为头痛。综合辨析，此眼象表示肾肝阴虚头痛证，但以脑痛为主。

白睛肾肝部位血脉殷红色、沉；脑部位殷红色斑，血脉殷红色、沉、迂曲。按：白睛肾肝部位血脉殷红色、沉主肾肝阴虚较重证。综合辨析，此眼象表示肾肝阴虚头痛证，但以脑痛为主。

白睛肾肝部位血脉殷红色，细、沉；脑部位殷红色斑，血脉殷红色、细、沉、迂曲。按：白睛肾肝部位血脉殷红色、沉主严重肾肝阴虚证。综合辨析，此眼象表示肾肝阴虚头痛证，但以脑痛为主。

二十五、望目辨"肾病乘肝证"

"肾病乘肝证"指肾脏病势向肝脏发展，影响肝脏功能而构成肾病乘肝证。

望目辨"肾病乘肝证"的眼象：

白睛肾部位特征指向肝部位。

白睛肾部位特征进入肝部位。按：此眼象表示肾脏病势已经影响肝脏，形成肾病乘肝证（图5-1-5-49，何某，女，37岁，2012-8-6）。

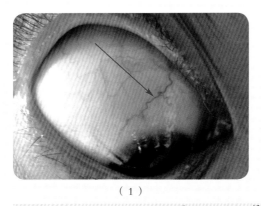 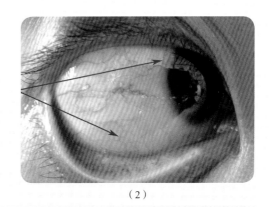

（1） （2）

图 5-1-5-49 肾病乘肝证常见眼象

二十六、望目辨"心肝肾阴虚、虚阳上亢证"

"心肝肾阴虚、虚阳上亢证"指心肝肾阴虚，阴不敛阳，虚阳上亢引发的证候。临床常见腰脊酸痛，烦躁，潮热，盗汗，耳鸣（此时耳中鸣响如鼓而夜甚），头晕，舌边尖红瘦，脉细弦等。从西医学角度看，肾结核、结核性脑膜炎、动脉硬化等继发高血压病、原发高血压病、植物神经功能紊乱、失眠等常可见到此类证候。

望目辨"心肝肾阴虚、虚阳上亢证"常见眼象：

白睛心肝肾部位殷红色雾漫，血脉殷红色；心部位黯色斑，血脉细；肝部位血脉细；肾部位血脉粗、浮。按：白睛心肝肾部位殷红色雾漫主心肝肾阴虚内风证，血脉殷红色、细主阴虚证，心部位黯色斑主血瘀证，肾部位血脉粗、浮主肾阴虚、血瘀燥热证。综合辨析，此眼象表示心肝肾阴虚、虚阳上亢证（图5-1-5-50，金某，男，32岁，2012-11-5）。

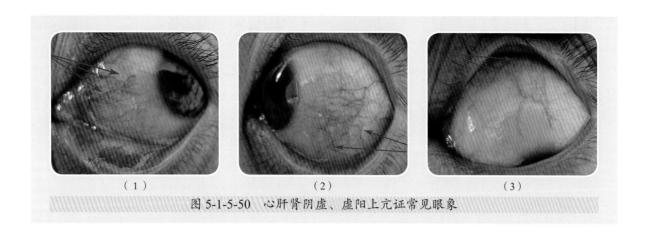

图 5-1-5-50　心肝肾阴虚、虚阳上亢证常见眼象

白睛心肝肾部位殷红色雾漫，肾部位血脉殷红色、细、沉、根虚，心肝部位血脉殷红色、粗、浮。按：白睛心肝肾部位殷红色雾漫主肾肝阴虚内风证。白睛肾部位血脉殷红色、细、沉、根虚主肾阴虚较重证。白睛心肝部位血脉殷红色、粗、浮主肝阴虚燥热血瘀证。综合辨析，此眼象表示心肝肾阴虚、虚阳上亢证。

白睛心肝肾部位殷红色雾漫；肾部位血脉殷红色、细、沉、根虚或无根；心肝部位殷红色斑，血脉殷红色、粗、浮。按：白睛肾肝部位殷红色雾漫主肾肝阴虚内风证。白睛肾部位血脉殷红色、细、沉、根虚主肾阴虚较重证，白睛肾部位血脉殷红色、细、沉、无根主肾阴虚严重证。心肝部位殷红色斑主心肝阴虚虚热兼有少量渗血。白睛肝部位血脉殷红色、粗、浮主肝阴虚燥热血瘀证。综合辨析，此眼象表示肾肝阴虚、虚阳上亢证。此证肝阴虚燥热血瘀明显，兼有少量渗血。

在以上眼象基础上，可于心肝部位出现红色点、红黯色点、黯红色点或殷红色点，这些点可以连接根虚或无根的白睛血脉，也可不连白睛血脉而呈孤立点。此外，从眼象可以辨明，当"心肝肾阴虚、虚阳上亢证"发展到一定程度时，将呈现渗血、血瘀、水肿证候。

二十七、望目辨"肾阴阳两虚、肝胆阴虚血瘀、兼湿阻气机证"

"肾阴阳两虚、肝胆阴虚血瘀、兼湿阻气机证"指同时呈现肾阴阳两虚、肝胆阴虚血瘀、兼湿阻气机的证候。临床可见畏寒，乏力，尿频，尿等待，滑精，早泄，月经愆期、色淡、血块，舌淡黯，脉沉迟细等。每见于西医学诊断的泌尿生殖系统实质性病变或功能性病变患者。

望目辨"肾阴阳两虚、肝胆阴虚血瘀、兼湿阻气机证"常见眼象：白睛肾部位血脉淡黯色及殷红色，肝胆部位黯红色泡、淡白色泡、黯色点、黄褐色斑、血脉殷红色。按：白睛肝胆部位黯红色泡主肝胆饮邪郁积、血瘀严重证候，淡白色泡主肝胆严重气虚、阳虚、饮邪郁积寒证，黯色点主气滞血瘀，黄褐色斑主湿浊郁热证。综合辨析，此眼象表示"肾阴阳两虚、肝胆阴虚血瘀、兼湿阻气机证"，属虚实寒热夹杂证候（图 5-1-5-51，王某，男，37 岁，2012-12-31）。

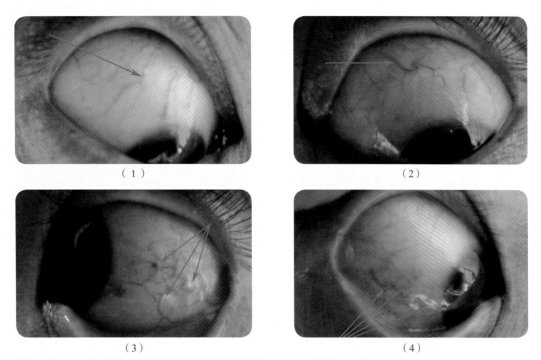

（1）

（2）

（3）

（4）

图 5-1-5-51 肾阴阳两虚、肝胆阴虚血瘀、兼湿阻气机证常见眼象

二十八、望目辨"脾虚、脾肾湿浊证"

"脾虚、脾肾湿浊证"指脾气虚而脾肾湿浊蕴蒸引发的证候。临床常见腹胀、恶心、纳少，大便黏而不爽、身热不扬、尿频、尿涩，女子可见小腹痛或少腹痛、带下黄稠，男子可见会阴部疼痛、阳痿，舌淡红、苔白厚，脉濡数等。每见于西医学诊断的男科病及妇科病患者。

望目辨"脾虚、脾肾湿浊证"常见眼象：

白睛脾部位黄褐色斑，血脉黯红色、细、沉；肾部位黄絮斑，血脉淡红色、粗、浮。按：白睛脾部位黄褐色斑主脾湿浊郁热证，血脉黯红色、细、沉主脾气虚证，肾部位黄絮斑主肾阴虚、湿阻瘀热证。综合辨析，可诊为脾虚、脾肾湿浊证（图 5-1-5-52，关某，男，56 岁，2012-12-25）。

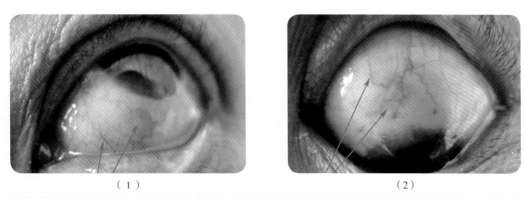

（1）

（2）

图 5-1-5-52 脾虚、脾肾湿浊证常见眼象

白睛底色金黄色；脾部位血脉红色、粗、沉、无根；脾肾部位黄褐色斑，血脉红色、沉。按：脾部位血脉红色、粗、沉、无根主脾气虚严重、虚热证。综合辨析，可诊为脾虚、脾肾湿浊证，其脾气虚重于上证。

二十九、望目辨"五脏阴虚血瘀、湿郁化热证"

"五脏阴虚血瘀、湿郁化热证"指五脏皆呈现阴虚血瘀和湿郁化热而形成的证候。临床可见口渴，目干，易汗，食欲亢进但运化不足，心悸，胸闷，腰酸，乏力、身重，手足烘热，舌红、尖瘦、纵沟、齿痕、苔薄，脉细数、或弦细数、或沉细数等。西医学诊断的动脉硬化、严重高血压病、脑梗死、陈久性蛛网膜下腔出血后遗症、脑出血后遗症、糖尿病、痛风、更年期综合征、植物神经功能紊乱、结缔组织病等多种病变患者，每可见到此证。

望目辨"五脏阴虚血瘀、湿郁化热证"常见眼象：白睛五脏部位的血脉殷红色，兼以肝部位黄褐色丘、心部位灰白色丘及红褐色丘、脾部位殷红色泡、黄褐色斑，肺部位底色黄色，肾部位底色黄色、淡黯色斑。按：白睛五脏部位血脉殷红色主五脏阴虚证。肝部位黄褐色丘主肝痰热郁结重证。心部位灰白色丘主心湿痰气郁轻证，心部位红褐色丘主心痰浊郁积热证，系湿痰郁积化热、热结较重证候。脾部位殷红色泡主脾阴虚、饮邪郁积证；脾部位黄褐色斑主脾湿浊郁热证，湿邪郁积日久，可以化热、兼瘀。肺部位底色黄色主肺湿热郁积证。肾部位底色黄色主肾湿热郁积证，淡黯色斑主较轻的肾血瘀证。综合辨析，此眼象表示五脏阴虚血瘀、湿郁化热证，属虚实夹杂证候（图5-1-5-53，陆某，男，49岁，2013-1-8）。

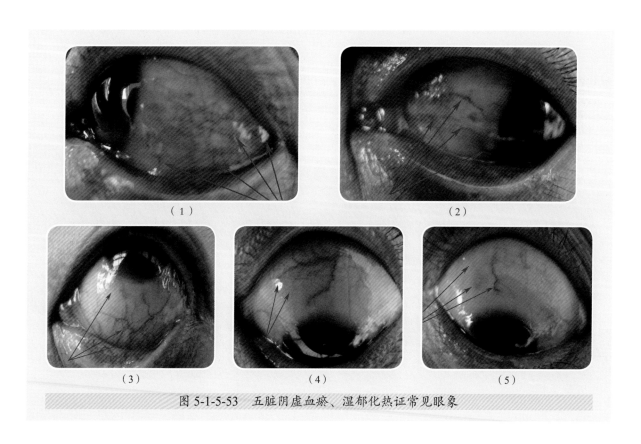

（1）　　　　　　　　　　　　　（2）

（3）　　　　　　（4）　　　　　　（5）

图 5-1-5-53　五脏阴虚血瘀、湿郁化热证常见眼象

第二篇　望目辨六腑证候

第一章　望目辨胆腑证候

第一节　望目辨胆虚证

欲辨"胆虚证"，首先必须分辨清楚胆气虚证、胆血虚证、胆阴虚证和胆阳虚证，尚必须分辨是否有兼夹证。胆气虚证、胆血虚证、胆阴虚证、胆阳虚证在望目辨证中呈现各不相同的眼象。

一、望目辨胆气虚及相关证

"胆气"此指胆腑的生理功能。胆腑具备贮藏和疏泄胆汁，维持和控制气血正常升发、运行，主果断、刚直、豪壮情志，调解、防御或消除过度精神刺激的功能，这种功能可称之为"胆气"。

（一）望目辨"胆气虚证"

"胆气虚证"又可称"胆气不足证""胆虚气怯证"，指胆的功能不足而引发的证候。临床常见眩晕，痿，厥，足趾不能自主活动，僵仆或僵卧，口苦或呕苦水，多疑、多虑而不决，多太息，易恐、胆怯、如人将捕之，不得眠，便溏，飧泻，目黄、或身黄，舌淡，脉弦细。

望目辨"胆气虚证"常见眼象：

白睛胆部位血脉淡色。按：白睛血脉淡色主气虚证，当血脉特征出现于胆部位时即表示胆气虚证。

白睛胆部位血脉淡色、细。按：白睛血脉淡色、细主气虚证，当这些血脉特征出现于胆部位时，即表示胆气虚证。

白睛胆部位血脉淡色、细、根虚。按：白睛胆部位血脉淡色、细主胆气虚证，兼以白睛血脉

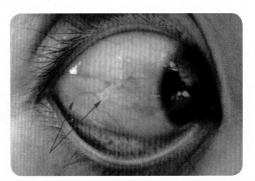

图 5-2-1-1　胆气虚证常见眼象

根虚主较严重的胆气虚证。若白睛胆部位血脉淡色、细、无根主严重胆气虚证。综合辨析，此眼象表示胆气虚证，但此证气虚重于上证（图 5-2-1-1，施某，男，30 岁，2012-8-20）。

（二）望目辨"胆气虚寒证"

"胆气虚寒证"指胆的功能不足，并形成内寒而引发的证候。临床常见身寒、畏寒，入眠难、易醒、目黄、目昏、视物眈眈，眩晕、或头昏、或僵仆昏倒、不省人事，口苦、或呕苦水，或每易唾唾，肌肉萎缩，足掌或趾麻、木、或不能随意运动（多侵及足四趾、五趾），胆怯、易受惊恐、如人将捕之，舌淡黯，脉弦细或弦细涩等。

望目辨"胆气虚寒证"常见眼象：

白睛胆部位底色淡蓝色，血脉淡色、细、根虚。按：胆部位底色淡蓝色主胆腑寒邪轻证，白睛胆部位血脉淡色、细、根虚主胆气虚较重。综合辨析，此眼象表示胆气虚寒证（图 5-2-1-2，施某，男，43 岁，2012-7-19）。

白睛胆部位血脉淡白色、细。按：白睛血脉淡白色、细主阳虚证，白睛胆部位血脉淡白色、细主胆阳气虚寒。

白睛胆部位血脉淡白色、细、根虚或无根。按：白睛血脉根虚主虚证，白睛胆部位血脉淡白色、细、根虚主较严重的胆虚寒证，白睛血脉无根表示的虚寒证重于白睛血脉根虚表示的虚寒证。

白睛胆部位血脉淡蓝色、细、沉。按：白睛血脉淡蓝色主轻微寒瘀证，可兼轻微痛证，细、沉主气虚较重。综合辨析，此眼象呈现于白睛胆部位，即表示胆气虚、血瘀兼寒证，故诊为胆气虚寒证。

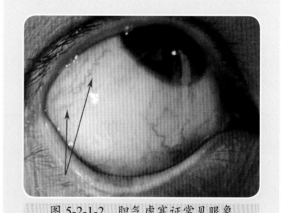

图 5-2-1-2　胆气虚寒证常见眼象

白睛胆部位血脉淡青色、细、浮。按：白睛胆部位血脉淡青色主胆气滞寒瘀痛证，且寒邪重于血脉淡蓝色所表示的证候。综合辨析，此眼象表示胆气虚寒证，而胆气虚寒重于上证。

白睛胆部位血脉淡青色、细、浮、根虚。按：白睛胆部位血脉淡青色、细、浮主胆气虚寒证，血脉根虚则胆气虚寒尤著。

白睛胆部位血脉青色、细、浮、无根。按：白睛血脉无根表示的胆气虚寒证重于血脉根虚表示的证候。

此外，若上述眼象在白睛腰、腿、足部位出现黯色斑、淡黯色斑或黯灰色斑时，表示相应组织器官出现气滞、血瘀或湿阻气机。当出现沉重、疼痛、麻、木或不能随意运动等症状时，多见于腰椎或腰骶椎发生椎间盘及其相关病变侵及胆及其循行部位。

二、望目辨"胆血虚证"

"胆血虚证"指胆腑血液不足而引发的证候。临床常见口苦，多疑，易恐，入睡难、卧寐不宁、易醒、醒后难以再次入眠、多梦，睡梦中说话，耳鸣，梦游，筋痿、行走迟缓或运动不够灵活，视物、握物、拿取精细物品障碍，偏头痛、甚或牵及目痛、目胀，腹痛牵掣阴睾，或阳痿、指甲与趾甲干枯、脆而无光泽，女子月经不调，男子性功能异常，舌淡粉，脉虚细等。

望目辨"胆血虚证"常见眼象：

白睛胆部位血脉粉色。按：白睛血脉粉色主血虚证，出现于胆部位即表示胆血虚证（图5-2-1-3，郑某，男，34岁，2012-7-16）。

白睛胆部位血脉粉色、细。按：白睛胆部位血脉粉色、细主较严重的胆血虚证。此处白睛血脉细主血虚较严重。

白睛胆部位血脉粉色、细、根虚或无根。按：白睛胆部位血脉粉色、细、根虚主较严重的胆血虚证，且重于上证。白睛胆部位血脉粉色、细、无根主严重胆血虚证。

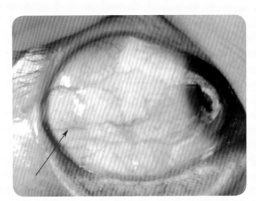

图5-2-1-3　胆血虚证常见眼象

三、望目辨"胆阴虚证"

"胆阴虚证"指胆腑阴液不足而引发的证候。临床常见口苦，入睡难，卧寐不宁，易醒，醒后难以再次入眠，多梦，睡梦中说话，易恐，头晕、头眩、头胀，偏头痛，甚或牵及目痛、目胀，耳鸣，筋挛，筋痿，行走迟缓或运动不够灵活，震颤，拿取精细物品障碍，腹痛牵掣阴睾，指甲与趾甲干枯、脆而无光泽，女子月经不调，男子性功能异常，舌红瘦，脉弦细数等。

望目辨"胆阴虚证"常见眼象：

白睛胆部位血脉殷红色。按：血脉殷红色主阴虚，血脉特征出现于胆部位即表示胆阴虚证。

白睛胆部位血脉殷红色、细。按：白睛胆部位血脉殷红色、细主较严重的胆阴虚证。此处白睛血脉细主阴虚较严重（图5-2-1-4，孙某，男，44岁，2013-1-7）。

白睛胆部位血脉殷红色、细、根虚或无根。按：白睛胆部位血脉殷红色、细、根虚主较严重的胆阴虚证，且重于上证。白睛胆部位血脉殷红色、细、无根主严重胆阴虚证。

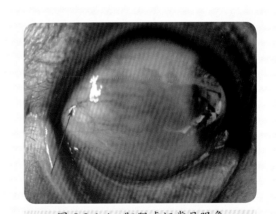

图5-2-1-4　胆阴虚证常见眼象

此外，尚可在胆部位见到殷红色斑，表示阴虚虚热证，此时阴虚加重。

四、望目辨"胆阳虚证"

"胆阳"指胆腑温煦和鼓动胆气正常发挥生理功能，并产生温热作用的功能。"胆阳虚证"指胆阳不足、或胆阳不足兼虚寒而形成的证候。临床常见畏寒，手足凉，入眠难，易醒，目黄，目昏，视物眈眈，眩晕，或头昏，或僵仆昏倒、不省人事，胁痛，口苦，或呕苦水，或每易唾唾，肌肉萎缩、足掌或趾麻、木、或不能随意运动（按：多侵及足四趾、五趾），胆怯，易受惊恐，如人将捕之，舌淡黯，脉弦细迟或弦细迟涩等。

望目辨"胆阳虚证"常见眼象：

白睛胆部位血脉淡白色。按：白睛血脉淡白色主阳虚证，血脉特征出现于胆部位即主胆阳虚证。

白睛胆部位血脉淡白色、沉。按：白睛血脉淡白色、沉主阳虚兼寒证，血脉特征出现于胆部位即主胆阳虚兼寒证（图5-2-1-5，任某，女，41岁，2011-7-15）。

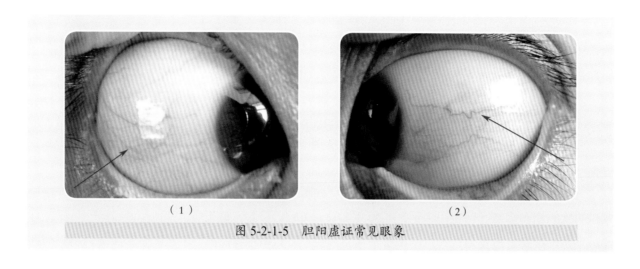

（1）　　　　　　　　　　（2）

图5-2-1-5　胆阳虚证常见眼象

白睛胆部位血脉淡白色、沉、根虚。按：白睛胆部位血脉淡白色、沉、根虚主较严重的胆阳虚证，可兼寒证。若白睛胆部位血脉淡白色、沉、无根则主严重胆阳虚证。

白睛胆部位血脉淡青色、根虚。按：白睛胆部位血脉淡青色主胆气滞血瘀寒证，兼以血脉根虚，则主较严重的胆阳虚证。综合辨析可知，此眼象提示医家治疗胆阳虚证时宜虑及行气活血。

白睛胆部位底色苍白色、血脉淡青色、根虚。按：胆部位底色苍白色、血脉淡青色、根虚即表示胆阳虚证，此证虚寒尤重。综合辨析，此眼象表示胆阳虚证重于上证。

白睛胆部位底色苍白色，血脉青色、细。按：白睛血脉青色主气滞寒瘀重证，或兼痛证。胆部位底色苍白色、血脉青色、细主严重胆阳虚证。此证重于上证。

此外，尚可在胆部位见到黯色斑，表示出现明显血瘀证。

五、望目辨"心胆气虚证"

"心胆气虚证"指同时存在心气虚和胆气虚而引发的证候。临床常见心悸，胸闷，自汗，胆怯、易惊，眠卧不安，乏力等。

望目辨"心胆气虚证"常见眼象：白睛心胆部位血脉淡色、根虚或无根。按：白睛血脉淡色主气虚证，出现于心胆部位即主心胆气虚证。白睛心、胆部位血脉淡色、根虚表示较严重的心胆气虚证，白睛心、胆部位血脉淡色、无根表示严重的心胆气虚证（图5-2-1-6，高某，女，17岁，2012-7-31）。

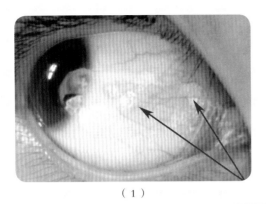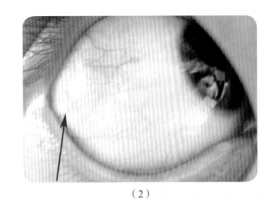

（1）　　　　　　　　　　　　（2）

图 5-2-1-6　心胆气虚证常见眼象

六、望目辨"心血虚、胆气虚证"

"心血虚、胆气虚证"指同时存在心血虚和胆气虚而引发的证候。临床常见心悸，胆怯、恐惧，失眠或眠卧不安，舌淡、苔白，脉细等。

望目辨"心血虚、胆气虚证"常见眼象：

白睛心部位血脉粉色、根虚，胆部位血脉淡色、根虚。按：白睛心部位血脉粉色主心血虚证，兼以根虚表示心血虚较严重。胆部位血脉淡色、根虚主胆气虚较严重。综合辨析，此眼象表示心血虚、胆气虚证。血脉无根表示虚证严重。

白睛心部位血脉粉色、细、根虚，胆部位血脉淡色、细、根虚。按：白睛心部位血脉粉色、细、根虚主心血虚较严重。胆部位血脉淡色、细、根虚主胆气虚较严重。综合辨析，此眼象表示心血虚、胆气虚证，但此证血虚和气虚均重于上证。血脉无根表示虚证严重（图 5-2-1-7，裘某，女，38 岁，2011-7-11）。

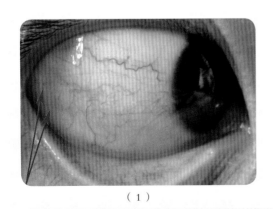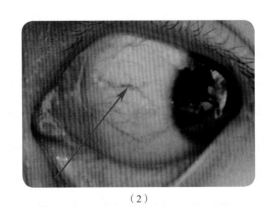

（1）　　　　　　　　　　　　（2）

图 5-2-1-7　心血虚、胆气虚证常见眼象

白睛心部位粉色雾漫，血脉粉色、根虚或无根；胆部位血脉淡色、细、根虚或无根。按：白

睛心部位粉色雾漫主心血虚内风证。白睛心部位血脉粉色、根虚主较严重的心血虚证，白睛心部位血脉粉色、无根主严重心血虚证。胆部位血脉淡色、细、根虚主胆气虚较严重，血脉无根表示严重胆气虚证。综合辨析，此眼象表示心血虚、胆气虚证，且兼有血虚内风证候。若白睛心部位血脉兼"细"，主心血虚较严重，血脉无根表示严重心血虚证。综合辨析，此眼象表示心血虚、胆气虚证，但此证血虚和气虚均重于上证。

七、望目辨"心胆阳虚失眠证"

"心胆阳虚失眠证"指由于心胆阳虚导致入眠难，或眠中易醒而呈现的证候。临床常见身寒，畏寒，入眠难，易醒，眩晕，或头昏，口苦，或每易唾唾，胆怯、易受惊恐，舌淡黯，脉弦细或弦细涩等。

望目辨"心胆阳虚失眠证"常见眼象：

白睛心部位淡黯色长条斑，心胆部位血脉淡白色。按：白睛心部位淡黯色斑主心血瘀轻证，而心血瘀引发失眠，故心部位黯色长条斑或淡黯色长条斑表示心血瘀引发失眠证。白睛心胆部位血脉淡白色主心胆阳虚兼寒证。综合辨析，此眼象表示心胆阳虚失眠证。

白睛心部位淡黯色长条斑，心胆部位血脉淡白色、细。按：白睛血脉淡白色、细主阳虚证。综合辨析，此眼象表示心胆阳虚失眠证，而阳虚重于上证（图5-2-1-8，王某，男，90岁，2012-10-23）。

白睛心部位淡黯色长条斑，心胆部位血脉淡白色、细、根虚或无根。按：白睛血脉淡白色、细、根虚主较严重的阳虚证，白睛血脉淡白色、细、无根主严重阳虚证。综合辨析，此眼象表示心胆阳虚失眠证，而阳虚重于上证。

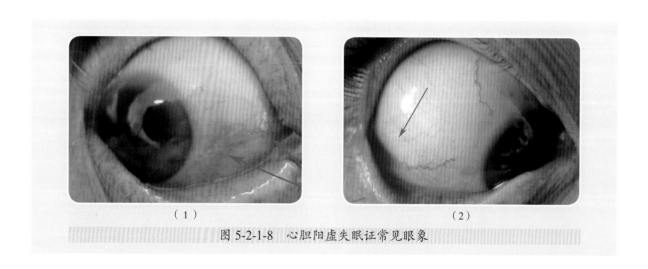

（1）　　　　　　　　　　　（2）

图5-2-1-8　心胆阳虚失眠证常见眼象

第二节　望目辨胆实证

"胆实证"指胆受实邪侵扰，失于疏泄而引发的证候。临床常见胁胀，胁痛，口苦，咽干，寒热往来，头痛，目痛、尤以目锐眦痛甚，大便干燥或干结成球，或发黄疸，舌红苔黄，脉象弦数。胆实证可有多种证候，在望目辨证中呈现各不相同的特征。

一、望目辨"胆寒实证"

1. 望目辨胆郁及相关寒证

（1）望目辨"胆郁寒证"

"胆郁寒证"指由于胆腑受寒邪侵扰、或受病邪侵扰之后寒化，使气机郁遏、导致胆腑不能正常疏泄而表现以"寒"象为主的证候。临床常见胁胀，口苦，情绪不舒，易怒，善太息，舌淡黯，脉弦等。

望目辨"胆郁寒证"常见眼象：

白睛胆部位血脉淡蓝色、弯钩。按：白睛胆部位血脉淡蓝色主胆寒瘀较轻证，可兼轻微痛证。白睛血脉弯钩主郁病，出现于胆部位表示胆郁证。综合辨析，此眼象表示胆郁寒证。（图5-2-1-9，施某，男，43岁，2012-7-30）。

白睛胆部位血脉淡蓝色、沉、弯钩。按：白睛血脉淡蓝色、沉主寒证较重。白睛胆部位血脉弯钩主胆郁病。综合辨析，此眼象表示胆郁寒证。

白睛胆部位血脉淡蓝色、细、沉、弯钩。按：白睛血脉淡蓝色、细、沉主寒重证。综合辨析，此眼象表示胆郁寒证，此证寒邪重于上证。

白睛胆部位黯灰色斑，血脉淡蓝色、细、沉、弯钩。按：白睛胆部位黯灰色斑主胆湿郁血瘀较重证。综合辨析，此眼象表示胆郁寒证，其湿郁血瘀重于上证。

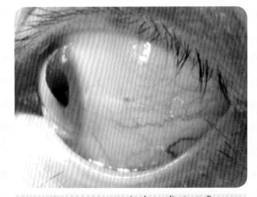

图 5-2-1-9 胆郁寒证常见眼象

白睛胆部位青蓝色斑，血脉淡蓝色、细、沉、弯钩。按：白睛胆部位青蓝色斑主气滞寒瘀证候。综合辨析，此眼象表示胆郁寒证，此证气滞寒瘀重于上证。

白睛底色黯黄色，白睛胆部位青蓝色斑，血脉淡蓝色、细、沉、弯钩。按：白睛底色黯黄色主湿郁寒瘀证。综合辨析，此眼象表示胆郁寒证，且湿郁寒瘀严重。

（2）望目辨"胆郁痰瘀气滞寒证"

"胆郁痰瘀气滞寒证"指痰邪与瘀血导致胆腑气机郁遏、呈现寒象而形成的证候。临床常见在上述"胆郁寒证"基础上，以头痛或偏头痛尤为突出。

望目辨"胆郁痰瘀气滞寒证"常见眼象：白睛胆部位一条血脉黯色、弯钩，另一条血脉黯色、弯曲、串珠。按：白睛胆部位一条血脉黯色、弯钩主胆郁、血瘀寒证，胆部位另一条血脉黯色亦主胆瘀血兼寒证，而血脉串珠主胆痰瘀气滞证，血脉弯曲显示病情发展变化曲折。综合辨析，此眼象表示胆郁痰瘀气滞寒证。

此外，在望目辨证时，尚可在胆部位见到黯灰色斑、青蓝色斑等，也可见到黯黄色。如病变偏于一侧，则见同侧白睛血脉严重迂曲。如双侧均见迂曲，则为双侧病变。如某脏腑部位血脉迂曲，则为病证与相关脏腑所主部位同时出现疼痛。

（3）望目辨"胆郁内风寒证"

"胆郁内风寒证"指由于胆腑受寒邪侵扰，或受病邪侵扰之后寒化，使气机郁遏，引发内风而表现的证候。临床常见在上述"胆郁寒证"基础上，以头晕尤为突出。

望目辨"胆郁内风寒证"常见眼象：

白睛胆部位蓝色雾漫、血脉弯钩。按：白睛胆部位蓝色雾漫主胆郁内风寒证。白睛胆部位血脉弯钩主胆郁证。综合辨析，此眼象表示胆郁内风寒证（图5-2-1-10，周某，女，37岁，2012-4-17）。

白睛胆部位黯蓝色雾漫，血脉淡蓝色、弯钩。按：白睛胆部位黯蓝色雾漫主胆郁内风寒重证。白睛胆部位血脉淡蓝色、弯钩主胆寒瘀较轻证，可兼轻微痛证。综合辨析，此眼象表示胆郁内风寒证，但此证寒郁内风重于上证。

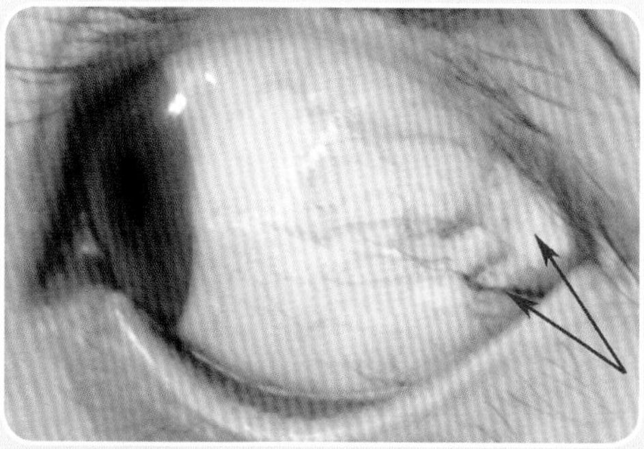

白睛胆部位黯蓝色雾漫，血脉淡蓝色、沉、弯钩。按：白睛血脉淡蓝色、沉、弯钩主胆郁寒证。综合辨析，此眼象表示胆郁内风寒证，且寒邪重于上证。

图5-2-1-10　胆郁内风寒证常见眼象

白睛胆部位黯蓝色雾漫，血脉淡蓝色、细、沉、弯钩。按：白睛血脉淡蓝色、细、沉主寒重证。综合辨析，此眼象表示胆郁内风寒证。此证寒邪重于上证。

此外，在望目辨证时，尚可在胆部位见到黯灰色斑、青蓝色斑等，也可见到白睛底色黯黄色。如为偏头痛，则见同侧白睛血脉严重迂曲。如双侧均见迂曲，则为全头痛。如某脏腑部位血脉迂曲，则为病证与相关脏腑所主部位同时出现疼痛。如在双侧胆腑部位均见雾漫，表示严重胆郁内风寒证。如某脏腑部位血脉进入胆腑部位，则为相关脏腑导致胆郁内风。如胆腑部位血脉进入其他脏腑部位，则为胆腑病变导致相应脏腑组织器官病变之后而引起的内风。

（4）望目辨"胆郁痰扰寒证"

"胆郁痰扰寒证"指由于胆腑受寒痰侵扰，使气机郁遏，导致胆腑不能正常疏泄而表现以寒象为主的证候。临床常见易惊，胆怯，烦躁，失眠，多梦，头晕，咯灰白色黏痰，恶心，善太息，胸胁闷胀，情绪不舒，舌淡黯，脉弦或脉滑等。

望目辨"胆郁痰扰寒证"常见眼象：

白睛胆部位灰白色丘，血脉淡蓝色、弯钩。按：白睛胆部位灰白色丘主胆湿痰气郁证。白睛胆部位血脉淡蓝色、弯钩主胆郁寒瘀较轻证，可兼轻微痛证。综合辨析，此眼象表示胆郁寒瘀、湿痰气郁证，可诊为胆郁痰扰寒证。

白睛胆部位灰白色丘，血脉淡蓝色、细、沉、弯钩。按：白睛胆部位血脉淡蓝色、细、沉、弯钩主胆郁寒瘀证，可兼痛证。综合辨析，此眼象表示胆郁痰扰寒证，而寒瘀重于上证。

白睛胆部位灰色丘、血脉淡蓝色、弯钩。按：白睛胆部位灰色丘主胆湿痰郁阻证。综合辨析，此眼象表示胆郁寒瘀、湿痰气郁证，可诊为胆郁痰扰寒证，而湿痰郁阻重于上证。

白睛胆部位灰黯色丘，血脉淡蓝色、沉、弯钩。按：白睛胆部位灰黯色丘主胆湿痰气血郁结寒证。综合辨析，此眼象表示胆郁痰扰寒证，而湿痰气血寒瘀郁结重于上证。

白睛胆部位黯灰色丘，血脉淡蓝色、细、沉、弯钩。按：白睛胆部位黯灰色丘主胆气郁积痰瘀证。综合辨析，此眼象表示胆郁痰扰寒证，而寒痰血瘀郁结重于上证。

此外，尚可见到白睛底色黯黄色，表示湿郁寒瘀证，此时胆郁痰扰寒证更加严重，此种眼象多见于西医学诊断的胆囊癌等恶性肿瘤患者。

2. 望目辨"胆咳寒证"

"胆咳寒证"属"胆咳证"之一，指胆郁侮肺引发的寒咳。"胆咳寒证"可分为胆咳寒实证和胆咳虚寒证。本节所述指望目辨胆咳寒实证。临床常见咳嗽痰稀，并呕吐胆汁，偏头痛，口苦，舌黯，脉弦等。

望目辨"胆咳寒证"常见眼象：

白睛胆部位血脉淡蓝色、细、沉、弯钩，另有一条直行血脉指向肺部位；肺部位血脉淡蓝色、沉。按：白睛胆部位血脉淡蓝色、细、沉、弯钩主胆寒瘀证，可兼痛证，而胆部位另一条淡蓝色、细、沉、直行血脉指向肺部位主胆寒瘀侮肺。肺部位血脉淡蓝色、沉主肺寒证。综合辨析，此眼象表示胆寒郁血瘀影响肺，导致肺寒，肺寒可使肺失肃降，形成肺气上逆，肺气上逆可产生咳嗽，由于咳嗽是由胆寒所致，故本眼象可诊为"胆咳寒证"。

白睛胆部位血脉淡蓝色、细、沉、弯钩，另有一条直行血脉指向肺部位；肺部位血脉淡青色、沉。按：白睛肺部位血脉淡青色主肺气滞寒瘀证，尚可兼痛证。综合辨析，此眼象表示胆咳寒证，而肺寒重于上证。

白睛胆部位血脉青色、细、沉、弯钩，另有一条直行血脉指向肺部位；肺部位血脉青色、沉。按：白睛血脉青色主气滞寒瘀重证，可兼痛证。综合辨析，此眼象表示胆咳寒证，而此证胆肺俱寒。

3. 望目辨"胆水寒证"

"胆水寒证"指由于胆腑受寒邪侵扰，或受病邪侵扰之后寒化，使气机郁遏，导致胆腑不能正常疏泄而水饮内停为主的证候。临床常见以右胁为主的胁胀、胁痛，恶心或呕吐，纳呆，腹胀，黄疸，腹水，或浮肿，情绪不舒，舌黯或淡，苔白厚，脉沉弦或沉涩等。西医学诊断的胆囊肿瘤继发门脉高压、胰腺肿瘤继发门脉高压患者常可见此类证候。

望目辨"胆水寒证"常见眼象：

白睛胆部位底色黯黄色、无色水肿，血脉黯色、粗、边界模糊。按：白睛胆部位底色黯黄色主胆湿郁遏寒瘀证。白睛胆部位无色水肿主胆气滞水湿郁积、水肿证，因湿邪性寒，故此时多属气滞寒饮证。白睛胆部位血脉黯色主胆瘀血寒证，血脉黯色、粗、边界模糊主胆寒瘀、湿阻气机证候，可兼轻微痛证。综合辨析，此眼象表示胆寒、气血瘀滞，导致胆腑不能正常疏泄而水饮内停、湿阻气机证候，故可诊为胆水寒证。如果除胆部位之外，在肝脾胃部位底色亦呈现黯黄色，则为胆湿郁遏寒瘀已累及肝脾胃（图5-2-1-11，王某，男，90岁，2012-10-23）。

白睛胆部位浮壅、底色黯黄色，血脉淡蓝色、细、沉、边界模糊。按：白睛胆部位血脉淡蓝色、细、沉、边界模糊主胆寒瘀、湿阻气机证候，可兼轻微痛证。综合辨析，此眼象表示胆水寒证，而此证湿阻气机重于上证。

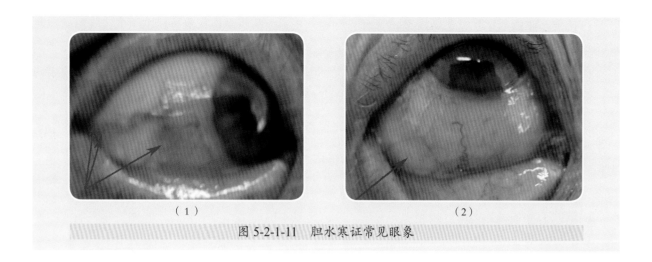

（1）　　　　　　　　　　　　　　（2）

图 5-2-1-11　胆水寒证常见眼象

白睛胆部位浮壅、底色黯黄色，血脉淡蓝色、细、沉、边界模糊；脾部位血脉淡蓝色、细、沉、边界模糊。按：白睛胆部位和脾部位血脉均呈淡蓝色、细、沉、边界模糊主胆脾寒瘀、湿阻气机证候，可兼痛证。综合辨析，此眼象表示胆水寒证，而此证已影响及脾，导致脾寒湿阻证。

白睛胆部位灰色泡、底色黯黄色，血脉淡蓝色、细、沉、边界模糊；脾部位血脉淡蓝色、细、沉、边界模糊。按：白睛胆部位灰色泡主胆气虚寒饮证。综合辨析，此眼象表示胆水寒证，而胆气虚寒饮明显。

白睛胆部位灰白色泡、底色黯黄色，血脉淡蓝色、细、沉、边界模糊；脾部位淡白色泡、血脉淡蓝色、细、沉、边界模糊。按：白睛胆脾部位灰白色泡主胆脾严重气虚、寒饮郁积证。综合辨析，此眼象表示胆水寒证，而此证明显出现严重脾气虚、寒饮郁积证。

白睛胆部位蓝色泡、底色黯黄色，血脉淡蓝色、细、沉、边界模糊；脾部位蓝色泡、血脉淡蓝色、细、沉、边界模糊。按：白睛胆脾部位蓝色泡主胆脾严重气虚气郁、血瘀寒饮证。综合辨析，此眼象表示胆水寒证，而此证明显出现严重脾气虚气郁血瘀、寒饮重证。

白睛胆部位青色泡、底色黯黄色，血脉淡蓝色、细、沉、边界模糊；脾部位青色泡、血脉淡蓝色、细、沉、边界模糊。按：白睛胆脾部位青色泡主胆脾严重气虚气郁、血瘀寒饮证。综合辨析，此眼象表示胆水寒证，而此证胆脾气虚气郁、血瘀寒饮重于上证。

白睛胆部位紫黑色泡、底色黯黄色，血脉淡蓝色、细、沉、边界模糊；脾部位紫黑色泡、血脉淡蓝色、细、沉、边界模糊。按：白睛胆脾部位紫黑色泡主胆脾严重气虚、饮邪郁积、血瘀气滞、阴阳即将离决危重证，此时病已危笃。综合辨析，此眼象表示胆水寒证，而此证病已危笃。

二、望目辨胆实热及相关证

1. 望目辨"胆实热证"

"胆实热证"指病邪盛实而胆气未虚之热证。"胆实热证"临床常见右胁胀疼或两胁胀痛，胃脘胀，恶心，呕吐，腹胀，恶寒或寒热往来，偏头痛，头昏，易怒，烦躁，嗜睡或失眠，多梦，耳胀，耳痛，或耳聋，舌边红，脉弦等。西医学诊断的急性胆囊病变、肝脏病变、中耳或内耳病变、睡眠障碍、精神类疾病、原发性或继发性高血压病等常可见到此类证候。

望目辨"胆实热证"常见眼象：

白睛胆部位血脉鲜红色。按：白睛血脉鲜红色主实热证，血脉特征出现于白睛胆部位主胆实热证。

白睛胆部位血脉红黯色。按：白睛血脉红黯色主血郁热证，多属瘀血实热证，多有热邪兼瘀实质，以邪热炽盛为主。血脉特征出现于白睛胆部位，故诊为胆实热证。

白睛胆部位血脉黯红色。按：白睛血脉黯红色主血瘀实热亢盛，而以血瘀为主。血脉特征出现于白睛胆部位，故诊为胆实热证。

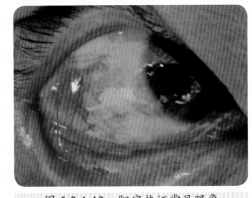

图 5-2-1-12　胆实热证常见眼象

白睛胆部位底色红色、血脉鲜红色。按：白睛胆部位底色红色主实热证。白睛胆部位血脉鲜红色主胆实热证。综合辨析，此眼象表示胆实热证，但此证实热重于上证（图 5-2-1-12，李某，男，50 岁，2011-12-5）。

2. 望目辨"胆实火证"

"胆实火证"亦可称作"胆火证"，指胆气亢盛化热、高热化火的证候。此证较"胆实热证"之热尤甚。胆火证常见目赤或目肿赤痛，眩晕，口苦，黄疸，偏头痛，烦躁、易怒或坐卧不宁，腹胀，嗜睡，耳聋，舌边红，脉弦数等。西医学诊断的急性胆囊病变、肝脏病变、中耳或内耳病变、睡眠障碍、精神类疾病、原发性或继发性高血压病等可见到此类证候。

望目辨"胆实火证"常见眼象：

白睛胆部位血脉鲜红色、粗。按：白睛血脉鲜红色、粗主燥热实证，血脉特征出现于白睛胆部位主胆燥热实证，故可诊为胆实火证。

白睛胆部位血脉红黯色、粗。按：白睛血脉红黯色主血郁实热炽盛，血脉粗主瘀血、病势亢盛，病情较重，大多发病时间较长。血脉特征出现于白睛胆部位，表示胆血郁实热炽盛、病势亢盛、病情较重，大多发病时间较长。综合辨析，此眼象表示胆实火证。同时，从眼象看，旧有的"久病多虚"说法并非至理，因此，医家宜从患者临床实际表现全面、仔细辨析之。

白睛胆部位血脉黯红色、粗。按：白睛血脉黯红色主血瘀实热亢盛，而以血瘀为主，血脉粗主瘀血、病势亢盛，病情较重，大多发病时间较长。综合辨析，此眼象表示胆实火证。

白睛胆部位底色红色，血脉鲜红色，粗。按：白睛胆部位底色红色主实热证，白睛胆部位血脉鲜红色主胆实热证。综合辨析，此眼象表示

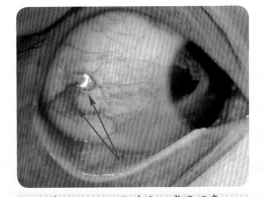

图 5-2-1-13　胆实火证常见眼象

胆实火证，此证实火重于上证（图 5-2-1-13，曹某，女，49 岁，2012-2-14）。

3.望目辨胆郁热及相关证

（1）望目辨"胆郁热证"

"胆郁热证"指由于胆腑受火热病邪侵扰，或受病邪侵扰之后化热，使气机郁遏，导致胆腑不能正常疏泄而表现以热象为主的证候。临床常见以右胁为主的胁胀、胁痛，口苦，咽干，鼻流浊涕，耳胀、耳痛、耳鸣、耳聋，偏头痛，恶心或呕吐，黄疸，寒热往来，腹胀，情绪不舒，烦躁、易怒，舌红、苔黄，脉弦或弦数等。

望目辨"胆郁热证"常见眼象：

白睛胆部位血脉红黯色、沉。按：白睛胆部位血脉红黯色主胆实热证，白睛血脉沉主里气郁遏证。综合辨析，此眼象表示胆郁热证。

白睛胆部位血脉红黯色、弯钩。按：白睛胆部位血脉弯钩主胆郁，血脉红黯色主胆实热证。综合辨析，此眼象表示胆郁实热证，可诊为胆郁热证（图5-2-1-14，聂某，女，23岁，2011-12-27）。

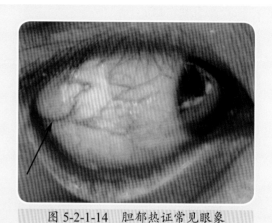

图 5-2-1-14　胆郁热证常见眼象

白睛胆部位血脉红黯色、沉、弯钩。按：白睛胆部位血脉红黯色、弯钩主胆郁热证，白睛胆部位血脉红黯色、沉主胆热郁证。综合辨析，此眼象表示胆郁热证。

白睛胆部位血脉黯红色、弯钩。按：白睛胆部位血脉黯红色主胆实热证，白睛胆部位血脉弯钩主胆郁。综合辨析，此眼象表示胆郁热证。

白睛胆部位底色金黄色，血脉红黯色、弯钩。按：白睛底色金黄色主湿热郁阻肝胆重证，为湿热重证。白睛胆部位血脉红黯色、弯钩主胆郁热证。综合辨析，此眼象表示湿热郁阻胆腑严重证候，属胆郁热证。

白睛胆部位底色金黄色，血脉黯红色、弯钩。按：白睛底色金黄色主湿热郁阻肝胆重证，为湿热重证。白睛胆部位血脉黯红色主胆腑血瘀实热亢盛，而以血瘀为主。综合辨析，此眼象表示湿热郁阻胆腑严重证候，而以血瘀尤重，属胆郁热证。

白睛胆部位血脉红黯色、弯钩，胆部位另一条血脉红黯色、直行、指向心；心部位血脉鲜红色。按：白睛胆部位血脉红黯色、弯钩主胆郁实热证。胆部位另一条血脉红黯色、直行、指向心表示胆热将影响心。心部位血脉鲜红色主心实热证。综合辨析，此眼象表示胆郁热证。但此证已兼有胆热乘心、胆热扰动心神之后而呈现心火内炽证候。

白睛胆部位血脉红黯色、粗、弯钩，胆部位另一条血脉红黯色、直行、指向心；心部位红色斑、血脉鲜红色。按：白睛胆部位血脉红黯色、粗主胆血郁实热炽盛、血瘀、病势亢盛，病情较重，大多发病时间较长，白睛胆部位血脉红黯色、弯钩主胆郁实热证，白睛胆部位血脉红黯色、粗、弯钩主胆郁实热、病势亢盛证。白睛心部位红色斑主心实热证，可少量渗血或出血。综合辨析，此眼象表示胆热乘心、胆热扰动心神证，但仍可属于胆郁热证。

白睛胆部位血脉红黯色、粗、沉、弯钩，胆部位另一条血脉红黯色、直行、指向心；心部位红

第五卷 望目辨脏腑证候

色斑、血脉红黯色。按：白睛胆部位血脉红黯色、粗、沉、弯钩主胆血郁实热炽盛、病势亢盛证。白睛心部位血脉红黯色主心血郁热炽盛。综合辨析，此眼象表示胆郁实热炽盛、胆热乘心、扰动心神证，本证病情较重，大多发病时间较长。

白睛胆部位血脉黯红色、弯钩，胆部位另一条血脉红黯色、直行、指向心；心部位红色斑、血脉红黯色。按：白睛胆部位血脉黯红色、弯钩主胆血瘀郁热证。综合辨析，此眼象表示胆郁实热炽盛、胆热乘心、扰动心神证，且胆血瘀较重。

白睛胆部位血脉黯红色、粗、弯钩，胆部位另一条血脉红黯色、直行、指向心；心部位红色斑、血脉红黯色。按：白睛胆部位血脉黯红色、弯钩主胆血瘀郁热证；血脉粗主瘀血证，病势亢盛，病情较重，大多发病时间较长；白睛胆部位血脉黯红色、粗、弯钩主胆血瘀郁热重证。综合辨析，此眼象表示胆郁实热炽盛、胆热乘心、扰动心神证，且胆血瘀重于上证。

此外，上述眼象尚可在胆部位见到黄色斑，表示兼患胆郁、湿邪郁热证；或在胆部位见到黄点斑，表示兼患湿郁化热、气结证；或在胆部位见到黄褐斑，表示兼患湿浊郁热证。

（2）望目辨"胆郁头痛热证"

"胆郁头痛热证"指因胆郁化热、或受病邪侵扰之后化热，引发头痛而表现的证候。临床常见在上述"胆郁热证"基础上，以头痛或偏头痛尤为突出。

望目辨"胆郁头痛热证"常见眼象：

白睛胆部位血脉红黯色、弯钩，脑部位黯色斑、血脉迂曲。按：白睛胆部位血脉红黯色、弯钩主胆郁热证。白睛脑部位黯色斑主脑血瘀证，而血瘀可致头痛。脑部位血脉红黯色、迂曲主脑血郁血瘀实热证，脑部位黯色斑、血脉红黯色、迂曲表示脑血瘀实热痛证。综合辨析，此眼象表示胆郁头痛热证（图5-2-1-15，周某，女，37岁，2012-4-9）。

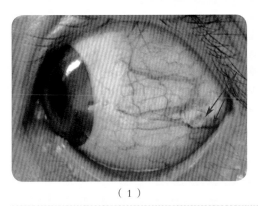 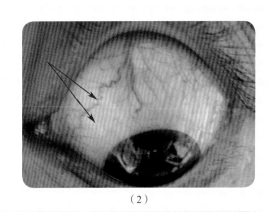

（1） （2）

图 5-2-1-15 胆郁头痛热证常见眼象

白睛胆部位血脉红黯色、沉、弯钩；脑部位黯色斑，血脉红黯色、迂曲。按：白睛胆部位血脉红黯色、沉、弯钩主胆实热气郁证。脑部位黯色斑、血脉红黯色、迂曲表示脑血瘀实热痛证。综合辨析，此眼象表示胆郁头痛热证。此证胆郁重于上证。

白睛胆部位血脉黯红色、弯钩；脑部位黯色斑，血脉红黯色、迂曲。按：白睛胆部位血脉黯红色、弯钩主胆实热气郁、血瘀较重证。综合辨析，此眼象表示胆郁头痛热证。此证胆血瘀较重于上证。

691

　　白睛胆部位血脉红黯色、弯钩，胆部位另一条血脉红黯色、直行、指向心；心部位血脉红黯色；脑部位黯色斑，血脉红黯色、迂曲。按：白睛胆部位血脉红黯色、弯钩主胆郁实热证。胆部位另一条血脉红黯色、直行、指向心表示胆热将影响心。心部位血脉红黯色主心实热血瘀、而实热尤重证。脑部位黯色斑主脑血瘀证，脑部位血脉红黯色、迂曲主脑实热血瘀痛证。综合辨析，此眼象表示胆郁头痛热证。此证已兼有胆热乘心、胆热扰动心神、脑实热血瘀痛证。

　　白睛胆部位血脉红黯色、粗、沉、弯钩，胆部位另一条血脉红黯色、直行、指向心；心部位红色斑、血脉红黯色；脑部位黯色斑，血脉红黯色、迂曲。按：白睛胆部位血脉红黯色、粗、沉、弯钩主胆血郁实热炽盛、病势亢盛证。白睛心部位红色斑主心实热证，可少量渗血或出血，白睛心部位血脉红黯色主心血郁热炽盛。综合辨析，此眼象表示胆郁实热炽盛、胆热乘心、扰动心神、脑实热血瘀痛证，属于胆郁头痛热证。本证病情较重，大多发病时间较长。

　　此外，上述眼象尚可在胆部位见到黄色斑，表示兼患胆郁、湿邪郁热证；或在胆部位见到黄点斑，表示兼患湿郁化热、气结证；或在胆部位见到黄褐斑，表示兼患湿浊郁热证。

　　在望目辨证时，如为偏头痛，则见同侧白睛血脉严重迂曲。如双侧均见黯色斑或迂曲，则为两侧头痛。如某脏腑部位黯色斑或血脉迂曲，则为相关脏腑所主部位疼痛。如在某脏腑部位出现黄色斑、或黄点斑、或黄褐斑等白睛特征，或其血脉进入脑部位时，即可表示此头痛系相应脏腑组织器官病变之后引起的继发头痛。

　　（3）望目辨"胆郁动风热证"

　　"胆郁动风热证"指因胆郁化热，引发内风而表现的证候。临床常见在上述"胆郁热证"基础上，以头晕，震颤，拘集或抽搐尤为突出。

　　望目辨"胆郁动风热证"常见眼象：

　　白睛胆部位红色雾漫，血脉红黯色、弯钩。按：白睛胆部位红色雾漫主胆热动风实证，兼有湿痰血瘀因素。白睛胆部位血脉红黯色、弯钩主胆郁热证。综合辨析，此眼象表示胆郁动风热证，这是由于胆湿痰血瘀郁热、血液缓慢、轻微渗出而形成动风实证（图5-2-1-16，曹某，女，50岁，2012-3-6）。本眼象患者与图5-2-1-13眼象患者为同一人，门诊时间相隔三星期。此为间断治疗后，由胆实热证发展至胆郁动风热证的眼象。

　　白睛胆部位红色雾漫，血脉红黯色、粗、弯钩。按：白睛血脉红黯色、粗、弯钩主胆郁实热炽盛、血瘀，病势亢盛，病情较重，大多发病时间较长。综合辨析，此眼象表示胆郁动风热证。

　　白睛胆部位红色雾漫，血脉红黯色、沉、弯钩。按：白睛胆部位血脉红黯色、沉、弯钩主胆

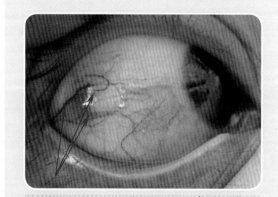

图5-2-1-16　胆郁动风热证常见眼象

实热气郁证。综合辨析，此眼象表示胆郁动风热证。此证胆实热气郁较著。

　　白睛胆部位红色雾漫，血脉红黯色、粗、沉、弯钩。按：白睛胆部位血脉红黯色、粗、沉、弯钩主胆血郁实热炽盛、病势亢盛证。综合辨析，此眼象表示胆郁动风热证。此证胆实热炽盛、病势亢盛明显。

白睛胆部位红色雾漫，血脉黯红色、弯钩。按：白睛胆部位红色雾漫主胆热动风实证，兼有湿痰血瘀因素。白睛胆部位血脉黯红色、弯钩主胆血瘀郁热证。综合辨析，此眼象表示胆郁动风热证，并以血瘀较著。

白睛胆部位红色雾漫，血脉黯红色、粗、弯钩。按：白睛胆部位血脉黯红色、粗、弯钩主胆血瘀郁热重证，此证血瘀尤重。综合辨析，此眼象表示胆郁动风热证，且血瘀重于上证。

在望目辨证时，此证可见于单侧胆腑部位，表示相应一侧湿痰血瘀形成胆郁内风热证。若双侧胆腑部位均见雾漫，表示双侧湿痰血瘀形成胆郁内风热证。如某脏腑部位血脉进入胆腑部位，则为相关脏腑导致胆郁内风。如胆腑部位血脉进入其他脏腑部位，则为胆郁内风热证将导致相应脏腑组织器官病变。

（4）望目辨"胆郁痰扰热证"

"胆郁痰扰热证"指由于胆腑受痰浊侵扰，使气机郁遏，胆腑不能正常疏泄，上扰心神而表现以热象为主的证候。临床常见情绪不舒，烦躁、易怒，易受惊恐，失眠、多梦，头晕，咯黄白色黏痰或痰涎，恶心、呕吐，口苦，善太息，胸胁闷胀，舌红、苔黄或黄腻，脉弦数或脉滑数等。

望目辨"胆郁痰扰热证"常见眼象：

白睛胆部位黄色丘，血脉红黯色、弯钩。按：白睛胆部位黄色丘主胆痰浊郁热证。白睛胆部位血脉红黯色、弯钩主胆郁热证。综合辨析，此眼象表示胆郁痰浊热证（图5-2-1-17，王某，男，50岁，2012-2-24）。

白睛胆部位黯黄色丘，血脉红黯色、沉、弯钩；心部位黄色丘，血脉红黯色、粗。按：白睛胆部位黯黄色丘主胆腑痰郁、气血寒热夹杂证，此处主胆腑痰郁、血瘀热证。白睛胆部位血脉红黯色、沉、弯钩主胆实热气郁证。白睛心部位黄色丘主心痰浊郁热证，血脉红黯色、粗主心血郁实热炽盛、血瘀、病势亢盛，病情较重，大多发病时间较长。综合辨析，此眼象表示胆腑痰郁、气血实热气郁，扰动心脏，导致心脏痰浊郁热、实热血瘀、病势亢盛证候，由于心藏神，故胆热可扰动心神，因此，本证可诊为胆郁痰扰热证。

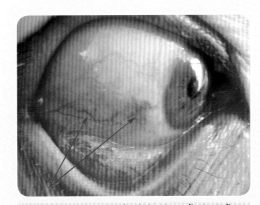

图5-2-1-17 胆郁痰扰热证常见眼象

白睛胆部位黯黄色丘，血脉红黯色、粗、沉、弯钩；心部位黄色丘，血脉红黯色、粗。按：此处白睛胆部位黯黄色丘主胆腑痰郁、血瘀热证，白睛胆部位血脉红黯色、粗、沉、弯钩主胆血郁实热炽盛、病势亢盛证。白睛心部位黄色丘主心痰浊郁热证，血脉红黯色、粗主心血郁实热炽盛、血瘀、病势亢盛，病情较重，大多发病时间较长。综合辨析，此眼象表示胆郁痰扰热证，且胆血郁、实热炽盛重于上证。

白睛胆部位黯黄褐色丘，血脉黯红色、弯钩；心部位黄色丘，血脉红黯色、粗。按：此处白睛胆部位黯黄色丘主胆腑痰郁、血瘀热证，白睛胆部位血脉黯红色、弯钩主胆血瘀郁热证。白睛心部位黄色丘主心痰浊郁热证，血脉红黯色、粗主心血郁、血瘀实热炽盛、病势亢进，病情较重，发病时间较长。综合辨析，此眼象表示胆郁痰扰热证，且胆血瘀重于上证。

白睛胆部位黯黄褐色丘，血脉黯红色、粗、弯钩；心部位黯黄色丘，血脉红黯色、粗。按：此处白睛胆部位黯黄色丘主胆腑痰郁、血瘀热证，白睛胆部位血脉黯红色、粗、弯钩主胆血瘀郁热重证。此处白睛心部位黯黄色丘主心脏痰郁、血瘀热证，血脉红黯色、粗主心血郁、血瘀实热炽盛、病势亢进，病情较重，发病时间较长。综合辨析，此眼象表示胆郁痰扰热证，且心脏痰郁、血瘀实热炽盛尤著。

白睛胆部位黯黄褐色丘，血脉黯红色、粗、弯钩；心部位黯黄褐色丘，血脉红黯色、粗。按：此处白睛胆心部位黯黄色丘主胆腑和心脏均患痰郁、血瘀热证，胆部位血脉黯红色、粗、弯钩主胆血瘀郁热重证。心部位血脉红黯色、粗主心血郁、血瘀实热炽盛、病势亢进，病情较重，发病时间较长。综合辨析，此眼象表示胆郁痰扰热证，且心脏痰郁、血瘀实热炽盛重于上证。

此外，可见到白睛底色黄色，主湿邪郁热证；或白睛底色金黄色，主湿热郁阻肝胆重证。也可在白睛胆部位见到黄色斑，主湿邪郁热证；或在白睛胆部位见到黄点斑，主胆腑湿郁化热、气结证；或在白睛胆部位见到黄褐斑，主胆腑湿邪郁热夹瘀证；可在心部位见到黯色斑，主心血瘀证。

4. 望目辨"胆咳热证"

"胆咳热证"可分为"胆咳实热证"和"胆咳虚热证"。本节仅述"望目辨胆咳实热证"。"胆咳实热证"，指胆郁侮肺引发的热咳证候。临床常见咳嗽痰黄、咳则呕吐胆汁，口苦，偏头痛，舌红、舌边尤红，脉弦数等。西医学诊断的急性气管炎、支气管炎等可见到此类证候。

望目辨"胆咳实热证"常见眼象：

白睛胆部位一条血脉鲜红色、结花，另一条血脉鲜红色、指向肺；肺部位灰色岗，血脉鲜红色。按：白睛胆部位血脉鲜红色、结花主胆腑气机郁滞，病势缠绵，反复曲折。胆部位另一条血脉鲜红色、指向肺主胆热血瘀影响肺。肺部位灰色岗主肺痰气郁结证，血脉鲜红色主肺热证，而肺热可导致肺气上逆形成咳嗽。综合辨析，此眼象表示胆郁热，影响肺气下降而形成咳嗽，故可诊为胆咳实热证（图5-2-1-18，韩某，女，44岁，2012-8-21）。

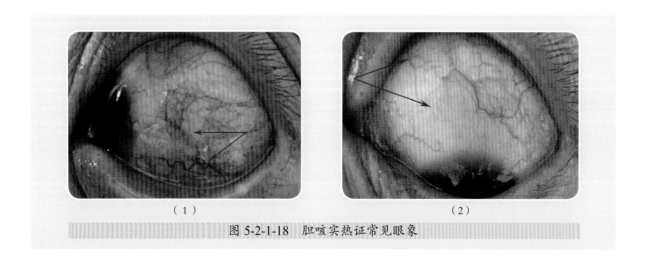

（1）　　　　　　　　　　（2）

图5-2-1-18　胆咳实热证常见眼象

白睛胆部位一条血脉鲜红色、粗、弯钩，另一条血脉鲜红色、粗、直行、指向肺，肺部位血脉红黯色。按：白睛胆部位血脉鲜红色、粗、弯钩主胆郁燥热实证，胆部位另一条血脉鲜红色、粗、直行、近入肺主胆热血瘀影响肺。肺部位血脉红黯色主肺郁血瘀实热证，而肺血郁实热血瘀可导致肺气上逆。综合辨析，此眼象表示胆咳实热证，其肺郁血瘀重于上证。

白睛胆部位一条血脉红黯色、粗、弯钩，另一条血脉红黯色、粗、直行、指向肺；肺部位血脉红黯色。按：胆部位血脉红黯色、粗、弯钩主胆郁血瘀实热证，胆部位另一条血脉红黯色、粗、直行、指向肺主胆热血瘀影响肺。肺部位血脉红黯色主肺郁血瘀实热证。综合辨析，此眼象表示胆咳实热证。

5. 望目辨"胆郁、湿饮气结化热证"

"胆郁、湿饮气结化热证"指由于胆腑受热邪侵扰，或受病邪侵扰之后化热，使气机郁遏、导致胆腑不能正常疏泄而湿饮内停化热为主的证候。临床常见以右胁为主的胁胀、胁痛，口苦，咽干，恶心或呕吐，纳呆，腹胀，黄疸，腹水，或浮肿，情绪不舒，易怒，舌红，苔黄，脉沉弦数等。西医学诊断的胆结石继发感染、肝脏肿瘤、胆囊肿瘤继发门脉高压、胰腺肿瘤继发门脉高压等患者常可见此类证候。

望目辨"胆郁、湿饮气结化热证"常见眼象：

白睛胆部位底色淡黄色、淡红色水肿，血脉红黯色、粗、弯钩。按：白睛胆部位底色淡黄色主胆腑湿邪郁热证（但郁热较轻微），淡红色水肿主胆腑湿阻蕴热、水肿较轻证候，血脉红黯色、粗主胆气滞血瘀、实热亢盛证。综合辨析，此眼象表示胆实热、水湿郁阻证，故可诊为"胆郁、湿饮气结化热证"（图5-2-1-19，冯某，女，66岁，2012-3-6）。

白睛底色金黄色，胆部位无色浮壅，血脉鲜红色、细、沉、边界模糊。按：白睛底色金黄色主湿热郁阻肝胆重证。白睛胆部位无色浮壅主胆水湿郁阻证，血脉鲜红色、细、沉、边界模糊主胆热瘀、湿阻气机证候，可兼轻微痛证。综合辨析，此眼象表示"胆郁、湿饮气结化热证"，而湿阻气机重于上证。

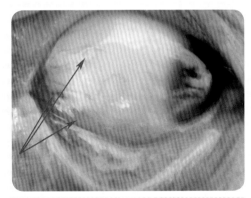

图 5-2-1-19　胆郁、湿饮气结化热证常见眼象

白睛底色金黄色，胆部位无色浮壅，血脉鲜红色、粗、沉、边界模糊。按：白睛胆部位血脉鲜红色、粗、沉、边界模糊主胆实热炽盛，病势亢盛，湿阻气机证。综合辨析，此眼象表示"胆郁、湿饮气结化热证"，而胆热炽盛重于上证。

白睛底色金黄色，胆部位无色浮壅，血脉鲜红色、粗、沉、边界模糊；脾部位血脉淡色、细、沉、边界模糊。按：白睛脾部位血脉淡色、细、沉主较严重的脾气虚证，白睛脾部位血脉细、沉、边界不清晰主脾气虚湿郁、水肿证，白睛脾部位血脉淡色、细、沉、边界模糊主脾气虚、水肿证，同时应虑及瘀血证候。综合辨析，此眼象表示胆实热、水湿郁阻乘脾、脾气虚水肿证，亦属"胆郁、湿饮气结化热证"。

白睛底色金黄色；胆脾部位无色浮壅，胆部位血脉鲜红色、粗、沉、边界模糊，脾部位血脉淡色、细、沉、边界模糊。按：白睛脾部位无色浮壅主脾水湿郁阻证，综合辨析，此眼象表示"胆郁、湿饮气结化热证"。此证脾气虚、水肿重于上证。我们从眼象可知，在诊断"胆郁、湿饮气结化热证"时，亦应虑及存在瘀血证候。

6. 望目辨"胆热多睡证"

"胆热多睡证"指由于胆腑实热、心或心胆或心胆脑痰浊壅阻、神明昏蒙而引发嗜睡的证候。临床常见昼夜耽睡，目赤，眩晕，口苦，头痛或偏头痛，烦躁，易怒，或坐卧不宁，耳聋，舌红，脉弦、或滑数等。西医学诊断的急性肝脏病变、中耳或内耳病变、睡眠障碍、精神类疾病、原发性或继发性高血压病、脑肿瘤、肝胆肿瘤脑转移等可以出现此类证候。

望目辨"胆热多睡证"常见眼象：

白睛胆部位血脉鲜红色、粗；心部位灰色斑、黄色丘，血脉鲜红色、粗、紫灰色月晕。按：白睛胆部位血脉鲜红色、粗主胆燥热实证。白睛心部位灰色斑主心脏湿阻气机证，黄色丘主心脏痰浊郁热证，血脉鲜红色、粗主心燥热实证。心、脑部位紫灰色月晕连接白睛血脉时，主心脑血瘀湿郁兼风证。西医学诊断的高脂血症、动脉硬化病常见此眼象。综合辨析，此眼象表示胆心燥热、心脑痰浊郁热证。心藏神、脑主神明，当痰浊郁热于心脑时，可致神明昏蒙于内而引发嗜睡，故胆心燥热、心痰浊郁热证亦可称为胆热多睡证（图 5-2-1-20，李某，男，25 岁，2011-12-12）。

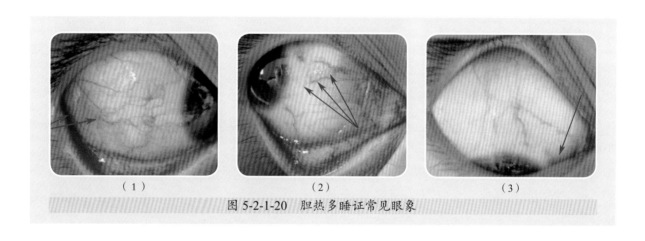

（1）　　　　　　　　　　（2）　　　　　　　　　　（3）

图 5-2-1-20　胆热多睡证常见眼象

白睛胆部位血脉红黯色、粗；心部位黄色丘，血脉红黯色、粗。按：白睛血脉红黯色、粗主血郁血瘀、实热炽盛、病势亢盛证，此证病情较重，大多发病时间较长。心部位黄色丘主心痰浊郁热证，西医学诊断的高脂血症、动脉硬化病常见此眼象。综合辨析，此眼象表示胆热多睡证。此证胆心血瘀、实热炽盛较著。

白睛胆部位血脉黯红色、粗；心部位黄色丘，血脉黯红色、粗。按：白睛胆心部位血脉黯红色、粗主胆心血瘀严重、实热亢盛，大多发病时间较长。心部位黄色丘主心痰浊郁热证。综合辨析，此眼象表示胆热多睡证。此证血瘀重于上证。

白睛胆部位血脉黯红色、粗；心部位黄色丘，血脉黯红色、粗，白睛脑部位黄色斑。按：白睛脑部位黄色斑主脑湿邪郁热证。综合辨析，此眼象表示胆心严重血瘀、实热亢盛、心痰浊郁热、脑湿郁热证。可见本证实质属胆心瘀热湿郁、心脑湿邪郁热证，故可诊为胆热多睡证。这是因为"脑"位于头部，头是精明之府（见《素问·脉要精微论》"头者，精明之府"），所以当脑罹患湿邪郁热证时，可致神明昏蒙，从而引发嗜睡。

白睛胆部位血脉黯红色、粗；心部位黄色丘，血脉黯红色、粗，白睛脑部位黄色丘。按：白睛心脑部位黄色丘主心脑痰浊郁热证。综合辨析，此眼象表示胆心严重血瘀、实热亢盛、心脑痰浊郁热证。此证脑痰浊郁热明显。西医学诊断的高脂血症痰热郁结重证（此证甘油三酯数据常严重高于正常值）、动脉硬化病痰热郁结重证常见此种眼象。此证心脑痰热郁结显著。

白睛胆部位血脉黯红色、粗；心脑部位黄褐色丘，血脉黯红色、粗。按：白睛心脑部位黄褐色丘主心脑痰热郁结重证。综合辨析，此眼象表示胆心严重血瘀、实热亢盛、心脑痰热郁结证，心脑痰热郁结可致神明昏蒙而引发嗜睡，故本眼象可诊为胆热多睡证。西医学诊断的高脂血症痰热郁结重证（此证甘油三酯数据常严重高于正常值）、动脉硬化痰热郁结重证常见此种眼象。此证心脑痰热郁结显著。

在以上眼象中，尚可于胆部位、心部位、或心脑部位见到黯红色雾漫，分别表示胆腑热郁血瘀内风证、心脏热郁血瘀内风证、或心脑热郁血瘀内风证。若于胆部位、心部位、或心脑部位分别兼见迂曲血脉时，分别表示胆热郁、血瘀疼痛内风证，心热郁、血瘀疼痛内风证，或心脑热郁、血瘀疼痛内风证。

同时，我们可以看出心脏受痰浊郁热时，可致神明昏蒙而引发嗜睡；脑受痰浊郁热时，也可导致神明昏蒙而引发嗜睡，从而表明心主神明客观存在，而脑主神明也同样客观存在。在"主神明"方面，心、脑均可"主神明"。有此可以看出中医学早在《黄帝内经》时代即已正确指出心和脑的生理作用，以及二者十分密切的关系。

三、望目辨"胆腑痰热气结证"

"胆腑痰热气结证"指由于胆腑痰热阻滞气机，导致痰气郁结的证候。当病证较轻时，临床常可无任何症状，但此时眼部可能已出现特征；而只有当疾病严重到一定程度时，才出现临床症状。常见胁胀，脘痞，甚则疼痛，舌红、苔白，脉滑或弦数等。西医学诊断的高脂血症、动脉硬化病、妇科带下病、肿瘤（包括囊肿等）、腺体增生、胆囊息肉、以及不完全肠梗阻等可见此证候。

望目辨"胆腑痰热气结证"常见眼象：白睛胆部位淡红黯色岗、血脉红黯色、结花。按：白睛胆部位淡红黯色岗主胆血瘀痰热气结证，血脉红黯色主胆血郁热证，红黯色结花主胆气机郁滞，病势缠绵，反复曲折。综合辨析，此眼象表示胆腑痰热气结证（图5-2-1-21，冯某，女，66岁，2012-3-6）。

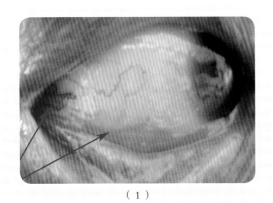 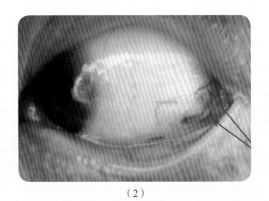

（1）　　　　　　　　　　　　　（2）

图 5-2-1-21　胆腑痰热气结证常见眼象

四、望目辨"肝胆郁热证"

"肝胆郁热证"指由于肝郁、胆郁而出现内火亢盛、血燥的证候。临床常见目赤，耳聋，口干，口疮，皮肤干燥，易怒，少腹或颈部结核，大便干结，舌边红，脉弦数等。西医学诊断的急性胆囊病变、肝脏病变、中耳或内耳病变、睡眠障碍、精神类疾病、原发性或继发性高血压病等可见到此类证候。

望目辨"肝胆郁热证"常见眼象：

白睛肝胆部位血脉红黯色、沉。按：白睛血脉红黯色、沉主热郁证，血脉特征出现于肝胆部位即表示肝胆郁热证。

白睛肝胆部位血脉红黯色、弯钩。按：白睛肝胆部位血脉弯钩主肝胆郁病，白睛肝胆部位血脉红黯色主肝胆实热证。综合辨析，此眼象表示肝胆郁热证（图5-2-1-22，张某，男，24岁，2011-12-20）。

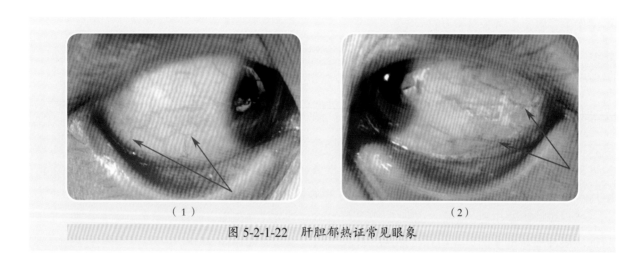

（1）　　　　　　　　　　　　　　　　　（2）

图 5-2-1-22　肝胆郁热证常见眼象

白睛肝胆部位血脉红黯色、沉、弯钩。按：白睛肝胆部位血脉红黯色、沉主肝胆郁热证。白睛肝胆部位血脉弯钩主肝胆郁病。综合辨析，此眼象表示肝胆郁热证，此证重于上证。

白睛肝胆部位血脉红黯色、粗、弯钩。按：白睛胆部位血脉红黯色、粗、弯钩主胆郁实热、病势亢盛，病情较重，大多发病时间较长。白睛肝、胆部位血脉红黯色、粗、弯钩主肝胆郁热证，同样表示病势亢盛、病情较重，大多发病时间较长。

在上述眼象中，若白睛肝、胆部位血脉黯红色，亦主肝胆郁热证，但此证肝胆血瘀实热、而肝胆血瘀尤重证候。

五、望目辨"肝胆郁热、吐血证"

"吐血"系血自胃出，亦可称之为"呕血"。"肝胆郁热、吐血证"指由于肝胆受热邪侵扰，或受病邪侵扰之后化热，使气机郁遏，肝胆不能正常疏泄而乘伐胃腑，导致胃热呕吐的证候。临床常见以右胁为主的胁胀，胁痛，口苦，咽干，恶心或呕吐，黄疸，腹胀，情绪不舒，易怒，舌红、苔黄，脉弦数等。西医学诊断的急性胆囊病变、肝脏病变、急性胃炎、原发性或继发性高血压病等可见到此类证候。

望目辨"肝胆郁热、吐血证"常见眼象：

白睛肝胆部位血脉红黯色、弯钩，白睛胃部位血脉红黯色、粗、顶端红色斑。按：白睛肝胆部位血脉红黯色、弯钩主肝胆郁热实证。白睛胃部位血脉红黯色、粗主胃血郁瘀血实热证，其血脉顶端红色斑主胃实热证，可能兼有渗血或少量出血。综合辨析，此眼象表示肝胆郁热、吐血证。这是由于胃实热或兼有渗血或少量出血可以出现吐血，而吐血系因肝胆郁热乘胃而致。此系急性胃出血可以见到的眼象特征。

白睛肝胆部位血脉黯红色、弯钩，白睛胃部位血脉红黯色、粗、顶端红色斑。按：白睛肝胆部位血脉黯红色、弯钩主肝胆血瘀实热证。综合辨析，此眼象表示肝胆郁热、吐血证，且血瘀重于上证。

六、望目辨"肝胆郁热兼胃风证"

"肝胆郁热兼胃风证"指肝胆郁遏，火热亢盛乘胃，使胃中积热生风的实热证候。临床常见以右胁为主的胁胀，胁痛，口苦，咽干，多汗，恶风，恶心或呕吐，脘痛，腹胀，泻泄秽臭，情绪不舒，易怒，舌红、苔黄，脉弦数等。西医学诊断的急性胆囊病变、肝脏病变、急性胃炎、原发性或继发性高血压病等可见到此类证候。

望目辨"肝胆郁热兼胃风证"常见眼象：

白睛肝胆部位红黯色雾漫，血脉红黯色、弯钩；胃部位红黯色雾漫，血脉红黯色、粗。按：白睛胆、肝部位红黯色雾漫主胆肝风热证，血脉红黯色、弯钩主胆肝郁热证。胃部位红黯色雾漫主胃风热证，血脉红黯色、粗表示胃实热、血瘀证。综合辨析，此眼象表示肝胆郁热兼胃风证（图5-2-1-23，陈某，女，54岁，2012-12-5）。

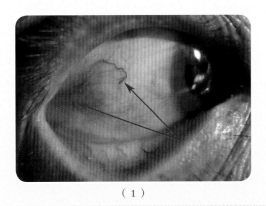 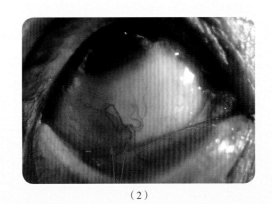

（1）　　　　　　　　　（2）

图5-2-1-23　肝胆郁热兼胃风证常见眼象

白睛肝胆部位血脉红黯色、弯钩，白睛胃部位血脉红黯色、粗、顶端红黯色月晕。按：白睛肝胆部位血脉红黯色、弯钩主肝胆郁热证。白睛胃部位血脉红黯色、粗主胃腑血郁实热炽盛、血瘀、病势亢盛，病情较重，大多发病时间较长。当红黯色月晕连接白睛血脉时，主血热血瘀兼风证，此眼象出现于胃部位主血热血瘀胃风证。综合辨析，此眼象表示肝胆郁热、胃血郁实热炽盛、血瘀胃风证，可诊为肝胆郁热兼胃风证。

白睛肝胆部位的血脉黯红色、弯钩，白睛胃部位的血脉黯红色、粗、顶端红黯色月晕。按：白睛肝胆部位血脉黯红色、弯钩主肝胆血瘀郁热证。白睛胃部位血脉黯红色、粗主胃腑血瘀严重、实热亢盛，大多发病时间较长。胃部位血脉黯红色、粗、顶端红黯色月晕主胃腑血热血瘀兼风证。综合辨析，此眼象表示肝胆郁热兼胃风证，而肝胆血瘀较著。

白睛肝胆部位血脉紫色、弯钩，白睛胃部位血脉黯红色、粗、顶端紫红色月晕。按：白睛肝胆部位血脉紫色、弯钩主严重肝胆热郁证候，并有由热转寒之虞。白睛胃部位血脉黯红色、粗主胃腑血瘀严重、实热亢盛，大多发病时间较长。胃部位血脉黯红色、粗、顶端紫红色月晕主胃腑血瘀严重、实热亢盛、兼风证。综合辨析，此眼象表示肝胆郁热兼胃风证，而血瘀严重，并有由热转寒之虞。

白睛肝胆部位血脉红黯色、弯钩；白睛胃部位红色雾漫，血脉红黯色、粗、顶端红黯色月晕。按：白睛肝胆部位血脉红黯色、弯钩主肝胆郁热证。白睛胃部位血脉红黯色、粗、顶端红黯色月晕主胃腑血热血瘀胃风证，且病势亢盛，病情较重，大多发病时间较长。白睛胃部位红色雾漫主胃腑风热实证。综合辨析，此眼象表示肝胆郁热兼胃风证，但胃风重于上证。

白睛肝胆部位血脉黯红色、弯钩；白睛胃部位红黯色雾漫，血脉黯红色、粗、顶端紫红色月晕。按：白睛肝胆部位血脉黯红色、弯钩主肝胆血瘀郁热证。白睛胃部位血脉黯红色、粗主胃腑血瘀严重、实热亢盛，大多发病时间较长。胃部位血脉黯红色、粗、顶端紫红色月晕主胃腑血瘀严重、实热亢盛、兼风证。白睛胃部位黯红色雾漫主胃腑热郁血瘀内风证。综合辨析，此眼象表示肝胆郁热兼胃风证，而热瘀及胃风均已严重。

白睛肝胆部位血脉紫色、弯钩；白睛胃部位黯红色雾漫，血脉黯红色、粗、顶端紫红色月晕。按：白睛肝、胆部位血脉紫色主严重肝胆热郁证候，并有由热转寒之虞。白睛胃部位黯红色雾漫主胃腑热郁血瘀内风证。胃部位血脉黯红色、粗、顶端紫红色月晕主胃腑血瘀严重、实热亢盛、兼风证。综合辨析，此眼象表示肝胆郁热兼胃风证，而热郁严重，并有由热转寒之虞。

七、望目辨肝胆实火及相关证

1. 望目辨"肝胆实火证"

"肝胆实火证"亦可称作"肝胆火证"，指肝郁化火、火邪移于胆腑引发的证候；或肝脏湿热移于胆，或胆腑湿热移于肝引发的证候。临床常见发热，面黄，目黄，口苦，胁胀，胁痛或绞痛，舌边红、苔白，脉弦数等。此证可见于西医学诊断的急性肝炎、急性胆囊炎、急性胆道感染、肝胆道梗阻、胰腺病变等。

望目辨"肝胆实火证"常见眼象：

白睛肝胆部位血脉鲜红色、粗。按：白睛血脉鲜红色、粗主燥热实证，血脉特征出现于白睛肝胆部位主肝胆燥热实证，故可诊为肝胆实火证。

白睛肝胆部位血脉红黯色、粗。按：白睛血脉红黯色主血郁实热炽盛，血脉粗主瘀血、病势亢盛，病情较重，大多发病时间较长。血脉特征出现于白睛肝胆部位，表示肝胆血郁实热炽盛、病势亢盛，病情较重，大多发病时间较长。综合辨析，此眼象表示肝胆实火证。

白睛肝胆部位血脉黯红色、粗。按：白睛血脉黯红色主血瘀实热亢盛，而以血瘀为主，血脉粗主瘀血、病势亢盛，病情较重，大多发病时间较长。综合辨析，此眼象表示肝胆实火证。

白睛肝胆部位底色红色、血脉鲜红色、粗。按：白睛肝胆部位底色红色主肝胆实热证。白睛肝胆部位血脉鲜红色、粗主肝胆实热、病势亢盛，病情较重，大多发病时间较长。综合辨析，此眼象表示肝胆实火证，而实火重于上证。

上述眼象为我们提供一个启示：旧有的"久病多虚"说法并非至理。因此，医家宜从患者临床实际表现全面、仔细辨析之。

2.望目辨"肝郁火旺、火邪移于胆腑证"

"肝郁火旺、火邪移于胆腑证"指肝郁日久化火、火邪移于胆腑而呈现以火热为主的证候。临床常见以右胁为主的胁胀、胁痛、口苦、咽干、耳胀、耳痛、耳鸣、耳聋、偏头痛、恶心或呕吐、黄疸、寒热往来、腹胀、情绪不舒、烦躁、易怒、舌红、苔黄、脉弦或弦数等。西医学诊断的急性胆囊病变、肝脏病变、中耳或内耳病变、睡眠障碍、精神类疾病、原发性或继发性高血压病等可见到此类证候。

望目辨"肝郁火旺、火邪移于胆腑证"常见眼象：

白睛肝胆部位红色雾漫、红黯色水肿，白睛肝部位血脉红黯色、粗、弯钩、进入胆部位，胆部位红黯色、粗、弯钩。按：白睛肝胆部位黯红色雾漫主肝胆热郁血瘀内风证，红黯色水肿主肝胆湿阻蕴热、血瘀、水肿证；肝部位血脉红黯色、粗、弯钩主肝血郁实火证；白睛肝部位血脉进入胆部位主肝病影响胆腑。胆部位红黯色、粗、弯钩主胆血郁实火证。综合辨析，此眼象表示肝血郁、实热亢盛影响胆腑证，可诊为肝郁火旺、火邪移于胆腑证（图5-2-1-24，李某，男，50岁，2011-12-5）。

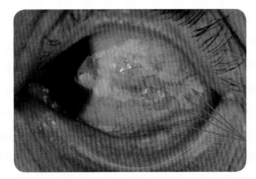

图 5-2-1-24　肝郁火旺、
火邪移于胆腑证常见眼象

白睛肝部位血脉红黯色、粗、弯钩、进入胆部位，胆部位红黯色。按：白睛肝部位血脉红黯色、粗主肝血郁实火证，白睛肝部位血脉弯钩主肝郁病，白睛肝部位血脉进入胆部位主肝病影响胆腑。综合辨析，此眼象表示肝血郁实热亢盛影响胆腑证，可诊为肝郁火旺、火邪移于胆腑证。

白睛肝部位血脉黯红色、粗、弯钩、进入胆部位，胆部位血脉红黯色、粗。按：白睛肝部位血脉黯红色主肝血瘀实热证，白睛肝部位血脉弯钩主肝郁病，白睛肝部位血脉黯红色、粗、弯钩、进入胆部位主肝郁火旺、火邪移于胆腑证。胆部位血脉红黯色主胆血郁血瘀实热证。综合辨析，此眼象表示肝郁火旺、火邪移于胆腑证。此证血瘀热盛较重。

白睛肝部位一条血脉红黯色、粗、弯钩，另一条直行血脉进入胆部位；胆部位血脉红黯色、沉。按：白睛肝部位血脉红黯色、弯钩主肝郁火旺证，白睛肝部位另一条直行血脉进入胆部位主肝病影响胆腑。胆部位血脉红黯色、沉主胆郁血瘀实热证。综合辨析，此眼象表示肝郁火旺、火邪移于胆腑证，其肝郁较著。

白睛肝部位一条血脉红黯色、粗、弯钩，另一条直行血脉进入胆部位；胆部位黄色斑，血脉红黯色、沉。按：胆部位血脉红黯色、沉主胆郁血瘀实热证，白睛胆部位黄色斑主胆湿邪郁热证。综合辨析，此眼象表示肝郁火旺、火邪移于胆腑、胆湿邪郁热证，亦属于肝郁火旺、火邪移于胆腑证。若胆部位红色斑主胆实热证，可有少量渗血或少量出血证。综合辨析，此眼象表示肝郁火旺、火邪移于胆腑、胆实热渗血或少量出血证，亦属于肝郁火旺、火邪移于胆腑证。若肝部位血脉黯红色，表示肝脏血瘀较著，但亦属于肝郁火旺、火邪移于胆腑证。

此外，上述眼象尚可在胆部位见到黄点斑，表示胆腑兼患湿郁化热、气结证；或在胆部位见到黄褐斑，表示胆腑兼患湿浊郁热证。

3. 望目辨"胆腑湿热、郁热及肝证"

"胆腑湿热、郁热及肝证"指胆腑湿郁化热、郁热移于肝，或胆腑湿热移于肝而呈现的证候。临床常见以右胁为主的胁胀，胁痛，口苦，咽干，耳胀，耳痛，耳鸣，甚或耳聋，偏头痛，恶心或呕吐，黄疸，寒热往来，腹胀，情绪不舒，烦躁、易怒、舌红、苔黄、脉弦或弦数等。西医学诊断的急性胆囊病变、肝脏病变、中耳或内耳病变、睡眠障碍、精神类疾病、原发性或继发性高血压病等可见到此类证候。

望目辨"胆腑湿热、郁热及肝证"常见眼象：

白睛胆部位粉色丘，血脉鲜红色、结网、弯钩，肝部位血脉鲜红色。按：白睛胆部位粉色丘主胆湿郁热证，胆部位血脉鲜红色、弯钩主胆郁实热证，血脉结网主胆气血郁结、内风蕴积证。肝部位血脉鲜红色主肝实热证。综合辨析，此眼象表示胆腑湿热、郁热及肝证（图 5-2-1-25，朱某，男，34 岁，2012-12-24）。

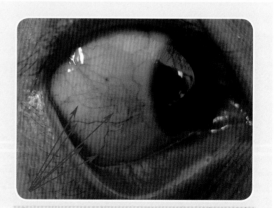

图 5-2-1-25　胆腑湿热、郁热及肝证常见眼象

白睛胆部位底色黄色，红褐色丘，血脉黯红色、细、沉、结网、弯钩向下并进入肝部位；肝部位血脉红黯色。按：白睛胆部位底色黄色主湿邪郁热证；血脉黯红色、细、沉、结网、弯钩主胆热、气血郁结、内风蕴积证；红褐色丘主胆腑痰浊郁积热证。胆部位血脉进入肝部位、肝部位血脉红黯色主胆热移于肝、肝实热证。综合辨析，此眼象表示胆腑湿热、郁热及肝证。

白睛底色金黄色，胆部位血脉红黯色、弯钩向下并进入肝部位，肝部位血脉鲜红色。按：白睛底色金黄色主湿热郁阻肝胆重证。白睛胆部位血脉红黯色、弯钩向下并进入肝部位主胆郁实热、移于肝证。肝部位血脉鲜红色主肝实热证。综合辨析，此眼象表示胆腑湿热、郁热及肝证，且湿热郁阻肝胆重于上证。

白睛底色金黄色，胆部位血脉红黯色、弯钩向下并进入肝部位，肝部位血脉鲜红色，心部位黯色斑。按：心部位黯色斑主心血瘀证。综合辨析，此眼象表示胆腑湿热、郁热及肝证。此证出现心血瘀证，表示患者可出现睡眠障碍，以入眠难、多梦尤著。

　　白睛底色金黄色，胆部位血脉红黯色、弯钩向下并进入肝部位；肝部位血脉鲜红色；心部位黯色斑，血脉红色、细、迂曲。按：白睛底色金黄色主湿热郁阻肝胆重证。白睛胆部位血脉红黯色、弯钩向下并进入肝部位主胆郁实热、移于肝证。肝部位血脉鲜红色主肝实热证。心部位黯色斑主心血瘀证，心部位黯色斑、血脉红色、细、迂曲主心血实热、血瘀心痛证。综合辨析，此眼象表示胆腑湿热、郁热移于肝证。此证出现心血瘀证，表示患者可出现睡眠障碍，以入眠难、多梦尤著，并兼有血瘀心痛热证。

　　白睛底色金黄色，胆部位血脉黯红色、弯钩向下并进入肝部位，肝部位血脉红黯色。按：白睛底色金黄色主湿热郁阻肝胆重证。白睛胆部位血脉黯红色、弯钩向下并进入肝部位主胆郁血瘀实热、移于肝证。肝部位血脉红黯色主肝实热兼血瘀证。综合辨析，此眼象表示胆经湿热、郁热移于肝证。此证湿热郁阻、肝胆血瘀重于上证。

八、望目辨"肝胆湿热证"

　　"肝胆湿热证"指湿热病邪蕴蒸肝胆而引发的证候。临床常见发热或恶寒发热，面黄，目黄，甚则皮肤黄，口苦，恶心，呕吐，胁胀，胁痛或绞痛，腹痛，纳呆等。西医学诊断的急性黄疸型肝炎、胆囊炎、急性胆道感染、肝胆道梗阻、胰腺病变等可见到此类证候。

　　望目辨"肝胆湿热证"常见眼象：

　　白睛肝胆部位底色黄色、血脉红黯色。按：白睛肝胆部位底色黄色主肝胆湿邪郁热证，血脉红黯色主肝胆血郁、实热证。综合辨析，此眼象表示肝胆湿热证（图5-2-1-26，朱某，男，63岁，2012-11-27）。

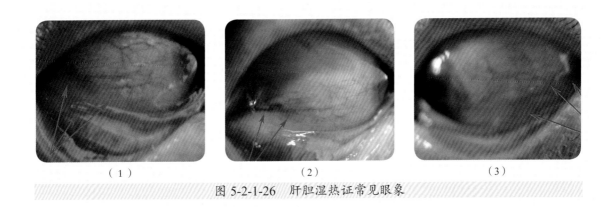

（1）　　　　　　　　　　　（2）　　　　　　　　　　　（3）

图5-2-1-26　肝胆湿热证常见眼象

　　白睛肝胆部位底色金黄色，白睛肝部位灰色丘，血脉红黯色、进入胆部位。按：白睛肝胆部位底色金黄色主肝胆湿热郁阻重证。肝胆部位血脉红黯色主肝胆热证。肝部位灰色丘主肝湿痰郁阻证，血脉红黯色、进入胆部位主肝胆湿热证。此证肝胆湿热重于上证。

　　上述眼象中，若白睛血脉迂曲，表示兼有火热痛证；若呈现实体结，表示兼患结石；若呈现空泡结，表示兼患气郁痰结证，多患息肉或囊肿。具体临床意义可联系总论所述，综合全面辨证。

九、望目辨"肝胆湿热乘心证"

"肝胆湿热乘心证"指肝胆湿热、侵扰心神，引发不能入眠的证候。临床常见入眠困难，或短睡即醒、醒后难再眠，口苦，胁胀，胁痛，心烦，或恍惚不宁，或见身黄，舌边尖红，脉弦数等。西医学诊断的急性胆囊病变、肝脏病变、中耳或内耳病变、睡眠障碍、精神类疾病、原发性或继发性高血压病，以及心热血瘀明显而出现入眠困难、或短睡即醒、醒后难再眠等睡眠障碍均可见到此类证候。

望目辨"肝胆湿热乘心证"常见眼象：

白睛底色黄色，肝胆部位红黯色水肿、黄色丘，血脉红黯色、指向心部位；心部位血脉红黯色。按：白睛底色黄色主肝胆湿热郁积证。肝胆部位红黯色水肿主肝胆湿阻蕴热、血瘀、水肿证，黄色丘主肝胆痰浊郁热证，肝胆部位血脉红黯色主肝胆血郁血瘀实热证，肝胆部位血脉红黯色、指向心部位主肝胆热乘心证。心部位血脉红黯色主心热证。综合辨析，此眼象表示肝胆湿热乘心、心热血瘀证，可诊为肝胆湿热乘心证（图5-2-1-27，杨某，男，64岁，2011-9-14）。

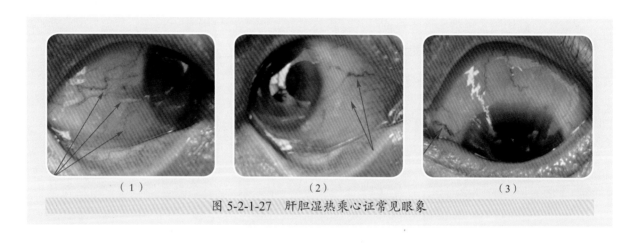

（1）　　　　　　　　　　　（2）　　　　　　　　　　　（3）

图 5-2-1-27　肝胆湿热乘心证常见眼象

白睛肝胆部位黄褐色丘，血脉鲜红色、指向心部位；心部位黯色长条斑，血脉鲜红色。按：白睛肝胆部位黄褐色丘主肝胆痰热郁结重证，肝胆部位血脉鲜红色、指向心部位主肝胆热乘心证，白睛肝胆部位黄色丘，血脉鲜红色、指向心部位主肝胆湿热乘心证。心部位黯色长条斑主心血瘀证，心部位血脉鲜红色主心热证，心部位黯色长条斑、血脉鲜红色主心热血瘀。综合辨析，此眼象表示肝胆湿热乘心证，其肝胆湿热重于上证。

白睛肝胆部位黄褐色丘、血脉红黯色、粗、指向心部位，心部位黯色长条斑、血脉红黯色。按：白睛肝胆部位血脉红黯色主肝胆血郁瘀血实热证，白睛肝胆部位黄褐色丘、血脉红黯色、指向心部位主肝胆湿热、血郁瘀血实热乘心证。心部位黯色长条斑、血脉红黯色主心血郁瘀血实热证。综合辨析，此眼象表示肝胆湿热乘心证，且血郁瘀血实热明显。

白睛肝胆部位黄褐色丘、血脉红黯色、粗，心部位黯色长条斑、血脉红黯色。按：白睛肝胆部位血脉红黯色、粗主肝胆血郁血瘀、实热炽盛、病势亢盛证，此证病情较重，大多发病时间较长。综合辨析，此眼象表示肝胆湿热乘心证，且肝胆血郁瘀血实热明显。

此外，尚可在白睛肝胆部位见到底色黄色，主肝胆湿邪郁热证；在白睛肝胆部位见到金黄色，主湿热郁阻肝胆重证；亦可在白睛肝胆部位见到淡褐色丘，主肝胆痰邪郁热轻证；在白睛肝胆部位见到黧黄色丘，主痰浊郁积、气血瘀滞证；在白睛肝胆部位见到红褐色丘主痰郁化热、热结较重的痰热郁积证。

十、望目辨"肝胆湿热乘脾证"

"肝胆湿热乘脾证"指肝胆湿热阻滞气机，侵扰脾脏功能，导致脾热而引发的证候。临床常见胁胀、口干、口苦、恶心、腹满、腹泻、心烦、面青、身热，舌红、边尖尤红、苔白厚或白腻，脉弦数等。西医学诊断的急性胃炎、急性胃溃疡、急性胃肠炎、急性胆囊病变、肝脏病变、精神类疾病、原发性或继发性高血压病等可见到此类证候。

望目辨"肝胆湿热乘脾证"常见眼象：

白睛肝胆部位底色黄色，红黧色水肿，血脉红黧色、指向脾部位；脾部位底色黄色，淡红色水肿、黄褐色丘，血脉红黧色、边界不清。按：白睛肝胆部位底色黄色主肝胆湿热郁积证，红黧色水肿主肝胆湿阻蕴热、血瘀、水肿证候，血脉红黧色主肝胆血郁血瘀实热证，肝胆部位血脉红黧色、指向脾部位，脾部位底色黄色主脾湿热郁积证。脾部位淡红色水肿主脾湿阻蕴热、水肿证，黄褐色丘主脾痰热郁结重证，血脉红黧色、边界不清主脾湿阻蕴热、血瘀、水肿证候。综合辨析，此眼象表示肝胆湿热乘脾证（图 5-2-1-28，朱某，男，63 岁，2012-11-27）。

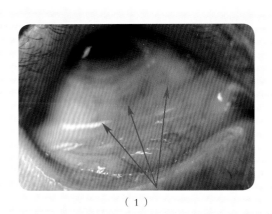 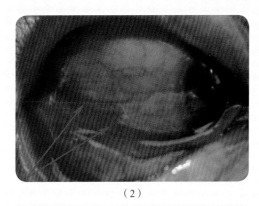

（1）　　　　　　　　　　　　　　　（2）

图 5-2-1-28　肝胆湿热乘脾证常见眼象

白睛肝胆部位灰色丘，血脉鲜红色、粗、进入脾部位；脾部位黧色斑，血脉红黧色、沉。按：白睛肝胆部位灰色丘主肝胆湿痰郁阻证；肝胆部位血脉鲜红色、粗主肝胆实热亢盛证；肝胆部位灰色丘，血脉鲜红色、粗、指向脾部位主肝胆湿热严重、乘脾证。脾部位黧色长条斑主脾血瘀证，脾部位血脉红黧色、沉主脾郁热证。综合辨析，此眼象表示肝胆湿热严重、乘脾，导致脾郁热证，亦可诊为肝胆湿热乘脾证。

十一、望目辨"肝胆痰热乘脾证"

"肝胆痰热乘脾证"指肝胆痰热阻滞气机，侵扰脾脏功能，导致脾热，甚则脾热忤心而引发不能入眠的证候。临床常见入眠困难、或短睡即醒，醒后难再眠，胁胀，口干，口苦，恶心，腹满，腹泻，心烦，面青，身热，舌红、边尖尤红、苔白厚或白腻，脉弦数等。西医学诊断的急性胃炎、急性胃溃疡、急性胃肠炎、急性胆囊病变、肝脏病变、精神类疾病、原发性或继发性高血压病、肝胆肿瘤、肝胆肿瘤脑转移等可见到此类证候。

望目辨"肝胆痰热乘脾证"常见眼象：

白睛肝胆部位黄色丘，血脉红黯色；脾部位淡红色水肿，血脉淡色、细、沉。按：白睛肝胆部位黄色丘主肝胆痰浊郁热证，血脉红黯色主肝胆血郁血瘀实热证。脾部位淡红色水肿主脾脏湿阻水肿证，血脉淡色、细、沉主脾气虚证。综合辨析，此眼象表示肝胆痰热乘脾（图 5-2-1-29，印某，男，39 岁，2011-7-4）。

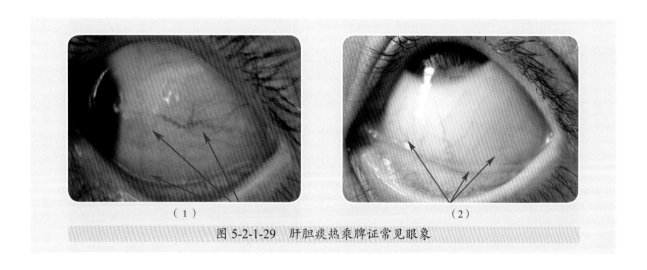

（1）　　　　　　　　　　　　　　　　（2）

图 5-2-1-29　肝胆痰热乘脾证常见眼象

白睛肝胆部位黄褐色丘，血脉鲜红色、粗、进入脾部位；脾部位血脉淡黯色、沉、进入心部位；心部位黯色长条斑、血脉淡色。按：白睛肝胆部位血脉鲜红色、粗主肝胆实热亢盛证；黄褐色丘，血脉鲜红色、粗、进入脾部位主肝胆痰热郁结严重、乘脾证。脾部位血脉淡黯色、沉主肝胆乘脾，导致脾气虚血瘀证；脾部位血脉淡黯色、沉、进入心部位主脾病及心证。心部位黯色长条斑，血脉淡色主心气虚证。综合辨析，此眼象表示肝胆痰热乘脾、脾病及心、心气虚证，可属于肝胆痰热乘脾证。此证肝胆痰热重于上证。若心部位血脉淡色、粗，表示心气虚重于上证。

此外，尚可在白睛肝胆部位见到底色黄色，主肝胆湿邪郁热证；在白睛肝胆部位见到金黄色，主湿热郁阻肝胆重证。亦可在白睛肝胆部位见到淡褐色丘，主肝胆痰邪郁热轻证；在白睛肝胆部位见到黯黄色丘，主痰浊郁积、气血瘀滞证；在白睛肝胆部位见到红褐色丘，主痰郁化热、热结较重的痰热郁积证。

十二、望目辨"胆郁侮肺热证"

"胆郁侮肺热证"指由于胆腑受热邪侵扰、或受病邪侵扰之后化热，使气机郁遏，胆腑不能正常疏泄，胆热侮肺，而表现以胆肺俱热为主的证候。临床常见以右胁为主的胁胀，胁痛，口苦，咽干，鼻流浊涕，听力减退或耳闷，寒热，情绪不舒、烦躁、易怒，舌边红、苔黄，脉弦数等。西医学诊断的鼻炎、副鼻窦炎等可见此类证候。

望目辨"胆郁侮肺热证"常见眼象：

白睛胆部位血脉红黯色、弯钩向上，肺部位血脉红黯色。按：白睛胆部位血脉红黯色、弯钩主胆郁热证，弯钩向上主病势向上；肺部位血脉红黯色主肺血郁瘀血实热证。肺在胆之上部，胆腑郁热向上影响肺，属胆郁侮肺。综合辨析，可诊为胆郁侮肺热证（图5-2-1-30，吴某，女，34岁，2012-11-20）。

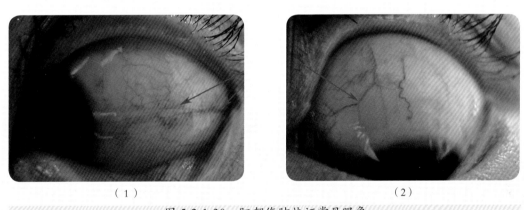

（1）　　　　　　　　　　　　　（2）

图 5-2-1-30　胆郁侮肺热证常见眼象

白睛胆部位血脉红黯色、粗、弯钩，肺部位血脉红黯色、粗。按：白睛胆部位血脉红黯色、粗、弯钩主胆郁实热、病势向上证。肺部位血脉红黯色、粗主肺血郁实热炽盛、病势亢盛，病情较重，大多发病时间较长。综合辨析，此眼象表示由于胆郁实热、病势向上，影响及肺，形成肺实热证，故可诊为胆郁侮肺热证。

白睛胆部位血脉黯红色、弯钩，肺部位血脉黯红色。按：白睛胆部位血脉黯红色、弯钩主胆血瘀郁热证。肺部位血脉黯红色主肺血瘀实热证。综合辨析，此眼象表示胆郁侮肺热证，且血瘀重于上证。

白睛胆部位的血脉黯红色、粗、弯钩，肺部位血脉黯红色、粗。按：白睛胆部位血脉黯红色、粗、弯钩主胆血瘀郁热重证。肺部位血脉黯红色、粗主肺血瘀实热亢盛证。综合辨析，此眼象表示胆郁侮肺热证，且瘀热重于上证。

此外，上述眼象尚可在胆部位见到黄色斑，表示兼患胆郁、湿邪郁热证；或在胆部位见到黄点斑，表示兼患湿郁化热、气结证；或在胆部位见到黄褐斑，表示兼患湿浊郁热证，亦表示出现胆郁侮肺热证，此时相应组织器官可兼见相应证候，临床常可见到烦急、鼻流浊涕、头昏等症状。

十三、望目辨"肝胆湿浊血瘀证"

"肝胆湿浊血瘀证"指肝胆同时出现湿浊和血瘀而形成的证候。常见口苦，胸闷，视物模糊，舌黯红、大、厚，苔白厚、中部厚腻，脉滑等临床表现。

望目辨"肝胆湿浊血瘀证"常见眼象：肝部位黯红色泡，血脉红黯色；胆部位底色红色，黯色斑，黄色丘，血脉红黯色。按：肝部位黯红色泡主肝脏饮邪郁积蕴热、血瘀严重证候；白睛肝部位血脉红黯色主肝血郁热证，系热邪亢盛、血瘀实证，可称实热兼瘀证。白睛胆部位底色红色主胆实热证；胆部位黯色斑主胆血瘀证；胆部位黄色丘主胆痰浊郁热证；白睛胆部位血脉红黯色主胆血郁热证，系热邪亢盛、血瘀实证。综合辨析，此眼象表示肝胆湿浊血瘀证（图5-2-1-31，任某，男，62岁，2012-12-7）。

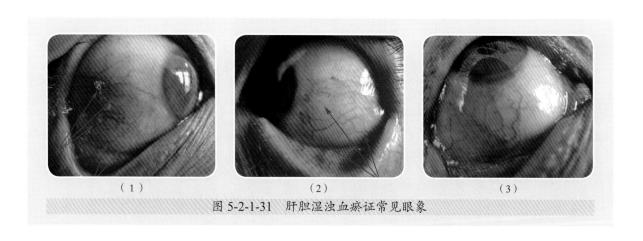

（1）　　　　　　（2）　　　　　　（3）

图5-2-1-31　肝胆湿浊血瘀证常见眼象

第三节　望目辨胆虚实夹杂证

一、望目辨"胆气虚寒、湿郁寒瘀证"

"胆气虚寒、湿郁寒瘀证"指胆气虚寒并湿郁寒瘀而形成的证候。本证临床表现多为身面黯黄，脘腹冷痛，右胁痞闷或不痛，或胁部疼痛或剧痛，乏力，声低，懒言，气短，困倦，纳呆，便溏，舌淡黯黄，脉沉细弦，或沉细弦迟等。西医学诊断的肝硬变、肝癌等；胆石病、胆道肿瘤、胆道狭窄等；胰腺炎、胰腺肿瘤、糖尿病晚期等；化学毒物中毒、寄生虫病、某些感染、肿瘤、大惊卒恐，乃至外伤等可见此证候。

望目辨"胆气虚寒、湿郁寒瘀证"常见眼象：

白睛底色黯黄色，胆部位血脉淡黯色、细、沉。按：白睛底色黯黄色主湿郁寒瘀证，白睛胆部位血脉淡黯色、细、沉主胆郁、阳气虚寒证。综合辨析，此眼象表示胆气虚寒、湿郁寒瘀证（图

5-2-1-32，韩某，女，36岁，2011-7-4）。

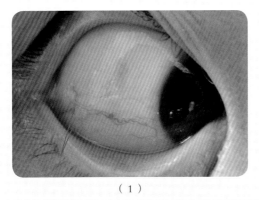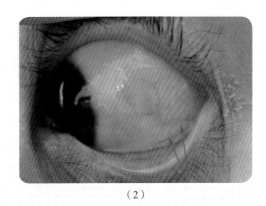

（1）　　　　　　　　　　（2）

图 5-2-1-32　胆气虚寒、湿郁寒瘀证常见眼象

白睛底色黯黄色，胆部位血脉淡白色、细、弯钩。按：白睛胆部位血脉淡白色、细、弯钩主胆郁、阳气虚寒证。综合辨析，此眼象表示胆气虚寒、湿郁寒瘀证，且胆气虚重于上证。

白睛底色黯黄色，胆部位血脉淡白色、细、根虚或无根、弯钩。按：白睛底色黯黄色，胆部位血脉淡白色、细、弯钩主胆气虚寒、湿郁寒瘀证；血脉根虚主严重胆虚证；血脉无根主胆虚更严重。

白睛底色黯黄色，胆部位血脉淡蓝色、根虚或无根。按：胆部位血脉淡蓝色、根虚主胆虚寒瘀证，可兼轻微痛证。胆部位血脉淡蓝色、无根主胆虚寒瘀证重于根虚表示的胆虚寒瘀证。

白睛底色黯黄色，胆部位血脉淡黯色、细、根虚或无根。按：胆部位血脉淡蓝色、细、根虚主胆虚寒瘀证，可兼轻微痛证。胆部位血脉淡蓝色、细、无根主胆虚寒瘀证重于根虚表示的胆虚寒瘀证。

此外，在上述眼象中可同时见到白睛血脉迂曲，主痛证，多为血瘀气滞痛证；或同时见到白睛胆部位蓝色雾漫，主寒郁内风证；或同时见到白睛胆部位黯蓝色雾漫，主寒郁内风重证；或同时见到白睛胆部位黯色斑，主血瘀证。

二、望目辨"胆虚、虚风失眠证"

"胆虚、虚风失眠证"指胆气虚、虚风扰动，导致入眠难或眠中易醒而呈现的证候。临床常见身寒，畏寒，入眠难，易醒，眩晕，或头昏，口苦，或每易唾唾，胆怯、易受惊恐，烦躁，舌淡黯，脉弦细等。此时，所患风邪属内风。

望目辨"胆虚、虚风失眠证"常见眼象：

白睛胆部位粉色略黯雾漫，血脉粉黯色；心部位黯色斑，血脉粉黯色。按：白睛胆部位粉色略黯雾漫主胆血虚血瘀、内风证，血脉粉黯色主胆血虚、血瘀证。白睛心部位黯色斑主心血瘀证，血脉粉黯色主心血虚、血瘀证。综合辨析，此眼象表示胆血虚、血瘀、内风证。究其病机，胆血虚可致胆气郁滞，气滞导致血瘀，胆血瘀而生虚风，胆虚内风乘心可使心生瘀血，从而导致心血瘀滞、心神失舍，而难以入眠。因此，本证可诊为胆血虚、虚风失眠证。从本眼象可见，胆血虚、血瘀可影响心神。这提示医家在治疗失眠时尚宜虑及胆血虚引发的心血瘀证（图 5-2-1-33，许某，女，26岁，2012-12-31）。

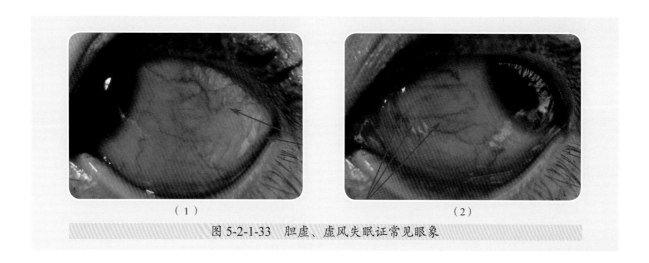

（1）　　　　　　　　　　　　　　（2）

图 5-2-1-33　胆虚、虚风失眠证常见眼象

白睛胆部位粉色雾漫，血脉粉色、细；心部位淡黯色斑。按：白睛胆部位粉色雾漫主血虚内风证，血脉粉色、细主胆血虚证。综合辨析，此眼象表示胆虚、血瘀内风乘心证，可诊为胆虚、虚风失眠证。

白睛胆部位粉色略黯雾漫、黄色丘，血脉粉色、细；心部位淡黯色斑。按：白睛胆部位粉色略黯雾漫主胆血虚、热郁内风证，黄色丘主胆腑痰浊郁热证，血脉粉色、细主胆血虚证。综合辨析，此眼象表示胆虚、痰热、血瘀内风乘心证，可诊为胆虚、虚风失眠证。

三、望目辨"胆气败散证"

"胆气败散证"指胆病沉重，气败而液泄，导致胆气虚寒、湿郁寒瘀、病势危重的证候。临床常见面色青黄，体色绿黄，胸闷、胸胀，喘吸气促，难以进食，不能平卧，易惊易恐，忽悲忽嗔，神志昏沉，口干，困倦，舌黯，脉涩等。

望目辨"胆气败散证"常见眼象：

白睛底色黯黄色，胆部位血脉淡黯色、沉、迂曲、根虚或无根。瞳孔忽大忽小。按：白睛底色黯黄色主湿郁寒瘀证。白睛胆部位血脉淡黯色、沉、迂曲、根虚主胆气虚寒严重兼痛证，血脉无根表示气虚更严重。瞳孔忽大忽小主正邪激烈交争证。综合辨析，此眼象表示胆气严重虚寒、湿郁寒瘀，正邪激烈交争，从而可诊为胆气败散证。

白睛底色黯黄色；胆部位黯色斑，血脉淡黯色、沉、迂曲、根虚或无根。瞳孔忽大忽小。按：胆部位黯色斑主胆血瘀证。综合辨析，此眼象表示胆气严重虚寒、湿郁寒瘀，正邪激烈交争，故可诊为胆气败散证，而血瘀重于上证。

白睛底色黯黄色；胆部位黯色斑，血脉淡黯色、浮、根虚或无根。瞳孔散大。按：白睛胆部位血脉淡黯色、浮、根虚主严重胆气虚、血瘀证，血脉无根表示气虚更严重。瞳孔散大主气虚欲脱、阴阳即将离绝证。综合辨析，此眼象表示胆气严重虚寒、湿郁寒瘀、气虚欲脱、阴阳即将离绝证，可诊为胆气败散证，而气虚重于上证。

白睛底色黯黄色；胆部位黯色斑，血脉淡白色、粗、浮、根虚或无根；心部位蓝色雾漫，血脉黯色、沉；肺部位血脉黯色、沉。瞳孔散大。按：白睛胆部位血脉淡白色、粗、浮、根虚主严重胆气虚、胆阳虚、血瘀证，血脉无根表示气虚更严重。心部位蓝色雾漫主心寒郁内风证，心部位血脉黯色、沉主心血瘀证。肺部位血脉黯色、沉主肺血瘀证。综合辨析，此眼象表示严重胆气虚寒血瘀，为虚（严重胆气虚寒）实（血瘀）夹杂证；胆血瘀乘心、侮肺，导致心寒郁血瘀内风及肺血瘀，从而形成湿郁寒瘀、气虚欲脱、阴阳即将离绝证，故可诊为胆气败散证。

白睛底色黯黄色，胆部位黯色斑，血脉淡白色、粗、浮、根虚或无根；心部位黯蓝色雾漫、血脉淡蓝色、沉；肺部位血脉淡蓝色、沉。瞳孔散大。按：胆部位黯色斑，血脉淡白色、粗、浮、根虚主严重胆气虚、胆阳虚、胆血瘀证，其血脉无根表示气虚更严重。心部位黯蓝色雾漫主心寒郁内风重证，心部位血脉淡蓝色、沉主心寒血瘀证，可兼痛证。肺部位血脉淡蓝色、沉主肺寒证。白睛底色黯黄色、瞳孔散大主湿郁寒瘀、气虚欲脱、阴阳即将离绝证。综合辨析，此眼象表示严重胆气虚、胆阳虚、胆血瘀、乘心、侮肺，导致肺寒、心寒郁、内风重证，从而形成湿郁寒瘀、气虚欲脱、阴阳即将离绝证，故可诊为胆气败散证。

白睛底色黯黄色；胆部位黯色斑，血脉淡白色、粗、浮、根虚或无根；心部位黯蓝色雾漫，血脉蓝色、沉；肺部位血脉蓝色、沉。瞳孔散大。按：心肺部位血脉蓝色主心肺气滞寒瘀痛证。综合辨析，此眼象表示胆气败散证。此证寒瘀重于上证。

白睛底色黯黄色；胆部位青蓝色斑，血脉淡白色、粗、浮、根虚或无根；心部位黯蓝色雾漫，血脉蓝色、沉；肺部位血脉蓝色、沉。瞳孔对光反射消失。按：白睛胆部位青蓝色斑主胆气滞寒瘀证候，肺部位血脉蓝色、沉主肺寒证，且综合辨析，此眼象表示胆气败散证，且寒瘀重于上证。

通过以上眼象可以看出，胆气败散证除与胆密切相关，尚与心气虚寒血瘀、内风，以及肺气血寒瘀密切相关。

四、望目辨肝胆阴虚郁热及相关证

1. 望目辨"肝胆阴虚郁热证"

"肝胆阴虚郁热证"指由于肝胆阴虚、肝郁、胆郁而出现内火亢盛、肝胆血燥的虚实夹杂证候。临床常见胁痛，眼干，目赤，视力减退，头晕，头痛，眩，厥，耳鸣、耳聋，烦躁、易怒，失眠，口干，口疮，面红，皮肤干燥，转筋、抽搐、震颤，少腹或颈部结核，大便干结，女子月经量少或闭经，男子射精过快或早泄、或勃起不坚、不能持久，舌红瘦、苔少或无苔，脉弦细、弦细数等。

望目辨"肝胆阴虚郁热证"常见眼象：

白睛肝胆部位血脉殷红色、弯钩。按：白睛血脉

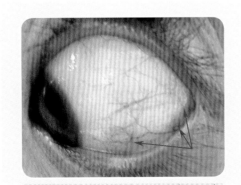

图 5-2-1-34　肝胆阴虚郁热证常见眼象

弯钩主郁，肝胆部位血脉殷红色主肝胆阴虚热证。综合辨析，此眼象表示肝胆阴虚郁热证（图5-2-1-34，梁某，女，26岁，2012-1-2）。

白睛肝胆部位血脉殷红色、沉、弯钩。按：白睛血脉殷红色、沉主阴虚较重证，肝胆部位血脉殷红色、弯钩主肝胆阴虚郁热证。综合辨析，此眼象表示肝胆阴虚郁热证，且阴虚重于上证。

白睛肝胆部位血脉殷红色、细、沉、弯钩。按：白睛血脉弯钩主郁，白睛血脉殷红色、细、沉主阴虚较重证。综合辨析，此眼象表示肝胆阴虚郁热证。且阴虚重于上证。

白睛肝胆部位血脉殷红色、粗、沉、弯钩。按：白睛肝胆部位血脉殷红色、沉、弯钩主肝胆阴虚郁热证，白睛血脉殷红色、粗主阴虚燥热证。综合辨析，此眼象表示肝胆阴虚郁热证，且阴虚兼有燥热。

2. 望目辨"肝胆阴虚郁热夹湿证"

"肝胆阴虚郁热夹湿证"指肝胆阴虚，肝郁、胆郁而出现内火亢盛、湿积郁热而形成的虚实夹杂证候。西医学诊断的急性胆囊病变、肝脏病变、胆源性胰腺炎、急性胃炎、原发性或继发性高血压病等可见到此类证候。

望目辨"肝胆阴虚郁热夹湿证"常见眼象：

白睛肝胆部位血脉殷红色、弯钩，胆部位黄色丘。按：白睛肝胆部位血脉殷红色、弯钩主肝胆阴虚郁热证。白睛胆部位粉黄色丘主胆血虚湿郁热证，由于血属于阴，故胆血虚湿郁热证亦可属于胆阴虚湿郁热证。综合辨析，此眼象表示肝胆阴虚郁热夹湿证（图5-2-1-35，钱某，男，44岁，2012-5-8）。

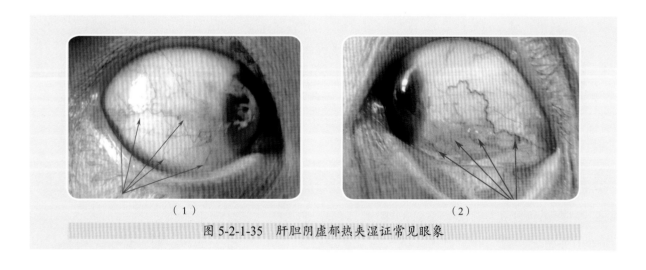

（1）　　　　　　　　　　　（2）

图 5-2-1-35　肝胆阴虚郁热夹湿证常见眼象

白睛肝胆部位血脉殷红色、粗、弯钩，胆部位黄褐色丘。按：白睛肝、胆部位血脉殷红色、粗、弯钩主肝胆阴虚郁热、兼血瘀热证。白睛胆部位黄褐色丘主胆腑湿痰热郁重证。综合辨析，此眼象表示肝胆阴虚郁热夹湿证。

五、望目辨"肝胆湿热乘心、心血虚证"

"肝胆湿热乘心、心血虚证"指肝胆痰热扰心，导致心血虚、不能敛藏神魂而引发不能入眠的证候。临床常见入眠困难、或短睡即醒、醒后难再眠，口苦，心烦，或恍惚不宁，胁胀，胁痛，或见身黄，舌边尖红，脉弦数等。

望目辨"肝胆痰热乘心、心血虚证"常见眼象：

白睛肝胆部位淡黄色丘，血脉鲜红色；心部位黯色长条斑，血脉粉红色。按：白睛肝胆部位淡黄色丘主肝胆痰邪郁热轻证，肝胆部位血脉鲜红色主肝胆实热证。心部位黯色长条斑主心血瘀证，而心部位血脉粉红色主血虚发热证。综合辨析，此眼象表示肝胆痰热乘心、心血虚证（图5-2-1-36，张某，男，44岁，2011-1-21）。

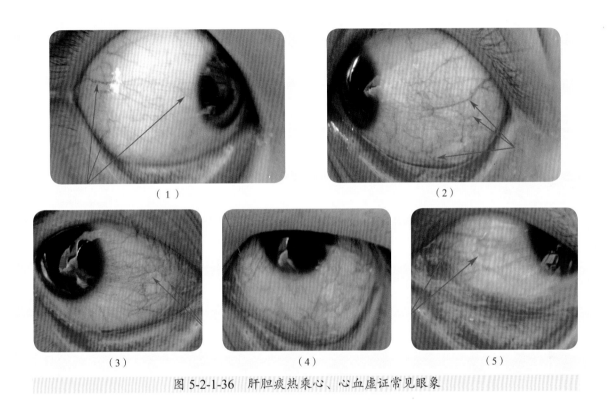

（1） （2）

（3） （4） （5）

图 5-2-1-36 肝胆痰热乘心、心血虚证常见眼象

白睛肝胆部位淡黄色丘，血脉鲜红色、粗；心部位黯色长条斑、血脉粉红色、粗。按：白睛肝胆部位血脉鲜红色、粗主肝胆实热亢盛证。综合辨析，此眼象表示肝胆痰热乘心、心血虚证。

白睛肝胆部位底色黄色，白睛肝胆部位黄色丘，血脉红黯色、粗；心部位黯色长条斑，血脉粉红色、粗。按：白睛肝胆部位底色黄色主肝胆湿邪郁热证，白睛肝胆部位黄色丘主肝胆痰浊郁热证；白睛肝胆部位血脉红黯色、粗主肝胆血郁热证，多属瘀血实热证。综合辨析，此眼象表示肝胆痰热乘心、心血虚证。此证肝胆痰浊郁热重于上证。

白睛肝胆部位底色金黄色，白睛肝胆部位黄色丘，血脉红黯色、粗；心部位黯色长条斑、血脉粉红色、粗。按：白睛肝胆部位底色金黄色主肝胆湿热郁阻重证。综合辨析，此眼象表示肝胆痰热乘心、心血虚证。此证肝胆湿热郁阻重于上证。

六、望目辨"心胆气虚、痰湿内风证"

"心胆气虚、痰湿内风证"指同时存在心胆气虚、痰湿病邪并引发内风的证候。临床除出现心悸，胸闷，自汗，胆怯，易惊，眠卧不安，乏力之外，尚伴发头晕，或眩晕，舌淡苔白或白厚或白腻，脉细滑或沉细滑等临床表现。

望目辨"心胆气虚、痰湿内风证"常见眼象：白睛心胆部位血脉淡色、细、沉、根虚，心胆部位淡色丘，胆部为淡色雾漫。按：白睛血脉淡色、细、沉主气虚证，出现于心胆部位主心胆气虚证。白睛心胆部位血脉淡色、根虚表示较严重的心胆气虚证，白睛心胆部位血脉淡色、无根表示严重心胆气虚证（图5-2-1-37，赵某，女，68岁，2011-7-8）。

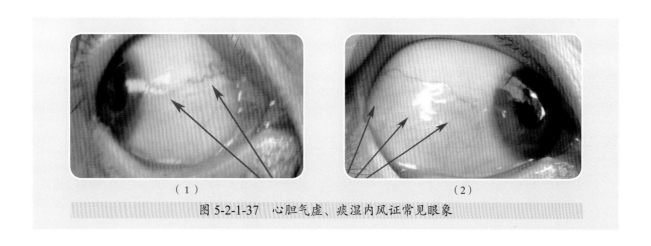

（1）　　　　　　　　　　（2）

图5-2-1-37　心胆气虚、痰湿内风证常见眼象

七、望目辨"心胆血虚、痰瘀气滞证"

"心胆血虚、痰瘀气滞证"指由于心胆血虚，不能有效推动血液运行，使血液中的浊物不能有效转化，胆血虚可以导致胆中清汁不能正常疏泄，以致水谷不能正常消化，也使浊物不能顺利排泄，而积存于体内，形成湿痰和瘀血；湿痰和瘀血可以阻滞气机，从而构成心胆血虚、痰瘀气滞证。由于此证影响清阳之气上行，导致阳不能归藏于阴，而出现失眠状态。常见心悸，头懵，咽干，脘腹胀，呃逆，入眠难，女子月经量少、多块，男了阳痿、或举而不坚，舌尖边红黯、苔白或白厚，脉细或细数等。

望目辨"心胆血虚、痰瘀气滞证"常见眼象：白睛心胆部位粉黄色丘，血脉粉黯色、细、沉。按：白睛心胆部位粉黄色丘主心胆血虚湿郁热证，血脉粉黯色、细、沉主心胆血虚血瘀，以血虚为主证。综合辨析，此眼象表示心胆血虚、痰瘀气滞证（图5-2-1-38，李某，女，46岁，2012-9-7）。

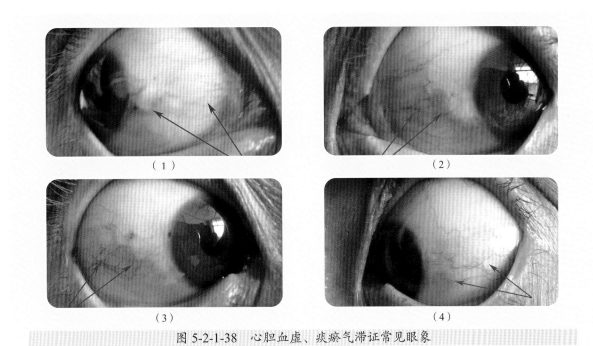

（1）　　　　　　　　　　　　　　（2）

（3）　　　　　　　　　　　　　　（4）

图 5-2-1-38　心胆血虚、痰瘀气滞证常见眼象

八、望目辨"胆阴虚、胆郁、湿热郁阻证"

"胆阴虚、胆郁、湿热郁阻证"指胆阴虚、胆气郁遏导致湿热病邪郁阻而形成的证候证。临床常见胁胀，口苦，目干涩，乏力，身重，身热，舌红黯、苔白厚，脉弦或弦细等。此证可见于西医学诊断的慢性胆囊炎、乙肝病毒携带者、各种类型肝炎、高脂血症等患者。

望目辨"胆阴虚、胆郁、湿热郁阻证"常见眼象：

白睛胆部位红色雾漫、淡黄色丘，血脉殷红色、弯钩。按：白睛胆部位红色雾漫主胆实热、内风证，淡黄色丘主胆腑湿痰郁热轻证，胆部位血脉殷红色主胆阴虚发热证，胆部位血脉弯钩主胆郁。综合辨析，此眼象表示胆阴虚、胆郁、湿热郁阻证。

白睛胆部位红色雾漫，粉黄色丘，血脉殷红色、弯钩。按：白睛胆部位粉黄色丘主胆腑血虚湿郁热证。综合辨析，此眼象表示胆阴虚、胆郁、湿热郁阻证，尚兼胆血虚（图 5-2-1-39，崔某，男，43 岁，2012-12-25）。

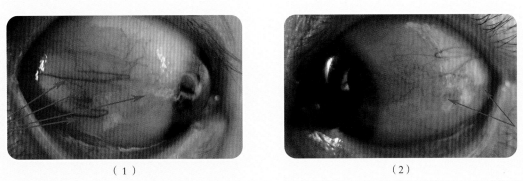

（1）　　　　　　　　　　　　　　（2）

图 5-2-1-39　胆阴虚、胆郁、湿热郁阻证常见眼象

九、望目辨"胆阴虚郁热、虚风夹湿痰证"

"胆阴虚郁热、虚风夹湿痰证"指胆阴虚、气机郁遏化热，阴虚产生虚风，并兼夹湿痰而形成的证候。常见头晕，耳鸣若蝉，口干，目酸，额颞麻紧，入眠难，女子月经前期或经闭，男子性欲亢进或早泄，舌红黯瘦、苔少，脉细弦数等临床病形。

望目辨"胆阴虚郁热、虚风夹湿痰证"常见眼象：

白睛胆部位黯红色雾漫，粉色丘，血脉殷红色、弯钩。按：白睛胆部位黯红色雾漫主胆腑热郁血瘀内风证，粉色丘主胆腑湿痰郁热轻证，胆部位血脉殷红色主胆阴虚发热证，胆部位血脉弯钩主胆郁。综合辨析，此眼象表示胆阴虚郁热、虚风夹湿痰证，而以虚实夹杂为本证特征（图 5-2-1-40，胡某，女，50 岁，2012-11-16）。

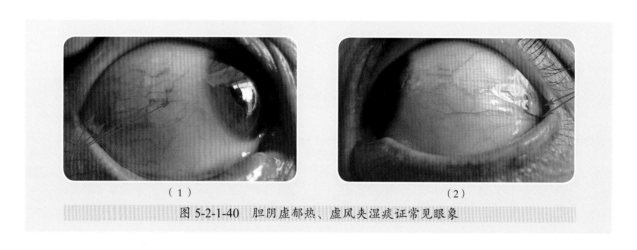

（1）　　　　　　　　　　　　　　（2）

图 5-2-1-40　胆阴虚郁热、虚风夹湿痰证常见眼象

白睛胆部位黯红色雾漫，粉黄色丘，血脉殷红色、弯钩。按：白睛特征粉黄色丘主血虚湿郁热证。综合辨析，此眼象表示胆阴虚郁热、虚风夹湿痰证，而湿邪郁热重于上证。

十、望目辨"胆肾阴虚、湿郁肝胆热证"

"胆肾阴虚、湿郁肝胆热证"指肾脏和胆腑阴虚、而湿邪郁阻肝胆、并呈热象而形成的证候。此证胆肾阴虚是病理基础，湿邪郁阻肝胆、并呈热象是病邪侵扰机体之后形成的病理变化。临床常见五心烦热，口苦，舌干，目干涩，腓胫外侧挛缩走窜，颞痛，眶痛，舌红、苔白，脉沉数等病形。

望目辨"胆肾阴虚、湿郁肝胆热证"常见眼象：

白睛肾胆部位血脉殷红色，肝胆部位淡黄色

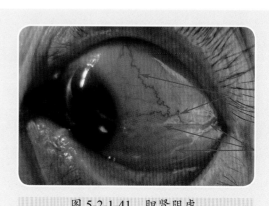

图 5-2-1-41　胆肾阴虚、湿郁肝胆热证常见眼象

丘、淡黯红色泡。按：白睛肾胆部位血脉殷红色主肾脏与胆腑阴虚。白睛肝胆部位淡黄色丘主肝胆湿痰郁热，但证候尚轻；淡黯红色泡为黯红色泡较浅淡，此属湿饮郁积蕴热及血瘀尚较轻证候。综合辨析，此眼象表示胆肾阴虚、湿郁肝胆热证。

白睛肾胆部位血脉殷红色，肝胆部位淡红色水肿、黄色岗、淡黯红色泡。按：白睛肝胆部位淡红色水肿主肝胆湿阻蕴热、水肿证，黄色岗主肝胆痰瘀郁热证，淡黯红色泡为黯红色泡较浅淡，此属湿饮郁积蕴热及血瘀尚较轻证候。综合辨析，此眼象表示胆肾阴虚、湿郁肝胆热证（图5-2-1-41，龚某，女，67岁，2012-12-24）。

第二章　望目辨小肠腑证候

第一节　望目辨小肠虚证

一、望目辨小肠气虚及相关证

"小肠气"此处专指小肠的的生理功能。小肠受纳胃中转输下来的饮食，消化水谷精微，分泌清浊，清者经吸收后变化而赤生成血液和津液，转输身体各部，浊者下注大肠及膀胱，小肠的经脉络心，这种功能可称之为"小肠气"。

1.望目辨"小肠气虚证"

"小肠气虚证"指小肠转输水谷能力、吸收水谷精微能力减弱而出现的证候。临床常见腹胀，便溏或洞泻，舌淡、苔白，脉细等。西医学诊断的慢性胃肠炎、慢性结肠炎、慢性营养不良等患者常可见到此类证候。

望目辨"小肠气虚证"常见眼象：

白睛小肠部位血脉淡色、根虚。按：白睛血脉淡色主气虚证，出现于小肠部位即表示小肠气虚证。白睛血脉淡色、根虚主气虚较重，白睛血脉淡色、无根表示的气虚证重于白睛血脉淡色、根虚表示的气虚证。

白睛小肠部位血脉淡色、粗、根虚或无根。按：白睛小肠部位血脉淡色、粗、根虚主小肠气虚，可兼血瘀证。白睛血脉淡色、粗、无根表示的气虚证重于白睛血脉淡色、根虚表示的气虚证。若血脉淡色、粗、浮，表示气虚更重。

由以上眼象可以看出，当气虚较重时，即伴发血瘀证。这为我们临床诊疗提供了有益的参考。

2.望目辨"小肠虚寒证"

"小肠虚寒证"指小肠气虚而兼寒，消化水谷、转输水谷和分泌清浊能力严重减弱而出现的证候。临床常见气短，腹胀，小腹绵绵作痛，便溏或洞泻、或便鲜血、里急后重，面白，肢冷，乏力，尿清长、或数而不爽，舌淡、苔薄白，脉缓弱或沉迟弱或沉细等。西医学诊断的严重慢性胃肠炎、慢性结肠炎、慢性营养不良、慢性前列腺炎等患者常可见到此类证候。

望目辨"小肠虚寒证"常见眼象：

白睛小肠部位血脉淡白色、根虚。按：白睛小肠部位血脉淡白色主小肠阳气虚兼寒证。白睛小肠部位血脉根虚主小肠虚证。综合辨析，此眼象表示小肠虚寒证。若血脉无根，表示虚证加重。

白睛小肠部位血脉淡白色、细、根虚。按：白睛小肠部位血脉淡白色、细主小肠虚严重证。综合辨析，此眼象表示小肠虚寒证，且寒证重于上证。若血脉无根，表示虚证加重。

白睛小肠部位血脉淡蓝色、细、沉。按：白睛血脉淡蓝色、细、沉主里阳虚寒证。白睛血脉特征出现于小肠部位，即表示小肠虚寒证。

白睛小肠部位血脉淡青色、细、沉、根虚或无根。按：白睛小肠部位血脉淡青色主小肠气滞寒瘀痛证，但寒邪重于血脉淡蓝色所表示的寒证。白睛小肠部位血脉细、沉、根虚主小肠虚证。白睛小肠部位血脉细、沉、无根主严重小肠虚证。综合辨析，此眼象表示小肠虚寒证，而小肠虚寒重于上证。若小肠部位血脉由沉转浮，或由淡青色转为青色，表示小肠虚寒加重。

白睛小肠部位淡黯色斑，血脉淡蓝色、细、沉。按：白睛小肠部位淡黯色斑主血瘀轻证。白睛小肠部位血脉淡蓝色、细、沉主小肠阳虚寒证。综合辨析，此眼象表示小肠虚寒证，且气虚寒瘀明显。若小肠部位淡黯色斑转为黯色斑，或血脉颜色转为淡青色、青色，表示证候逐渐加重。

3. 望目辨"心与小肠虚寒证"

"心与小肠虚寒证"指心与小肠同时出现虚寒证候。临床常见气短，畏寒，肢冷，便溏或洞泻，舌淡黯、苔白，脉细沉、或细沉涩等。

望目辨"心与小肠虚寒证"常见眼象：

白睛心、小肠部位血脉淡白色、细。按：白睛血脉淡白色、细主阳虚寒证，血脉特征出现于心、小肠部位即主心与小肠阳虚寒证。

白睛心、小肠部位淡黯色斑，血脉淡黯色、细、沉。按：白睛心、小肠部位淡黯色斑主心与小肠血瘀轻证。白睛心与小肠部位血脉淡黯色、细、沉主心与小肠气虚寒证。综合辨析，此眼象表示心与小肠气虚寒证。此证心与小肠血瘀明显，但瘀血尚轻。

白睛心、小肠部位淡黯色斑，血脉淡黯色、细、沉、进入脾部位。按：白睛心与小肠部位血脉淡黯色、细、沉、进入脾部位主心与小肠气虚寒影响脾。综合辨析，此眼象表示心与小肠气虚寒乘脾证。此眼象多见于有便溏或洞泻症状患者。

白睛心部位黯灰色斑，血脉淡蓝色、细、根虚；小肠部位黯色点，血脉淡蓝色、细、沉、根虚。按：白睛心部位黯灰色斑主心湿郁血瘀、瘀邪较重证。白睛心部位血脉淡蓝色主心轻微瘀血证，可兼轻微寒证或痛证；白睛心部位血脉淡蓝色、细、根虚主心阳虚寒瘀证，可兼轻微痛证。小肠部位黯色点主小肠气滞血瘀而以血瘀为主，白睛血脉淡蓝色、细、沉、根虚主阳虚寒证。综合辨析，此眼象表示心阳虚寒瘀、湿郁血瘀而小肠阳虚、气滞寒瘀证，可诊为心与小肠虚寒证。若心与小肠部位血脉转为淡青色或青色，表明寒证加重，并可兼痛证。

4. 望目辨"胆与小肠气虚证"

"胆与小肠气虚证"指同时存在胆气虚和小肠气虚而引发的证候。临床常见易惊，易恐，胆怯，口苦，多疑，太息，舌淡，脉沉细涩等。

望目辨"胆与小肠气虚证"常见眼象：

白睛胆部位和小肠部位血脉淡色、血脉根虚或无根。按：白睛胆部位和小肠部位血脉淡色主胆和小肠气虚证。白睛血脉根虚主虚证，白睛血脉无根表示的虚证重于血脉根虚表示的虚证。综合辨析，此眼象表示胆与小肠气虚证。若血脉转细，或转浮，表示气虚逐渐加重。

二、望目辨"小肠血虚证"

"小肠血虚证"指小肠血液不足而呈现的证候。临床常见面色苍白无华，腹部阵发缩紧样疼痛，心慌，躁动，记忆力减退，舌淡粉，脉细数或虚数等。西医学诊断的长期慢性失血、小肠寄生虫病、慢性溃疡型结肠炎、慢性营养不良、思虑过度等患者常可见到此类证候。

望目辨"小肠血虚证"常见眼象：

白睛小肠部位血脉粉色、根虚或无根。按：白睛血脉粉色主血虚证，出现于小肠部位即表示小肠血虚证。

白睛小肠部位紫灰色点，血脉粉色、细、根虚或无根。按：白睛小肠部位紫灰色点主小肠热盛血瘀湿郁证，多见于寄生虫病热盛血瘀湿郁证。白睛小肠部位血脉粉色、细、根虚主小肠血虚重证。综合辨析，此眼象表示由于寄生虫病（尤以蛔虫病多见）而导致小肠血虚证。白睛血脉无根表示的小肠血虚证重于血脉根虚表示的小肠血虚证。

白睛小肠部位血脉粉红色、细、浮、根虚或无根。按：白睛小肠部位血脉粉红色主小肠血虚发热证，血脉粉红色、细、浮、根虚主严重的小肠血虚发热证，可属于小肠血虚证。白睛血脉无根表示的小肠血虚证重于血脉根虚表示的小肠血虚证。

白睛小肠部位血脉粉红色、细、浮、根虚或无根、进入心部位，心部位血脉粉色。按：心部位血脉粉色主心血虚证。综合辨析，此眼象表示小肠血虚证导致心血虚证。

三、望目辨"小肠阴虚证"

"小肠阴虚证"指小肠阴液不足而呈现的证候。临床常见颧红，腹部阵发隐痛，烦躁，记忆力减退，舌红瘦，脉细数等。西医学诊断的长期慢性消耗性疾病，十二指肠、空肠或回肠末端的结核病，慢性营养不良，思虑过度等患者常可见到此类证候。

望目辨"小肠阴虚证"常见眼象：

白睛小肠部位血脉殷红色、根虚或无根。按：白睛小肠部位血脉殷红色表示小肠阴虚证，小肠部位血脉殷红色、根虚主小肠阴虚严重。白睛血脉无根表示的小肠阴虚证重于血脉根虚表示的小肠阴虚证。

白睛小肠部位血脉殷红色、细。按：此眼象表明小肠阴虚，小肠阴虚不足以充盈血脉，故小肠部位血脉殷红色，细主小肠阴虚较著。此证阴虚重于上证。

白睛小肠部位紫灰色点，血脉殷红色、细、根虚或无根。按：白睛小肠部位紫灰色点主小肠热盛血瘀湿郁证，多见于寄生虫病热盛血瘀湿郁证。综合辨析，眼象表示小肠阴虚、虚热湿郁血瘀证。

白睛小肠部位殷红色斑，血脉殷红色、细、根虚或无根。按：白睛小肠部位殷红色斑主小肠阴虚虚热证。白睛小肠部位血脉殷红色、细、根虚主小肠阴虚严重。白睛血脉无根表示的小肠阴虚证重于血脉根虚表示的小肠阴虚证。此证阴虚、虚热重于上证。

白睛小肠部位殷红色斑，血脉殷红色、细、浮、根虚或无根、进入心部位；心部位血脉殷红色。按：白睛小肠部位血脉殷红色、细、浮、根虚主小肠阴虚严重，并兼血瘀证。心部位血脉殷红色主心阴虚证。小肠血脉进入心部位表示小肠阴虚证导致心阴虚证。综合辨析，此眼象表示小肠阴虚证导致心阴虚证。

四、望目辨"小肠阳虚证"

"小肠阳"专指小肠腑温煦和鼓动小肠气，并产生温热作用的功能。"小肠阳虚证"指小肠腑阳气不足而显示的虚寒证候。

"小肠阳虚证"指小肠温煦和鼓动小肠气转输水谷能力极度减弱，并呈现寒象而出现的证候。临床常见气短，面色㿠白，腹胀，便溏或洞泻，舌淡、苔白，脉沉迟或沉涩等。西医学诊断的慢性胃肠炎、慢性结肠炎、慢性营养不良等患者常可见到此类证候。

望目辨"小肠阳虚证"常见眼象：

白睛小肠部位血脉淡白色。按：白睛血脉淡白色主阳气虚，可兼寒证，血脉特征出现于小肠部位即主小肠阳虚证。

白睛小肠部位血脉淡白色、根虚或无根。按：白睛血脉淡白色、根虚主阳虚较严重。综合辨析，此眼象表示小肠阳虚较严重证。白睛血脉无根表示的小肠阳虚证重于血脉根虚表示的小肠阳虚证。

白睛小肠部位底色淡白色，血脉淡蓝色、根虚或无根。按：白睛小肠部位底色淡白色主小肠阳虚证，一般系阳虚寒重证。白睛小肠部位血脉淡蓝色主小肠寒瘀证，可兼轻微痛证。白睛小肠部位血脉淡蓝色、根虚主小肠阳虚寒证。综合辨析，此眼象表示小肠阳虚较严重证。

若小肠血脉颜色由淡蓝色转淡青色，转细，转浮，表示小肠阳虚证逐步加重。

第二节 望目辨小肠实证

一、望目辨"小肠气滞证"

"小肠气滞证"指小肠气机阻滞而呈现的证候。临床常见腹胀，或腹痛，肠鸣、得矢气可减，或少腹疼痛牵及睾丸或阴部，或阴囊肿痛，舌淡黯、苔薄白，脉沉弦或沉紧等。西医学诊断的某些慢性胃肠炎、慢性结肠炎、附睾炎、睾丸炎等患者可见到此类证候。

望目辨"小肠气滞证"常见眼象：

白睛小肠部位血脉淡青色、细、沉、迁曲。按：白睛小肠部位血脉淡青色、细、沉、迁曲主小肠气滞证，可兼寒瘀、疼痛。

白睛小肠部位黯色斑，血脉淡青色、细、沉、迁曲。按：白睛小肠部位黯色斑主小肠血瘀证。综合辨析，此眼象表示小肠气滞证，而血瘀重于上证。

白睛小肠部位黯色斑，血脉淡青色、细、沉、迁曲、进入胃部位；胃部位血脉淡黯色、细或沉细、迁曲。按：白睛血脉淡青色、细、沉、迁曲、进入胃部位主小肠气滞影响胃。胃部位血脉淡黯色、细或沉细、迁曲主胃气虚气滞、血瘀，并形成小肠乘胃证。综合辨析，此眼象表示小肠气滞证，且血瘀重于上证。

白睛小肠部位血脉淡青色、细、沉、迁曲；外肾部位黯色斑，血脉淡黯色、细、沉、迁曲。按：白睛外肾部位黯色斑主外肾血瘀证，血脉淡黯色、细、沉、迁曲主外肾虚寒、疼痛证。综合辨析，此眼象表示小肠气滞寒瘀，疼痛、外肾虚寒疼痛证，仍属于小肠气滞证。

二、望目辨"小肠气滞寒实证"

"小肠气滞寒实证"指小肠气机阻滞、显示寒象的实证。临床常见腹胀，或腹痛，或见肠形样瘕聚，或呕吐，矢气消失，大便闭止或排出黯色血样大便等。西医学诊断的某些慢性胃肠炎、慢性不完全性肠梗阻、急性肠梗阻等患者可见到此类证候。

望目辨"小肠气滞寒实证"常见眼象：

白睛小肠部位黯色斑，血脉淡青色、细、沉、迁曲、进入胃部位；胃部位血脉淡青色、细、沉、迁曲。按：白睛小肠部位血脉淡青色、细、沉、迁曲、进入胃部位主小肠气滞影响胃，白睛胃部位血脉淡青色、细主胃气滞血瘀寒证。综合辨析，此眼象表示小肠气滞寒实证，但血瘀较重，且已形成小肠乘胃寒实证。

白睛小肠部位青蓝色斑，血脉蓝色、迁曲。按：白睛小肠部位青蓝色斑主小肠气滞寒瘀证候。白睛小肠部位蓝色、迁曲主小肠气滞寒瘀痛证。综合辨析，此眼象表示小肠气滞寒实证。若血脉青色，主小肠气滞寒瘀重证。

白睛小肠部位青蓝色斑，血脉青色、迁曲、进入胃部位；胃部位血脉蓝色、细、沉、迁曲。按：白睛小肠部位血脉青色、迁曲、进入胃部位主小肠气滞寒瘀痛证、影响胃。白睛胃部位血脉蓝色、细、沉、迁曲主胃气滞寒瘀、疼痛证。综合辨析，此眼象表示小肠气滞寒实证，但寒瘀严重，且已形成小肠乘胃证。若白睛胃部位血脉淡青色、粗、迁曲主胃气滞寒瘀、疼痛重证。综合辨析，此眼象表示小肠气滞寒实证，而胃气滞寒瘀疼痛严重。

白睛小肠部位青蓝色斑，血脉青蓝色、粗、迁曲、进入心部位；心部位血脉青色、粗。瞳孔忽大忽小。按：白睛小肠部位青蓝斑主小肠气滞寒瘀证候。白睛小肠部位血脉青蓝色、粗、迁曲主小肠气滞寒瘀疼痛严重证。白睛小肠部位血脉进入心部位主小肠病变影响心，属腑病及脏。此眼象中，瞳孔忽大忽小主心窍受小肠气滞寒瘀、疼痛严重的影响，使正气与气滞寒瘀病邪激烈交争，以致心窍忽闭忽开。综合辨析，此眼象表示小肠气滞寒瘀、寒实病邪与正气交争证，仍可属小肠气滞寒实证。

白睛小肠部位青蓝色斑，血脉蓝黑色、粗、进入心部位；心部位血脉黯青色、粗。瞳孔忽大忽小。按：白睛小肠部位血脉蓝黑色主小肠寒郁血瘀、气血败绝证，系寒实瘀痛重证，属气血凝涩寒实证。白睛小肠部位血脉蓝黑色、粗主小肠气滞寒郁血瘀、寒实瘀痛严重、气血凝涩、气血败绝证。白睛小肠部位血脉进入心部位主小肠病变影响心。综合辨析，此眼象表示小肠气滞寒瘀、寒实病邪与正气交争、气血败绝证，但仍可属小肠气滞寒实证。

白睛小肠部位青蓝色斑，血脉黑色、粗、进入心部位；心部位血脉黯青色、粗。瞳孔中度散大。按：白睛小肠部位血脉黑色、粗主小肠严重气血凝涩、阴寒极重、几欲败绝证候。白睛小肠部位血脉进入心部位主小肠病变影响心证，属腑病及脏。此眼象中，瞳孔中度散大主病邪阻滞气机、气虚邪实证。综合辨析，此眼象表示小肠严重气血凝涩、阴寒极重、几欲败绝证，但仍可属小肠气滞寒实证，只是已经严重影响心脏。

三、望目辨"小肠实热证"

"小肠实热证"指小肠受实热病邪侵扰，导致气机阻滞，形成小肠气热或小肠血热等显示热象的证候。临床常见烦热，汗出，身重，舌上生疮，尿频、尿涩、尿痛，舌红或舌尖红、苔黄，脉数或滑数等。西医学诊断的急性胃肠炎、或慢性胃肠炎、慢性不完全性肠梗阻、急性肠梗阻、急性泌尿系感染等患者可见到此类证候。

1. 望目辨"小肠气热证"

"小肠气热证"指小肠受实热病邪侵扰、或病邪化热而影响小肠泌别清浊功能，导致不能适当转输小肠中水湿与米谷，并显示热象的证候。

望目辨"小肠气热证"常见眼象：

白睛小肠部位血脉鲜红色、粗。按：小肠部位血脉鲜红色、粗主小肠燥热证，多为病势亢盛，病情较重，大多发病时间较长。综合辨析，此眼象表示小肠气热证。

白睛小肠部位血脉鲜红色、粗，膀胱部位黄条斑。按：白睛膀胱部位黄条斑主膀胱湿气阻滞、郁热较重证。综合辨析，此眼象表示小肠气热，导致膀胱湿气阻滞、郁热较重证。

2. 望目辨"小肠气滞实热证"

"小肠气滞实热证"指小肠受实热病邪侵扰，或气机阻滞化热，导致小肠不能转输或不能充分转输，而显示热象的证候。临床常见腹胀，拘集疼痛阵作、拒按，或见肠形样瘕聚，或呕吐，或矢气消失，大便重坠、或闭止、或排出果酱色血样大便，小便涩滞，皮肤干燥或甲错，舌红、苔黄厚，脉芤数等。西医学诊断的某些口腔溃疡、急性胃炎、急性肠炎、急性肠梗阻、膀胱炎、血尿等患者可见到此类证候。

望目辨"小肠气滞实热证"常见眼象：

白睛小肠部位血脉红色、细、沉。按：白睛小肠部位血脉红黯色、细、沉主小肠气滞实热证。综合辨析，此眼象表示小肠气滞实热证，多见于口腔溃疡、急性胃炎、或慢性胃炎急性发作、急性肠梗阻等病（图 5-2-2-1，赵某，男，49 岁，2012-4-30）。

白睛小肠部位红色斑，血脉黯红色、细、沉、迂曲、进入胃部位；胃部位血脉红黯色、细、沉、迂曲。按：白睛小肠部位红色斑主实热证，并有可能出现渗血或少量出血。白睛小肠部位血脉黯红色、细、沉、迂曲主小肠气滞实热瘀痛证。白睛小肠部位血脉黯红色、细、沉、迂曲、进入胃部位主小肠气滞实热瘀痛影响胃，白睛胃部位血脉红黯色、细、沉、迂曲主胃气滞实热瘀痛证。综合辨析，此眼象表示小肠气滞实热证，且血瘀重于上证。

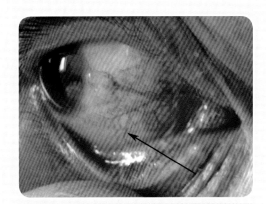

图 5-2-2-1　小肠气滞实热证常见眼象

白睛小肠部位红色斑，血脉黯红色、细、沉、迂曲；膀胱部位黄条斑，血脉红黯色、细、沉、迂曲。按：白睛膀胱部位黄条斑主膀胱湿气阻滞、郁热较重证，白睛膀胱部位血脉红黯色、细、沉、迂曲主膀胱气滞实热郁痛证。综合辨析，此眼象表示小肠气热，导致膀胱湿气阻滞、郁热较重证，属于小肠气滞实热证。此眼象多见于膀胱炎、血尿等病。

白睛小肠部位红色斑，血脉黯红色、细、沉、迂曲；膀胱部位黄点斑，血脉红黯色、细、沉、迂曲。按：白睛膀胱部位黄点斑主湿郁化热、气结证。综合辨析，此眼象表示小肠气热，影响膀胱，导致膀胱气滞气结、实热郁痛证，亦属于小肠气滞实热证。此眼象多见于膀胱结石、血尿等病。

3. 望目辨"小肠血热证"

"小肠血热证"指小肠受实热病邪侵扰、或病邪化热，导致小肠血热，以致血热妄行的证候。

望目辨"小肠血热证"常见眼象：

白睛小肠部位红色点，血脉鲜红色、粗。按：白睛小肠部位红色点主小肠血瘀郁热证。白睛小肠部位血脉鲜红色、粗主小肠实热亢盛证。综合辨析，此眼象表示小肠血热证。

白睛小肠部位红黯色点，血脉黯红色、粗。按：白睛小肠部位红黯色点主小肠血热兼瘀证。白睛小肠部位血脉红黯色、粗主小肠血郁实热证，此证病势亢盛，病情较重，大多发病时间较长。综合辨析，此眼象表示小肠血热证。

白睛小肠部位紫色点，血脉绛色、粗。按：白睛小肠部位紫色点主小肠热盛血瘀证。白睛小肠部位血脉绛色主小肠实热亢盛、血瘀证。综合辨析，此眼象表示小肠血热证。

白睛小肠部位黯红色条，血脉紫色、粗。按：白睛小肠部位黯红色条主小肠瘀热夹湿证。白睛小肠部位血脉紫色、粗主小肠热盛证候。综合辨析，此眼象表示小肠血热证，并有由热转寒之虞。

四、望目辨"肝郁、胃肠热证"

"肝郁、胃肠热证"指由于肝郁化热、乘及胃肠而形成的证候。此证每因肝郁化热引发胃肠拘集挛痛热证。临床常见怒动肝火，胁胀牵涉胃脘及小腹胀满疼痛，发热，呃逆，口苦，舌边尖红、苔少，脉弦数等。有文献（如《灵枢·胀论》、清·费伯雄《医醇賸义·胀》及清·尤在泾《金匮翼·胀满诸论》）将此证称作"肝胀"。

望目辨"肝郁、胃肠热证"常见眼象：

　　白睛肝部位血脉红黯色、弯钩，胃及小肠部位白睛血脉红黯色、细、沉。按：白睛肝部位血脉红黯色、弯钩主肝郁、实热证。白睛胃肠部位血脉红黯色、细、沉主胃肠气滞实热证。综合辨析，此眼象表示肝郁、胃肠热证。

　　白睛肝部位血脉黯红色、弯钩，胃及小肠部位白睛血脉红黯色、细、沉。按：白睛肝部位血脉黯红色、弯钩主血瘀肝郁、实热证。综合辨析，此眼象表示肝郁、胃肠热证，而血瘀重于上证。

五、望目辨"心实热移于小肠证"

　　"心实热移于小肠证"指心热盛实引发小肠热邪盛实的证候。临床常见舌热、或痛、或溃疡，或口腔溃疡，小便赤或赤涩，身热或不热，腹满，便干或大便不畅，舌尖红、苔白，脉滑数等。

　　望目辨"心实热移于小肠证"常见眼象：

　　白睛心部位血脉红色、进入小肠部位，小肠部位血脉红色。按：白睛心部位血脉红色进入小肠部位主心实热证、影响小肠，病势亢盛；小肠部位血脉红色主小肠实热证。综合辨析，此眼象表示心实热、移于小肠证，属于小肠血热实证。此眼象可见于某些口腔溃疡、急性胃炎、急性肠炎、急性肠梗阻等患者（图5-2-2-2，赵某，男，49岁，2012-4-30）。

　　白睛心部位血脉红黯色、进入小肠部位；小肠部位血脉鲜红色。按：白睛心部位血脉红黯色、进入小肠部位主心实热影响小肠。小肠部位血脉鲜红色主小肠热证。综合辨析，此眼象表示心实热移于小肠证。

　　白睛心部位血脉红黯色、粗、进入小肠部位；小肠部位红色斑，血脉红黯色、粗。按：白

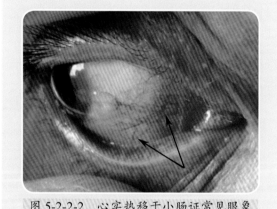

图 5-2-2-2　心实热移于小肠证常见眼象

睛心部位血脉红黯色、粗、进入小肠部位主心血郁实热、移于小肠证，此证病势亢盛，病情较重，大多发病时间较长。小肠部位红色斑主小肠实热证，并有可能出现渗血或少量出血。综合辨析，此眼象表示心血郁实热、移于小肠证，属于小肠血热实证。此眼象可见于某些口疮、急性胃炎、急性肠炎、急性肠梗阻等患者。

　　白睛心部位血脉绛色、粗、进入小肠部位；小肠部位紫红色斑，血脉红黯色、粗。按：白睛心部位血脉绛色、粗、进入小肠部位主心实热血瘀亢盛、移于小肠证。此证病势亢盛，病情较重，大多发病时间较长。小肠部位紫红色斑主小肠实热亢盛血瘀证，并有可能出现渗血或少量出血。综合辨析，此眼象表示心实热亢盛、血瘀、移于小肠证，属于小肠血热实证。此证热瘀重于上证。

六、望目辨"心与小肠实热证"

　　"心与小肠实热证"指心与小肠同时出现实热证候。临床常见舌热、或痛、或溃疡，或口腔溃疡，皮肤疮疖，头痛，烦躁，失眠，口渴，便干或大便不畅，舌红、苔少，脉数等。

　　望目辨"心与小肠实热证"常见眼象：

　　白睛心和小肠部位血脉鲜红色、粗。按：白睛血脉鲜红色、粗主实热亢盛证。此眼象出现于心、小肠部位即主心与小肠实热证。

　　白睛心和小肠部位黯色斑，血脉红黯色、粗。按：白睛心和小肠部位黯色斑主心和小肠瘀血证，心和小肠部位血脉红黯色、粗主心和小肠血郁、瘀血实热重证。综合辨析，此眼象表示心和小肠血郁、瘀血实热重证。此证多见于头痛、烦躁、失眠等兼有神志症状患者。

　　白睛心和小肠部位黯色斑，血脉红黯色、粗、指向脑部位；脑部位血脉黯色斑，血脉红黯色。按：基于以上原理，此眼象表示心和小肠实热影响脑，构成心和小肠血郁、瘀血实热重证，属心与小肠实热证。

　　白睛心部位红黯色斑，血脉红色、细、迂曲、指向脑部位；脑部位红色斑，血脉红黯色、粗。按：白睛心部位红黯色斑主心脏血瘀实热证。小肠部位血脉指向脑部表示小肠实热血瘀影响脑，导致小肠、脑实热证。然而，脑与心密切相关，脑主神明，心亦主神明，故小肠、脑实热证在此时亦可属心与小肠实热证。

　　白睛心部位紫红色斑，心部位血脉绛色、粗、指向脑部位；小肠部位红色点，血脉绛色、粗。按：白睛心部位紫红色斑主心脏高热盛实兼瘀证。白睛心部位血脉绛色、粗、指向脑部位主心热盛实血瘀影响脑。白睛小肠部位红色点主小肠血瘀郁热证，白睛小肠部位血脉绛色、粗主小肠实热亢盛、血瘀证。综合辨析，此眼象表示心与小肠实热证。由本眼象和上述眼象可知，心和脑在主神明方面存有明显共同点。本眼象可见于高热脑出血、痉厥等兼有神志症状患者。

　　白睛心部位紫红色斑，心部位血脉绛色、粗、指向肺部位；小肠部位红色斑，血脉红黯色、粗。按：白睛心部位紫红色斑主心脏高热盛实兼瘀证。白睛心部位血脉绛色、粗、指向肺部位主心热盛实血瘀影响肺。白睛小肠部位红色斑主小肠实热证，并有可能出现渗血或少量出血。小肠部位血脉红黯色、粗主小肠血郁、瘀血实热重证。综合辨析，此眼象表示心高热盛实血瘀影响肺，小肠血郁、瘀血实热严重证，总属于心与小肠实热证，但此证已影响及肺。此证可属于心乘肺证。西医学诊断的舌与口腔溃疡、气管炎、支气管炎、肺炎、皮肤疮疖等患者亦可见此类眼象。

第三节　望目辨小肠虚实夹杂证

一、望目辨"小肠血虚寒瘀证"

　　"小肠血虚寒瘀证"指小肠血液不足，导致血寒、凝涩而呈现的证候。临床常见腹部寒冷、伴缩紧样疼痛，面色苍白、舌淡、苔白，脉涩、或细涩、或沉细涩等。西医学诊断的慢性胃肠炎、慢性结肠炎、慢性营养不良等患者常可见到此类证候。

　　望目辨"小肠血虚寒瘀证"常见眼象：

　　白睛小肠部位青蓝色斑，血脉粉黯色、根虚或无根。按：白睛小肠部位青蓝色斑主小肠气滞寒瘀证候。白睛小肠部位血脉粉黯色主小肠血虚血瘀，以血虚为主证。白睛血脉根虚主血虚血瘀较重证候。综合辨析，此眼象表示小肠血虚寒瘀证。若小肠部位血脉淡紫色、根虚或无根，表示小肠血虚寒瘀重于上证。若血脉转粗，或转浮表示证候加重。

以上眼象中，白睛血脉无根表示的小肠血虚证重于血脉根虚表示的小肠血虚证。

二、望目辨"小肠血虚、血瘀湿郁证"

"小肠血虚、血瘀湿郁证"指小肠血虚、血行瘀滞兼患湿邪郁阻而形成的证候。临床常见低热，乏力，腹痛、饥时尤著，舌黯红瘦、苔白，脉沉细滑、或沉细滑数等。

望目辨"小肠血虚、血瘀湿郁证"常见眼象：白睛小肠部位紫灰色点，血脉粉红色、细。按：白睛小肠部位紫灰色点主小肠热盛、血瘀湿郁证。白睛小肠部位血脉粉红色、细主小肠血虚发热较重证。综合辨析，此眼象表示小肠血虚、血瘀湿郁证。慢性肠道寄生虫病失血可见此类眼象。

第三章　望目辨胃腑证候

第一节　望目辨胃虚证

一、望目辨胃气虚及相关证

此处"胃气"专指胃的生理功能。"胃气虚证"指胃腑受纳和腐熟水谷能力减弱而呈现的证候。临床常见进食后脘痞、或进食后脘痞加剧，嗳气，纳呆，恶心、呕吐，便溏，神疲，舌淡、苔少，脉弱、或关脉弱等。西医学诊断的慢性胃炎、慢性萎缩性胃炎、慢性胃动力不足等常可见到此证。

1. 望目辨"胃气虚证"

望目辨"胃气虚证"常见眼象：

白睛胃部位血脉淡色。按：白睛血脉淡色主气虚证，出现于白睛胃部位即表示胃气虚证。

白睛胃部位血脉淡色、细。按：此眼象中，血脉细亦表示气虚，出现于胃部位即表示胃气虚证。

白睛胃部位血脉淡色、细、浮。按：血脉淡色、细主气虚证，血脉淡色、浮为气虚失摄。综合辨析，此眼象出现于胃部位，故主胃气虚证。

白睛胃部位血脉淡色、根虚。按：白睛血脉根虚主虚证，血脉淡色主气虚证。综合辨析，此眼象出现于胃部位，故主胃气虚证。若血脉淡色、无根呈现于胃部位即表示胃气虚证。此证气虚重于上证。

白睛胃部位血脉淡色、细、根虚。按：白睛胃部位血脉淡色、细主胃气虚证，血脉根虚则胃气虚加重。综合辨析，此眼象表示胃气虚证较重。

白睛胃部位血脉淡色、浮、无根。按：血脉淡色、浮为气虚，血脉无根主气虚严重、气虚失摄。综合辨析，此眼象出现于胃部位，故主胃气虚证，而气虚重于上证（图5-2-3-1，周某，男，28岁，2011-7-22）。

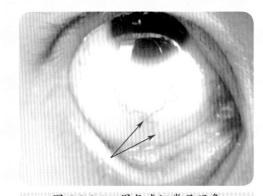

图 5-2-3-1 胃气虚证常见眼象

2. 望目辨"胃气虚寒证"

"胃气虚寒证"指胃气虚而呈现寒象的证候。临床常见面色淡黯，神疲体倦，畏寒，腹中冷痛、不能食冷、食冷则痛剧，或胃脘隐痛，呃逆，噫气，多涎、或泛吐清水，口淡不渴，便溏，舌淡黯、苔白，脉虚细、或沉细缓等。

望目辨"胃气虚寒证"常见眼象：

白睛胃部位血脉淡黯色、根虚或无根，可见穿雾（雾呈黯色斑）。按：白睛血脉淡黯色主气虚血瘀、寒证，根虚主气虚，无根主严重气虚证，血脉特征呈现于胃部位，即表示胃气虚寒证（图5-2-3-2，史某，女，21岁，2012-8-27）。

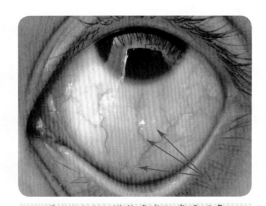

图 5-2-3-2 胃气虚寒证常见眼象

白睛胃部位血脉淡蓝色、根虚或无根。按：白睛血脉淡蓝色主寒，根虚主气虚，血脉淡蓝色、根虚主气虚寒瘀轻证。血脉特征呈现于胃部位，即表示胃气虚寒证。

白睛胃部位血脉淡蓝色、细、根虚或无根。按：白睛血脉淡蓝色主轻微寒瘀证，血脉淡蓝色、细、根虚主气虚寒瘀证，血脉特征呈现于胃部位，即表示胃气虚寒证。白睛血脉无根表示的虚证重于白睛血脉根虚表示的虚证。

白睛胃部位血脉淡蓝色、沉、根虚或无根。按：白睛血脉淡蓝色、沉主气虚寒证，血脉根虚主虚证。此证重于上证。

白睛胃部位血脉淡青色、根虚或无根。按：白睛血脉淡青色主气滞寒瘀证，血脉淡青色、根虚主气虚寒瘀证，血脉特征呈现于胃部位，表示胃气虚寒证。若血脉细，或浮，表示胃气虚寒证逐渐加重。

在上述眼象中，可于白睛胃部位呈现青蓝色斑，表示胃气虚寒兼气滞寒瘀证候。白睛血脉无根表示的虚证重于白睛血脉根虚表示的虚证。

3. 望目辨"胃气虚、胃气上逆证"

"胃气上逆、虚证"指胃腑功能不足，胃气不能向下通降，反而导致胃气向上而呈现的证候。临床常见进食后脘痞、或进食后脘痞加剧，嗳气，呃逆，呕吐，神疲，舌淡、苔少，脉弱、或关脉弱等。西医学诊断的慢性胃炎、胃溃疡、慢性胃动力不足常出现胃平滑肌不能向下蠕动、反而逆向蠕动时，可见到此证。

望目辨"胃气虚、胃气上逆证"常见眼象：

白睛胃部位血脉淡色、粗。按：白睛血脉淡色、粗主气虚血瘀证，特征出现于胃部位，即表示胃气虚血瘀证，而胃气虚血瘀可导致胃气上逆。综合辨析，此眼象表示胃气虚、胃气上逆证。

白睛胃部位血脉淡色、粗、根虚或无根。按：白睛胃部位血脉淡色、粗主胃气虚、胃气上逆证，白睛血脉淡色、根虚主气虚证。综合辨析，此眼象主严重的胃气虚、胃气上逆证。

白睛胃部位血脉淡色、粗、浮、根虚或无根。按：白睛胃部位血脉淡色、粗、浮主严重胃气虚血瘀证，兼以根虚则胃气虚更严重。综合辨析，此眼象表示严重胃气虚血瘀证而导致胃气上逆证。

白睛胃部位血脉娇红色、粗、浮、根虚、靠近脾部位。按：白睛胃部位血脉娇红色、粗、浮主胃腑严重气虚血瘀发热证，胃气虚血瘀可导致胃气上逆；胃部位血脉靠近脾部位主胃腑影响脾脏升清降浊功能。综合辨析，此眼象表示胃气虚、胃气上逆证。（图5-2-3-3，寇某，女，49岁，2012-4-13）。

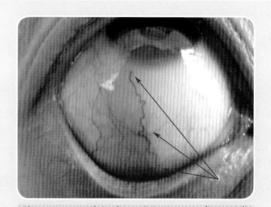

图5-2-3-3 胃气虚、胃气上逆证常见眼象

白睛胃部位血脉淡蓝色、粗、根虚或无根。按：白睛血脉淡蓝色、根虚表示气虚明显。此处白睛血脉粗表示气虚血瘀。综合辨析，此眼象表示胃气虚寒证，且气虚血瘀较重。

白睛胃部位血脉淡青色、粗、根虚或无根。按：白睛血脉淡青色、根虚表示气虚兼寒明显。此处白睛血脉粗表示气虚血瘀，为气虚严重。综合辨析，此眼象表示胃气虚寒证，且虚寒已经严重。

上述眼象中，白睛血脉无根表示的虚证重于白睛血脉根虚表示的虚证。

4. 望目辨"胃气虚发热证"

"胃气虚发热证"指由于胃气虚而导致的发热证候。此热证属虚热证。临床常见发热而不欲饮水，怠惰、嗜卧，卧时露睛，腹胀、肠鸣，食欲减退，或呕吐，舌淡红、苔白等。

望目辨"胃气虚发热证"常见眼象：

白睛胃部位血脉娇红色。按：白睛血脉娇红色主气虚发热证。特征出现于胃部位，即表示胃气虚发热证。

白睛胃部位血脉娇红色、浮。按：白睛血脉娇红色、浮主气虚发热证。此特征出现于胃部位，即表示胃气虚发热证。

白睛胃部位血脉娇红色、细、浮。按：白睛血脉娇红色、细、浮主气虚发热重证。此特征出现于胃部位，即表示胃气虚发热证。

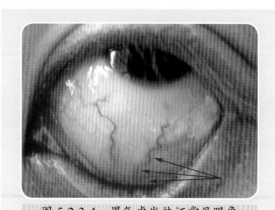

图5-2-3-4 胃气虚发热证常见眼象

白睛胃部位淡红色雾漫，血脉娇红色、粗、浮、根虚。按：白睛胃部位淡红色无根雾漫主胃气虚、虚热内风证，血脉娇红色、粗、浮、根虚主气虚发热证。此特征出现于胃部位，即表示胃气虚发热证（图 5-2-3-4，聂某，女，23 岁，2011-12-17）。

以上眼象中，尚可同时呈现根虚，表示气虚发热严重。白睛血脉无根表示的气虚发热证重于白睛血脉根虚表示的气虚发热证。

5. 望目辨"胃虚自汗证"

"胃虚自汗证"指胃气虚而引发自汗的证候。临床常见乏力，食少，汗自出不止，便溏，神疲，舌淡、苔少、脉虚等。慢性胃炎、慢性结核病等常可见到此证。

望目辨"胃虚自汗证"常见眼象：

白睛胃部位血脉淡色、无根，肺部位血脉淡色、粗、沉、无根。按：白睛胃部位血脉淡色、无根主严重胃气虚证，肺部位血脉淡色、粗、沉、无根主严重肺气虚证，而严重肺气虚可致自汗。综合辨析，此眼象表示胃虚自汗证（图 5-2-3-5，蓝某，女，38 岁，2012-7-30）。

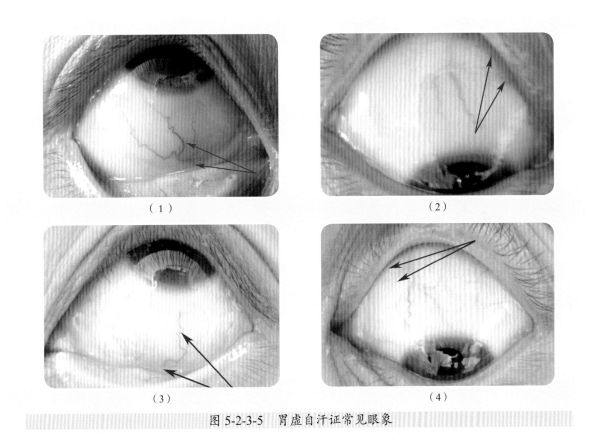

（1）　　　　　　　　　　　　　　　　（2）

（3）　　　　　　　　　　　　　　　　（4）

图 5-2-3-5　胃虚自汗证常见眼象

白睛胃部位血脉淡色、细、浮、根虚或无根，肺部位血脉淡色、粗、浮、根虚或无根。按：白睛胃部位血脉淡色、浮、根虚主气虚证，白睛血脉淡色、细、浮主气虚较重证，白睛胃部位血脉淡色、细、浮、根虚主胃气虚证。白睛肺部位血脉淡色、粗、浮、根虚主肺气虚、血瘀证，而肺气虚可致自汗。综合辨析，此眼象表示胃虚自汗证。

上述眼象中，白睛胃部位血脉无根表示的虚证重于白睛胃部位血脉根虚表示的胃气虚证。

二、望目辨"胃血虚证"

"胃血"指胃腑的血液。"胃血虚证"指胃腑血液不足而呈现的证候。临床可见脘热，纳少，嘈杂，消瘦，面色㿠白，舌色淡粉、苔薄，脉象虚数等。西医学诊断的急性或慢性胃出血、长期营养不良等患者常可见此证。

望目辨"胃血虚证"常见眼象：

白睛胃部位血脉粉色、根虚。按：白睛血脉粉色主血虚证，白睛血脉根虚主虚证，特征出现于白睛胃部位即主胃血虚证。

白睛胃部位血脉粉色、细、根虚或无根。按：白睛胃部位血脉粉色、根虚主胃血虚证。白睛胃部位血脉细主虚证。综合辨析，此眼象表示胃血虚证。

白睛胃部位血脉粉色、粗、浮、根虚。按：白睛胃部位血脉粉色、粗、浮、根虚主胃血虚证，此处白睛血脉粉色、浮主胃血虚严重证候。综合辨析，此眼象表示胃血虚证（图5-2-3-6，武某，男，46岁，2011-1-14）。

以上眼象中，白睛胃部位血脉无根表示的虚证重于白睛胃部位血脉根虚表示的胃血虚证。

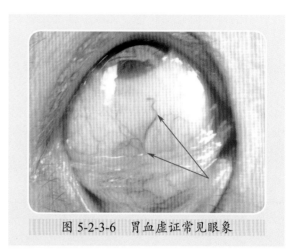

图 5-2-3-6　胃血虚证常见眼象

三、望目辨胃阴虚及相关证

"胃阴"指胃腑分泌的各种消化液、胃腑的血液以及相应的津液等阴液，具有消化水谷的功能。

1. 望目辨"胃阴虚证"

"胃阴虚证"是指由于胃腑生成的各种消化液、血液以及相应津液等阴液过少或耗损过多而导致亏乏的证候。临床常见脘热，隐隐灼痛，或脘部嘈杂，恶心，口唇干或口渴，易饥、但不欲食饮，纳谷减少，消瘦，大便干结，舌质绛红色、或殷红色，或舌中心殷红色、舌中苔剥脱，脉细数、或关脉细数等。西医学诊断的慢性胃炎或溃疡、慢性十二指肠炎或溃疡、长期营养不良等患者，以及急性病（包括急性传染病）后期及恢复期患者常可见到此证。

望目辨"胃阴虚证"常见眼象：

白睛胃部位血脉殷红色、根虚。按：白睛血脉殷红色主阴虚证。特征出现于胃部位，即表示胃阴虚证。综合辨析，此眼象主胃阴虚证。

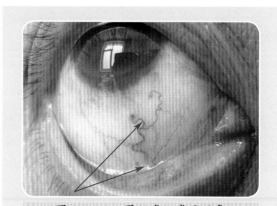

图 5-2-3-7　胃阴虚证常见眼象

白睛胃部位血脉殷红色、细、根虚。按：白睛血脉殷红色、细、根虚主阴虚较重证，特征出现于胃部位即表示较重的胃阴虚证。

白睛胃部位血脉殷红色、粗、浮、根虚。按：白睛血脉殷红色、粗、浮、根虚主严重阴虚证。特征出现于胃部位即表示严重的胃阴虚证。（图 5-2-3-7，石某，男，43 岁，2011-2-18）。

上述眼象中，白睛胃部位血脉无根表示的虚证重于白睛胃部位血脉根虚表示的胃阴虚证。

2. 望目辨"胃阴虚不寐证"

"胃阴虚不寐证"指由于胃阴不足导致不寐的证候。本证除胃之外，尚涉及肝、心两脏。临床常见胁肋热胀，胃脘热胀、隐隐灼痛，或脘部嘈杂，恶心，口唇干或口渴，易饥、但不欲食饮，纳谷减少，消瘦，不能入眠，或眠中易醒、醒后难再眠，多梦，大便干结，舌质殷红色、或舌中心殷红色、舌中苔剥脱，脉细弦数等。西医学诊断的慢性胃炎或溃疡、慢性十二指肠炎或溃疡、长期营养不良等而引发睡眠障碍患者，以及急性病（包括急性传染病）后期及恢复期患者常可见到此证。

望目辨"胃阴虚不寐证"常见眼象：

白睛胃部位黯色点，血脉殷红色、根虚；心部位黯色弧形斑，血脉殷红色、细。按：白睛胃部位黯色点主胃部位气滞血瘀证，血脉殷红色、根虚主胃阴虚发热证。白睛心部位黯色弧形斑主心血瘀证，血脉殷红色、细主心阴虚证。由于心阴来源于胃阴，心阴虚可致心血瘀，而心藏神，心阴虚不能藏神则心神难以归藏于心而引发不寐。综合辨析，此眼象表示胃阴虚不寐证（图 5-2-3-8，宋某，女，70 岁，2012-2-9）。

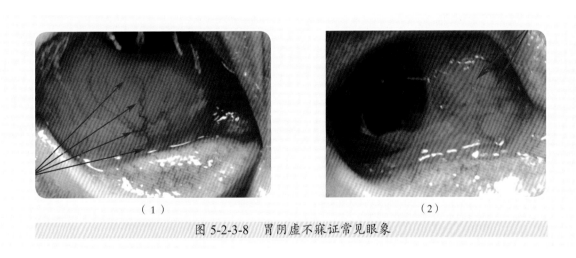

（1）　　　　　　　　　　　（2）

图 5-2-3-8　胃阴虚不寐证常见眼象

白睛胃部位黯色斑、斑侧有淡白色条，血脉殷红色、根虚或无根；肝部位血脉殷红色、细；心部位黯色弧形斑，血脉殷红色、细。按：白睛胃部位黯色斑主胃血瘀证，黯色斑两侧淡白色条主胃腑湿邪夹瘀，而湿邪较重证，此眼象大多表示病程较长；白睛胃部位血脉殷红色、根虚主胃阴虚发热证。综合胃部位眼象看，表示胃阴虚、血瘀夹湿证。肝部位血脉殷红色、细主肝阴虚发热证。白睛心部位黯色弧形斑，血脉殷红色、细主心阴虚、血瘀、失眠证。由于肝阴和心阴均来源于胃阴，故综合辨析，此眼象表示胃阴虚不寐证。

白睛胃部位黯色斑、斑侧有淡白色条，血脉殷红色、根虚或无根；肝部位殷红色雾漫，血脉殷红色、细；心部位黯色弧形斑，血脉殷红色、细。按：白睛肝部位殷红色雾漫主肝阴虚内风证。综合辨析，此眼象亦主胃阴虚不寐证，但此证已出现肝阴虚内风证。

四、望目辨"胃阳虚证"

"胃阳"指温煦胃腑和鼓动胃气，并产生温热作用的功能。"胃阳虚证"专指温煦胃腑和鼓动胃气，并产生温热作用的功能不足而显示的寒证。临床常见脘部寒凉，畏寒食，喜热食饮，脘部胀痛或隐痛、得温痛减，或脘部鸣响，呕吐清涎，小腿凉或四肢欠温，目后部抽掣感，或面部、眼睑浮肿，舌淡、苔白或白厚，脉沉细、或弱等。

望目辨"胃阳虚证"常见眼象：

白睛胃部位血脉淡白色。按：白睛血脉淡白色主阳气虚，可兼寒证，血脉特征出现于胃部位即主胃阳虚证。

白睛胃部位血脉淡白色、无根。按：白睛血脉无根主严重虚证。血脉特征出现于胃部位即主胃阳虚证（图 5-2-3-9，周某，男，28 岁，2011-1-14）。

白睛胃部位血脉淡蓝色、沉、根虚或无根。按：阳虚生内寒，故血脉蓝色；寒轻则血脉淡蓝色。阳虚不足以鼓舞气血运行，较难充盈血脉，故血脉沉潜于内。综合辨析，此眼象表示胃阳虚证。

白睛胃部位血脉蓝色、沉、根虚或无根。按：白睛血脉蓝色主气滞寒瘀证，可兼痛证。白睛血脉蓝色、沉、根虚主阳虚气滞寒瘀证。白睛特征出现于胃部位，即表示胃阳虚气滞寒瘀证，可诊为胃阳虚证。综合辨析，此眼象表示胃阳虚证，而寒象重于上证。

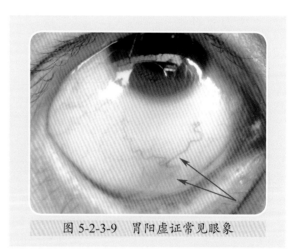

图 5-2-3-9　胃阳虚证常见眼象

白睛胃部位血脉蓝色、细、沉、根虚或无根。按：白睛胃部位血脉细、沉、根虚主较严重的胃阳虚证。综合辨析，此眼象表示胃阳虚较上证严重。若血脉转粗，表示已兼有严重瘀血证。

白睛胃部位血脉淡青色、细、沉、根虚或无根。按：白睛胃部位血脉淡青色主气滞寒瘀证，可兼痛证。白睛血脉细、沉、根虚主胃阳虚、气滞寒瘀证，可兼痛证。综合辨析，此眼象表示胃阳虚证，且寒象重于上证。若血脉由细、沉变粗、沉，表示已兼有严重血瘀证。

白睛胃部位淡黯色斑，血脉淡青色、细、沉、根虚或无根。按：白睛胃部位淡黯色斑主胃血瘀证。白睛胃部位血脉淡青色、根虚主胃阳虚、气滞寒瘀证，胃阳虚致胃腑气血虚少，较难充盈血脉，故胃部位血脉细并沉潜于内。综合辨析，此眼象表示胃阳虚、气滞寒瘀证，但胃血瘀重于上证。若血脉转粗，表示胃阳虚、气滞寒瘀兼痛证严重。

白睛胃部位黯色弧形斑，血脉淡青色、细、沉、迂曲、根虚或无根。按：白睛胃部位黯色弧形斑主胃瘀血证。白睛胃部位血脉迂曲主胃痛证，白睛胃部位血脉淡青色、细、沉、根虚主胃阳虚、气滞寒瘀证。综合辨析，此眼象表示胃阳虚、气滞寒瘀痛证，可诊为胃阳虚证，而胃阳虚疼痛重于上证。

五、望目辨"肝胃阴虚证"

"肝胃阴虚证"指肝胃阴液俱虚而形成的证候。临床常见右上腹隐痛及中上腹胀满或发闷，太息，嗳气，吞酸，口干，口苦，便干，舌红津少、或舌红瘦而津少，脉细数、或细弦数等。

望目辨"肝胃阴虚证"常见眼象：

白睛肝胃部位血脉殷红色。按：白睛血脉殷红色主阴虚证。血脉特征出现于白睛肝胃部位，故主肝胃阴虚证（图5-2-3-10，王某，男，37岁，2012-2-24）。

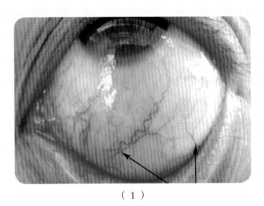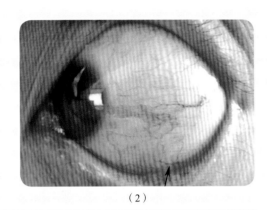

（1）　　　　　　　　　　　　　　　　（2）

图5-2-3-10　肝胃阴虚证常见眼象

白睛肝部位血脉殷红色、进入胃部位，白睛胃部位血脉殷红色。按：白睛肝部位血脉进入胃部位主肝病影响胃，系肝阴虚、虚阳上亢乘胃，可称肝乘胃。白睛胃部位血脉殷红色主胃阴虚发热证。综合辨析，此眼象可表示肝胃阴虚证。

白睛肝部位的血脉殷红色、进入胃部位，白睛胃部位血脉殷红色、细。按：白睛胃部位血脉殷红色、细主胃阴虚较重证。综合辨析，此眼象可表示肝胃阴虚证。

白睛肝部位血脉殷红色、进入胃部位，胃部位白睛血脉殷红色、细、沉。按：白睛胃部位血脉殷红色、细、沉主胃阴虚重证。综合辨析，此眼象可表示肝胃阴虚证，而胃阴虚重于上证。

白睛肝部位血脉殷红色、进入胃部位，胃部位白睛血脉殷红色、粗。按：白睛胃部位血脉殷红色、粗主胃阴虚燥热证。综合辨析，此眼象表示肝阴虚、虚阳上亢乘胃、胃阴虚燥热证，可称肝胃阴虚证，而胃阴虚重于上证。

白睛肝部位血脉殷红色、粗、进入胃部位，胃部位白睛血脉殷红色、细、沉。按：白睛肝部位血脉殷红色、粗主肝阴虚燥热证。白睛胃部位血脉殷红色、细、沉主严重胃阴虚证。综合辨析，此眼象表示肝阴虚、虚阳上亢乘胃、胃阴虚重证，而肝阴虚重于上证。

六、望目辨"脾胃虚寒证"

"脾胃虚寒证"指脾胃气虚引发的寒证，因为里虚寒属阳虚，故亦可称为"脾胃阳虚证"。临床常见面色㿠白，畏寒，四肢凉，乏力，腹中冷痛，食不消化，呕吐频仍，额上汗出，呃逆，噫气，多涎，腹胀，肠鸣，大便溏泻、完谷不化，便血，浮肿，忧思，儿童则眼神迟顿，女子易见白带清稀，崩，或漏，舌淡或淡白、苔白或白厚，脉沉细、或沉细涩等。

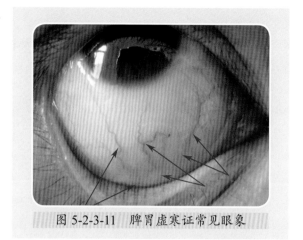

图 5-2-3-11　脾胃虚寒证常见眼象

望目辨"脾胃虚寒证"常见眼象：

白睛脾胃部位血脉淡白色、无根。按：白睛脾胃部位血脉淡白色主脾胃阳气虚，可兼寒证，血脉无根主严重气虚证。综合辨析，此眼象表示脾胃虚寒证（图 5-2-3-11，黄某，女，41 岁，2012-4-17）。

白睛脾胃部位血脉淡蓝色、根虚。按：白睛血脉根虚主虚证，淡蓝色主寒，血脉淡蓝色、根虚主气虚寒瘀轻证，血脉特征呈现于脾胃部位，即表示脾胃虚寒证。

白睛脾胃部位血脉淡蓝色、细、根虚。按：血脉淡蓝色、细、根虚主气虚寒瘀证，血脉特征呈现于脾胃部位，故表示脾胃虚寒证。若白睛脾部位血脉或浮、或沉均表示虚寒严重。

白睛脾胃部位血脉淡蓝色、粗、根虚。按：此处白睛血脉粗表示气虚失摄，兼患气虚血瘀，表明气虚严重。血脉淡蓝色、根虚表示虚寒明显。白睛血脉浮表示虚证严重。综合辨析，此眼象表示脾胃虚寒证。若血脉变为淡青色，表示虚寒加重。

白睛脾胃部位底色淡白色，血脉淡蓝色、粗、浮、根虚。按：白睛脾胃部位底色淡白色主脾胃阳虚证。白睛脾胃部位血脉淡蓝色、粗、浮、根虚主严重脾胃虚寒证。若血脉变为淡青色，表示虚寒加重。

白睛脾胃部位底色淡白色、青蓝色斑，血脉淡蓝色、或兼粗、浮、根虚。按：白睛特征青蓝色斑主气滞寒瘀证，白睛血脉浮更主虚证。综合辨析，此眼象表示脾胃虚寒证，而阳虚气滞寒瘀明显。若血脉变为淡青色，表示虚寒加重。

上述眼象中，白睛血脉无根表示的虚证重于白睛血脉根虚表示的虚证。

七、望目辨"脾胃气虚发热证"

"脾胃气虚发热证"指脾胃气虚而引起发热的证候。

望目辨"脾胃气虚发热证"常见眼象：

白睛脾胃部位血脉娇红色、细、浮、根虚或无根。按：白睛血脉细主气虚失摄，表明气虚较重。血脉娇红色、浮主气虚发热证。白睛血脉根虚主虚证。综合辨析，此眼象表示脾胃气虚发热证（图 5-2-3-12，宋某，女，70 岁，2012-2-9）。

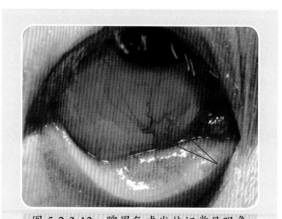

图 5-2-3-12　脾胃气虚发热证常见眼象

白睛脾胃部位血脉娇红色、粗、浮、根虚。按：白睛血脉娇红色、浮主气虚发热证。白睛血脉粗表示气虚失摄，兼患气虚血瘀，表明气虚严重。综合辨析，此眼象表示脾胃气虚发热证，而气虚、血瘀重于上证。

上述眼象中，白睛血脉无根表示的气虚证重于白睛血脉根虚表示的气虚证。

八、望目辨"脾胃阴虚证"

"脾胃阴虚证"指脾胃阴液不足导致虚热而形成的证候。临床常见脘热，口干，唇干，恶心，嘈杂，易饥而纳少，消瘦，便干，舌红瘦、苔少，脉细数等。

望目辨"脾胃阴虚证"常见眼象：

白睛脾胃部位血脉殷红色。按：白睛血脉殷红色主阴虚发热证，特征出现于脾胃部位即表示脾胃阴虚证。

白睛脾胃部位血脉殷红色、细。按：白睛血脉殷红色、细主阴虚发热较重。特征出现于脾胃部位即表示脾胃阴虚证。

白睛脾胃部位血脉殷红色、细、沉。按：白睛血脉殷红色、细、沉主严重阴虚发热证。

白睛脾胃部位血脉殷红色、粗。按：白睛血脉殷红色、粗主阴虚燥热证，特征出现于脾胃部位即表示脾胃阴虚证，且出现阴虚燥热。

白睛脾胃部位血脉殷红色、粗、浮。按：白睛血脉殷红色、浮主阴虚郁热证。综合辨析，特征出现于脾胃部位即表示脾胃阴虚证。此证重于上证。

白睛脾胃部位血脉殷红色、根虚。按：白睛血脉殷红色主阴虚发热证，此处白睛血脉根虚主阴虚证。综合辨析，此眼象表示脾胃阴虚重于上证。

白睛脾部位血脉殷红色、根虚，胃部位白睛血脉殷红色、粗、浮。按：白睛脾部位血脉殷红色、根虚主较严重的脾阴虚证。白睛胃部位血脉殷红色、浮主胃阴虚郁热证，此处白睛血脉粗主阴虚兼血瘀，表明阴虚严重。综合辨析，此眼象表示胃阴虚重于脾阴虚，并有胃阴虚郁热兼血瘀证，但仍属于脾胃阴虚证。若胃部位血脉见殷红色斑则主胃阴虚虚热证，且每每兼有少量渗血。

白睛脾胃部位黄絮斑，血脉殷红色、粗、浮、根虚。按：白睛胃部位黄絮斑主胃阴虚、湿阻瘀热证。综合辨析，此眼象表示脾胃阴虚证，兼湿阻瘀热证（图5-2-3-13，冯某，男，51岁，2012-12-31）。

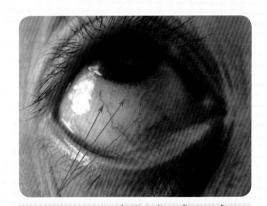

图5-2-3-13　脾胃阴虚证常见眼象

上述眼象中，白睛血脉无根表示的虚证重于白睛血脉根虚表示的虚证。

九、望目辨"肾胃气虚、胃寒上逆证"

"肾胃气虚、胃寒上逆证"指由于肾阳不足、胃气虚寒而导致胃气上逆的证候。胃寒呕吐可见此证。临床常见面色淡白，畏寒，四肢清冷，不能食冷，腹中冷痛、食冷则痛剧，呃逆，噫气，恶心、呕吐，多涎，便溏，吐泻之物清冷而无酸腐秽臭气，舌淡白胖、苔白，脉沉迟、或沉迟细等。

望目辨"肾胃气虚、胃寒上逆证"常见眼象：

白睛肾部位血脉淡色，胃部位血脉淡黯色、细、沉。按：白睛肾部位血脉淡色主肾气虚证。白睛胃部位血脉淡黯色、细、沉主胃气虚寒血瘀证，而胃气虚寒血瘀可引发胃气上逆证，出现胃痛、呕逆等临床表现。综合辨析，此眼象表示肾胃气虚、胃寒上逆证（图 5-2-3-14，宋某，女，70 岁，2012-2-9）。

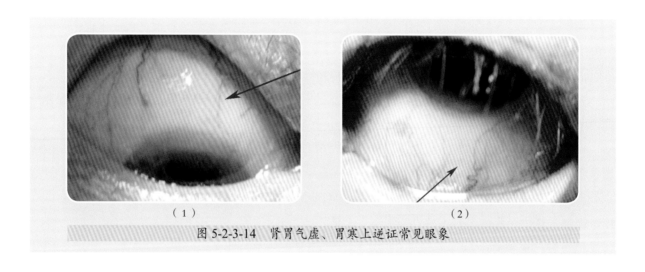

（1）　　　　　　　　　　　　　　　　（2）

图 5-2-3-14　肾胃气虚、胃寒上逆证常见眼象

白睛肾部位血脉淡色、细，胃部位血脉淡蓝色、粗。按：白睛肾部位血脉淡色、细主肾气虚证。白睛胃部位血脉淡蓝色、粗主胃寒瘀证，而胃寒血瘀可引发胃气上逆证，出现胃痛、呕逆等临床表现。综合辨析，此眼象表示肾气虚、胃气虚、胃寒上逆证，可诊为肾胃气虚、胃寒上逆证。若白睛血脉根虚表示虚证加重。

白睛肾部位血脉淡黯色、细，胃部位血脉淡蓝色、粗。按：白睛肾部位血脉淡黯色、细主肾气虚血瘀。综合辨析，此眼象表示肾气虚、胃气虚血瘀、胃寒上逆证，可诊为肾胃气虚、胃寒上逆证。若白睛肾部位血脉淡蓝色、根虚，表示肾虚寒重。若血脉变淡青色，表示虚寒加重。

白睛肾部位血脉淡青色、根虚，胃部位血脉淡青色、粗、浮、根虚。按：白睛肾部位血脉淡青色、根虚主肾气虚寒瘀证。白睛胃部位血脉淡青色、粗、浮、根虚主严重胃虚寒，而气虚严重。综合辨析，此眼象表示肾气虚、胃气虚血瘀、胃寒上逆证，可诊为肾胃气虚、胃寒上逆证。

白睛肾部位血脉淡青色、细、浮、根虚；胃部位底色淡白色，血脉淡青色、粗、浮。按：白睛肾部位血脉淡青色、细、浮、根虚主肾气虚较重、兼气滞寒瘀证。白睛胃部位底色淡白色主胃阳虚证，白睛胃部位血脉淡青色、粗、浮主严重的胃气虚、气滞寒瘀证。由于胃气虚、气滞寒瘀证可形成胃寒上逆证，故综合辨析，此眼象表示肾胃气虚、胃寒上逆证，兼明显气滞寒瘀证。

白睛肾部位血脉淡青色、细、浮、根虚；胃部位底色淡白色，青蓝色斑，血脉淡青色、粗、浮。按：白睛胃部位青蓝色斑主胃气滞寒瘀证，白睛胃部位血脉淡青色、粗、浮主较严重的胃气虚、气滞寒瘀证。综合辨析，此眼象表示肾胃气虚、胃寒上逆证。此证胃气滞寒瘀重于上证。

在上述眼象中，可出现白睛血脉无根特征。在此类眼象中，白睛血脉无根表示的虚证重于血脉根虚表示的虚证。

另外，此时尚需注意：由于胃腑位于小肠腑之上，且为小肠上源，胃气虚则水谷下流小肠而加重小肠负担，并可导致小肠气虚及虚寒，故胃腑虚寒每每影响小肠而导致小肠虚寒、以及影响其他与胃关连脏腑引发小肠虚寒。因此，在治疗时，温补胃气、或同时温补与胃相关的脏腑，即可温补小肠气，从而治疗小肠虚寒证。因此，小肠虚寒的眼象常与胃腑虚寒、或与胃相关脏腑的眼象同时出现。

第二节　望目辨胃实证

一、望目辨胃寒实及相关证

1.望目辨"胃寒实证"

"胃寒实证"指胃腑受外来寒邪侵袭，或饮食过于生冷，或邪从寒化，导致气机凝涩而显示寒象的证候。临床常见胃脘冷痛或闷痛，喜暖、或得热可减、食冷加剧，呃逆，呕吐清涎，小儿患病则可兼见啼哭，可见便溏，舌淡黯、苔白或白润或白厚，脉沉迟、或沉紧等。

望目辨"胃寒实证"常见眼象：

白睛胃部位血脉淡蓝色。按：白睛血脉淡蓝色主瘀血证，可兼轻微寒证或痛证。血脉特征出现于胃部位，即主胃寒实证。

白睛胃部位血脉淡蓝色、细、沉。按：白睛血脉淡蓝色、细、沉主气滞寒实证，血脉特征出现于胃部位即主胃寒实证。若血脉变粗，表示寒重兼瘀，构成胃腑寒瘀实证。若血脉变淡青色或青色，表示寒邪逐渐加重，并兼气滞证。

白睛胃部位血脉青蓝色、细、沉。按：白睛血脉青蓝色主气滞寒瘀证，可兼寒风证。血脉特征出现于胃部位即主胃寒实证。

白睛胃部位血脉黯蓝色。按：白睛血脉黯蓝色主寒实瘀痛证，血脉特征出现于胃部位即主胃寒实证。

白睛胃部位血脉黯蓝色、细、沉。按：白睛胃部位血脉黯蓝色主胃寒实瘀痛证，兼以血脉细、沉主胃寒实瘀痛重证。

2.望目辨"胃寒血瘀证"

"胃寒血瘀证"指胃腑受外来寒邪侵扰，或饮食过于生冷，使气机滞涩，血行缓滞或凝涩而形成以寒瘀为主的证候。临床常见胃脘刺痛或疼痛、拒按、痛有定处、日轻夜甚，若吐血，则血色紫黯，便呈柏油样，唇面色黯，或肌肤干燥，舌黯或紫黯或黯蓝色、舌面黯斑或蓝斑、苔白或白润，脉沉迟、或沉涩、或沉迟涩等。

望目辨"胃寒血瘀证"常见眼象：

白睛胃部位黯色水肿、黯色斑，血脉黯色。按：白睛胃部位黯色水肿主胃气滞寒湿郁积、水肿证，黯色斑主胃瘀血证，血脉黯色主瘀血证，多兼寒证，可兼轻微痛证。综合辨析，此眼象表示胃寒血瘀证（图5-2-3-15，殷某，女，34岁，2012-8-7）。

白睛胃部位黯色长条斑或弧形斑，血脉淡蓝色、细。按：白睛胃部位黯色长条斑主较短期的慢性血瘀证，黯色弧形斑主较长期的慢性胃瘀血证。白睛胃部位血脉淡蓝色、细主胃寒瘀证。综合辨析，此眼象表示胃寒血瘀证，兼有轻度气滞证。

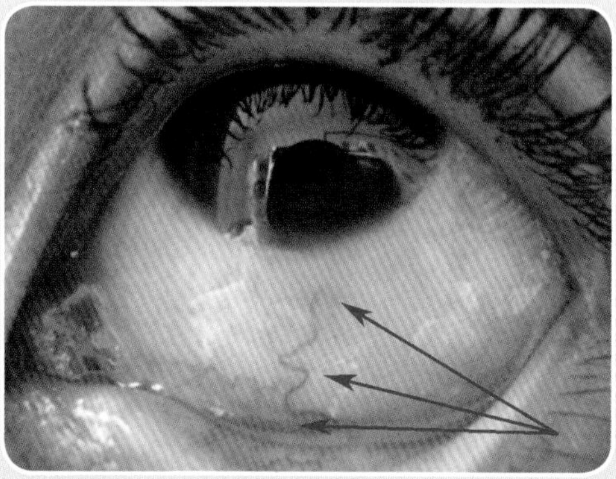

图5-2-3-15　胃寒血瘀证常见眼象

白睛胃部位黯色长条斑或弧形斑，血脉青色。按：白睛胃部位血脉青色主胃气滞寒瘀重证，可兼痛证。综合辨析，此眼象表示胃寒血瘀证，且寒重于上证。

白睛胃腑部位黯色长条斑或弧形斑，血脉青色、细。按：白睛血脉青色、细主气滞寒证。综合辨析，此眼象表示胃寒血瘀证，且气滞重于上证。

白睛胃部位黯色长条斑或弧形斑，血脉青色、细、沉。按：白睛胃部位血脉青色、细、沉主胃部位气滞寒瘀重证。综合辨析，此眼象表示胃寒血瘀证，且胃寒气滞严重。

白睛胃部位黯色长条斑或弧形斑，血脉青蓝色、细、沉。按：白睛胃部位血脉青蓝色、细、沉主胃气滞寒瘀证，可兼寒风证。综合辨析，此眼象表示胃寒血瘀证，且胃寒气滞严重。

白睛胃部位黯色长条斑或弧形斑，血脉黯蓝色。按：白睛胃部位血脉黯蓝色主胃寒实瘀痛证。综合辨析，此眼象表示胃寒血瘀证，且胃寒血瘀严重。

白睛胃部位黯色长条斑或弧形斑，血脉黯蓝色、细、沉。按：白睛胃部位血脉黯蓝色、细、沉主胃寒实瘀痛重证。综合辨析，此眼象表示胃寒血瘀证，且寒瘀均已十分严重。

3. 望目辨"胃寒实、血瘀剧痛证"

"胃寒实、血瘀剧痛证"指胃腑受外来寒邪侵袭，或饮食过于生冷导致气机凝涩、寒血瘀滞，并兼剧烈胃痛而显示的证候。临床可见胃脘绞痛或刺痛，舌黯或蓝或黯蓝色、苔白或白润，脉沉迟、或沉迟涩等。

望目辨"胃寒实、血瘀剧痛证"常见眼象：

白睛胃部位黯色长条斑或弧形斑，血脉淡蓝色、粗、迂曲。按：白睛胃部位黯色斑主相应的胃瘀血证。白睛胃部位血脉淡蓝色、粗主胃寒瘀证，可兼轻微痛证，然而，当兼见白睛血脉迂曲时，则主剧痛证，并多主血瘀气滞剧痛证。综合辨析，此眼象表示胃寒实、血瘀剧痛证。

白睛胃部位黯色长条斑或弧形斑，血脉青色、粗、迂曲。按：白睛血脉青色主气滞寒瘀重证、兼痛证。此眼象中，白睛血脉粗主血瘀严重，病势亢盛，病情较重。白睛血脉迂曲主痛证。综合辨析，此眼象表示胃寒实、血瘀剧痛证。若血脉细，主寒重。若血脉变青蓝色、黯蓝色，主寒瘀逐次加重。

白睛胃部位黯色长条斑或弧形斑，血脉黯蓝色、细、沉、迂曲。按：白睛胃部位血脉黯蓝色、细、沉主胃寒实瘀痛重证。综合辨析，此眼象表示胃寒实、血瘀剧痛证。此证寒瘀均已十分严重。

除以上常见眼象之外，尚可在白睛胃部位呈现蓝色雾漫，表示兼寒郁内风证；或呈现黯蓝色雾漫，表示寒郁内风重证。

4. 望目辨"肝气犯胃寒证"

"肝气犯胃寒证"指由于肝郁导致胃腑气机滞涩、肝胃气机失和而呈现寒象的证候，此证属于肝胃不和证范畴。临床常见巅痛、得温痛减，两胁胀或胀痛，胸闷不舒，胸脘痞胀，嗳气，吞酸，嘈杂，恶心，呕吐涎沫，喜暖或得热可减，纳呆，女子乳胀、月经不调，舌淡、苔白，脉弦，脉沉弦等。

望目辨"肝气犯胃寒证"常见眼象：

白睛肝部位一条血脉淡蓝色、细、沉、弯钩指向胃，此血脉另分出一条血脉淡蓝色、弯曲、进入胃部位，白睛胃部位血脉黯色、细、沉。按：白睛肝部位血脉淡蓝色、细、沉、弯钩主较轻微的肝郁气滞寒瘀证，可兼痛证。白睛血脉淡蓝色、细、沉、弯钩指向胃主肝郁气滞寒瘀影响胃。此血脉另分出一条血脉淡蓝色、弯曲、进入胃部位主肝气滞寒瘀痛证反复变化，影响胃。白睛胃部位血脉黯色、细、沉主胃寒实证。综合辨析，此眼象表示肝气犯胃寒证。而肝寒尚轻。若血脉变蓝色、青色，表示寒证逐次加重。

二、望目辨胃实热及相关证

1. 望目辨"胃实热证"

"胃实热证"指胃腑受外来热邪侵袭，或饮食过热，或过食煎炒油腻热性食物而导致胃中燥热的证候。临床常见胃脘燥热、嘈杂或灼热感，恶心，呕吐或呕吐酸腐，口渴能饮，喜冷饮食，或口臭，或呃逆，或噫气，或大便秘结，或吐泻之后睡不露睛，或口腔溃疡、牙龈肿痛，小儿患病则可兼见啼哭，舌红、苔黄或黄厚，脉滑数等。

望目辨"胃实热证"常见眼象：

白睛胃部位血脉鲜红色、粗。按：此处白睛血脉鲜红色、粗主实热亢盛证。特征出现于胃部位即主胃实热证（图 5-2-3-16，常某，男，40岁，2012-3-19）。

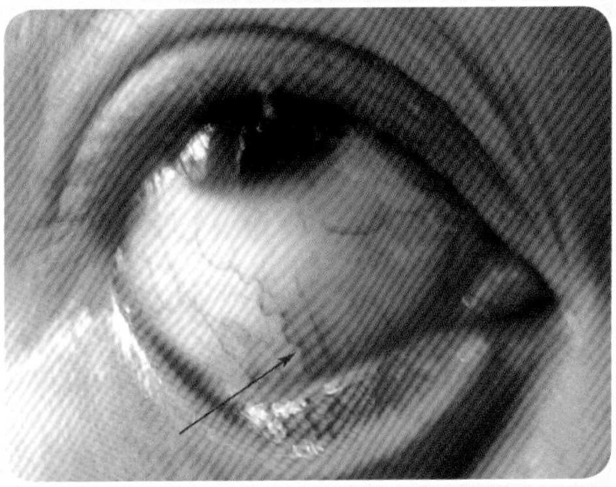

白睛胃部位血脉红黯色。按：白睛血脉红黯色主血郁热证，多属瘀血实热证。特征出现于胃部位即主胃实热证。

图 5-2-3-16　胃实热证常见眼象

2. 望目辨"胃火炽盛证"

"胃火炽盛证"指胃腑受实热病邪侵扰，导致热邪亢盛的证候。临床常见胃实热病形，并以脘热嘈杂、灼热疼痛，口干、口臭、龈肿或龈衄，大便干，尿黄而少，舌红、苔黄，脉数尤著。

望目辨"胃火炽盛证"常见眼象：

白睛胃部位红色斑，血脉鲜红色、粗。按：白睛特征红色斑主实热，并有可能出现脏器组织渗血或少量出血。白睛胃部位血脉鲜红色、粗主胃实热亢盛证。综合辨析，此眼象表示胃火炽盛证。此证可伴有少量胃出血（图 5-2-3-17，罗某，男，43 岁，2012-7-24）。

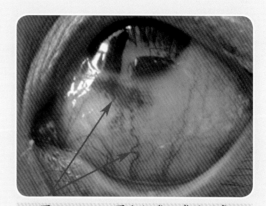

图 5-2-3-17　胃火炽盛证常见眼象

白睛胃部位血脉红色斑，血脉红黯色、粗。按：白睛血脉红黯色、粗主血瘀实热亢盛证。综合辨析，此眼象表示胃火炽盛证。此证重于上证，并可伴有少量胃出血。

白睛胃部位底色红色，血脉红黯色、粗。按：白睛胃部位底色红色主实热证，白睛血脉红黯色、粗主血瘀实热亢盛证，而胃实热亢盛证，可称为胃火炽盛证。此证胃火重于上证。

白睛胃部位底色红黯色，血脉黯红色、粗。按：白睛胃部位底色红黯色主胃实热兼血瘀证，白睛胃部位血脉黯红色主胃血瘀实热证。综合辨析，此眼象表示胃火炽盛证。

3. 望目辨"胃热出血证"

"胃热出血证"指胃腑受实热病邪侵扰，导致胃热迫血妄行、血络破裂血出于血脉之外而呈现的证候。临床常见胃脘疼痛或不甚疼痛，乏力，神识恍惚，口干，大便溏而呈柏油色，舌红黯、苔少，脉虚或芤。

望目辨"胃热出血证"常见眼象：

白睛胃部位淡红色水肿、红色斑，血脉红黯色、细。按：白睛胃部位淡红色水肿主胃腑湿阻蕴热、出血或水肿较轻证候，红色斑主胃实热，并有可能出现胃腑少量出血。此处白睛血脉红黯色、细主胃腑出血、血瘀实热证，病势向内，病情较沉重。综合辨析，此眼象表示胃热出血证。这是因为胃出血，血液不足以充盈血脉，故胃部位血脉细；而出血之后形成瘀血，且血中水液随之渗出，故可形成水肿眼象（图 5-2-3-18，李某，女，38 岁，2012-12-3）。

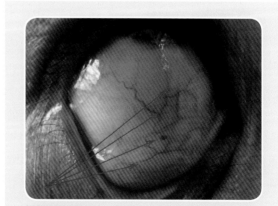

图 5-2-3-18　胃热出血证常见眼象

白睛胃部位红色水肿、红色斑，血脉红黯色、粗。按：此处白睛胃部位红色水肿主胃湿阻蕴热水肿证。红色斑主胃实热出血证。血脉红黯色、粗主胃实热血瘀，伴胃腑出血证，病势向内，病情沉重。综合辨析，此眼象表示胃热出血证。此属胃部位出血时间较长，胃出血之后已形成瘀血。

白睛胃部位红黯色水肿、红色斑；血脉黯红色、粗。按：白睛胃部位红黯色水肿主胃湿阻蕴热血瘀水肿证。胃红色斑主胃实热，并胃腑少量出血。白睛胃部位血脉黯红色主胃血瘀实热。综合辨析，此眼象表示胃热出血证，病势向内，病情沉重。此属胃部位瘀血时间较长，胃瘀血、血热之后导致胃出血。

4. 望目辨"胃热湿阻证"

"胃热湿阻证"指胃腑实热、湿邪阻滞，影响胃腑和降而形成的证候。其病因可为胃腑实热、受外来湿邪侵扰，可为过食煎炒、食饮过热，或食饮蕴积化热生湿，均可导致胃热生湿。临床常见胃脘痞闷、嘈杂、或灼热感，恶心，呕吐或呕吐酸腐，口渴而不能饮，口苦，口臭，呃逆，噫气，大便不爽，牙龈肿痛，小儿患病则可兼见啼哭，舌红、苔黄腻或黄厚腻，脉滑数等。

望目辨"胃热湿阻证"常见眼象：

白睛胃部位黄色斑，血脉红黯色、粗。按：白睛胃部位黄色斑主胃湿邪郁热证。白睛胃部位血脉红黯色、粗主胃腑血瘀实热、病势亢盛，病情较重，大多发病时间较长。综合辨析，此眼象表示胃热湿阻证。

白睛胃部位黄色斑，黯红色条，血脉红黯色、粗。按：白睛胃部位黯红色条主胃腑瘀热夹湿证。综合辨析，此眼象表示胃热湿阻证。

白睛胃部位黯红色条，血脉红黯色、粗、先端黄色斑或红黯色血脉穿过黄色斑。按：白睛胃部位血脉红黯色、粗、先端黄色斑或红黯色血脉穿过黄色斑主胃腑实热、湿邪郁热证。综合辨析，此眼象表示胃热湿阻证。

白睛胃部位穹隆部红黯色水肿，血脉红黯色、血脉先端红色泡。按：白睛胃部位穹隆部红黯色水肿主胃腑湿阻蕴热、血瘀、水肿证，血脉红黯色主胃腑血瘀实热，血脉先端红色泡主胃腑饮邪郁积、血热血瘀重证。综合辨析，此眼象可表示胃热湿阻证（图 5-2-3-19，张某，男，56 岁）。

白睛胃部位淡红色丘，血脉红黯色、先端黄点斑。按：白睛胃部位黄点斑主胃湿郁化热、气结证。白睛胃部位血脉红黯色、粗、先端黄点斑主胃腑实热气结、湿邪郁热证。综合辨析，此眼象表示胃热湿阻证。

白睛胃部位黄条斑，血脉红黯色、粗。按：白睛胃部位黄条斑主胃湿气阻滞、郁热较重证。综合辨析，此眼象表示胃热湿阻证，而胃热及湿气阻滞均严重。

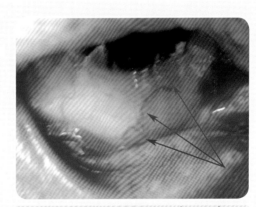

图 5-2-3-19　胃热湿阻证常见眼象

白睛胃部位黄条斑、黯红色条，血脉红黯色、粗。按：白睛胃部位黄条斑主胃湿气阻滞、郁热较重证。白睛胃部位黯红色条主胃腑瘀热夹湿证。综合辨析，此眼象表示胃热湿阻证，而胃热尤著。

5. 望目辨"胃热湿阻不寐证"

"胃热湿阻不寐证"指胃腑湿痰饮邪化热，阻滞气机，和降失常，影响心神，导致心神不能归藏于心而形成的证候。此属胃热湿痰饮邪忤心证。临床常见胸脘满闷、嘈杂、吞酸、或灼热感，恶心，呕吐或呕吐酸腐，口臭，或呃逆，或噫气，卧则气逆，大便不爽，或牙龈肿痛，小儿患病则可兼见啼哭，舌红、苔黄腻或黄厚腻，脉滑数等。

望目辨"胃热湿阻不寐证"常见眼象：

白睛胃部位黄色斑，血脉红黯色；心部位黯红色条，血脉红黯色、粗。按：白睛胃部位黄色斑主胃湿邪郁热证，血脉红黯色主胃血瘀实热证。白睛心部位黯红色条主心瘀热夹湿证，血脉红黯色、粗主心血瘀实热、病势亢盛，病情较重，大多发病时间较长。综合辨析，此眼象表示胃热湿阻不寐证。

白睛胃部位黄色斑，血脉红黯色；心部位黯色斑，血脉红黯色、粗。按：白睛心部位黯色斑主心血瘀证，多见于心血瘀不寐者。白睛心部位血脉红黯色、粗主心血瘀实热、病势亢盛，病情较重，大多发病时间较长。综合辨析，此眼象表示胃热湿阻不寐证。

白睛胃部位淡红黯色岗，血脉黯红色、穿过黄色斑；心部位黯色斑，血脉红黯色、粗。按：白睛胃部位淡红黯色岗主胃腑血瘀痰热气结，而瘀血较轻证；血脉黯红色、穿过黄色斑主胃腑实热、湿邪郁热证。白睛心部位黯色斑主心血瘀证，多见于心血瘀不寐者；血脉黯红色、粗主心血瘀实热、病势亢盛，病情较重，大多发病时间较长。综合辨析，此眼象表示胃热湿阻不寐证（图5-2-3-20，程某，男，66岁，2012-3-25）。

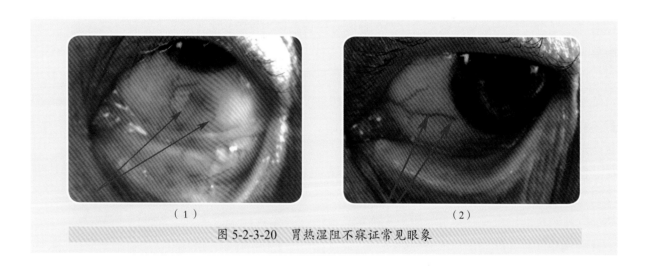

（1）　　　　　　　　　　（2）

图 5-2-3-20　胃热湿阻不寐证常见眼象

白睛胃部位黯红色条，血脉红黯色、先端黄点斑；心部位黯色斑，血脉红黯色、粗。按：白睛胃部位黯红色条主胃腑瘀热夹湿证；白睛胃部位血脉红黯色、先端黄点斑主胃腑实热气结、湿邪郁热证。综合辨析，此眼象表示胃热湿阻不寐证。此证胃腑实热气结尤重。若胃部位血脉红黯色、先端为黄条斑，表示胃湿气阻滞、郁热较重证。此证胃腑湿气阻滞重于上证。

此外，在心部位尚可出现淡黄色丘，表示心脏痰邪郁热证，只是证候尚较轻微；亦可在心部位出现黄色丘，表示心脏痰浊郁热证。西医学诊断的动脉粥样硬化引发的失眠，常可见到此类眼象。

6. 望目辨"胃热食积证"

"胃热食积证"指过食热物，或食物滞留胃脘、食积化热而形成的证候。临床常见胃脘胀满、疼痛，嗳腐吞酸，频频矢气，或泻下秽浊，舌红、苔厚腻，脉滑、或沉滑等。

望目辨"胃热食积证"常见眼象：

白睛胃部位黄色丘，血脉红黯色、粗。按：白睛胃部位黄色丘主胃痰浊郁热证。白睛胃部位血脉红黯色、粗主胃血瘀实热证，病势亢盛，病情较重，大多发病时间较长。综合辨析，此眼象表示胃腑血瘀实热、痰浊郁热证。由于胃腑血瘀实热、痰浊郁热多因食积，故本眼象可诊为胃热食积证。

　　白睛胃部位黄褐色丘，胃部位血脉红黯色、粗、进入肝部位；肝部位血脉红黯色。按：白睛胃部位黄褐色丘主胃腑痰热郁结重证。白睛胃部位血脉红黯色、粗主胃腑血瘀实热证，病势亢盛，病情较重，大多发病时间较长。由于胃腑痰热郁结严重多因食积，故本眼象可诊为胃热食积证。白睛胃部位血脉红黯色、粗、进入肝部位，而白睛肝部位血脉红黯色主胃腑严重痰热郁结侮肝，导致肝血瘀实热证。从此眼象可以看出，严重胃热食积不仅使胃自身发生病变，而且可以侮肝。

　　瞳孔散大而对光反射迟钝；白睛胃部位黄褐色丘，胃部位血脉红黯色、粗、进入肝部位；肝部位红色雾漫、血脉红黯色。按：瞳孔散大主元气欲脱、阴阳即将离绝证，瞳孔对光反射迟钝主邪气侵扰心肾肝脏气机、阴阳即将离绝证。白睛胃部位黄褐色丘主胃痰热郁结重证。白睛胃部位血脉红黯色、粗主胃血瘀实热证，病势亢盛，病情较重，大多发病时间较长。由于胃痰热郁结严重多因食积，故本眼象可诊为胃热食积证。白睛胃部位血脉红黯色、粗、进入肝部位主胃血瘀实热证，病势亢盛，病情较重，影响及肝，而白睛肝部位血脉红黯色主胃严重痰热郁结侮肝，导致肝血瘀实热证。白睛肝部位红色雾漫主肝热动风。综合辨析，此眼象表示胃严重食积痰热郁结侮肝、肝瘀实热动风、邪气侵扰心肾肝脏气机、阴阳即将离绝证。此证可见于暴饮暴食、或纳食太过而突然眩晕昏厥、不省人事者。

　　白睛胃部位黄褐色丘，胃部位血脉红黯色、粗、进入肺部位；肺部位血脉红黯色。按：白睛胃部位血脉红黯色、粗、进入肺部位，而白睛肺部位血脉红黯色主胃严重痰热郁结乘肺，导致肺血瘀实热证。此证多见于食饮厚味过多，或食积喘逆者，患者多易表现脘胀厌食，潮热汗出，便秘，或兼胸满喘促，痰多黏稠，昼夜哮声不止。

三、望目辨"食积脾胃热证"

　　"食积脾胃热证"指因过食肥甘厚味导致脾胃积热的证候。临床常见恶心，头重，颊肿，口腔溃疡，食欲大增，腹胀而肥，或口渴引饮，腰痛，身重，腹泻，舌红、苔白厚，脉滑数等。此证可见于西医学诊断的胆囊炎、各型肝炎的急性期、以及 2 型糖尿病等。

　　望目辨"食积脾胃热证"常见眼象：

　　白睛脾部位血脉红黯色、细、进入胃部位，胃部位红黯色岗、黯黄色条形斑。按：白睛脾部位血脉红黯色主脾血郁实热证，脾部位血脉红黯色、细表示脾郁实热证，系食积化热所致，可诊为食积脾热证。胃部位红黯色岗主胃血瘀痰热气结、而瘀血尤著证，黯黄色条形斑主胃腑湿气阻滞、郁热夹瘀证。综合辨析，此眼象可表示食积脾胃热证。（图 5-2-3-21，乔某，女，54 岁，2012-11-26）。

　　白睛脾部位血脉红黯色、细、进入胃部位，

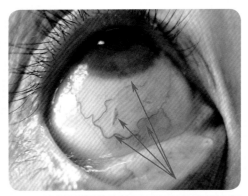

图 5-2-3-21　食积脾胃热证常见眼象（一）

胃部位血脉红黯色。按：白睛血脉红黯色主血郁热证，多属瘀血实热证。脾部位血脉红黯色、细、进入胃部位表示脾郁实热影响及胃，系食积化热所致，可诊为食积脾胃热证。

　　白睛脾部位血脉红黯色、粗、进入胃部位，胃部位血脉红黯色。按：白睛血脉红黯色、粗主瘀血病势亢盛，病情较重，大多发病时间较长。综合辨析，此眼象表示食积脾胃热证，且热瘀均重。

　　白睛脾胃部位黄色斑；脾部位血脉红黯色、粗，其较细分支进入胃部位、并交叉于胃部位血脉之下；胃部位血脉红黯色、粗。按：脾胃部位黄色斑主脾胃湿邪郁热证。胃部位血脉红黯色、粗主胃实热证，脾部位血脉红黯色主脾胃血郁实热证，其较细分支进入胃部位、并交叉于胃部位血脉之下表示先患胃腑实热证，而后影响及脾。综合辨析。此眼象表示食积胃热、影响脾脏，而

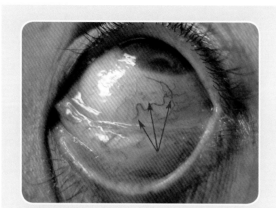

图 5-2-3-22　食积脾胃热证常见眼象（二）

形成食积脾胃热证（图 5-2-3-22，乔某，女，54 岁，2012-11-26）。

　　白睛脾部位血脉红黯色、粗、进入胃部位，肺部位血脉红黯色。按：白睛血脉红黯色、粗主瘀血病势亢盛，病情较重，大多发病时间较长。综合辨析，此眼象表示食积脾热、脾热乘肺证，且热瘀均重。

　　白睛底色黄色，脾部位黄点斑，血脉红黯色、粗、进入胃部位；肺部位血脉红黯色。按：白睛底色黄色主湿邪郁热证。白睛脾部位黄点斑主脾湿郁化热、气结证。白睛脾部位血脉红黯色、粗、进入胃部位主脾热及胃，系食积脾热所致。肺部位血脉红黯色主肺血郁实热证。综合辨析，此眼象表示食积脾热、脾热乘肺证，且热瘀并重、兼以气结。

　　白睛底色金黄色，脾部位黄条斑，血脉红黯色、粗、进入胃部位；肺部位血脉红黯色。按：白睛底色金黄色主湿热郁阻肝胆重证。白睛脾部位黄条斑主脾脏湿气阻滞、郁热较重证。此证由脾湿郁热影响肝胆，形成湿热严重郁阻肝胆、影响及肺，可诊为脾湿郁热、郁阻肝胆、侮肺证。此证亦属于食积脾胃热证，且重于上证。若脾部位黄色丘，表示脾痰浊郁热证，并且脾热痰浊尤重。若脾部位为黄褐色丘，表示脾痰热郁结重证。从以上眼象可知，食积脾胃热证除脾脏之外，常可涉及肺脏。此证脾热湿重甚于上述证候。

四、望目辨"肝气犯胃热证"

　　"肝气犯胃热证"指由于肝郁化热、气机不畅、乘及胃腑而呈现热象的证候。"肝气犯胃热证"也可称"肝郁胃热证"，亦即肝郁化热引发胃腑拘集挛痛的热证，此证亦属于"肝胃不和证"范畴。临床常见怒动肝火、胁胀牵涉胃脘胀满疼痛、呃逆、口苦，舌淡红、苔黄，脉弦数或沉弦数等。

　　望目辨"肝气犯胃热证"常见眼象：

　　白睛肝胃部位淡红黯色水肿，肝部位一条血脉红黯色、弯钩指向胃，白睛胃部位血脉红黯色、浮。按：白睛肝胃部位淡红黯色水肿主肝胃湿阻蕴热、血瘀、水肿证候。肝部位血脉红黯色、弯钩

指向胃，主肝郁实热证将影响胃；白睛胃部位血脉红黯色、浮，主胃实热血瘀证。综合辨析，此眼象表示肝胃由于湿阻蕴热、血瘀、水肿而形成肝气犯胃热证。从西医学诊断角度看，此类患者多出现炎性病理变化（图5-2-3-23，王某，男，38岁，2012-3-13）。

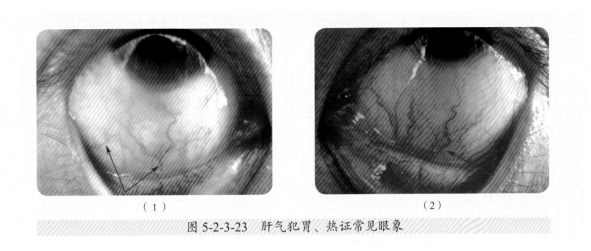

（1）　　　　　　　　　　　　　　　　　（2）

图5-2-3-23　肝气犯胃、热证常见眼象

白睛肝部位一条血脉黯红色、弯钩指向胃，血脉另分出一条血脉黯红色、弯曲、进入胃部位，白睛胃部位血脉黯红色、细、沉。按：白睛血脉黯红色、弯钩指向胃主肝郁血瘀实热证将影响胃。此血脉另分出一条血脉黯红色、弯曲、进入胃部位主肝郁血瘀实热证反复变化，最终影响胃。白睛胃部位血脉黯红色、细、沉主胃血瘀实热证。综合辨析，此眼象表示肝气犯胃热证。

五、望目辨"肝胃不和证"

"肝胃不和证"是一个广泛的概念，举凡肝脏与胃腑失和引发的证候均可称之。但是，一般认为"肝胃不和证"指"肝气犯胃证"而言。

望目辨"肝胃不和证"常见眼象：

白睛肝部位血脉弯曲、指向胃，胃部位血脉沉。按：白睛肝部位血脉弯曲、指向胃主肝病曲折影响胃，胃部位血脉沉主胃受肝乘。综合辨析，此眼象表示肝胃不和证。

白睛肝部位血脉弯曲、指向胃，胃部位白睛血脉细、沉。按：白睛肝部位血脉弯曲、指向胃主肝病曲折影响胃，胃部位血脉细、沉主胃受肝乘。综合辨析，此眼象表示肝胃不和证（图5-2-3-24，施某，男，43岁，2012-11-6）。

白睛肝部位血脉弯曲、指向胃，并同时分出一条血脉呈现弯钩，胃部位白睛血脉细、沉。按：白睛肝部位血脉弯曲、指向胃主肝病曲折影响胃，胃部位血脉细、沉主胃受肝乘。同时分出的一条血脉呈现弯钩主肝郁。综合辨析，此眼象表示肝郁、肝胃不和证，而肝郁重于上证。若胃部位血脉粗、沉主胃受肝乘、血瘀证。同时分出的一条血脉呈现弯钩主肝郁。综合辨析，此眼象表示肝郁、肝胃不和证，而肝郁重于上证。

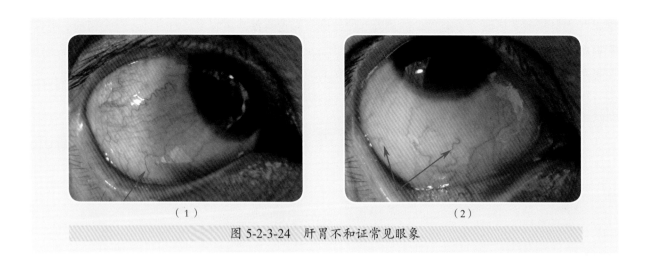

（1）　　　　　　　　　　　　　　　　（2）

图 5-2-3-24　肝胃不和证常见眼象

六、望目辨"肝气横逆乘胃热证"

"肝气横逆乘胃热证"指肝脏气机未能正常疏泄，逆向横行乘胃，影响胃腑气机下降，气郁化热而引发的证候，亦属于"肝乘胃证"。此证除肝气不舒之外，胃腑气机逆乱向上是一个要点。临床常见突然动怒，两胁胀或胀痛，脘腹胀满或痛，嘈杂，嗳气，呕恶，泛吐酸水，甚则呕血，舌红或舌边尖红、苔白，脉弦或弦数等。"肝气横逆乘胃证"多以热证为主，《素问·至真要大论》云："诸呕吐酸、暴注下迫皆属于热。"可见，此为普遍规律。但是，医家在临床时不可机械搬用，必须严谨地遵守病机，依据临床实际，全面深入细致辨证。

望目辨"肝气横逆乘胃热证"常见眼象：

白睛肝部位血脉红色、弯钩向下、指向胃部位；白睛胃部位黯色斑，血脉红色、粗。按：白睛肝部位血脉红色、弯钩向下、指向胃部位主肝郁实热、横逆乘胃证。白睛胃部位黯色斑主胃瘀血较著，血脉红色、粗主胃腑血瘀热证。综合辨析，此眼象表示肝气横逆乘胃热证（图 5-2-3-25）。

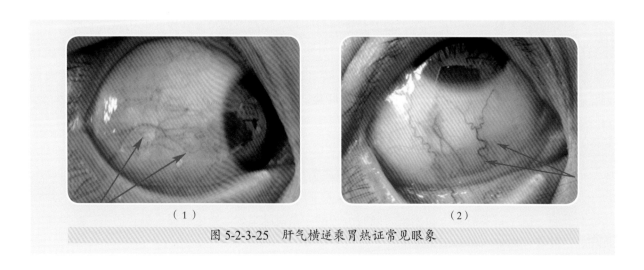

（1）　　　　　　　　　　　　　　　　（2）

图 5-2-3-25　肝气横逆乘胃热证常见眼象

白睛肝部位血脉红黯色、粗、迂曲、指向胃，并同时分出一条血脉红黯色、弯钩向下；白睛胃部位血脉红黯色、粗、迂曲。按：白睛肝部位血脉红黯色、粗、迂曲主肝郁血瘀实热痛证。白睛肝部位血脉指向胃主肝病影响胃，属肝郁血瘀实热乘胃证。白睛肝部位血脉红黯色、弯钩向下主肝郁血瘀实热、肝气横逆证。此处白睛胃部位血脉红黯色、粗、迂曲主胃郁血瘀、气机逆上、实热痛证。综合辨析，此眼象表示肝气横逆乘胃热证，且胃热痛重于上证。

白睛肝部位血脉黯红色、粗、迂曲、指向胃，并同时分出一条血脉黯红色、弯钩向下；白睛胃部位血脉黯红色、粗、迂曲。按：白睛肝部位血脉黯红色、粗、迂曲主肝郁血瘀实热痛而血瘀明显。白睛肝部位血脉指向胃主肝病影响胃，属肝郁血瘀实热乘胃证。白睛肝部位血脉黯红色、弯钩向下主肝郁血瘀实热、肝气横逆证。此处白睛胃部位血脉黯红色、粗、迂曲主胃郁血瘀实热痛证。综合辨析，此眼象表示肝气横逆乘胃热证，且血瘀重于上证。

七、望目辨"肝火乘胃热证"

"肝火乘胃热证"指动怒或七情过亢，导致肝气亢盛化火、乘胃，胃受热邪，导致胃热而形成的证候。临床常见胁胀、胁痛、面目红赤、烦躁、愤怒或发狂，口苦，脘痛，泛酸，肌肤疮疖痈疡，舌红或舌边尖红、苔白，脉弦、或弦数等。

望目辨"肝火乘胃热证"常见眼象：

白睛肝部位底色红黯色、淡红黯色水肿，血脉鲜红色、弯钩，另一条肝部位血脉红黯色、指向胃部位；胃部位底色红黯色、红黯色水肿，血脉红黯色、粗、血脉末端红黯色点，其延长的血脉可为黯红色、细、沉。按：白睛肝部位底色红黯色主肝实热兼血瘀证，淡红黯色水肿主肝脏湿阻蕴热、出血或水肿证，血脉鲜红色、弯钩主肝郁、实热证，此眼象表示肝热亢盛、化火。胃部位底色红黯色主胃腑实热血瘀证，血脉红黯色、粗主胃气滞血瘀、实热亢盛证，血脉末端红黯色点主胃血热兼瘀证，其延长的血脉可为黯红色、细、沉主胃气滞血瘀、热证。综合辨析，此眼象表示肝火乘胃、胃热证（图5-2-3-26，郑某，女，41岁，2012-11-8）。

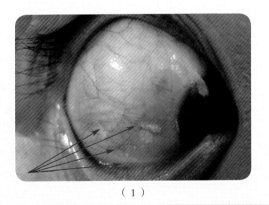 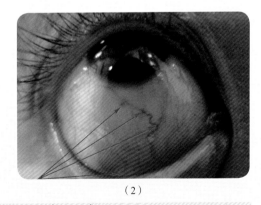

（1）　　　　　　　　　（2）

图 5-2-3-26　肝火乘胃热证常见眼象

白睛肝部位血脉红黯色、弯钩、进入胃部位，白睛胃部位红色斑，血脉红黯色、粗。按：白睛肝部位血脉红黯色、弯钩主血郁瘀血、实热亢盛证，白睛肝部位血脉进入胃部位主肝乘胃证。白睛胃部位红色斑主胃实热、伴少量呕血证，白睛胃部位血脉红黯色、粗主胃血郁瘀血、实热亢盛证。综合辨析，此眼象表示肝火乘胃热证。

白睛肝部位血脉红黯色、粗、进入胃部位，白睛胃部位红色斑，血脉黯红色、粗。按：白睛肝部位血脉红黯色、粗主血郁瘀血、实热亢盛证。此处白睛胃部位红色斑主胃实热、伴少量呕血证，白睛胃部位血脉黯红色、粗主胃严重瘀血、实热亢盛证。白睛肝部位血脉进入胃部位主肝乘胃证。综合辨析，此眼象表示肝火乘胃热证，且胃瘀血重于上证。

白睛肝部位血脉红黯色、粗、浮、进入胃部位，白睛胃部位红色斑、血脉末端周围红色斑，血脉黯红色、粗、浮。按：白睛肝部位血脉红黯色、粗、浮主肝严重血郁瘀血、实热亢盛证。此处白睛胃部位红色斑主胃实热、伴少量呕血证，白睛胃部位血脉黯红色、粗、浮主胃严重瘀血、实热亢盛证。白睛肝部位血脉进入胃部位主肝乘胃证。综合辨析，此眼象表示严重肝火乘胃热证，肝胃瘀血均重于上证。

八、望目辨"心火亢盛、呕血证"

"心火亢盛、呕血证"指心火盛实、亢奋、乘胃，胃受火热扰动，导致胃络破裂、胃气上逆、血随逆气向上而形成呕血的证候。临床常见心烦，失眠，狂躁，谵语，讪笑不休，口腔溃疡，舌尖溃疡，吐血，舌红、苔少，脉数、或促等。

望目辨"心火亢盛、呕血证"常见眼象：

白睛心部位血脉鲜红色、粗、进入胃部位，白睛胃部位红色斑、或血脉末端或血脉周围红斑，血脉鲜红色、粗。按：白睛心部位血脉鲜红色、粗主心实热亢盛证。此处白睛胃部位红色斑主胃实热、伴出血证，白睛胃部位血脉鲜红色、粗主胃实热亢盛证。白睛心部位血脉进入胃部位主心乘胃证。综合辨析，此眼象表示心火乘胃、胃热吐血证，故可诊为心火亢盛、呕血证。若心部位血脉红黯色、粗主心血郁瘀血、实热亢盛证。若胃部位血脉黯红色、粗主胃严重瘀血、实热亢盛证。

白睛心部位血脉红黯色、粗、浮、进入胃部位，白睛胃部位红色斑、或血脉末端或血脉周围红斑，血脉黯红色、粗、浮。按：白睛心部位血脉红黯色、粗、浮主心严重血郁瘀血、实热亢盛证。此处白睛胃部位红色斑主胃实热、伴少量呕血证，白睛胃部位血脉黯红色、粗、浮主胃严重瘀血、实热亢盛证。白睛心部位血脉进入胃部位主心乘胃证。综合辨析，此眼象表示严重心火亢盛、呕血证。此证心胃瘀血均重于上证。

九、望目辨"心胃火亢证"

"心胃火亢证"指同时呈现心火亢盛和胃火亢盛的证候。临床常见发热，烦渴，身发痈、疖、疔、疮或口腔溃疡，舌尖溃疡，舌红、苔白，脉数、或滑数等。

望目辨"心胃火亢证"常见眼象：

白睛心、胃部位底色红色，血脉红黯色、粗。按：白睛心、胃部位底色红色，主罹患实热证候。白睛心、胃部位血脉红黯色、粗主心胃血郁瘀血、实热亢盛证。综合辨析，此眼象表示心胃火亢证。若血脉兼浮，表示心胃血郁瘀血较重、实热亢盛证。此证心胃血瘀重于上证。若血脉黯红色、粗主心胃血郁瘀血、实热亢盛，而血瘀较重证。

白睛心、胃部位底色红色，血脉黯红色、粗、浮。按：白睛心、胃部位底色红色，主罹患实热证候。白睛心、胃部位血脉黯红色、粗、浮主心胃血郁瘀血、实热亢盛、而血瘀严重证。综合辨析，此眼象表示心胃火亢证。心胃血郁瘀血重于上证。

十、望目辨"心胃火燔、热扰神明证"

"心胃火燔、热扰神明证"指心受高热，心火乘胃，导致心胃火邪灼伤津液、袭扰神明的证候。临床常见肌肤高热，烦躁，口渴，心神不安，甚或神昏谵语，舌红、苔少，脉数或促等。

望目辨"心胃火燔、热扰神明证"常见眼象：

白睛心、脑、胃部位底色鲜红色，血脉红黯色、粗。按：白睛心、脑、胃部位底色红色主心、脑、胃罹患实热证候。白睛心、脑、胃部位血脉红黯色、粗主心脑胃血郁瘀血、实热亢盛证。由于心、脑均主神明，当心脑受火热侵袭之后，可以扰动神明，故本证可诊为心胃火燔、热扰神明证。若血脉兼浮，表示心脑胃严重血郁瘀血、实热亢盛证。心胃火燔、热扰神明证，且心脑胃瘀血均重于上证。

白睛心、脑、胃部位底色鲜红色，血脉黯红色、粗。按：白睛心、脑、胃部位血脉黯红色、粗主心脑胃严重血郁瘀血、实热亢盛证。综合辨析，此眼象表示心胃火燔、热扰神明证，且心脑胃瘀血均重于上证。若血脉兼浮，表示心脑胃血郁瘀血、实热亢盛、而血瘀严重证。

十一、望目辨"脾脏气郁、胃腑气滞证"

"脾脏气郁、胃腑气滞证"指脾气不能有效运化水谷精微和水湿、并影响及胃，导致胃气滞涩而引发的证候。临床常见脘腹胀满，胃痛呃逆，纳少，涎多，乏力，或肌肉消瘦、或肌肉萎缩，女子月经失调，男子阳痿，舌淡黯、苔中白厚，脉滑、或沉滑等。

望目辨"脾气抑郁、胃腑气滞证"常见眼象：

白睛脾部位血脉黯色、细、沉、弯钩，胃部位血脉黯色、细、沉。按：白睛脾部位血脉黯色、细、沉主脾寒实证，白睛脾部位血脉黯色、弯钩主脾气抑郁、寒实证，总体看，属脾气抑郁、寒实证。白睛胃部位血脉黯色、细、沉主胃寒实、气滞证。综合辨析，此眼象表示脾气抑郁、胃腑气滞证。若白睛脾部位血脉淡青色、细、沉、弯钩主脾气寒瘀气滞证，可兼痛证。

白睛脾部位血脉青色、粗、沉、弯钩，白睛胃部位血脉黯色、粗、沉。按：白睛脾部位血脉青色、粗、沉、弯钩主脾气抑郁、寒瘀重证，可兼痛证。白睛胃部位血脉黯色、粗、沉主胃瘀血、病势亢盛证，大多病情较重，发病时间较长。综合辨析，此眼象表示脾气抑郁、胃腑气滞证，且寒瘀重于上证。若脾部位血脉青色、粗、沉、弯钩、指向胃主脾气抑郁、寒瘀重证影响胃。

白睛脾部位黯色斑，血脉青色、粗、沉、弯钩，白睛胃部位血脉黯色、粗、沉。按：白睛脾部位黯色斑主脾血瘀证，白睛脾部位血脉青色、粗、沉、弯钩主脾气抑郁、寒瘀重证，可兼痛证。白睛胃部位血脉黯色、粗、沉主胃瘀血、病势亢盛证，大多病情较重，发病时间较长。综合辨析，此眼象表示脾气抑郁、胃腑气滞证，且脾寒血瘀重于上证。

十二、望目辨"脾胃湿邪蕴热证"

"脾胃湿邪蕴热证"指湿邪蕴阻脾胃，影响脾升胃降而引发的证候。临床常见脘腹痞胀，纳少，口苦，恶心，呕吐，闻油腻或进食油腻则恶心、呕吐益甚，体倦、身重，大便黏而不爽，白睛黄染、甚则身黄，舌红、苔厚逆，脉滑数。此属"脾胃实热证"。

望目辨"脾胃湿邪蕴热证"常见眼象：

白睛脾胃部位灰褐色斑，血脉红黯色、细、沉。按：白睛脾胃部位灰褐色斑主脾胃湿邪郁热证，白睛脾胃部位血脉红黯色、细、沉主脾胃血瘀实热证。综合辨析，可诊断为脾胃湿邪蕴热证。若脾胃部位血脉变为黯红色，表示脾胃湿邪蕴热，而瘀血重于上证。

白睛脾胃部位黄色斑，血脉红黯色、细、沉。按：白睛脾胃部位黄色斑是脾胃湿邪化热时反映在白睛的颜色，主脾胃湿邪郁热证。白睛脾胃部位血脉红黯色、细、沉主脾胃血瘀实热证。综合辨析，此眼象表示脾胃湿邪蕴热证，且湿热重于上证。若脾胃部位黄褐色斑主湿邪郁积日久化热证。若血脉转粗，表示脾胃血郁热瘀、湿邪郁遏严重。

白睛脾胃部位黄褐色斑，血脉红黯色、粗、沉、边界模糊。按：白睛脾胃部位黄褐色斑，血脉红黯色、粗、沉主脾胃湿邪蕴热证，白睛血脉沉、边界模糊主里湿证。综合辨析，此眼象表示脾胃湿邪蕴热证，且湿郁重于上证。

白睛脾胃部位黄絮斑，血脉红黯色、粗、沉、边界模糊。按：白睛脾胃部位黄絮斑主湿阻瘀热证，血脉红黯色、粗、沉主脾胃湿邪蕴热证，血脉边界模糊主里湿证。综合辨析，此眼象表示脾胃湿邪蕴热证（图5-2-3-27，刘某，女，52岁，2012-3-12）。

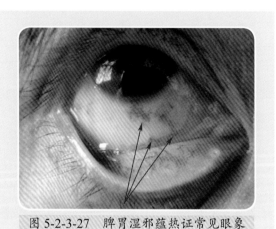

图 5-2-3-27　脾胃湿邪蕴热证常见眼象

十三、望目辨"脾胃湿热证"

"脾胃湿热证"指脾胃受湿热病邪侵扰，损伤脾脏胃腑、经络及相关部位而引发的证候。临床常见口唇干燥、口渴，肌肉不仁，消瘦、弛缓、或完全丧失运动功能，白睛黄染或伴有皮肤黄染，舌红、苔白厚或厚腻，脉滑或沉缓等。

望目辨"脾胃湿热证"常见眼象：

白睛脾胃部位黄褐色斑，血脉红黯色、粗、沉。按：白睛脾胃部位黄褐色斑主脾胃湿浊郁热证，白睛脾胃部位血脉红黯色、粗、沉主脾胃热郁、血瘀、实热亢盛兼湿证。此证大多病势亢盛，病情较重，大多发病时间较长。综合辨析，此眼象表示脾胃湿热证。

白睛底色黄色，脾胃部位淡红色水肿、黄点斑、血脉红黯色，胆部位淡红色水肿、血脉红色。按：白睛底色黄色主湿热郁积。脾胃部位淡红色水肿主脾胃湿阻蕴热，伴脏腑局部出血或水肿证，但可较为轻微。脾胃部位黄点斑主脾胃湿郁化热、气结证，脾胃部位血脉红黯色主脾胃血瘀实热证。胆部位淡红色水肿，主胆腑湿阻蕴热证，血脉红色主胆热乘脾胃证。综合辨析，此眼象表示脾胃湿热证。从眼象看，脾胃湿热证常与胆热乘脾胃证相关，这为我们诊治脾胃湿热证提供参考（图5-2-3-28，杨某，男，56岁，2011-9-14）。

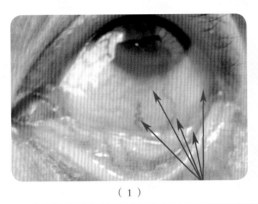 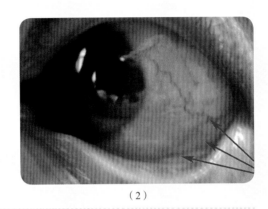

（1）　　　　　　　　　　　　　　（2）

图 5-2-3-28　脾胃湿热证常见眼象

白睛底色黄色，脾胃部位灰褐色斑，血脉红黯色、粗、沉。按：白睛底色黄色主湿热郁积轻证。白睛脾胃部位灰褐色斑主脾胃湿邪郁热证。脾胃部位血脉红黯色、粗、沉主脾胃热郁、血瘀、实热亢盛兼湿证，大多病势亢盛，病情较重，大多发病时间较长。综合辨析，此眼象表示脾胃湿热证，且湿热重于上证。

白睛底色金黄色，脾胃部位灰褐色斑，血脉红黯色、粗、沉、边界模糊。按：白睛底色金黄色主湿热郁阻肝胆重证。白睛脾胃部位灰褐色斑主脾胃湿邪郁热证；脾胃部位血脉红黯色、粗、沉主脾胃热郁、血瘀、实热亢盛兼湿证，大多病势亢盛，病情较重，大多发病时间较长；血脉边界模糊主脾胃水湿郁阻证。综合辨析，此眼象表示脾胃湿热证，且湿郁重于上证。

白睛脾胃部位无色浮壅、黯红色条，血脉红黯色、粗、沉。按：白睛脾胃部位黯红色条主脾胃瘀热夹湿证。白睛脾胃部位血脉红黯色、粗、沉主脾胃热瘀实证、病势亢盛、病情较重、大多发病时间较长。白睛脾胃部位无色浮壅主脾胃水湿郁阻证。综合辨析，此眼象表示脾胃湿热证。

白睛脾胃部位无色浮壅、黯红色条，血脉红黯色、粗、沉、边界模糊。按：在上述眼象的基础上，白睛脾胃部位血脉边界模糊主脾胃湿瘀水肿证。综合辨析，此眼象表示脾胃湿热证。此证湿瘀水肿重于上证。若兼见黄褐色斑，表示脾胃湿浊郁热明显。

白睛底色黄色，脾胃部位无色浮壅、灰褐色斑，血脉红黯色、粗、沉。按：白睛底色黄色主湿热郁积轻证。白睛脾胃部位无色浮壅主脾胃水湿郁阻证。白睛脾胃部位灰褐色斑主湿邪郁热证。脾胃部位血脉红黯色、粗、沉主脾胃热郁、血瘀、实热亢盛兼湿证，大多病势亢盛，病情较重，发病时间较长。综合辨析，此眼象表示脾胃湿热证。此证湿邪严重。若血脉边界模糊，表示里湿水肿明显。

十四、望目辨"胆郁胃热证"

"胆郁胃热证"指由于胆郁而导致胃热的证候。临床常见胁痛或痛，易怒，入眠难或多梦易醒，目赤，耳聋，口干、口苦，口疮，泛酸，恶心、呕吐，便干，舌边红、苔干厚，脉弦数等。

望目辨"胆郁胃热证"常见眼象：

白睛胆部位血脉红黯色、弯钩，胃部位白睛血脉红黯色、沉。按：白睛胆部位血脉红黯色主胆郁血瘀实热证，胆部位血脉红黯色、弯钩主严重胆郁、血瘀实热证。白睛胃部位血脉红黯色、沉主胃热郁证。综合辨析，此眼象表示胆郁胃热证。

白睛胆部位血脉黯红色、弯钩，胃部位白睛血脉红黯色、细、沉。按：白睛胆部位血脉黯红色、弯钩主胆郁血瘀实热证。白睛胃部位血脉红黯色、细、沉主胃热郁证，病势向内，病情沉重。故综合辨析，此眼象不仅表示胆郁胃热证，而且此证胃郁热证明显，病势向内，病情沉重。

白睛胆部位血脉黯红色、粗、弯钩，胃部位白睛血脉红黯色、粗、浮。按：白睛胆部位血脉黯红色、粗、弯钩主胆郁气滞血瘀、实热亢盛证，胃部位血脉红黯色、粗、浮主胃热气滞血瘀、实热证，病势向内，病情沉重。综合辨析，此眼象不仅表示胆郁胃热证，而且此证胃郁热证明显，病势向内，病情沉重（图5-2-3-29，李某，男，36岁，2012-11-20）。

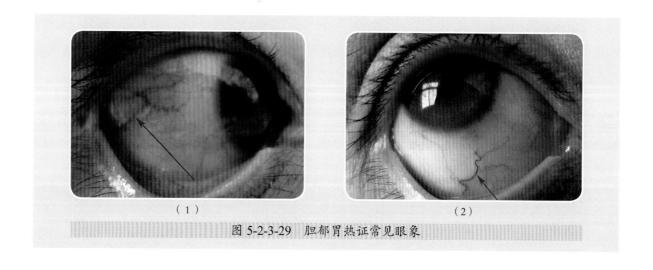

（1）　　　　　　　　　　　　（2）

图 5-2-3-29　胆郁胃热证常见眼象

十五、望目辨"胆热乘胃、胃气上逆证"

"胆热乘胃、胃气上逆证"指胆受热邪侵扰，气机阻滞，乘伐胃腑，导致胃腑气机逆上而引发呕吐的证候。临床常见胁胀，脘痛，口苦，咽干，寒热往来，舌边尖红、苔白厚或白腻，脉弦数等。西医学诊断的急性胆囊炎、胆结石并发胆囊炎、急性胰腺炎、急性胃炎、慢性胃炎等常可见到此类证候。

望目辨"胆热乘胃、胃气上逆证"常见眼象：

白睛胆部位黄点斑，血脉红黯色、粗、进入胃部位；胃腑部位血脉红黯色、粗。按：白睛胆部位黄点斑主湿郁化热、气结证。胆胃部位血脉红黯色、粗主胆胃血郁瘀热实证,大多病势亢盛,病情较重,发病时间较长。胆部位血脉进入胃部位,主胆热乘胃。胃血郁瘀热实证可出现胃腑气机逆上而引发呕吐。综合辨析,此眼象表示胆热乘胃、胃气上逆证。

白睛胆部位黄点斑,血脉红黯色、粗、弯钩向下,胃腑部位血脉红黯色、粗。按:白睛胆部位血脉红黯色、粗、弯钩向下主胆郁血瘀实热证。综合辨析,此眼象表示胆热乘胃、胃气上逆证。此证胆郁重于上证,并兼胆郁气结证。

白睛胆部位黄点斑,血脉红黯色、粗、指向胃,另一条血脉红黯色、弯钩向下,胃腑部位血脉红黯色、粗。按:白睛胆部位黄点斑、血脉红黯色、粗、指向胃主胆湿郁化热、气结影响胃。白睛胆部位血脉红黯色、粗主胆血郁瘀热实证,大多病势亢盛,病情较重,多发病时间较长;白睛胆部位另一条血脉红黯色、弯钩向下主胆郁血瘀实热证。总体看,胆部位血脉眼象主胆腑湿郁化热、气结影响胃腑证候,可称胆热乘胃证。综合辨析,眼象表示胆热乘胃、胃气上逆证。此证胆腑湿郁化热、气结重于上证。

此外,尚可在白睛胆部位见到底色黄色,主胆湿热郁积证;或白睛胆部位金黄色,主胆湿热郁阻肝胆重证。

十六、望目辨"风热乳蛾证"

"风热乳蛾证"指风热病邪侵扰体表、喉、咽、鼻等部位,直达咽喉,导致腠理闭塞、郁遏肺胃阳气而引发的证候。临床常见发热,头痛,鼻塞,流黄涕,咽部干热疼痛,乳蛾肿大如李核、甚则出现黄白色小脓点,可因咽喉肿痛而呼吸不畅,舌红、苔白或黄,脉浮数等。西医学诊断的严重病毒性感冒、病毒性上呼吸道感染、细菌性急性咽扁桃体炎或化脓性咽扁桃体炎,以及某些传染病,如麻疹等常可见到此证候。

望目辨"风热乳蛾证"常见眼象:

白睛汪泪,底色红,粗;白睛肺部位血脉鲜红色、细、沉,胃部位血脉红黯色。按:白睛汪泪、底色红主外感风热表证。白睛肺部位血脉鲜红色、细、沉主表热证。白睛胃部位血脉红黯色主胃血郁瘀血实热证。综合辨析,眼象表示外感风热表实、胃实热证。由于足阳明胃经的支络"从大迎前下人迎,循喉咙",故胃热可致喉核红肿疼痛,而发为风热乳蛾证。若白睛肺部位血脉红黯色、细、沉,主肺血郁瘀血、表实热证。

第三节 望目辨胃虚实夹杂证

一、望目辨"胃气虚血瘀证"

"胃气虚血瘀证"指胃腑受纳和腐熟水谷能力减弱并产生血瘀而呈现的证候。临床常见进食后脘痞,或进食后脘痞加剧,胃脘刺痛或疼痛、拒按、痛有定处,嗳气,纳呆,恶心、呕吐,便溏或呈柏油样便，唇面色黯，或肌肤干燥，神疲，舌淡黯、浅齿痕、苔白或白润，脉沉弱、或沉迟、或沉涩、或沉迟涩等。西医学诊断的慢性胃炎、慢性十二指肠炎、胃溃疡、十二指肠溃疡、慢性萎缩性胃炎、慢性胃动力不足等常可见到此证。

望目辨"胃气虚血瘀证"常见眼象：

白睛胃部位血脉淡黯色、根虚。按：白睛血脉淡黯色主气虚血瘀，可兼寒证，眼象出现于胃部位即主胃气虚血瘀证，白睛血脉根虚表示气虚加重。综合辨析，此眼象表示胃气虚血瘀证。

白睛胃部位黯色弧形斑，血脉淡黯色、细、沉、无根。按：白睛胃部位黯色斑主胃血瘀证，白睛胃部位血脉淡黯色、细、沉主胃气虚、血瘀寒证，白睛血脉无根表示气虚尤重。综合辨析，此眼象表示胃气虚血瘀证。

白睛胃部位黯色弧形斑，血脉淡黯色、细、沉、迂曲、根虚。按：白睛胃部位黯色弧形斑主较长期的慢性的胃血瘀证，血脉淡黯色、细、沉主胃气虚、血瘀证；白睛血脉迂曲主痛证，多主血瘀气滞痛证。综合辨析，此眼象表示胃气虚血瘀疼痛证。若血脉末端有黯色点，表示胃气滞血瘀，而以血瘀为主的证候。若血脉转浮，表示气虚血瘀加重。若血脉变粗，表示气虚血瘀、气虚较著，且病势亢盛，病情较重。若兼血脉迂曲，表示胃气虚血瘀疼痛证。

白睛血脉无根表示的虚证重于白睛血脉根虚表示的虚证。

此类眼象尚可见于素体胃气虚而食蛋过多导致脘痞腹胀者、或素体胃气虚而寒食过多者、或素体胃气虚而食蟹过多导致腹痛难忍者。

二、望目辨"胃虚喘息证"

"胃虚喘息证"指胃气虚而引发喘息的证候。临床常见乏力，食少，喘息，胸满，便溏，神疲，舌淡、苔少，脉虚数等。西医学诊断的慢性肺气肿、支气管哮喘、慢性结核病及其并发症等常可见到此证。

望目辨"胃虚喘息证"常见眼象：

白睛胃部位血脉淡色、根虚，肺部位淡白色条，血脉淡色、粗、浮。按：白睛胃部位血脉淡色、根虚主胃气虚证。白睛肺部位淡白色条主肺湿邪夹瘀、而湿邪较重证，此眼象大多表示病程较长。白睛肺部位血脉淡色、粗、浮主气虚血瘀证。总体看，白睛肺部位眼象主肺气虚、湿邪血瘀证，而肺气虚、湿邪血瘀可出现喘息，故综合辨析，此眼象表示胃虚喘息证。

白睛胃部位血脉淡色、根虚，肺部位灰白色条，血脉淡色、粗、浮。按：白睛胃部位血脉淡色、根虚主胃气虚证。白睛肺部位灰白色条主肺湿邪夹瘀、而湿饮尤重证，此眼象大多表示病程较长。白睛肺部位血脉淡色、粗、浮主气虚血瘀证。总体看，白睛肺部位眼象主肺气虚、湿饮血瘀证，而肺气虚、湿饮血瘀可出现喘息，故综合辨析，此眼象表示胃虚喘息证。

白睛胃部位血脉淡色、根虚；肺部位灰色斑，血脉淡色、粗、浮。按：白睛肺部位灰色斑主肺湿阻气机证。由于肺气虚血瘀、湿阻气机可因肺失肃降形成喘息，故综合辨析，此眼象表示胃虚喘息证。

白睛胃部位血脉淡色、细、浮、根虚，肺部位淡白色条，血脉淡色、粗、浮。按：白睛胃部位血脉淡色、细、浮、根虚主胃气虚证。白睛肺部位淡白色条主肺湿邪夹瘀而湿邪较重证，此眼象大多表示病程较长。白睛血脉淡色、粗、浮主肺气虚、湿邪夹瘀而湿邪较重证。由于肺气虚、湿邪夹瘀可致肺失肃降形成喘息，故综合胃与肺的眼象辨析，此眼象表示胃虚喘息证。

白睛胃部位血脉淡色、细、浮、根虚，肺部位灰色斑，血脉淡色、粗、浮。按：白睛肺部位灰色斑主肺湿阻遏气机证，白睛血脉淡色、粗、浮主肺气虚血瘀证，从白睛肺部位眼象看，表示肺气虚、湿阻气机、夹瘀、而湿邪较重证。由于肺气虚、湿邪夹瘀可致肺失肃降形成喘息，故综合辨析，此眼象表示胃虚喘息证。若白睛肺部位黯灰色斑，表示肺湿郁血瘀、瘀邪较重证。

三、望目辨"胃虚痰喘证"

"胃虚痰喘证"指胃气虚而引发痰喘的证候。临床常见乏力，食少，喘息，胸满，便溏，神疲，舌淡、苔少，脉虚数等。西医学诊断的喘息型支气管炎及其并发症等常可见到此证。

望目辨"胃虚痰喘证"常见眼象：

白睛胃部位灰白色丘，血脉淡色、根虚；肺部位淡白色条，血脉淡色、粗、浮。按：白睛胃部位灰白色丘主胃湿痰气郁证，血脉淡色、根虚主胃气虚证。肺部位淡白色条主肺湿邪夹瘀、而湿邪较重证，此眼象大多表示病程较长；肺部位血脉淡色、粗、浮主肺气虚血瘀证。总体看，白睛肺部位眼象主肺气虚、湿阻气机、夹瘀、而湿邪较重证。综合辨析，此眼象表示胃肺气虚、湿痰气郁夹瘀证。由于肺气虚、湿痰气郁夹瘀证可致肺失肃降形成痰喘，故眼象可诊为胃虚痰喘证。从眼象看，胃腑湿痰气郁证可与肺气虚及湿邪一同形成胃虚痰喘证。

白睛胃部位灰白色丘，血脉淡色、根虚；肺部位灰白色条，血脉淡色、粗、浮。按：白睛胃部位灰白色丘主胃湿痰气郁证，白睛胃部位血脉淡色、根虚主胃气虚证。综合辨析，此眼象表示胃肺气虚、湿饮气郁夹瘀证。由于肺气虚、湿饮气郁夹瘀证可致肺失肃降形成痰喘，故眼象可诊为胃虚痰喘。

白睛胃部位灰色丘，血脉淡色、根虚；肺部位淡白色条，血脉淡色、粗、浮。按：白睛胃部位灰色丘主胃主湿痰郁阻证，重于灰白色丘表示的湿痰郁阻证。综合辨析，此眼象表示胃肺气虚、湿痰气郁夹瘀证。由于肺气虚、湿痰气郁夹瘀证可致肺失肃降形成痰喘，故眼象可诊为胃虚痰喘证。

白睛胃部位灰色丘，血脉淡色、根虚，肺部位灰白色条，血脉淡色、粗、浮。按：白睛肺部位灰白色条主湿邪夹瘀，而湿饮尤重证。从眼象看，胃湿痰气郁证可与肺气虚、湿饮一同形成胃虚痰喘证。

白睛血脉无根表示的虚证重于白睛血脉根虚表示的虚证。

四、望目辨"胃风、寒证"

"胃风、寒证"指由于胃腑气虚、风冷乘虚侵扰，导致胃肠风邪内扰、气机滞涩、胃肠气机失和，而呈现寒象或寒湿征象的证候。此证可涉及胃、小肠、大肠、肺、肝、肾等脏腑。临床常见胁腹胀或胀痛，腹疠痛，肠鸣，水谷不化，或暴注下迫清冷，喜暖或得热可减，舌淡或淡黯、苔白，脉弦或浮弦等。西医学诊断的慢性胃炎、慢性肠炎、慢性肝炎、慢性胆囊炎、慢性肾炎的某个阶段、以及胃肠型感冒等常可见到此证。

望目辨"胃风、寒证"常见眼象：

白睛胃部位淡白色条、淡蓝色雾漫，血脉黯色。按：白睛胃部位淡白色条主胃湿邪夹瘀、而湿邪较重证，此眼象大多表示病程较长。白睛胃部位淡蓝色雾漫主胃寒郁内风较轻证候。白睛胃部位血脉黯色主胃瘀血证。综合辨析，此眼象表示胃风、寒证。

白睛胃部位淡白色条、蓝色雾漫，血脉黯色、进入小肠部位。按：白睛胃部位淡白色条主胃湿邪夹瘀而湿邪较重证，此眼象大多表示病程较长。白睛胃部位蓝色雾漫主胃寒郁内风证。白睛胃部位血脉黯色主胃瘀血证，白睛胃部位血脉进入小肠部位主胃忤小肠证。综合辨析，此眼象表示胃湿邪夹瘀、寒郁内风证，并已形成胃忤小肠证。

白睛胃部位淡白色条、蓝色雾漫，血脉黯色、进入小肠部位，同时分出一条血脉进入肝部位，肝部位白睛血脉淡黯色、细、沉。按：白睛胃部位血脉进入肝部位主胃侮肝证。白睛肝部位血脉淡黯色、细、沉主肝虚寒证。综合辨析，此眼象表示胃湿邪夹瘀、寒郁内风证，并已形成胃忤小肠、胃侮肝证候。

白睛胃部位淡白色条、蓝色雾漫，血脉淡蓝色、进入小肠部位。按：白睛胃部位血脉淡蓝色主胃气滞寒瘀较轻证，白睛胃部位血脉进入小肠部位主胃忤小肠证。综合辨析，此眼象表示胃湿邪夹瘀、寒郁内风证，并已形成胃忤小肠证。此证亦可见于西医学诊断的胃肠型感冒等。

白睛胃部位淡白色条、蓝色雾漫，血脉淡蓝色、指向肺部位。按：白睛胃部位血脉淡蓝色主胃气滞寒瘀较轻证，白睛胃部位血脉指向肺部位主胃乘肺证。综合辨析，眼象表示胃湿邪夹瘀、寒郁内风乘肺证，即胃风寒证。

白睛胃部位淡白色条、蓝色雾漫，血脉淡蓝色、进入小肠部位，同时分出一条血脉进入肝部位，肝部位白睛血脉淡黯色、细、沉。按：白睛胃部位血脉进入小肠部位主胃忤小肠证，白睛胃部位血脉进入肝部位主胃侮肝证。白睛肝部位血脉淡黯色、细、沉主肝虚寒证。综合辨析，此眼象表示胃湿邪夹瘀、寒郁内风证，并已形成胃忤小肠、胃侮肝证候。

白睛胃部位淡白色条、蓝色雾漫，血脉蓝色、进入小肠部位。按：白睛胃部位血脉蓝色主胃气滞寒瘀证，白睛胃部位血脉进入小肠部位主胃忤小肠证。综合辨析，此眼象表示胃湿邪夹瘀、寒郁内风证，已形成胃忤小肠证。此证气滞寒瘀重于上证。

白睛肺部位淡蓝色雾漫，白睛血脉淡青色、细、沉；白睛胃部位淡白色条、淡蓝色雾漫，血脉蓝色、进入小肠和大肠部位。按：白睛肺部位淡蓝色雾漫主肺风寒实证。白睛肺部位白睛血脉淡青色、细、沉主表寒肺实证。白睛胃部位淡白色条主胃湿邪夹瘀、而湿邪较重证。白睛胃部位淡蓝色雾漫主胃寒郁内风较轻证候。白睛胃部位血脉蓝色主胃气滞寒瘀证。白睛胃部位蓝色血脉进入小肠和大肠部位主胃忤小肠、乘大肠。综合辨析，此眼象表示胃湿邪夹瘀、寒郁内风、忤小肠、乘大肠证。

五、望目辨"胃气虚寒夹湿证"

"胃气虚寒夹湿证"指胃气虚寒兼夹湿邪而形成的证候。临床常见面色淡黯，畏寒，不能食冷，腹中冷痛、食冷则痛剧，噫气，多涎，便溏或泻泄，舌淡胖、齿痕、苔白厚，脉沉缓或沉滑等。

望目辨"胃气虚寒夹湿证"常见眼象：

白睛胃部位淡白色条，血脉淡蓝色、根虚。按：白睛胃部位淡白色条主胃腑湿邪夹瘀而湿邪较重证，此眼象大多表示病程较长。白睛胃部位血脉淡蓝色、根虚主胃气虚寒夹瘀证。综合辨析，此眼象表示胃气虚寒夹湿证。

白睛胃部位灰白色条，血脉淡蓝色、根虚。按：白睛胃部位灰白色条主胃腑湿邪夹瘀而湿饮较著证。综合辨析，此眼象表示胃气虚寒夹湿证。

白睛胃部位灰白色斑，血脉淡蓝色、根虚。按：白睛胃部位灰白色斑主胃腑湿阻滞气机轻证。综合辨析，此眼象表示胃气虚寒夹湿证。

白睛胃部位灰色斑，血脉淡蓝色、根虚。按：白睛胃部位灰色斑主胃腑湿阻滞气机证。综合辨析，此眼象表示胃气虚寒夹湿证。

白睛胃部位灰白色条，血脉淡蓝色、细、根虚。按：白睛胃部位灰白色条主胃湿邪夹瘀而湿饮较著证，白睛胃部位血脉淡蓝色、细、根虚主胃气虚寒瘀证。综合辨析，此眼象表示胃气虚寒夹湿证。此证胃气虚重于上证。

白睛胃部位灰白色斑，血脉淡蓝色、沉、根虚。按：白睛胃部位灰白色斑主胃湿阻滞气机轻证，白睛胃部位血脉淡蓝色、沉、根虚主胃气虚、气滞寒瘀证，可兼痛证。综合辨析，此眼象可诊为胃气虚寒夹湿证。

白睛胃部位灰白色斑，血脉淡青色、根虚。按：白睛胃部位灰白色斑主胃湿阻滞气机证，血脉淡青色、根虚主胃气虚寒瘀证。综合辨析，此眼象可诊为胃气虚寒夹湿证。此证寒瘀重于上证。

白睛胃部位灰白色斑，血脉淡青色、细、根虚。按：白睛胃部位灰白色斑主胃湿阻滞气机证。白睛胃部位血脉淡青色主胃气虚寒瘀证。综合辨析，此眼象可诊为胃气虚寒夹湿证。此证胃气虚重于上证。

白睛胃部位灰白色斑，血脉淡青色、细、浮、根虚。按：白睛胃部位灰白色斑主胃湿阻滞气机证，血脉淡青色、细、浮、根虚主胃气虚寒血瘀均已较重。综合辨析，此眼象表示胃气虚寒夹湿证。

白睛胃部位灰色斑，血脉淡青色、粗、浮、根虚。按：白睛胃部位灰色斑主胃湿阻滞气机证，白睛血脉淡青色、粗、浮、根虚表示胃腑气虚寒重。综合辨析，此眼象表示胃气虚寒夹湿证。此证虚寒重于上证。

白睛胃部位无色水肿、淡黯色斑，血脉淡色、细、无根。按：白睛胃部位无色水肿主胃气滞水湿郁积、水肿证，淡黯色斑主胃腑较轻的血瘀证，并可兼寒证，血脉淡色、细、浮、根虚主胃严重气虚证。综合辨析，此眼象表示胃气虚寒夹湿证（图 5-2-3-30，聂某，女，23 岁，2012-2-14）。

白睛血脉无根表示的虚证重于白睛血脉根虚表示的虚证。

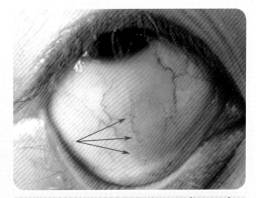

图 5-2-3-30　胃气虚寒夹湿证常见眼象

六、望目辨"脾胃虚寒夹瘀证"

"脾胃虚寒夹瘀证"指脾脏和胃腑同时呈现气虚内寒，并引发瘀血而形成的证候。临床常见表现，如面色㿠白，畏寒，四肢凉，乏力，脘痞、刺痛或疠痛，腹中冷痛，食不消化，恶心、呕吐，呃逆，噫气，多涎，腹胀，肠鸣，便溏或呈柏油样便，完谷不化，便血，唇色淡黯，或肌肤干燥，神疲，或浮肿，忧思，女子白带清稀、崩或漏，舌淡黯、苔白，脉沉或沉涩等。

望目辨"脾胃虚寒夹瘀证"常见眼象：白睛脾胃部位黯色水肿、黯色斑，血脉淡色、粗、浮、无根、末端黯色点。按：白睛脾胃部位黯色水肿主脾胃湿阻血瘀、水肿，而严重血瘀证候。脾胃部位黯色斑主脾胃血瘀证，血脉淡色粗、浮、无根主脾胃气虚血瘀证。综合辨析，此眼象表示脾胃虚寒夹瘀证，尚兼脾胃湿阻水肿证（图5-2-3-31，聂某，女，23岁，2012-2-14）。

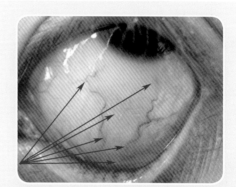

图5-2-3-31　脾胃虚寒夹瘀证常见眼象

七、望目辨"胃气血虚夹湿饮证"

"胃气血虚兼夹湿饮证"指胃腑同时存在气虚和血虚、并兼夹湿饮病邪而呈现的证候。临床可见脘热，脘痞，口干，纳少，面色㿠白，两颧粉红，乏力，舌质细纹或碎裂、色淡粉、苔白中厚或湿滑，脉象虚细数或孺细数等。西医学诊断的急性或慢性胃炎、萎缩性胃炎、萎缩性胃炎并发肠上皮化生、长期营养不良等患者常见此证候。

望目辨"胃气血虚兼夹湿饮证"常见眼象：

白睛胃部位黯红色水肿，血脉淡粉色、细、边界不清。按：白睛脾胃部位黯红色水肿主脾胃湿阻血瘀、水肿，而严重血瘀证候，血脉淡粉色、细、边界不清主胃气血虚、饮邪为患证候。此证多见于西医学诊断的心脏病心力衰竭、肺源性心脏病、肺水肿、肾病、肝病腹水等引发胃病患者（图5-2-3-32，宋某，女，70岁，2012-3-17）。

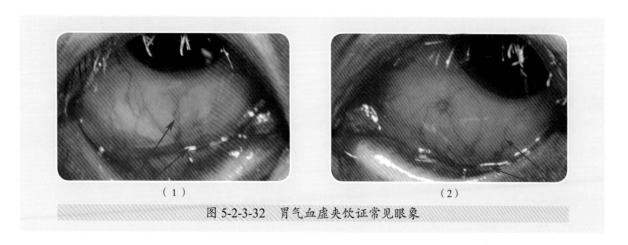

（1）　　　　　　　　　　　（2）

图5-2-3-32　胃气血虚夹饮证常见眼象

白睛胃部位黯红色泡，胃部位血脉淡粉色、根虚。按：白睛胃部位黯红色泡主胃严重气虚、饮邪郁积、血瘀严重证候。白睛血脉淡粉色主胃气血虚证。白睛血脉根虚主虚证。

八、望目辨"肝郁、肝胃寒证"

"肝郁、肝胃寒证"指肝气抑郁、肝胃受寒而导致的证候。临床常见情志不舒，胁胀或刺痛，脘腹胀痛、喜暖，恶心，呕吐，纳少，面黯黄或青色，舌黯、苔白，脉弦细或沉弦细等。

望目辨"肝郁、肝胃寒证"常见眼象：

白睛肝部位淡蓝色雾漫，血脉淡蓝色、弯钩；胃部位血脉淡蓝色、沉。按：白睛肝部位淡蓝色雾漫主肝寒郁内风证候。白睛肝部位血脉淡蓝色主寒瘀证，可兼轻微痛证。白睛肝部位血脉淡蓝色、弯钩主肝寒郁证。白睛胃部位血脉淡蓝色、沉主胃气滞寒瘀证，可兼痛证。综合辨析，此眼象表示肝寒郁、胃气滞寒瘀证。此证可兼痛证。

肝部位血脉淡蓝色、弯钩；胃部位黯色斑，血脉淡蓝色、细。按：白睛肝部位血脉淡蓝色主寒瘀证，可兼轻微痛证；血脉淡蓝色、弯钩主肝寒郁证。白睛胃部位黯色斑主胃血瘀证，血脉淡蓝色、细主胃寒实证。综合辨析，此眼象表示肝寒郁、胃气滞寒瘀证。此证胃血瘀证重于上证。

肝部位血脉淡蓝色、弯钩；胃部位黯色斑，血脉淡蓝色、细、沉、迂曲。按：胃部位血脉淡蓝色、细、沉、迂曲主胃寒实、疼痛证。综合辨析，此眼象表示肝寒郁、胃气滞寒瘀证。此证胃痛明显。

肝部位血脉淡青色、弯钩；胃部位血脉淡青色、细。按：白睛肝部位血脉淡青色主肝脏气滞寒郁、血瘀轻证，尚可兼痛证。白睛胃部位血脉青色、细主胃部位气滞寒证。综合辨析，眼象表示肝寒郁、胃气滞寒瘀证。此眼象表示的寒邪重于淡蓝色所表示的寒证。

肝部位血脉淡青色、弯钩；胃部位黯色斑，血脉青色、细。按：白睛胃部位黯色斑主胃血瘀证。白睛胃部位血脉青色、细主胃部位气滞寒证。综合辨析，此眼象表示肝寒郁、胃气滞寒瘀证，故可诊为肝郁、肝胃寒证。此证寒瘀重于上证。若白睛胃部位血脉淡青色、细、迂曲主胃气滞寒实、瘀痛证。综合辨析，此眼象表示肝寒郁、胃气滞寒瘀、疼痛证。此证寒瘀疼痛明显。

九、望目辨"肝热痿软证"

"肝热痿软证"指热邪或湿热病邪袭肝，导致肝热、津液气化受阻，肌肉与筋膜干燥拘挛、消瘦乃至萎缩而形成的证候。临床常见两胁刺痛，烦热，筋脉拘挛、肌肉消瘦乃至萎缩，舌红、苔白厚，脉数或滑数等。

望目辨"肝热痿软证"常见眼象：

白睛肝部位血脉红黯色、粗、浮、进入胃部位，白睛胃部位血脉殷红色、粗。按：白睛肝部位血脉红黯色、粗、浮主肝瘀、燥热实证，病势亢盛，病情较重，大多发病时间较长。白睛肝部位血脉进入胃部位主肝病影响胃，可诊为肝乘胃。白睛胃部位血脉殷红色、粗主胃阴虚燥热证。综合辨析，此眼象表示肝热血瘀乘胃、胃阴虚证。由于胃主肌肉，胃阴虚可致肌肉消瘦而呈肌肉萎软病状，故可诊为肝热痿软证。

白睛肝部位血脉红黯色、粗、浮、进入胃部位，白睛胃部位血脉殷红色、细、浮。按：白睛胃部位血脉殷红色、细、浮主胃阴虚郁热较重证候。由于胃主肌肉，胃阴虚可致肌肉消瘦而呈肌肉萎软病状，故综合辨析，此眼象表示肝热痿软证。此证胃阴虚重于上证。若白睛胃部位血脉殷红色、粗、浮主胃阴虚燥热血瘀证。此证胃阴虚重于上证。

白睛血脉无根表示的虚证重于白睛血脉根虚表示的虚证。

十、望目辨"心热胃阴虚证"

"心热胃阴虚证"指心火亢盛，耗伤心阴与胃阴的证候，此证亦可属于"心热痿证"。临床常见面赤颧红，神志烦乱，肌肉痿软，或四肢消瘦，或上睑下垂，舌红、苔薄，脉虚数等。

望目辨"心热胃阴虚证"常见眼象：

白睛心部位血脉红黯色、粗、浮，白睛胃部位血脉殷红色、粗。按：白睛心部位血脉红黯色、粗、浮主心血瘀、燥热实证，病势亢盛，病情较重，大多发病时间较长。白睛胃部位血脉殷红色、粗主胃阴虚燥热证。综合辨析，此眼象表示心热胃虚证。若白睛胃部位血脉殷红色、细、浮主胃阴虚郁热较重证候。此证胃阴虚重于上证。若白睛胃部位血脉殷红色、粗、浮主胃阴虚燥热血瘀证。综合辨析，此证胃阴虚重于上证。

白睛心部位黯色斑、血脉红黯色、粗、浮，白睛胃部位血脉殷红色、粗、浮、根虚。按：白睛心部位黯色斑主心血瘀证；血脉红黯色、粗、浮主心血瘀、燥热实证。白睛胃部位血脉殷红色、粗、浮、根虚主严重胃阴虚燥热血瘀证。综合辨析，此眼象表示心热胃虚证。此证胃阴虚重于上证。

白睛血脉无根表示的虚证重于白睛血脉根虚表示的虚证。

十一、望目辨"心胃气虚、湿郁化热证"

"心胃气虚、湿郁化热证"指同时存在"心气虚"和"胃气虚"，并且由于心胃气虚不能推动血液运行，导致胃腑瘀血、湿邪阻滞、湿郁化热而呈现的证候。临床常见心中空虚，心悸，气短、动则加剧，胸闷或心痛，进食后脘痞，或进食后脘痞加剧，嗳气，纳呆，恶心、呕吐，便溏，神疲，乏力或嗜睡，舌淡黯、苔白或白厚，脉弱或关、或结、或代弱等。西医学诊断的动脉硬化、冠心病、慢性心功能不全导致的慢性胃炎常可见到此证。

望目辨"心胃气虚、湿郁化热证"常见白睛眼象：

白睛心脏部位淡黯色弧形斑、淡黄色丘，血脉淡色、细；胃部位淡黄色斑，血脉淡色、细、沉。按：白睛心脏部位淡黯色弧形斑表示心脏血瘀证，淡黄色丘主心脏湿痰郁热证，血脉淡色、细主心脏气虚证。胃部位淡黄色斑主胃湿邪郁热证，血脉淡色、细、沉主胃气虚证。综合辨析，此眼象表示心胃气虚、湿郁化热证（图5-2-3-33，陈某，男，70岁，2011-7-8）。

白睛心脏部位淡黯色弧形斑及淡黄色斑、淡黄色丘，血脉红黯色、细、沉、可直、可弯；胃部位血脉淡色、细、沉、可直、可弯。按：心部位血脉红黯色、细、沉主心脏血郁热证。综合辨析，此眼象表示心胃气虚、湿郁化热，但心脏郁热重于上证。

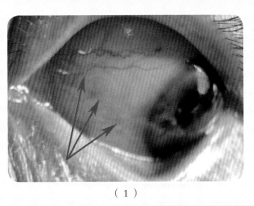
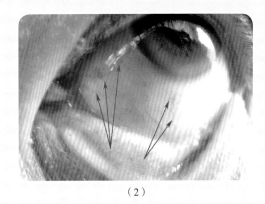

（1）　　　　　　　　　　　　　　　　（2）

图 5-2-3-33　心胃气虚、湿郁化热证常见眼象

十二、望目辨"心胃阴虚、虚热夹湿证"

"心胃阴虚、虚热夹湿证"指心胃阴虚导致心胃热，兼夹湿邪而引发的证候。临床常见以心阴虚、胃阴虚而心热夹湿为主要表现的病形。

望目辨"心胃阴虚、心热夹湿证"常见白睛眼象：白睛心脏部位红色斑、淡黄色丘，胃部位黄色斑，心脏和胃腑部位血脉殷红色。按：白睛血脉殷红色主阴虚证。心脏部位红色斑主心阴虚、虚热证，心部位淡黄色丘主心脏湿痰郁热证，但尚较轻微。胃部位黄色斑主胃湿邪郁热证。综合辨析，此眼象表示心胃阴虚、虚热夹湿证（图 5-2-3-34，王某，男，56 岁，2012-2-17）。

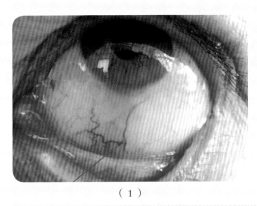
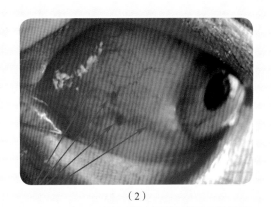

（1）　　　　　　　　　　　　　　　　（2）

图 5-2-3-34　心胃阴虚、心热夹湿证常见眼象

十三、望目辨"心热、胃气阴虚证"

"心热、胃气阴虚证"指心火上炎、血气上逆，耗伤胃阴、胃气而引发的证候。临床常见口舌溃疡，烦躁，肌肉痿软、甚至萎缩，举动困难，不能站立，舌红、苔白，脉数或濡数等。此证可见于西医学诊断的口舌溃疡、干燥综合征、严重高血压、心肌梗死、心血管瘤破裂、脑血管意外，以及植物神经功能紊乱等疾病。

望目辨"心热、胃气阴虚证"常见眼象：

白睛心部位血脉鲜红色、粗，胃部位血脉殷红色、细、浮、根虚。按：白睛心部位血脉鲜红色、粗主心实热亢盛证。胃部位血脉殷红色主胃阴虚证，胃部位血脉殷红色、细、浮、根虚表示胃气阴虚、郁热更著。综合辨析，此眼象表示心热、胃气阴虚证。

白睛心部位红色雾漫、血脉鲜红色，一眼的胃部位血脉殷红色、粗、浮、根虚，另一眼的胃部位血脉淡色、粗、浮、根虚。按：白睛心部位红色雾漫主心脏风热实证，心部位血脉鲜红色主心实热亢盛证。胃部位血脉殷红色、粗、浮、根虚主胃气阴虚、郁热证，血脉淡色、粗、浮、根虚主胃气虚气滞血瘀证。综合辨析，此眼象表示心热、胃气阴虚证。此证多见于严重高血压、脑血管意外等疾病（图 5-2-3-35，郑某，女，41 岁，2012-9-13）。

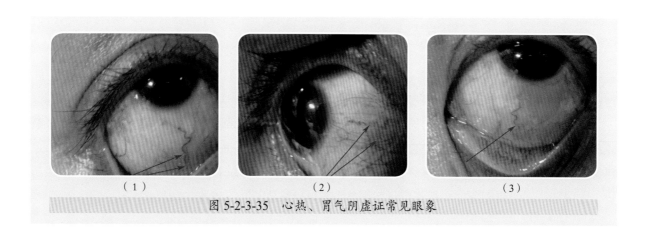

（1）　　　　　　　　　　（2）　　　　　　　　　　（3）

图 5-2-3-35　心热、胃气阴虚证常见眼象

白睛心部位红色斑，血脉鲜红色、粗；胃部位血脉殷红色、细、浮、根虚。按：白睛心部位红色斑主心实热证，有可能出现脏器组织渗血或少量出血；血脉鲜红色、粗主心实热亢盛证。胃部位血脉殷红色、细、浮、根虚主胃气阴虚、郁热证。综合辨析，此眼象表示心热、胃气阴虚证。此证多见于严重高血压、心肌梗死、心血管瘤破裂、脑血管意外，以及常见的植物神经功能紊乱等疾病。

白睛心部位血脉红黯色、粗，胃部位血脉殷红色、细、浮、根虚。按：白睛心部位血脉红黯色、粗主心血瘀实热亢盛证。综合辨析，此眼象表示心热、胃气阴虚证。此证血瘀重于上证。

白睛心部位红色斑，血脉红黯色、粗；胃部位血脉殷红色、细、浮、根虚。按：此证心实热亢盛、并有可能出现心脑组织渗血或少量出血。

白睛心部位红色雾漫，血脉黯红色；胃部位血脉殷红色、细、浮、根虚。按：白睛心部位红色雾漫主心脏风热实证。白睛心部位血脉黯红色、粗主心血瘀实热亢盛证。胃部位血脉殷红色、细、浮、根虚主胃气阴虚、郁热证。综合辨析，此眼象表示心热、胃气阴虚证。此证血瘀重于上证。

白睛血脉无根表示的虚证重于白睛血脉根虚表示的虚证。

十四、望目辨"心阳虚衰、胃气上逆证"

"心阳虚衰、胃气上逆证"指由于心阳虚衰、心血瘀滞、心病乘胃、胃失和降而导致胃气上逆的证候。临床常见胸闷，心悸，腿肿或浮肿，畏寒，尿少，嗳气，舌淡白、苔白或薄白，脉虚或虚细等。此证可见于西医学诊断的心力衰竭（简称"心衰"）及心衰导致慢性胃炎（此属"心衰"继发病）。

望目辨"心阳虚衰、胃气上逆证"常见眼象：

白睛心部位血脉淡红略黯色、粗、模糊、指向胃部位，胃部位白睛血脉红黯色、浮。按：白睛心部位血脉淡红略黯色主心阳虚衰、血瘀证，其血脉粗、模糊、指向胃部位主心阳虚衰、血瘀、乘胃证。胃部位白睛血脉红黯色、浮、根虚主胃气虚证。由于胃气虚可致胃气上逆，故综合辨析，此眼象表示心阳虚衰、胃气上逆证。

白睛心部位血脉淡白色、细、沉、进入胃部位，胃部位白睛血脉淡色、浮。按：白睛心部位血脉淡白色主心阳虚衰兼寒证。心部位血脉淡白色、细、沉、进入胃部位主严重心阳虚衰兼寒乘胃证。胃部位白睛血脉淡色、浮、根虚主胃气虚证。由于胃气虚可致胃气上逆，故综合辨析，此眼象表示心阳虚衰、胃气上逆证。

白睛心部位黯色斑、淡白色泡，血脉淡白色、细、迂曲；胃部位白睛血脉淡色、粗、浮、根虚。按：白睛心部位黯色斑主心脏血瘀证，淡白色泡主严重心阳虚、饮邪郁积寒证，血脉淡白色、细、迂曲主心阳虚衰兼寒痛证。胃部位白睛血脉淡色、粗、浮、根虚主胃气虚证。由于胃气虚可致胃气上逆，故综合辨析，此眼象表示心阳虚衰、胃气上逆证（图5-2-3-36，张某，女，66岁，2012-10-23）。

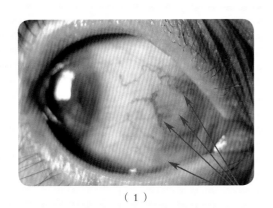
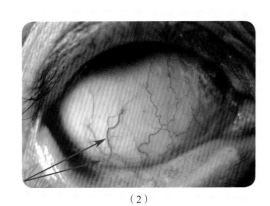

（1）　　　　　　　　　　　　　　　（2）

图 5-2-3-36　心阳虚衰、胃气上逆证常见眼象

白睛心部位血脉淡白色、细、沉，血脉边界欠清晰、进入胃部位；胃部位白睛血脉淡色、浮。按：白睛心部位血脉淡白色主心阳虚衰兼寒证，血脉淡白色、细、沉、血脉边界欠清晰主严重心阳虚衰兼寒湿水泛证，心部位血脉淡白色、细、沉、血脉边界欠清晰、进入胃部位主严重心阳虚衰兼寒湿水泛、乘胃证。胃部位白睛血脉淡色、浮、根虚主胃气虚证。综合辨析，此眼象可

表示心阳虚衰、胃气上逆证。此证已见心阳虚水泛引发的里湿、水肿证，同时应虑及已出现瘀血证候。

白睛心部位血脉淡白色、粗、沉，血脉边界欠清晰、进入胃部位；胃部位白睛血脉淡色、浮。按：白睛心部位血脉淡白色、粗、沉、血脉边界欠清晰、进入胃部位主严重心阳虚衰、血瘀寒湿水泛、乘胃证。综合辨析，此眼象可表示心阳虚衰、胃气上逆证。此证已见心阳虚水泛引发的血瘀寒湿、水肿证，同时应虑及已出现瘀血证候。

白睛心部位淡黯色斑，血脉淡白色、粗、沉，血脉边界欠清晰、进入胃部位；胃部位白睛血脉淡色、浮。按：白睛心部位黯色斑主心血瘀证，血脉淡白色、粗、沉、血脉边界欠清晰、进入胃部位主严重心阳虚衰、血瘀寒湿水泛、乘胃证。胃部位白睛血脉淡色、浮、根虚主胃气虚证。综合辨析，此眼象可表示心阳虚衰、胃气上逆证。此证血瘀重于上证。

十五、望目辨"脾约证"

"脾约证"指脾津受到约束，不能四布，只能输入膀胱，导致脾津虚少、胃肠燥热而形成"胃强脾弱"的证候。临床常见自汗，尿多，大便干燥艰涩，舌红或干红、苔黄或黄厚，脉沉或沉滑等。

望目辨"脾约证"常见眼象：

白睛脾部位血脉殷红色、细，胃部位血脉红黯色、粗，大肠部位血脉红黯色、粗。按：白睛脾部位血脉殷红色、细主脾阴虚证。白睛胃部位血脉红黯色、粗主胃血瘀实热亢盛证。白睛大肠部位血脉红黯色、粗主大肠血瘀实热亢盛证。但是，大肠可归入胃腑一同辨证。因此，综合辨析，此眼象可表示脾阴虚、胃和大肠血瘀实热亢盛证，可诊为脾约证。

白睛脾部位血脉殷红色、细、沉，胃部位血脉红黯色、粗，大肠部位血脉红黯色、粗。按：白睛脾部位血脉殷红色、细、沉主脾阴虚较重证。综合辨析，此眼象可表示脾阴虚、胃和大肠血瘀实热亢盛证，故可诊为脾约证。

白睛脾部位血脉殷红色、细，胃部位血脉红黯色、粗，大肠部位血脉红黯色、粗，肺部位血脉淡红色、粗、浮。按：白睛脾部位血脉殷红色、细主脾阴虚证。白睛胃和大肠部位血脉红黯色、粗主胃、大肠血瘀实热亢盛证。白睛肺部位血脉淡色、粗、浮主严重肺气虚血瘀证。综合辨析，此眼象可表示脾阴虚、胃和大肠血瘀实热亢盛、严重肺气虚血瘀证。因而从眼象可知，此证严重时能见到肺气虚血瘀证。这为我们临床治疗提供一个重要思考依据。

十六、望目辨"脾气热、胃阴虚证"

"脾气热、胃阴虚证"指脾脏邪热亢盛、损伤胃阴而产生脾实热而胃阴虚的证候。临床常见脘热口渴，口有甜味，肌肉麻木，感觉减退，甚至肌肉萎缩，舌红、苔白厚，脉沉滑等。

望目辨"脾气热、胃阴虚证"常见眼象：

白睛脾部位血脉红黯色，胃部位血脉殷红色、粗。按：白睛脾部位血脉红黯色主脾血瘀实热亢盛证。白睛胃部位血脉殷红色、粗主胃阴虚证。综合辨析，此眼象可表示脾气热、胃阴虚证（图5-2-3-37，张某，女，66岁，2012-10-23）。

　　白睛脾部位血脉红黯色、粗，胃部位血脉殷红色、细。按：白睛脾部位血脉红黯色、粗主脾血瘀实热亢盛证。白睛胃部位血脉殷红色、细主胃阴虚证。综合辨析，此眼象可表示脾气实热、胃阴虚证。此证脾气热及胃阴虚均重于上证。

　　白睛脾部位血脉红黯色、粗，胃部位血脉殷红色、细、浮。按：白睛胃部位血脉殷红色、细、浮主胃阴虚、郁热证。综合辨析，此眼象可表示脾气实热、胃阴虚证。此证胃阴虚兼郁热明显。

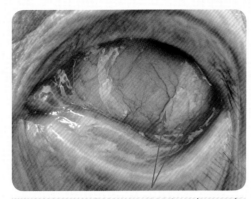

图 5-2-3-37　脾气热、胃阴虚证常见眼象

十七、望目辨"胃风、热证"

　　"胃风、热证"指由于胃腑气虚、风邪乘虚侵扰、化热，或由于胃腑气虚、风热病邪乘虚侵扰，导致胃肠气机滞涩而呈现热象或湿邪化热征象的证候。临床常见胁腹胀或胀痛，腹部疼痛，肠鸣，暴注黄色稀便、或色如豆汁、或下黯红色血液，日夜无度，舌红、苔黄或黄厚或黄厚腻，脉沉滑数等。此证常见于西医学诊断的急性或慢性胃肠炎、急性或慢性肝炎、急性或慢性胆囊炎、慢性肾炎的某个阶段等。

　　望目辨"胃风热证"常见眼象：白睛胃部位黯红色雾漫，血脉红黯色。按：白睛胃部位黯红色雾漫主胃腑血瘀、湿浊郁热内风证，血脉红黯色主胃血郁实热证。综合辨析，此眼象表示胃风、热证（图5-2-3-38，刘某，男，29岁，2012-1-30）。

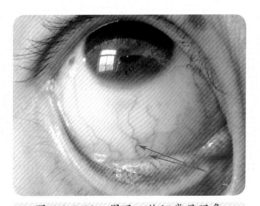

图 5-2-3-38　胃风、热证常见眼象

十八、望目辨"胆郁胃风热证"

　　"胆郁胃风热证"指由于胆郁而内火亢盛，胃热血燥而呈现的证候。临床常见胁痛，眼干，目赤，头晕，头痛，眩，厥，耳鸣，耳聋，烦躁，失眠，口干，口疮，目赤面红，皮肤干燥，转筋，抽搐，震颤，易怒，甚则胃出血，少腹或颈部结核，大便干结，女子月经量少或闭经，男子射精过快或早泄，或勃起不坚、不能持久等。

望目辨"胆郁胃风热证"常见眼象：

白睛胃部位黯红色条、黄色雾漫，血脉红黯色、进入小肠部位，另一条血脉进入胆部位；胆部位血脉红色、细、弯钩。按：白睛胃部位黯红色条主胃瘀热夹湿证，黄色雾漫主胃湿浊郁热内风证，血脉红黯色主胃血郁实热证。白睛胆部位血脉红黯色、细、弯钩主胆郁热证。白睛胃部位血脉红黯色、进入小肠部位主胃血郁实热忤小肠证，白睛胃部位血脉红黯色、进入胆部位主胃血郁实热侮胆。胆部位血脉红色、细、弯钩主胆郁热证。综合辨析，此眼象表示胆郁胃风热证。

白睛胃部位黯红色条、黄褐色雾漫，血脉红黯色、进入小肠部位，同时分出一条血脉进入胆部位；胆部位白睛血脉红黯色、细、沉、弯钩。按：白睛胃部位黄褐色雾漫主胃湿浊郁热、内风较重证候。白睛胆部位血脉红黯色、细、沉、弯钩主胆郁热证。白睛胃部位血脉红黯色、进入胆部位；胆部位血脉红黯色、细、沉主胃血郁实热侮胆、胆郁热证。综合辨析，此眼象表示胆郁胃风热证。

白睛胃部位黯红色条、红色雾漫，血脉黯红色、进入小肠部位，同时分出一条血脉进入胆部位；胆部位白睛血脉红黯色、细、沉、弯钩。按：白睛胃部位红色雾漫主胃风热证，血脉黯红色主胃血瘀实热证。白睛胃部位血脉黯红色、进入小肠部位主胃瘀热夹湿忤小肠证；白睛胃部位血脉黯红色、进入胆部位，胆部位血脉红黯色、细、沉、弯钩主胃血瘀实热夹湿侮胆、胆郁热证。综合辨析，此眼象表示胆郁胃风热证。

白睛胃部位黯红色条、黄色雾漫，血脉红黯色、进入小肠和大肠部位，同时分出一条血脉进入胆部位，白睛胆部位血脉红黯色、细、沉、弯钩。按：白睛胃部位血脉红黯色、进入小肠和大肠部位主胃血郁实热忤小肠、乘大肠证，白睛胃部位血脉红黯色进入胆部位主胃血郁实热侮胆、胆郁热证。综合辨析，此眼象表示胆郁胃风热证。从眼象可知，"胆郁胃风热证"能见到小肠和大肠受到影响。这为临床治疗提供思考依据。

白睛胃部位黯红色条、黄褐色雾漫，血脉红黯色、进入小肠和大肠部位，同时分出一条血脉进入胆部位；胆部位白睛血脉红黯色、细、沉、弯钩。按：白睛胃部位黄褐色雾漫主胃湿浊郁热、内风较重证候。

白睛胃部位黯红色条、红色雾漫，血脉红色、进入小肠和大肠部位，另一条血脉进入胆部位；胆部位白睛血脉红色、细、沉、弯钩。按：白睛胃部位红色雾漫主胃风热证，血脉红色主胃血瘀实热证。白睛胃部位血脉红色、进入小肠和大肠部位主胃瘀热夹湿忤小肠、乘大肠证；白睛胃部位血脉红色、进入胆部位，胆部位血脉红色、细、沉、弯钩主胃实热夹湿侮胆、胆郁热证。综合辨析，此眼象表示胆郁胃风热证。

白睛胆部位血脉红黯色、弯钩，白睛胃部位粉色略黯雾漫，血脉红黯色、粗。按：白睛胆部位血脉红黯色主胆郁实热证，白睛胆部位血脉弯钩主胆郁病。白睛胃部位粉色略黯雾漫主胃腑血虚热郁内风证，胃部位血脉红黯色、粗主胃血郁实热证。综合辨析，此眼象表示胆郁胃风热证。

白睛胆部位血脉红黯色、弯钩，白睛胃部位淡红色雾漫，血脉淡红色、粗。按：白睛胆部位血脉红黯色、弯钩主胆郁实热证。白睛胃部位淡红色雾漫主胃腑实热风证，但证候较轻；血脉淡红色主较轻的热证。综合辨析，此眼象表示胆郁胃风热证（图5-2-3-39，周某，男，29岁，2011-7-22）。

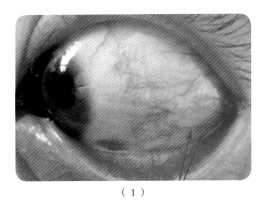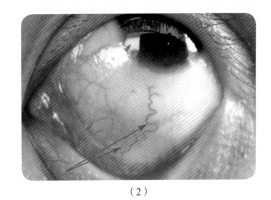

（1）　　　　　　　　　　　（2）

图 5-2-3-39　胆郁胃风热证常见眼象

白睛胆部位血脉红黯色、粗、弯钩，白睛胃部位血脉红黯色、粗、顶端黯红色月晕。按：白睛胆部位血脉红黯色、粗、弯钩主肝胆郁热证，大多病势亢盛，病情较重，发病时间较长。白睛胃部位血脉红黯色、粗、顶端黯红色月晕主胃血郁瘀热兼风证。综合辨析，此眼象表示胆郁胃风热证。

白睛胆部位血脉黯红色、弯钩，白睛胃部位黯红色雾漫，血脉黯红色、粗、顶端红色月晕。按：白睛胆部位血脉黯红色、弯钩主胆郁血瘀实热证。白睛胃部位黯红色雾漫主胃腑热郁血瘀内风证。白睛胃部位血脉黯红色、粗、顶端黯红色月晕主胃血郁血瘀实热兼胃风证，大多病势亢盛，病情较重，发病时间较长。综合辨析，此眼象表示胆郁胃风热证。此证瘀血严重。

十九、望目辨"脾胃阴虚湿热、郁阻肝胆证"

"脾胃阴虚湿热、郁阻肝胆证"指脾胃阴虚，并受湿热病邪侵扰、郁阻肝胆气机而形成的证候。临床常见腹胀，纳呆，大便不畅，舌红，苔黄，脉滑数等。西医学诊断的急性或慢性肝炎、急性或慢性胆囊炎、胆结石等常见此证。

望目辨"脾胃阴虚湿热、郁阻肝胆证"常见眼象：

白睛底色金黄色；脾胃部位淡黄絮斑，血脉红黯色、粗、进入胃部位；肝胆部位血脉红黯色、弯钩。按：白睛底色金黄色主湿热郁阻肝胆重证。脾胃部位淡黄絮斑主较轻的脾胃阴虚、湿阻瘀热证。脾部位血脉红黯色、粗主脾血瘀实热亢盛证，脾部位血脉红黯色、粗、进入胃部位主脾病及胃。肝胆部位血脉红黯色主肝胆血热血瘀，兼弯钩表示肝胆郁热血瘀证。综合辨析，此眼象表示脾胃阴虚、湿阻瘀热、湿热郁阻肝胆证。

白睛底色金黄色；脾胃部位黄絮斑；脾部位血脉红黯色、粗、进入胃部位；胃部位血脉红黯色、粗；肝胆部位红黯色水肿、血脉红黯色。按：白睛底色金黄色主湿热郁阻肝胆重证。脾胃部位黄絮斑主脾胃阴虚、湿阻瘀热证。脾胃部位血脉红黯色、粗主脾胃血瘀实热亢盛证。脾部位血脉红黯色、粗、进入胃部位主脾血瘀实热亢盛影响及胃。肝胆部位红黯色水肿主肝胆湿郁蕴热证，且可兼有血瘀水肿证候。综合辨析，此眼象表示脾胃阴虚、湿阻瘀热、郁阻肝胆、虚实夹杂证。此证脾胃阴虚、湿阻瘀热重于上证（图 5-2-3-40，刘某，男，56 岁，2012-12-28）。

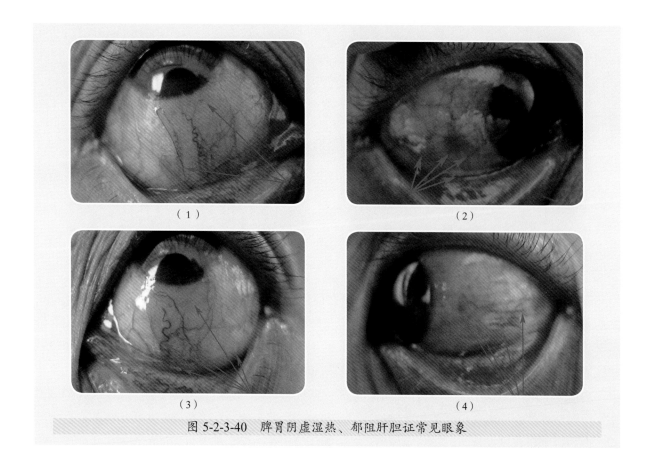

图 5-2-3-40　脾胃阴虚湿热、郁阻肝胆证常见眼象

二十、望目辨"脾胃阴虚湿热、郁阻肝胆、肝肺瘀血实热证"

　　"脾胃阴虚湿热、郁阻肝胆、肝肺瘀血实热证"指脾胃阴虚，并受湿热病邪侵扰、郁阻肝胆气机并影响及肺，使肺产生瘀血而形成的实热证候。临床常见口渴，多饮，大便不畅，尿频、尿多，舌红、苔黄，脉滑数等。西医学诊断的糖尿病、糖尿病的某些并发症等常见此证。

　　望目辨"脾胃阴虚湿热、郁阻肝胆、肝肺瘀血实热证"常见眼象：

　　白睛脾胃部位淡黄絮斑，血脉殷红色、粗、浮、根虚，肝部位血脉红黯色、细、沉，胆部位血脉红黯色、弯钩，肺部位血脉红黯色、细、沉。按：白睛脾胃部位淡黄絮斑主较轻的脾胃阴虚、湿阻瘀热证，脾胃部位血脉殷红色、粗、浮主脾胃阴虚证。肝部位血脉红黯色主肝血郁瘀热、实证。胆部位血脉红黯色、弯钩主胆血郁瘀热、实证。肺部位血脉红黯色主肺血郁、瘀血实热证。综合辨析，此眼象表示脾胃阴虚、湿阻瘀热、湿热郁阻肝胆、肺瘀血实热证（图 5-2-3-41，于某，女，16岁，2012-1-6）。

　　白睛底色金黄色，脾胃部位黄絮斑，血脉红黯色、粗、进入胃部位，肺部位血脉红黯色。按：脾部位血脉红黯色、粗主脾血瘀实热亢盛证，脾胃部位血脉红黯色、粗、进入胃部位主脾病及胃。肺部位血脉红黯色主肺血瘀实热亢盛证。综合辨析，此眼象表示脾胃阴虚、湿阻瘀热、虚实夹杂证。此证脾胃阴虚、湿阻瘀热重于上证。

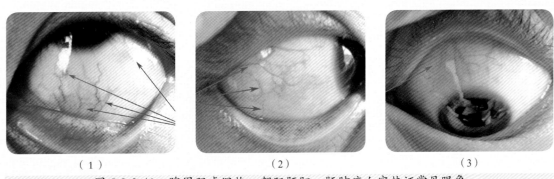

（1）　　　　　　　　　（2）　　　　　　　　　（3）

图 5-2-3-41　脾胃阴虚湿热、郁阻肝胆、肝肺瘀血实热证常见眼象

二十一、望目辨"肝心胃火亢、痰热证"

"肝心胃火亢、痰热证"指肝脏、心脏和胃腑火邪亢盛，导致痰邪化热而形成的证候。此证可见于罹患西医学诊断的高脂血症、高血压病、脑血管意外、糖尿病、痛风、妇科宫颈炎、男子前列腺炎等诸多疾病的患者。

望目辨"肝心胃火亢、痰热证"常见眼象：白睛肝心部位底色红色，血脉红黯色，心部位黄褐色丘，胃部位黯红色水肿、血脉红黯色。按：白睛肝心部位底色红色主肝心实热证，血脉红黯色主肝心血郁、火热之邪亢盛。心部位黄褐色丘主心脏痰热郁结重证。胃部位黯红色水肿主胃腑湿阻蕴热兼瘀证候，胃部位血脉红黯色主胃实热血瘀证。综合辨析，此眼象表示肝心胃火亢、痰热证（图5-2-3-42，谢某，男，42 岁，2011-11-7）。

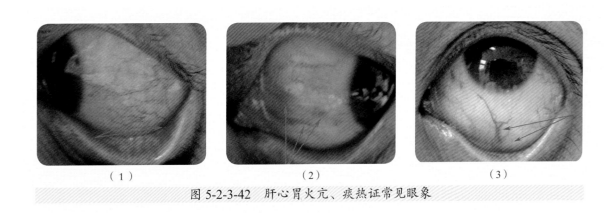

（1）　　　　　　　　　（2）　　　　　　　　　（3）

图 5-2-3-42　肝心胃火亢、痰热证常见眼象

二十二、望目辨"胃肾阴虚、血瘀证"

"胃肾阴虚、血瘀证"指同时存在胃阴虚和肾阴虚、并兼患血瘀而呈现的证候。临床可见胃阴虚、肾阴虚及胃肾血瘀的临床表现，如脘热、隐隐灼痛，或脘部嘈杂，恶心，口唇干或口渴，齿浮或痛，易饥、但不欲食饮、纳谷减少，消瘦，腰膝酸软，乏力，五心烦热，颧红，潮热，或失眠、多梦，女子月经量少或闭经，男子遗精、射精过快或早泄、勃起不坚或强中，舌红瘦、苔少或无苔，脉细数等。

望目辨"胃肾阴虚、血瘀证"常见眼象：

白睛胃肾部位黯色斑、血脉殷红色。按：白睛胃肾部位黯色斑主胃肾血瘀证，血脉殷红色主胃肾阴虚证。综合辨析，此眼象表示胃肾阴虚、血瘀证（图 5-2-3-43，林某，女，52 岁，2012-8-14）。

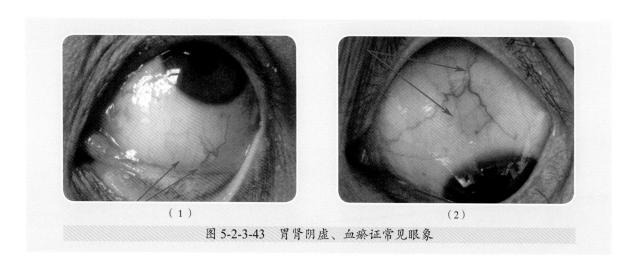

（1）　　　　　　　　　　　　　　　　（2）

图 5-2-3-43　胃肾阴虚、血瘀证常见眼象

白睛胃部位黯色斑、血脉殷红色；肾部位血脉一条呈殷红色，一条呈淡黯色，肾部位也可呈现黯色斑。按：白睛胃肾部位黯色斑主胃肾血瘀证，血脉殷红色主胃肾阴虚证，白睛血脉淡黯色主气虚血瘀，可兼寒证。综合辨析，此眼象表示胃肾阴虚、血瘀证，并兼有肾气虚证。

白睛胃部位黯色斑、血脉殷红色，肾部位黯色斑、血脉一条呈殷红色，一条呈淡黯色，血脉末端黯色点。按：综合辨析，此眼象表示胃肾阴虚、血瘀证，而肾血瘀重于上证。

二十三、望目辨"脾胃肾阴虚、湿浊瘀热证"

"脾胃肾阴虚、湿浊瘀热证"指同时罹患脾胃肾阴虚，并伴湿浊病邪阻滞血液运行，产生瘀血，瘀血化热而形成的证候。临床可见脾胃肾阴虚常见病形和湿浊血瘀化热而呈现的病形。西医学诊断的高脂血症、脂肪肝、动脉硬化、高血压病、糖尿病、痛风等疾病可见此证候。

望目辨"脾胃肾阴虚、湿浊瘀热证"常见眼象：白睛脾胃肾部位黄絮斑、血脉殷红色。按：白睛脾胃肾部位黄絮斑主脾胃肾阴虚、湿阻瘀热证，血脉殷红色主阴虚证，可出现阴虚发热证候（图 5-2-3-44，冯某，男，51 岁，2012-12-31）。

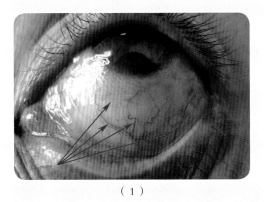 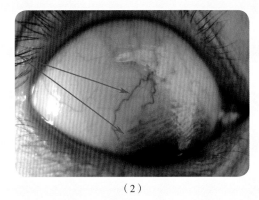

（1）　　　　　　　　　　　　　　（2）

图 5-2-3-44　脾胃肾阴虚、湿浊瘀热证常见眼象

二十四、望目辨"胃腑湿热、脾胃阴虚、瘀水证"

"胃腑湿热、脾胃阴虚、瘀水证"指同时罹患胃腑湿热、脾胃阴虚，并伴发血瘀和水瘀而形成的证候。

望目辨"胃腑湿热、脾胃阴虚、瘀水证"常见眼象：白睛脾胃根部红色水肿，胃腑部位黯色斑、血脉末端黄色斑，脾胃部位血脉殷红色、粗。按：白睛脾胃根部红色水肿主脾胃湿阻蕴热、水肿证，黯色斑主血瘀证，血脉末端黄色斑主胃湿邪郁热证，血脉殷红色主脾胃阴虚证。综合辨析，此眼象表示胃腑湿热、脾胃阴虚、瘀水证（图 5-2-3-45，蔺某，男，29 岁，2011-12-19）。

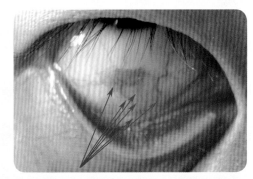

图 5-2-3-45　胃腑湿热、脾胃阴虚、瘀水证常见眼象

771

第四章 望目辨大肠腑证候

第一节 望目辨大肠虚证

一、望目辨大肠气虚及相关证

1. 望目辨"大肠气虚证"

"大肠气虚证"指大肠传送及再吸收能力减弱而出现的证候。临床常见腹胀，便溏或洞泻，大便失禁或便干，便秘，脱肛，舌淡、苔白，脉虚或细等。西医学诊断的慢性结肠炎、胃肠功能紊乱、慢性营养不良等患者常可见到此类证候。

望目辨"大肠气虚证"常见眼象：

白睛大肠部位血脉淡色。按：白睛血脉淡色主气虚证，出现于大肠部位即表示大肠气虚证。

白睛大肠部位血脉淡色、根虚。按：白睛血脉根虚主虚证。综合辨析，此眼象表示大肠气虚证。

白睛大肠部位血脉淡色、细、沉。按：白睛血脉淡色、细、沉主气虚较重证。血脉特征出现于大肠部位即表示大肠气虚证（图5-2-4-1，钱某，男，44岁，2012-5-8）。

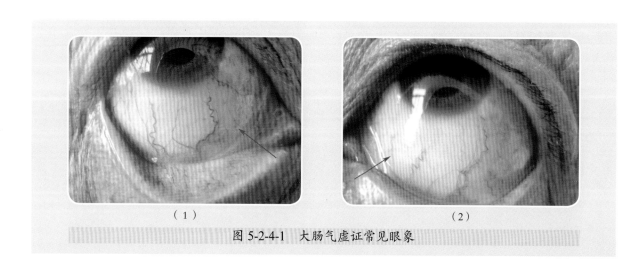

（1）　　　　　　　　　　　　　　　　（2）

图5-2-4-1　大肠气虚证常见眼象

白睛大肠部位血脉淡色、细、沉、根虚。按：大肠部位血脉淡色、细、沉、根虚表示较严重的大肠气虚证候。

白睛大肠部位血脉淡色、细、浮、根虚。按：白睛大肠部位血脉淡色、细、浮、根虚表示大肠气虚重于上证。

白睛大肠部位血脉淡色、粗、根虚。按：白睛大肠部位血脉淡色、粗主大肠气虚兼血瘀证，血脉根虚主虚证。综合辨析，眼象表示大肠气虚证。此证大肠气虚重于上证，并兼有瘀血证。

白睛大肠部位血脉淡色、粗、浮、根虚。按：白睛血脉淡色、粗主气虚、病势亢盛，大多发病时间较长，病情较重；血脉淡色、浮、根虚主气虚证。综合辨析，眼象表示大肠气虚证。此证大肠气虚重于上证。

白睛血脉无根表示的虚证重于白睛血脉根虚表示的虚证。

2. 望目辨"大肠虚寒证"

"大肠虚寒证"指大肠气虚，传送及再吸收能力严重减弱，并显示寒象而呈现的证候。大肠主传送由小肠而来的水谷及其糟粕，再吸收水谷中的精微与水分，并使变化成为有形的粪便而排除体外，若大肠虚寒，则传送及再吸收功能减弱。临床常见腹部疼痛，肠鸣，便溏或下利清谷，手足不温，舌淡黯或淡黯嫩、苔白厚或白润，脉迟或细迟等。西医学诊断的严重慢性结肠炎、慢性营养不良等患者常可见到此类证候。

望目辨"大肠虚寒证"常见眼象：

白睛大肠部位血脉淡蓝色、细、沉。按：白睛血脉淡蓝色主寒瘀证，可兼轻微痛证；兼以血脉细、沉主气虚较重。综合辨析，此眼象表示大肠气虚、血瘀兼寒证，故可称作大肠虚寒证（图 5-2-4-2，彭某，女，33 岁，2012-12-17）。

白睛大肠部位血脉淡青色、细、浮。按：白睛大肠部位血脉淡青色主气滞寒瘀轻证，亦可兼痛证，但寒邪重于血脉淡蓝色所表示的寒证。综合辨析，此眼象表示大肠虚寒证，而大肠虚寒重于上证。

白睛大肠部位血脉淡青色、细、浮、根虚。按：白睛血脉淡青色、细、浮主气虚寒证，血脉根虚则气虚尤著。综合辨析，此眼象表示大肠虚寒证。

白睛大肠部位血脉青色、细、浮、无根。按：白睛大肠部位血脉青色主大肠气滞寒瘀重

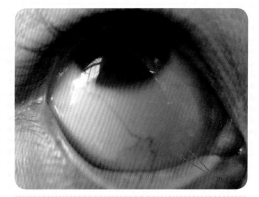

图 5-2-4-2　大肠虚寒证常见眼象

证，可兼痛证，而大肠部位血脉细、浮、无根表示的大肠气虚证重于血脉根虚表示的肺气虚证候。综合辨析，此眼象表示大肠虚寒证。此证大肠虚寒重于上证。

3. 望目辨"大肠气虚下陷证"

"大肠气虚下陷证"指大肠传送及再吸收能力严重减弱，气机下陷，大肠升举乏力而呈现的证候。临床常见腹胀，飧泻，大便洞泻或失禁，脱肛，舌淡、苔白，脉虚、或虚细、或濡细等。西医学诊断的慢性营养不良、慢性结肠炎等患者常可见到此类证候。

望目辨"大肠气虚下陷证"常见眼象：

白睛大肠部位血脉淡色、无根。按：白睛大肠部位血脉淡色主大肠气虚证。白睛血脉无根主严重气虚证。综合辨析，此眼象表示大肠气虚证。

白睛大肠部位血脉淡色、细、浮、无根。按：白睛大肠部位血脉淡色、细、浮、无根表示大肠气虚下陷证候。

白睛大肠部位血脉淡色、粗、浮、无根。按：白睛大肠部位血脉淡色、粗、浮主大肠气虚证。白睛血脉无根主严重虚证。综合辨析，此眼象表示大肠气虚下陷证。

二、望目辨"大肠血虚证"

"大肠血虚证"指大肠血液减少，导致大肠枯燥，传送能力减弱而呈现的证候。临床常见腹胀，便干而秘结，舌色粉、苔少，脉虚或虚细涩等。西医学诊断的慢性结肠炎、慢性营养不良等患者常可见到此类证候。

望目辨"大肠血虚证"常见眼象：

白睛大肠部位血脉粉色、根虚。按：白睛大肠部位血脉粉色主大肠血虚证。白睛血脉根虚主虚证。综合辨析，此眼象表示大肠血虚证。

白睛大肠部位血脉粉色、沉、根虚。按：白睛大肠部位血脉粉色、根虚主血虚证。此处，白睛大肠部位血脉沉主血虚不足以充盈血脉。综合辨析，此眼象表示大肠血虚证。

白睛大肠部位血脉粉色、细、沉、根虚或无根。按：白睛大肠部位血脉粉色、沉、根虚主大肠血虚证。此处白睛大肠部位血脉细亦主血虚不足以充盈血脉。综合辨析，此眼象表示大肠血虚证。

白睛血脉无根表示的虚证重于白睛血脉根虚表示的虚证。

三、望目辨"大肠阴虚证"

"大肠阴虚证"指大肠血液及津液均少，导致大肠枯燥，传送能力严重减弱而出现的证候。临床常见咽干，口臭，腹胀，便干而秘结，舌红而瘦、无苔，脉细数或沉细涩等。西医学诊断的慢性结肠炎、习惯性便秘、慢性营养不良等患者常可见到此类证候。

望目辨"大肠阴虚证"常见眼象：

白睛大肠部位血脉殷红色、根虚。按：白睛血脉殷红色主阴虚证，血脉特征出现于大肠部位即表示大肠阴虚证。大肠部位血脉根虚主虚证明显。综合辨析，此眼象表示大肠阴虚证。

白睛大肠部位血脉殷红色、沉、根虚。按：白睛大肠部位血脉殷红色、根虚主大肠阴虚证。此处，白睛大肠部位血脉沉主大肠阴液不足以充盈血脉。综合辨析，眼象表示大肠阴虚证。

白睛大肠部位血脉殷红色、细、沉、根虚。按：白睛大肠部位血脉殷红色、沉、根虚主大肠阴虚证。综合辨析，眼象表示大肠阴虚证。此证阴虚重于上证。

白睛血脉无根表示的虚证重于白睛血脉根虚表示的虚证。

四、望目辨"肺与大肠俱虚证"

"肺与大肠俱虚证"指肺病日久致虚、或受虚邪、或受虚寒病邪侵扰，使肺气闭塞，失于清肃，导致大肠传导失司而形成的证候。临床常见气短、喘息、动则加剧，自汗，面色㿠白，乏力，咳声低弱，或咳则大便失禁，耳鸣，恐惧，悲戚，或幻视，妄见光明，舌淡苔白，脉虚、或虚细、或濡细等。

望目辨"肺与大肠俱虚证"常见眼象：

白睛肺与大肠部位血脉淡色。按：白睛血脉淡色主气虚证，出现于肺与大肠部位即表示肺与大肠俱虚证。

白睛肺与大肠部位血脉淡色、根虚。按：白睛肺与大肠部位血脉淡色主肺与大肠气虚证。白睛血脉根虚主虚证。综合辨析，此眼象表示肺与大肠俱虚证。

白睛肺与大肠部位血脉淡色、细、沉。按：白睛血脉淡色、细、沉主气虚较重证。血脉特征出现于肺与大肠部位即表示肺与大肠俱虚证。

白睛肺与大肠部位血脉淡色、细、沉、根虚。按：肺与大肠部位血脉淡色、细、沉表示较严重的肺与大肠气虚证候。白睛血脉根虚主虚证。综合辨析，此眼象表示肺与大肠俱虚证。

白睛肺与大肠部位血脉淡色、细、浮、根虚。按：白睛肺与大肠部位血脉淡色、细、浮、根虚表示肺与大肠俱虚证。此证气虚重于上证。

白睛肺与大肠部位血脉淡色、粗、根虚。按：白睛肺与大肠部位血脉淡色、粗主肺与大肠气虚兼血瘀证。白睛血脉根虚主虚证。综合辨析，此眼象表示肺与大肠俱虚证。此证兼有瘀血证。

白睛肺与大肠部位血脉淡色、粗、浮。按：白睛血脉淡色、粗主气虚、病势亢盛，大多发病时间较长，病情较重。白睛血脉淡色、浮、根虚主气虚证。综合辨析，此眼象表示肺与大肠俱虚证。此证肺与大肠气虚重于上证。

白睛肺与大肠部位血脉淡色、粗、浮、根虚。按：白睛肺与大肠部位血脉淡色、粗、浮主肺与大肠气虚证。白睛血脉根虚主虚证。综合辨析，此眼象表示肺与大肠俱虚证。

如果白睛大肠部位的血脉指向肺，则大肠久病致虚影响肺，或大肠受虚寒病邪侵扰而影响肺气清肃，使肺气闭塞，发生咳、喘等肺与大肠俱虚证候。

白睛血脉无根表示的虚证重于白睛血脉根虚表示的虚证。

五、望目辨"肾与大肠气虚溏泻证"

"肾与大肠气虚溏泻证"指肾脏功能不足、导致大肠虚寒而引发的证候。临床常见腰膝酸，畏寒，乏力，脐腹阵痛、牵及腰背，便溏，或五更即泻，舌淡、苔白，脉虚细或浮大等。

望目辨"肾与大肠气虚溏泻证"常见眼象：

白睛肾部位血脉淡色，大肠部位无色浮壅，血脉淡色、细、沉。按：白睛肾部位血脉淡色主肾气虚证。大肠部位无色浮壅主大肠水湿郁阻证，血脉淡色、细、沉主大肠气虚、水湿郁阻证。由于大肠严重气虚可导致溏泻，故综合辨析，此眼象表示肾与大肠气虚溏泻证。

白睛肾部位血脉淡色，大肠部位血脉淡色、细、浮、根虚。按：白睛肾部位血脉淡色主肾气虚证，大肠部位血脉淡色、细、浮、根虚主大肠严重气虚。此证气虚重于上证。

白睛肾部位血脉淡色、根虚，大肠部位血脉淡色、浮、根虚。按：白睛肾部位血脉淡色、根虚主肾气虚证。白睛大肠部位血脉淡色、浮、根虚主大肠气虚证。综合辨析，此眼象表示肾与大肠气虚重于上证。

白睛肾部位血脉淡色、根虚，大肠部位血脉淡色、细、浮、根虚。按：此证大肠气虚重于上证。

白睛肾部位血脉淡色、浮、根虚，大肠部位血脉淡色、粗、浮、根虚。按：白睛肾部位血脉淡色、浮、根虚主肾严重气虚。白睛大肠部位血脉淡色、粗、浮、根虚主大肠气虚、病势亢盛，大多发病时间较长，病情较重。综合辨析，眼象表示肾与大肠气虚溏泻证。此证肾与大肠气虚均重于上证。

白睛肾部位血脉淡色、细、浮、根虚，大肠部位血脉淡色、粗、浮、根虚。按：综合辨析，此证肾气虚重于上证。

在上述眼象中，白睛肾部位血脉指向大肠部位表示肾虚影响大肠，属肾病忤大肠证；如已进入大肠部位，表示肾病忤大肠重证。如果大肠部位血脉指向肾部位，表示大肠虚影响肾，属大肠乘肾证；如已进入肾部位，表示大肠病乘肾重证。白睛血脉无根表示的虚证重于白睛血脉根虚表示的虚证。

六、望目辨"肾与大肠阳虚证"

"肾与大肠阳虚证"指肾阳不足，导致大肠虚寒而引发的证候。临床常见面色㿠白，腰膝酸软，畏寒，腹冷、脐冷，五更即泻，乏力，舌淡白、苔白润，脉细沉、或沉迟等，此可称"肾虚五更泻"。西医学诊断的慢性结肠炎等可以见到此证。

望目辨"肾与大肠阳虚证"常见眼象：

白睛肾与大肠部位血脉淡白色、细、沉。按：白睛血脉淡白色主阳气虚兼寒证，出现于肾与大肠部位即表示肾与大肠阳虚溏泻证。

白睛肾与大肠部位血脉淡白色、细、沉、根虚。按：白睛肾与大肠部位血脉淡白色、细、沉、根虚主肾与大肠严重阳虚。此证阳虚重于上证。

第二节　望目辨大肠实证

一、望目辨"大肠实热证"

"大肠实热证"指实热结于大肠，邪气有余、正气未衰导致大便壅塞不通形成的证候。临床常见矢气频转，大便壅塞不通，腹满、按之硬，濈然汗出，舌红、苔黄或焦黑燥裂，脉迟或沉滑等。西医学诊断的多种原因引发的便秘、痔疮、细菌型痢疾等病可见此证，中毒型痢疾当尚未见明显病状时，亦常见此证。

望目辨"大肠实热证"常见眼象：

白睛大肠部位血脉红黯色、粗。按：白睛血脉红黯色、粗主气滞血瘀、实热亢盛证。血脉特征出现于大肠部位即表示大肠血瘀实热亢盛证，属大肠实热证。

白睛大肠部位血脉红黯色、粗，血脉末端红黯色点。按：白睛大肠部位血脉红黯色、粗、末端红黯色点主大肠气滞血瘀热证。综合辨析，此证大肠血热兼瘀明显。

白睛大肠部位红色斑，血脉红黯色、粗。按：白睛大肠部位红色斑主大肠实热证，并可伴发大肠少量出血。白睛血脉红黯色、粗主大肠气滞血瘀、实热亢盛证，属大肠实热证。综合辨析，此眼象表示大肠实热证。此证大肠热瘀明显，并可伴发大肠少量出血。

白睛大肠部位紫红色斑，血脉绛色、粗。按：白睛大肠部位紫红色斑主大肠高热盛实兼瘀证。白睛大肠部位血脉绛色、粗主大肠气滞热盛实证，以热为主，其中必兼血瘀。综合辨析，此眼象表示大肠热盛血瘀实证，属大肠实热证。此证实热重于上证。

白睛大肠部位紫红色斑，血脉黯红色、粗。按：白睛大肠部位紫红色斑主大肠高热盛实兼瘀证。白睛大肠部位血脉黯红色、粗主大肠气滞血瘀实热证。综合辨析，此眼象表示大肠热盛、气滞血瘀实证，属大肠实热证。

二、望目辨"大肠湿热证"

"大肠湿热证"指湿热之邪结于大肠，邪气有余、正气未衰而导致的证候。临床常见腹痛，里急后重，肛门坠痛或肛门刺痛，下血或下脓血，身热，口干渴，舌红、苔黄或黄腻，脉数或滑数。西医学诊断的细菌性痢疾、中毒性菌痢、痔疮、直肠癌等病可见此证。

望目辨"大肠湿热证"常见眼象：

白睛大肠部位黄色斑，血脉鲜红色、细。按：白睛大肠部位黄色斑主大肠湿邪郁热证。白睛大肠部位血脉鲜红色主大肠实热证。综合辨析，此眼象表示大肠湿热证。

白睛大肠部位黄色斑，血脉红黯色、细。按：白睛大肠部位黄色斑主大肠湿邪郁热证。白睛大肠部位血脉红黯色、细主血郁热证，多属瘀血实热证。综合辨析，此眼象表示大肠湿热证。

白睛大肠部位黄点斑，血脉红黯色、细。按：白睛大肠部位黄点斑主大肠湿郁化热、气结证。综合辨析，此眼象表示大肠湿郁化热、气结证，属大肠湿热证。

在上述眼象中，可出现黄褐色斑，主湿浊郁热证；亦可出现黄条斑，主湿气阻滞、郁热较重证。

三、望目辨"大肠湿阻证"

"大肠湿阻证"指湿邪阻滞于大肠，邪气有余、正气未衰而导致的证候。临床常见腹痛，肛门坠痛，便频，便溏，或溏溏下利，舌淡胖、苔白厚，脉数或滑数。西医学诊断的结肠炎、慢性结肠炎、细菌性痢疾、痔疮等病可见此证。

望目辨"大肠湿阻证"常见眼象：

白睛大肠部位灰色斑，血脉淡色、细。按：白睛大肠部位灰色斑主大肠湿阻气机证。白睛大肠部位血脉淡色、细主大肠气虚、湿阻气机证。综合辨析，此眼象表示大肠湿阻证。

白睛大肠部位黯灰色斑，血脉淡色、细、沉。按：白睛大肠部位黯灰色斑主湿郁血瘀、瘀邪较重证。白睛大肠部位血脉淡色、细、沉主气虚证。综合辨析，此眼象表示大肠气虚湿郁、血瘀而瘀邪较重证。

四、望目辨"肝火旺、侮逆大肠证"

"肝火旺、侮逆大肠证"指由于肝郁火旺，侮逆大肠腑，导致大肠火热的证候。临床常见胁痛隐隐、牵及左下腹，每日五更时分左下腹忽然绞痛，必欲泻下方止，舌黯、苔白，脉弦或弦数等，此亦可称"肝火五更泻"。西医学诊断的肝炎、肝硬化、慢性结肠炎等可以见到此证。

望目辨"肝火旺、侮逆大肠证"常见眼象：

白睛肝部位血脉红黯色、弯钩，并分出一支红黯色血脉、指向大肠部位，大肠部位血脉红黯色、粗。按：白睛肝部位血脉红黯色、弯钩主肝郁血瘀实热证；肝部位血脉红黯色、指向大肠部位主肝血瘀实热侮大肠证。大肠部位血脉红黯色、粗主大肠气滞血瘀、实热亢盛证。综合辨析，此眼象表示肝郁血瘀实热侮大肠、大肠气滞血瘀、实热亢盛证，而这一证候常见每日五更时分左下腹忽然绞痛，必欲泻下方止，故亦可诊为肝火五更泻证。

白睛肝部位血脉黯红色、弯钩，并分出一支黯红色血脉指向大肠，大肠部位血脉红黯色、粗。按：白睛肝部位血脉黯红色、弯钩主肝郁血瘀实热证；肝部位血脉黯红色、指向大肠部位主肝血瘀实热侮大肠证。此证肝血瘀重于上证。

白睛肝部位血脉黯红色、弯钩，并分出一支黯红色血脉指向大肠，大肠部位血脉黯红色、粗。按：大肠部位血脉黯红色、粗主大肠气滞血瘀、实热亢盛证。综合辨析，此证大肠血瘀重于上证。

白睛肝部位血脉紫色、弯钩，并分出一支紫色血脉指向大肠，大肠部位血脉紫色、粗。按：白睛肝部位血脉紫色、弯钩主肝郁热盛、血瘀实证。肝部位血脉紫色、指向大肠部位主肝血瘀实热侮大肠证。大肠部位血脉紫色、粗主大肠气滞血瘀、实热亢盛证。综合辨析，此证肝与大肠实热均重，且有由热转寒之虞。

五、望目辨"脾疝热证"

"脾疝热证"指脾脏经络在腹部的循行路线上出现有形包块，并沿循行路线而形成的证候。此证实属大肠气逆或小肠气逆，涉及大肠、小肠和脾经，且因包块疝出于脾经之外，故称"脾疝"。临床常见右下腹或左下腹包块自下逆上，腹胀，腹痛，嗳气，呕吐清水或酸苦水，舌红黯、苔白厚，脉滑或弦数等。西医学诊断的粘连性肠梗阻、不完全粘连性肠梗阻、肠套叠、肠扭转、肠堵塞、腹内疝等疾病可出现此证候。

望目辨"脾疝热证"常见眼象：

白睛脾部位血脉红黯色、粗，大肠或小肠部位血脉红黯色、粗、迂曲。按：白睛脾部位血脉红黯色、粗主脾气滞血瘀实热亢盛证。白睛大肠或小肠部位血脉红黯色、粗、迂曲主大肠或小肠气滞血瘀、实热亢盛、疼痛证。综合辨析，此眼象表示脾疝热证。

白睛脾部位的血脉红黯色、粗、迂曲，大肠或小肠部位的血脉红黯色、粗、迂曲。按：白睛血脉红黯色、粗、迂曲主气滞血瘀、实热亢盛、疼痛证。白睛血脉特征出现于脾、大肠或小肠部位即主脾、大肠或小肠气滞血瘀、实热亢盛、疼痛证。综合辨析，此眼象表示脾疝热证。此证脾、大肠或小肠疼痛明显。

　　白睛脾部位血脉红黯色、粗、浮，大肠或小肠部位黯红色空泡结、血脉紫色、粗。按：白睛血脉红黯色、粗、浮主脾气滞血瘀、实热亢盛证。大肠或小肠部位黯红色空泡结主大肠或小肠气郁气滞、痰结证。大肠或小肠部位血脉紫色、粗主大肠或小肠气滞热盛证候。综合辨析，此眼象表示脾疝热证。此证有由热转寒之虞。

　　白睛脾部位的血脉红黯色、粗、浮；大肠或小肠部位黯红色空泡结，血脉紫色、粗、迂曲。按：大肠或小肠部位血脉紫色、粗、迂曲主大肠或小肠热盛、气滞疼痛证候。综合辨析，此证大肠或小肠疼痛明显，并有由热转寒之虞。

　　白睛脾部位血脉紫色、粗、浮、迂曲；大肠或小肠部位紫色空泡结，血脉紫蓝色、粗、浮、迂曲。按：白睛脾部位血脉紫色、粗、浮、迂曲主脾热盛、气滞血瘀疼痛证候。大肠或小肠部位紫色空泡结主大肠或小肠血瘀痰热气结、疼痛证。大肠或小肠部位血脉紫蓝色、粗、浮、迂曲主大肠或小肠气滞、热极反寒证。综合辨析，此眼象表示脾疝热证。此证大肠或小肠由于气滞血瘀、痰热气结而疼痛明显，并有由热转寒之虞。

六、望目辨"肺燥移于大肠证"

　　"肺燥移于大肠证"指肺脏感受温燥病邪，表证已解而大肠燥热引发的证候。临床常见胸满，腹胀，大便干燥，痰黏而少，口渴，舌红、苔厚或黄厚，脉数或沉数等。西医学诊断的感冒、流行性感冒、气管炎、支气管炎、肺炎等病高热期常可见此证候。

　　望目辨"肺燥移于大肠证"常见眼象：

　　白睛肺部位血脉红黯色、粗、进入大肠部位，大肠部位血脉红黯色、粗。按：白睛肺部位血脉红黯色、粗主肺气滞血瘀、实热亢盛证；白睛肺部位血脉进入大肠部位主肺热影响大肠。白睛大肠部位血脉红黯色、粗主大肠气滞血瘀、实热亢盛证。由于肺气滞血瘀、实热亢盛证可呈现肺燥证。综合辨析，此眼象表示肺燥移于大肠证。

　　白睛肺部位血脉红黯色、粗、进入大肠部位，大肠、小肠、胃部位血脉红黯色、粗。按：白睛大肠、小肠、胃部位血脉红黯色、粗主大肠、小肠、胃气滞血瘀、实热亢盛证。由于肺气滞血瘀、实热亢盛证可呈现肺燥证，大肠、小肠、胃均属消化系统，故肺燥常影响大肠、小肠、胃而形成大肠、小肠、胃气滞血瘀、实热亢盛证，故综合辨析，此眼象表示肺燥移于大肠证。

七、望目辨"肺实热肠燥证"

　　"肺实热肠燥证"指肺脏实热兼有肠燥的证候。临床常见高热，咳嗽、痰黄而黏，或痰中带血，或咯血、血色黯红，口渴，大便干燥、不畅、或数日一行，舌红苔黄，脉数等。

　　望目辨"肺实热肠燥证"常见眼象：

　　白睛肺部位血脉鲜红色、粗，大肠部位血脉鲜红色、粗。按：白睛血脉鲜红色、粗主气滞燥热证。血脉特征出现于肺和大肠部位，即表示肺实热肠燥证。

　　白睛肺部位血脉红黯色、粗，大肠部位血脉鲜红色、粗。按：白睛肺部位血脉红黯色、粗主肺血郁气滞、瘀血实热亢盛证。白睛大肠部位血脉鲜红色、粗主大肠气滞燥热证。综合辨析，此眼象表示肺实热肠燥证。

白睛肺部位血脉黯红色、粗，大肠部位血脉鲜红色、粗。按：白睛肺部位血脉黯红色、粗主肺气滞血瘀、实热亢盛证。综合辨析，眼象表示肺实热肠燥证。此证肺血瘀重于上证。

白睛肺部位血脉黯红色、粗，大肠部位血脉红黯色、粗。按：白睛大肠部位血脉红黯色、粗主大肠血郁气滞、瘀血实热亢盛证。由于大肠血郁气滞、瘀血实热亢盛常见肠燥证。综合辨析，眼象表示肺实热肠燥证。此证大肠血瘀重于上证。

八、望目辨"肺与大肠俱实证"

"肺与大肠俱实证"指肺受实热病邪侵扰、或受实邪侵扰化热，导致肺气闭塞，失于清肃及大肠传导失司而形成的证候。临床常见高热，胸满，咳嗽、痰黏或痰少，或喘息，口渴，腹胀，大便干燥，舌红苔黄，脉数等。西医学诊断的感冒、流行性感冒、气管炎、支气管炎、大便干燥及便秘等病或高热后期可以见到此证候，肺癌肠转移、肠癌等也可见到此证。

望目辨"肺与大肠俱实证"常见眼象：

白睛肺与大肠部位底色黄色，血脉红黯色、细、沉。按：白睛肺与大肠部位底色黄色主肺与大肠湿热郁积证，血脉红黯色、细、沉主肺与大肠气滞血瘀、实热证。综合辨析，此眼象表示肺、大肠俱实证（图5-2-4-3，李某，女，35岁，2012-11-12）。

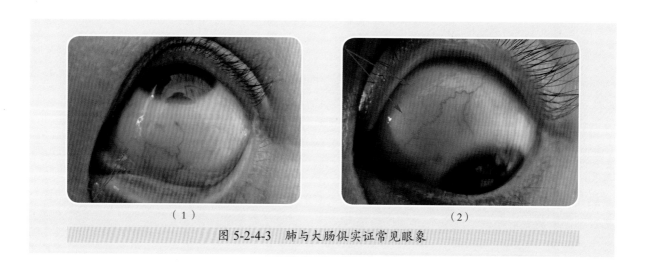

（1）　　　　　　　　　　　　　（2）

图 5-2-4-3　肺与大肠俱实证常见眼象

白睛肺部位与大肠部位紫红色斑，血脉黯红色、粗。按：白睛肺部位与大肠部位紫红色斑主肺与大肠高热盛实兼瘀证。白睛肺部位与大肠部位血脉黯红色、粗主肺与大肠气滞血瘀、实热亢盛证。综合辨析，此眼象表示肺与大肠高热盛实兼气滞血瘀证，属肺与大肠俱实证。

此外，上述眼象也可在肺部位、或大肠部位、或同时在肺与大肠部位呈现黄色斑、灰褐色斑、黄褐色斑，此类特征均主湿邪郁热证；可呈现黄点斑，主湿郁化热、气结证；可呈现黄条斑，主"湿""气"阻滞、郁热较重证；可呈现灰褐色结，主湿痰气郁热证；可呈现黄色丘，主痰浊郁热证；可呈现黄褐色丘，主痰热郁结重证；可呈现红褐色丘，主痰浊郁积热证，此属气血湿痰郁积化热、热结较重证候。以上均属肺与大肠俱实证候。

九、望目辨"肺燥腹泻证"

"肺燥腹泻证"指肺脏受实热燥邪侵袭而人体正气未衰，肺中实热下传大肠产生的证候。临床常见高热，咳喘气憋，鼻干，鼻翼煽张，咽干，口渴，腹痛，泄泻，舌红、苔厚，脉数等。西医学诊断的胃肠型感冒、感冒兼急性肠炎、急性大叶肺炎、急性小叶肺炎等患者。此证候多出现于秋季或干旱无雪的冬季。

望目辨"肺燥腹泻证"常见眼象：

白睛肺部位血脉红黯色、粗、进入大肠部位、并与大肠血脉相接；大肠部位黄点斑，血脉红黯色、粗。按：白睛肺部位血脉红黯色、粗主肺气滞血瘀、实热亢盛证。由于肺气滞血瘀、实热亢盛可呈现肺燥证，故本眼象可诊为肺燥证。白睛肺部位血脉进入大肠部位、并与大肠血脉相接主肺热严重影响大肠；白睛大肠部位黄点斑主大肠湿郁化热、气结证，而大肠湿郁化热、气结有可能导致腹泻。大肠部位血脉红黯色、粗主大肠气滞血瘀、实热亢盛证。综合辨析，此眼象可表示肺燥腹泻证。

白睛肺部位血脉红黯色、粗、进入大肠部位、并与大肠血脉相接；大肠部位黄条斑，血脉红黯色、粗。按：大肠部位黄条斑主大肠湿气阻滞、郁热较重证，而大肠湿气阻滞、郁热有可能导致腹泻。由于肺气滞血瘀、实热亢盛证可呈现肺燥证，大肠与肺相表里，故肺燥常影响大肠而形成大肠气滞血瘀、实热亢盛证。综合辨析，此眼象表示肺燥热影响大肠、大肠湿气阻滞、郁热腹泻证，故可诊为肺燥腹泻证。

从上述眼象可以看出，肺燥腹泻证常同时存在大肠湿郁化热、气结证。

十、望目辨"大肠与胃实热壅盛证"

"大肠与胃实热壅盛证"指胃腑燥热，导致大肠燥结的证候。临床常见胃脘灼热或疼痛，口渴能饮，口臭，大便秘结，口腔溃疡，牙龈肿痛，舌红、苔黄或黄厚，脉滑数等。小儿患病可兼见啼哭不止。

望目辨"大肠与胃实热壅盛证"常见眼象：

白睛胃部位血脉鲜红色、粗、浮，大肠部位血脉鲜红色、粗。按：白睛胃部位血脉鲜红色、粗、浮主胃热气滞血瘀、实热亢盛证。白睛大肠部位血脉鲜红色、粗主大肠气滞、实热亢盛证。综合辨析，此眼象表示大肠与胃实热壅盛证。

白睛胃部位血脉红黯色、粗、浮，大肠部位血脉鲜红色、粗。按：白睛胃部位血脉红黯色、粗、浮主胃热气滞血瘀、实热亢盛证。综合辨析，眼象表示大肠与胃实热壅盛证。此证血瘀重于上证。

白睛胃部位血脉黯红色、粗、浮，大肠部位血脉鲜红色、粗。按：白睛胃部位血脉黯红色、粗、浮主胃气滞血瘀实热证。综合辨析，此眼象表示大肠与胃实热壅盛证。此证血瘀重于上证。

十一、望目辨"大肠与胃实热壅盛忤心证"

"大肠与胃实热壅盛忤心证"指胃腑燥热，导致大肠燥热气结，热邪影响心神的证候。临床常见胃脘灼热或疼痛，高热，口渴引饮，口臭，大便秘结，口腔溃疡，牙龈肿痛，神昏，谵语，狂躁，舌红、苔黄或黄厚，脉滑数等。小儿患病则可兼见啼哭、或痉厥。

望目辨"大肠与胃实热壅盛忤心证"常见眼象：

白睛胃部位血脉鲜红色、粗、浮、进入心部位；大肠部位血脉鲜红色、粗、进入心部位；心部位紫红色斑，血脉鲜红色、粗。按：白睛胃部位血脉鲜红色、粗、浮主胃热气滞血瘀、实热亢盛证；白睛胃部位血脉进入心部位主胃病影响心，属胃忤心证。白睛大肠部位血脉鲜红色、粗主大肠实热亢盛、气滞证；白睛大肠部位血脉进入心部位主大肠病影响心，属大肠侮心证。心部位紫红色斑主心瘀血实热证；血脉鲜红色、粗主心实热亢盛、气滞证。综合辨析，此眼象表示大肠与胃实热壅盛忤心证。

白睛胃部位血脉鲜红色、粗、浮、进入心部位；大肠部位血脉鲜红色、粗、进入心部位；心部位黄色雾漫，血脉鲜红色、粗。按：心部位黄色雾漫主心湿浊郁热内风证。综合辨析，眼象表示大肠与胃实热壅盛忤心证。此证湿浊郁热内风明显。

白睛胃部位血脉鲜红色、粗、浮、进入心部位；大肠部位血脉鲜红色、粗、进入心部位；心部位红色雾漫，血脉鲜红色、粗。按：心部位红色雾漫主心热风证。综合辨析，此眼象表示大肠与胃实热壅盛忤心证。此证内热较著。

白睛胃部位血脉红黯色、粗、浮、进入心部位；大肠部位血脉鲜红色、粗、进入心部位；心部位黯红色雾漫，血脉鲜红色、粗、沉。按：白睛胃部位血脉红黯色、粗、浮、进入心部位主胃热气滞血瘀、实热亢盛；胃部位血脉进入心部位主胃病影响心，属胃忤心证。心部位黯红色雾漫主心热郁、血瘀内风证。白睛心部位血脉鲜红色、粗、沉主心实热亢盛、气滞证。综合辨析，此眼象表示大肠与胃实热壅盛忤心证。此证瘀热内风明显。

白睛胃部位血脉红黯色、粗、浮、进入心部位；大肠部位血脉红黯色、粗、进入心部位；心部位黯红色雾漫，血脉鲜红色、粗、沉、迂曲。按：白睛胃部位血脉红黯色、粗、浮、进入心部位主胃热气滞血瘀、实热亢盛，白睛胃部位血脉进入心部位主胃病影响心，属胃忤心证。心部位黯红色雾漫主心热郁、血瘀内风证。白睛心部位血脉鲜红色、粗、沉、迂曲主心实热亢盛、兼气滞心痛证。综合辨析，眼象表示大肠与胃实热壅盛忤心证。此证心痛明显。

第三节　望目辨大肠虚实夹杂证

一、望目辨"大肠气虚夹实证"

1. 望目辨"大肠气虚腑实证"

"大肠气虚腑实证"指大肠传送及再吸收能力减弱，导致大肠中燥矢滞积而呈现的证候。临床常见腹胀，便秘，脱肛，舌淡，苔白，脉虚或细等。西医学诊断的慢性结肠炎、慢性营养不良等患者常可见到此类证候。

望目辨"大肠气虚腑实证"常见眼象：

一侧白睛大肠部位血脉淡色、细、沉，另一侧白睛大肠部位血脉红黯色、粗。按：白睛大肠部位血脉淡色、细、沉主大肠气虚、气滞证。由于大肠严重气虚难以推动腹气下行，可导致气滞；而大肠血脉红黯色、粗主大肠内热气滞血瘀，影响大肠传送，从而形成腑实证。综合辨析，此眼象可表示大肠气虚腑实证（图5-2-4-4，唐某，男，41岁，2012-11-21）。

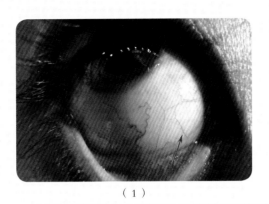
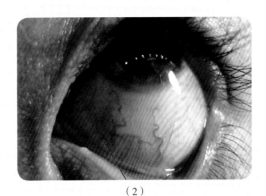

（1）　　　　　　　　　　　　　　　　　　（2）

图5-2-4-4　大肠气虚腑实证常见眼象

　　白睛大肠部位血脉淡色、粗、根虚，另一侧白睛大肠部位血脉红黯色、粗。按：白睛大肠部位血脉淡色、粗、根虚主大肠气虚气滞、血瘀证。综合辨析，眼象表示大肠气虚腑实证。此证气虚气滞重于上证。

　　白睛血脉无根表示的虚证重于白睛血脉根虚表示的虚证。

　　2. 望目辨"大肠气虚血瘀证"

　　"大肠气虚血瘀证"指大肠因气虚导致血瘀而形成的证候。由于大肠严重气虚难以推动腹气下行，可导致气滞，而气滞可导致血瘀。临床常见腹胀，腹痛，便秘，脱肛，舌淡、苔白，脉虚或细等。西医学诊断的慢性结肠炎、慢性营养不良等患者常可见到此类证候。

　　望目辨"大肠气虚血瘀证"常见眼象：

　　白睛大肠部位血脉淡黯色、细、沉。按：白睛大肠部位血脉淡黯色主大肠气虚血瘀证，可兼寒证。白睛血脉细、沉主较严重的虚证。综合辨析，此眼象表示大肠气虚血瘀证（图5-2-4-5，王某，女，46岁，2012-11-6）。

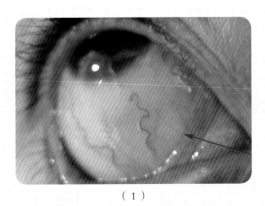
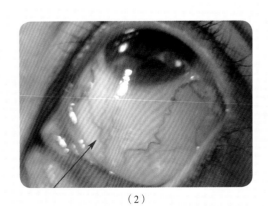

（1）　　　　　　　　　　　　　　　　　　（2）

图5-2-4-5　大肠气虚血瘀证常见眼象

白睛大肠部位血脉淡黯色、粗、根虚。按：白睛大肠部位血脉淡黯色、粗、根虚主大肠气虚气滞、血瘀证。

白睛大肠部位血脉淡黯色、粗、浮。按：白睛大肠部位血脉淡黯色、粗主大肠气虚血瘀兼寒证。白睛血脉粗、浮表示气虚血瘀明显。此证血瘀兼寒重于上证。

白睛大肠部位血脉淡黯色、粗、浮、根虚。按：白睛大肠部位血脉淡黯色、粗主大肠气虚血瘀兼寒证。白睛血脉根虚主虚证。综合辨析，此眼象表示大肠气虚、血瘀兼寒证。

白睛血脉无根表示的虚证重于白睛血脉根虚表示的虚证。

3. 望目辨"大肠气虚兼寒证"

望目辨"大肠虚寒证"常见眼象：

白睛大肠部位血脉淡黯色、细、沉。按：白睛血脉淡黯色、细、沉主虚寒证。白睛血脉特征出现于白睛大肠部位即主大肠虚寒证。

白睛大肠部位血脉淡蓝色、细、沉、无根。按：白睛血脉淡蓝色、细、沉、无根主气虚气滞寒证，故可诊为大肠虚寒证。同时，可从这一眼象中看出大肠虚寒证中，存在气滞证（图5-2-4-6，王某，女，46岁，2012-11-6）。

白睛大肠部位血脉淡蓝色、粗、浮、根虚。按：白睛血脉淡蓝色、粗、浮主气虚阳虚、寒瘀证；白睛根虚主虚证。白睛血脉特征出现于白睛大肠部位即主大肠气虚兼寒证。

白睛大肠部位血脉青色、细、根虚。按：白睛血脉青色、细主气滞寒证；白睛血脉根虚主虚

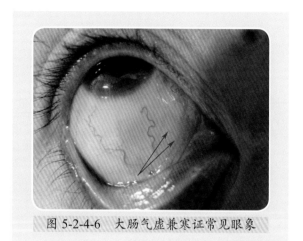

图 5-2-4-6　大肠气虚兼寒证常见眼象

证。综合辨析，此眼象表示大肠虚寒证。此证寒邪重于上证，且可从眼象看出大肠虚寒证兼有气滞证。

白睛大肠部位血脉青色、细、沉、根虚。按：白睛血脉青色、细、沉主气滞寒重证；白睛血脉根虚主虚证。综合辨析，此眼象表示大肠虚寒证。此证寒邪重于上证，且可从眼象看出大肠虚寒证兼有气滞证。

白睛血脉无根表示的虚证重于白睛血脉根虚表示的虚证。

4. 望目辨"胃气虚便秘证"

"胃气虚便秘证"指胃气虚而引发大便秘结的证候。因大便主要在大肠形成，故将此证列入"辨大肠虚实夹杂证"中记述。临床常见乏力，身重，腹胀，大便秘结，舌淡胖、苔厚或干厚，脉沉涩等。西医学诊断的慢性胃炎、慢性肠炎、肠结核等常可见到此证。

望目辨"胃气虚便秘证"常见眼象：

白睛胃部位血脉淡色、根虚，大肠部位血脉淡色、粗、浮、根虚。按：白睛血脉根虚主虚证，血脉淡色主气虚证，白睛胃部位血脉淡色、根虚主胃气虚证。白睛大肠部位血脉淡色、粗、浮、根虚主大肠气虚气滞血瘀证。由于大肠气虚气滞血瘀可形成便秘，故综合辨析，此眼象表示胃虚便秘证。

白睛胃部位血脉淡色、细、浮、根虚，大肠部位血脉淡色、粗、浮、根虚。按：白睛胃部位

血脉淡色、细、浮主严重胃气虚证。白睛大肠部位血脉淡色、浮、根虚主大肠气虚证,白睛血脉淡色、粗、浮、根虚主大肠气虚气滞血瘀证。由于大肠气虚气滞血瘀可形成便秘,故综合辨析,此眼象表示胃虚便秘证。

二、望目辨"大肠血虚腑实证"

"大肠血虚腑实证"指大肠血液减少,导致大肠枯燥,传送能力严重减弱而大肠燥矢滞积所呈现的证候。临床常见腹胀,便干而秘结,舌色粉、苔少,脉虚或虚细涩等。西医学诊断的慢性结肠炎、慢性营养不良等患者常可见到此类证候。

望目辨"大肠血虚腑实证"常见眼象:

白睛大肠部位血脉粉红色、粗。按:白睛大肠部位血脉粉红色、粗主大肠血虚气滞燥热证。由于大肠气滞燥热属大肠腑实证,故眼象表示大肠血虚腑实证。

白睛大肠部位血脉粉红色、粗、沉。按:白睛血脉粉红色、粗、沉主血虚气滞燥热证。由于大肠气滞燥热属大肠腑实证,故此眼象表示大肠血虚腑实证。此证气滞重于上证。

三、望目辨"大肠阴虚腑实证"

"大肠阴虚腑实证"指大肠血液及津液均少,导致大肠枯燥,传送能力严重减弱而大肠中燥矢滞积所呈现的证候。临床常见腹胀,便干而秘结,舌红而瘦、无苔,脉细数或沉细涩等。西医学诊断的慢性结肠炎、慢性营养不良等患者常可见到此类证候。

望目辨"大肠阴虚腑实证"常见眼象:

白睛大肠部位血脉殷红色、粗、根虚,大肠部位血脉细、沉。按:白睛血脉殷红色、粗、根虚主阴虚燥热、气滞证。大肠部位血脉细、沉主大肠气虚气滞证。综合辨析,由于大肠阴虚气滞燥热导致大肠腑实证,故眼象表示大肠阴虚腑实证。

白睛大肠部位血脉殷红色、粗、沉。按:白睛血脉殷红色、粗、沉主阴虚燥热、气滞证。由于大肠阴虚气滞燥热可以导致大肠腑实证,故眼象表示大肠阴虚腑实证。此证气滞重于上证。

四、望目辨"大肠阳虚腑实证"

"大肠阳虚腑实证"指大肠阳气不足,关门不畅,导致大肠枯燥,传送能力严重减弱而大肠中燥矢滞积所呈现的证候。临床常见腹胀,乏力,便干而秘结,舌淡或淡白、苔厚或白厚,脉虚或虚细涩等。西医学诊断的慢性结肠炎、慢性营养不良等患者常可见到此类证候。

望目辨"大肠阳虚腑实证"常见眼象:

白睛大肠部位血脉淡白色、粗、根虚。按:白睛大肠部位血脉淡白色、粗主大肠阳虚气滞血瘀证,血脉根虚主虚证。大肠严重阳虚气滞血瘀证可以由于难以推动腹气下行而导致腑实证。综合辨析,此眼象表示阳虚气滞血瘀证。由于大肠气滞血瘀属大肠腑实证,故眼象表示大肠阳虚腑实证。

白睛大肠部位血脉淡白色、粗、沉、根虚。按:白睛大肠部位血脉淡白色、沉主大肠阳虚较重证。白睛大肠部位血脉淡白色、粗主阳虚气滞血瘀证。综合辨析，眼象表示大肠阳虚、气滞血瘀证。由于大肠气滞血瘀属大肠腑实证，故眼象表示大肠阳虚腑实证。

白睛大肠部位血脉淡白色、细、沉、根虚。按：白睛血脉淡白色主阳气虚兼寒证，血脉淡白色、细、沉、根虚主严重阳虚兼寒证，白睛血脉特征出现于大肠部位即主严重的大肠阳虚兼寒证。大肠严重阳虚兼寒证除可以出现溏泻之外，亦可由于严重大肠阳虚难以推动腹气下行导致腑实证。综合辨析，眼象表示大肠阳虚腑实证。

白睛大肠部位血脉淡蓝色、粗、根虚。按：白睛大肠部位血脉淡蓝色、粗、根虚主大肠阳虚气滞、血瘀证。由于大肠阳虚气滞、血瘀难以推动腹气下行，从而形成腑实证。综合辨析，此眼象表示大肠阳虚腑实证。

白睛大肠部位血脉淡青色、粗、根虚。按：白睛大肠部位血脉淡青色、粗、根虚主大肠阳虚气滞、血瘀证。由于大肠阳虚气滞、血瘀难以推动腹气下行，从而形成腑实证。综合辨析，眼象表示大肠阳虚腑实证。此证阳虚气滞寒瘀重于上证。

白睛血脉无根表示的虚证重于白睛血脉根虚表示的虚证。

五、望目辨"脾阴虚、大肠血瘀证"

"脾阴虚、大肠血瘀证"指脾脏的血液、津液等阴液亏乏，同时存在血液瘀滞于大肠而形成的证候。临床常见脘腹热，口中津液减少，口唇干，或口渴，饥不欲食，消瘦，低热，大便干结、或大便色黑，舌红黯瘦、苔少，脉沉细或沉细涩等。

望目辨"脾阴虚、大肠血瘀证"常见眼象：

白睛脾部位血脉殷红色，大肠部位血脉黯粉色。按：白睛脾部位血脉殷红色主脾阴虚证。大肠部位血脉黯粉色主大肠血虚血瘀证。综合辨析，此眼象表示脾阴虚、大肠血瘀证（图 5-2-4-7，金某，男，32 岁，2012-11-5）。

白睛脾部位血脉殷红色，大肠部位黯色条形斑、血脉黯粉色。按：大肠部位黯色条形斑主血瘀证，血脉黯粉色主大肠血虚血瘀证。由于血属阴，脾部位血脉殷红色主阴虚，故综合辨析，此眼象表示脾阴虚、大肠血瘀证。

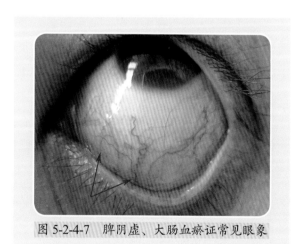

图 5-2-4-7　脾阴虚、大肠血瘀证常见眼象

白睛脾部位血脉殷红色，大肠部位黯色条形斑、黯色斑两侧淡白条，血脉黯粉色。按：大肠部位黯色条形斑两侧淡白条主血瘀夹湿证。综合辨析，此眼象表示脾阴虚、大肠血瘀证，且已同时存在血瘀夹湿证。

六、望目辨"肾与大肠气虚溏泻证"

"肾与大肠气虚溏泻证"指肾与大肠气虚，肾脏化水及大肠再吸收水液功能减弱，导致肾失固摄、大肠水湿过多而传导失常、固涩乏力，从而呈现大便溏泻的证候。临床常见腰酸，腹痛，腹胀，乏力，纳呆、食不消化，大便溏泻，舌淡或淡胖齿痕、苔厚或白厚，脉虚或虚细涩等。西医学诊断的慢性结肠炎、胃肠功能紊乱、慢性营养不良等患者常可见到此类证候。

望目辨"肾与大肠气虚溏泻证"常见眼象：

白睛肾部位血脉淡黯色、细、沉、血脉末端灰色泡，大肠部位无色水肿，血脉淡黯色、细、沉。按：白睛肾部位灰色泡主肾湿郁、气虚寒饮证，血脉淡黯色、细、沉主肾气虚寒证。大肠部位无色水肿主大肠气滞水湿郁积、水肿证，血脉淡黯色、细、沉主大肠气虚证。由于肾气虚寒导致大肠虚寒，大肠气虚导致溏泻，故综合辨析，此眼象表示肾与大肠气虚溏泻证（图5-2-4-8，李某，男，64岁，2012-10-29）。

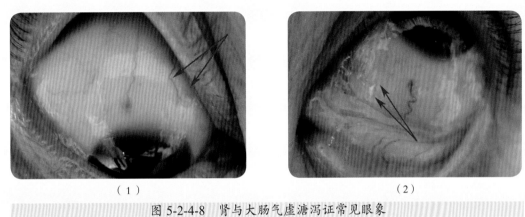

（1）　　　　　　　　　　　　　（2）

图 5-2-4-8　肾与大肠气虚溏泻证常见眼象

白睛肾与大肠部位血脉淡黯色、粗、浮、根虚。按：白睛血脉淡黯色、浮、根虚主气虚血瘀、气虚较著证，白睛血脉淡黯色、粗主气虚气滞血瘀兼寒证。综合辨析，眼象出现于肾与大肠部位，即表示肾与大肠部位气虚气滞血瘀寒证。由于肾与大肠气虚气滞血瘀寒证可致溏泻，故眼象可表示肾与大肠气虚溏泻证。此证血瘀重于上证，常可见"澼利"病状。

七、望目辨"肾与大肠阳虚便秘证"

"肾与大肠气阳虚便秘证"指肾阳虚，肾阳温煦脏腑功能不足，导致大肠阳虚引发传送能力严重减弱而大肠中燥矢滞积、大便秘结的证候。临床常见腰膝酸软，背寒，畏寒，小腹凉，全身乏力，大便干涩秘结，小便清长，脉虚细或虚大等。

望目辨"肾与大肠阳虚便秘证"常见眼象：

白睛肾与大肠部位血脉淡白色、细、沉、根虚。按：白睛血脉淡白色主阳气虚兼寒证，血脉淡白色、细、沉、根虚主阳虚兼寒证，白睛血脉特征出现于肾与大肠部位即主严重的肾与大肠阳虚兼寒证。大肠严重阳虚兼寒证除可以出现溏泻之外，亦可由于严重大肠阳虚难以推动腹气下行而导致便秘证。综合辨析，此眼象表示肾与大肠阳虚便秘证。

白睛肾与大肠部位血脉淡白色、粗、根虚。按：白睛血脉淡白色、粗主阳虚气滞血瘀证，白睛血脉根虚则虚证尤重。白睛血脉特征出现于肾与大肠部位即主严重的肾与大肠阳虚气滞血瘀证。大肠严重阳虚气滞血瘀证可以由于难以推动腹气下行而导致便秘证。

白睛肾与大肠部位血脉淡蓝色、粗、根虚。按：白睛肾与大肠部位血脉淡蓝色、粗、根虚主肾与大肠阳虚气滞、血瘀证。此证阳虚重于上证，并兼寒证。

白睛肾与大肠部位血脉淡青色、粗、根虚。按：白睛肾与大肠部位血脉淡青色、粗、根虚主肾与大肠阳虚气滞、寒瘀证。此证阳虚气滞寒瘀重于上证。

白睛肾与大肠部位血脉蓝色、粗、根虚。按：白睛肾与大肠部位血脉蓝色、粗、根虚主肾与大肠阳虚气滞、寒瘀证，可兼痛证。此证阳虚气滞寒瘀重于上证。

白睛血脉无根表示的虚证重于白睛血脉根虚表示的虚证。

从以上眼象可知，肾与大肠阳虚便秘证除阳虚之外，尚多兼有气滞血瘀，并与气虚有一定关系。因此，医家在治疗肾阳虚证时，尚宜考虑气虚气滞血瘀因素。这一眼象特征可为我们临床时立法、处方、遣药提供重要参考。

八、望目辨"胃阴虚、肾与大肠气虚血瘀证"

"胃阴虚、肾与大肠气虚血瘀证"指胃阴虚，同时存在肾与大肠气虚血瘀而形成的证候。

望目辨"胃阴虚、肾与大肠气虚血瘀证"常见眼象：

白睛胃部位血脉殷红色、根虚；大肠部位黯色斑，血脉淡黯色、细、沉；肾部位黯色斑，血脉淡色、细、沉。按：白睛胃部位血脉殷红色、根虚主胃阴虚证。白睛大肠部位黯色斑主大肠血瘀证，血脉淡黯色、细、沉主大肠气虚血瘀证。肾部位黯色斑主肾血瘀证，血脉淡色、细、沉主肾气虚证。综合辨析，此眼象表示"胃阴虚、肾与大肠气虚血瘀证"。

白睛胃部位血脉殷红色、根虚；大肠部位黯色斑，血脉淡黯色、细、沉；肾部位黯色斑、血脉淡黯色、细、沉。按：白睛胃部位血脉殷红色、根虚主胃阴虚证。白睛大肠部位黯色斑主大肠血瘀证，血脉淡黯色、细、沉主严重大肠气虚血瘀证。肾部位黯色斑主肾血瘀证，血脉淡黯色主肾气虚血瘀证。综合辨析，此眼象表示胃阴虚、肾与大肠气虚血瘀证（图5-2-4-9，李某，女，35岁，2012-11-12）。

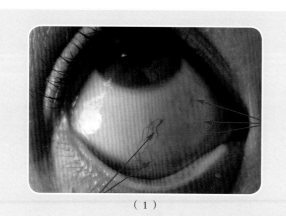
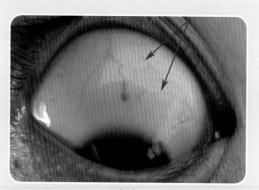

（1）　　　　　　　　　　　（2）

图 5-2-4-9　胃阴虚、肾与大肠气虚血瘀证常见眼象

第五章　望目辨膀胱腑证候

第一节　望目辨膀胱虚证

一、望目辨"膀胱气虚证"

"膀胱气"指膀胱腑的功能。"膀胱气虚证"指膀胱腑功能不足引发的证候。临床常见尿频，尿量多，遗尿，面色黯，胫酸，舌淡、苔白，尺脉弱等。

望目辨"膀胱气虚证"常见眼象：

白睛膀胱部位血脉淡色、细。按：白睛血脉淡色主气虚证，血脉淡色、细也主气虚证。当这些血脉特征出现于膀胱部位时，即表示膀胱气虚证（图5-2-5-1，胥某，男，40岁，2012-4-3）。

白睛膀胱部位血脉淡色、细、根虚。按：白睛膀胱部位血脉根虚亦主虚证。综合辨析，此眼象表示膀胱气虚重于上证。

白睛膀胱部位血脉淡色、细、浮、根虚。按：白睛血脉淡色、细、浮主严重气虚证，白睛血脉根虚亦主虚证。综合辨析，此眼象表示膀胱

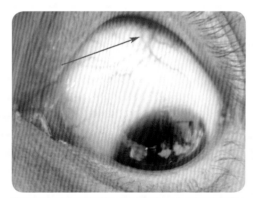

图5-2-5-1　膀胱气虚证常见眼象

气虚证。此外，若膀胱部位血脉末端有黯色点则主膀胱气虚兼瘀证。

白睛血脉无根表示的虚证重于白睛血脉根虚表示的虚证。

二、望目辨"膀胱阳虚证"

"膀胱阳虚证"指膀胱阳气不足而呈现的证候。临床常见小腹痛引腰背，小腹凉，夜尿多，遗尿，尿频，尿急，尿量多而色清，或余沥不尽，足胫转筋，恶风，外踝后部疼痛，耳聋，小腹拘集，尿闭，舌淡、苔薄白润，尺脉沉迟、或尺脉沉细等。

望目辨"膀胱阳虚证"常见眼象：

白睛膀胱部位血脉淡白色、细、沉、根虚。按：白睛膀胱部位血脉淡白色主膀胱阳虚寒证，白睛血脉细、沉、根虚主较严重的虚寒证。综合辨析，此眼象表示膀胱阳虚证。

白睛膀胱部位血脉淡蓝色、细、沉、根虚或无根。按：白睛血脉淡蓝色主轻微寒瘀证，可兼

轻微痛证，这是由于轻微寒证也可使脏腑血液运行缓慢，而形成瘀滞。白睛膀胱部位血脉淡蓝色主膀胱寒瘀证，血脉细、沉主膀胱阳虚证。综合辨析，此眼象表示膀胱阳虚、血瘀证。此证寒瘀重于上证。

白睛膀胱部位黯色弧形斑，血脉淡青色、细、沉、根虚、迂曲。按：白睛膀胱部位黯色弧形斑主较长期演变的膀胱血瘀证，血脉淡青色、细、沉、根虚主较严重的膀胱阳虚证。综合辨析，眼象表示膀胱阳虚证。此证膀胱阳虚寒证明显。

白睛膀胱部位黯色弧形斑、血脉青色、细、沉、迂曲、根虚。按：白睛膀胱部位血脉青色、细、沉、根虚主严重的膀胱阳虚证。白睛膀胱部位血脉迂曲主膀胱疼痛证。综合辨析，眼象表示膀胱阳虚证。此证虚寒重于上证。

白睛血脉无根表示的虚证重于根虚表示的虚证。

从以上眼象特征可以看出，虽然名之曰"膀胱阳虚证"，但实质病变并非仅仅在膀胱阳虚，而是与血瘀病变紧密相关。这一眼象特征为我们临床时立法、处方、遣药提供重要参考。

三、望目辨"肾与膀胱俱虚证"

"肾与膀胱俱虚证"指肾脏与膀胱腑同时出现功能不足而引发的证候。此证以肾与膀胱气虚为主，严重时则兼见阳虚。临床常见腰膝酸软，背寒，小腹痛，尿频，多尿，健忘，性欲淡漠，或心痛，或便溏、洞泻，尺脉弱等。

望目辨"肾与膀胱俱虚证"常见眼象：

白睛肾与膀胱部位血脉淡色、细。按：白睛血脉淡色主气虚证，血脉淡色、细也主气虚证，当这些血脉特征出现于肾与膀胱部位时，即表示肾与膀胱俱虚证。

白睛肾与膀胱部位血脉淡色、细、浮、根虚。按：白睛血脉淡色、细、浮主严重气虚证，血脉根虚亦主虚证。综合辨析，此眼象表示肾与膀胱俱虚证。

白睛肾与膀胱部位血脉淡色、粗、浮、根虚。按：白睛血脉淡色、粗、浮主严重气虚兼气滞血瘀证，血脉根虚亦主虚证。综合辨析，此眼象表示肾与膀胱俱虚证，但此证兼气滞血瘀证。

白睛肾与膀胱部位血脉淡白色、细、浮、根虚。按：白睛膀胱部位血脉淡白色主膀胱阳虚寒证，血脉淡白色、细、浮主较严重的阳虚证。综合辨析，此眼象表示肾与膀胱兼具气虚和阳虚证。

白睛肾与膀胱部位血脉淡蓝色、粗、浮、根虚。按：白睛血脉淡蓝色、粗、浮主气虚气滞、阳虚寒瘀证，白睛血脉特征出现于肾与膀胱部位即主肾与膀胱俱虚证。此证气虚、阳虚、气滞血瘀均著，且寒瘀重于上证。

白睛血脉无根表示的虚证重于白睛血脉根虚表示的虚证。

第二节　望目辨膀胱实证

一、望目辨"膀胱湿热证"

"膀胱湿热证"指膀胱腑受湿热病邪侵袭，或膀胱湿邪蕴热，邪气盛实，但正气未虚而形成的证候。临床常见小腹胀痛、或拘集、或拘集掣及阴部，尿急，尿频，尿热，尿涩，甚则尿少或尿闭，尿浑浊或色黄赤，或尿血，或尿中有砂石，尿液检查异常，舌红、苔白厚或黄腻，脉滑数等。西医学诊断的急性膀胱炎、尿道炎、膀胱结石、膀胱癌等病常可见到此类证候。

望目辨"膀胱湿热证"常见眼象：

白睛膀胱部位灰褐色斑，血脉红黯色。按：白睛膀胱部位灰褐色斑主膀胱湿邪郁热证。白睛膀胱部位血脉红黯色主膀胱血郁热瘀实热证。综合辨析，此眼象表示膀胱湿邪郁热、血瘀实热证。

白睛膀胱部位黄点斑，血脉红黯色。按：白睛膀胱部位黄点斑主膀胱湿郁化热、气结证。综合辨析，此眼象表示膀胱湿郁化热、热瘀实热气结证。

白睛膀胱部位黄褐色点状斑，膀胱部位血脉红黯色。按：白睛膀胱部位黄褐色点状斑主膀胱湿浊郁热、气结证。综合辨析，此眼象表示膀胱湿浊郁热、血瘀实热气结证。此证湿浊郁热重于上证。

白睛膀胱部位黄褐色点状斑，膀胱部位血脉黯红色。按：白睛膀胱部位血脉黯红色主膀胱血瘀实热证。综合辨析，此眼象表示膀胱湿浊郁热、血瘀实热气结证，属膀胱实热证。此证湿浊郁热重于上证。

白睛膀胱部位黄褐色絮状斑，膀胱部位血脉红黯色、沉。按：白睛膀胱部位黄褐色絮状斑主膀胱湿阻瘀热证，血脉红黯色主膀胱血瘀实热证（图5-2-5-2，任某，男，62岁，2012-12-7）。

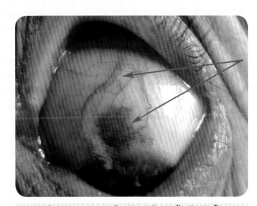

图5-2-5-2　膀胱湿热证常见眼象

二、望目辨"膀胱实热证"

此处"膀胱实热证"专指由膀胱痰气郁结、血瘀而形成的实热证候。临床常见小腹胀痛、或拘集、或拘集掣及阴部，尿急，尿频，尿热，尿涩，甚则尿少或尿闭，尿血，或尿中有砂石，尿液检查异常，舌红、苔白厚或黄腻，脉滑数等。西医学诊断的急性膀胱炎、尿道炎、膀胱结石、膀胱癌等病可见到此类证候。

望目辨"膀胱实热证"常见眼象:

白睛膀胱部位血脉红黯色。按:白睛膀胱部位血脉红黯色主膀胱血瘀实热证(图5-2-5-3,于某,男,43岁,2013-1-15)。

白睛膀胱部位血脉红黯色、血脉前端灰褐色空心岛。按:白睛膀胱部位黯红色血脉前端灰褐色空心岛主膀胱气郁痰热兼风证。此证较前严重。

白睛膀胱部位灰褐色实体结、血脉黯红色。按:白睛膀胱部位灰褐色实体结主膀胱湿痰气郁热证。综合辨析,此眼象表示膀胱湿痰气郁、血瘀实热证。

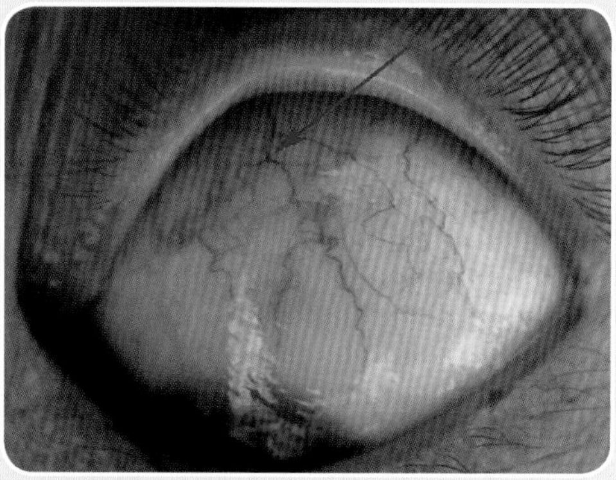

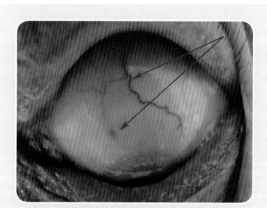

图 5-2-5-3　膀胱实热证常见眼象

三、望目辨"膀胱痰瘀气结、热证"

"膀胱痰瘀气结、热证"此指痰邪与瘀血使膀胱气机郁结,导致气血运行障碍并呈现热象而形成的证候。临床常见小腹部胀,尿频,尿少,尿等待,甚至尿痛,残余尿量过多,舌黯、苔厚,脉弦或弦数等。西医学诊断的膀胱炎、膀胱结石、输尿管结石、前列腺增生、前列腺炎、尿道炎等。

望目辨"膀胱痰瘀气结、热证"常见眼象:白睛膀胱部位孤立黯灰色实体结、血脉红黯色。按:白睛膀胱部位孤立黯灰色实体结主膀胱湿郁气结兼瘀证(图5-2-5-4,虎某,男,79岁,2013-1-15)。

图 5-2-5-4　膀胱痰瘀气结、热证常见眼象

四、望目辨"肝热下移膀胱证"

"肝热下移膀胱证"指热邪或湿热病邪侵扰肝脏,阻滞膀胱气化机能而形成的证候。临床常见烦热、外阴肿痛、小便淋涩疼痛如刺,舌边尖红、苔白厚,脉滑数。从西医学角度看,急性膀胱炎、尿道炎、膀胱结石、输尿管结石、膀胱癌等病常可见到此类证候。

望目辨"肝热下移膀胱证"常见眼象:

白睛肝部位血脉红黯色、粗、指向或进入膀胱部位,白睛膀胱部位血脉红黯色。按:白睛肝部位血脉红黯色、粗主肝气滞血瘀、实热较重证;肝部位血脉指向膀胱部位主肝病将影响膀胱,若已进入膀胱部位主肝病影响膀胱。综合辨析,此眼象表示肝热将下移膀胱证,或肝热下移膀胱证。此

证属于肝忤膀胱。

　　白睛肝部位血脉红黯色、粗、指向或进入膀胱部位，白睛膀胱部位血脉红黯色、粗。按：白晴膀胱部位血脉红黯色、粗主膀胱气滞血瘀、实热重证。综合辨析，此眼象表示膀胱气滞血瘀重于上证。

　　白睛肝部位血脉红黯色、粗、指向或进入膀胱部位，白睛膀胱部位血脉红黯色、粗、沉。按：白晴膀胱部位血脉红黯色、粗、沉主膀胱热郁、气滞血瘀、实热重证。综合辨析，此眼象表示膀胱热郁重于上证。

　　白睛肝部位黄色丘，血脉红黯色、粗，指向或进入膀胱部位；白睛膀胱部位黄色斑、血脉红黯色、粗。按：白睛肝部位黄色丘主肝脏痰浊郁热证。白晴膀胱部位黄色斑主膀胱湿邪郁热证。综合辨析，此眼象表示膀胱气滞血瘀重于上证。

　　白睛肝部位黄色丘，血脉红黯色、粗，指向或进入膀胱部位；白睛膀胱部位黄色斑、血脉红黯色、浮。按：白晴膀胱部位血脉红黯色、浮主膀胱血郁、瘀血实热重证。综合辨析，此眼象表示膀胱血瘀重于上证。

　　白睛肝部位黄色丘，血脉红黯色、粗、指向或进入膀胱部位；白睛膀胱部位黄褐色斑、血脉红黯色、浮。按：白晴膀胱部位黄褐色斑主膀胱湿浊郁热证。综合辨析，此眼象表示膀胱血郁、瘀血、湿浊郁热、实热重。

　　白睛肝部位黄色丘，血脉红黯色、粗、指向或进入膀胱部位；白睛膀胱部位黄褐色斑、血脉红黯色、粗、浮。按：白晴膀胱部位血脉红黯色、粗、浮主膀胱气滞血郁、瘀血实热亢盛证。综合辨析，此眼象表示肝热下移膀胱重证。

　　白睛肝部位底色黄色，血脉红黯色、指向膀胱部位；白睛膀胱部位底色红黯色、血脉红黯色，血脉末端黯色点。按：白睛肝部位底色黄色主肝脏湿热郁积证。白晴膀胱部位底色红黯色主膀胱热证，血脉红黯色主膀胱实热瘀血证，血脉末端黯色点主膀胱气滞血瘀而以血瘀为主的证。综合辨析，此眼象表示肝热下移膀胱证（图 5-2-5-5，彭某，女，34 岁，2012-12-25）。

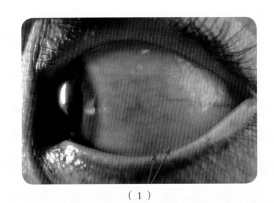 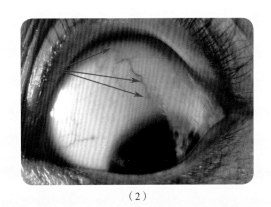

（1）　　　　　　　　　　　　　　　　（2）

图 5-2-5-5　肝热下移膀胱证常见眼象

五、望目辨"肝郁膀胱湿热证"

"肝郁膀胱湿热证"指由于肝郁而形成的膀胱湿热证候。临床常见患者胁下胀满、疼痛，牵及小腹、烦热，外阴肿痛，小便淋涩疼痛如刺，舌黯红、苔厚或黄厚，脉弦数、或沉弦数等。西医学诊断的急性膀胱炎、尿道炎、膀胱结石、输尿管结石、膀胱癌等病常可见到此类证候。

望目辨"肝郁膀胱湿热证"常见眼象：

白睛肝部位血脉红黯色、粗、弯钩，白睛膀胱部位灰褐色斑、血脉红黯色。按：白睛肝部位血脉红黯色、粗、弯钩主肝郁气滞血瘀、实热重证。白睛膀胱部位灰褐色斑主膀胱湿邪郁热证，血脉红黯色主膀胱血郁热瘀实热证，总体为膀胱湿邪郁热证。综合辨析，此眼象表示肝郁膀胱湿热证。

白睛肝部位血脉红黯色、粗、弯钩，白睛膀胱部位无色水肿、血脉红黯色。按：白睛膀胱部位无色水肿主膀胱气滞水湿郁积、水肿证。综合辨析，此眼象表示肝郁膀胱湿热证（图 5-2-5-6，张某，男，29 岁，2012-2-13）。

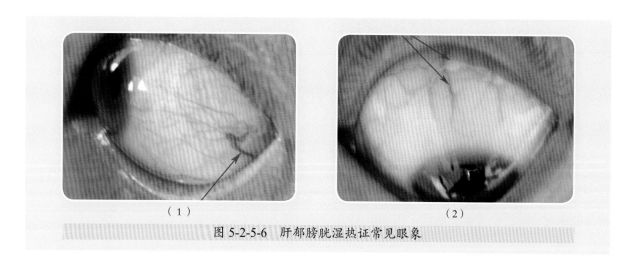

（1） （2）

图 5-2-5-6　肝郁膀胱湿热证常见眼象

白睛肝部位血脉红黯色、粗、沉、弯钩；膀胱部位黄点斑，白睛血脉红黯色、粗、沉。按：白睛肝部位血脉红黯色、粗、沉主肝热郁、气滞血瘀、实热重证。白睛膀胱部位黄点斑主膀胱湿郁化热、气结证，血脉红黯色、粗、沉主膀胱气滞血郁、热瘀实证。综合辨析，此眼象表示肝郁膀胱湿热证。

白睛肝部位血脉红黯色、粗、沉、弯钩；白睛膀胱部位黄褐色点状斑，膀胱部位血脉红黯色。按：白睛膀胱部位黄褐色点状斑主膀胱湿浊郁热、气结证。综合辨析，眼象表示肝郁膀胱湿热证。此证湿浊郁热重于上证。

白睛肝部位黄色丘，血脉红黯色、粗、沉、弯钩；白睛膀胱部位黄褐色点状斑，血脉红黯色、粗、沉。按：白睛肝部位黄色丘主肝痰浊郁热证，白睛膀胱部位血脉黯红色、粗、沉主膀胱气滞血瘀、实热重证。综合辨析，眼象表示肝郁膀胱湿热证。此证湿浊郁热重于上证。

六、望目辨"肾与膀胱湿热证"

"肾与膀胱湿热证"指肾与膀胱受湿热病邪侵袭、或湿邪蕴积化热，邪气盛实、但正气未虚而形成的证候。临床常见腰痛，身重，头晕或昏，小腹胀痛，尿急，尿频，尿热，尿涩，甚则尿少或尿闭，尿浑浊或色赤，或尿血，或有砂石，尿液检查异常，舌红、苔黄腻，脉滑数等。西医学诊断的肾盂炎、膀胱炎、输尿管炎、泌尿系结石等病常可见到此类证候。

望目辨"肾与膀胱湿热证"常见眼象：

白睛肾与膀胱部位灰褐色斑、血脉红黯色。按：白睛肾与膀胱部位灰褐色斑主肾与膀胱湿邪郁热证。白睛肾与膀胱部位血脉红黯色主肾与膀胱血郁热瘀实热证。综合辨析，此眼象表示肾与膀胱湿邪郁热、血瘀实热证。

白睛肾与膀胱部位黄点斑，血脉红黯色。按：白睛肾与膀胱部位黄点斑主肾与膀胱湿郁化热、气结证，血脉红黯色主肾与膀胱血郁热瘀实热证。综合辨析，此眼象表示肾与膀胱湿郁化热、热瘀实热气结证（图5-2-5-7，蔺某，男，29岁，2012-2-6）。

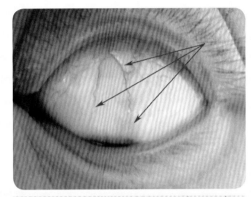

图 5-2-5-7　肾与膀胱湿热证常见眼象

白睛肾与膀胱部位黄褐色点状斑，血脉红黯色。按：白睛肾与膀胱部位黄褐色点状斑主肾与膀胱湿浊郁热、气结证。综合辨析，眼象表示肾与膀胱湿浊郁热、血瘀实热气结证。此证湿浊郁热重于上证。

七、望目辨"肾与膀胱实热证"

"肾与膀胱实热证"专指由膀胱痰气郁结、血瘀而形成的实热证候。临床常见小腹胀痛，或拘集，或拘集掣及阴部，尿急，尿频，尿热，尿涩，甚则尿少或尿闭，尿血，或尿中有砂石，尿液检查异常，舌红、苔白厚或黄腻，脉滑数等。西医学诊断的急性膀胱炎、输尿管炎、尿道炎、泌尿系结石（如肾结石、膀胱结石、输尿管结石）以及膀胱癌等病可见到此类证候。

望目辨"肾与膀胱实热证"常见眼象：

白睛肾与膀胱部位灰褐色实体结，血脉黯红色。按：白睛肾与膀胱部位灰褐色实体结主肾与膀胱湿痰气郁热证。白睛肾与膀胱部位血脉黯红色主肾与膀胱血瘀实热证。综合辨析，眼象表示肾与膀胱湿痰气郁、血瘀实热证，属肾与膀胱实热证。此证湿痰郁热严重（图5-2-5-8，陈某，男，50岁，2011-12-30）。

白睛肾与膀胱部位血脉黯红色、血脉前端灰褐色空心岛。按：白睛肾与膀胱部位血脉黯红色主肾与膀胱血瘀实热证。白睛肾与膀胱部位黯红色血脉前端灰褐色空心岛主肾与膀胱气郁痰热兼风证。此属"膀胱气滞、气郁湿痰郁热兼风证"，属肾与膀胱实热证。

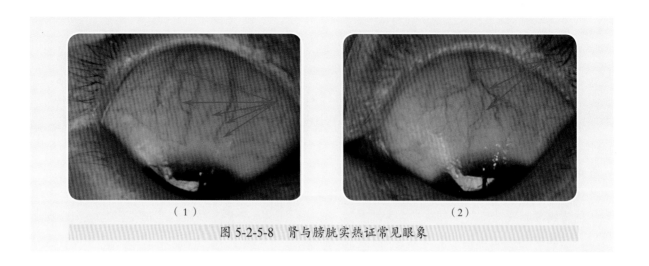

（1）　　　　　　　　　　　（2）

图 5-2-5-8　肾与膀胱实热证常见眼象

八、望目辨"胆郁膀胱湿热证"

"胆郁膀胱湿热证"指由于胆郁而形成的膀胱湿热证候。临床常见患者右胁下胀满、疼痛，牵及小腹，烦热，外阴肿痛，小便淋涩疼痛如刺，舌黯红、苔厚或黄厚，脉弦数、或沉弦数等。西医学诊断的急性膀胱炎、尿道炎、膀胱结石、膀胱癌、高血压等病常可见到此类证候。

望目辨"胆郁膀胱湿热证"常见眼象：

白睛金黄色；胆部位灰白色丘，血脉红黯色、粗、弯钩；白睛膀胱部位淡黄色泡，血脉红黯色、血脉末端灰色点。按：白睛胆部位金黄色主湿热郁阻肝胆证，灰白色丘主胆湿痰气郁证，血脉红黯色、粗、弯钩主胆郁气滞血瘀、实热亢盛证。白睛膀胱部位淡黄色泡主膀胱饮邪郁热证，血脉红黯色主膀胱血郁、热瘀实热证，膀胱部位血脉红黯色、连接灰色点主膀胱气滞湿郁证。综合辨析，此眼象表示胆郁膀胱湿热证（图 5-2-5-9，张某，女，64 岁，2011-9-28）。

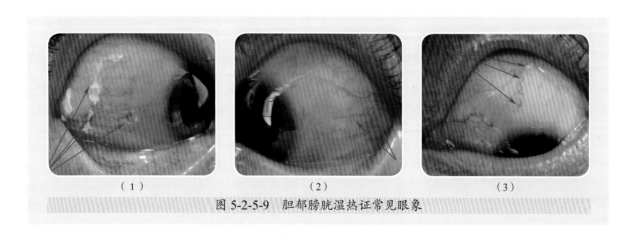

（1）　　　　　　　　　（2）　　　　　　　　　（3）

图 5-2-5-9　胆郁膀胱湿热证常见眼象

白睛金黄色；胆部位灰白色丘，血脉红黯色、粗、弯钩；白睛膀胱部位血脉红黯色，血脉末端灰褐色斑。按：白睛膀胱部位灰褐色斑主膀胱湿邪郁热证。综合辨析，此眼象表示胆郁膀胱湿热证。

第三节　望目辨膀胱虚实夹杂证

一、望目辨"膀胱气虚湿热证"

"膀胱气虚湿热证"指膀胱气虚不能完成气化作用，并感受湿邪，湿邪郁而化热所形成的证候。临床常见乏力，排尿缓慢或困难，尿涩，尿急，尿潴留，小腹胀满，舌淡，苔白厚，脉细数等。

望目辨"膀胱气虚湿热证"常见眼象：

白睛膀胱部位淡黄色斑，血脉淡色。按：白睛膀胱部位淡黄色斑主膀胱湿邪郁热证，血脉淡色主膀胱气虚证。综合辨析，此眼象表示膀胱气虚湿热证。

白睛膀胱部位血脉淡色、细，血脉末端淡黄色斑。按：白睛膀胱部位血脉淡色、细主膀胱气虚证，血脉末端淡黄色斑主膀胱湿邪郁热证。综合辨析，此眼象表示"膀胱气虚湿热证"，但此证气虚重于上证。

白睛膀胱部位血脉淡色、细、沉、血脉末端淡黄色斑。按：白睛膀胱部位白睛血脉淡色、细、沉主膀胱气虚证，血脉末端淡黄色斑主膀胱湿邪郁热轻证。综合辨析，眼象表示膀胱气虚湿热证，此证气虚更重于上证（图5-2-5-10，蔺某，男，29岁，2012-1-2）。

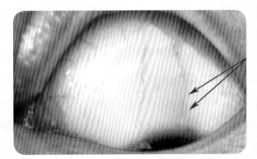

图 5-2-5-10　膀胱气虚湿热证常见眼象

二、望目辨"膀胱气虚、胆阴虚、胆郁湿阻证"

"膀胱气虚、胆阴虚、胆郁湿阻证"指膀胱气虚，同时存在胆阴虚、胆郁湿阻状态而形成的证候。临床可见小腹作胀，尿意频仍，夜尿多，形寒肢冷，面色㿠白，乏力，气短，困倦，懒言，口干苦，胁胀闷，舌淡红黯，苔白厚，脉细滑、尺脉弱，或脉沉细迟等。

望目辨"膀胱气虚、胆阴虚、胆郁湿阻证"常见眼象：

白睛膀胱部位淡白色，血脉淡色、浮；胆部位淡白色泡，血脉殷红色、弯钩。按：白睛膀胱部位淡白色主膀胱气虚致虚寒证，血脉淡色、浮主膀胱气虚证，当与白睛膀胱部位淡白色同时出现时，则主膀胱气虚明显。白睛胆部位淡白色泡主胆腑严重气虚、阳虚、饮邪郁积寒证，血脉殷红色、弯钩主胆阴虚、胆郁证。综合辨析，此眼象表示膀胱气虚、胆阴虚、胆郁湿阻证。

白睛膀胱部位底色淡白色，血脉淡色、细、沉；胆部位淡白色泡，血脉殷红色、弯钩。按：白睛膀胱部位血脉淡色、细、沉主膀胱气虚证，当与白睛膀胱部位底色淡白色同时出现时，则主膀胱气虚严重。综合辨析，此眼象表示膀胱气虚、胆阴虚、胆郁湿阻证。（图5-2-5-11，路某，男，42岁，2013-1-25）。

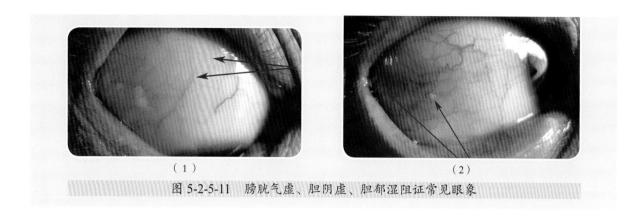

（1）　　　　　　　　　　　　　（2）

图 5-2-5-11　膀胱气虚、胆阴虚、胆郁湿阻证常见眼象

三、望目辨"胆阴虚、胆郁、膀胱虚寒证"

"胆阴虚、胆郁、膀胱虚寒证"指由于胆阴虚、胆郁并同时存在膀胱虚寒证而共同构成的复杂证候。临床常见潮热，口苦，口干，胁下胀满、疼痛，牵及小腹，尿等待，尿不尽感，尿道口可有白色液体，舌淡红或淡黯、或颤，苔白，脉弦、或弦数、或弦紧等。西医学诊断的前列腺炎、结核性膀胱炎等病常可见到此类证候。

望目辨"胆阴虚、胆郁、膀胱虚寒证"常见眼象：白睛胆部位血脉殷红色、粗、结花，另一目胆部位血脉殷红色、粗、弯钩；膀胱部位血脉淡色、细、沉。按：白睛胆部位血脉殷红色、粗、结花主胆阴虚燥热、气郁气滞，病势缠绵，反复曲折。胆部位血脉殷红色、粗、弯钩主胆阴虚、胆郁证。白睛膀胱部位血脉淡色、细、沉主膀胱气虚，可兼寒证。综合辨析，此眼象表示胆阴虚、胆郁、膀胱气虚寒瘀证（图 5-2-5-12，张某，男，24 岁，2013-1-25）。

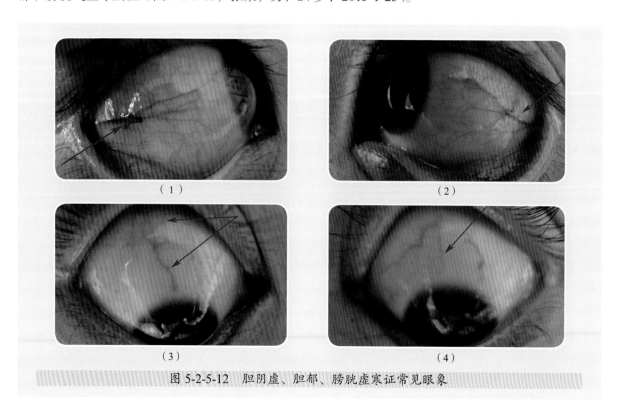

（1）　　　　　　　　　　　　　（2）

（3）　　　　　　　　　　　　　（4）

图 5-2-5-12　胆阴虚、胆郁、膀胱虚寒证常见眼象

四、望目辨"肝胆阴虚、湿郁、膀胱湿热血瘀证"

"肝胆阴虚、湿郁、膀胱湿热血瘀证"指肝阴虚和胆阴虚，湿邪郁阻气机导致膀胱湿热并形成血瘀而构成的证候。临床可见乏力，入眠难，腰酸，射精快，尿热，尿不尽，或尿涩，尿痛，脘腹胀或小腹胀，舌红略黯、苔白，脉滑或细滑数等。西医学诊断的膀胱炎、尿道炎、前列腺炎、泌尿系统结核病、性功能障碍等常见此类证候。

望目辨"肝胆阴虚、湿郁、膀胱湿热血瘀证"常见眼象：

白睛肝胆部位淡红色水肿、灰色泡，血脉殷红色；膀胱部位血脉红黯色、血脉末端黯色斑。按：白睛肝胆部位淡红色水肿主肝胆湿阻蕴热、出血或水肿较轻证候，灰色泡主肝胆湿郁、气虚寒饮证，血脉殷红色主肝胆阴虚证。膀胱部位血脉红黯色主膀胱瘀血热证，血脉末端黯色斑主瘀血证。综合辨析，此眼象表示"肝胆阴虚、湿郁、膀胱湿热血瘀证"（图 5-2-5-13，李某，男，28 岁，2012-8-7）。

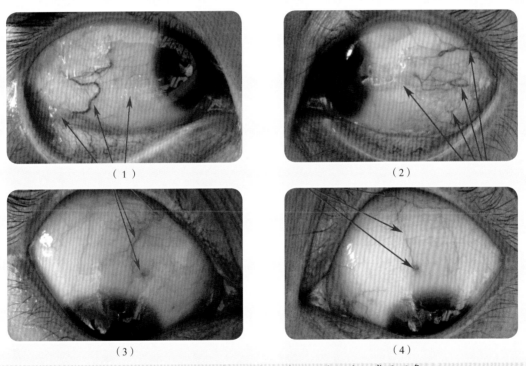

（1）　　　　　　　　　　　　　　　（2）

（3）　　　　　　　　　　　　　　　（4）

图 5-2-5-13　肝胆阴虚、湿郁、膀胱湿热血瘀证常见眼象

五、望目辨"肾与膀胱气虚血瘀证"

"肾与膀胱气虚血瘀证"指肾脏与膀胱腑同时出现气虚血瘀而引发的证候。临床常见腰膝酸软、冷痛，背寒，小腹痛，尿频，多尿，健忘，心痛，或便溏，洞泻，性欲淡漠，或月经异常，舌淡或淡黯，尺脉弱或沉弱等。

　　望目辨"肾与膀胱气虚血瘀证"常见眼象：

　　白睛肾、膀胱部位黯色斑，血脉淡色、细。按：白睛肾、膀胱部位黯色斑主肾、膀胱血瘀证，血脉淡色、细主气虚证。综合辨析，此眼象表示肾与膀胱气虚血瘀证（图5-2-5-14，黄某，女，41岁，2012-4-17）。

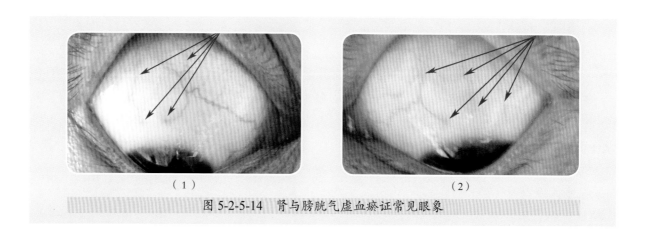

图 5-2-5-14　肾与膀胱气虚血瘀证常见眼象

　　白睛肾、膀胱部位黯色斑，血脉淡色、细、无根。按：白睛血脉淡色、细、无根主肾与膀胱气虚血瘀证。

六、望目辨"肾气虚、膀胱气滞血瘀、湿郁气结兼风证"

　　"肾气虚、膀胱气滞血瘀、湿郁气结兼风证"指肾气虚导致膀胱气滞，膀胱气滞导致膀胱血瘀，血瘀导致湿邪郁积，湿邪和血瘀阻滞气机，气机郁结形成内风而构成的证候。

　　望目辨"肾气虚、膀胱气滞血瘀、湿郁气结兼风证"常见眼象：

　　白睛肾部位血脉淡色；膀胱部位血脉淡色，血脉末端连接黯灰色实体岛。按：白睛肾部位血脉淡色主肾气虚证。白睛膀胱部位血脉末端连接黯灰色实体岛主膀胱气滞血瘀、湿郁气结兼风证。综合辨析，此眼象表示肾气虚、膀胱气滞血瘀、湿郁气结兼风证（图5-2-5-15，张某，男，24岁，2011-12-20）。

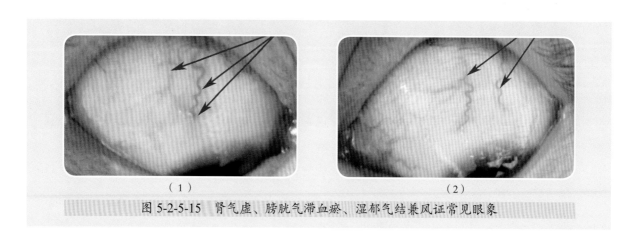

图 5-2-5-15　肾气虚、膀胱气滞血瘀、湿郁气结兼风证常见眼象

第六章　望目辨三焦腑证候

"三焦"指上焦、中焦、下焦。

从解剖部位看，三焦是体腔中五脏六腑之外的部分，可认为是"外腑"。上焦指心脏、肺脏及相应组织器官所在的膈肌以上的空腔，心脏、心包、肺脏及其附属组织、膏肓均处于"上焦"部位。西医解剖学胸腔部分与上焦重合。中焦指脾及相应组织器官所在的空腔（按：此处之"脾"包含现代已经普遍称之为"胰"的脏器组织），脾、胃、小肠（包括十二指肠、空肠、回肠）、肠系膜等均处于"中焦"部位。西医解剖学腹腔的一部分属于中焦。下焦指肝、肾、膀胱、大肠、女子胞（或男子外肾）及相应组织器官所在的空腔，肝脏、肾脏、女子胞及其附属组织、男子前列腺、睾丸及其附属组织等均处于"下焦"部位，为腹腔的另一部分。

从功能看，上焦主布散水谷津气，温养肌肤，如《灵枢·决气》云："上焦开发，宣五谷味，熏肤、充身、泽毛，若雾露之溉，是谓气。"中焦主受纳、转输和消化水谷，如《灵枢·营卫生会》云中焦的功能是"泌糟粕，蒸津液，化其精微，上注于肺脉，乃化而为血，以奉生身，莫贵于此，故独得行于精隧，命曰营气"。下焦主泌别清浊，调解水道、排出水液、粪便等代谢产物，如《灵枢·营卫生会》云："下焦者，别回肠，注于膀胱，而渗入焉，故水谷者，常并居于胃中，成糟粕，而俱下于大肠而成下焦，渗而俱下，济泌别汁，循下焦而渗入膀胱焉。"故从总体看，三焦的功能属于五脏（肝、心、脾、肺、肾）五腑（胆、小肠、胃、大肠、膀胱）的功能，如《素问·灵兰秘典论》云："三焦者，决渎之官，水道出焉。"《灵枢·营卫生会》所述："上焦如雾，中焦如沤，下焦如渎。"《难经·三十一难》云："三焦者，水谷之道路，气之所终始也。"

尚宜看到，《难经·三十一难》云："上焦者，在心下，下膈，在胃上口，主内而不出。""中焦者，在胃中脘，不上不下，主腐熟水谷。""下焦者，当膀胱上口，主分别清浊，主出而不内，以传道也。"从以上文字看，在三焦的功能方面大同小异，但也不够完全；而在三焦的部位方面则有明显不同。

此外，需要注意，本书所述"辨三焦腑证候"是从"望目辨证诊断学"理论与方法的角度提出的脏腑辨证理论与方法，这与清代"温病学"主张的"三焦"辨证纲领不同。原因是，临床诊断的印象（结论）只能产生在临床鉴别诊断与诊断之后，而不能在临床鉴别诊断及诊断之前便决定用某种特定的诊断纲领去分析鉴别临床表现。

此观点不同于以前有人主张伤寒用"六经辨证法"、温病用"三焦辨证法"和"卫气营血辨证法"。三焦所呈现的证候逃不出脏腑辨证所得到的证候。因此，本书从望目辨证角度，依脏腑理论辨证。

第一节　望目辨三焦虚证

一、望目辨"三焦气虚证"

　　"三焦气虚证"指位于上焦、中焦和下焦的所有脏腑均同时出现"气虚证候"。如果有二焦或仅有一焦出现气虚证，则不能诊断"三焦气虚证"，而只能诊断某"焦"、某某"焦"、某一脏（或几脏）、某一腑（或几腑）出现气虚证。由于每一"焦"不止包括一脏（腑），故三焦气虚证必须当其中的全部脏腑及其相应组织均发生气虚证时，方可诊断。否则，宜分别诊断某"焦"、某某"焦"、某脏腑、或某某脏腑呈现"气虚证"。例如"辨上焦气虚证"主要指"辨心肺气虚证"，而运用脏腑辨证理论径直记述为"辨心肺气虚证"；"辨中焦气虚证"主要指"辨脾胃气虚证"，而运用脏腑辨证理论径直记述为"辨脾胃气虚证"；"辨下焦气虚证"主要指"辨肝肾气虚证"，而运用脏腑辨证理论径直记述为"辨肝肾气虚证"。当然，如系肝、肾、膀胱、大肠、女子胞及相应组织器官（或男性前列腺、睾丸及其附属组织）等均出现气虚证可以记述为"辨下焦气虚证"，否则，"辨肝肾气虚证"即记述"辨肝肾气虚证"等。以下各辨证依此类推。

　　望目辨"三焦气虚证"的常见眼象：综合以前所述各脏腑气虚证的眼象。

二、望目辨"三焦血虚证"

　　"三焦血虚证"指位于上焦、中焦和下焦的所有脏腑均同时出现血虚证候。如果有二焦或仅有一焦出现血虚证，则不能诊断"三焦血虚证"，而只能诊断某"焦"、某某"焦"、某一脏（或几脏）、某一腑（或几腑）出现"血虚证"；又由于每一"焦"不止包括一脏（腑），故三焦血虚证必须当三焦中的全部脏腑及其相应组织均发生血虚证时，方可诊断。否则，宜分别诊断某"焦"、某某"焦"、或某脏腑、或某某脏腑呈现"血虚证"。

　　望目辨"三焦血虚证"常见眼象：综合以前所述各脏腑"血虚证"的眼象。

三、望目辨"三焦阴虚证"

　　"三焦阴虚证"指位于上焦、中焦和下焦的所有脏腑均同时出现阴虚证候。如果有二"焦"或仅有一"焦"出现"阴虚证"，则不能诊断"三焦阴虚证"，而只能诊断某"焦"、某某"焦"、某一脏（或几脏）、某一腑（或几腑）出现阴虚证；又由于每一"焦"不止包括一脏（腑），故"三焦阴虚证"必须当"三焦"中的全部脏腑及其相应组织均发生阴虚证时，方可诊为"三焦阴虚证"。否则，宜分别诊断某"焦"、某某"焦"、或某脏腑、或某某脏腑呈现"阴虚证"。

　　望目辨"三焦阴虚证"常见眼象：综合以前所述各脏腑"阴虚证"的眼象。

四、望目辨"三焦阳虚证"

"三焦阳虚证"指位于上焦、中焦和下焦的所有脏腑均同时出现阳虚证候。如果有二"焦"或仅有一"焦"出现"阳虚证"，则不能诊断"三焦阳虚证"，而只能诊断某"焦"、某某"焦"、某一脏（或几脏）、某一腑（或几腑）出现阳虚证；又由于每一"焦"不止包括一脏（腑），故"三焦阳虚证"必须当"三焦"中的全部脏腑及其相应组织均发生"阳虚证"时，方可诊为断。否则，宜分别诊断某"焦"、某某"焦"、或某脏腑、或某某脏腑呈现阳虚证。

望目辨"三焦阳虚证"常见眼象：综合以前所述各脏腑"阳虚证"的眼象。

第二节　望目辨三焦实证

一、望目辨"三焦寒实证"

"三焦寒实证"指位于上焦、中焦和下焦的所有脏腑均同时出现实寒而呈现的证候。如果有二焦或仅有一焦出现"寒实证"，则不能诊断"三焦寒实证"，而只能诊断某"焦"、某某"焦"、某一脏（或几脏）、某一腑（或几腑）出现"寒实证"。由于每一"焦"不止包括一脏（腑），故"三焦寒实证"必须当"三焦"中的全部脏腑及其相应组织均发生"寒实证"时，方可诊断。

望目辨"三焦寒实证"常见眼象：综合以前所述各脏腑"寒实证"的眼象。

二、望目辨"三焦实热证"

"三焦实热证"指位于上焦、中焦和下焦的所有脏腑均同时出现实热而呈现的证候。如果有二焦或仅有一焦出现实热证，则不能诊断"三焦实热证"，而只能诊断某"焦"、某某"焦"、某一脏（或几脏）、某一腑（或几腑）出现"实热证"。由于每一"焦"不止包括一脏（腑），故"三焦实热证"必须当"三焦"中的全部脏腑及其相应组织均发生"实热证"时，方可诊断。

望目辨"三焦实热证"常见眼象：综合以前所述各脏腑"实热证"的眼象。

第三节　望目辨三焦虚实夹杂证

"三焦虚实证"指位于上焦、中焦和下焦的所有脏腑同时出现虚证和实证的时候而呈现的证候。如果有二焦或仅有一焦出现"虚证"和"实证"的时候，则不能诊断"三焦虚实夹杂证"，而只能诊断某"焦"、某某"焦"、某一脏（或几脏）、某一腑（或几腑）出现"虚实夹杂证"。由于每一"焦"不止包括一脏（腑），故"辨三焦虚实证"必须当"三焦"中的全部脏腑及其相应组织均发生

"虚实夹杂证"时,方可诊为"三焦虚实夹杂证"。

"三焦虚寒证"是指位于上焦、中焦和下焦的脏腑均同时出现气虚而显寒象、并兼夹湿瘀等病邪,或因气虚而呈现"气虚发热"、并兼夹湿瘀等病邪所呈现的证候。

望目辨"三焦虚实夹杂证"常见眼象:综合以前所述各脏腑"虚实夹杂证"的眼象。

第三篇　望目辨奇恒之腑证候

第一章　望目辨脑、髓证候

"脑"腑和"髓"腑均属奇恒之腑。"脑"由髓组成，为髓之海。"脑髓"是脑中之髓，是脑腑的重要成分。"脑"与"髓"密不可分。当"髓"构成"脑"时，既可称"脑髓"，也可仅称之为"脑"，并且常常仅谓之"脑"。

"髓"除"脑髓"之外，尚有脊椎骨中之髓，称为"脊髓"。其余各骨中之髓，称为"骨髓"。因此，"髓"不等同于"脑"。关于"脊髓"和"骨髓"，本书将在"望目辨骨证候"章节中一并记述。

由于肾生髓，藏志；心主血，藏神；肝藏血，藏魂；脾统血，藏意；肺主气，藏魄；胃为水谷之海，脏腑气血均依赖脾胃，而脑具有主管精神意识、思维、记忆、嗅觉、视觉、平衡觉、运动觉、听觉、味觉、感觉及掌控机体主观对外反应等主要功能，故脑与心、肾、肝以及脾胃、肺的功能密切相关，与"脑"相关的证候也多与心、肾、肝乃至脾胃、肺等脏腑相关。

第一节　望目辨脑、髓虚证

一、望目辨"脑气虚证"

"脑髓"之"气"可称"脑气"。"脑气"指脑腑升举清扬及保持脑髓功用的能力。"脑髓气虚证"亦可称"脑气虚证"，指由于脑髓各有关功能不足、升举清扬之气减弱而形成的证候。房劳、长期过份思虑等活动可过多耗损肾心脾功能，从而耗损脑气，导致脑气虚，形成"脑气虚证"；先天肾精与肾气不足，也可导致脑髓先天不足，二者均可引发"脑气虚证"。由于脑的功能与心、肾、肝、脾、胃、肺等脏腑的功能密切相关，故"脑气虚证"可在心、肾、肝、脾、胃、肺等脏腑的白睛部位呈现相关眼象。"脑气虚证"临床常见眩晕，耳鸣，胫酸，记忆力减退或丧失，小儿"脑气虚证"则可表现囟门宽大、颅缝开裂、面色㿠白、神情呆钝、舌淡红、苔白薄、脉虚细等。

望目辨"脑气虚证"常见眼象：

白睛脑部位血脉淡色、细。按：白睛脑部位血脉淡色、细主脑气虚证（图 5-3-1-1，刘某，女，21 岁，2012-5-11）。

白睛脑部位血脉淡色、浮、根虚。按：白睛脑部位血脉淡色、浮、根虚主脑气虚证。若血脉无根，表示气虚更重。

白睛脑部位血脉淡色、细、浮、根虚。按：白睛脑部位血脉淡色、细、浮、根虚表示脑气虚重证。

白睛脑部位血脉淡色、粗、浮、根虚。按：白睛脑部位血脉淡色、粗、浮、根虚主脑气虚严重证。

白睛脑部位血脉淡色、粗、浮、根虚，肝部位血脉淡色、粗、浮、根虚。按：肝部位血脉淡

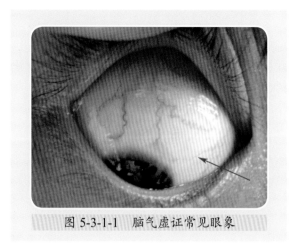

图 5-3-1-1　脑气虚证常见眼象

色、粗、浮、根虚主肝气虚证。综合辨析，眼象表示脑气虚证由严重肝气虚引起。这是由于肝生心，肝为母，心为子，心与脑均主神明，肝虚不能生心，导致脑气虚。此证小儿患者多呈现囟门显著下陷，面色萎黄。

白睛脑部位血脉淡色、粗、浮、根虚，脾部位血脉淡色、粗、浮、根虚。按：白睛脾部位血脉淡色、粗、浮、根虚主脾气虚证。由于脾气虚，生化不足而导致脑气虚证。综合辨析，此眼象表示脑气虚证由严重脾气虚引起。此证小儿患者多呈现囟门下陷，大便溏薄，形体瘦削。

白睛脑腑部位血脉淡色、粗、浮、根虚，胃部位血脉淡色、粗、浮、根虚。按：白睛胃腑部位血脉淡色、粗、浮、根虚主胃气虚证。综合辨析，眼象表示脑气虚证由严重胃气虚引起。此证小儿患者多呈现囟门显著下陷，甚则下陷如坑，纳少，体瘦。

二、望目辨"脑血虚证"

"脑血"指脑腑中的血，血是组成髓和脑不可缺少的的重要成分。由于血与脾、肝、心密不可分，故脑髓中之血亦与脾、肝、心密不可分。"脑血虚证"亦可称"脑髓血虚证"，指由于脑中之"血"不足而引发的证候。房劳、长期思虑、熬夜等活动可以耗损心血，并使肝血减少，进而过分耗损脑血，形成"脑血虚证"。此外，也可由于供应脑腑的血液减少而使脑血减少，此为脑血来源不足。以上两方面可以形成脑血不足，导致"脑血虚证"。临床常见脑"空"感，眩晕，耳鸣，胫酸，记忆力减退或丧失，烘热，易汗，舌边尖淡红、苔白薄，脉虚细数等。

望目辨"脑血虚证"常见眼象：

白睛脑腑部位血脉粉色、细。按：白睛血脉粉色、细主较严重的血虚证，血脉特征出现于脑部位即表示较严重的脑血虚证。

白睛脑部位血脉粉色、细，心部位血脉粉色。按：白睛心部位血脉粉色主心血虚证。综合辨析，此眼象表示较严重的脑血虚证，伴有心血虚证。

白睛脑部位血脉粉色、细，心肝部位血脉粉色。按：心肝部位血脉粉色主心肝血虚证。综合辨

析，此眼象表示较严重的脑血虚证，伴有心肝血虚证。

白睛脑腑部位血脉粉色、细、沉。按：白睛脑部位血脉粉色、细、沉主较严重的脑血虚证。

白睛脑部位血脉粉色、细、沉，心部位血脉粉色、细。按：心部位血脉粉色、细主较严重的心血虚证。综合辨析，此眼象表示较严重的脑血虚证，伴有较严重的心血虚证。

白睛脑部位血脉粉红色、细、沉。按：白睛血脉粉红色、细、沉主较严重的脑血虚发热证。

白睛脑部位血脉粉红色、细、沉，心部位血脉粉红色、细。按：心部位血脉粉红色、细主较严重的心血虚发热证。综合辨析，此眼象表示较严重的脑血虚发热证，伴有较严重的心血虚发热证。

白睛脑部位血脉粉红色、细、沉，心肝部位血脉粉红色、细。按：心肝部位血脉粉红色、细主较严重的心肝血虚发热证。综合辨析，此眼象表示较严重的脑血虚发热证，伴有较严重的心肝血虚发热证。

从眼象看，脑血虚证常伴有心血虚、肝血虚或心肝血虚证。

三、望目辨"脑髓虚证"

"脑髓"系构成"脑"的基本物质，是"脑"的物质基础。"脑髓虚证"专指先天肾精不足，进而导致脑髓不足呈现的证候。因为"脑"的物质基础不足，故"脑"的功能受到影响，常可表现为与"脑气虚""脑血虚"近似、但又存在差别的证候。"脑髓虚证"常见于小儿，也可见于自幼罹病、直至成年仍然未愈者。"脑髓虚证"临床常见眩晕，耳鸣，胫酸，喜卧，视物不清，面色㿠白，神情呆钝；若为小儿，常见前囟宽大、颅缝开裂，头额青筋暴张，头颈偏于一侧，目珠下垂，双目无神，白睛暴露如日落西山之状，舌淡，脉沉细弱等。

望目辨"脑髓虚证"常见眼象：

白睛脑部位黯色斑；肾、肝部位同时出现黯色弧形斑，血脉淡色、沉。按：白睛脑部位黯色斑主脑瘀血证。肾、肝部位同时出现黯色弧形斑主肾肝较长期演变的慢性的血瘀、冲任失调证；血脉淡色、沉主肝肾气虚证。综合辨析，眼象表示脑髓虚证。由此种眼象看，脑髓虚证可以存在肝肾气虚血瘀、冲任失调、脑瘀血证。

白睛脑部位黯色斑；肾、肝部位同时出现黯色弧形斑，血脉淡色、细、沉。按：白睛肾、肝部位血脉淡色、细、沉主肝肾气虚、气滞较重证。综合辨析，眼象表示脑髓虚证。由此种眼象看，脑髓虚证可以存在肝肾气虚、气滞血瘀、冲任失调、脑瘀血证。

白睛脑部位黯色斑；肾、肝部位同时出现黯色弧形斑，血脉淡色、细、浮。按：白睛肾、肝部位血脉淡色、细、浮主肝肾严重气虚、兼气滞证。综合辨析，眼象表示脑髓虚证。此证气虚重于上证。

白睛脑部位黯色斑；肾、肝部位同时出现黯色弧形斑，血脉淡黯色、细、沉。按：白睛肾、肝部位血脉淡黯色、细、沉主肝肾气虚、气滞血瘀证。综合辨析，眼象表示脑髓虚证。此证气虚血瘀明显。

白睛脑部位黯色斑；肾、肝部位同时出现黯色弧形斑，血脉淡黯色、细、浮。按：白睛肾、肝部位血脉淡黯色、细、浮主肝肾严重气虚、气滞血瘀证。综合辨析，眼象表示脑髓虚证。此证气虚血瘀重于上证。

白睛脑部位黯色斑；肾、肝部位同时出现黯色弧形斑，血脉淡白色、沉。按：白睛肾、肝部位血脉淡白色、沉主肝肾阳虚较重证。综合辨析，眼象表示脑髓虚证。但此证阳虚明显。

白睛脑部位黯色斑；肾、肝部位同时出现黯色弧形斑，血脉淡白色、细、沉。按：白睛肾、肝部位血脉淡白色、细、沉主较严重的肝肾阳虚证。综合辨析，眼象表示脑髓虚证。此证阳虚重于上证。

白睛脑部位黯色斑；肾、肝部位同时出现青蓝色弧形斑，血脉淡白色、沉。按：白睛肾、肝部位青蓝色弧形斑主肾肝较长期演变的慢性的气滞寒瘀、冲任失调证。综合辨析，眼象表示脑髓虚证。此证阳虚寒重、气滞重于上证。

白睛脑部位黯色斑；肾、肝部位同时出现青蓝色弧形斑；肾部位白睛血脉淡白色、细、沉，肝部位血脉淡黯色、细、沉。按：白睛肾部位血脉淡白色、细、沉主较严重的肾阳虚证。肝部位的血脉淡黯色、细、沉主肝气虚、气滞血瘀证。综合辨析，眼象表示脑髓虚证。此证肝气虚、气滞血瘀重于上证。

以上眼象中均可出现白睛血脉根虚，表示虚证更重；或出现白睛血脉无根，表示虚证重于血脉根虚表示的虚证。

四、望目辨"脑阴虚证"

"脑阴"指脑腑所藏的"髓""液"和"血"，是脑的重要物质基础，也是"脑阳"的物质基础。"脑阴虚证"指由于脑阴不足引发的证候。房劳、长期熬夜耗损肾精、或热病耗损身体阴液、或外伤损失脑阴，均可导致"脑阴虚证"。临床常见眩晕，呕吐，耳鸣，胫酸，烦热，视物不清，汗出或盗汗，颧红，舌红瘦、苔少或无苔，脉细数等。

望目辨"脑阴虚证"常见眼象：

白睛脑部位血脉殷红色、细。按：白睛脑部位血脉殷红色、细主脑阴虚证。

白睛脑部位血脉殷红色、细、沉。按：脑部位血脉殷红色、细、沉表示脑阴虚严重，且重于上证。

白睛脑部位血脉殷红色，血脉末端红黯色点。按：白睛脑部位殷红色血脉末端红黯色点主脑阴虚、虚热兼瘀证。综合辨析，此眼象表示脑阴虚、虚热兼瘀证。

白睛脑部位血脉殷红色，血脉末端殷红色斑。按：白睛脑部位殷红色血脉末端殷红色斑主脑阴虚、虚热兼瘀证。综合辨析，此证阴虚重于上证。

白睛脑部位血脉殷红色，血脉末端殷红色斑；心部位血脉殷红色。按：白睛心部位血脉殷红色主心阴虚证。综合辨析，此眼象表示脑阴虚、虚热兼瘀证，并存在心阴虚证。

白睛脑部位血脉殷红色，进入心部位，血脉末端殷红色斑；心部位血脉殷红色。按：白睛脑部位血脉殷红色、进入心部位主脑阴虚导致心阴虚证。白睛心部位血脉殷红色主心阴虚证。综合辨析，此眼象表示心脑阴虚、虚热兼瘀证。眼象还表明脑阴虚每每伴有心阴虚，可见心脑密切联系。西医学诊断的脑动脉硬化、高血压病、脑血管意外等病可常见此眼象。

白睛脑部位血脉殷红色，血脉末端红黯色月晕；心部位血脉殷红色。按：白睛脑部位殷红色血脉末端红黯色月晕主脑阴虚、血热血瘀兼风证。综合辨析，此眼象表示心阴虚、脑阴虚兼血热血瘀兼风证。西医学诊断的脑动脉硬化、高血压病、脑血管意外等病可常见此眼象。

　　白睛心部位血脉殷红色，进入脑部位；脑部位血脉殷红色，血脉末端连接殷红色斑。按：此眼象表示由于心阴虚而导致脑阴虚、虚热兼瘀证。

　　白睛肺部位血脉殷红色，进入脑部位；脑部位血脉殷红色，血脉末端连接殷红色斑。按：此眼象表示由于肺阴虚而导致脑阴虚、虚热兼瘀证。

　　白睛肺部位血脉殷红色，进入脑部位；脑部位血脉殷红色，血脉末端连接殷红色斑；脑部位和肝部位殷红色雾漫。按：白睛脑部位和肝部位殷红色雾漫主脑、肝阴虚内风证。综合辨析，此眼象表示由于肺阴虚而影响脑，导致脑阴虚、虚热血瘀、脑肝阴虚内风证。由眼象可知，脑阴虚可与心阴虚、肺阴虚、肝阴虚密切相关，临床时应仔细辨析。

五、望目辨"脑阳虚证"

　　"脑阳虚证"指脑腑的功能不足并显示寒象而呈现的证候。长期房劳、长期思虑、脑血不足而导致脑功能过于减损并呈现寒象；若小儿先天肾气与肾阳不足，可使脑气与脑阳先天不足，此二者均可引发"脑阳虚证"。由于脑的功能与心、肾、肝、肺、脾、胃等脏腑的功能密切相关，故"脑阳虚证"可在心、肾、肝、肺、脾、胃等脏腑的白睛部位呈现相关眼象。"脑阳虚证"临床常见眩晕，耳鸣，胫酸，畏寒，记忆力严重减退或丧失，言语謇涩、迟顿或语无伦次；小儿脑阳虚则可表现囟门宽大、下陷，颅缝开裂；头额青筋暴张，面色㿠白，神情呆钝，头颈偏于一侧，尚可见目珠下垂，双目无神，白睛暴露如日落西山之状。舌淡或淡白，苔白薄或白润，脉虚细迟或虚细涩等。

　　望目辨"脑阳虚证"常见眼象：

　　白睛脑部位青蓝色斑；心部位血脉淡白色、细、沉、根虚、血脉末端连接白睛脑部位蓝色月晕。按：白睛脑部位青蓝色斑主脑气滞寒瘀证候，蓝色月晕连接白睛心部位血脉淡白色、细、沉、根虚表示心阳虚寒、血瘀湿郁内风证。综合辨析，此眼象表示脑阳虚兼有血瘀湿郁内风证。这表明脑阳虚证常兼以其他相关证候（图5-3-1-2，李某，女，35岁，2012-11-5）。

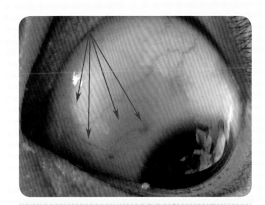

图5-3-1-2　脑阳虚证常见眼象

　　白睛脑部位血脉淡白色、根虚。按：白睛血脉淡白色主阳虚兼寒证，白睛血脉根虚主虚证。血脉特征出现于脑部位即表示脑阳虚证。

　　白睛脑部位血脉淡白色、沉、根虚。按：白睛脑部位血脉淡白色、沉主脑阳虚较重证。白睛血脉根虚主虚证。综合辨析，眼象表示脑阳虚证。此证脑阳虚重于上证。

　　白睛脑部位血脉淡白色、细、沉。按：白睛脑部位血脉淡白色主脑阳虚证，兼见血脉细、沉主脑阳虚较重证候。

　　白睛脑部位血脉淡蓝色、沉、根虚。按：白睛脑部位血脉淡蓝色主脑阳虚、内寒证。阳虚不足以鼓舞气血运行，较难充盈血脉，故血脉细，并沉潜于内。综合辨析，此眼象表示脑阳虚证。

白睛心、脑部位底色苍白色；白睛心部位血脉淡白色、细、沉、根虚，进入脑部位；脑部位血脉淡白色、细、沉。按：白睛心、脑部位底色苍白色主心脑阳虚、寒重证。白睛心部位血脉淡白色、细、沉、根虚主较严重的心阳虚兼寒证，白睛心部位血脉进入脑部位主心病影响脑。白睛脑部位血脉淡白色、细、沉主较严重的脑阳虚兼寒证。综合辨析，此眼象表示心阳虚导致脑阳虚证，而虚寒重于上证。

从以上眼象看，可知脑阳虚证除脑阳不足之外，尚可与心阳虚、肺阳虚和肝阳虚有一定关系，脑阳虚可引发心阳虚，心阳虚可引发脑阳虚，并且常常同时出现心阳虚和脑阳虚证，可见心脑关系十分密切。这从望目辨证角度也可看出"心主神明"是十分证确的理论。因此，医家在治疗脑阳虚证时，尚宜考虑心、肺与肝等相关因素。这一眼象特征为我们临床时立法、处方、遣药提供重要参考。

六、望目辨"肾虚髓亏证"

"肾虚髓亏证"指由于肾虚而引发髓海亏虚的证候。《素问·五脏生成》云："诸髓者皆属于脑。"《素问·奇病论》云："髓者以脑为主。"《灵枢·海论》云："脑为髓之海。"故髓主要和脑连在一起，"髓亏"可以指脑亏。然而，《素问·阴阳应象大论》云"肾生骨、髓"，故髓亏主要指严重肾亏。肾亏又可称肾虚，严重肾虚时可涉及肾气虚、肾血虚、肾精虚、肾阴虚、肾阳虚而导致髓亏。虽然一般称肾虚髓亏大多数理解为肾气虚兼肾精虚而引起髓亏，但是，为了更准确地取得疗效，应详细辨清主要以严重肾气虚、肾血虚、肾精虚、肾阴虚、肾阳虚一种证候引发肾虚髓亏证，还是兼有严重肾气虚、肾血虚、肾精虚、肾阴虚、肾阳虚之中的两种或两种以上证候引发肾虚髓亏证。一般"肾虚髓亏证"除肾脏本身病变之外，还每每涉及其他相关脏器，从著者临床观察，最常牵涉肝脏、心脏、脑腑等，并常常夹杂瘀血或湿痰等实邪。

1. 望目辨"肾气虚髓亏证"

望目辨"肾气虚髓亏证"常见眼象为在前述"肾气虚证"眼象基础上，同时在白睛肝脏、心脏、脑腑等相应部位呈现白睛特征和白睛血脉特征。

望目辨"肾气虚髓亏证"常见眼象：

白睛肾部位血脉淡色、细、浮、根虚；心、肝部位血脉淡色、细、浮；脑部位淡黯色斑，血脉淡色、细、沉。按：白睛肾部位血脉淡色、细、浮、根虚主严重肾气虚证。心、肝部位血脉淡色、细、浮主心肝气虚较重证。脑部位血脉淡色、细、沉主脑严重气虚证，脑部位淡黯色斑主脑血瘀证。综合辨析，此眼象表示由于严重肾气虚，导致心、肝严重气虚和脑严重气虚、血瘀；而脑腑气血充盛是生成脑髓的物质基础。由于肾严重气虚不能充分生成髓，故本眼象表示的证候可诊为肾气虚髓亏证。

白睛肾部位血脉淡色、细、浮、根虚；心、肝部位血脉淡色、细、浮；脑部位黯色斑，血脉淡色、细、沉。按：综合辨析，此眼象表示在肾气虚基础上出现严重血瘀髓亏证候。此证脑血瘀重于上证。

白睛肾部位血脉淡色、细、浮、根虚；心、肝部位淡青色雾漫，血脉淡色、细、浮；脑部位黯色斑，血脉淡色、细、沉。按：白睛心肝部位淡青色雾漫主心肝气虚气郁兼内风寒证。综合辨析，此眼象可表示肾气虚髓亏证，而此证在气虚基础上出现严重血瘀髓亏、兼内风寒证，此患者多见明显头晕症状。

2. 望目辨"肾血虚髓亏证"

望目辨"肾血虚髓亏证"常见眼象为在前述"肾血虚证"眼象基础上，在白睛肝脏、心脏、脑腑等相应部位同时呈现白睛特征和白睛血脉特征。

望目辨"肾血虚髓亏证"常见眼象：

白睛肾部位血脉粉色、细、根虚；心、肝部位血脉粉色、细；脑部位黯粉色斑，血脉粉色、细、沉。按：白睛肾部位血脉粉色、细、根虚主严重肾血虚证。心、肝部位血脉粉色、细主心肝血虚较重证。脑部位血脉粉色、细、沉主严重血虚证，脑部位黯粉色斑主脑血虚、血瘀证。综合辨析，此眼象表示由于严重肾血虚，导致心、肝血虚和脑严重血虚、血瘀，构成肾血虚髓亏证。若脑部位见黯色斑，表示脑血瘀明显。若见心、肝部位粉色雾漫主心肝血虚内风证。若见心、肝部位粉色略黯雾漫主心肝血虚热瘀内风证。若见白睛心、肝部位黯粉色雾漫主心肝血虚寒瘀、内风证。若见白睛脑部位黯粉色斑主脑血虚血瘀证，白睛血脉粉黯色、细、沉亦主脑血虚血瘀、而以血虚为主证。综合辨析，此眼象表示肾血虚髓亏证，而脑髓血虚血瘀显著。

白睛肾部位粉色雾漫，血脉粉红色、粗、浮；心部位黯粉色斑，血脉粉黯色、细；肝部位血脉粉黯色、细；脑部位黯粉色斑，血脉粉红色、细、沉。按：白睛肾部位粉色雾漫主肾血虚内风证，肾部位血脉粉红色、粗、浮主肾血虚发热严重证候。白睛心部位黯粉色斑主心血虚血瘀证。白睛心肝部位血脉粉黯色主心肝血虚血瘀、而以血虚为主证。白睛脑部位血脉粉红色、细、沉主脑血虚发热、而血虚较严重证。综合辨析，此眼象可表示肾血虚髓亏证，此证血虚血瘀严重。并且，由此种眼象可以看出心、脑存有的内在联系。

由以上眼象可知，肾血虚髓亏证属本虚（血虚）标实（血瘀血郁）证，但以瘀血较明显，已涉及心脏、肝脏和脑腑，并出现血瘀、内风证候。

3. 望目辨"肾精虚髓亏证"

望目辨"肾精虚髓亏证"常见的眼象为在前述"肾精虚证"眼象基础上，白睛肝脏、心脏、脑腑、女子胞（或男子外肾）等相应部位同时呈现两种或两种以上眼象。

望目辨"肾精虚髓亏证"常见眼象：

白睛肾肝部位黯色弧形斑；肾（或女子胞或男子外肾）部位血脉淡色、沉；脑部位淡黯色斑，血脉淡色、细、沉。按：白睛肾肝部位黯色弧形斑主肾肝血瘀、冲任失调证。白睛肾（或女子胞或男子外肾）部位血脉淡色、沉主肾（女子胞或男子外肾）气虚证。脑部位淡黯色斑主脑血瘀证，脑部位血脉淡色、细、沉主严重脑气虚证。综合辨析，眼象表示肾肝血瘀、冲任失调、肾（或女子胞或男子外肾）肝脑气虚证。由于肾气可以生精、生髓，脑为髓海，所以当肾气虚时可以导致肾精虚，进而导致髓虚。因此，本眼象可表示肾精虚髓亏证。若白睛肾部位血脉淡色、细、沉表示肾精虚髓亏证，且重于上证。若白睛肾（或女子胞或男子外肾）部位血脉淡黯色、沉表示肾（或女子胞或男子外肾）部位气虚血瘀明显。

以上眼象中均可出现白睛血脉根虚或无根特征，尚可在肾肝（或女子胞或男子外肾）部位出现点、条、斑、结、月晕、丘、岛等白睛特征，表示存在相关兼夹证。从"望目辨证诊断学"显示的眼象分析，肾精虚髓亏证多影响及肝、脑，是一种"肾肝气虚兼瘀"证候。此外，尚可同时出现女子胞部位黧色斑等。"肾精亏虚证"除肾精不足、血瘀导致冲任失调之外，尚与肝、女子胞或男子外肾气虚血瘀密切相关。因此，医家在治疗肾精虚髓亏证时，尚宜考虑肝、女子胞或男子外肾气虚血瘀及其与肾精虚共同构成的冲任失调因素。这一眼象特征为我们临床时立法、处方、遣药提供重要参考。

4. 望目辨"肾阴虚髓亏证"

望目辨"肾阴虚髓亏证"常见的眼象为在前述"肾阴虚证"眼象基础上，白睛肝脏、心脏、脑腑、女子胞（或男子外肾）等相应部位同时呈现两种或两种以上眼象。

望目辨"肾阴虚髓亏证"常见眼象：

白睛肾（或女子胞或男子外肾）部位血脉殷红色、沉、根虚；脑部位殷红色斑，血脉殷红色、细、沉、根虚。按：白睛肾（或女子胞或男子外肾）部位血脉殷红色、沉、根虚主严重肾（或女子胞或男子外肾）阴虚证，脑部位殷红色斑主脑阴虚、虚热证，脑部位血脉殷红色、细、沉、根虚主严重脑阴虚证。综合辨析，此眼象表示肾（或女子胞或男子外肾）脑阴虚证。由于肾阴可以生髓，脑为髓海，所以当肾阴虚时可以导致髓虚。因此，本眼象可表示肾阴虚髓亏证。若白睛肾肝部位黧色弧形斑表示肾肝血瘀、冲任失调、肾阴虚髓亏证。

白睛肾肝部位黧色弧形斑，肾（或女子胞或男子外肾）部位血脉殷红色、细、沉、根虚或无根；脑部位殷红色斑，血脉殷红色、细、沉、根虚或无根。按：肾（或女子胞或男子外肾）部位血脉殷红色、细、沉、根虚主肾（或女子胞或男子外肾）阴虚严重、郁热证候，肾（或女子胞或男子外肾）部位血脉殷红色、细、沉、无根主更严重的阴虚、郁热证候。综合辨析，此眼象表示肾阴虚髓亏证，而阴虚证重于上证。

白睛肾部位殷红色雾漫，血脉殷红色、细、浮、根虚；脑部位殷红色斑，血脉殷红色、细、浮、根虚。按：白睛肾部位殷红色雾漫主肾阴虚内风证。白睛肾脑部位血脉殷红色、细、浮、根虚主严重脑阴虚郁热证候。综合辨析，此眼象表示肾阴虚髓亏证，而此证兼阴虚内风证。

由以上眼象可知，肾阴虚髓亏证已涉及心脏和肝脏，并且多已出现血瘀、内风证候。

5. 望目辨"肾阳虚髓亏证"

望目辨"肾阳虚髓亏证"常见的眼象为在前述"肾阳虚证"眼象基础上，在白睛肝脏、心脏、脑腑、女子胞（或男子外肾）等相应部位同时呈现两种或两种以上眼象。

望目辨"肾阳虚髓亏证"常见眼象：

白睛肾部位血脉淡白色、沉、根虚；脑部位淡黧色斑、血脉淡白色、沉、根虚。按：白睛肾部位血脉淡白色、沉、根虚主严重肾阳虚证。脑部位淡黧色斑主脑血瘀轻证，脑部位血脉淡白色、沉、根虚主严重脑阳虚证。由于肾阳可以温煦肾气、肾血、肾精，肾阴生精生髓，而脑为髓海，所以当肾阳虚时，可以导致髓虚。综合辨析，此眼象表示肾阳虚髓亏证。若见白睛肾肝部位黧色弧形斑主肾肝血瘀、冲任失调证。若白睛肾肝部位青蓝色弧形斑主肾肝气滞寒瘀证候。若白睛肾部位血脉淡蓝色、沉、根虚表示肾阳虚髓亏，阳虚重于上证。若见脑部位青蓝色斑，血脉淡蓝色、沉、根虚表示肾阳虚髓亏证，此证脑阳虚、气滞寒瘀重于上证。若白睛肾部位血脉淡青色、沉、根虚表示肾脑阳虚、髓亏证，而气滞寒瘀重于上证。

在上述眼象中，尚可呈现白睛底色淡白色，表示阳虚、寒重证。

第二节　望目辨脑实证

一、望目辨"脑寒实证"

1. 望目辨"脑寒实、血瘀证"

"脑寒实、血瘀证"指由于脑腑受寒邪侵袭、或病邪寒化之后形成瘀血，并呈现寒象而引发的证候。临床常见头昏，沉默，理解力减退，言语謇涩，定向力减退，舌淡黯，脉迟或涩。西医学诊断的结核性脑炎、结核性脑膜炎、老年痴呆、脑动脉硬化、脑萎缩、脑血管意外后遗症等病患者常可见此眼象。

望目辨"脑寒实、血瘀证"常见眼象：

白睛脑部位血脉黯色，黯色斑。按：白睛脑部位血脉黯色主脑瘀血证，多兼寒证。脑部位黯色斑主脑血瘀证（图5-3-1-3，周某，女，48岁，2011-11-19）。

白睛脑部位血脉淡蓝色。按：白睛脑部位血脉淡蓝色主脑轻微瘀血证，可兼轻微寒证或痛证。

白睛脑部位血脉淡青色。按：白睛脑部位血脉淡青色主脑气滞血瘀轻证，尚可兼痛证，或兼寒证。若白睛脑部位血脉青蓝色，表示脑气滞寒

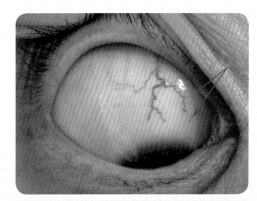

图5-3-1-3　脑寒实、血瘀证常见眼象

瘀证，可兼寒痛证。若白睛脑部位血脉黯蓝色，表示脑寒实瘀痛证。若白睛脑部位血脉青蓝色，表示脑气滞寒实瘀痛证。若白睛脑部位血脉蓝黑色主脑寒郁血瘀，气血败绝证。此属气血凝涩，导致寒实瘀痛重证。

白睛脑部位黯色斑、血脉淡青色，白睛心部位血脉青蓝色。按：白睛脑部位黯色斑主脑瘀血证。白睛心部位血脉青蓝色主心气滞寒瘀证，可兼寒痛证。综合辨析，此眼象表示脑瘀血、气滞寒实较轻而心气滞寒瘀证，可兼寒痛证，故可诊为脑寒实、血瘀证。此眼象表明心气滞寒瘀证重于脑瘀血、气滞寒实证，为心病重于脑病。而脑与心密切关联，故眼象仍诊为脑寒实、血瘀证。若白睛心部位血脉青蓝色，进入白睛脑部位，表示心气滞、寒瘀证引发脑瘀血、气滞寒实轻证，可诊为脑寒实、血瘀证。此眼象表明心气滞寒瘀在先，心病引发脑病，心病重于脑病。若白睛心部位血脉黯蓝色，进入白睛脑部位，表示心寒实瘀痛证引发脑气滞寒瘀证，此眼象表明心寒实瘀痛在先，心病引发脑病，心病重于脑病。若白睛肺部位血脉青蓝色，进入白睛脑部位，表示肺气滞、寒瘀证引发脑瘀血、气滞寒实轻证，可诊为脑寒实、血瘀证。此眼象表明肺气滞寒瘀在先，肺病引发脑病，肺病重于脑病。

2. 望目辨"肝脑寒实、血瘀内风证"

"肝脑寒实、血瘀内风证"指由于脑腑受寒邪侵袭或病邪寒化之后，兼以瘀血，并引动内风而形成的证候。临床常见头痛，头昏，或昏迷，沉默寡言，理解力减退，定向力减退，面色㿠白，手足厥逆，小儿患者可见囟门高肿，按之抵抗感、而无热感，舌淡黯，脉迟或涩。西医学诊断的结核性脑炎、结核性脑膜炎、老年痴呆、脑血管意外后遗症等病患者常可见此类眼象。

望目辨"肝脑寒实、血瘀内风证"常见眼象：

白睛肝脑部位淡蓝色雾漫、黯色斑；肝部位黯黄色丘，血脉淡蓝色；心部位淡黄色丘，血脉黯色。按：白睛肝脑部位淡蓝色雾漫表示寒郁内风证，黯黄色丘主肝脑痰郁、气血寒热夹杂证，而综合看属痰郁寒证；黯色斑主肝脑瘀血证。此处肝部位黯黄色丘主痰郁气血，血脉淡蓝色主肝脑瘀血、兼轻微寒证或痛证。心部位淡黄色丘主心湿痰郁热轻证，血脉黯色主心瘀血证，多兼寒证。综合辨析，此眼象表示肝脑寒实、血瘀内风证。此眼象所示，从中医学角度可见脑与心密切相关（图5-3-1-4，黄某，女，51岁，2013-1-23）。若白睛肝脑部位淡蓝色雾漫、黯色斑，血脉淡青色，由于白睛肝脑部位血脉淡青色主肝脑气滞血瘀轻证，尚可兼痛证，或兼寒证，故眼象表示肝脑寒实、血瘀内风证。若白睛肝脑部位蓝色雾漫、黯色斑，血脉青蓝色，由于白睛肝脑部位蓝色雾漫表示寒郁内风证，血脉青蓝色主肝脑气滞寒瘀，可兼寒痛证，故眼象表示肝脑寒实、血瘀内风证。若白睛肝脑部位黯蓝色雾漫、黯色斑，血脉青色，由于白睛肝脑部位黯蓝色雾漫表示寒郁内风重证，血脉青色主肝脑气滞血瘀重证，多兼寒证，或兼痛证，故眼象表示肝脑寒实、血瘀内风证。此证寒瘀内风重于上证。若见白睛肝脑部位黯蓝色雾漫、黯色斑，血脉蓝黑色，由于白睛肝脑部位血脉蓝黑色主肝脑寒郁血瘀、气血败绝证。此属气血凝涩、寒实瘀痛十分严重证候，故眼象表示肝脑寒实、血瘀内风证，此证寒瘀内风重于上证。

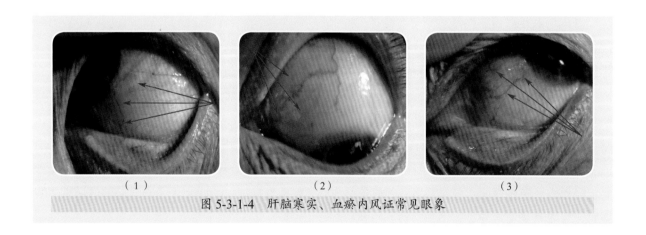

（1）　　　　　　　　　（2）　　　　　　　　　（3）

图 5-3-1-4　肝脑寒实、血瘀内风证常见眼象

3. 望目辨"脑黄寒实证"

"脑黄寒实证"指由于脑腑受寒邪侵袭或病邪寒化之后形成瘀血而引发的寒实证候。临床常见身面肌肤黯黄，头昏，头痛，或眉骨痛，恍惚，沉默，理解力减退，言语謇涩，定向力减退，乏力，声低，懒言，气短，困倦，木僵，嗜睡，脘腹冷痛，纳呆，便溏，舌淡黯，脉迟或涩或沉细弦或沉细弦迟等。西医学诊断的胰腺炎、胰腺肿瘤、胆石病、胆道肿瘤、胆道狭窄、肝癌脑转移、胆囊癌脑转移、肝硬变导致肝昏迷、化学毒物中毒、寄生虫病、某些感染、乃至糖尿病等导致肝性脑

病患者常可见到此类眼象表示的证候。

望目辨"脑黄寒实证"常见眼象：

白睛底色黯黄色；肝部位黯红色水肿，肝胆部位青蓝色斑，血脉黯色；肾心脑部位淡蓝色雾漫；脑部位黯黄色斑、蓝色月晕，血脉淡白色、细、沉。按：白睛底色黯黄色主湿郁寒瘀证，属阴证。肝部位黯红色水肿主肝脏湿阻血瘀、水肿证。肝胆部位青蓝色斑主肝胆气滞寒瘀、可兼痛证，血脉黯色主肝胆瘀血证，多兼寒证。肾心脑部位淡蓝色雾漫表示肾心脑寒郁内风证。脑部位黯黄色斑主脑血瘀、湿郁证，蓝色月晕主脑血瘀湿郁兼风、寒证，血脉淡白色、细、沉主脑气寒证。综合辨析，此眼象表示脑黄寒实证（图5-3-1-5，赵某，女，58岁，2013-1-29）。

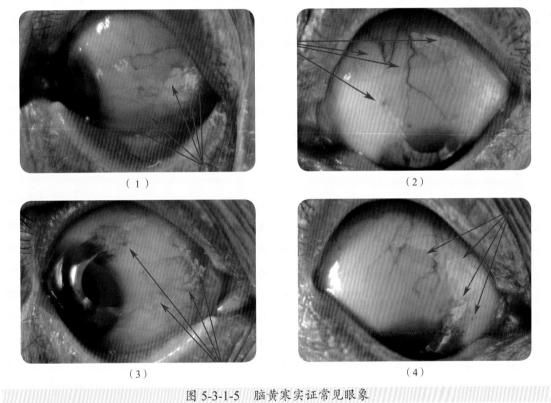

（1）　　　　　　　　　　　（2）

（3）　　　　　　　　　　　（4）

图5-3-1-5　脑黄寒实证常见眼象

白睛底色黯黄色；脑部位黯色斑，血脉黯蓝色、沉；肝部位蓝色雾漫，血脉黯色。按：白睛底色黯黄色主湿郁寒瘀证，属阴寒实证，此种黄疸属"阴黄"；脑部位黯色斑主脑血瘀证；血脉黯蓝色、沉主脑寒实瘀痛证。肝部位蓝色雾漫主肝寒郁内风证，血脉黯色主肝瘀血证。综合辨析，此眼象表示肝脏寒郁血瘀、黄疸内风、脑寒瘀实证，可诊为脑黄寒实证。

白睛底色黯黄色；脑部位黯色斑，血脉青蓝色、沉；肝部位蓝色雾漫，血脉黯色。按：脑血脉青蓝色、沉主脑气滞寒瘀证，可兼寒痛证。综合辨析，此眼象表示肝湿郁寒瘀、黄疸内风、脑气滞寒瘀实证，可诊为脑黄寒实证。

白睛底色黯黄色；脑部位黯色斑，血脉蓝黑色、沉；肝部位黯蓝色雾漫，血脉黯色。按：白睛脑部位血脉蓝黑色、沉主脑寒郁血瘀、气血败绝证。综合辨析，眼象表示肝湿郁寒瘀、黄疸内风、脑寒郁血瘀、气血败绝证，可诊为脑黄寒实证。此属气血凝涩、寒实瘀痛濒危重证。

白睛底色黯黄色；脑部位黯色斑，血脉青蓝色、沉；肝部位黯蓝色雾漫，血脉黯色；白睛心部位血脉青蓝色。按：白睛脑部位血脉青蓝色、沉主脑气滞寒瘀证，可兼寒痛证。白睛心部位血脉青蓝色主心气滞寒瘀证，可兼寒痛证。综合辨析，眼象表示肝脏湿郁寒瘀、黄疸内风、心脑气滞寒瘀实证，可诊为脑黄寒实证。脑气滞寒瘀实证与心气滞寒瘀实证同时出现，表示心脑密切相关。

白睛底色黯黄色；脑部位黯色斑，血脉青蓝色、沉，进入心部位；白睛心部位血脉青蓝色；肝部位黯蓝色雾漫，血脉黯色。按：脑部位血脉进入心部位主脑病影响心而心血瘀证。综合辨析，此眼象表示肝湿郁寒瘀、黄疸内风、心脑气滞寒瘀实证，可诊为脑黄寒实证。脑气滞寒瘀实证影响心，脑与心气滞寒瘀实证同时出现，表示心脑密切相关。

白睛底色黯黄色；脑部位黯色斑，血脉青蓝色、沉，进入心部位；白睛心部位血脉青蓝色，进入肺部位；白睛肺部位血脉青蓝色；肝部位黯蓝色雾漫，血脉黯色。按：白睛心部位血脉青蓝色、进入肺部位主心气滞寒瘀证，可兼寒痛证影响肺。白睛肺部位血脉青蓝色主肺气滞寒瘀证，可兼寒痛证。综合辨析，此眼象表示肝湿郁寒瘀、黄疸内风、脑腑气滞寒瘀实证影响心，而心病影响肺，形成肝湿郁寒瘀、黄疸内风、心肺脑气滞寒瘀实证，亦可诊为脑黄寒实证，但此证脑病影响心肺，构成心肺气滞寒瘀实证。

白睛底色黯黄色；脑部位黯色斑，血脉黯蓝色、沉，进入心部位；白睛心部位血脉青蓝色，进入肺部位；白睛肺部位血脉青蓝色；肝部位黯蓝色雾漫，血脉黯蓝色。按：白睛脑部位血脉黯蓝色、沉主脑寒实瘀痛证。综合辨析，眼象表示肝脏湿郁寒瘀、黄疸内风、心肺脑寒实瘀痛证，但此证脑寒实瘀痛重于上证。

白睛底色黯黄色，瞳孔忽大忽小；脑部位黯色斑，血脉蓝黑色、沉，进入心部位；白睛心部位血脉青蓝色，进入肺部位；白睛肺部位血脉青蓝色；肝部位黯蓝色雾漫，血脉黯色。按：瞳孔忽大忽小主正邪激烈交争证。白睛脑部血脉蓝黑色、沉主脑寒郁血瘀、气血败绝证。综合辨析，此眼象表示气血败绝、正邪激烈交争证，亦可诊为脑黄寒实证。此属气血凝涩、寒实瘀痛濒危重证。

二、望目辨"脑实热证"

1. 望目辨"脑实热、血瘀证"

"脑实热、血瘀证"指由于脑腑受实热病邪侵袭或病邪化热之后引发瘀血而形成的证候。临床常见头昏，头痛，脑中热，脑鸣或脑中如虫蚀，面赤，唇红，口干，小儿患者可见囟门高肿，按之浮软，舌红，脉数或滑数。西医学诊断的乙型脑炎、流行性脑脊髓膜炎、脑动脉硬化、高血压病、腔隙性脑梗、老年脑功能退化病、脑萎缩、脑血管意外后遗症等患者常可见此眼象。

望目辨"脑实热、血瘀证"常见眼象：

白睛脑部位红色点，脑部位血脉红黯色、粗。按：白睛脑部位红色点主脑血瘀郁热证。脑部位血脉红黯色、粗主脑气滞血瘀、实热亢盛证。综合辨析，此眼象表示脑实热、血瘀证。

白睛脑部位红色点，脑部位血脉红黯色、粗；心部位血脉红黯色、粗。按：心、脑部位血脉红黯色、粗主心脑气滞血瘀、实热亢盛证。综合辨析，眼象表示心脑气滞血瘀、实热亢盛证，而脑血瘀郁热明显，可属于脑实热、血瘀证。从眼象可见，此证属于心脑同病。

白睛脑部位红色点，脑部位血脉红黯色、粗；肺部位血脉红黯色、粗。按：肺、脑部位血脉红黯色、粗主肺脑气滞血瘀、实热亢盛证。综合辨析，此眼象表示肺脑气滞血瘀、实热亢盛证，而脑血瘀郁热明显，可属于脑实热、血瘀证。

白睛脑部位红色斑，脑部位血脉红黯色、粗；心部位血脉红黯色、粗。按：白睛脑部位红色斑主脑血瘀郁热证，有可能出现脏器组织渗血或少量出血。心、脑部位血脉红黯色、粗主心脑气滞血瘀、实热亢盛证。综合辨析，眼象表示心脑气滞血瘀、实热亢盛证，而脑血瘀郁热明显，可属于脑实热、血瘀证。

白睛脑部位红色斑，脑部位血脉红黯色、粗；心部位血脉红黯色、粗进入肺部位；肺部位血脉红黯色、粗。按：心部位血脉进入肺部位主心病影响肺，心、肺、脑部位血脉红黯色、粗主心肺脑气滞血瘀、实热亢盛证。综合辨析，眼象表示心肺脑气滞血瘀、实热亢盛证，而脑血瘀郁热明显，可属于脑实热、血瘀证。此证属于心病影响肺、心肺脑同病。

白睛脑部位紫红色斑，脑部位血脉红黯色、粗；心部位血脉红黯色、粗。按：白睛脑部位紫红色斑主脑高热盛实血瘀证，有可能出现脏器组织陈旧渗血。心、脑部位血脉红黯色、粗主心脑气滞血瘀、实热亢盛证。综合辨析，眼象表示脑高热盛实血瘀证，有可能伴有脑组织陈旧渗血、心脑气滞血瘀、实热亢盛证，而脑血瘀郁热明显，可属于脑实热、血瘀证。

白睛脑部位紫红色斑，脑、心部位血脉红黯色、粗；心部位血脉进入肺部位；肺部位血脉红黯色、粗。按：白睛心部位血脉进入肺部位主心病影响肺。心、肺、脑部位血脉红黯色、粗主心肺脑气滞血瘀、实热亢盛证。综合辨析，此眼象表示脑实热、血瘀证。此证属于心病影响肺、心肺脑同病。

2. 望目辨"肝脑实热、血瘀内风证"

"肝脑实热、血瘀内风证"指由于脑腑受实热病邪侵袭或病邪化热之后，兼以瘀血，高热引动内风而形成的证候。临床常见剧烈头痛，头昏，或昏迷，脑中热，面赤，唇红；口干，小儿患者可见囟门高肿，按之抵抗感。舌红，脉数或滑数。西医学诊断的乙型脑炎、流行性脑脊髓膜炎、高血压病、脑梗、颅内肿瘤、老年脑功能退化病、脑血管意外及其后遗症等患者常可见此眼象。

望目辨"肝脑实热、血瘀内风证"常见眼象：

白睛肝脑部位红色雾漫，血脉红黯色、粗。按：白睛肝脑部位红色雾漫主肝脑实热内风证。白睛血脉红黯色、粗主肝脑气滞血瘀、实热亢盛证。综合辨析，此眼象表示肝脑实热、血瘀内风证。

白睛肝脑部位黯红色雾漫；肝部位血脉红黯色、粗；脑部位黯色点。按：白睛肝脑部位黯红色雾漫主肝脑热郁血瘀内风证。肝部位血脉红黯色、粗主肝实热亢盛、气滞血瘀证。脑部位黯色点主脑血瘀证。综合辨析，眼象表示肝脑实热、血瘀内风证。此证脑血瘀、郁热严重（图5-3-1-6，蔡某，女，47岁，2011-3-13）。

白睛脑部位红色斑；肝脑部位黯红色雾漫，血脉红黯色、粗。按：白睛脑部位红色斑主脑实热、血瘀郁热、渗血或少量出血证。综合辨析，眼象表示肝脑实热、血瘀内风证。此证脑血瘀郁热、渗血或少量出血明显。

白睛脑部位紫红色斑；肝脑部位黯红色雾漫，血脉黯红色、粗。按：白睛脑部位紫红色斑主高热盛实兼瘀证，可有渗血或少量出血。综合辨析，眼象表示肝脑实热、血瘀内风证。此证脑血瘀实热、渗血或少量出血明显。

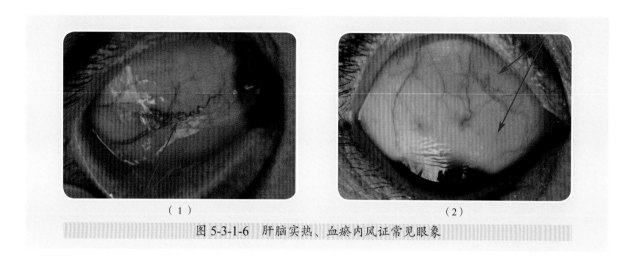

（1）　　　　　　　　　　　　　（2）

图 5-3-1-6　肝脑实热、血瘀内风证常见眼象

白睛脑部位紫红色斑；肝脑部位黯红色雾漫，血脉紫色、粗。按：白睛肝脑部位血脉紫色、粗主肝脑气滞血瘀、实热亢盛、有由热转寒之虞证。综合辨析，眼象表示肝脑实热、血瘀内风证。此证有由热转寒之虞证。

3. 望目辨"肝热上逆乘脑、热证"

"肝热上逆乘脑、热证"指肝气上逆影响脑腑，导致脑腑热盛而呈现的证候。临床常见剧烈头痛，头昏，脑中热，烦躁，或昏迷，面赤，唇红，口干，舌红，脉数或滑数。西医学诊断的脑动脉硬化、高血压病、脑血管意外、老年脑功能退化病、脑软化等患者常可见此眼象。

望目辨"肝热上逆乘脑、热证"常见眼象：

白睛心脑部位黯色斑；肝部位血脉红黯色、粗、弯曲、结花、指向脑。按：白睛心脑部位黯色斑主心脑血瘀证。白睛肝部位血脉红黯色、粗主肝血郁热，火热之邪亢盛，血瘀实证，可称肝实热兼瘀证；血脉弯曲主病情变化；白睛肝部位血脉结花主肝气机郁滞，病势缠绵，反复曲折；肝部位血脉指向脑，主肝热上逆影响脑，且病势向上，属肝热上逆乘脑证。综合辨析，此眼象表示肝热郁滞、血瘀实热、肝热上逆，故可诊为"肝热上逆乘脑、热证"。此证血瘀实热明显。

白睛脑部位黯色斑；肝部位红黯色雾漫，血脉红黯色、粗、弯钩和结花。按：白睛肝部位黯红色雾漫主肝脏热郁血瘀内风证。综合辨析，此眼象表示肝热上逆乘脑、热证（图 5-3-1-7，曹某，女，50 岁，2012-3-6）。

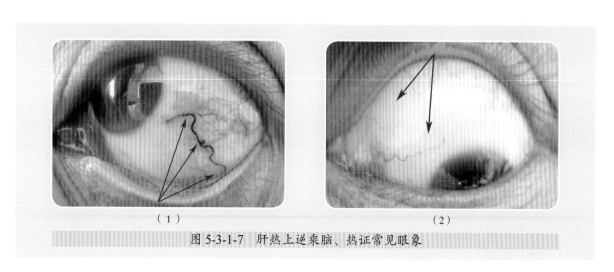

（1）　　　　　　　　　　　　　（2）

图 5-3-1-7　肝热上逆乘脑、热证常见眼象

白睛脑部位黯色斑；肝部位红黯色雾漫，血脉紫色、粗、弯钩，直行血脉指向脑部位。按：白睛肝部位血脉紫色、粗、弯钩主肝血瘀热盛、肝热上逆证。白睛肝部位直行血脉指向脑部位表示肝热上逆将影响脑腑，病势向上，属肝热上逆即将乘脑证。如肝部位的血脉已经进入脑腑部位，即为肝热上逆乘脑证。综合辨析，眼象表示"肝热上逆乘脑、热证"。此为血瘀实热重证，并有由热转寒之虞。

白睛脑部位黯色斑；肝部位黯红色雾漫，血脉红黯色、粗、弯钩，指向脑；脑部位血脉红黯色、迂曲。按：肝部位血脉红黯色、粗、弯钩主肝血郁、瘀血实热、肝热上逆证。脑部位血脉红黯色、迂曲主脑热、血瘀、疼痛证。综合辨析，此眼象表示肝脏热郁、血瘀实热、肝热上逆、内风证。肝热上逆、影响脑腑，病势向上，属肝热上逆、乘脑证，已呈现肝风内动证。

4. 望目辨"肝胆脑痰热、内风证"

"肝胆脑痰热、内风证"指肝胆实热上逆影响脑，导致脑热盛、内风而呈现的证候。临床常见突然动怒，脑中热，剧烈头痛，头昏，震颤，面青，听力减退，或耳聋，烦躁，或昏迷，面赤，唇红，口干，舌黯红，苔白，脉弦数或滑数等。西医学诊断的动脉硬化、高血压病、脑血管意外及其后遗症、老年痴呆病等患者常可见此眼象。

望目辨"肝胆脑痰热、内风证"常见眼象：

白睛脑部位黄色斑；肝胆部位红黯色水肿，肝部位黄色丘、红黯色雾漫，血脉红黯色，指向脑部位；胆部位红黯色雾漫、黄色丘、红色点，血脉红色；脑心部位血脉红黯色、迂曲，血脉末端黯色点。按：白睛脑部位黄色斑主脑腑湿邪郁热证。肝胆部位红黯色水肿主肝胆湿阻蕴热、血瘀、水肿证候；肝胆部位黄色丘主肝胆痰浊郁热证。肝部位红黯色雾漫主肝脏热郁血瘀内风证，血脉红黯色、粗主肝血郁、瘀血实热证；肝部位血脉指向脑主肝病影响脑，此属肝热上逆乘脑证。脑心部位血脉红黯色、迂曲主脑心血郁热瘀、实热头痛证。综合辨析，眼象表示肝胆热郁血瘀、水湿痰邪郁热、气机上逆冲脑、脑腑血郁热瘀、实热而引发头痛、头晕、震颤等内风证候，故可诊为"脑肝痰热、内风证"。从眼象可见"脑"与"心"密切相关（图5-3-1-8，陈某，男，50岁，2013-1-18）。

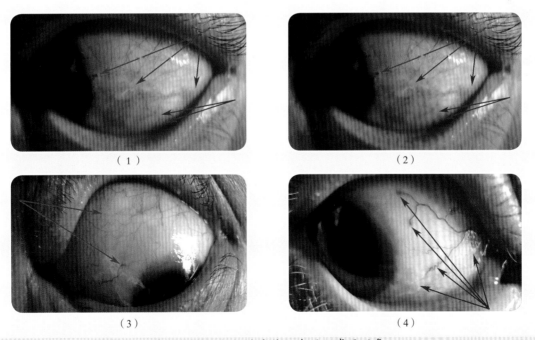

（1）　　　　　（2）

（3）　　　　　（4）

图 5-3-1-8　肝胆脑痰热、内风证常见眼象

白睛脑胆肝部位黄色丘；肝部位黯红色雾漫，血脉红黯色、粗、指向脑；脑心部位血脉红黯色，或血脉末端黯色点。按：白睛脑胆肝部位黄色丘主脑胆肝痰浊郁热证。肝部位黯红色雾漫主肝脏热郁血瘀内风证，血脉红黯色、粗主肝脏血郁、瘀血实热证，肝部位血脉指向脑主肝病影响脑。综合辨析，眼象表示"脑胆肝痰热、内风证"。

白睛脑胆肝部位黄褐色丘、黯色斑；肝部位黯红色雾漫，血脉红黯色、粗、弯钩；肝部位另一条血脉弯曲，指向脑；脑部位血脉红黯色、粗、迂曲。按：白睛脑胆肝部位黄褐色丘主脑胆肝痰热郁结重证；脑部位黯色斑主脑血瘀证。白睛肝部位黯红色雾漫主肝热郁、血瘀内风证，白睛肝部位血脉红黯色、粗、弯钩主肝血郁、瘀血实热、肝热上逆证。脑部位血脉红黯色、粗、迂曲主脑气滞血瘀、实热亢盛头痛证。肝部位另一条血脉弯曲、指向脑主肝病影响脑。综合辨析，眼象表示肝胆热郁，血瘀内风，气机失于疏泄，转而向上冲脑，脑血郁热瘀、实热而引发"脑胆肝痰热、内风证"。若脑部位血脉紫色、粗、迂曲主脑（或脑心）气滞血瘀、实热亢盛头痛证。综合辨析，眼象表示肝胆郁热亢盛，血瘀内风，气机失于疏泄，转而向上冲脑，脑血郁热瘀、实热亢盛证。此证可有头痛，并有由热转寒之虞。

5. 望目辨"脑黄实热证"

"脑黄实热证"指由于脑腑受热邪侵袭或病邪化热之后引发瘀血而形成的实热证候。临床常见头昏，头痛，或眉骨痛，恍惚，哭笑无常，妄想，幻觉，思维紊乱，语无伦次，狂躁，理解力减退，定向力减退，木僵，失眠或嗜睡，扑翼震颤，舌红黯，脉数或促。西医学诊断的胰腺炎、胰腺肿瘤、胆石病、胆道肿瘤、胆道狭窄、肝癌等脑转移、胆囊癌脑转移、肝硬变导致肝昏迷、化学毒物中毒、寄生虫病、某些感染乃至糖尿病等导致肝性脑病患者中期或重期常，或电解质平衡紊乱患者等，可见到此类眼象表示的证候。

望目辨"脑黄实热证"常见眼象：

白睛脑心部位底色黄色；脑部位黄灰褐色斑，血脉红黯色；心部位黄色雾漫，黄褐色丘、淡红色泡，血脉红黯色。按：白睛脑心部位底色黄色主脑心湿热郁积证，属实热证，此种黄疸属"阳黄"。白睛脑部位灰褐色斑主脑湿邪郁热证，脑部位血脉红黯色主脑腑瘀血实热证。心部位黄色雾漫主心湿浊郁热内风证，黄褐色丘主心痰热郁结重证，血脉红黯色主心脏瘀血实热证。综合辨析，此眼象表示脑心湿热郁积、黄疸内风、实证，故可诊为脑黄实热证（图5-3-1-9，马某，男，36岁，2012-12-24）。

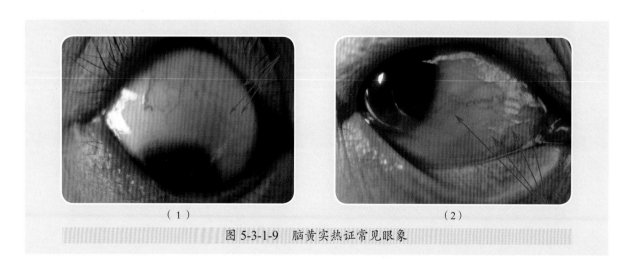

（1） （2）

图 5-3-1-9 脑黄实热证常见眼象

白睛脑部位底色黄色、淡黄色斑，血脉红黯色、细、沉；肝心部位红褐色丘、黯红色水肿和雾漫，血脉红黯色、粗。按：白睛脑部位淡黄色斑主脑湿浊郁热证，血脉红黯色、细、沉主脑气滞血瘀、实热亢盛证。肝部位红褐色丘主肝脏痰浊郁积热证，此属气血湿痰郁积化热、热结较重证候，属里热证。综合辨析，此眼象表示肝心湿浊郁热、气滞血瘀、黄疸内风、脑湿浊郁热实证，可诊为脑黄实热证。

白睛底色黄色；脑部位黄点斑，血脉红黯色、粗；肝心部位黄色雾漫，血脉红黯色、粗。按：白睛脑部位黄点斑主脑湿郁化热、气结证，血脉红黯色、粗主脑气滞血瘀、实热亢盛证。肝心部位黄色雾漫主肝湿浊郁热内风证。综合辨析，此眼象表示肝心湿浊郁热、气滞血瘀、黄疸内风、脑腑湿郁化热、气结实热证，可诊为脑黄实热证。此证湿郁化热、气结重于上证。

白睛底色黄色；脑部位黄条斑，血脉红黯色、粗；肝心部位黯红色雾漫，血脉红黯色、粗。按：白睛脑部位黄条斑主脑腑湿气阻滞、郁热较重证，血脉红黯色、粗主脑气滞血瘀、实热亢盛证。肝心部位黯红色雾漫，主肝心热郁血瘀内风证。综合辨析，眼象表示肝心湿浊郁热、气滞血瘀、黄疸内风、脑湿气阻滞、郁热严重实热证，可诊为脑黄实热证。此证湿气阻滞、郁热重于上证。若见白睛底色金黄色主湿热郁阻肝胆、实热重证，此种黄疸属"阳黄"；肝部位黄色雾漫主肝湿浊郁热内风证。综合辨析，眼象表示肝胆湿浊郁热、气滞血瘀、黄疸内风、脑湿气阻滞、郁热严重实热证，可诊为脑黄实热证。此证湿热严重郁阻肝胆。

白睛底色黄色；脑部位黯褐色斑，血脉红黯色、粗；肝部位黄色雾漫，血脉红黯色、粗。按：白睛脑部位黯褐色斑主脑血瘀、湿邪郁热证，血脉红黯色、粗主脑气滞血瘀、实热亢盛证。综合辨析，眼象表示肝脏气滞血瘀、湿邪郁热、黄疸内风、脑腑血瘀、湿邪郁热证，可诊为脑黄实热证。此证脑血瘀、湿邪郁热重于上证。若白睛脑部位黯褐色斑主脑血瘀、湿邪郁热证，血脉黯红色、粗主脑气滞血瘀、实热亢盛证。肝部位黄褐色雾漫主肝湿浊郁热、内风重证。综合辨析，眼象表示肝胆气滞血瘀、湿邪郁热、黄疸内风、脑腑血瘀、湿邪郁热证，可诊为脑黄实热证。此证血瘀、湿邪郁热重于上证。若白睛脑部位血脉紫色、粗主脑气滞血瘀、实热亢盛证。综合辨析，眼象表示肝胆气滞血瘀、湿邪郁热、黄疸内风、脑腑血瘀、湿邪郁热证，可诊为脑黄实热证。此证血瘀、实热亢盛严重，并有由热转寒之虞。

白睛底色金黄色；脑部位黯褐色斑，血脉紫色、粗；肝部位黄褐色雾漫，血脉紫色、粗，白睛心部位血脉红黯色。按：白睛心部位血脉红黯色主心血郁瘀血实热证。综合辨析，眼象表示肝胆气滞血瘀、湿邪郁热、黄疸内风，脑血瘀、湿邪郁热、脑黄实热证。此证血瘀、实热亢盛严重，并有由热转寒之虞。从眼象看，脑气滞瘀热实证影响心，脑与心气滞瘀热实证同时出现。

白睛底色金黄色；脑部位黯褐色斑，血脉紫色、粗，进入心部位；白睛心部位血脉紫色；肝部位黄褐色雾漫，血脉紫色、粗。按：脑部位血脉进入心部位主脑病影响心，白睛心部位血脉紫色主心气滞血瘀、实热亢盛证。白睛肝部位血脉紫色、粗主肝气滞血瘀实热证。综合辨析，眼象表示肝胆气滞血瘀、湿邪郁热、黄疸内风，脑血瘀、湿邪郁热、脑黄实热证。此证血瘀、实热亢盛严重，并有由热转寒之虞。

瞳孔忽大忽小；白睛底色金黄色，脑部位黯褐色斑及血脉紫色、粗，肝部位黄褐色雾漫及血脉紫色、粗。按：瞳孔忽大忽小主正邪激烈交争证。白睛脑部位黯褐色斑主脑血瘀、湿邪郁热证，血脉紫色、粗主脑气滞血瘀、实热亢盛证。综合辨析，眼象表示肝胆气滞血瘀、湿邪郁热、黄疸内风，脑血瘀、湿邪郁热、正邪激烈交争证，可诊为脑黄实热证。此证血瘀、实热严重亢盛、正邪激烈交争，有由热转寒之虞。此属脑黄实热、濒危重证。

第三节　望目辨脑虚实夹杂证

"脑气虚血瘀证""脑血虚血瘀证""脑阴虚血瘀证""脑阳虚血瘀证"是"脑虚实夹杂证"的常见证候。望目辨脑虚实夹杂证常在脑虚证基础上，呈现"血瘀"特征和"湿痰"特征，并可在白睛"肝""肾"和"心""脑"等部位呈现相应特征。

一、望目辨"脑气虚血瘀证"

"脑气虚血瘀证"指由于脑气虚导致血液运行缓慢，形成瘀证而构成的证候。临床可见头晕，记忆力减退，入眠难或易醒，心慌，烦躁，舌淡黯大厚或舌质黯斑，苔白，脉沉细等。西医学诊断的脑动脉硬化、脑血管意外、失眠、脑软化、老年痴呆、颅内肿瘤、脑积等病常见此眼象。

望目辨"脑气虚血瘀证"常见眼象：

白睛脑部位淡黯色斑，血脉淡黯色、细、根虚。按：白睛脑部位血脉淡黯色、细主脑气虚血瘀，可兼寒证。血脉根虚主虚证。综合辨析，此眼象表示脑气虚血瘀证。

白睛脑部位淡黯色斑，血脉淡黯色、细、沉、根虚。按：血脉沉主气滞证。综合辨析，此眼象表示脑气虚血瘀证（图 5-3-1-10，刘某，女，65 岁，2010-1-14）。

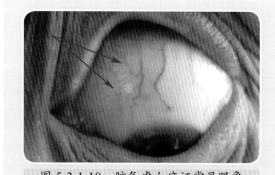

图 5-3-1-10　脑气虚血瘀证常见眼象

白睛血脉无根表示的虚证重于血脉根虚表示的虚证。

二、望目辨"脑气虚湿痰证"

"脑气虚湿痰证"指由于脑髓功能不足并兼夹湿痰而引发的证候。此"痰"邪可为外来之"痰"，但多为内生之"痰"。临床常见眩晕，耳鸣，记忆力减退或丧失，舌淡，苔白厚，脉滑等。西医学诊断的高脂血症、动脉硬化、失眠、脑软化、老年痴呆、肿瘤及脑血管意外后遗症等常见此证。

望目辨"脑气虚湿痰证"常见眼象：

瞳孔周围灰色环；白睛心脑部位灰白色丘，血脉淡色、细、沉。按：瞳孔周围灰色环主脑气虚夹痰证。心脑部位灰白色丘主心脑湿痰气郁

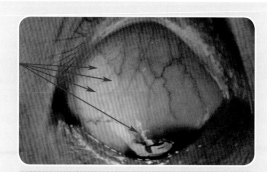

图 5-3-1-11　脑气虚、湿痰证常见眼象

证、血脉淡色、细、沉主心气虚、气滞证。综合辨析，眼象表示心脑气虚、气滞血瘀、湿痰气郁证，可诊为脑气虚湿痰证（图5-3-1-11，郝某，男，59岁，2012-7-6）。

瞳孔周围灰色环；白睛心脑部位灰黲色丘，血脉淡色、浮，血脉末端连接黲色点、根虚。按：综合辨析，眼象表示心脑气虚、气滞血瘀、湿痰郁阻气血证，可诊为脑气虚湿痰证。

瞳孔周围灰色环；白睛心脑部位黲灰色丘，血脉淡色、浮，血脉末端连接黲色点、根虚。按：瞳孔周围灰色环主脑气虚夹痰证。白睛心脑部位黲灰色丘主心脑痰气郁积、血瘀较重证。白睛心脑部位血脉淡色、浮、根虚主心气虚证，血脉末端连接黲色点主气滞血瘀，而以血瘀为主的证候。综合辨析，眼象表示心脑气虚、气滞血瘀、痰气郁积证，可诊为脑气虚、湿痰证。此证以痰气郁积尤重。

白睛血脉无根表示的虚证重于血脉根虚表示的虚证。

三、望目辨"脑血虚湿痰证"

"脑血虚湿痰证"指脑腑血虚，兼有湿痰病邪而引发的证候。临床常见脑"空"感，眩晕，耳鸣，头沉，甚或抽搐，记忆力减退，舌粉红瘦，苔薄，脉虚数。西医学诊断的高脂血症、动脉硬化、失眠、脑软化、老年痴呆、妇科带下、肿瘤及脑血管意外后遗症等常见此证。

望目辨"脑血虚湿痰证"常见眼象：

瞳孔周围粉灰色环；白睛脑部位血脉粉色、细。按：瞳孔周围粉灰色环主脑血虚夹痰证。白睛脑部位血脉粉色、细主脑血虚证。综合辨析，此眼象表示脑血虚、湿痰证。

瞳孔周围粉灰色环；白睛脑部位粉黄色丘，血脉粉色、细；心部位淡黄色丘，血脉粉红色。按：白睛脑部位粉黄色丘主脑血虚湿痰郁热证。心部位淡黄色丘主心脏痰浊郁热证，血脉粉红色主心血虚发热证。综合辨析，眼象表示脑血虚湿痰证（图5-3-1-12，程某，男，66岁，2011-3-25）。

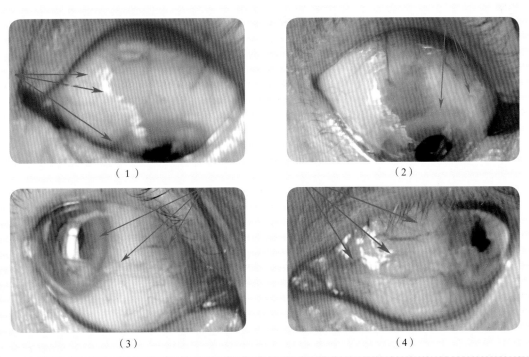

（1）　　　　　　　　　　（2）

（3）　　　　　　　　　　（4）

图5-3-1-12　脑血虚湿痰证常见眼象

瞳孔周围粉灰色环；白睛脑部位红褐色丘，血脉粉色、细。按：白睛脑部位红褐色丘主脑痰浊郁积热证，血脉粉色、细主脑血虚证。综合辨析，眼象表示脑血虚湿痰证，其脑腑痰浊郁热重于上证。

白睛血脉无根表示的虚证重于血脉根虚表示的虚证。

四、望目辨"脑阴虚湿痰证"

"脑阴虚湿痰证"指脑腑阴液不足，兼有湿痰病邪而引发的证候。临床常见头昏，头晕，头胀，头痛，消瘦，汗出或盗汗，不恶心但呕吐，甚或抽搐，舌红瘦或嫩红瘦，苔薄或干，脉细数。西医学诊断的脑动脉硬化、高血压病、脑血管意外及其后遗症、失眠、脑软化、老年痴呆、颅内肿瘤等病常见此眼象。

望目辨"脑阴虚湿痰证"常见眼象：

白睛脑部位灰褐色实体岛，血脉殷红色；肝心部位殷红色雾漫、淡黄色丘，血脉殷红色。按：白睛脑部位连接殷红色血脉的灰褐色实体岛主脑阴虚、痰热气郁兼风证。白睛肝心部位殷红色雾漫主肝心阴虚内风证，淡黄色丘主肝心痰浊郁热证，血脉殷红色主肝心阴虚证。综合辨析，眼象表示脑阴虚、虚热夹痰、肝心阴虚、痰浊郁热证，故可诊为脑阴虚湿痰证。此证湿痰郁热明显。从眼象可见，脑阴虚湿痰证常与肝心阴虚、虚热夹痰同时出现，表明脑与心密切相关。当出现内风时，尚可出现肝阴虚内风夹痰证。因此，我门在诊治脑病时，宜适当考虑心和肝引发的证候（图5-3-1-13，常某，男，41岁，2012-11-19）。

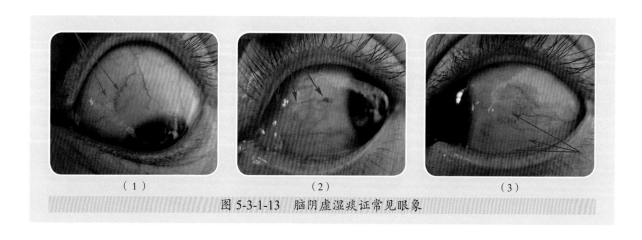

（1）　　　　　　　　　（2）　　　　　　　　　（3）

图5-3-1-13　脑阴虚湿痰证常见眼象

瞳孔周围黄灰色环；白睛脑部位殷红色斑；白睛心部位黄色丘，血脉殷红色、粗。按：瞳孔周围黄灰色环主脑阴虚夹痰证。白睛脑部位殷红色斑主脑阴虚虚热证，可兼有少量渗血。心部位黄色丘主心脏痰浊郁热证，血脉殷红色、粗主心阴虚燥热、气滞证。综合辨析，眼象表示脑阴虚虚热夹痰、心阴虚气滞痰浊郁热证，可诊为脑阴虚湿痰证。此证湿痰郁热明显。眼象提示我门在诊治此类脑病时，宜适当考虑心证。

瞳孔周围黄灰色环；白睛脑部位殷红色斑，血脉殷红色，进入心部位；白睛心脑部位黄色丘，心部位血脉殷红色、粗。按：白睛脑部位血脉殷红色主脑阴虚证，脑部位血脉进入心部位主脑病影响心。心脑部位黄色丘主心脑痰浊郁热证。综合辨析，眼象表示脑阴虚虚热夹痰导致心阴虚气滞痰浊郁热证，可诊为脑阴虚湿痰证。此证脑阴虚与心阴虚同时出现，心脑同时呈现痰浊郁热证，表明脑与心密切相关。

瞳孔周围黄灰色环；白睛脑部位殷红色斑；白睛心部位黄色丘，血脉殷红色；肝部位血脉红黯色、粗。按：肝部位血脉红黯色、粗主肝脏气滞血瘀、实热亢盛证。综合辨析，眼象表示脑阴虚，虚热夹痰；心阴虚，气滞血瘀，痰浊郁积；心肝气滞血瘀、实热亢盛证，可诊为脑阴虚湿痰证。此证肝气滞血瘀、实热亢盛明显。从眼象可见，脑阴虚常与心肝阴虚同时出现，表明脑阴虚时，常伴发心阴虚和肝阴虚。

瞳孔周围黄灰色环；白睛脑部位殷红色斑；白睛心部位黄色丘，血脉殷红色、粗；肺部位血脉红黯色、粗。按：肺部位血脉红黯色、粗主肺气滞血瘀、实热亢盛证。综合辨析，眼象表示脑阴虚、虚热夹痰，心阴虚、痰浊郁热，心肺气滞血瘀、实热亢盛证，属脑阴虚湿痰证。此证肺脏气滞血瘀、实热亢盛明显。从眼象可见，脑阴虚常与心肺阴虚同时出现，表明脑阴虚时常伴发心阴虚和肺阴虚。因此，在诊治脑病时，宜适当考虑相关的心肺病证。

瞳孔周围黄灰色环；白睛心脑部位黄色丘；白睛脑部位血脉殷红色，血脉末端黯灰色月晕；心部位血脉殷红色。按：白睛心脑部位黄色丘主心脑痰浊郁热证。白睛脑部位血脉殷红色主脑阴虚证，血脉末端黯灰色月晕主脑阴虚、气滞血瘀、湿郁兼风证。白睛心部位血脉殷红色主心阴虚证。综合辨析，眼象表示心脑阴虚、气滞血瘀、痰浊郁热、湿郁兼风证。

白睛血脉无根表示的虚证重于血脉根虚表示的虚证。

在上述眼象中，脑部位、或心脑部位、或心脑肺部位可呈现黄褐色丘，这表明脑、或心脑、或心脑肺罹患相应痰热郁结重证，我们在辨证时宜引起充分注意。

五、望目辨"脑阳虚湿痰证"

"脑阳虚湿痰证"指脑腑的功能严重不足，兼夹湿痰病邪，并显示寒象而呈现的证候。长期肥甘厚味、饮食失节，或长期思虑，均可使脑阳不足而导致脑功能严重减损，不仅呈现寒象，而且兼夹湿痰病邪，从而引发"脑阳虚夹湿痰证"。临床常见眩晕，耳鸣，畏寒，表情淡默，记忆力严重减退或丧失，言语謇涩、迟顿、或语无伦次，或痴呆，舌淡白胖、苔白厚或白润，脉滑等。西医学诊断的脑动脉硬化、高血压病、脑血管意外及其后遗症、失眠、脑软化、老年痴呆、颅内肿瘤等病常见此眼象。

望目辨"脑阳虚湿痰证"常见眼象：

瞳孔周围灰白色环；白睛脑部位灰色丘，血脉淡白色、细、沉；心肝血脉淡白色、细。按：瞳孔周围灰白色环主脑阳虚夹湿痰证，白睛脑部位灰色丘主脑湿痰郁阻证，血脉淡白色、细、沉主严重的脑阳虚证。心肝部位血脉淡白色、细主心肝阳虚寒证。综合辨析，眼象表示脑阳虚、寒瘀湿痰证，属脑阳虚湿痰证（图5-3-1-14，程某，男，66岁，2011-3-25）。

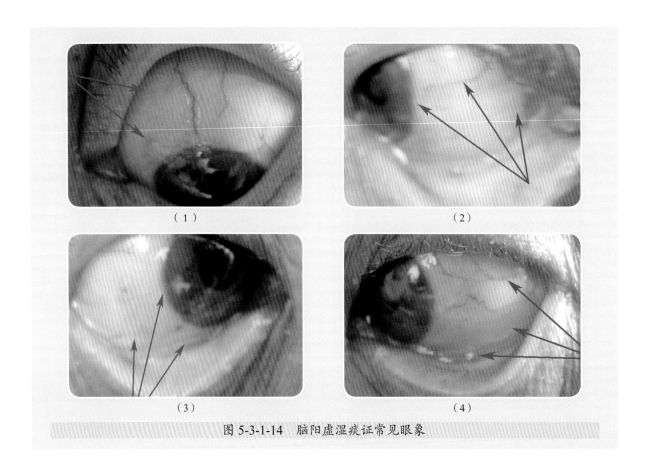

（1）　　　　　　　　　　　　　　（2）

（3）　　　　　　　　　　　　　　（4）

图 5-3-1-14　脑阳虚湿痰证常见眼象

瞳孔周围灰白色环；白睛脑部位灰白色丘，血脉淡蓝色、粗、浮、根虚。按：白睛脑部位灰白色丘主脑湿痰气郁证，血脉淡蓝色、粗、浮、根虚主脑阳虚、气虚气滞、寒瘀证。综合辨析，眼象表示脑阳虚气虚气滞、寒瘀湿痰证，属脑阳虚湿痰证。此证气虚气滞明显。

瞳孔周围灰白色环；白睛脑部位灰白色丘，血脉淡蓝色、粗、浮、根虚，进入心部位；心部位血脉淡蓝色。按：白睛脑部位血脉淡蓝色、粗、浮、根虚进入心部位主脑病影响心。心部位血脉淡蓝色主心寒瘀痛证。综合辨析，眼象表示脑阳虚气虚气滞、寒瘀湿痰、心寒瘀痛证，属脑阳虚湿痰证。此证兼有心寒瘀痛证。

瞳孔周围灰白色环；白睛脑部位灰白色丘，血脉淡蓝色、粗、浮、根虚，进入心部位；心部位血脉淡蓝色，血脉末端连接黯色点。按：白睛心部位血脉淡蓝色、血脉末端连接黯色点主心气滞血瘀，而以血瘀为主的证候。综合辨析，眼象表示脑阳虚、气虚气滞、寒瘀湿痰、心寒瘀痛证，此属脑阳虚湿痰证。

白睛血脉无根表示的虚证重于血脉根虚表示的虚证。

六、望目辨"脑阳虚血瘀证"

"脑阳虚血瘀证"指脑腑的功能严重不足，兼夹瘀血，并显示寒象而呈现的证候。长期房劳、长期思虑、脑腑气血不足导致脑功能过于减损而呈现寒象，并兼夹瘀血；或小儿先天肾气与肾阳不足，可使脑气与脑阳先天不足而兼夹瘀血，此二者均可引发"脑阳虚血瘀证"。由于脑的功能与心、肾、肝、脾、胃等脏腑的功能密切相关，故"脑阳虚血瘀证"可在白睛心、肾、肝、脾、胃等脏腑的部位呈现相关眼象。临床常见眩晕、头痛，耳鸣，畏寒，记忆力严重减退或丧失，言语謇涩、迟顿、或语无伦次，小儿脑阳虚血瘀则可表现囟门宽大、下陷、颅缝开裂，头额青筋暴张，面色㿠白，神情呆钝，头颈偏于一侧，尚可见目珠下垂，双目无神，白睛暴露如日落西山之状，舌淡黯、苔白薄或白润，脉沉细迟或沉细涩等。西医学诊断的脑动脉硬化、脑血管意外及其后遗症、失眠、脑软化、老年痴呆、颅内肿瘤等病常见此眼象。

望目辨"脑阳虚血瘀证"常见眼象：

白睛脑部位黯色斑，血脉淡白色、细、沉、根虚。按：白睛脑部位黯色斑主脑瘀血证。白睛脑部位血脉淡白色主脑阳虚、寒证，白睛血脉细、沉、根虚主较严重的虚寒证。综合辨析，眼象表示脑阳虚血瘀证。

白睛脑部位黯色斑，血脉淡蓝色、细、沉、根虚。按：白睛脑部位血脉淡蓝色主脑血液运行缓慢，而形成瘀血，并可产生寒瘀痛证。阳虚致血脉收引，故血脉细、并沉潜于内。血脉细、沉、根虚主脑阳虚气滞证。综合辨析，眼象表示脑阳虚血瘀证。此证寒瘀重于上证。

白睛脑部位血脉蓝色、沉、根虚。按：白睛血脉蓝色主气滞寒瘀证，可兼痛证。白睛脑部位血脉根虚主脑虚证。综合辨析，由于气滞寒瘀可引发疼痛，而脑位于头颅之内，故眼象可表示脑阳虚头痛证。此证"寒"象重于上证。

白睛脑部位血脉蓝色、细、沉、根虚。按：白睛脑部位血脉蓝色主脑气滞寒瘀痛证，血脉细、沉、根虚主脑阳虚气滞、寒瘀头痛证。综合辨析，眼象表示较严重的脑阳虚血瘀证。本证兼脑气滞、寒瘀痛证。

白睛脑部位血脉青色、细、沉、根虚。按：白睛脑部位血脉青色主脑气滞寒瘀疼痛重证，血脉细、沉、根虚主脑阳虚气滞证。综合辨析，眼象表示脑阳虚血瘀证，其脑阳虚气滞、寒瘀疼痛明显。

白睛脑部位黯色斑、血脉淡青色、细、沉、根虚、迂曲。按：白睛脑部位血脉淡青色主脑气滞寒瘀证，可兼痛证；血脉细、沉、根虚主脑阳虚寒瘀证。因此，白睛脑部位血脉淡青色、细、沉、根虚主较严重的脑阳虚寒瘀证。白睛脑部位血脉迂曲主脑疼痛证。综合辨析，眼象表示脑阳虚血瘀证。此证脑阳虚、虚寒导致的痛证重于上证。

白睛脑部位黯色斑，血脉青色、细、沉、根虚、迂曲。按：白睛脑部位血脉青色、细、沉、根虚主严重的脑阳虚血瘀证。白睛脑部位血脉迂曲主脑疼痛证。综合辨析，眼象表示脑阳虚证。此证疼痛重于上证。

白睛脑部位青蓝色斑，血脉青色、细、沉、根虚、迂曲。按：白睛脑部位青蓝色斑主脑气滞寒瘀证候。综合辨析，眼象表示脑阳虚血瘀证。此证脑气滞寒瘀疼痛重于上证。

白睛脑部位淡白色泡，肾部位血脉紫黑色、粗、根虚。按：白睛脑部位淡白色泡主脑严重气

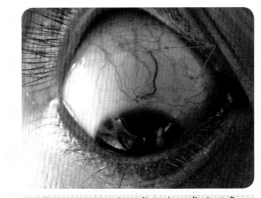

图 5-3-1-15　脑阳虚血瘀证常见眼象

虚、阳虚、饮邪郁积寒证。肾部位血脉紫黑色、粗、根虚主肾阳虚、气滞瘀血、内真寒而外假热证候。综合辨析，眼象表示肾脑阳虚血瘀证。从眼象可见，脑与肾密切相关，这为医家临床诊疗提供有益参考（图5-3-1-15，刘某，女，44岁，2012-8-27）。

白睛血脉无根表示的虚证重于根虚表示的虚证。

七、望目辨"脑髓虚湿饮证"

"脑髓虚湿饮证"指小儿先天肾精不足导致脑髓不足并兼夹湿饮而呈现的证候。临床常见前囟宽大、颅缝开裂，头额青筋暴张，面色㿠白，神情呆钝，头颈偏于一侧，舌淡，脉沉细弱等。若为小儿，尚可见目珠下垂，双目无神，白睛暴露如日落西山之状。西医诊断的脑积水可见此类眼象。

望目辨"脑髓虚湿饮证"常见眼象：

白睛脑部位黯色斑；肾与脑部位淡白色条；肾肝部位黯色弧形斑，血脉淡黯色、沉、边界模糊、根虚。按：脑部位黯色斑主脑血瘀证，肾与脑部位淡白色条主肾与脑湿邪夹瘀、湿邪较重证。白睛肾肝部位同时出现黯色弧形斑主肝肾长期血瘀、冲任失调证；血脉淡黯色、沉而边界模糊主气虚血瘀、肾肝湿盛水肿兼瘀血证候。白睛血脉根虚主虚证。综合辨析，眼象表示脑髓气虚、湿饮瘀血证，可诊为脑髓虚湿饮证。

白睛脑部位黯色斑，肾与脑部位淡白色条，肾肝部位黯色弧形斑，血脉淡白色、沉、边界模糊、根虚。按：白睛肾肝部位血脉淡白色、沉、边界模糊主肾肝湿盛兼瘀血证候，血脉根虚主虚证。综合辨析，眼象表示脑髓阳虚、湿饮瘀血证，可诊为脑髓虚湿饮证。此证阳虚重于上证。

白睛脑部位黯色斑；肾脑部位蓝色条；肾肝部位黯色弧形斑，血脉淡白色、细、沉、边界模糊、根虚。按：白睛肾脑部位蓝色条主肾与脑气滞湿郁、寒瘀证。肾肝部位血脉淡白色、细、沉、根虚、边界模糊主肾肝阳虚、湿盛水肿兼瘀血重证。综合辨析，眼象表示脑髓虚湿饮证。此证阳虚气滞重于上证。

白睛脑部位黯色斑；肾脑部位淡白色条；肾肝部位黯色弧形斑，血脉淡灰色、沉、边界模糊、根虚。按：白睛肾肝部位血脉淡灰色、沉、边界模糊主肾肝痰饮郁积湿盛水肿兼瘀血证候。综合辨析，眼象表示脑髓虚、湿饮郁积、瘀血证，可诊为脑髓虚湿饮证。

白睛脑部位黯色斑；肾脑部位淡白色条；肾肝部位黯色弧形斑，血脉灰色、沉、边界模糊、根虚。按：白睛肾肝部位血脉灰色、沉、边界模糊主肾肝痰饮郁积湿盛水肿兼瘀血证候，白睛血脉根虚或无根主虚证。综合辨析，眼象表示脑髓虚、湿饮郁积、瘀血证，可诊为脑髓虚湿饮证。

白睛脑部位灰色泡；肾脑部位淡白色条；肾肝部位黯色弧形斑，血脉灰色、沉、边界模糊、根虚。按：白睛脑部位灰色泡主脑气虚、寒饮证。综合辨析，眼象表示脑髓虚、湿饮郁积瘀血证，可诊为脑髓虚湿饮证。

白睛脑部位灰色泡；肾脑部位黯灰色条；肾肝部位黯色弧形斑，血脉灰色、细、沉、边界模糊。按：白睛肾与脑部位黯灰色条主肾与脑血瘀痰湿郁结证。综合辨析，眼象表示脑髓虚湿饮痰郁、瘀血证，可诊为脑髓虚湿饮证。此证重于上证。

在上述眼象中，白睛肾肝部位青蓝色弧形斑、脑部位灰色泡主肝肾长期气滞寒瘀、冲任失调证；脑部位灰色泡主脑气虚、寒饮证；总体表示脑髓气虚、气滞寒瘀、寒饮证。白睛血脉无根表示的虚证重于白睛血脉根虚表示的虚证。

八、望目辨"肝脑阴虚、虚风内动证"

"肝脑阴虚、虚风内动证"指肝阴虚和脑阴虚，阴虚引动内风而呈现的证候。临床常见严重的烦热、眩晕、头痛、四肢麻木、步履不正、口眼歪斜、半身不遂、舌强语謇、喉中痰鸣、昏厥、四肢抽搐、甚或角弓反张、舌质瘦、红或绛色、苔少、脉弦紧或弦数等。西医学诊断的脑动脉硬化出血、脑血管栓塞、脑血管痉挛等急性脑血管意外，乃至脑肿瘤等病常见此类眼象。

望目辨"肝脑阴虚、虚风内动证"常见眼象：

白睛肝部位殷红色雾漫，血脉殷红色、结花；脑部位血脉殷红色，血脉末端或附近殷红色斑。按：白睛肝部位殷红色雾漫主肝阴虚内风证，肝部位血脉殷红色主肝阴虚发热证，肝部位血脉殷红色、结花主肝阴虚、气机郁滞，病势缠绵，反复曲折。脑部位血脉殷红色主脑阴虚发热证，脑部位血脉殷红色、血脉末端或附近殷红色斑主脑阴虚发热，兼有少量渗血。综合辨析，眼象表示肝脑阴虚发热、内风证，颅内已发生少量渗血。

白睛肝部位殷红色雾漫，血脉殷红色、结花；脑部位血脉殷红色，血脉末端红黯色月晕。按：脑部位血脉殷红色、血脉末端红黯色月晕主脑阴虚发热、血热血瘀兼风证，并可兼有少量渗血。综合辨析，眼象表示肝脑阴虚发热、内风证。

九、望目辨"肝脑阳虚、血瘀内风证"

"肝脑阳虚、血瘀内风证"指肝脑严重阳虚、瘀血，兼有内风而呈现的证候。长期房劳、思虑导致脑功能过于减损而呈现寒象，并兼夹瘀血；脑的功能与心、肾、肝、脾、胃等脏腑的功能密切相关，故"肝脑阳虚、血瘀内风证"可在脑、心、肾、肝、脾、胃等脏腑的白睛部位呈现相关眼象。"肝脑阳虚、血瘀内风证"临床常见眩晕、头痛、多虑、多疑、幻视、幻觉、幻听、记忆力严重减退或丧失、言语謇涩、迟顿、或语无伦次、头额青筋暴张、耳鸣、畏寒、面色㿠白、神情呆钝、头颈偏于一侧，尚可见目裹瞤动、手足搐动、舌淡黯、苔白润、脉细弦等。西医学诊断的脑动脉硬化出血、脑血管栓塞、脑血管痉挛、植物神经功能紊乱、焦虑状态等病常见此类眼象。

望目辨"肝脑阳虚、血瘀内风证"常见眼象：

白睛脑部位黯色点，血脉淡白色、细、沉；肝胆部位淡色雾漫，肝部位血脉淡白色、细。按：白睛脑部位黯色点主脑气滞血瘀，而以血瘀为主证候。白睛肝部位血脉淡白色、细、沉、根虚主较严重的肝脑虚寒证。白睛肝胆部位淡色雾漫主肝胆气虚内风证。综合辨析，眼象表示肝脑阳虚、血瘀内风证（图5-3-1-16，黄某，女，28岁，2012-7-17）。

白睛脑部位黯色斑，血脉淡蓝色、细、沉、根虚；肝胆部位淡色雾漫，肝部位血脉淡白色、细。按：白睛脑部位黯色斑主脑瘀血证；脑部位血脉淡蓝色主脑血液运行缓慢而形成瘀血，并可产生轻微寒瘀痛证。阳虚致血脉收引，故血脉细并沉潜于内，血脉细、沉、根虚主脑阳虚、气滞证。

综合辨析，眼象表示肝脑阳虚、血瘀内风证。此证寒瘀重于上证。

　　白睛脑部位血脉蓝色、沉、根虚；肝胆部位淡色雾漫，肝部位血脉淡蓝色、细。按：白睛脑部位血脉蓝色主脑气滞寒瘀证，可兼痛证。白睛脑部位血脉蓝色、沉、根虚主脑阳虚、气滞寒瘀证。此证"寒"象重于上证。由于气滞寒瘀可引发疼痛，而脑位于头颅之内，故本眼象尚可伴发脑阳虚头痛证。若血脉细、沉、根虚，则主脑阳虚气滞、寒瘀头痛证，表示较严重的脑阳虚血瘀证。

　　白睛脑部位黯色斑，血脉淡青色、细、沉、根虚、迂曲；肝胆部位淡色雾漫，肝部位血脉淡蓝色、细。按：白睛脑部位血脉淡青色主脑腑气滞寒瘀证，可兼痛证，血脉细、沉、根虚则主脑阳虚、寒瘀证。因此，白睛脑部位血脉淡青色、细、沉、根虚主较严重的脑阳虚寒瘀证。白睛脑部位血脉迂曲主脑疼痛证。综合辨析，眼象表示肝脑阳虚、血瘀内风证。此证脑阳虚、虚寒导致的痛证重于上证。

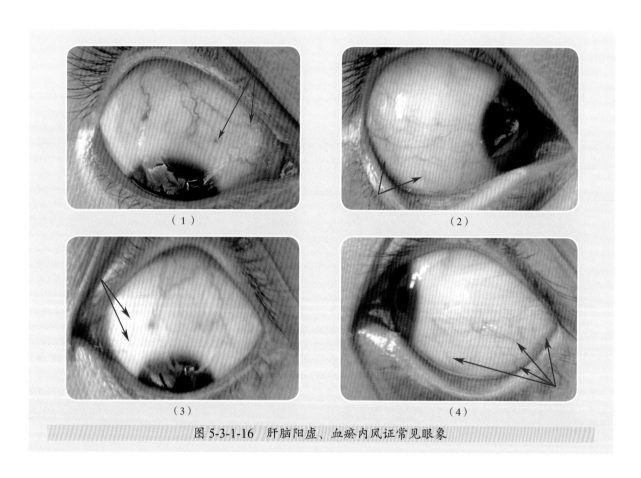

图 5-3-1-16　肝脑阳虚、血瘀内风证常见眼象

　　白睛脑部位血脉青色、细、沉、根虚；肝胆部位淡黯色雾漫，肝部位血脉淡蓝色、细。按：白睛脑部位血脉青色主脑气滞寒瘀疼痛重证，血脉细、沉、根虚主脑阳虚气滞证。综合辨析，眼象表示肝脑阳虚、血瘀内风证。若兼白睛脑部位黯色斑则主脑血瘀证，表示疼痛较重。

　　白睛脑部位青蓝色斑，血脉青色、细、沉、根虚、迂曲；肝胆部位淡色雾漫，肝部位血脉淡蓝色、细。按：白睛脑部位青蓝色斑主脑腑气滞寒瘀证候。综合辨析，眼象表示肝脑阳虚、血瘀内风证。此证脑腑气滞寒瘀疼痛重于上证。

　　白睛血脉无根表示的虚证重于根虚表示的虚证。

十、望目辨"脑血瘀、痰热郁阻、肝阴虚、湿浊内风证"

"脑血瘀、痰热郁阻、肝阴虚、湿浊内风证"指脑湿浊郁热导致血瘀，肝阴虚、湿痰郁积日久化热兼瘀，可以形成痰浊，痰浊阻碍气血运行，气机逆乱，影响肝气疏泄和脑主神明，以致产生内风，从而形成"脑气虚血瘀、痰热郁阻、肝阴虚、湿浊内风证"。

望目辨"脑气虚血瘀、痰热郁阻、肝阴虚、湿浊内风证"常见眼象：白睛脑部位黯色斑；肾部位黄色雾漫；心肝部位黄色岗、殷红色雾漫，血脉殷红色。按：白睛脑部位黯色斑主脑血瘀证。肾部位黄色雾漫主肾湿浊郁热内风证。心肝部位黄色岗主心肝痰瘀郁热证，殷红色雾漫主心肝阴虚内风证，血脉殷红色主心肝阴虚证。综合辨析，眼象表示"脑气虚血瘀、痰热郁阻、肝阴虚、湿浊内风证"（图5-3-1-17，钱某，女，58岁，2012-11-27）。

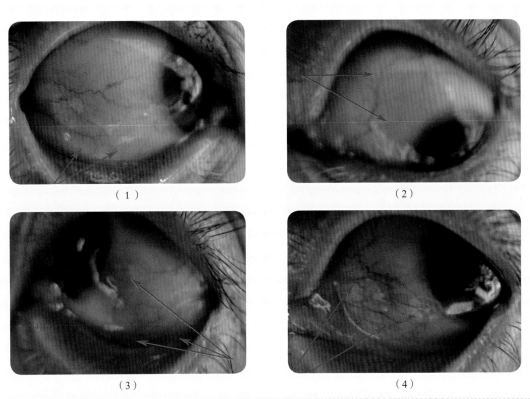

（1）　　　　　　　　　　　　　　（2）

（3）　　　　　　　　　　　　　　（4）

图5-3-1-17　脑血瘀、痰热郁阻、肝阴虚、湿浊内风证常见眼象

第二章　望目辨骨、髓证候

骨中之髓，称为"骨髓"。由于"骨髓"滋养"骨"，故"骨"离不开"髓"。"骨"与"髓"分别为"腑"，二者虽有联系，但分别系两个腑，故辨证时亦应注意区分。

第一节　望目辨骨、髓虚证

一、望目辨"骨质虚证"

"骨质虚证"指骨本质减少（或称骨量减少）而呈现的证候。临床常见逐渐发病的长期慢性腰痛或背痛，不耐久行久立，或见骨外形畸形，或见骨折，舌色如常或舌质淡红色，脉象如常或尺脉沉。本证常见于西医学诊断的骨质疏松病、先天或后天严重营养不良等。

望目辨"骨质虚证"常见眼象：

白睛肾部位血脉淡色，颈、胸、腰、四肢等部位蓝色点。按：白睛肾部位血脉淡色主肾气虚证。蓝色点主血瘀寒证，也可主寒痛证。蓝色点出现于颈、胸、腰、四肢等部位主相应部位血瘀寒证，可兼寒痛证。综合辨析，眼象可表示骨质虚证。

白睛肾部位血脉淡色、根虚，颈、或胸、或腰、或骶、或上肢、或下肢等部位蓝色点。按：白睛肾部位血脉淡色、根虚主肾气虚证。综合辨析，眼象表示骨质虚证。

白睛肾部位血脉淡色、沉、根虚，颈、或胸、或腰、或骶、或上肢、或下肢等部位蓝色点。按：白睛肾部位血脉淡色、沉、根虚主较严重的肾气虚证。综合辨析，由于肾主骨，肾气虚则骨虚，故眼象表示骨质虚证。

白睛肾部位血脉淡色、细、沉、根虚，颈、或胸、或腰、或骶、或上肢、或下肢等部位黯色斑。按：白睛肾部位血脉淡色、细、沉、根虚主较严重的肾气虚兼气滞证。颈、或胸、或腰、或骶、或上肢、或下肢等部位黯色斑主该部位血瘀证。综合辨析，眼象表示骨质虚证。此证重于上证。

白睛肾部位血脉淡色、粗、沉、根虚，颈、或胸、或腰、或骶、或上肢、或下肢等部位黯色斑。按：白睛肾部位血脉淡色、粗、浮、根虚主严重肾气虚血瘀证。综合辨析，眼象表示骨质虚证。此证重于上证（图 5-3-2-1，李某，女，34岁，2012-5-18）。

白睛血脉无根表示的虚证重于白睛血脉根虚表示的虚证。

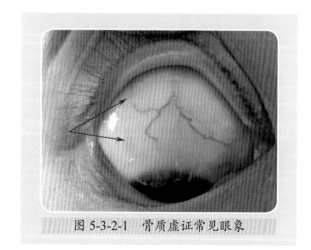

图 5-3-2-1　骨质虚证常见眼象

二、望目辨"骨髓虚证"

"骨髓"指藏于骨腔中的髓液。"骨髓虚证"指骨髓减少而呈现的证候。临床常见肢酸、痿软，眩晕，低热或畏寒等。

1.望目辨"骨髓气虚证"

"骨髓气虚证"指骨髓功能减弱而呈现的证候。临床常见肢酸，痿软，乏力，消瘦，汗出，儿童届期不能站立，或不能行走，牙齿生长迟缓，舌淡、苔白，脉细弱。此证既可见于成人，也可见于小儿。西医学诊断的营养不良、先天营养不良、再生障碍性贫血、白细胞减少、白细胞增多、血小板减少症、血小板增多症等可见此证。

望目辨"骨髓气虚证"常见眼象：

白睛肾部位血脉淡色、浮、根虚，颈、或胸、或腰、或骶、或上肢、或下肢等部位蓝色点。按：白睛肾部位血脉淡色、浮、根虚主肾气虚证。颈、或胸、或腰、或骶、或四肢等部位蓝色点主该部位血瘀寒证，可兼寒痛证。综合辨析，眼象可表示骨髓气虚证。

白睛肾部位血脉娇红色、根虚，颈、或胸、或腰、或骶、或上肢、或下肢等部位青色点。按：白睛肾部位血脉娇红色主肾气虚发热证。颈、或胸、或腰、或骶、或上肢、或下肢等部位青色点主该部位气滞疼痛轻证。综合辨析，眼象表示骨髓气虚发热证。从眼象可见，此时患者虽然感到发热，系自感之"热"，乃骨髓气虚形成的气虚发热证，其实质仍属寒证，即气虚生寒。因此，我们在治疗时不应苦寒清热，而应补气清热。这样，医家从眼象可以辨析证候之真假。

白睛肾部位血脉娇红色、浮、根虚，颈、或胸、或腰、或骶、或上肢、或下肢等部位青色点。按：白睛肾部位血脉娇红色、浮、根虚主肾气虚发热证。综合辨析，眼象表示骨髓气虚证。此证气虚发热证重于上证。

白睛血脉无根表示的虚证重于白睛血脉根虚表示的虚证。

2.望目辨"骨髓血虚证"

"骨髓血虚证"指骨髓血液减少而呈现的证候。临床常见发热，出血倾向或出血，如消化道出血、眼底出血、颅内出血、血尿、皮肤或黏膜出血、口咽溃疡、全血细胞减少、贫血，骨髓造血细胞减少，舌淡红、苔白，脉虚数等。西医学诊断的营养不良、先天营养不良、再生障碍性贫血、白细胞减少症、白细胞增多、血小板减少、血小坂增多等常可见此证。

望目辨"骨髓血虚证"常见眼象：

白睛肾部位血脉粉色、根虚，颈、或胸、或腰、或骶、或上肢或下肢等部位粉色斑。按：白睛肾部位血脉粉色、根虚主肾血虚证。颈、或胸、或腰、或骶、或上肢或下肢等部位粉色斑主相应部位的骨髓出现血虚低热证。综合辨析，眼象表示骨髓血虚证。

白睛肾部位血脉粉色、沉、根虚，颈、或胸、或腰、或骶、或上肢或下肢等部位粉色斑。按：白睛肾部位血脉粉色、沉、根虚主肾血虚证。综合辨析，眼象可表示骨髓血虚证。

白睛肾部位血脉粉色、细、沉、根虚，颈、或胸、或腰、或骶、或上肢、或下肢等部位粉色斑。按：白睛肾部位血脉粉色、细、沉、根虚主肾血虚发热而血虚较严重证。综合辨析，眼象表示骨髓血虚证。

白睛肾部位血脉粉红色、粗、根虚，颈、或胸、或腰、或骶、或上肢、或下肢等部位粉色斑。按：白睛肾部位血脉粉红色、粗、根虚主肾血瘀滞燥热证。眼象表示骨髓血虚证重于上证，并兼血瘀气滞燥热证。

白睛血脉无根表示的虚证重于白睛血脉根虚表示的虚证。

3. 望目辨"骨髓阴虚证"

"骨髓阴虚证"指骨髓阴液不足而呈现的证候。临床常见热感自骨髓蒸腾而出，腰脊酸软，肌肉消瘦，盗汗，烦躁，面色黧黑，牙齿干枯，舌红瘦、苔少，脉细数。此证既可见于成人，也可见于小儿。西医学诊断的结核病、包括骨结核病可见此证，营养不良、先天营养不良、再生障碍性贫血、白细胞减少、白细胞增多、血小板减少、血小板增多等亦可见此证。

望目辨"骨髓阴虚证"常见眼象：

白睛肾部位血脉殷红色、根虚，颈、或胸、或腰、或骶、或上肢、或下肢等部位殷红色斑。按：白睛肾部位血脉殷红色、根虚主肾阴虚证。颈、或胸、或腰、或骶、或上肢、或下肢等部位殷红色斑主该部位阴虚低热证。综合辨析，眼象表示骨髓阴虚证。

白睛肾部位血脉殷红色、沉、根虚，颈、或胸、或腰、或骶、或上肢、或下肢等部位殷红色斑。按：白睛肾部位血脉殷红色、沉、根虚主肾阴虚证。综合辨析，眼象表示骨髓阴虚证。

白睛肾部位血脉殷红色、细、沉、根虚，颈、或胸、或腰、或骶、或上肢、或下肢等部位殷红色斑。按：白睛肾部位血脉殷红色、细、沉、根虚主肾阴虚发热而阴虚较严重证。综合辨析，眼象表示骨髓阴虚证。

白睛肾部位血脉殷红色、粗、根虚，颈、或胸、或腰、或骶、或上肢、或下肢等部位殷红色斑。按：白睛肾部位血脉殷红色、粗、根虚主肾阴虚燥热、气滞证。综合辨析，眼象表示骨髓阴虚证，并兼血瘀气滞燥热证。

白睛血脉无根表示的虚证重于白睛血脉根虚表示的虚证。

4. 望目辨"骨髓阴虚并心阴虚证"

"骨髓阴虚并心阴虚证"指骨髓阴虚伴随心阴虚时，可形成"骨髓阴虚并心阴虚证"。临床可见"骨髓阴虚证"和"心阴虚证"。临床常见腰膝酸软，颧面色红，五心烦热，潮热或低热，心悸，心烦，盗汗，乏力，口干，齿干，齿浮或痛，咽干，咽痛，耳鸣，消瘦，晕眩，脱发，失眠，多梦，健忘，易惊，尿黄，便干，女子月经量少或闭经、经期紊乱，或梦交，男子遗精、射精过快或早泄、勃起不坚或强中，舌红瘦、苔少或无苔，脉细数等。

望目辨"骨髓阴虚并心阴虚证"常见眼象：

白睛肾部位血脉殷红色、根虚，颈、或胸、或腰、或骶、或上肢、或下肢等部位殷红色斑；心部位血脉殷红色、根虚。按：白睛肾部位血脉殷红色、根虚，颈、或胸、或腰、或骶、或上肢或下肢等部位殷红色斑主骨髓阴虚证。心部位血脉殷红色、根虚主心阴虚证。综合辨析，眼象表示骨髓阴虚并心阴虚证。

白睛肾部位血脉殷红色、沉、根虚，颈、或胸、或腰、或骶、或上肢、或下肢等部位殷红色斑；心部位血脉殷红色、根虚。按：白睛肾部位血脉殷红色、沉、根虚及颈、或胸、或腰、或骶、或上肢、或下肢等部位殷红色斑主骨髓阴虚证。综合辨析，眼象表示骨髓阴虚并心阴虚证。

白睛肾部位血脉殷红色、细、沉、根虚，颈、或胸、或腰、或骶、或上肢、或下肢等部位殷红色斑；心部位血脉殷红色、根虚。按：白睛肾部位血脉殷红色、细、沉、根虚，颈、或胸、或腰、或骶、或上肢、或下肢等部位殷红色斑主骨髓阴虚证较重。综合辨析，眼象表示骨髓阴虚并心阴虚证。

白睛肾部位血脉殷红色、粗、根虚，颈、或胸、或腰、或骶、或上肢、或下肢等部位殷红色斑；心部位血脉殷红色、细、根虚。按：白睛肾部位血脉殷红色、细、沉、根虚，颈、或胸、或腰、或骶、或上肢、或下肢等部位殷红色斑主骨髓阴虚重证。心部位血脉殷红色、根虚主心阴虚较重证。综合辨析，眼象表示骨髓阴虚并心阴虚证。此证阴虚重于上证，并兼气滞燥热证。

白睛血脉无根表示的虚证重于白睛血脉根虚表示的虚证。

5.望目辨"骨髓阳虚证"

"骨髓阳虚证"指骨髓功能减弱并显"寒象"而呈现的证候。临床常见面色㿠白，肢酸，萎软，儿童届期不能站立和行走，牙齿生长迟缓，智力发育减缓，乏力，消瘦，畏寒，舌淡白、苔白，脉细弱。此证既可见于成人，也可见于小儿。从西医学角度看，营养不良、先天营养不良、白细胞减少等多种血液系统疾病可见此证。

望目辨"骨髓阳虚证"常见眼象：

白睛肾部位淡黯色弧形斑，血脉淡白色、细、根虚；肾部位淡白色、细、根虚的血脉末端及颈、或胸、或腰、或骶、或上肢、或下肢等部位淡黯色斑。按：白睛肾部位淡黯色弧形斑主较长期演变的慢性的血瘀证，但血瘀尚较轻微。白睛肾部位血脉淡白色、细、根虚主肾阳虚寒证。肾部位淡白色、细、根虚的血脉末端及颈、或胸、或腰、或骶、或上肢、或下肢等部位淡黯色斑主肾、颈、或胸、或腰、或骶、或上肢、或下肢等血瘀证。综合辨析，肾阳虚可导致虚寒血瘀，故眼象表示骨髓阳虚证。我们从眼象可知，骨髓阳虚证存在肾阳虚、虚寒血瘀因素，这为医家立法、处方提供了思路。

白睛肾部位淡黯色弧形斑，血脉淡白色、细、沉、根虚；肾部位淡白色、细、沉、根虚的血脉末端及颈、或胸、或腰、或骶、或上肢、或下肢等部位淡黯色斑。按：白睛肾部位血脉淡白色、细、沉、根虚主较严重的肾阳虚寒证。综合辨析，眼象表示骨髓阳虚证。

白睛血脉无根表示的虚证重于白睛血脉根虚表示的虚证。

第二节　望目辨骨实证

一、望目辨"骨气滞血瘀湿阻证"

"骨气滞血瘀湿阻证"指骨、骨关节瘀血并兼湿邪阻滞气机而导致的证候。临床常见骨关节疼痛、承重时疼痛加剧，关节肿胀，活动障碍、或有摩擦音，甚则关节变形，舌淡黯或黯、苔白，脉沉或沉细。西医学诊断的骨质增生、骨性关节炎等病可见此证候。

望目辨"骨气滞血瘀湿阻证"常见眼象：

白睛颈、或胸、或腰、或骶、或上肢、或下肢部位黯灰色斑，肾部位血脉淡蓝色、沉。按：白睛颈、或胸、或腰、或骶、或上肢、或下肢等部位黯灰色斑主该部位湿郁血瘀。肾部位血脉淡蓝色、沉主较轻的肾气滞寒证，可兼痛证。综合辨析，眼象表示骨气滞血瘀湿阻证。

白睛颈、或胸、或腰、或骶、或上肢、或下肢等部位黯灰色斑，肾部位血脉淡蓝色、细、沉。按：白睛肾部位血脉淡蓝色、细、沉主肾气滞寒证，可兼痛证。综合辨析，眼象表示骨气滞血瘀湿

835

阻证。此证气滞重于上证。或白睛肾部位血脉蓝色、沉主气滞寒证，可兼痛证。若白睛肾部位血脉蓝色、细、沉主气滞寒重证。若白睛肾部位血脉淡青色、细、沉主较轻的气滞血瘀寒证。若白睛肾部位血脉青色、细主气滞寒瘀证。若白睛肾部位血脉青色、细、沉主肾气滞寒瘀重证，此证气滞寒瘀均重。

二、望目辨"骨气滞血瘀、风寒湿阻证"

"骨气滞血瘀、风寒湿阻证"指骨、关节受风寒湿邪侵扰，阻滞骨或关节气机，局部血瘀气滞湿阻而导致的证候。临床常见骨、关节疼痛、肿胀，患肢沉重，或麻或冷，活动障碍，甚则关节变形，舌淡黯或黯、苔白，脉沉或沉细。西医学诊断的风湿性关节炎、类风湿性关节炎、良性风湿性关节痛等病可见此证候。

望目辨"骨气滞血瘀湿阻证"常见眼象：

白睛颈、或胸、或腰、或骶、或上肢、或下肢等部位黯灰色斑；肾部位淡蓝色雾漫，血脉蓝色、沉。按：白睛颈、或胸、或腰、或骶、或上肢、或下肢等部位黯灰色斑主该部位湿郁血瘀，白睛肾部位淡蓝色雾漫主肾郁、风寒证，血脉蓝色、沉主肾气滞寒证，可兼痛证。综合辨析，眼象表示骨气滞血瘀湿阻证。若白睛肾部位血脉蓝色、细、沉主气滞寒证，可兼痛证。若白睛肾部位蓝色雾漫，表示肾郁风寒证。

白睛颈、或胸、或腰、或骶、或上肢、或下肢等部位黯灰色斑；肾部位蓝色雾漫，肾部位血脉淡青色、细、沉。按：白睛肾部位血脉淡青色、细、沉主肾气滞血瘀寒证，可兼痛证。综合辨析，此眼象表示骨气滞血瘀湿阻证。此证寒邪重于上证。

白睛颈、或胸、或腰、或骶、或上肢、或下肢等部位黯灰色斑；肾部位黯蓝色雾漫，肾部位血脉青色、细、沉。按：白睛肾部位黯蓝色雾漫主肾寒郁风邪重证；血脉青色、细、沉主肾气滞寒瘀重证，可兼痛证。综合辨析，此眼象表示骨气滞血瘀湿阻证。此证寒邪重于上证。

在以上各眼象中，可在白睛肾部位呈现无色浮壅，主肾脏水湿郁阻证。综合辨析，眼象表示骨气滞血瘀湿阻证，寒湿重于上证。

在以上各眼象中，尚可在肾部位呈现雾漫兼丘，主肾风痰湿证；可在肾部位呈现雾漫兼岗，主病邪已深重复杂。

三、望目辨"骨湿毒蕴阻、气滞血瘀、热证"

"骨湿毒蕴阻、气滞血瘀、热证"指骨、骨关节由于湿毒蕴阻、导致气滞血瘀而形成的热证。临床常见局部肿胀、热、刺痛，日渐加重，肿块坚韧、或坚硬、或有波动感，皮下静脉扩张，舌黯红、苔白厚，脉沉滑。西医学诊断的骨肿瘤继发感染、骨肉瘤等可见此证候。

望目辨"骨湿毒蕴阻、气滞血瘀、热证"常见眼象：

白睛颈、或胸、或腰、或骶、或上肢、或下肢等部位黯黄褐色丘，肾部位血脉红黯色、粗、沉。按：白睛颈、或胸、或腰、或骶、或上肢、或下肢等部位黯黄褐色丘主该部位痰浊郁积、气血瘀滞证。白睛肾部位血脉红黯色、沉主肾热郁证；血脉红黯色、粗主肾气滞血瘀、实热亢盛证；

血脉红黯色、粗、沉主肾气滞血瘀、热郁亢盛证。综合辨析，眼象表示骨湿毒蕴阻、气滞血瘀、热证。

白睛颈、或胸、或腰、或骶、或上肢、或下肢等部位红色岗，肾部位血脉红黯色、粗、沉。按：白睛颈、或胸、或腰、或骶、或上肢、或下肢等部位红色岗主该部位血瘀痰热、气结实证。综合辨析，眼象表示骨湿毒蕴阻、气滞血瘀、热证。若为黯紫色岗，表示陈旧瘀血郁热、兼气结证。综合辨析，眼象表示骨湿毒蕴阻、气滞血瘀、热证。若为黯红色孤立实体岛，表示骨湿毒蕴阻、气滞血瘀、热证。

白睛颈、或胸、或腰、或骶、或上肢、或下肢等部位黯黄色丘，肾部位血脉黯红色、粗、沉。按：白睛颈、或胸、或腰、或骶、或上肢、或下肢等部位黯黄色丘主该部位痰郁气血，寒热夹杂证，共同表示该部位的骨质呈现痰郁气血，气滞血瘀，病势亢盛，寒热夹杂证。综合辨析，此眼象表示骨湿毒蕴阻、气滞血瘀、热证。

第三节　望目辨骨虚实夹杂证

一、望目辨"骨气虚、血瘀证"

"骨气虚、血瘀证"指骨本质减少（或称骨量减少），并出现气虚血瘀而呈现的证候。临床常见逐渐发病的长期慢性腰痛或背痛，或见骨外形畸形，或不明原因而出现骨折，舌色如常或舌质淡色，脉象如常或尺脉沉。西医学诊断的骨质疏松病、老年性不明原因骨折等常见此证。

望目辨"骨气虚、血瘀证"常见眼象：

白睛脊柱或四肢等部位淡黯色斑，肾部位血脉淡黯色、细、沉、根虚。按：白睛脊柱或四肢等部位淡黯色斑主该部位血瘀证。肾部位血脉淡黯色、细、沉、根虚主肾气虚、血瘀寒证。由于肾主骨，肾气虚可导致骨气虚，故综合辨析，眼象表示骨气虚、血瘀证。

白睛脊柱或四肢等部位黯色斑，肾部位血脉淡黯色、细、沉、根虚。按：白睛脊柱或四肢等部位黯色斑主该部位血瘀证。综合辨析，眼象表示骨气虚、血瘀证。此证血瘀重于上证。

白睛血脉无根表示的虚证重于白睛血脉根虚表示的虚证。

二、望目辨"骨气虚、湿阻血瘀证"

"骨气虚、湿阻血瘀证"指骨、关节气虚，外受风寒湿邪侵扰，风寒湿邪阻滞骨或关节气机，局部气滞、湿阻、血瘀而导致的证候。临床常见骨、关节走窜疼痛、肿胀，患肢沉重、刺痛、或麻或冷，活动障碍，甚则关节变形，舌淡黯或黯，苔白，脉沉或沉细。西医学诊断的风湿性关节炎、类风湿性关节炎、风湿性关节痛等病可见此证候。

望目辨"骨气虚、湿阻血瘀证"常见眼象：

白睛脊柱或四肢等部位黯灰色斑；肾部位淡青色雾漫，肾部位血脉淡色、细。按：白睛脊柱或四肢等部位黯灰色斑主该部位湿郁血瘀，肾部位淡青色雾漫主肾气虚气郁、风寒证，此多为肾脏气虚、风寒尚轻证。肾部位血脉淡色、细主肾气虚证。综合辨析，眼象表示骨气虚、湿阻血瘀证。

白睛脊柱或四肢等部位黯灰色斑；肾部位淡青色雾漫，肾部位血脉青色、细、沉。按：白睛肾部位血脉青色、细、沉主肾气滞、寒瘀重证。综合辨析，眼象表示骨气虚、湿阻血瘀证。

三、望目辨"骨气阴虚、湿阻血瘀证"

"骨气阴虚、湿阻血瘀证"指骨气阴两虚、湿郁导致血瘀而呈现的证候。临床常见乏力，午后低热如潮，盗汗，消瘦，患病的骨或关节疼痛、局部漫肿、或出现窦道，脓液色淡，或肌肉痉挛，贫血，舌红瘦、苔少，脉细或细数。西医学诊断的骨结核、骨关节结核等病可见此类证候。

望目辨"骨气阴虚、湿阻血瘀证"常见眼象：

白睛肾部位或脊柱、四肢等部位黯灰色斑，肾部位血脉殷红色、根虚，并在肾部位的其他血脉同时呈现淡色、细、沉。按：白睛肾部位或脊柱、四肢等部位黯灰色斑主该部位湿郁血瘀证。肾部位血脉殷红色、根虚主肾阴虚证，肾部位其他血脉淡色、细、沉主肾气虚证。综合辨析，眼象表示骨气阴虚、湿阻血瘀证（图5-3-2-2，常某，女，40岁，2012-12-24）。

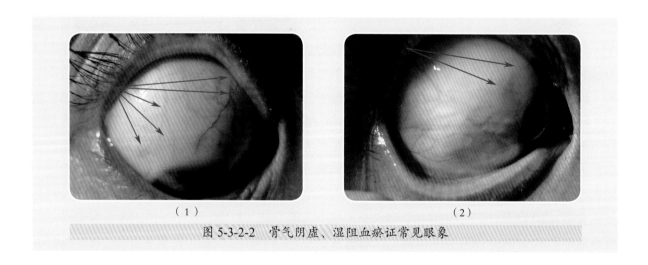

（1）　　　　　　　　　　（2）

图5-3-2-2　骨气阴虚、湿阻血瘀证常见眼象

白睛肾部位或脊柱、四肢等部位黯灰色斑；肾部位殷红色斑，血脉淡色、浮、根虚。按：肾部位殷红色斑主肾阴虚、虚热证，肾部位血脉淡色、浮、根虚主肾气虚证。综合辨析，眼象表示骨气阴虚、湿阻血瘀证。

白睛肾部位或脊柱、四肢等部位黯灰色斑；肾部位殷红色斑，血脉淡黯色、细、根虚。按：肾部位血脉淡黯色、细、根虚主气虚血瘀证。综合辨析，眼象表示骨气阴虚、湿阻血瘀证。

白睛肾部位或脊柱、四肢等部位黯灰色斑，肾部位殷红色斑、血脉娇红色、根虚。按：肾部位血脉娇红色、根虚主肾气虚发热证。综合辨析，眼象表示骨气阴虚、湿阻血瘀证。

白睛血脉无根表示的虚证重于白睛血脉根虚表示的虚证。

第三章　望目辨女子胞（或男子外肾）证候

女子胞，又名胞宫、子宫等。此处"白睛女子胞部位"，在男子为"外肾部位"。著者认为，女子胞应包括卵巢、输卵管、子宫及附属腺体，男子外肾应包括睾丸、阴茎及附属腺体。当然，女子胞和男子外肾的一部分功能也属于某些脏腑及经脉。

第一节　望目辨女子胞（或男子外肾）虚证

一、望目辨"女子胞（或男子外肾）气虚证"

"女子胞（或男子外肾）虚证"，在本书中，此节仅指"女子胞（或男子外肾）气虚证"。"女子胞（或男子外肾）气虚证"指女子胞（或男子外肾）的功能不足而导致的证候。临床常见面色㿠白，心悸，气短，神疲，乏力，头重，头晕，女子月经先期、月经过多、崩漏、天癸衰闭、带下、妊娠恶阻、胎漏、胎动不安、小产、滑胎、妊娠小便不畅、产后胎盘不下、产后恶露不绝、产后小便频数或失禁、产后小便不通、产后乳汁自出、不孕、子宫脱垂，男性阳痿、不育，舌淡，苔白薄，脉虚缓等。

望目辨"女子胞（或男子外肾）气虚证"常见眼象：

白睛女子胞（或男子外肾）部位血脉淡色、细、根虚。按：白睛女子胞（或男子外肾）部位血脉淡色主气虚证，血脉淡色、细主气虚证，白睛血脉根虚亦主气虚证。综合辨析，眼象主女子胞（或男子外肾）气虚证。

白睛女子胞（或男子外肾）部位血脉淡色、细、浮、根虚。按：白睛血脉淡色、细、浮主较严重气虚证。综合辨析，眼象主女子胞（或男子外肾）较严重的气虚证。

二、望目辨"女子胞（或男子外肾）阳虚证"

望目辨"女子胞（或男子外肾）阳虚证"常见眼象：

白睛女子胞（或男子外肾）部位淡灰白色斑，血脉淡色、细、沉、根虚。按：白睛淡灰白色斑主阳虚证。血脉淡色、细、沉、根虚主严重气虚证。综合辨析，眼象主严重的女子胞（或男子外肾）气虚证。

白睛女子胞（或男子外肾）部位淡灰白色斑，血脉淡白色、细、沉、根虚。按：白睛女子胞（或男子外肾）部位淡灰白色斑主阳气虚证，大多数情况下，此眼象表示病程较长。白睛女子胞（或男子外肾）部位血脉淡白色主阳虚兼寒证，白睛血脉淡白色、细、沉、根虚主严重阳气虚证。综合辨析，此眼象出现于女子胞（或男子外肾）部位，即主女子胞（或男子外肾）阳虚证（图5-3-

3-1，王某，女，26岁，2012-2-14)。

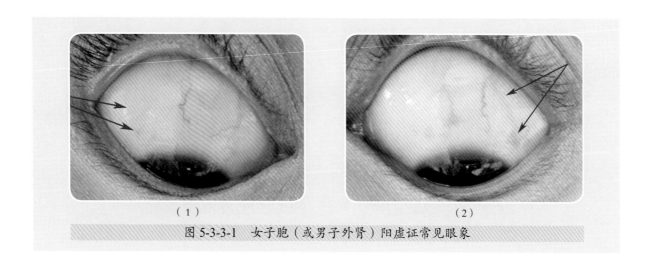

（1）　　　　　　　　　　　　　（2）

图 5-3-3-1　女子胞（或男子外肾）阳虚证常见眼象

三、望目辨"肝肾阴虚、肝郁、冲任失调证"

望目辨"肝肾阴虚、肝郁、冲任失调证"常见眼象：

白睛肾部位黯色弧形斑，血脉殷红色、细；肝部位黯色弧形斑，血脉殷红色、粗、弯钩。按：白睛肝肾部位同时呈现黯色弧形斑主肝肾血瘀、冲任失调证。白睛肾部位血脉殷红色、细主肾阴虚较重证。白睛肝部位血脉殷红色、粗、弯钩主严重肝阴虚、肝郁证。综合辨析，眼象表示肝肾阴虚、肝郁、冲任失调证。

白睛肾肝部位黯色弧形斑；肾部位血脉殷红色、细、根虚；女子胞（或男子外肾）部位血脉殷红色、细、末端殷红色斑；肝部位血脉殷红色、粗、沉、弯钩。按：肾部位血脉殷红色、细、根虚主肾阴虚较严重。女子胞（或男子外肾）部位血脉殷红色、细主女子胞（或男子外肾）阴虚血热，其血脉末端殷红色斑主女子胞（或男子外肾）阴虚虚热证。白睛肝部位血脉殷红色、粗、沉、弯钩主严重肝阴虚、肝郁证。综合辨析，眼象表示肾阴虚、肝郁、冲任失调证。此证阴虚、虚热重于上证。

白睛肾肝部位黯粉色弧形斑；肾部位血脉殷红色、细、无根；女子胞（或男子外肾）部位血脉殷红色、细、末端殷红色斑；肝部位血脉殷红色、粗、沉、弯钩。按：白睛肾肝部位同时出现黯粉色弧形斑主肝肾血虚血瘀、冲任失调证。白睛血脉无根表示的虚证重于白睛血脉根虚表示的虚证。综合辨析，眼象表示肝肾阴虚、肝郁、冲任失调证，且阴虚重于上证。

白睛肾肝部位黯粉色弧形斑；肾部位血脉殷红色、细、沉；女子胞（或男子外肾）部位血脉殷红色、细、末端殷红色斑；白睛肝部位殷红色雾漫，血脉殷红色、粗、沉、弯钩。按：肾部位血脉殷红色、细、沉主肾阴虚重证。肝部位殷红色雾漫主肝阴虚内风证。综合辨析，眼象表示肝肾阴虚、肝郁、冲任失调证，且肾阴虚重于上证，肝阴虚肝风内动明显。

四、望目辨"肝肾阴虚经漏证"

"肝肾阴虚经漏证"指肝阴和肾阴俱虚、虚热损伤冲任而致阴道持续少量出血的证候。临床常见阴道持续少量出血，时多时少，头晕，耳鸣，腰膝酸软，手足心热，午后潮热，舌红瘦、苔少，脉细数、或沉细数等。

望目辨"肝肾阴虚经漏证"常见眼象：

白睛肾肝部位黯粉色弧形斑，肝肾部位血脉殷红色、细、浮；女子胞部位红色斑、女子胞部位血脉殷红色，血脉周围红色斑。按：白睛肾肝部位同时出现黯粉色弧形斑主肝肾血虚血瘀、冲任失调证；兼以肝肾部位血脉殷红色时，则表示肝肾阴虚血瘀、冲任失调证。白睛肾肝部位血脉殷红色、细、浮主较严重的肝肾阴虚证。白睛女子胞部位红色斑、女子胞部位血脉殷红色、血脉周围红色斑主女子胞阴虚血热、少量出血证。综合辨析，眼象表示肝肾阴虚、冲任不固、经漏证。

白睛肝肾部位黯粉色弧形斑，肝肾部位血脉殷红色、粗；女子胞部位红色斑、女子胞部位血脉殷红色，血脉周围红色斑。按：白睛肾肝部位血脉殷红色、粗主肝肾阴虚兼血瘀证。综合辨析，眼象表示肝肾阴虚、冲任不固、经漏证，且肝肾阴虚血瘀重于上证。

第二节　望目辨女子胞（或男子外肾）实证

一、望目辨"女子胞（或男子外肾）肝郁血瘀、冲任失调寒证"

"女子胞（或男子外肾）肝郁血瘀、冲任失调寒证"指肝气郁结，气血运行失常，冲任失调导致女子胞（或男子外肾）血瘀，并呈现寒象的证候。临床常见情志不舒，忧郁，胸胁与乳房胀痛，四肢寒凉，倦怠，耐力减退，小腹胀痛，女子经行后延、经色黯、经量少、或久不受孕，会阴部疼痛，男子尚可见睾丸疼痛、或囊缩、阳痿、精液异常，舌蓝或黯蓝，苔白，脉弦细、或弦涩、或弦迟等。

望目辨"女子胞（或男子外肾）肝郁血瘀、冲任失调寒证"常见眼象：

白睛肾肝部位黯色弧形斑；女子胞（或男子外肾）部位黯色斑；肾部位血脉淡蓝色、末端黯色点；肝部位血脉淡蓝色、弯钩。按：白睛肾、肝部位黯色弧形斑主女子胞（或男子外肾）血瘀、冲任失调证。女子胞（或男子外肾）部位黯色斑主女子胞（或男子外肾）血瘀证。肾部位血脉淡蓝色主肾轻微瘀血证，可兼轻微寒证或痛证；血脉淡蓝色、末端黯色点主肾气滞血瘀，而以血瘀为主的证候。肝部位血脉淡蓝色、弯钩主肝郁、气滞血瘀，可兼轻微寒证或痛证。综合辨析，眼象表示肝郁血瘀、冲任失调寒证，尚兼肝肾气滞证。

白睛肾肝部位黯色弧形斑；女子胞（或男子外肾）部位血脉淡蓝色、末端黯色斑；肾部位血脉淡蓝色、末端黯色斑；肝部位血脉淡蓝色、弯钩。按：女子胞（或男子外肾）部位血脉淡蓝色主女子胞（或男子外肾）轻微瘀血证，可兼轻微寒证或痛证；血脉淡蓝色、血脉末端黯色斑主女子胞

（或男子外肾）血瘀证。综合辨析，眼象表示肝郁血瘀、冲任失调寒证，且女子胞（或男子外肾）血瘀重于上证。

白睛肾肝部位黯色弧形斑；女子胞（或男子外肾）部位血脉淡青色、末端黯色斑；肾部位血脉淡青色、末端黯色斑；肝部位血脉淡青色、弯钩。按：女子胞（或男子外肾）部位血脉淡青色主女子胞（或男子外肾）轻微气滞瘀血证，可兼寒证或痛证；末端黯色斑主女子胞（或男子外肾）气滞血瘀证。肾部位血脉淡青色主肾轻微气滞瘀血证，可兼寒证或痛证，肾部位血脉淡青色、末端黯色斑主肾气滞血瘀证。肝部位血脉淡青色、弯钩主肝郁、气滞血瘀，可兼寒证或痛证。综合辨析，眼象表示肝郁血瘀、冲任失调寒证。女子胞（或男子外肾）气滞寒瘀重于上证。此证可引发女子不孕、男子不育，故亦可诊为肝郁、女子不孕（或男子不育）寒证。

白睛肾肝部位黯色弧形斑；女子胞（或男子外肾）部位血脉淡青色、细、沉、末端黯色斑；肾部位血脉淡青色、细、沉、末端黯色点；肝部位血脉淡青色、细、沉、弯钩。按：女子胞部位血脉淡青色、细、沉主女子胞（或男子外肾）气滞瘀血、寒证，可兼痛证，血脉淡青色、细、沉、血脉末端黯色斑主女子胞（或男子外肾）气滞血瘀证。肾部位血脉淡青色、细、沉主肾气滞瘀血寒证或痛证，肾部位血脉淡青色、细、沉、末端黯色点主肾气滞血瘀、寒证。肝部位血脉淡青色、细、沉、弯钩主肝郁、气滞血瘀寒痛证。综合辨析，眼象表示肝郁血瘀、冲任失调寒证，且气滞寒瘀重于上证。

白睛肾肝部位黯色弧形斑；女子胞（或男子外肾）部位黯灰色斑；肾部位血脉蓝色、末端黯灰色结；肝部位血脉蓝色、弯钩。按：女子胞（或男子外肾）部位黯灰色斑主女子胞（或男子外肾）湿郁血瘀、瘀邪较重证。肾部位血脉蓝色主肾瘀血证，可兼寒证或痛证，肾部位血脉蓝色、末端黯灰色结主肾湿郁气结血瘀证。肝部位血脉蓝色、弯钩主肝郁、气滞血瘀，可兼寒证或痛证。综合辨析，眼象表示肝郁血瘀、冲任失调寒证，且湿郁血瘀气结明显。

白睛肾肝部位黯色弧形斑；女子胞（或男子外肾）部位灰色实体结；肾部位血脉淡蓝色、细、沉；肝部位血脉淡蓝色、弯钩。按：女子胞（或男子外肾）部位灰色实体结主女子胞（或男子外肾）湿郁气结轻证。肾部位血脉淡蓝色、细、沉主肾气滞寒证，可兼痛证。肝部位血脉淡蓝色、弯钩主肝郁、气滞血瘀，可兼寒证或痛证。综合辨析，眼象表示女子胞（或男子外肾）肝郁、血瘀、冲任失调、寒证，且湿郁气结明显。眼象多见于女子胞（或男子外肾）罹患实体肿瘤者。

白睛肾肝部位黯色弧形斑；女子胞（或男子外肾）部位黯灰色实体结；肾部位血脉淡蓝色、细、沉；肝部位血脉淡蓝色、弯钩。按：女子胞（或男子外肾）部位黯灰色实体结主女子胞（或男子外肾）湿郁气结血瘀证。综合辨析，眼象表示女子胞（或男子外肾）肝郁、血瘀、冲任失调、寒证，且血瘀重于上证。此眼象多见于女子胞（或男子外肾）罹患实体肿瘤者。

白睛肾肝部位黯色弧形斑；女子胞（或男子外肾）部位青色实体结；肾部位血脉淡蓝色、细、沉；肝部位血脉淡蓝色、弯钩。按：女子胞（或男子外肾）部位青色实体结主女子胞（或男子外肾）寒湿郁结证。综合辨析，眼象表示女子胞（或男子外肾）肝郁、血瘀、冲任失调、寒证，且血瘀重于上证。

白睛肾肝部位黯色弧形斑；女子胞（或男子外肾）部位青黑色实体结；肾部位血脉淡蓝色、细、沉；肝部位血脉淡蓝色、弯钩。按：女子胞（或男子外肾）部位青黑色实体结主女子胞（或男子外肾）寒痰瘀血郁结证。综合辨析，眼象表示女子胞（或男子外肾）肝郁、血瘀、冲任失调、寒证，且血瘀重于上证。此眼象多见于女子胞（或男子外肾）罹患实体肿瘤者。

西医学诊断的子宫、输卵管、盆腔、前列腺、睾丸及附睾的炎症，或罹患实体肿瘤，以及上述组织器官部分功能障碍患者也可见到此类眼象。

在上述眼象中，女子胞（或男子外肾）部位出现灰色空泡结主女子胞（或男子外肾）湿郁气结证、黯灰色空泡结主女子胞（或男子外肾）湿郁气结兼瘀证、青色空泡结主女子胞（或男子外肾）寒湿郁结证、青黑色空泡结主女子胞（或男子外肾）寒痰瘀血郁结证。

二、望目辨"女子胞（或男子外肾）肝郁肾热、血瘀、冲任失调证"

"女子胞（或男子外肾）肝郁肾热、血瘀、冲任失调证"指肝郁化热忤肾，肝肾内热，气滞血瘀，以致肝肾气血运行失常，发生功能病变或器质病变而产生的证候。临床常见肝郁不舒，心胸烦闷，易怒，胸胁及乳房胀痛，手足心热，月经经期提前、经色红黯稠黏、经量多、有块，小腹胀痛，久不受孕，男子会阴部疼痛，或睾丸疼痛，囊湿，阳痿或强中，精液异常，舌红或红黯或黯红、苔微黄，脉细数、或弦细数、或促等。此类患者易患不孕（或不育）。这是由于月经不仅与肝相关，且与肾密不可分，从而影响冲任功能，故临床望目辨证时每每在肝肾部位出现白睛特征。

望目辨"女子胞（或男子外肾）肝郁肾热、血瘀、冲任失调证"常见眼象：

白睛肝肾部位黯色弧形斑；肝部位血脉红黯色、弯钩；肾部位血脉红黯色。按：白睛肝肾部位黯色弧形斑主肝肾血瘀、冲任失调证。白睛肝部位血脉红黯色、弯钩主肝郁血瘀实热证。肾部位血脉红黯色主肾血郁实热证。综合辨析，眼象表示肝郁肾热、血瘀、冲任失调证。

白睛肾肝部位黯色弧形斑；女子胞（或男子外肾）部位淡黄色斑；肾部位血脉红黯色；肝部位血脉红黯色、弯钩。按：女子胞（或男子外肾）部位淡黄色斑主女子胞（或男子外肾）湿邪郁热轻证。综合辨析，眼象表示女子胞（或男子外肾）肝郁肾热、血瘀、冲任失调证，且湿邪郁热明显（图5-3-3-2，郑某，女，41岁，2012-11-28）。

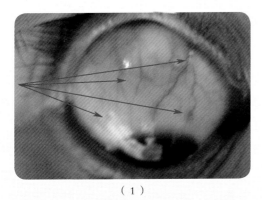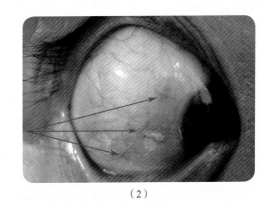

（1）　　　　　　　　　　　　　　　（2）

图 5-3-3-2　女子胞肝郁肾热、血瘀、冲任失调证常见眼象

白睛肾肝部位黯色弧形斑；女子胞（或男子外肾）部位黄色斑；肾部位血脉黯红色；肝部位血脉黯红色、弯钩。按：女子胞（或男子外肾）部位黄色斑主女子胞（或男子外肾）湿邪郁热证。综合辨析，眼象表示女子胞（或男子外肾）肝郁肾热、血瘀、冲任失调证，且湿邪郁热重于上证。若

肝部位血脉红黯色、沉、弯钩为肝郁血瘀实热证。

白睛肾肝部位黯色弧形斑；女子胞（或男子外肾）部位灰褐色实体结；肾部位血脉红黯色；肝部位血脉红黯色、弯钩。按：女子胞（或男子外肾）部位灰褐色实体结主女子胞（或男子外肾）湿痰气郁热证。肾部位血脉红黯色主肾血郁实热证。肝部位血脉红黯色、弯钩主肝血郁实热证。综合辨析，眼象表示女子胞（或男子外肾）肝郁肾热、血瘀、冲任失调证，兼湿痰气郁热证。

白睛肾肝部位黯色弧形斑；女子胞（或男子外肾）部位黯红色实体结；肾部位血脉黯红色，肝部位血脉黯红色、弯钩。按：女子胞（或男子外肾）部位黯红色实体结主女子胞（或男子外肾）血瘀痰热气结证。肝部位血脉黯红色、弯钩主肝郁血瘀实热证。综合辨析，眼象表示女子胞（或男子外肾）肝郁肾热、血瘀、冲任失调证，兼血瘀痰热气结证。若女子胞（或男子外肾）部位紫色实体结主女子胞（或男子外肾）血瘀气滞热结实证。综合辨析，眼象表示女子胞（或男子外肾）肝郁肾热、血瘀、冲任失调证，且肝郁血瘀热郁重于上证。若女子胞（或男子外肾）部位灰褐色斑主女子胞（或男子外肾）湿邪郁热证。肾部位血脉紫黯色主肾热盛血瘀重证，有由热转寒之虞。肝部位血脉紫黯色、沉、弯钩主肝郁热盛血瘀实热重证，有由热转寒之虞。综合辨析，眼象表示女子胞（或男子外肾）血瘀、肝郁、冲任失调、热证，且湿邪郁热、热盛血瘀严重，并有由热转寒之虞。

白睛肾肝部位黯色弧形斑；女子胞（或男子外肾）部位紫色实体结；肾部位血脉紫黯色；肝部位血脉紫黯色、沉、弯钩。按：女子胞（或男子外肾）部位紫色实体结主女子胞（或男子外肾）血瘀气滞热结实证。综合辨析，眼象表示女子胞（或男子外肾）肝郁肾热、血瘀、冲任失调证，且湿邪郁热、热盛血瘀严重，并有由热转寒之虞。

西医学诊断的子宫、输卵管、盆腔、前列腺、睾丸及附睾的炎症，部分上述组织器官功能障碍患者也可见到此类眼象。

在上述眼象中，女子胞（或男子外肾）部位出现灰褐色空泡结主女子胞（或男子外肾）湿痰气郁热证、黯红色空泡结主女子胞（或男子外肾）血瘀痰热气结证、紫色实体结主女子胞（或男子外肾）血瘀气滞热结实证。

三、望目辨"女子胞（或男子外肾）痰气郁结、冲任失调证"

"女子胞（或男子外肾）痰气郁结、冲任失调证"指女子胞（或男子外肾）由于痰气郁结导致冲任失调而形成的证候。临床可见月经异常，少腹或小腹痛，手足凉，舌淡红、苔白厚，脉沉细、或沉细滑等。此眼象多见于瘕聚、囊肿等疾病的相关证候，西医学诊断的子宫、卵巢（如多囊卵巢）、输卵管、盆腔、前列腺等脏器的囊肿等非实体肿瘤初期、子宫腺肌症等常可见此证。此外，肠套叠、泡性角结膜眼及不孕（或男子不育）者亦可见此证。

望目辨"女子胞（或男子外肾）痰气郁结、冲任失调证"常见眼象：白睛肾肝部位淡黯色弧形斑、血脉淡黯色；肝胆部位空泡结、血脉弯曲。按：肾肝部位同时出现淡黯色弧形斑主冲任失调，多见于女子胞病变、男子外肾病变，如冲任失调、女性不孕、男性不育等患者；血脉淡黯色主肝肾气虚血瘀，可兼寒证。白睛肝胆部位空泡结主肝胆气郁痰结证；血脉弯曲主肝胆气机郁滞，病势曲折。综合辨析，眼象表示女子胞（或男子外肾）痰气郁结、冲任失调证（图5-3-3-3，曹某，女，23岁，2012-2-27）。

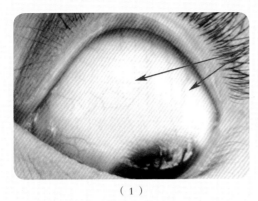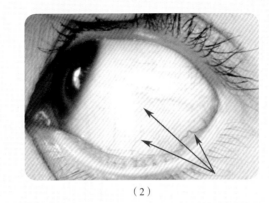

（1）　　　　　　　　　　　　　　　　（2）

图 5-3-3-3　女子胞痰气郁结、冲任失调证常见眼象

四、望目辨"女子胞（或男子外肾）湿热证"

"女子胞（或男子外肾）湿热证"指湿热病邪侵袭女子胞（或男子外肾），湿热蕴积女子胞（或男子外肾）而导致的证候。临床常见女子阴部瘙痒、糜烂，带下量多、色黄或黄绿或如米泔或夹血液、黏稠、臭秽，或难以受孕，或胎停育，或流产；男子可见会阴疼痛，囊湿，滴浊，不育，舌红、苔黄或黄腻，脉滑数等。

望目辨"女子胞（或男子外肾）湿热证"常见眼象：

白睛肾肝部位灰色弧形斑；女子胞（或男子外肾）部位黄褐色斑，血脉红黯色。按：白睛肾肝部位灰色弧形斑主女子胞（或男子外肾）湿阻气机、冲任失调证。女子胞（或男子外肾）部位黄褐色斑主女子胞（或男子外肾）湿浊郁热证，血脉红黯色主血郁、瘀血实热证。综合辨析，眼象表示女子胞（或男子外肾）湿浊郁热、瘀血实热证，可诊为女子胞（或男子外肾）湿热证。

白睛肾肝部位灰色弧形斑；女子胞（或男子外肾）部位黄点斑、血脉红黯色。按：女子胞（或男子外肾）部位黄点斑主女子胞（或男子外肾）湿郁化热、气结证。综合辨析，眼象表示女子胞（或男子外肾）湿郁化热、瘀血实热证，可诊为女子胞（或男子外肾）湿热证。此证病因为湿郁化热，而非直接感染湿热病邪。

白睛肾肝部位黯蓝色弧形斑；女子胞（或男子外肾）部位淡蓝色岗，血脉红黯色。按：白睛肾肝部位黯蓝色弧形斑主女子胞（或男子外肾）湿阻气机、冲任失调证。女子胞（或男子外肾）部位淡蓝色岗主女子胞（或男子外肾）湿邪夹瘀证。综合辨析，眼象表示女子胞（或男子外肾）湿郁血瘀、湿滞实热证，可诊为女子胞（或男子外肾）湿热证。此证病因为湿邪郁热，而非直接感染湿热病邪。患者可兼有膀胱湿证和热证。

五、望目辨"女子胞（或男子外肾）气滞血瘀、肝心脾湿郁化热证"

"女子胞（或男子外肾）气滞血瘀、肝心脾湿郁化热证"指女子胞（或男子外肾）气滞血瘀，肝心脾三脏由于湿邪郁久化热所形成的证候。临床可见月经量少、色黯、有血块，经行前期，带下黄或黄稠，小腹痛（或少腹）胀，易发疖疮，入眠难或眠中易醒，舌淡黯大厚、齿痕、苔白润，脉细滑等。

望目辨"女子胞（或男子外肾）气滞血瘀、肝心脾湿郁化热证"常见眼象：

白睛肾肝部位黯色弧形斑；女子胞（或男子外肾）部位黯粉色斑，血脉红黯色、迂曲；肝心部位灰色丘，血脉红黯色。按：白睛肾肝部位黯色弧形斑主女子胞（或男子外肾）血瘀、冲任失调证，黯粉色斑主女子胞（或男子外肾）血瘀郁热证候，血脉红黯色、迂曲主女子胞（或男子外肾）气滞血瘀证，可兼痛证。肝脾部位灰色丘主肝、心、脾湿痰郁阻证。心部位灰色实体岛连接红黯色血脉主心脏湿郁气结兼风证；肝、心、脾部位血脉红黯色主血瘀实证。综合辨析，眼象表示女子胞（或男子外肾）气滞血瘀、肝心脾湿郁化热证。

白睛肾肝部位黯色弧形斑；女子胞（或男子外肾）部位黯粉色斑，血脉红黯色、迂曲；肝心部位黄色丘、血脉红黯色。按：肝、心部位黄色丘主肝、心痰浊郁热证；脾部位灰色丘主脾湿痰郁阻证，血脉红黯色主血瘀实证。综合辨析，眼象表示女子胞（或男子外肾）气滞血瘀、肝心脾湿郁化热证。

六、望目辨"女子胞（或男子外肾）脾胃湿热、冲任失调、带下证"

"女子胞（或男子外肾）脾胃湿热，冲任失调、带下证"指由于脾胃湿热、病邪侵袭女子胞，阻滞气机，导致冲任失调、女子胞出现带下热证。临床常见阴道灼热，流出黄色、黄红色或血色黏稠分泌物，气味臭秽，外阴瘙痒，舌红、苔黄，脉数或滑数等。西医学诊断的子宫内膜炎、宫颈炎、阴道炎、前列腺炎、精囊炎等病可见此类眼象。

望目辨"女子胞（或男子外肾）脾胃湿热、冲任失调、带下证"常见眼象：

白睛肾肝部位黯色弧形斑；女子胞（或男子外肾）部位淡蓝色岗、血脉红黯色；脾胃部位的穹隆部红色水肿、血脉红黯色。按：白睛肝肾部位黯色弧形斑主肝肾血瘀、冲任失调证。女子胞（或男子外肾）部位淡蓝色岗主女子胞（或男子外肾）痰瘀寒郁证，血脉红黯色主女子胞（或男子外肾）血郁实热证。脾胃部位的穹隆部红色水肿主脾胃湿阻蕴热、水肿证，血脉红黯色主脾胃血郁实热证。综合辨析，眼象表示脾胃湿热、冲任失调、寒热错杂带下证（图5-3-3-4，张某，女，30岁，2012-1-16）。

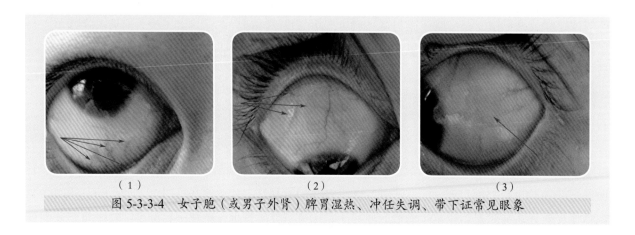

（1）　　　　　　　　　（2）　　　　　　　　　（3）

图 5-3-3-4　女子胞（或男子外肾）脾胃湿热、冲任失调、带下证常见眼象

七、望目辨"女子胞血瘀、胃湿上逆证"

"女子胞血瘀、胃湿上逆证"指由于湿饮或痰邪素停胃脘，当妊娠之后，使女子胞产生血瘀样改变，影响肾肝气血运行，进而影响冲脉与任脉，导致冲脉气机壅盛，裹挟胃脘气机逆上而形成的证候。孕妇"湿痰恶阻"可见此证。此证湿饮或痰邪均属实邪，女子胞血瘀亦为实，故属实证。临床常见患者妊娠二三月出现脘腹痞闷，不思饮食，口中淡而腻，恶闻食臭，恶心，呕吐，或食入即吐，心悸，气促，怠惰思睡，舌淡，苔白腻，脉滑。

望目辨"女子胞血瘀、胃湿上逆证"常见眼象：

白睛肾肝部位灰色弧形斑；女子胞部位血脉红黯色；胃部位无色水肿、灰色斑，血脉红黯色、粗。按：白睛肾肝部位灰色弧形斑主女子胞湿阻气机、冲任失调证。女子胞部位血脉红黯色主女子胞血郁、瘀血实热证。白睛胃部位无色水肿主胃腑气滞、水湿郁积、水肿证，灰色斑主胃腑湿阻气机证，血脉红黯色、粗主胃气滞血瘀、实热亢盛、气机上逆证。综合辨析，眼象表示女子胞湿阻气机、瘀血实热、胃湿阻气机、气机上逆证，可诊为女子胞血瘀、胃湿上逆证。

白睛肾肝部位灰色弧形斑；女子胞部位血脉红黯色；胃部位无色水肿、灰褐色斑，血脉红黯色、粗。按：白睛胃部位灰褐色斑主胃湿郁阻气机热证。综合辨析，眼象表示女子胞湿阻气机、瘀血实热、胃湿郁阻气机、气机上逆证，可诊为女子胞血瘀、胃湿上逆证。

白睛肾肝部位灰色弧形斑；女子胞部位血脉红黯色；胃部位无色水肿、黄色斑，血脉红黯色、粗。按：白睛胃部位黄色斑主胃湿郁热证。综合辨析，眼象表示女子胞湿阻气机、瘀血实热、胃湿邪郁热、气机上逆证，可诊为女子胞血瘀、胃湿上逆证。

八、望目辨"女子胞血瘀、胃寒上逆证"

"女子胞血瘀、胃寒上逆证"指由于胃脘素患虚寒，当妊娠之后，使女子胞产生血瘀样改变，肾肝气血运行受阻，进而影响冲脉与任脉，导致冲脉寒气阻滞胃脘气机下降，胃气反而逆上所形成的证候。孕妇"胃寒恶阻"可见此证。临床常见患者妊娠二三月出现面色淡黯，脘腹痞闷，不思饮食，倦怠，畏寒，恶心，呕吐清涎，舌淡，苔白，脉沉细滑。

望目辨"女子胞血瘀、胃寒上逆证"常见眼象：

白睛肾肝部位黯色弧形斑；胃部位无色水肿，血脉淡蓝色、细。按：白睛肾肝部位黯色弧形斑主女子胞血瘀、冲任失调证。白睛胃部位无色水肿主胃腑气滞、水湿郁积、水肿证，血脉淡蓝色、细、沉主胃腑瘀血证，可兼轻微寒证或痛证。由于胃腑寒气阻滞气机下降，使胃气反而逆上。综合辨析，眼象表示女子胞血瘀、胃寒上逆证。此可见于妊娠呕吐者。

白睛肾肝部位黯色弧形斑；胃部位无色水肿；血脉淡蓝色、细、沉。按：胃部位血脉淡蓝色、细、沉主胃气滞寒瘀证。由于胃寒阻滞气机下降，使胃气反而逆上，故综合辨析，眼象表示女子胞血瘀、胃寒上逆证，兼有胃气滞证。此证可见于妊娠呕吐者。

白睛肾肝部位黯色弧形斑；胃部位无色水肿，血脉淡蓝色、粗、浮。按：胃部位血脉淡蓝色、粗、浮主胃气虚气滞、阳虚寒瘀证。眼象表示，胃气虚气滞、阳虚寒瘀使胃气无力下降，胃气反而逆上。综合辨析，眼象表示女子胞血瘀、胃寒上逆证。此证可见于妊娠呕吐者。

九、望目辨"女子胞血瘀、胃热上逆证"

"女子胞血瘀、胃热上逆证"指由于胃脘素热，妊娠使女子胞产生血瘀样改变，影响冲任气血运行，导致冲任气机壅盛，裹挟胃脘气机逆上而形成的证候。临床常见患者妊娠二三月出现颜面潮红，心烦，恶闻食臭，恶心，呕吐，或食入即吐，大便干燥或便秘，舌红、苔少或黄或厚，脉滑数。

望目辨"女子胞血瘀、胃热上逆证"常见眼象：

白睛肾肝部位灰色弧形斑；女子胞部位血脉红黯色；胃部位血脉红黯色、粗。按：白睛肾肝部位灰色弧形斑主女子胞湿阻气机、冲任失调证。女子胞部位血脉红黯色主血郁、瘀血实热证。胃部位血脉红黯色、粗主胃气滞血瘀、实热亢盛、气机上逆证。综合辨析，眼象表示女子胞湿阻气机、冲任失调、瘀血实热、胃气滞、气机上逆证，可诊为女子胞血瘀、胃热上逆证。

白睛肾肝部位灰色弧形斑；女子胞部位血脉红黯色、粗；胃部位血脉黯红色、粗。按：女子胞部位血脉红黯色、粗主血瘀、实热亢盛、气机上逆证。综合辨析，眼象表示女子胞湿郁血瘀实热、冲任失调、胃气滞、胃气上逆证，可诊为女子胞血瘀、胃热上逆证。

白睛肾肝部位黯灰色弧形斑；女子胞部位血脉红黯色、粗；胃部位血脉黯红色、粗。按：白睛肾肝部位黯灰色弧形斑主女子胞湿郁血瘀、瘀邪较重、冲任失调证。综合辨析，眼象表示女子胞湿郁气滞、血瘀实热、胃气上逆证，可诊为女子胞血瘀、胃热上逆证。

白睛肾肝部位黯灰色弧形斑；女子胞部位黯色斑；肝部位的穹隆部红黯色水肿，血脉黯红色、细、沉；脾胃部位底色红色，血脉黯红色。按：肝部位的穹隆部红黯色水肿，血脉黯红色、细、沉主肝气滞、水湿郁阻实热证。白睛脾胃部位底色红色主胃实热证，黯红色主脾胃血瘀、实热亢盛、气机上逆证。综合辨析，眼象表示女子胞湿郁气滞、血瘀实热、胃气上逆证，可诊为女子胞血瘀、胃热上逆证（图5-3-3-5，赵某，女，36岁，2011-12-12）。

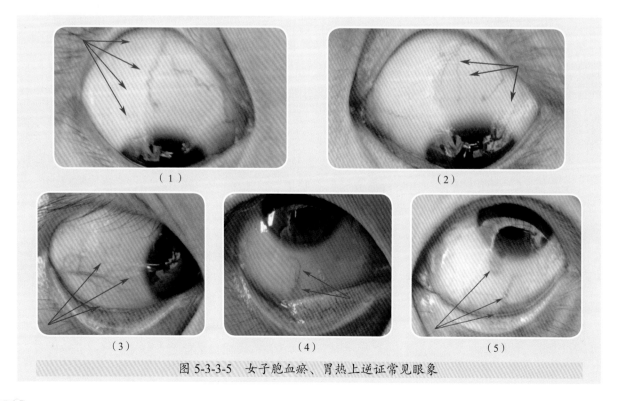

（1）　　　　（2）

（3）　　　　（4）　　　　（5）

图5-3-3-5　女子胞血瘀、胃热上逆证常见眼象

十、望目辨"女子胞血瘀、肝热胃气上逆证"

"女子胞血瘀、肝热胃气上逆证"指由于妊娠之后，女子胞影响冲脉与任脉气机，导致肝郁气滞，由于肝脉挟胃、贯膈，因肝气横逆犯胃而使胃气上逆，裹挟胃脘气机逆上而形成的证候。临床常见患者妊娠二三月出现脘腹痞闷，胁痛，嗳气，不思饮食，恶闻食臭，恶心，呕吐酸苦，或食入即吐，头胀、头晕，面色苍黯，舌淡、苔白腻，脉弦等。

望目辨"女子胞血瘀、肝热胃气上逆证"常见眼象：

白睛肾肝部位灰色弧形斑；女子胞部位血脉淡红黯色、细、沉；肝部位血脉红黯色、细、沉；胃部位红黯色水肿，血脉红黯色、粗。按：白睛肾肝部位灰色弧形斑主女子胞湿阻气机、冲任失调证。女子胞部位血脉淡红黯色、细、沉主女子胞血郁实热证。白睛肝部位血脉红黯色、细、沉主肝气滞血瘀、热郁证。白睛胃部位红黯色水肿主胃腑湿阻蕴热、血瘀、水肿证候，而胃腑湿阻蕴热、血瘀、水肿可引起胃气上逆；血脉红黯色、粗主胃气滞血瘀、实热亢盛、气机上逆证。综合辨析，眼象表示女子胞湿阻气机、肝气滞血瘀、实热乘胃、胃气滞血瘀、水肿、气机上逆证，可诊为女子胞血瘀、肝热胃气上逆证（图5-3-3-6，赵某，女，36岁，2012-2-17）。

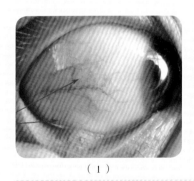 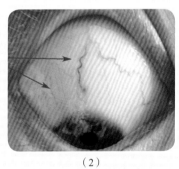 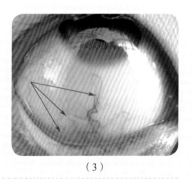

（1） （2） （3）

图5-3-3-6 女子胞血瘀、肝热胃气上逆证常见眼象（一）

白睛肾肝部位灰色弧形斑；女子胞部位红色斑，血脉黯红色、细、沉；肝部位血脉红黯色、细；胃部位黄点斑，血脉红黯色、粗。按：女子胞部位血脉红色斑主女子胞实热证，血脉黯红色、细、沉主女子胞血郁、瘀血实热证。白睛胃部位黄点斑主胃湿郁化热、气结证。综合辨析，眼象表示女子胞湿阻气机、肝气滞血瘀、实热亢盛、气机横逆乘胃、胃气滞血瘀、实热亢盛、气机上逆证，可诊为女子胞血瘀、肝热胃气上逆证（图5-3-3-7，赵某，女，36岁，2012-2-17）。

"女子胞血瘀、胃热上逆证""女子胞血瘀、胃湿上逆证""女子胞血瘀、肝热胃气上逆证"系妊娠恶阻常见证候，从以上眼象看，虽然妊娠恶阻有冲任失调因素，但眼象中不存在灰白色丘、灰色丘等"丘"类表示的病理眼象。

此外，从眼象看，妊娠恶阻多以热证为主，兼夹血瘀、肝热、冲任失调和胃腑气机上逆证候，但在治疗此类证候时，不能因"血瘀"和"冲任失调"而采用活血、调冲任法。此时，望诊胃腑部位（指胃腑局部）是否呈现"水肿"特征。必要时宜结合问诊，或参考西医学早早孕检测。

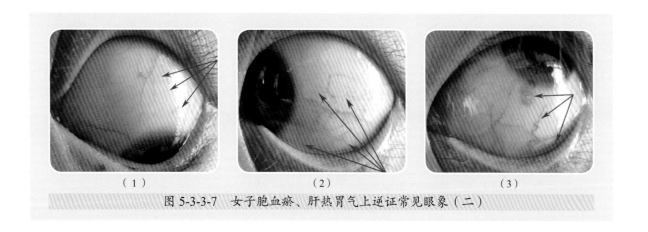

（1）　　　　　　　　　　（2）　　　　　　　　　　（3）

图 5-3-3-7　女子胞血瘀、肝热胃气上逆证常见眼象（二）

十一、望目辨"女子胞（或男子外肾）湿痰气滞血瘀证"

"女子胞（或男子外肾）湿痰气滞血瘀证"指女子胞（或男子外肾）由于湿痰病邪导致气滞血瘀而形成的证候。临床可见腰痛，小腹痛，身热，带下，或咳咯黏痰或黄黏痰，舌淡或黄、苔厚或厚腻，脉滑、或滑数等。西医学诊断的子宫肌瘤、子宫内膜、宫颈、卵巢、输卵管等部位的炎症或手术之后形成的炎症等可见此类眼象。

望目辨"女子胞（或男子外肾）湿痰气滞血瘀证"常见眼象：

白睛肾肝部位淡黯色弧形斑；女子胞（或男子外肾）部位淡黄色岗；肝部位灰色岗，血脉淡黯色、沉、迂曲。按：白睛肾肝部位淡黯色弧形斑主较轻微的冲任失调证。女子胞（或男子外肾）部位淡黄色岗主女子胞（或男子外肾）痰瘀与气机郁结之后形成痰瘀郁热证，多见于瘕聚病中的热证。肝部位灰色岗主肝脏痰气郁结证，血脉淡黯色、沉、迂曲主肝脏气滞血瘀、痛证。综合辨析，眼象表示女子胞（或男子外肾）湿痰气滞血瘀证。

白睛肾肝部位淡黯色弧形斑；女子胞（或男子外肾）部位淡黄色岗；肝部位灰色岗，血脉淡黯色、沉、迂曲；胆部位黄色丘。按：胆部位黄色丘主胆腑痰浊郁热证。综合辨析，眼象表示女子胞（或男子外肾）湿痰气滞血瘀、冲任失调、胆腑痰浊郁热证（图 5-3-3-8，赵某，女，54 岁，2011-1-7）。

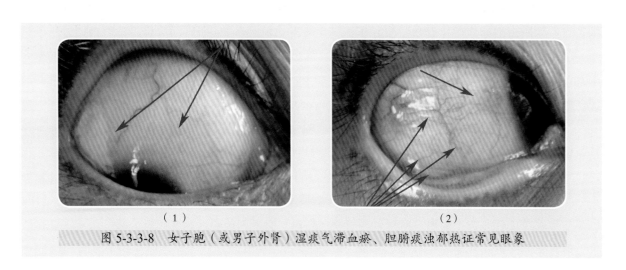

（1）　　　　　　　　　　　　　（2）

图 5-3-3-8　女子胞（或男子外肾）湿痰气滞血瘀、胆腑痰浊郁热证常见眼象

十二、望目辨"妊娠风寒表实证"

"妊娠风寒表实证"指妊娠期间感染风寒病邪，罹患感冒，并呈现表实病状而形成的证候。临床可见停经数日或出现妊娠表现，同时出现恶寒，无汗，头痛，身痛，咽痛，鼻塞，流清涕，舌淡红、苔白，脉浮紧等。

望目辨"妊娠风寒表实证"常见眼象：

白睛汪泪；白睛肾肝部位淡黯色弧形斑；女子胞部位淡黯色斑；白睛肺部位底色不变，血脉颜色如常、沉、边界清晰。按：白睛肾肝部位淡黯色弧形斑主冲任失调证。女子胞部位淡黯色斑主女子胞血瘀证。此时，可考虑是否能除外妊娠。白睛汪泪，底色不变，肺部位血脉颜色如常、细、沉、边界清晰主一般外感风寒表实证。综合辨析，眼象表示宜考虑妊娠风寒表实证。

白睛汪泪；白睛肾肝部位淡黯色弧形斑；女子胞部位淡黯色斑；肺部位底色不变，血脉黯色、细、沉。按：白睛女子胞部位淡黯色斑主女子胞血瘀轻证。白睛肺部位血脉黯色主瘀血证，肺部位血脉黯色、细、沉主风寒表实证。综合辨析，眼象表示应当考虑是否罹患妊娠风寒表实证。同时，从这一眼象可以看出由于外感风寒而导致的风寒表实证可兼肺瘀血证，这为我们临床诊断增加一个参考思路。此眼象若出现于晚秋季节，属凉燥，系表实证中的妊娠凉燥证。

十三、望目辨"妊娠风热表实证"

"妊娠风热表实证"指妊娠期间感染风热病邪，罹患感冒，并呈现表实病状而形成的证候。临床可见停经数日或出现妊娠表现，同时出现恶寒轻、发热重，无汗，头痛，身痛，咽痛，鼻塞，流黄涕，舌尖红、苔白，脉浮数等。

望目辨"妊娠风热表实证"常见眼象：

白睛汪泪；肾肝部位淡黯灰色弧形斑；女子胞部位淡黯灰色斑；肺部位底色略呈红色，血脉黯红色、细、沉。按：白睛汪泪、底色略呈红色主要考虑外感风热表证。白睛肾肝部位淡黯灰色弧形斑主较轻浅的冲任失调证。女子胞部位淡黯灰色斑主湿郁血瘀证，或主较轻浅的冲任失调证，或可能已经妊娠，此时可考虑是否能除外妊娠。白睛肺部位底色略呈红色主肺热轻证，血脉黯红色、细、沉主风热表实证。综合辨析，眼象提示应考虑是否罹患妊娠风热表实证。此眼象若出现于春季，宜考虑春温或风温。

十四、望目辨"妊娠风热表虚证"

"妊娠风热表虚证"指妊娠期间感染风热病邪，罹患感冒，并呈现表虚病状而形成的证候。临床可见停经数日或出现妊娠表现，同时出现恶寒轻、发热重，有汗，头痛，身痛，咽痛，鼻塞，流黄涕，舌尖红、苔白，脉浮数等。

望目辨"妊娠风热表虚证"常见眼象：

白睛汪泪；肾肝部位淡黯灰色弧形斑；女子胞部位淡黯色斑；肺部位底色略呈红色，血脉红色、细、浮；肝部位红色雾漫，血脉红色。按：白睛肾肝部位淡黯灰色弧形斑主较轻浅的冲任失调证，或可能已经妊娠（此时可考虑是否已经妊娠）。白睛汪泪、肺部位底色略呈红色主外感风热表证，可以为实热，也可以表示虚热，此时结合白睛肺部位血脉红色、细、浮则主要考虑风热表虚证。综合辨析，眼象提示应考虑是否罹患妊娠风热表虚证。此眼象若出现于春季，宜考虑"春温"或"风温"（图5-3-3-9，曹某，女，23岁，2012-2-27）。

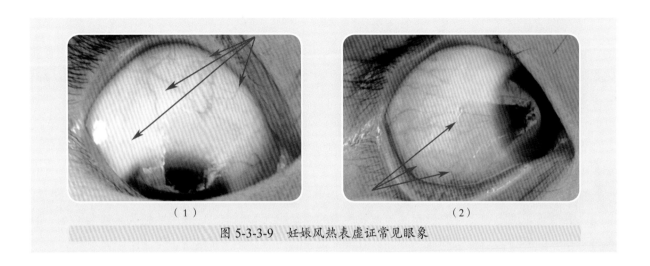

（1）　　　　　　　　　　　　　　　（2）

图5-3-3-9　妊娠风热表虚证常见眼象

白睛汪泪；肾肝部位淡黯灰色弧形斑；女子胞部位淡黯色斑；肺部位红色斑，血脉红色、细、浮。按：白睛汪泪、肺部位红色斑主肺热证，可以为肺实热，也可以表示肺虚热，此时结合白睛肺部位血脉红色、细、浮则主要考虑风热表虚证。综合辨析，眼象提示应当考虑是否罹患妊娠风热表虚证。此眼象若出现于春季，宜考虑春温或风温。

第三节　望目辨女子胞（或男子外肾）虚实夹杂证

一、望目辨"女子胞（或男子外肾）气虚血瘀、湿阻气机、冲任失调证"

"女子胞（或男子外肾）气虚血瘀、湿阻气机、冲任失调证"指女子胞（或男子外肾）气虚导致血瘀，血瘀与湿邪阻滞气机，以致冲任失调而形成的证候。临床常见乏力身重，腰腹酸痛，月经愆期、量少，血色淡黯，男子尿频，尿等待，勃起不坚或阳痿，便溏，舌淡黯、颤、苔白或白厚，脉细滑等。西医学诊断的腹腔积液、卵巢囊肿、子宫腺肌症、前列腺增生或炎症、性功能异常等可见此类眼象。

望目辨"女子胞（或男子外肾）气虚血瘀、湿阻气机、冲任失调证"常见眼象：白睛女子胞部位淡黯色斑，血脉淡黯色、细、沉；肝肾部位淡黯色弧形斑，血脉淡黯色、细、沉；肾脾部位灰色岗、血脉淡黯色、沉。按：白睛女子胞（或男子外肾）部位淡黯色斑主女子胞（或男子外肾）气虚血瘀证，血脉淡黯色、细、沉主气虚寒证。肝肾部位黯色弧形斑主肝肾血瘀、冲任失调证，血脉淡黯色、细、沉主气虚寒证。肾脾部位灰色岗主肾脾痰气郁结证，血脉淡黯色、沉主气虚寒证。综合辨析，眼象表示女子胞（或男子外肾）气虚血瘀、湿阻气机、冲任失调证（图5-3-3-10，王某，女，42岁，2012-3-13）。

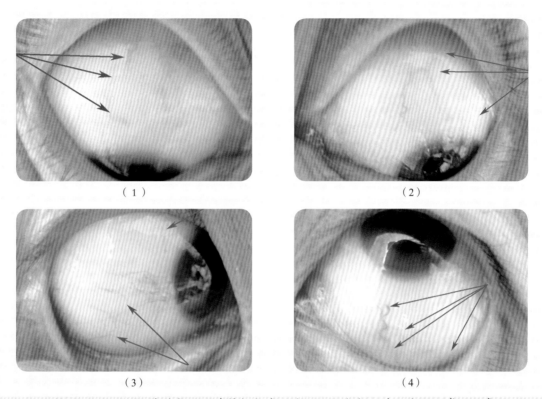

（1）　　　　　　　　　　　　　　　　（2）

（3）　　　　　　　　　　　　　　　　（4）

图 5-3-3-10　女子胞（或男子外肾）气虚血瘀、湿阻气机、冲任失调证常见眼象

二、望目辨"女子胞（或男子外肾）血虚血瘀、冲任失调、热证"

"女子胞（或男子外肾）血虚血瘀、冲任失调、热证"指女子胞血虚血瘀导致冲任失调，并具有热象的证候。临床常见月经紊乱，以经行前期、量少、有血块为主，小腹胀，性欲亢进，下午烘热或夜间热，乏力，头晕，目花，脱发，心慌或心悸，口干，盗汗，失眠，肢麻，筋惕肉瞤，舌淡红，脉细数。

望目辨"女子胞（或男子外肾）血虚血瘀、冲任失调、热证"常见眼象：

白睛女子胞（或男子外肾）部位粉黯色斑，肝肾部位黯粉色弧形斑，白睛肾部位血脉粉红略黯色，肝部位血脉红黯色。按：白睛女子胞（或男子外肾）部位粉黯色斑主女子胞（或男子外肾）血虚血瘀、郁热证。白睛肝肾部位黯粉色弧形斑主肝肾血瘀重于血虚、冲任失调证。白睛肾部位血脉粉红略黯色主肾血虚发热兼血瘀证。肝部位血脉红黯色主血瘀实证。综合辨析，眼象表示女子胞（或男子外肾）血虚血瘀、冲任失调、热证（图5-3-3-11，张某，女，34岁，2012-1-9）。

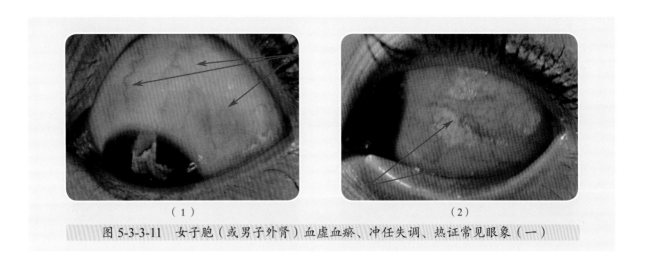

（1）　　　　　　　　　　　　（2）

图 5-3-3-11　女子胞（或男子外肾）血虚血瘀、冲任失调、热证常见眼象（一）

白睛女子胞（或男子外肾）部位黯粉色斑；肝肾部位黯粉色弧形斑；白睛肾部位血脉红略黯色；肝部位血脉红色。按：白睛女子胞（或男子外肾）部位黯粉色斑主女子胞（或男子外肾）血虚血瘀、郁热证。白睛肾部位血脉红略黯色主肾血瘀实证。肝部位血脉红色主肝热证。综合辨析，眼象表示女子胞（或男子外肾）血虚血瘀、冲任失调、热证（图 5-3-3-12，张某，女，34 岁，2012-1-9）。

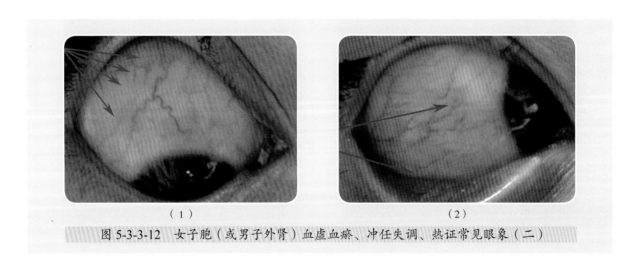

（1）　　　　　　　　　　　　（2）

图 5-3-3-12　女子胞（或男子外肾）血虚血瘀、冲任失调、热证常见眼象（二）

三、望目辨"肝胆阴虚、郁结、女子胞（或男子外肾）冲任失调证"

望目辨"肝胆阴虚、郁结、女子胞（或男子外肾）冲任失调证"指肝胆阴虚导致肝胆气机郁结、或肝胆阴虚同时存在肝胆气机郁结、或肝胆气机郁结导致肝胆阴虚，继而引发冲任失调形成的证候。临床常见身热，胁痛，耳鸣，头眩，口苦，关节拘集或筋脉弛纵不遂；月经一月二潮，经行十余日不止，色红黯、量少，有血块，或不孕。舌红瘦、苔白，脉弦数等。

望目辨"肝胆阴虚、郁结、女子胞（或男子外肾）冲任失调证"常见眼象：

白睛女子胞（或男子外肾）部位粉黯色斑，血脉粉红略黯色；肝肾部位黯粉色弧形斑；肝胆部位血脉殷红色、弯钩。按：白睛女子胞（或男子外肾）部位粉黯色斑主白睛女子胞（或男子外肾）

血虚血瘀、郁热证，血脉粉红略黯色主血虚发热兼血瘀证，但尚属轻微。白睛肝肾部位黯粉色弧形斑主冲任失调证。肝胆部位血脉殷红色、血脉弯钩主肝胆阴虚、气机郁结证。由于血属阴，而且存在肝胆阴虚证候，故血虚可包括在阴虚之内。综合辨析，眼象表示肝胆阴虚、郁结、女子胞（或男子外肾）冲任失调证。

白睛女子胞（或男子外肾）部位黯粉色斑，血脉粉红略黯色；肝肾部位黯粉色弧形斑；肝胆部位血脉殷红色、结花。按：白睛肝胆部位血脉殷红色、结花主肝胆阴虚，气机郁带证。综合辨析，眼象表示肝胆阴虚、郁结、女子胞（或男子外肾）冲任失调证。

四、望目辨"心血虚、冲任失调夹湿痰证"

"心血虚、冲任失调夹湿痰证"指心血虚导致冲任失调，并夹有湿痰病邪而形成的证候。临床常见心悸怔忡，胸闷头痛，头眩，面色黄白，月经数月不潮，或射精快，舌粉黯或淡粉黯，苔白或薄白，脉细或虚细等。此证虽云"心虚、冲任失调夹湿痰"，但实际亦兼血瘀、冲任失调。

望目辨"心血虚、冲任失调夹湿痰证"常见眼象：

白睛肾肝部位黯色斑；心部位灰白色丘，血脉粉红色、细、浮。按：白睛肾肝部位黯色长弧形斑表示冲任失调。白睛心部位灰白色丘主心脏湿痰气郁证，心部位血脉粉红色、细、浮主心血虚发热证。综合辨析，眼象可表示心血虚、冲任失调夹湿痰证。无论女子还是男子均有冲脉和任脉，可出现心血虚，冲任失调夹湿痰证（图5-3-3-13，王某，男，53岁，2012-2-20）。

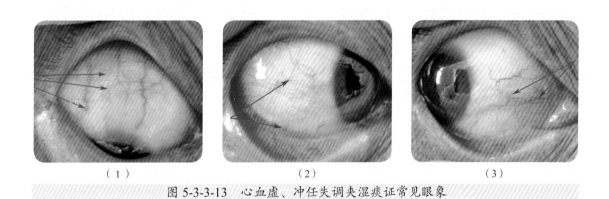

（1）　　　　　　　（2）　　　　　　　（3）

图 5-3-3-13　心血虚、冲任失调夹湿痰证常见眼象

五、望目辨"心气血虚、冲任失调夹湿痰证"

"心气血虚、冲任失调夹湿痰证"指心气、心血俱虚、冲任失调，并夹有湿痰病邪而形成的证候。

望目辨"心血虚、冲任失调夹湿痰证"常见眼象：

白睛上穹隆部及肾肝部位黯色长弧形斑；心部位灰白色丘，血脉粉黯色、细、浮。按：上穹隆部及肾肝部位同时出现黯色长弧形斑表示冲任失调。白睛心部位灰白色丘主心脏湿痰气郁证，心部位血脉粉黯色、细、浮表示心气血虚、血瘀。综合辨析，眼象可表示心气虚、冲任失调夹湿痰证。

白睛上穹隆部及肾肝部位黯色长弧形斑；心部位灰白色丘，血脉粉黯色、粗、浮。按：此证心脏气血虚、血瘀，而气虚血瘀尤著。

白睛上穹隆部及肾肝部位黯色长弧形斑；心部位灰白色丘，黯色斑，血脉粉黯色、细、浮。按：白睛心部位黯色斑主心血瘀证，血脉粉黯色、细、浮表示心气血虚、血瘀。综合辨析，眼象可表示心气血虚、冲任失调夹湿痰证，而心气血虚重于上证。

白睛上穹隆部及肾肝部位黯色长弧形斑；心部位灰白色丘，黯色斑，血脉粉黯色、粗、浮。按：此处心部位血脉粉黯色、粗、浮表示严重心气血虚、血瘀。综合辨析，眼象可表示心气血虚、冲任失调夹湿痰证，而血瘀尤著。

六、望目辨"脾气虚、冲任失调、经行先期证"

"脾气虚、冲任失调、经行先期证"指脾气虚，气血生化乏源，以致气虚、血少，冲任功能紊乱，气虚无力统摄血液，导致经血提前的证候。临床常见经期提前超过七天以上，经量少、色淡、质稀，心悸，气短，神疲，乏力，小腹坠，舌淡黯、苔白，脉虚等。

望目辨"脾气虚、冲任失调、经行先期证"常见眼象：

白睛肝肾部位各一黯色弧形斑，血脉淡色；脾部位血脉娇红色、粗、浮、无根；女子胞部位淡黄色斑，血脉淡色、细、沉。按：肝肾部位各一黯色弧形斑、血脉淡色主冲任气虚失调证。脾部位血脉娇红色、粗、浮、无根主严重脾气虚、虚热证。女子胞部位淡黄色斑主女子胞湿邪郁热证，血脉淡色、细、沉主女子胞气虚证。肝肾气虚、冲任失调、脾和女子胞气虚则难以摄血，从而导致经行先期。综合辨析，眼象可表示脾气虚、冲任失调、经行先期证（图5-3-3-14，张某，女，39岁，2012-11-12）。

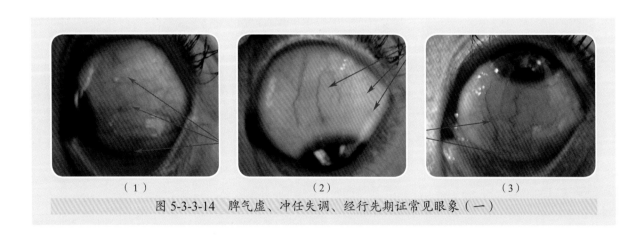

（1）　　　　　　　　　　（2）　　　　　　　　　　（3）

图5-3-3-14　脾气虚、冲任失调、经行先期证常见眼象（一）

白睛肝肾部位各一黯色弧形斑，血脉淡色、细；脾部位血脉娇红色、细、浮；女子胞部位血脉娇红色、细、浮、无根。按：白睛肝肾部位各一黯色弧形斑，血脉淡色、细表示冲任气虚失调。白睛脾部位血脉娇红色主脾气虚发热，脾部位血脉细、浮、无根则脾气虚更重。女子胞部位血脉娇红色、细、浮、无根主女子胞严重气虚发热，从而可使血行较速而统血乏力。综合辨析，眼象表示脾气虚、冲任失调、经行先期证，且气虚重于上证。

白睛肝肾部位各一黯色弧形斑，血脉淡黯色、细、浮；脾部位血脉娇红色、粗、浮、无根；女子胞部位血脉娇红色、细、浮、迂曲、无根。按：肝肾部位血脉淡黯色、细、浮主冲任气虚血瘀失调；白睛女子胞部位血脉娇红色、细、浮、迂曲主女子胞气虚、虚热疼痛。综合辨析，眼象表示脾气虚、冲任失调、经行先期证，而此证气虚、经行先期尤著。

白睛肝肾部位各一黯色弧形斑，血脉淡黯色、细、浮；脾部位血脉淡色、细、沉；女子胞部位血脉淡红色、细、沉。按：白睛脾部位血脉淡色、细、沉主脾气虚证。女子胞部位血脉淡红色、细、沉主女子胞气虚严重。综合辨析，眼象表示脾气虚、冲任失调、经行先期证（图5-3-3-15，张某，女，39岁，2012-11-12）。

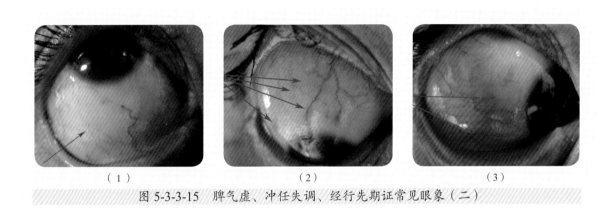

（1）　　　　　　　　　（2）　　　　　　　　　（3）

图 5-3-3-15　脾气虚、冲任失调、经行先期证常见眼象（二）

七、望目辨"脾气虚、冲任失调、经行愆期证"

"脾气虚、冲任失调、经行愆期证"指脾气虚，气血生化乏源，以致气虚、血少，而气虚可以导致气滞、行血乏力、冲任功能紊乱，经血推迟的证候。临床常见经期后延超过七天以上，经量少，小腹胀、或胀痛，噫气，纳少，乏力，舌淡黯，苔白，脉沉细等。

望目辨"脾气虚、冲任失调、经行愆期证"常见眼象：

白睛肝肾部位各一黯色弧形斑，脾部位血脉淡黯色、细、根虚，女子胞部位血脉淡色、细、沉。按：肝肾部位各一黯色弧形斑主冲任失调证；脾部位血脉淡黯色、细、根虚主脾气虚血瘀证；女子胞部位血脉淡色、细、沉主女子胞气虚证。此证脾和女子胞气虚血瘀明显，由气虚血瘀导致天癸不能使"月事以时下"，从而形成经行愆期。综合辨析，眼象表示"脾气虚、冲任失调、经行愆期证。"（图5-3-3-16，彭某，女，31岁，2012-11-19）。

白睛肝肾部位各一黯色弧形斑，脾部位血脉淡蓝色、细、无根，女子胞部位血脉淡黯色、细、沉。按：白睛脾部位血脉淡蓝色、细、无根主明显气虚及寒瘀证，可兼轻微痛证。女子胞部位血脉淡黯色、细、沉主女子胞气虚血瘀、气虚寒瘀证。综合辨析，眼象表示脾气虚、冲任失调、经行愆期证，而气虚兼寒明显。

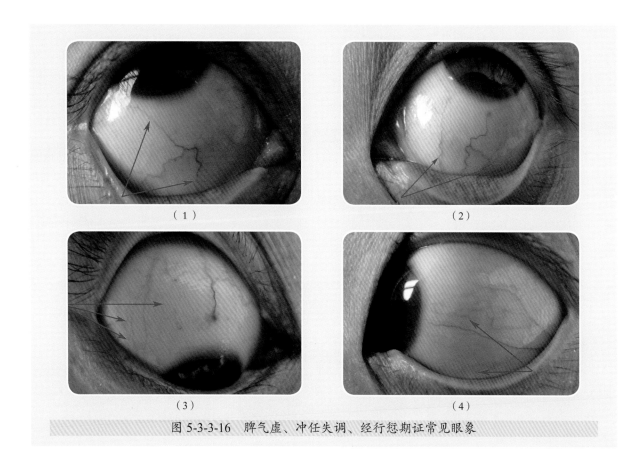

图 5-3-3-16　脾气虚、冲任失调、经行愆期证常见眼象

　　白睛肝肾部位各一黯色弧形斑，血脉淡黯色、细、沉；脾部位血脉淡蓝色、细、浮、无根；女子胞部位血脉淡黯色、细、沉。按：肝肾部位血脉淡黯色、细、沉主肝肾气虚血瘀，肝肾部位各一黯色弧形斑主冲任失调，故肝肾部位的血脉特征表示气虚血瘀、冲任失调证。脾部位血脉淡蓝色、细、浮、无根主明显气虚寒瘀证，可兼轻微痛证。女子胞部位血脉淡黯色、细、沉主气虚血瘀，而气虚寒瘀、冲任失调可致经行愆期。综合辨析，眼象表示脾气虚、经行愆期证，而气虚重于上证。若脾部位血脉淡蓝色、粗、浮、无根主较严重的脾气虚寒瘀证。综合辨析，眼象表示气虚寒瘀重于上证。若白睛脾部位血脉淡青色主气滞寒瘀证，尚可兼痛证，但寒邪重于血脉淡蓝色所表示的寒证。综合辨析，眼象表示脾虚、经行愆期证，而寒瘀重于上证。若白睛脾部位黯色斑，表示脾血瘀证。综合辨析，眼象表示脾气虚、冲任失调、经行愆期证。此证脾气虚、血瘀重于上证。

　　白睛肝肾部位各一黯色弧形斑，血脉淡黯色、细、沉；脾部位青蓝色斑，血脉淡青色、粗、浮、无根；女子胞部位血脉淡黯色、粗、沉。按：白睛脾部位青蓝色斑主脾气滞寒瘀证候。女子胞部位血脉淡黯色、粗、沉主女子胞严重气虚血瘀证。脾气虚、气滞寒瘀兼以女子胞严重气虚血瘀，可以导致脾虚、冲任失调、经行愆期证。综合辨析，眼象表示此证脾气虚、气滞寒瘀及女子胞气虚寒瘀重于上证。

　　以上眼象中尚可同时呈现根虚实体结或根虚空泡结，表示兼有痰结或气结证。

八、望目辨"脾气虚、冲任失调、经行先后无定期证"

"脾气虚、冲任失调、经行先后无定期证"指脾气虚，气血生化乏源，以致气虚血少、冲任功能紊乱，血海蓄溢失常，导致月经不能按时来潮或先或后而毫无规律的证候。临床常见经期或前或后，经色淡、质清稀，纳少，便溏，乏力，舌淡黯，苔白，脉细等。

望目辨"脾气虚、冲任失调、经行先后无定期证"常见眼象：

白睛脾部位血脉淡色、细、根虚；肝肾部位各一黯色弧形斑，血脉淡黯色；女子胞部位血脉淡色、沉。按：脾部位血脉淡色、细、根虚表示脾气虚证。肝肾部位各一黯色弧形斑主冲任失调证，血脉淡黯色主肝肾气虚血瘀证。女子胞部位血脉淡色、沉主女子胞气虚血瘀证。综合辨析，由于脾气虚导致气虚血瘀，肝肾气虚血瘀导致冲任失调，而女子胞亦呈现气虚血瘀，气虚可致经血失摄而经行前期，气虚血瘀也可导致经血瘀滞而导致经行愆期，从而构成脾气虚、冲任失调、经行先后无定期证。

白睛脾部位血脉淡色、细、浮、根虚；肝肾部位各一黯色弧形斑，血脉淡黯色、细；女子胞部位血脉淡色、沉。按：脾部位血脉淡色、细、浮、根虚表示脾气虚较严重，肝肾部位血脉淡黯色、细主肝肾气虚血瘀较重。综合辨析，眼象表示脾气虚、冲任失调、经行先后无定期，而气虚重于上证。

白睛脾部位血脉淡色、粗、浮、根虚；肝肾部位各一黯色弧形斑，血脉淡黯色、细、沉；女子胞部位血脉淡色、沉。按：脾部位血脉淡色、粗、浮、根虚表示严重脾气虚证，肝肾部位血脉淡黯色、细、沉主肝肾严重气虚血瘀。综合辨析，眼象表示脾气虚、冲任失调、经行先后无定期，而气虚血瘀重于上证。

以上眼象中，尚可同时呈现根虚实体结或根虚空泡结，表示兼有痰结或气结证。

九、望目辨"脾气虚、肝脾湿浊、血瘀、冲任失调证"

"脾气虚、肝脾湿浊、血瘀、冲任失调证"指脾气虚，湿邪停滞于肝脾，日久化热，湿与热蕴蒸而引发冲任血瘀的证候。临床常见腰酸，小腹坠或隐痛，胁肋脘腹痞胀，恶心，纳少，大便黏而不爽，带下黄色或赤黄色，可见白睛黄染，甚则身黄，舌红，苔白厚或黄厚，脉滑细、或弦细滑等。西医学诊断的盆腔炎、宫颈炎、附件炎、生殖系统结核等常可见此证候。

望目辨"脾气虚、肝脾湿浊、血瘀、冲任失调证"常见眼象：

白睛底色黄色；肾肝部位黯色弧形斑；肝脾部位黄色丘，血脉红黯色、沉；脾部位血脉淡色、细。按：白睛底色黄色主湿热郁积证。白睛肝肾部位黯色弧形斑主冲任失调证。白睛肝脾部位黄色丘主肝脾痰浊郁热证，血脉红黯色、沉主血瘀实证。脾部位血脉淡色、细主脾气虚证。综合辨析，眼象表示冲任血瘀、肝脾湿浊冲任失调证。此证湿浊重于上证。

白睛肝脾肾部位底色黄色；肾肝部位黯色弧形斑；肝脾部位黄色岗，血脉红黯色、粗、边界模糊；脾部位血脉淡色、细。按：白睛肝脾肾底色黄色主肝脾肾湿邪郁热。肝脾部位黄色岗主肝脾痰瘀郁热证，血脉红黯色主血瘀实热证，血脉粗沉表示瘀血较重。肾肝部位黯色弧形斑是冲任失调的典型眼象。脾部位血脉淡色、细主脾气虚证。综合辨析，眼象表示脾气虚、肝脾湿浊、血瘀、冲任失调证（图 5-3-3-17，彭某，女，31 岁，2012-11-19）。

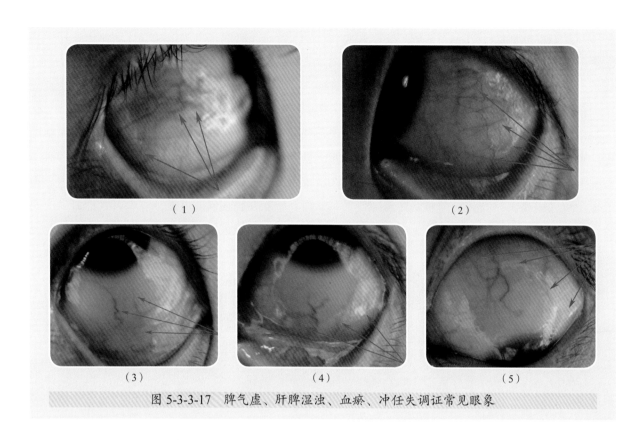

（1）　　　　　　　　　　　　　　（2）

（3）　　　　　（4）　　　　　（5）

图 5-3-3-17　脾气虚、肝脾湿浊、血瘀、冲任失调证常见眼象

白睛底色黄色；肾肝部位黧色弧形斑；肝脾部位黄色丘，血脉红黧色、粗、沉；脾部位血脉淡色、细。按：白睛肝脾部位血脉红黧色、沉、粗表示瘀血较重。综合辨析，眼象表示脾气虚、肝脾湿浊、血瘀、冲任失调证。此证血瘀重于上证。

白睛底色黄色；肾肝部位黧色弧形斑；肝脾部位黄褐色丘，血脉红黧色、粗、沉；脾部位血脉淡色、细。按：白睛肝脾部位黄褐色丘主肝脾痰热郁结重证。综合辨析，眼象表示脾气虚、肝脾湿浊血瘀、冲任失调证。此证湿浊重于上证。临床多见于西医诊断的结核型肝炎并发女性内分泌失调患者。

十、望目辨"脾虚、天癸衰闭证"

关于"天癸"一词，历来有多种认识。著者认为，"天"指天然、自然而然、与生俱来；"癸"指癸水、阴精。"天癸"指天生的、与生俱来的、与正常生育功能有关的物质。在女子为月经以及能使月经按时如潮的物质（如性激素及与分泌性激素有关的物质），在男子为精液以及能形成并分泌正常精液的物质（如性激素及与分泌性激素有关的物质）。"天癸"来源于肾精，但也与其他脏腑相关，并受后天脾气滋养。

"脾虚、天癸衰闭证"指脾气虚导致化生血液不足，冲脉虚衰，任脉闭塞而形成的证候。据

《素问·上古天真论》可知，女子天癸至，可令冲脉和任脉充盛畅通，使"月事以时下"，男子"肾气盛""天癸至"，可以使"精气溢泻"，这表明"月经""精气"与冲脉、任脉、肾关系密切，而冲脉、任脉与月经、精液及其相应状况和"天癸"关系密切，故女子天癸衰可致经血减少、或闭经、或不孕；男子天癸衰闭可致精液减少、精液清稀，甚或少精、无精或死精、或伴发阳痿或不育。临床常见面色㿠白，乏力，食欲减退，大便溏泻，浮肿，女子阴冷、月经闭止，男子少精、无精或死精，或伴发阴冷、阳痿等性功能障碍，舌淡黯，苔白或白厚，脉沉细或虚涩等。

望目辨"脾虚、天癸衰闭证"常见眼象：白睛脾部位血脉淡色、细、根虚；女子胞（或男子外肾）部位淡灰白色斑；肝肾部位淡白色弧形斑，血脉淡色。按：女子胞（或男子外肾）部位淡灰白色斑表示女子胞（或男子外肾）正气虚证，或称"气虚证"，且病程较长。肝肾部位淡白色弧形斑表示冲任气虚失调，脾部位血脉淡色、细、根虚表示脾气虚证。由于脾气虚，不能充养女子胞（或男子外肾），肝肾及与肝肾密切相关的冲任功能失调，导致女子胞（或男子外肾）具有生育功能的物质衰少，乃致闭止。综合辨析，眼象表示脾虚、天癸衰闭证。若脾部位血脉淡色、细、无根，表示脾气虚重于上证。

十一、望目辨"脾气虚、血瘀、天癸衰闭证"

"脾气虚、血瘀、天癸衰闭证"指脾气虚导致生成血液和运行血液减缓，并出现冲脉虚衰、任脉闭塞而形成的证候。临床常见畏寒，肢凉，腹中冷痛，食欲减退，大便溏泻，浮肿，女子阴冷、月经闭止，男子精液清稀、少精、无精或死精，或伴发阴冷、阳痿等性功能障碍或不育，舌黯、苔白润或白厚，脉沉细涩或虚细涩等。

望目辨"脾气虚、血瘀、天癸衰闭证"常见眼象：

白睛女子胞（或男子外肾）部位青蓝色斑；脾部位血脉淡色、细、根虚；肝肾部位黯色弧形斑，血脉淡黯色。按：白睛青蓝色斑主气滞寒瘀证候，出现于女子胞（或男子外肾）部位表示女子胞（或男子外肾）气滞寒瘀证，这是由于气虚导致气滞，血瘀日久导致寒邪凝滞。肝肾部位黯色弧形斑表示冲任失调、血瘀。脾部位血脉淡色、细、根虚表示脾气虚严重。肝肾部位血脉淡黯色表示肝肾气虚血瘀证。综合辨析，眼象表示脾气虚、血瘀、天癸衰闭证。

白睛女子胞（或男子外肾）部位青蓝色斑；脾部位血脉淡色、细、无根；肝肾部位黯色弧形斑；肝部位血脉淡黯色；肾部位血脉淡粉色、细。按：白睛脾部位血脉淡色、细、无根主严重的脾气虚证。肾部位血脉淡粉色、细主肾气血虚证。综合辨析，眼象表示脾气虚、血瘀、天癸衰闭证。此证肝脾肾气虚重于上证。

白睛女子胞（或男子外肾）部位青蓝色斑；脾部位血脉淡色、细、浮、无根；肝肾部位黯色弧形斑，血脉淡黯色、细。按：此证脾部位血脉淡色、细、浮、无根表示脾气虚重于上证。

白睛女子胞（或男子外肾）部位青蓝色斑，脾部位血脉淡色、粗、浮、无根；肝肾部位黯色弧形斑，血脉淡黯色、细、沉。按：脾部位血脉淡色、粗、浮主严重脾气虚、血瘀证。综合辨析，眼象表示脾气虚、冲任失调、血瘀严重。此证脾气虚及冲任气虚血瘀重于上证。

白睛女子胞（或男子外肾）部位青蓝色斑；脾部位血脉淡蓝色、细、无根；肝肾部位黯色弧形斑，血脉淡蓝色、细、沉。按：白睛脾部位血脉淡蓝色主寒瘀较轻证，可兼轻微痛证。综合辨析，眼象表示脾气虚、血瘀、天癸衰闭证，而肝脾肾气虚寒瘀重于上证，并可兼轻微痛证。若脾部位血脉淡蓝色、细、浮、无根表示脾气虚寒重于上证。综合辨析，眼象表示此证脾气虚、寒瘀重于上证。若脾部位血脉淡蓝色、粗、浮表示较严重的脾气虚血瘀证。白睛脾部位血脉淡青色主脾气滞寒瘀兼痛证，血脉淡青色、细、无根主脾气虚气滞寒瘀证。综合辨析，眼象表示脾气虚、血瘀、天癸衰闭证，并已呈现寒邪重于上证。

白睛女子胞（或男子外肾）部位青蓝色斑；脾部位血脉淡青色、细、浮、无根；肝肾部位黯色弧形斑，血脉淡黯色、细、沉。按：血脉"浮"表示的虚证较重。此证脾气虚、血瘀重于上证。

白睛女子胞（或男子外肾）部位青蓝色斑；脾部位底色淡白色、淡蓝色斑，血脉淡蓝色、粗、无根；肝肾部位黯色弧形斑，血脉淡黯色、细、沉。按：青蓝色斑出现于女子胞（或男子外肾）部位表示女子胞（或男子外肾）罹患气滞寒瘀证。白睛底色淡白色主阳虚证，出现于脾部位即表示脾阳虚证，青蓝色斑主气滞寒瘀，与血脉淡蓝色、粗、根虚同时出现于脾部位表示脾气虚寒证。肝肾部位黯色弧形斑主冲任失调、血瘀证，血脉淡黯色、细、沉表示肝肾气虚血瘀、冲任失调证。由于气虚导致天癸亏乏，以致衰少，乃致衰闭。综合辨析，眼象表示脾气虚、血瘀、天癸衰闭证。此证脾虚寒瘀较重。

白睛女子胞（或男子外肾）部位青蓝色斑；脾部位底色淡白色、淡蓝色斑，血脉淡青色、粗、浮、无根；肝肾部位黯色弧形斑，血脉淡蓝色、细、沉。按：白睛脾部位血脉淡青色主脾气滞寒瘀证，底色淡白色及血脉粗、浮、无根主脾气虚气滞寒瘀严重、兼痛证。肾部位血脉淡蓝色、细、沉主肾气虚寒瘀证。综合辨析，此属脾气虚、血瘀、天癸衰闭证，而脾气虚寒瘀、肝肾气虚寒瘀均重于上证。

以上眼象中，若女子胞部位同时呈现"根虚空泡结"，则表示女子胞已兼患气虚气结证，多已罹患西医学诊断的子宫囊肿或输卵管囊肿。若同时在女子胞部位呈现"根虚实体结"，则表示女子胞已兼患气虚气郁、痰结兼瘀证；或已罹患西医学诊断的实体肿瘤、某些组织增生病变，子宫结核病也可见到此类眼象。

十二、望目辨"女子胞（或男子外肾）血瘀、肾气虚、冲任失调证"

"女子胞（或男子外肾）血瘀、肾气虚、冲任失调证"指女子胞（或男子外肾）血瘀，同时罹患明显肾气虚导致冲任失调而形成的证候。临床常见月经淋漓不止、色黯，有血块，腰酸，不孕（或不育），舌淡或淡粉黯，苔白或白厚，脉沉细滑等。

望目辨"女子胞（或男子外肾）血瘀、肾气虚、冲任失调证"常见眼象：

白睛女子胞部位黯色斑；肾、肝部位淡黯色弧形斑；肾部位血脉淡色、沉、根虚。按：白睛女子胞部位黯色斑主女子胞血瘀证。白睛肾肝部位淡黯色弧形斑主较长期演变的慢性的气虚血瘀，冲任失调证。肾部位血脉淡色、沉、根虚主肾气虚证。综合辨析，眼象表示女子胞（或男子外肾）血瘀、肾气虚、冲任失调证（图5-3-3-18，李某，女，35岁，2012-10-29）。

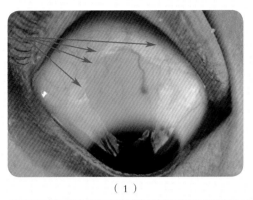
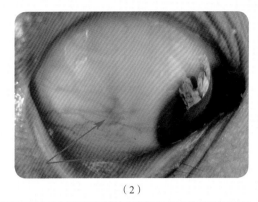

（1）　　　　　　　　　　　　　　　　（2）

图 5-3-3-18　女子胞（或男子外肾）血瘀、肾气虚、冲任失调证常见眼象（一）

　　白睛女子胞部位孤立黯灰色月晕，肾肝部位淡黯色弧形斑，肾部位血脉淡色、细、沉。按：白睛女子胞部位孤立黯灰色月晕主女子胞气虚气滞血瘀、湿郁兼风证。肾肝部位淡黯色弧形斑主较长期演变的慢性的气虚血瘀、冲任失调证。肾部位血脉淡色、细、沉主肾气虚证。综合辨析，眼象表示女子胞（或男子外肾）血瘀、肾气虚、冲任失调（图 5-3-3-19，李某，女，35 岁，2012-10-29）。

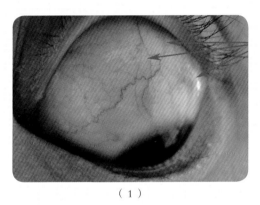
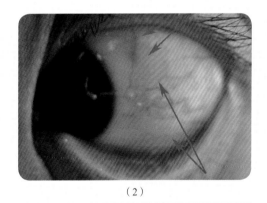

（1）　　　　　　　　　　　　　　　　（2）

图 5-3-3-19　女子胞（或男子外肾）血瘀、肾气虚、冲任失调证常见眼象（二）

十三、望目辨"肾气虚、天癸衰闭证"

　　"肾气虚、天癸衰闭证"指肾气虚而导致冲任不足、女子胞无以行经，以致月经闭止的证候。临床常见腰膝酸软，头晕，耳鸣，畏寒，便溏，尿频，舌淡、苔薄白润，脉沉迟细、尺脉尤沉等。

　　望目辨"肾虚、天癸衰闭证"常见眼象：

　　白睛女子胞部位淡灰白色斑；肝肾部位淡黯色弧形斑，血脉淡色、细、沉。按：白睛女子胞（或男子外肾）部位淡灰白色斑表示女子胞（或男子外肾）正气虚证，且病程较长。肝肾部位淡黯色弧形斑主寒瘀、冲任失调证。肾部位血脉淡色、细、沉主肾气虚证。综合辨析，眼象表示肾气虚、冲任失调证，而肾气虚、冲任失调可因天癸衰闭而形成经闭，故可诊为肾气虚、天癸衰闭证（图5-3-3-20，王某，女，30岁，2012-2-7）。

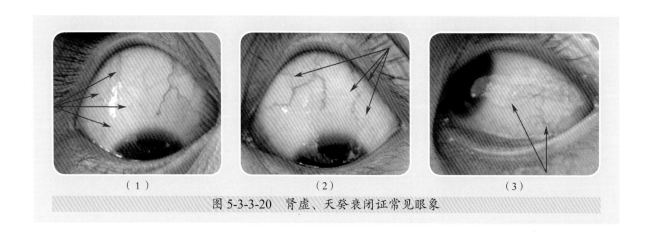

（1）　　　　　　　　　　（2）　　　　　　　　　　（3）

图5-3-3-20　肾虚、天癸衰闭证常见眼象

白睛女子胞部位淡黯色斑；肝肾部位淡白色弧形斑，血脉淡色、细、沉、根虚。按：白睛女子胞（或男子外肾）部位淡黯色斑主较轻的血瘀证，并可兼寒证。肝肾部位淡白色弧形斑表示冲任气虚、失调，血脉淡色、细、沉、根虚表示较严重的肝肾气虚证。综合辨析，眼象表示肾气虚、冲任失调证，而肾气虚、冲任失调可以导致经闭，故可诊为肾气虚、天癸衰闭证。

从以上眼象可以看出，虽然名之曰"肾虚、天癸衰闭证"，但实质病变并非仅仅在女子胞（或男子外肾），而是尚与肾、肝、脾等脏腑病变紧密相关。这一眼象为我们临床立法、处方、遣药提供重要参考。

十四、望目辨"肾血虚、经行愆期证"

"肾血虚、经行愆期证"指肾血不足，导致冲任亏虚引发经行愆期而形成的证候。临床常见腰膝酸软，头晕，耳鸣，乏力，潮热或烦热，脱发，月经量少，经期延后，舌红黯，脉沉细或涩等。

望目辨"肾血虚、经行愆期证"常见眼象：

白睛肾肝部位粉色弧形斑，肾部位血脉粉色。按：白睛肾肝部位粉色弧形斑主冲任血虚失调证。白睛肾部位血脉粉色主肾血虚证。肾血虚、冲任失调，可因经血不足以及形成月经的功能失调，导致月经延后，从而形成经行愆期。综合辨析，眼象表示肾血虚、冲任失调，经行愆期证。若白睛肾部位血脉粉色、细亦主肾血虚证，并且血虚加重。

白睛肾肝部位粉色弧形斑，肾部位血脉粉色、细、沉。按：白睛血脉细、沉主虚证，白睛肾部位血脉粉色主肾血虚，两者共同表示肾血虚为主的证候。综合辨析，眼象表示肾血虚、冲任失调、经行愆期证。若白睛肾部位血脉粉色、粗、沉，表示肾血虚重证。

在上述眼象中，可同时出现女子胞部位淡粉色斑，血脉沉或浮等特征，分别表示不同程度的肾血虚、经行愆期证。

从以上眼象可知，"肾血虚、经行愆期证"除肾血不足导致冲任失调之外，尚与肝、女子胞血瘀密切相关。因此，医家在治疗肾血虚、经行愆期证时，宜考虑肝及女子胞与肾血虚共同构成的冲任失调因素。

十五、望目辨"肝肾阴虚、肝郁、冲任失调证"

望目辨"肝肾阴虚、肝郁、冲任失调证"常见眼象：

白睛肾部位黯色弧形斑，血脉殷红色、细；肝部位黯色弧形斑，血脉殷红色、粗、弯钩。按：白睛肝肾部位同时呈现黯色弧形斑主肝肾血瘀、冲任失调证。白睛肾部位血脉殷红色、细主肾阴虚较重证。白睛肝部位血脉殷红色、粗、弯钩主严重肝阴虚、肝郁证。综合辨析，眼象表示肝肾阴虚、肝郁、冲任失调证。

白睛肾肝部位黯色弧形斑，肾部位血脉殷红色、细、根虚；女子胞（或男子外肾）部位血脉殷红色、细、末端殷红色斑；肝部位血脉殷红色、粗、沉、弯钩。按：肾部位血脉殷红色、细、根虚主肾阴虚较严重。女子胞（或男子外肾）部位血脉殷红色、细主女子胞（或男子外肾）阴虚血热，其血脉末端殷红色斑主女子胞（或男子外肾）阴虚虚热证。白睛肝部位血脉殷红色、粗、沉、弯钩主严重肝阴虚、肝郁证。综合辨析，眼象表示肝肾阴虚、肝郁、冲任失调证，且阴虚、虚热重于上证。

十六、望目辨"肝肾阴虚、肝郁、女子胞湿阻血瘀、冲任失调证"

"肝肾阴虚、肝郁、女子胞湿阻血瘀、冲任失调证"指素患肝肾阴虚、肝郁，导致女子胞湿阻气机，产生血瘀，形成冲任失调的证候。此证系在肝肾阴虚、肝郁的基础上，罹患湿邪，湿邪阻滞气机，产生瘀血，而构成女子胞湿阻血瘀、肝肾阴虚、肝郁、冲任失调证。

望目辨"肝肾阴虚、肝郁、女子胞湿阻血瘀、冲任失调证"常见眼象：

白睛女子胞（或男子外肾）部位灰白色丘；肾肝部位淡黯色弧形斑；肾部位血脉殷红色；白睛肝部位淡红黯色水肿、殷红色雾漫，血脉殷红色、粗、弯钩。按：白睛女子胞（或男子外肾）部位灰白色丘主女子胞（或男子外肾）湿痰气郁证。肾肝部位淡黯色弧形斑主女子胞（或男子外肾）血瘀、冲任失调证。肾部位血脉殷红色主肾阴虚证。白睛肝部位淡红黯色水肿主肝脏湿阻蕴热、血瘀、水肿证，殷红色雾漫主肝阴虚动风证，血脉殷红色、粗、弯钩主肝阴虚、肝郁证。综合辨析，眼象表示肝肾阴虚、肝郁、女子胞湿阻血瘀、冲任失调证。且此证肝阴虚、肝风内动明显（图5-3-3-21，郑某，女，41岁，2012-9-13）。

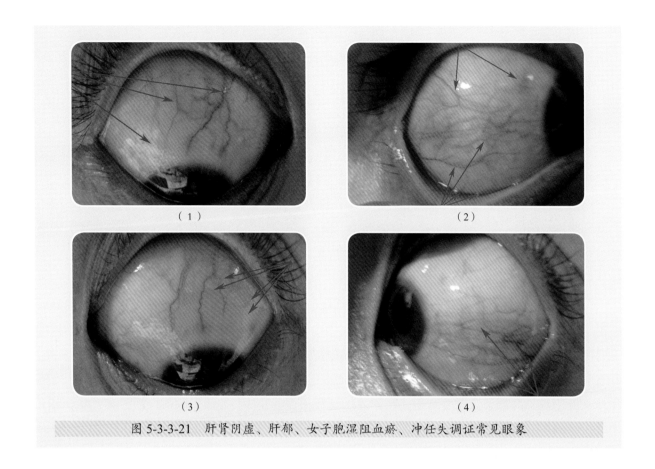

（1）　　　　　　　　　　　　　　　（2）

（3）　　　　　　　　　　　　　　　（4）

图 5-3-3-21　肝肾阴虚、肝郁、女子胞湿阻血瘀、冲任失调证常见眼象

十七、望目辨"肝肾阴虚、经漏证"

"肝肾阴虚、经漏证"指肝阴和肾阴俱虚，虚热损伤冲任而致阴道持续少量出血的证候。临床常见阴道持续少量出血，时多时少，头晕耳鸣，腰膝酸软，手足心热，午后潮热，舌红瘦，苔少，脉细数或沉细数等。

望目辨"肝肾阴虚、经漏证"常见眼象：

白睛肾肝部位黯粉色弧形斑；肝肾部位血脉殷红色、细、浮；女子胞部位红色斑、血脉殷红色，血脉周围红色斑。按：白睛肾肝部位同时出现黯粉色弧形斑主肝肾血虚血瘀、冲任失调证；肝肾部位血脉殷红色主肝肾阴虚血瘀、冲任失调证；肾肝部位血脉殷红色、细、浮主肝肾阴虚证。白睛女子胞部位红色斑、血脉殷红色而血脉周围红色斑主女子胞阴虚血热、少量出血证。综合辨析，肝肾阴虚、冲任失调并有女子胞少量出血，可诊为肝肾阴虚、冲任不固、经漏证。

白睛肾肝部位黯粉色弧形斑，肝肾部位血脉殷红色、粗；女子胞部位红色斑、血脉殷红色，血脉周围红色斑。按：白睛肾肝部位血脉殷红色、粗主肝肾阴虚兼血瘀证。综合辨析，眼象表示肝肾阴虚、冲任失调并有女子胞少量出血，故可诊为肝肾阴虚、冲任不固、经漏证。此证肝肾阴虚血瘀重于上证。

十八、望目辨"肝肾阴虚、脾肺气虚、痛经证"

"肝肾阴虚、脾肺气虚、痛经证"属于"肝肾亏虚痛经证"范畴，指肝肾阴虚，导致精血不足，肺脾气虚导致元气不足，气阴亏虚可致冲任气机失调而引发与月经相关的小腹疼痛的证候。临床常见头晕耳鸣，气短易汗，小腹隐痛喜按，腰酸，舌淡红，苔白，脉细或细弦等。

望目辨"肝肾阴虚、脾肺气虚、痛经证"常见眼象：

白睛肝肾部位黯色弧形斑，血脉殷红色、细、迂曲；肺脾部位血脉淡色、细、迂曲。按：白睛肾肝部位黯色弧形斑主肾肝血瘀、冲任失调证，血脉殷红色、细主肝肾阴虚证。肺脾部位血脉淡色、细主脾肺气虚证。白睛血脉迂曲主痛证，多主血瘀气滞痛证。综合辨析，眼象表示肝肾阴虚、脾肺气虚、痛经证。若白睛肺脾部位血脉淡黯色、细，表示脾肺气虚血瘀证。综合辨析，眼象表示肝肾阴虚、脾肺气虚、痛经证。此证在脾肺气虚基础上气虚血瘀较著。若白睛肝肾部位血脉殷红色、细、浮，表示肝肾阴虚证重于上证。

十九、望目辨"女子胞（或男子外肾）虚寒证"

"女子胞（或男子外肾）虚寒证"指女子胞（或男子外肾）的功能不足，并显示"寒"象而导致的证候。临床常见面色㿠白，乏力，腰酸腿软，肢冷，小腹寒冷、隐痛，经行愆期、经色浅淡、质稀，难以受孕，或胎停育，或流产，舌淡，苔白薄，脉沉弱或细弱等。

望目辨"女子胞（或男子外肾）虚寒证"常见眼象：

白睛女子胞（或男子外肾）部位血脉淡白色、细；肾肝部位淡黯色弧形斑，血脉淡白色。按：白睛女子胞（或男子外肾）部位血脉淡白色、细主女子胞（或男子外肾）阳虚寒证。白睛肾肝部位淡黯色弧形斑主女子胞（或男子外肾）气虚血瘀、冲任失调证，血脉淡白色主肾、肝阳虚寒证。冲为血海，任主胞胎，冲脉与任脉起源于女子胞（男子为外肾），故女子胞（或男子外肾）与冲任二脉关系最为密切。当女子胞（或男子外肾）发生阳虚寒证时，肾部位血脉和肝部位血脉呈现淡白色。综合辨析，眼象表示女子胞（或男子外肾）虚寒证。

白睛女子胞部位血脉淡蓝色、细、沉、根虚；肾肝部位淡黯色弧形斑，血脉淡蓝色、根虚。按：白睛女子胞（或男子外肾）部位血脉淡蓝色、细、沉、根虚主女子胞（或男子外肾）气虚气滞寒证兼痛证。肾肝部位血脉淡蓝色、根虚主肾肝阳虚寒瘀证。综合辨析，眼象表示女子胞（或男子外肾）虚寒证。此证寒瘀、气滞明显。

白睛女子胞部位血脉淡青色、细、浮、根虚；肾肝部位淡黯色弧形斑，血脉淡青色、根虚。按：白睛女子胞（或男子外肾）部位血脉淡青色、细、浮、根虚主女子胞（或男子外肾）气虚气滞、血瘀寒证，可兼轻微痛证。肾肝部位血脉淡青色、根虚主肾肝阳虚气滞寒瘀证，尚可兼痛证。综合辨析，眼象表示女子胞（或男子外肾）虚寒证。此证气滞寒瘀重于上证。

白睛女子胞部位血脉淡白色、细、浮、根虚；肾肝部位淡黯色弧形斑，肾、肝、心部位血脉淡白色。按：肾、肝、心部位血脉淡白色主肾、肝、心阳虚寒证，这是因为心脉与女子胞（或男子外肾）相联络（《素问·评热病论》"胞脉者属心而络于胞中"），而督脉总督一身阳气，督脉、冲脉与任脉起源于女子胞（男子为外肾），由于冲为血海，任主胞胎，故女子胞（或男子外肾）与冲脉、任脉以及督脉关系最为密切；由于冲、任、督脉与肾肝心密切，故女子胞（或男子外肾）发生阳虚寒证时，白睛肾、肝、心部位血脉呈现淡白色。肾、肝、心部位血脉淡白色主肾、肝、心阳虚寒证。综合辨析，眼象表示女子胞（或男子外肾）虚寒证。若白睛女子胞（或男子外肾）部位血脉淡白色、粗、浮、根虚，表示女子胞（或男子外肾）的阳气虚寒较重证。若白睛肾、肝、心部位血脉淡蓝色、根虚主肾肝阳虚寒瘀证。综合辨析，眼象表示女子胞（或男子外肾）虚寒证。此证寒瘀、气滞明显。

白睛女子胞部位血脉淡青色、细、浮、根虚；肾、肝部位淡黯色弧形斑；肾、肝、心部位血脉淡青色、根虚。按：白睛女子胞（或男子外肾）部位血脉淡青色、细、浮、根虚主女子胞（或男子外肾）气虚气滞、血瘀寒证，可兼轻微痛证。肾、肝、心部位血脉淡青色、根虚主肾、肝阳气滞寒瘀轻证，尚可兼痛证。综合辨析，眼象表示女子胞（或男子外肾）虚寒证。此证气滞寒瘀重于上证。

上述眼象中，当白睛女子胞（或男子外肾）部位血脉迂曲时，主女子胞（或男子外肾）痛证，多兼血瘀气滞证。当白睛女子胞（或男子外肾）部位呈现青蓝色斑时，主女子胞（或男子外肾）气滞寒瘀证。白睛血脉无根表示的虚证重于白睛血脉根虚所表示的虚证。

从以上眼象特征可以看出，虽然名之曰"女子胞（或男子外肾）虚寒证"，但病证实质尚与肝、肾、心，以及血瘀、气滞病变紧密相关。这一眼象为我们临床立法、处方、遣药提供重要参考。

二十、望目辨"肝脾湿热带下证"

"肝脾湿热带下证"指长期肝郁化热、乘脾，肝脾湿热损及冲、任、带脉而引发的证候。临床常见带卜色黄或赤白相间、味臭、黏稠，胁乳闷胀或痛，烦闷不畅或易怒，头晕或眩，咽干口苦，舌红，苔白厚或黄腻，脉滑等。

望目辨"肝脾湿热带下证"常见眼象：

白睛肝部位淡黄色丘、血脉红黯色；脾部位血脉红黯色；女子胞部位黄点斑。按：白睛肝部位淡黄色丘主肝痰郁热证（尚较轻微），血脉红黯色主肝血郁实热证。女子胞部位黄点斑主女子胞湿郁化热、气结证。按：此证患者每见带下。综合辨析，眼象表示肝脾湿热带下证。

二十一、望目辨"脾虚带下证"

"脾虚带下证"指脾气虚，不能有效运化水湿，湿邪凝聚下注于女子胞及其附属组织，伤损任脉与带脉而引发的证候。临床常见面色淡黄，乏力，倦怠，腰酸，小腹下坠，下肢浮肿，食欲减退，大便溏泻，带下色白或淡黄如涕、量多、连绵不断、舌淡胖、苔白或舌淡胖黯、苔白厚等。

望目辨"脾虚带下证"常见眼象：

白睛女子胞部位灰色斑；脾部位灰白色斑，血脉淡色、细、根虚。按：白睛女子胞部位灰色斑主女子胞湿阻气机证。脾部位灰白色斑主脾湿阻气机轻证，血脉淡色、细、根虚主脾气虚证。综合辨析，眼象表示女子胞因脾气虚而湿阻气机，导致湿邪凝聚、下注于女子胞及其附属组织，伤损任脉与带脉，而形成脾虚带下证。

白睛女子胞部位灰色斑、血脉淡黯色；脾部位灰絮斑，血脉淡色、细、根虚。按：白睛脾部位灰絮斑主脾气虚、湿阻兼瘀证，血脉淡黯色主气虚血瘀证。综合辨析，眼象表示女子胞因脾气虚而湿阻气机、带下证，并兼瘀血证。

白睛女子胞部位白睛无色浮壅、灰絮斑、血脉淡黯色；脾部位灰絮斑，血脉淡色、细、根虚。按：白睛女子胞部位无色浮壅主女子胞湿邪郁阻证。综合辨析，眼象表示脾虚带下证，并出现瘀血证。

白睛女子胞部位无色浮壅、黯灰色斑、血脉淡黯色；脾部位黯灰色斑，血脉淡黯色、细、根虚。按：白睛女子胞部位黯灰色斑主湿邪瘀血郁积寒证。脾部位黯灰色斑主脾湿郁血瘀寒证，血脉淡黯色、细、根虚主脾气虚血瘀证。综合辨析，眼象表示女子胞湿瘀尤著。

白睛女子胞部位无色浮壅、黯灰色斑、血脉淡黯色；脾部位黯灰色斑，血脉淡蓝色、细、根虚。按：白睛血脉淡蓝色主气滞寒瘀证，亦可兼痛证。综合辨析，此属脾虚寒瘀带下证。

白睛女子胞部位无色浮壅、黯灰色斑、血脉淡青色；脾部位黯灰色斑，血脉淡蓝色、细、沉、根虚。按：白睛脾部位血脉淡青色主脾气滞寒瘀证，可兼痛证。综合辨析，眼象表示由于女子胞气虚气滞、寒瘀较著而形成脾虚带下证。

若女子胞部位同时呈现"根虚空泡结"，则表示女子胞已兼患气郁气结证。从西医学角度看，多已罹患妇科囊肿等。

二十二、望目辨"肾虚带下证"

"肾虚带下证"指肾阳虚，损及脾阳与肝阳，导致女子胞寒湿下注的证候。临床常见环腰冷痛如折，小腹凉，带下清稀或带下如水、量多、终日不断，畏寒，肢冷，便溏，尿频而清长、夜尿频而量多，面色㿠白或晦黯，舌淡，苔白润，脉沉迟细、尺脉尤沉等。此证实为肾阳虚不能温煦女子胞和脾阳，以致湿邪潴留；或由于肾阳虚不能温煦肝阳，以致肝寒、肝脾寒湿下注于胞宫，当女子胞寒湿下注时，遂为寒湿带下。本证属虚实夹杂寒证。

望目辨"肾虚带下证"常见眼象：

白睛女子胞部位淡黯色斑，血脉淡白色；肾脾部位血脉淡白色；肝脾部位淡灰白色岗，无色水肿，血脉淡黯色、细、沉。按：白睛女子胞部位淡黯色斑主女子胞血瘀证。血脉淡白色主女子胞阳虚证。白睛肾脾部位血脉淡白色主肾脾阳虚证。肝脾部位淡灰白色岗主肝脾气虚、痰气郁结证，无色水肿主肝脾气滞水湿郁积寒证，血脉淡黯色、细、沉主肝脾气虚、血瘀证。综合辨析，眼象表示肾脾及女子胞阳虚、肝脾气虚血瘀、湿痰气郁证。由于肾阳虚损及脾阳与肝阳，导致女子胞寒湿下注，从而引发带下，故可诊为肾虚带下证（图 5-3-3-22，李某，女，31 岁，2012-7-31）。

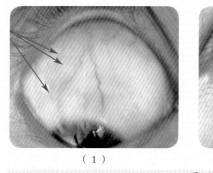 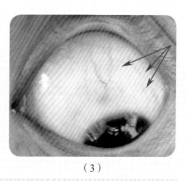

|（1）|（2）|（3）|

图 5-3-3-22　肾虚带下证常见眼象

　　白睛女子胞与肝脾部位灰色丘，女子胞部位血脉淡白色；肾脾部位血脉淡白色、细、沉；肝部位血脉淡黯色、细、沉。按：白睛女子胞及肝脾部位灰色丘主女子胞及肝脾湿痰郁阻证。肾脾部位血脉淡白色、细、沉主脾肾阳虚严重。肝部位血脉淡黯色、细、沉主较严重的肝气虚、血瘀证。综合辨析，眼象表示肾脾及女子胞阳虚、肝气虚血瘀、女子胞与肝脾湿痰郁阻证。由于肾脾及女子胞阳虚、肝气虚血瘀，导致寒湿下注，从而引发带下，故可诊为肾虚带下证。若白睛肾脾部位血脉淡白色、粗、沉，表示肾脾阳虚严重、兼血瘀证。综合辨析，眼象表示肾虚带下证，并兼血瘀证。

　　白睛女子胞部位与肝部位灰黯色丘；女子胞部位血脉淡白色；肾部位血脉淡白色、粗、沉、指向女子胞；脾部位血脉淡白色、细、沉；肝部位血脉淡黯色、细、沉。按：白睛肾部位血脉淡白色、粗、沉指向女子胞主肾阳虚严重，将影响女子胞。女子胞部位血脉淡白色主女子胞阳虚证。女子胞部位与肝部位灰黯色丘主女子胞与肝湿痰气血郁结证。脾部位血脉淡白色、细、沉主脾阳虚严重。肝部位血脉淡黯色、细、沉主肝气虚血瘀证。综合辨析，眼象表示肾阳虚损及脾和女子胞，导致女子胞湿痰气血郁结，引发带下，故可诊为肾虚带下证。若白睛肾肝部位黯色弧形斑主肾肝血瘀、冲任失调证。综合辨析，眼象表示女子胞湿痰气血郁结引发带下，而形成肾虚带下证，兼患冲任失调证。

　　白睛女子胞部位与肝部位灰黯色丘，女子胞部位血脉淡蓝色，肾肝部位黯色弧形斑，肾部位血脉淡白色、细、沉、进入女子胞部位，肝脾部位血脉淡蓝色、细、沉、根虚。按：白睛女子胞部位血脉淡蓝色主寒瘀证，可兼轻微痛证。综合辨析，眼象表示女子胞寒瘀、肾虚带下证。

　　在上述眼象中，尚可呈现白睛底色淡白色或苍白色，白睛血脉淡青色或青色等特征，表示阳虚寒邪更重。

　　从以上眼象可以看出，"肾虚带下证"实质病变并非仅仅在肾，而是与肝、脾、女子胞以及冲任失调病变紧密相关。这一眼象为我们立法、处方、遣药提供重要参考思路。

二十三、望目辨"女子胞气虚血瘀、肝虚热、胃气上逆证"

　　"女子胞气虚血瘀、肝虚热、胃气上逆证"指患者肝血素虚，当妊娠之后，女子胞产生血瘀样改变，影响肾肝气血运行，由于肝血养胎，使肝脏血虚，并且血虚生热，进而影响冲脉与任脉，导致冲脉气机壅盛，裹挟胃气逆上而形成的证候。通常提及的"肝热恶阻证"可见此种眼象。临床常见妊娠二三月后，食入即恶心、呕吐酸水或苦水，口苦，心绪不畅，叹息，脘闷，胁痛，嗳气，头胀，眩晕，舌粉黯、苔微黄，脉弦、或细滑等。

　　望目辨"女子胞气虚血瘀、肝虚热、胃气上逆证"常见眼象：

　　白睛女子胞部位黯色斑，血脉红黯色、细、沉；白睛肾肝部位淡黯色弧形斑；肝部位血脉粉红色、根虚、弯钩向上；胃部位血脉红黯色、粗、弯曲。按：白睛肾肝部位淡黯色弧形斑主女子胞气虚血瘀、冲任失调证。女子胞部位血脉红黯色主女子胞郁热、瘀血实热证。肝部位血脉粉红色、根虚、弯钩向上主肝血虚发热、肝气上逆证。胃部位血脉红黯色、粗、弯曲主血郁实热证。综合辨析，眼象表示女子胞气血虚血瘀、肝虚热、胃实热、气机上逆证。妊娠恶阻常见此类证候（图5-3-3-23，孙某，女，25岁，2012-8-3）。

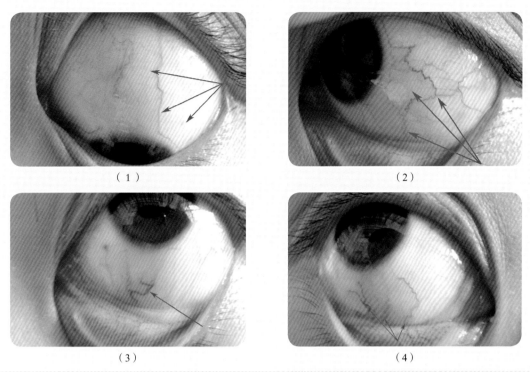

图 5-3-3-23　女子胞气虚血瘀、肝虚热、胃气上逆证常见眼象

二十四、望目辨"女子胞血瘀、胃虚上逆证"

"女子胞血瘀、胃虚上逆证"指患者由于胃气素虚，当妊娠之后，女子胞产生血瘀样改变，影响肾肝气血运行，进而影响冲脉与任脉，导致冲脉气机壅盛，裹挟胃气逆上而形成的证候。"胃虚恶阻"可见此证。此证胃气虚而女子胞血瘀为实，故属虚实夹杂证候。临床常见患者妊娠二三月出现乏力，怠惰思睡，脘腹胀闷，恶心、呕吐、或食入即吐，舌淡苔白，脉虚而缓滑。

望目辨"女子胞血瘀、胃虚上逆证"常见眼象：

白睛女子胞部位灰白色丘，肾肝部位黯色弧形斑，胃部位血脉淡红色、弯曲、粗。按：此眼象中，白睛女子胞部位灰白色丘主女子胞湿痰气郁证，妊娠初期可见此眼象。白睛肾肝部位黯色弧形斑主女子胞血瘀、冲任失调证。白睛胃部位血脉淡色、弯曲、粗主胃气虚气滞血瘀证，病情发展变化缓慢、曲折。胃气虚、气滞可导致胃气上逆。综合辨析，眼象表示女子胞血瘀、胃虚上逆证。可见于妊娠呕吐者（图 5-3-3-24，彭某，女，27 岁，2012-9-28）。

白睛女子胞部位灰白色丘，肾肝部位黯色弧形斑，胃部位血脉淡色、粗、浮。按：白睛胃部位血脉淡色、粗、浮主胃气虚、气滞血瘀证。胃气虚、气滞可导致胃气上逆。综合辨析，眼象表示女子胞血瘀、胃虚上逆证。

白睛女子胞部位灰白色丘，肾肝部位黯色弧形斑，胃部位无色水肿，血脉淡色、粗、浮、根虚。按：白睛胃部位无色水肿主胃气滞、水湿郁积；血脉淡色、粗、浮、根虚主胃气虚气滞血瘀证。胃气虚、气滞可导致胃气上逆。综合辨析，眼象表示女子胞血瘀、胃虚上逆证。此证胃气虚证重于上证。

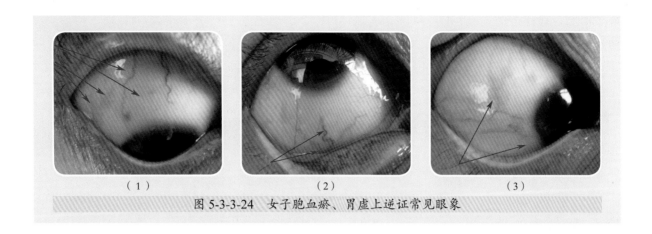

（1）　　　　　　　　　　　（2）　　　　　　　　　　　（3）

图 5-3-3-24　女子胞血瘀、胃虚上逆证常见眼象

　　白睛女子胞部位灰白色丘，白睛肾肝部位黯色弧形斑，肝部位血脉红黯色、进入胃部位，胃部位血脉淡色、粗、浮、根虚。按：白睛肝部位血脉红黯色、进入胃部位主肝瘀血实热乘胃证。综合辨析，眼象表示女子胞血瘀、肝瘀实热乘胃、胃虚上逆证，可诊为女子胞血瘀、胃虚上逆证。此证胃气虚证重于上证。

二十五、望目辨"肾气虚、滑胎证"

　　"肾气虚、滑胎证"指肾脏功能不足，冲任不固，无力系胎，导致多次堕胎或小产而呈现的证候。临床常见妊娠期腰酸腿软，小腹下坠、隐痛，头晕，耳鸣，阴道下血，尿频、或失禁，多次流产，舌淡、苔白而滑，尺脉沉弱、或革等。

　　望目辨"肾气虚、滑胎证"常见眼象：白睛女子胞部位灰色弧形斑，血脉淡色、沉、根虚；同时在肾肝部位呈现一条或两条灰色弧形斑，血脉淡色、细、沉、根虚。按：白睛女子胞部位和肾肝部位同时出现灰色弧形斑、血脉淡色、细、沉、根虚主女子胞气虚、湿阻气机，并发生冲任气虚证。女子胞气虚、湿阻气机、并发冲任气虚可以导致滑胎。综合辨析，眼象可诊断为肾气虚、滑胎证。

二十六、望目辨"肾气虚寒、滑胎证"

　　"肾气虚寒、滑胎证"指肾脏功能不足并产生内寒，导致冲任不固，无力系胎，而多次堕胎或小产而呈现的证候。临床常见妊娠期腰酸腿软，畏寒，小腹下坠、隐痛，头晕，耳鸣，阴道下血，尿频，或尿清长，或尿失禁，多次如期流产，舌淡、苔白而滑，尺脉沉弱、或革等。

　　望目辨"肾气虚寒、滑胎证"常见眼象：

　　白睛女子胞部位淡灰白色斑；肾部位黯色弧形斑，血脉淡蓝色、细、沉、无根；同时在肝部位呈现一条或两条黯色弧形斑，血脉淡蓝色、细、沉、无根。按：白睛女子胞部位淡灰白色斑主女子胞阳气虚证。白睛肾部位黯色弧形斑，血脉淡蓝色、细、沉主肾较长期、慢性的瘀血、寒证，白睛血脉无根表示的虚证重于根虚表示的虚证。综合辨析，眼象表示肾与女子胞气虚内寒并发冲任气虚导致滑胎。肾气虚寒可以导致滑胎。若白睛血脉淡蓝色、细、浮，表示肾气虚寒证重于上证。综合辨析，眼象表示肾气虚寒、滑胎证，而此证肾气虚、肾气不固严重。若白睛肾部位呈现青蓝色弧形斑，血脉淡蓝色、细、沉，表示肾气虚寒更严重。若白睛肾部位血脉蓝色、细、浮、无根，表示气虚寒瘀更严重。综合辨析，眼象表示肾气虚寒、滑胎证。

在上述眼象中可以出现白睛血脉淡色、细、沉、无根，这表示气虚严重。此外，由于膀胱和肾相表里，可以在膀胱部位和女子胞部位呈现血脉淡黯色、沉或浮，淡蓝色、沉或浮，淡青色、沉或浮等血脉特征，分别表示不同程度的肾气虚寒、滑胎证。同时可以看出，"肾气虚、滑胎证"实质病变并非仅仅在女子胞，尚与肾和肝相关，甚至可受到脾虚的影响。这些眼象为我们临床时立法、处方、遣药提供重要参考。

二十七、望目辨"肾气虚不孕（或不育）证"

"肾气虚不孕（或不育）证"指肾气不足，冲任失和，导致难以结胎而呈现的证候。临床常见腰酸乏力，头晕耳鸣，女子月经失调，男子精液异常，舌淡苔白，尺脉沉细弱等。

望目辨"肾气虚不孕（或不育）证"常见眼象：

白睛女子胞（或男子外肾）部位淡灰白色斑，血脉淡色、细、沉；肾肝部位淡灰白色弧形斑，血脉淡色、细、根虚。按：白睛女子胞（或男子外肾）部位淡灰白色斑主女子胞（或男子外肾）阳气虚证，兼以血脉淡色、细、沉主女子胞阳气虚、气滞较重证。白睛肾肝部位淡灰白色弧形斑主肾肝阳气虚，冲任失调；血脉淡色、细、根虚主肾肝气虚较著。综合辨析，眼象表示女子胞（或男子外肾）阳气虚证与肝肾气虚证，从而可以导致冲任气虚、失调，引发女子不孕、或男子不育。故属肾气虚不孕（或不育）证（图5-3-3-25，林某，男，30岁，2012-1-2）。

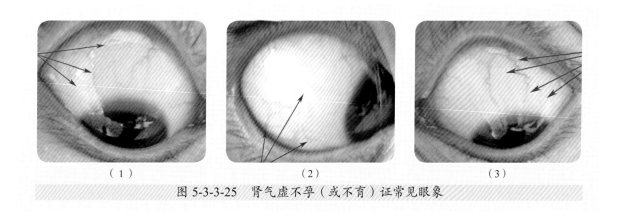

（1）　　　　　　　　　（2）　　　　　　　　　（3）

图 5-3-3-25　肾气虚不孕（或不育）证常见眼象

白睛女子胞（或男子外肾）部位灰白色斑，血脉淡色、细、浮；肾肝部位淡黯色弧形斑，血脉淡色、细、浮、根虚。按：白睛女子胞（或男子外肾）部位灰白色斑及血脉淡色、细、浮主女子胞（或男子外肾）阳气虚、湿阻气机证。白睛肾肝部位淡黯色弧形斑主气虚血瘀、冲任失调，血脉淡色、细、浮、根虚主肾肝气虚较著。肝肾气虚可以导致冲任气虚血瘀，从而可引发女子不孕、男子不育。综合辨析，眼象表示肾气虚不孕、不育证。

白睛女子胞（或男子外肾）部位淡黯色斑，血脉淡色、细、浮；肾肝部位淡黯色弧形斑，肾部位血脉淡色、粗、浮、根虚，肝部位血脉淡色、细、沉、根虚。按：白睛女子胞（或男子外肾）部位黯色斑、血脉细、浮表示女子胞气虚血瘀。肾肝部位淡黯色弧形斑及肾部位血脉淡色、粗、浮、根虚，表示肾气虚、血瘀、冲任失调证。肝部位血脉淡色、细、沉、根虚主肝气虚证。综合辨析，眼象表示肾气虚不孕、不育证，而气虚血瘀较著。

白睛女子胞（或男子外肾）部位黯色斑，血脉淡色、细、浮；肾肝部位淡黯色弧形斑，肾部位血脉淡白色、粗、浮、根虚；肝部位血脉淡白色、细、沉、根虚。按：白睛女子胞（或男子外肾）部位黯色斑主女子胞（或男子外肾）血瘀证。白睛血脉粗、浮表示的虚证重于白睛血脉细、沉表示的虚证。综合辨析，眼象表示气虚血瘀、冲任失调导致肾气虚不孕、不育证。如肾部位血脉淡白色、细、浮、根虚时，阳虚寒象已显。

白睛女子胞（或男子外肾）部位黯色斑，血脉淡色、细、浮；肾肝部位黯色弧形斑，血脉淡黯色、细、浮、根虚。按：白睛肾肝部位血脉淡黯色主肾肝气虚血瘀证，白睛血脉细、浮、根虚主气虚证。综合辨析，眼象表示气虚血瘀、冲任失调导致肾气虚不孕、不育证，而此证气虚血瘀已十分明显。

从以上眼象特征可以看出，"肾气虚不孕、不育证"实质病变并非仅仅在女子胞（或男子外肾），尚与肾肝病变相关。这一眼象为我们临床时立法、处方、遣药提供重要参考。

二十八、望目辨"肾血虚不孕（或不育）证"

"肾血虚不孕（或不育）证"指肾血不足，冲任失和，导致难以结胎、或难以生成健康精液而呈现的证候。临床常见腰酸，乏力，头晕，耳鸣，女子月经失调，男子精液异常，不能受孕（或不能生育），舌淡红、苔白，尺脉虚细等。

望目辨"肾血虚不孕（或不育）证"常见眼象：白睛女子胞（或男子外肾）部位粉黯色斑，血脉粉黯色、细、穿雾；肾肝部位黯色弧形斑；肾部位血脉粉黯色、细、根虚；肝部位血脉粉黯色、细、沉。按：白睛女子胞（或男子外肾）部位粉黯色斑表示女子胞（或男子外肾）患血虚血瘀及因血虚而引发的低热证，血脉粉黯色、细、穿雾主女子胞（或男子外肾）血虚气滞、血瘀内风证。白睛肾肝部位黯色弧形斑主肾肝血虚血瘀、冲任失调证。白睛肾部位血脉粉黯色、细、根虚主肾血虚较严重证候。肝部位血脉粉黯色、细、沉主肝血虚、血瘀证。综合辨析，眼象表示肾血虚血瘀、冲任失调、女子胞（或男子外肾）血虚低热证，而肾血虚血瘀、冲任失调可导致罹患女子不孕证、或男子不育证（图5-3-3-26，屈某，女，36岁，2012-10-16）。

在上述眼象中，可同时出现女子胞部位黯色斑，血脉黯色、沉；或血脉黯色、浮等特征，分别表示不同程度的肾血虚、经行愆期证。

从以上眼象，可知"肾血虚不孕、不育证"除女子胞病变及肾血不足、血瘀导致冲任失调、不育之外，尚与肝血瘀密切相关。这一眼象为我们临床立法、处方、遣药提供重要参考。

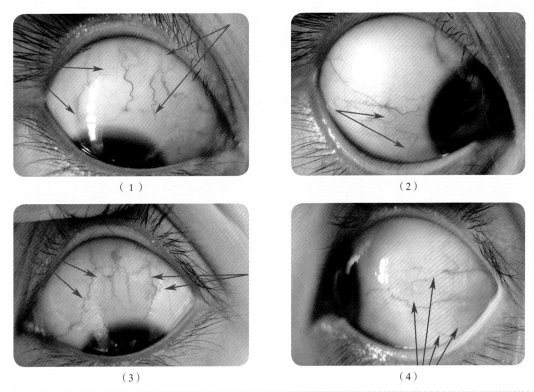

图 5-3-3-26 肾血虚不孕（或不育）证常见眼象

二十九、望目辨"肾阴虚不孕、不育证"

"肾阴虚不孕、不育证"指肾阴不足，冲任失和，导致难以结胎、或难以生成健康精液而导致不孕、不育呈现的证候。临床常见腰酸，乏力，潮热，头晕，耳鸣，女子月经失调，不能受孕，男子精液异常，不能生育，舌红瘦、苔少或无苔，尺脉细数或沉细数等。

望目辨"肾阴虚不孕、不育证"常见眼象：

白睛女子胞（或男子外肾）部位殷红色雾漫，血脉殷红色、细、浮；肾部位血脉殷红色、细、浮、根虚；肾肝部位黯色弧形斑；肝部位粉黯色雾漫，血脉粉红色兼淡黯色、细、沉；肝脾部位淡红黯色水肿。按：白睛女子胞（或男子外肾）部位殷红色雾漫主女子胞阴虚内风证；血脉殷红色、细、浮主女子胞（或男子外肾）阴虚发热。肾肝部位同时出现黯色弧形斑主血瘀、冲任失调证。肾部位血脉殷红色、细、浮、根虚主肾阴虚证。肝部位粉色略黯雾漫主肝血虚热郁内风证，这表示此患者肾阴虚而肝血虚，且兼有内风证。肝脾部位淡红黯色水肿主肝脾湿阻蕴热、血瘀、水肿证候，这是由于肝气阴虚导致脾虚不能运化水湿，水湿潴留。综合辨析，女子胞及肾阴虚、血瘀、冲任失调可致不孕、不育证（图 5-3-3-27，彭某，女，34 岁，2012-12-25）。

白睛女子胞（或男子外肾）部位血脉殷红色、粗、浮，末端殷红色斑；肾肝部位黯色弧形斑；肾部位血脉殷红色、粗、浮、根虚；肝部位血脉殷红色、细、沉、根虚。按：白睛血脉殷红色、粗、浮主较严重的阴虚，兼血瘀证。综合辨析，眼象表示肾阴虚不孕、不育证，且阴虚重于上证，并兼血瘀。

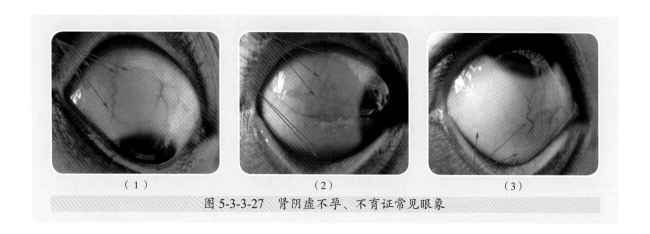

（1）　　　　　　　　　　（2）　　　　　　　　　　（3）

图 5-3-3-27　肾阴虚不孕、不育证常见眼象

在上述眼象中，尚可同时出现女子胞部位黯色斑等。从以上眼象可知，女子胞阴虚血瘀和肾阴虚是导致不孕、不育冲任失调的重要因素，尚与肝密切相关。因此，医家在治疗"肾阴虚不孕、不育证"时，宜考虑肝阴虚构成的冲任失调因素，为我们临床立法、处方、遣药提供重要参考。

三十、望目辨"肾阳虚不孕、不育证"

"肾阳虚不孕、不育证"指肾阳不足，冲任失和，导致难以结胎而呈现的证候。临床常见腰酸，乏力，形寒肢冷，小腹凉，头晕耳鸣，女子月经失调，男子精液异常，舌淡苔白，尺脉沉细弱或涩等。

望目辨"肾阳虚不孕、不育证"常见眼象：

白睛女子胞（或男子外肾）部位黯色斑，血脉淡蓝色、细、沉；肾肝部位黯色弧形斑，血脉淡蓝色、细、沉、根虚。按：白睛女子胞（或男子外肾）部位黯色斑主女子胞（或男子外肾）血瘀证。肾肝部位黯色弧形斑主肾肝血瘀，冲任失调证。白睛肾肝部位血脉淡蓝色、细、沉、根虚主肾肝阳虚较著。综合辨析，眼象表示阳虚血瘀，从而引发女子不孕、男子不育证。

白睛女子胞（或男子外肾）部位黯灰色斑，血脉淡蓝色、细、沉；肾肝部位黯灰色弧形斑，血脉淡蓝色、细、沉、根虚。按：白睛女子胞（或男子外肾）部位黯灰色斑主女子胞（或男子外肾）湿郁血瘀、瘀邪较重证。综合辨析，眼象表示冲任阳虚血瘀湿郁，可引发女子不孕、男子不育。

白睛女子胞（或男子外肾）部位黯灰色斑，血脉淡青色、细、沉；肾肝部位黯灰色弧形斑，血脉淡青色、细、沉、根虚。按：白睛血脉淡青色主气滞血瘀寒证。综合辨析，眼象表示肝肾阳虚血瘀及冲任阳虚血瘀湿郁引发不孕、不育。由本眼象可以看出，此证阳虚内寒重于白睛血脉淡蓝色所表示的阳虚寒证。

白睛女子胞（或男子外肾）部位淡灰白色斑，血脉淡白色、细、沉；肾肝部位黯灰色弧形斑；肾部位血脉淡色、细、沉、根虚；肝部位无色水肿，血脉淡红色、细。按：白睛女子胞（或男子外肾）部位淡灰白色斑，血脉淡白色、细、沉主阳气虚、湿阻气机兼寒证。肾肝部位黯灰色弧形斑主血瘀，冲任失调证。肾部位血脉淡色、细、沉主肾气虚证。肝部位无色水肿主肝气滞水湿郁积、水肿证，血脉淡红色、细主肝气虚证。综合辨析，眼象表示肝肾阳虚气虚血瘀、冲任阳虚血瘀湿郁证，常见于女子不孕或男子不育（图 5-3-3-28，李某，女，39 岁，2012-3-23）。

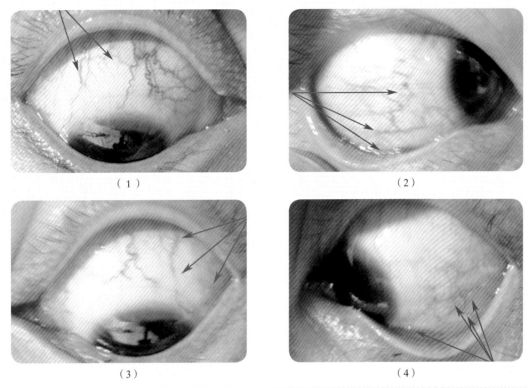

（1）　　　　　　　　　　（2）

（3）　　　　　　　　　　（4）

图 5-3-3-28　肾阳虚不孕、不育证常见眼象

从以上眼象可知，医家在治疗肾阳虚不孕、不育证时，宜考虑女子胞阳虚血瘀及其与肾肝气虚共同构成的冲任失调因素。男女均可患冲任失调证。这类眼象为我们临床辨证、立法、处方、遣药提供重要参考。

三十一、望目辨"女子胞（或男子外肾）气虚肝郁证"

"女子胞（或男子外肾）气虚肝郁证"指女子胞（或男子外肾）气虚，肝气郁结，气血运行失常，导致女子胞及相关脏腑组织发生功能病变或器质病变而产生的证候。临床常见面色㿠白，心悸气短，神疲乏力，头重头晕，肝郁不舒，胸胁；女子乳房胀痛，少腹胀痛，月经失调，月经过多，崩漏或闭经，带下，妊娠恶阻，胎漏，胎动不安，小产，妊娠肿胀，妊娠小便不畅，产后胎盘不下，产后恶露不绝，产后小便频数或失禁，产后小便不通，产后乳汁自出，不孕，子宫脱垂；男子会阴部疼痛，或睾丸疼痛牵及少腹，或囊缩，阳痿，精液异常，不育，舌淡黯、苔白薄，脉虚细或细弦等。西医学诊断的多种妇科病、产科病、男性泌尿生殖系统疾病可以见到此类证候。

望目辨"女子胞（或男子外肾）气虚肝郁证"常见眼象：

白睛女子胞（或男子外肾）部位黯色斑，血脉淡色、细、沉；肾肝部位黯色弧形斑；肾部位血脉淡蓝色，血脉末端黯色点；肝部位血脉淡红色、弯钩。按：白睛女子胞（或男子外肾）部位黯色斑，血脉淡色、细、沉主女子胞（或男子外肾）气虚血瘀证。肾肝部位黯色弧形斑主女子胞（或男子外肾）血瘀，冲任失调证。肾部位血脉淡蓝色主肾瘀血寒证；血脉淡蓝色、末端黯色点主肾气滞血瘀，而以血瘀为主的证候。肝部位血脉淡红色、弯钩主肝郁，气虚气滞血瘀。综合辨析，眼象表示女子胞（或男子外肾）气虚肝郁证（图 5-3-3-29，聂某，男，38 岁，2012-2-27）。

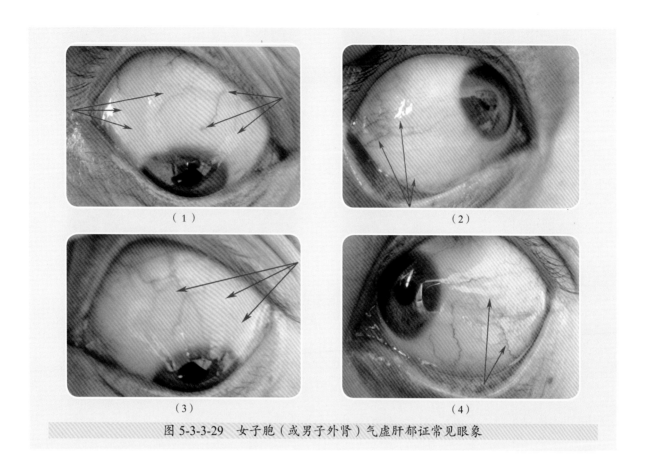

（1）　　　　　　　　　　　　（2）

（3）　　　　　　　　　　　　（4）

图 5-3-3-29　女子胞（或男子外肾）气虚肝郁证常见眼象

　　白睛女子胞（或男子外肾）部位黯色斑，血脉淡色、细、沉；肾肝部位黯色弧形斑；肾部位血脉淡蓝色，末端黯色点；肝部位血脉淡蓝色、弯钩。按：肝部位血脉淡蓝色、弯钩主肝郁、气滞血瘀，可兼轻微寒证或痛证。综合辨析，眼象表示女子胞（或男子外肾）气虚肝郁证，并表明女子胞已呈现气滞证候。若女子胞部位血脉淡色、细、浮主女子胞（或男子外肾）气虚严重证。综合辨析，眼象表示女子胞（或男子外肾）气虚肝郁证，且气虚重于上证。若白睛女子胞（或男子外肾）部位血脉淡紫色主女子胞（或男子外肾）气虚血瘀兼寒轻证。综合辨析，眼象表示女子胞（或男子外肾）气虚肝郁证，且寒象明显。

　　白睛女子胞（或男子外肾）部位血脉淡蓝色、根虚，血脉末端黯色斑；肾肝部位黯色弧形斑；肾部位血脉淡蓝色、细、沉；肝部位血脉淡蓝色、弯钩。按：白睛女子胞（或男子外肾）部位血脉淡蓝色、根虚、血脉末端黯色斑主女子胞（或男子外肾）气虚、寒瘀证，可兼痛证。肾部位血脉淡蓝色、细、沉主肾脏气滞寒证，可兼痛证。肝部位血脉淡蓝色、弯钩主肝郁寒证。综合辨析，眼象表示女子胞（或男子外肾）气虚肝郁证。

　　以上眼象多见于西医学诊断的子宫、输卵管、盆腔、前列腺、睾丸或附睾的炎症，部分上述组织器官功能障碍患者也可见到此类眼象。

　　白睛女子胞（或男子外肾）部位孤立灰色实体结，血脉淡蓝色、根虚；肾肝部位黯色弧形斑，肾部位血脉淡蓝色、细、沉，肝部位血脉淡蓝色、弯钩。按：白睛女子胞（或男子外肾）部位孤立灰色实体结、血脉淡蓝色、根虚主女子胞（或男子外肾）气虚、湿郁气结证。综合辨析，眼象表示女子胞（或男子外肾）气虚肝郁证。此证女子胞（或男子外肾）湿郁气结瘀血明显。

白睛女子胞（或男子外肾）部位孤立灰色纽丝结，血脉淡蓝色、根虚；肾肝部位黯色弧形斑，肾部位血脉淡蓝色、细、沉，肝部位血脉淡蓝色、弯钩。按：白睛女子胞（或男子外肾）部位孤立灰色纽丝结、血脉淡蓝色、根虚主女子胞（或男子外肾）气虚、痰气郁结血瘀证。综合辨析，眼象表示女子胞（或男子外肾）气虚肝郁证，其痰气郁结血瘀证显著。

白睛女子胞（或男子外肾）部位孤立灰色空泡结，血脉淡蓝色、根虚；肾肝部位黯色弧形斑，肾部位血脉淡蓝色、细、沉，肝部位血脉淡蓝色、弯钩。按：白睛女子胞（或男子外肾）部位孤立灰色空泡结，血脉淡蓝色、根虚主女子胞（或男子外肾）气虚、湿痰郁结证。综合辨析，眼象表示女子胞（或男子外肾）气虚肝郁证，其湿痰气结瘀血明显。

在上述眼象中，如女子胞（或男子外肾）部位出现"灰褐色空泡结"主女子胞（或男子外肾）湿痰气郁热证；出现"黯红色空泡结"主女子胞（或男子外肾）血瘀痰热气结证；出现"紫色实体结"主女子胞（或男子外肾）血瘀气滞热结实证。多见于西医学诊断的子宫、输卵管、盆腔、前列腺、睾丸或附睾罹患囊肿类肿瘤者。

我们从眼象中可以看出，当出现女子胞（或男子外肾）气虚肝郁证时，常伴有冲任失调和肾肝方面的病理改变。

三十二、望目辨"女子胞（或男子外肾）气虚气滞血瘀证"

"女子胞（或男子外肾）气虚气滞血瘀证"指女子胞（或男子外肾）的功能不足，导致女子胞（或男子外肾）气机滞涩而形成的证候。临床常见面色青黯，神疲乏力，心悸，气短，行经第一二日小腹或少腹阵痛微弱而坠胀不甚，女子下血量多但血色浅淡，胞位不正，胎儿运转失常，男子外肾出现结节、阵发掣痛或刺痛、精液异常，舌淡黯、苔白腻，脉沉细或沉细而乱等。

望目辨"女子胞（或男子外肾）气虚气滞血瘀证"常见眼象：

白睛女子胞部位血脉淡黯色、细、沉、根虚；肾肝部位淡黯色弧形斑，血脉淡色、细、浮。按：白睛女子胞（或男子外肾）部位血脉淡黯色、细、沉、根虚主女子胞（或男子外肾）气虚气滞血瘀证。肾、肝部位黯色弧形斑主女子胞（或男子外肾）气虚血瘀、冲任失调证，血脉淡色、细、浮主肾、肝气虚证。综合辨析，眼象表示女子胞（或男子外肾）气虚气滞血瘀证。

白睛女子胞部位黯色斑，血脉淡色、细；肾肝部位青蓝色弧形斑；肝部位血脉黯蓝色、细、沉、根虚。按：白睛女子胞（或男子外肾）部位黯色斑、血脉淡色、细主女子胞（或男子外肾）气虚血瘀证。肾肝部位青蓝色弧形斑主女子胞（或男子外肾）气滞寒瘀、冲任失调证。肝部位血脉黯蓝色、细、沉、根虚主肝气虚、气滞寒实瘀痛证。综合辨析，眼象表示女子胞（或男子外肾）气虚气滞血瘀证。此证气滞寒瘀重于上证。

白睛女子胞部位黯色斑，血脉淡色、细、根虚；肾肝部位青蓝色弧形斑；肝部位血脉黯蓝色、细、沉、根虚。按：白睛女子胞部位黯色斑，血脉淡色、细、根虚主女子胞（或男子外肾）较重的气虚血瘀证。综合辨析，眼象表示女子胞（或男子外肾）气虚气滞血瘀证。

白睛女子胞部位黯色斑，血脉淡色、细、浮、根虚；肾肝部位青蓝色弧形斑；肾部位血脉淡蓝色，肝部位血脉黯蓝色、细、沉、根虚。按：白睛女子胞（或男子外肾）部位黯色斑，血脉淡色、细、浮、根虚主女子胞（或男子外肾）气虚血瘀重证。肾部位血脉淡蓝色主肾瘀血证，可兼寒证或痛证。肝部位血脉黯蓝色、细、沉、根虚主肝气虚、气滞寒实瘀痛证。综合辨析，眼象表示女子胞（或男子外肾）气虚气滞血瘀证。

白睛女子胞部位青蓝色斑，血脉淡色、细、浮、根虚；肾肝部位青蓝色弧形斑；肾部位血脉淡蓝色；肝部位血脉黯蓝色、细、沉、根虚。按：白睛女子胞（或男子外肾）部位青蓝色斑，血脉淡色、细、浮、根虚主女子胞（或男子外肾）气滞寒瘀证。综合辨析，眼象表示女子胞（或男子外肾）气虚气滞血瘀证。此证气滞寒瘀重于上证。

白睛女子胞部位青蓝色斑，血脉淡色、细、浮、根虚；肾肝部位青蓝色弧形斑；肾部位血脉蓝色；肝部位血脉青蓝色、细、沉、根虚或无根。按：综合辨析，眼象表示女子胞（或男子外肾）气虚气滞血瘀证。此证气滞寒瘀重于上证。

三十三、望目辨"女子胞气虚血瘀、湿痰气结寒证"

"女子胞气虚血瘀、湿痰气结寒证"指由于女子胞气虚导致血瘀，以致湿痰气结而呈现寒象形成的证候。临床常见月经不能以时下、色黯、白带多，有时右胁隐痛，舌淡黯胖、颤、齿痕、苔白厚，脉滑等。西医学诊断的月经不调、子宫肌瘤、胆囊结石等病可见此类眼象。

望目辨"女子胞气虚血瘀、湿痰气结寒证"常见眼象：白睛女子胞部位底色淡蓝色、淡灰色岗，血脉淡黯色；肾肝部位淡黯色弧形斑，血脉淡黯色；肝胆部位血脉淡黯色、弯钩。按：白睛女子胞部位底色淡蓝色主女子胞寒实风邪轻证，也可兼寒实疼痛证，淡灰色岗主女子胞痰气郁结证，血脉淡黯色主女子胞气虚痰气郁结证；共同表示女子胞气虚寒瘀、痰气郁结证。肾肝部位淡黯色弧形斑主女子胞血瘀、冲任失调证。肝胆部位血脉淡黯色、弯钩主肝胆气虚、气郁、血瘀证。综合辨析，眼象表示女子胞气虚血瘀、湿痰气结寒证（图 5-3-3-30，韩某，女，36 岁，2011-7-4）。

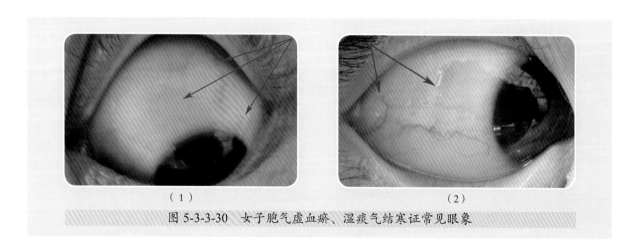

（1）　　　　　　　　　　　　　（2）

图 5-3-3-30　女子胞气虚血瘀、湿痰气结寒证常见眼象

三十四、望目辨"女子胞（或男子外肾）气血虚肝郁、痰气结滞、热证"

"女子胞（或男子外肾）气血虚肝郁、痰气结滞、热证"指女子胞（或男子外肾）气血虚、肝气郁结、气血运行失常，导致痰气结滞并呈现热象而形成的证候。临床常见女子月经不能以时下、经色黯或黯红、血块，手足心热，男子睾丸或附睾疼痛、有结节，舌红、苔白厚，脉沉细或沉细数等。

望目辨"女子胞（或男子外肾）气血虚肝郁、痰气结滞、热证"常见眼象：

白睛女子胞（或男子外肾）部位淡灰色岗，血脉淡粉色、细、沉；肾肝部位淡黯色弧形斑；肝部位血脉淡粉色、弯钩；胆部位血脉淡粉色、连接黄褐色实体岛。按：白睛女子胞（或男子外肾）部位淡灰色岗主女子胞（或男子外肾）气虚痰气郁结证；白睛血脉淡粉色、细、沉主女子胞（或男子外肾）严重气血虚证；共同表示女子胞气血虚、痰气郁结证。肝部位血脉淡粉色、弯钩主肝气血虚、肝郁证。胆部位血脉淡粉色、连接黄褐色实体岛主胆气血虚、痰热气郁兼风证。综合辨析，眼象表示女子胞（或男子外肾）气血虚肝郁、痰气结滞、热证。从此种眼象可以看出，肝病每可影响胆，形成肝胆同病证候（图5-3-3-31，王某，女，23岁，2012-7-10）。

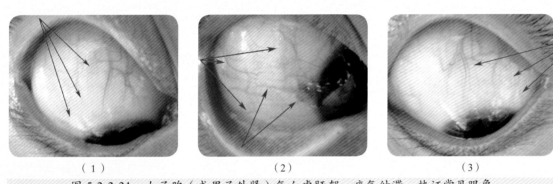

（1）　　　　　　　　　　（2）　　　　　　　　　　（3）

图5-3-3-31　女子胞（或男子外肾）气血虚肝郁、痰气结滞、热证常见眼象

三十五、望目辨"女子胞（或男子外肾）气虚、肝胆湿郁化热证"

"女子胞（或男子外肾）气虚、肝胆湿郁化热证"指女子胞（或男子外肾）明显气虚，肝胆湿邪蕴积化热之后导致的证候。临床常见心悸气短，神疲乏力，头重头晕；女子阴部瘙痒、糜烂，月经先期，或月经过多、崩漏、闭经，带下量多、色黄或黄绿或如米泔或夹血液、黏稠、臭秽，或难以受孕，或胎停育，或流产；男子则可出现会阴疼痛，囊湿，滴浊，不育，舌红苔黄或黄腻，脉滑数等。

望目辨"女子胞（或男子外肾）气虚、肝胆湿郁化热证"常见眼象：

白睛女子胞（或男子外肾）部位血脉淡色、细、沉，肾肝部位淡黯色弧形斑，肝胆部位黄色丘、血脉红黯色。按：白睛女子胞（或男子外肾）部位血脉淡色、细、沉主女子胞（或男子外肾）气虚证。白睛肾肝部位淡黯色弧形斑主女子胞（或男子外肾）气虚血瘀，冲任失调证。肝胆部位黄色丘主肝胆痰浊郁热证，血脉红黯色主肝胆血郁、瘀血实热证。综合辨析，眼象表示女子胞（或男子外肾）气虚、肝胆湿郁化热证。此证病因为女子胞（或男子外肾）气虚，在气虚的基础上，由于肝胆经脉与女子胞（或男子外肾）相关（《灵枢·经脉》："肝足厥阴之脉……循股阴，入毛中，过阴器，抵少腹，夹胃，属肝，络胆""胆足少阳之脉……络肝、属胆，循胁里，出气街，绕毛际"），从而导致女子胞（或男子外肾）湿邪郁热，化为痰浊，而形成本证（图5-3-3-32，王某，女，39岁，2012-10-30）。

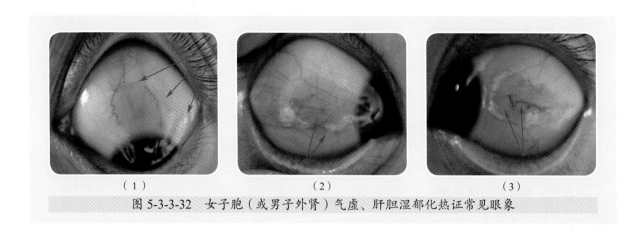

（1）　　　　　　　　　（2）　　　　　　　　　（3）

图 5-3-3-32　女子胞（或男子外肾）气虚、肝胆湿郁化热证常见眼象

三十六、望目辨"女子胞（或男子外肾）阴虚、湿热证"

望目辨"女子胞（或男子外肾）阴虚、湿热证"指女子胞（男子为外肾）和肾阴不足，湿热滞涩而引发的证候。临床常见隐隐腰痛，耳鸣，咽干，烦热，面色黧黑，热甚则颧红，尿色淡红、尿涩尿痛隐隐，舌质红瘦，脉虚数等。西医学诊断的宫颈炎、子宫内膜炎、输卵管炎、盆腔炎、尿道炎、前列腺炎、精囊炎等常可见此类眼象。

望目辨"女子胞（或男子外肾）阴虚、湿热证"常见眼象：

白睛女子胞（或男子外肾）部位黄色丘；女子胞和肾部位血脉殷红色、细。按：白睛女子胞（或男子外肾）部位黄色丘，血脉殷红色、细主女子胞（或男子外肾）阴虚、痰浊郁热证。白睛肾部位血脉殷红色、细主肾阴虚证。综合辨析，眼象表示肾阴虚、女子胞（或男子外肾）湿热证。

白睛女子胞（或男子外肾）部位黄褐色丘；肾、肝与女子胞（或男子外肾）部位血脉殷红色。按：白睛女子胞部位黄褐色丘，血脉殷红色、细主女子胞（或男子外肾）阴虚、痰热郁结重证。肾、肝与女子胞（或男子外肾）部位血脉殷红色主肾、肝与女子胞（或男子外肾）阴虚证。综合辨析，眼象表示女子胞（或男子外肾）阴虚、湿热证。此证湿痰重于上证（图 5-3-3-33，马某，男，36 岁，2012-12-24）。

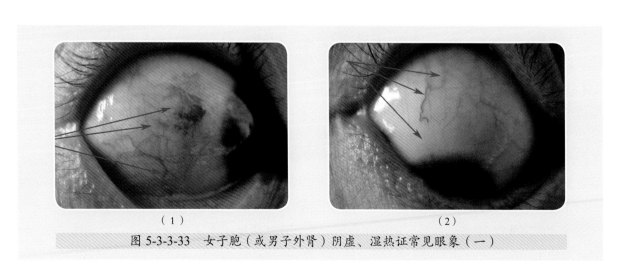

（1）　　　　　　　　　　　　　　　（2）

图 5-3-3-33　女子胞（或男子外肾）阴虚、湿热证常见眼象（一）

白睛女子胞（或男子外肾）部位黄色丘；女子胞和肾部位血脉殷红色、粗。按：白睛女子胞和肾、肝部位血脉殷红色、粗主女子胞、肾、肝阴虚兼血瘀证。综合辨析，眼象表示女子胞（或男子外肾）阴虚、湿热证，而此证血瘀重于上证。若白睛女子胞（或男子外肾）部位黄褐色丘主女子胞（或男子外肾）痰热郁结重证。综合辨析，眼象表示肾阴虚、女子胞（或男子外肾）湿热证，而此证湿痰血瘀均已严重。若兼见肾部位黯色斑，表示女子胞（或男子外肾）阴虚、湿热证，而肾瘀血较著。若兼见肾部位殷红色斑，血脉殷红色、细，表示女子胞（或男子外肾）严重阴虚湿热证。

白睛女子胞（或男子外肾）部位黯灰色斑、灰色岗，肾部位黯灰色斑，血脉殷红色、沉、边界模糊。按：白睛女子胞（或男子外肾）部位黯灰色斑主女子胞（或男子外肾）湿郁血瘀，瘀邪较重证；灰色岗主女子胞（或男子外肾）痰气郁结证。肾部位血脉殷红色、沉、边界不清晰主肾阴虚湿郁、水肿、瘀血证；黯灰色斑主肾湿郁血瘀，瘀邪较重证。综合辨析，眼象表示在肾阴虚基础上，女子胞（或男子外肾）湿邪郁热、痰热郁结重证（图5-3-3-34，马某，男，36岁，2012-12-24）。

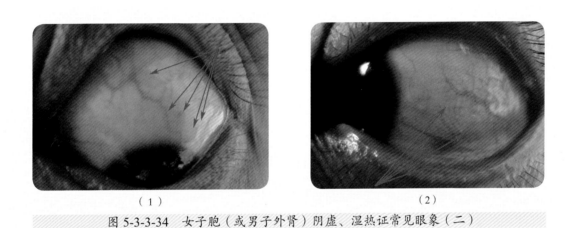

（1）　　　　　　　　　　　　　　（2）

图5-3-3-34　女子胞（或男子外肾）阴虚、湿热证常见眼象（二）

在上述眼象中，可同时在白睛肾部位呈现黯色弧形斑，表示肾血瘀证。若同时在白睛肝部位出现黯色弧形斑，则表示肝肾血瘀、冲任失调证。

三十七、望目辨"女子胞（或男子外肾）阴虚内热、阳虚血瘀、痰气郁结证"

"女子胞（或男子外肾）阴虚内热、阳虚血瘀、痰气郁结证"指女子胞（或男子外肾）同时存在阴虚内热和阳虚导致血瘀，并有痰邪与气机郁结而形成的证候。临床常见乏力，头晕或头痛，入眠难，手足心热，但行经时手足凉并畏寒，经色黯、量少、血块多、脐以下疼痛及腰，喜暖喜按，舌淡红、黯、大、厚，舌苔白厚，脉沉涩或沉细数等。西医学诊断的卵巢囊肿、输卵管炎、子宫腺肌症、多囊卵巢、卵巢异位症、多次小产或人工流产后子宫及附件炎、男子睾丸炎、附睾囊肿昏炎症等可见此类证候。

望目辨"女子胞（或男子外肾）阴虚内热、阳虚血瘀、痰气郁结证"常见眼象：

　　白睛女子胞（或男子外肾）部位灰白色丘；白睛血脉殷红色，另一目的白睛血脉淡蓝色、细、沉；肾肝部位黯灰色弧形斑；白睛肝部位红色水肿，血脉殷红色。按：白睛女子胞（或男子外肾）部位灰白色丘主女子胞（或男子外肾）湿痰气郁证；白睛血脉殷红色主女子胞（或男子外肾）阴虚证，另一目的白睛血脉淡蓝色、细、沉主女子胞（或男子外肾）阳虚气滞寒证，可兼痛证。肝肾部位黯灰色弧形斑主湿郁血瘀（瘀邪较重），冲任失调证。白睛肝部位红色水肿主肝湿阻蕴热证。综合辨析，眼象表示女子胞（或男子外肾）阴虚内热、阳虚血瘀、痰气郁结证（图5-3-3-35，王某，女，36岁，2012-8-6）。

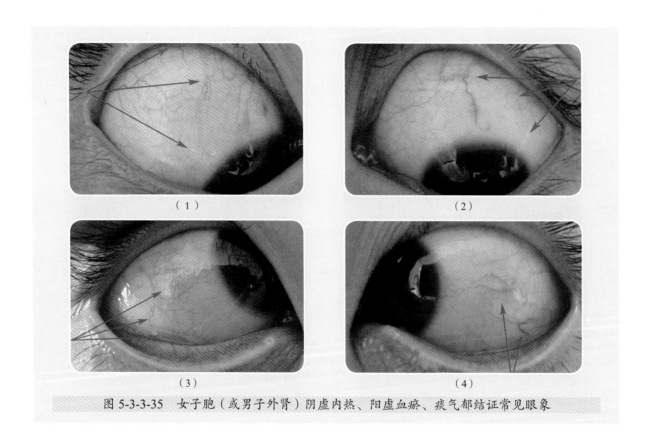

（1）　　　　　　　　　　（2）
（3）　　　　　　　　　　（4）

图5-3-3-35　女子胞（或男子外肾）阴虚内热、阳虚血瘀、痰气郁结证常见眼象

三十八、望目辨"外肾气阴虚、痰湿气滞血瘀证"

　　"外肾气阴虚、痰湿气滞血瘀证"指外肾同时存在气虚和阴虚，痰湿病邪阻滞气机，导致血瘀而形成的证候。临床常见乏力，低热，睾丸隐痛、肿大，囊湿，口苦，多梦，不育或不孕，舌红略黯，苔少或不匀，脉弦细数或沉迟等。西医学诊断的精液少、不液化患者常见此类证候。

　　望目辨"外肾气阴虚、痰湿气滞血瘀证"常见眼象：

　　白睛外肾部位灰白色丘，血脉淡黯色、细、沉，血脉之旁黯色斑；肾部位黯色弧形斑，一条血脉殷红色，另有血脉淡色。按：白睛外肾部位灰白色丘主外肾湿痰气郁证，外肾部位血脉之旁附有黯色斑，表示外肾罹患血瘀证。白睛肾部位黯色弧形斑主较长期演变的慢性的肾血瘀证，血脉殷红色主肾阴虚证；另一条血脉淡色主肾气虚证，此二血脉同时出现于肾部位表示肾脏罹患气虚证和阴虚证。综合辨析，眼象表示"外肾气阴虚、痰湿气滞血瘀证"。

三十九、望目辨"女子胞（或男子外肾）阳虚内寒、肝郁血瘀证"

"女子胞（或男子外肾）阳虚内寒、肝郁血瘀证"指女子胞（或男子外肾）由于阳虚而出现内寒，同时存在肝郁血瘀而形成的证候。

望目辨"女子胞（或男子外肾）阳虚内寒、肝郁血瘀证"常见眼象：

白睛女子胞（或男子外肾）部位黯色斑、淡灰色岗，血脉淡蓝色、细、沉；肾部位血脉淡蓝色、细、沉；肝部位淡灰色岗，血脉黯灰色、粗、浮、弯钩。按：白睛女子胞（或男子外肾）部位黯色斑主女子胞（或男子外肾）血瘀证，淡灰色岗主女子胞（或男子外肾）气虚痰气郁结证，血脉淡蓝色、细、沉主女子胞（或男子外肾）阳虚气滞寒证，可兼痛证。肾部位血脉淡蓝色、细、沉主肾阳虚气滞寒证。肝部位淡灰色岗主肝气虚、痰气郁结证，血脉黯灰色、粗、浮、弯钩主寒郁血瘀、痰饮郁结证。综合辨析，眼象表示女子胞（或男子外肾）阳虚内寒、肝郁血瘀寒证。女子胞（或男子外肾）阳虚常常由于肾阳虚与肝阳虚，故应考虑肾肝阳虚而导致的内寒证候（图5-3-3-36，殷某，女，34岁，2012-8-7）。

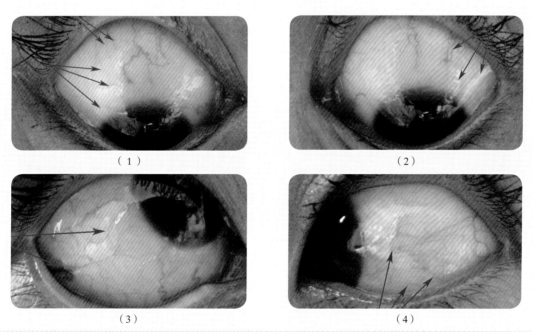

（1）　　　　　　　　（2）
（3）　　　　　　　　（4）

图5-3-3-36　女子胞（或男子外肾）阳虚内寒、肝郁血瘀证常见眼象

四十、望目辨"肾阳虚血瘀、湿郁化热、阻滞外肾（或女子胞）气机证"

"肾阳虚血瘀、湿郁化热、阻滞外肾气机证"指由于肾阳虚生寒、寒邪阻滞血液运行，形成瘀血，而外肾罹患湿邪，湿邪郁久化热，阻滞外肾气机，遂构成本证候。临床可见性欲淡漠，男子勃起疲软、睾痛、囊湿、射精痛，女子阴冷、性交痛、月经量少、不以时下，尿频，尿不尽，舌淡红瘦、苔白厚，脉沉滑等。

望目辨"肾阳虚血瘀、湿郁化热、阻滞外肾气机证"常见眼象：

白睛外肾（或女子胞）部位黯色斑、黄色丘；肾部位血脉淡蓝色、细、沉；肾肝部位黯色弧形斑；肝部位红黯色岗、黄色丘，血脉红黯色。按：白睛外肾（或女子胞）部位黯色斑主外肾（或女子胞）血瘀证，黄色丘主外肾（或女子胞）痰浊郁热证。肾部位血脉淡蓝色、细、沉主肾阳虚血瘀气滞寒证。白睛肾肝部位黯色弧形斑主男子外肾（或女子胞）气虚血瘀，冲任失调证。肝部位红黯色岗主肝血瘀痰热气结而瘀血尤著证，兼以黄色丘主肝痰浊郁热证；血脉红黯色主肝血郁热证。由于肝脏经脉与外肾（或女子胞）相关，从而当外肾（或女子胞）病变时可在白睛肝部位出现特征。综合辨析，眼象表示"肾阳虚血瘀、湿郁化热、阻滞外肾气机证"（图5-3-3-37，杨某，男，39岁，2013-1-15）。

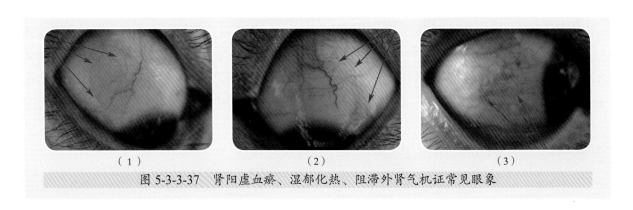

（1）　　　　　　　　　（2）　　　　　　　　　（3）

图5-3-3-37　肾阳虚血瘀、湿郁化热、阻滞外肾气机证常见眼象

四十一、望目辨"外肾（或女子胞）血瘀夹湿、脾肾阳虚证"

"外肾（或女子胞）血瘀夹湿、脾肾阳虚证"指外肾（或女子胞）血瘀夹湿，同时存在脾肾阳虚而形成的证候。临床可见乏力，身体沉重，畏寒，纳呆，外肾（或女子胞）胀痛及针刺样疼痛、囊湿、女子带下，舌淡红黯，苔白，脉滑等。

望目辨"外肾（或女子胞）血瘀夹湿、脾肾阳虚证"常见眼象：

白睛外肾（或女子胞）部位黯灰色斑，血脉淡紫色、细、沉；肾部位血脉淡紫色、穿雾；脾部位血脉淡黯色、细、沉。按：白睛外肾（或女子胞）部位黯灰色斑主外肾（或女子胞）湿郁血瘀寒证；血脉淡紫色、细、沉主外肾（或女子胞）气虚寒瘀证。肾部位血脉淡紫色、穿雾主相对严重的肾气滞血瘀、内风证。脾部位血脉淡黯色、细、沉主脾气虚血瘀证。综合辨析，眼象表示外肾（或女子胞）血瘀夹湿、脾肾阳虚证（图5-3-3-38，施某，男，31岁，2012-8-20）。

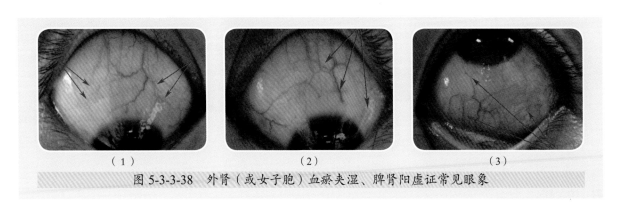

（1）　　　　　　　　　（2）　　　　　　　　　（3）

图5-3-3-38　外肾（或女子胞）血瘀夹湿、脾肾阳虚证常见眼象

四十二、望目辨"外肾（或女子胞）血瘀、肝肾脾胃气虚血瘀、肝胆痰气郁结证"

"外肾（或女子胞）血瘀、肝肾脾胃气虚血瘀、肝胆痰气郁结证"指外肾（或女子胞）血瘀，同时存在肝肾脾胃气虚，由于肝肾脾胃气虚导致血瘀，以及存在肝胆痰气郁结而形成的证候。

望目辨"外肾（或女子胞）血瘀、肝肾脾胃气虚血瘀、肝胆痰气郁结证"常见眼象：

白睛外肾（或女子胞）部位黯灰色月晕与孤立的黯灰黄色月晕，血脉淡黯色；肝肾脾胃部位黯色斑，血脉淡黯色、细、沉、无根；肝胆部位灰色岗。按：白睛外肾（或女子胞）部位黯灰色月晕连接淡黯色、细、沉血脉主外肾（或女子胞）气滞血瘀，湿郁兼风证；孤立的黯灰黄色月晕主外肾（或女子胞）湿郁兼风，且湿邪已现郁热证候；血脉淡黯色主外肾（或女子胞）气虚血瘀证。肾部位血脉淡黯色主气虚血瘀证。肝肾脾胃部位黯色斑主肝肾脾胃血瘀证；肝肾脾胃部位血脉淡黯色、细、沉、无根主肝肾脾胃气虚血瘀证。肝胆部位灰色岗主肝胆痰气郁结证。综合辨析，眼象表示"外肾（或女子胞）血瘀、肝肾脾胃气虚血瘀、肝胆痰气郁结证"，且此眼象表示本患者罹患虚实、寒热夹杂证候（图 5-3-3-39，沈某，男，23 岁，2012-8-7）。

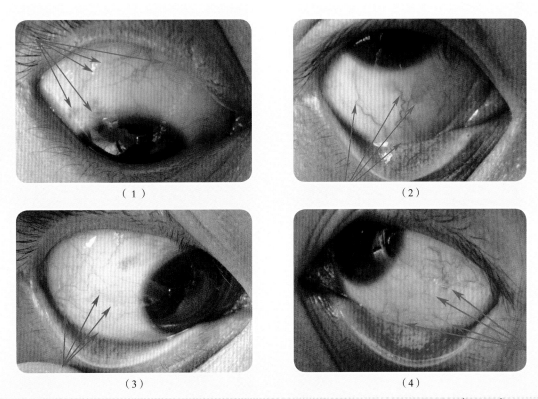

（1）　　　　　　　　　　　　　　（2）

（3）　　　　　　　　　　　　　　（4）

图 5-3-3-39　外肾（或女子胞）血瘀、肝肾脾胃气虚血瘀、肝胆痰气郁结证常见眼象

附篇 望目辨乳腺疾病证候

一、望目辨"乳腺气虚血瘀、湿阻，冲任失调证"

"乳腺气虚血瘀、湿阻，冲任失调证"指乳腺气虚导致血瘀、湿阻，并伴有冲任失调而形成的证候。临床可见目裹青黯，乳房瘦瘪、几无隆起，乳腺结节，乏力，纳少，便溏，月经量少、色淡或淋漓不止，舌淡红略黯、苔白，脉沉细、或沉细滑等。

望目辨"乳腺气虚血瘀、湿阻，冲任失调证"常见眼象：

白睛乳腺部位灰絮斑，血脉淡色、细、沉；肾肝部位淡黯色弧形斑，血脉淡色、细、沉。按：白睛乳腺部位灰絮斑主乳腺气虚湿阻血瘀证，且病程较长；血脉淡色主乳腺气虚证。肾肝部位黯灰色弧形斑主湿郁血瘀、冲任失调证，肾肝部位血脉淡色、细、沉主肾肝气虚证。综合辨析，眼象表示乳腺气虚血瘀、湿阻，冲任失调证。

白睛乳腺部位黯灰色孤立实体岛，血脉淡黯色、细、沉；肾肝部位淡黯色弧形斑，血脉淡色、细、沉。按：白睛乳腺部黯灰色孤立实体岛主乳腺气虚血瘀、湿郁气结兼瘀证，大多病程较长；血脉淡黯色主乳腺气虚血瘀证。肾肝部位黯灰色弧形斑主湿郁血瘀、冲任失调证；肾肝部位血脉淡色、细、沉主肾肝气虚证。综合辨析，眼象表示乳腺气虚血瘀、湿阻，冲任失调证（图5-附篇-0-1，尤某，女，32岁，2012-7-20）。

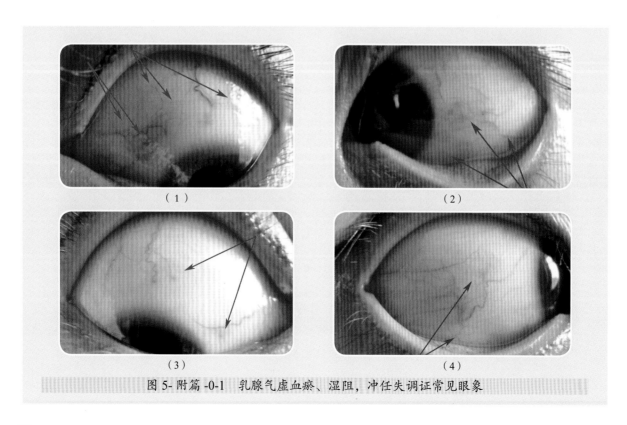

（1）

（2）

（3）

（4）

图 5-附篇-0-1 乳腺气虚血瘀、湿阻，冲任失调证常见眼象

二、望目辨"乳腺血虚血瘀、湿郁气滞兼风证"

"乳腺血虚血瘀、湿郁气滞兼风证"指乳腺血虚导致血瘀，湿邪郁阻气机，形成气滞，并兼患内风而呈现的证候。临床可见胁胀，乏力，虚热，耳鸣，头晕，多梦，入眠难，带下黄色，舌淡红略黯、苔白，脉细、或细沉等。

望目辨"乳腺血虚血瘀、湿郁气滞兼风证"常见眼象：白睛乳腺部位血脉粉色、无根、末端连接黯灰色实体岛；肾肝部位淡黯色弧形斑；白睛肝胆部位无色水肿；胆部位粉色雾漫，血脉淡色、细。按：白睛乳腺部位血脉粉色、无根主乳腺血虚证，血脉末端连接黯灰色实体岛主乳腺气滞血瘀、湿郁气结兼风证。肾肝部位淡黯色弧形斑主冲任失调、血瘀证。肝胆部位无色水肿主肝胆气滞水湿郁积证。综合辨析，眼象表示乳腺血虚血瘀、湿郁气滞兼风证（图 5- 附篇 -0-2，张某，女，33 岁，2012-7-23）。

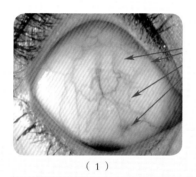 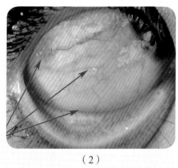 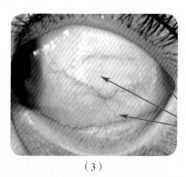

（1）　　　　　　　　（2）　　　　　　　　（3）

图 5- 附篇 -0-2　乳腺血虚血瘀、湿郁气滞兼风证常见眼象

三、望目辨"乳腺气血虚、血瘀，湿郁气滞证"

"乳腺气血虚、血瘀，湿郁气滞证"指乳腺同时存在气虚和血虚，并因此产生血瘀，湿邪郁积导致气滞而形成的证候。

望目辨"乳腺气血虚、血瘀，湿郁气滞证"常见眼象：

白睛乳腺部位血脉淡粉色、细、沉，血脉末端连接淡灰色岗。按：白睛乳腺部位淡粉色血脉、细、沉主气血虚证，血脉末端连接淡灰色岗主乳腺气虚、痰气郁结证。综合辨析，眼象表示乳腺气血虚、血瘀，湿郁气滞证。

白睛乳腺部位血脉淡粉色、细、沉，血脉末

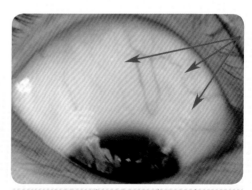

图 5- 附篇 -0-3　乳腺气血虚、血瘀，湿郁气滞证常见眼象

端连接空泡结。按：白睛乳腺部位血脉淡粉色、细、沉主乳腺气血虚、气滞证，血脉末端连接空泡结主乳腺气郁湿痰气机滞结证。综合辨析，眼象表示乳腺气血虚、血瘀，湿郁气滞证（图 5- 附篇 -0-3，曹某，女，16 岁，2012-7-31）。

四、望目辨"乳腺阴虚气郁、痰湿血瘀证"

"乳腺阴虚气郁、痰湿血瘀证"指乳腺阴虚，并因气郁导致痰湿血瘀而形成的证候。临床可见乳房胀或隐痛，按之有包块，包块可移动，手足烘热，易汗，咽干，入眠难、易醒，舌红瘦略黯，苔白、脉滑等。

望目辨"乳腺阴虚气郁、痰湿血瘀证"常见眼象：白睛乳腺部位灰褐色实体岛，血脉细、沉；心肾肝胆部位无色水肿；肾肝部位淡黯色弧形斑，肾肝胆部位血脉殷红色、弯曲。按：白睛乳腺部位灰褐色实体岛连接白睛淡红色血脉主痰热气郁兼风证，血脉细、沉主乳腺气滞证。肾肝胆部位无色水肿主肾肝胆气滞水湿郁积证；肾肝部位淡黯色弧形斑主冲任失调、血瘀证。肾肝胆部位血脉殷红色、弯曲主肾肝阴虚，病情发展变化曲折，病程较长。综合辨析，眼象表示乳腺阴虚气郁、痰湿血瘀证（图 5- 附篇 -0-4，贾某，女，51 岁，2012-1-17）。

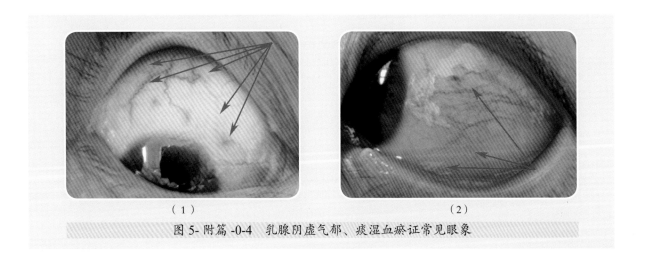

（1）　　　　　　　　　　　（2）
图 5- 附篇 -0-4　乳腺阴虚气郁、痰湿血瘀证常见眼象

如果在上述眼象中，当白睛乳腺部位呈现黯灰色实体岛、连接白睛血脉时，主乳腺气滞血瘀、湿郁气结兼风证。此时综合辨析，眼象亦表示乳腺阴虚气郁、痰湿血瘀证，但此时气滞血瘀、湿郁气结尤其明显。

五、望目辨"乳腺阳虚血瘀、痰气郁结、胆郁、经行愆期证"

"乳腺阳虚血瘀、痰气郁结、胆郁、经行愆期证"指由于乳腺阳虚导致血瘀、痰气郁结，并同时存在胆郁、经行愆期而形成的证候。临床可见乳房胀痛或寒痛，乳腺增生、经行愆期、色黯、量少、经期缩短，舌淡、齿痕、苔白厚，脉沉细、或细滑等。

望目辨"乳腺阳虚血瘀、痰气郁结、胆郁、经行愆期证"常见眼象：白睛乳腺部位黯灰色实体岛，血脉淡蓝色、细、沉；肾肝胆部位黯色弧形斑；胆部位黯色点，血脉弯钩、弯曲。按：白睛乳腺部位黯灰色实体岛连接淡蓝色、细、沉血脉主乳腺阳虚气滞血瘀、痰气郁结兼风证。肾肝胆部位淡黯色弧形斑主女子胞血瘀、冲任失调证。白睛胆部位黯色点主胆气滞血瘀，而以血瘀为主；血脉弯钩主胆郁证，血脉弯曲主病情变化、时间较长。胆郁、冲任失调多见经行愆期。综合辨析，眼象表示乳腺阳虚血瘀、痰气郁结、胆郁、经行愆期证（图 5-附篇 -0-5，张某，女，41 岁，2012-12-31）。

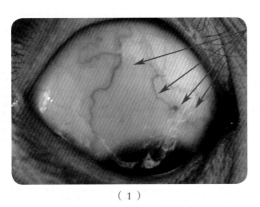 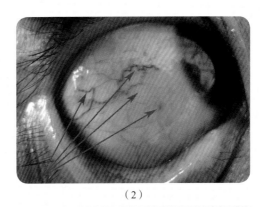

（1）　　　　　　　　　　　　　　　（2）

图 5-附篇 -0-5　乳腺阳虚血瘀、痰气郁结、胆郁、经行愆期证常见眼象

索　引

按笔画顺序排序

三画

八画

主要参考文献

［1］ 启玄子次注，林亿、孙奇、高保衡等奉敕校正，孙兆重改误．重广补注黄帝内经素问．明·嘉靖29年（1550）武陵顾从德翻刻宋刻本第二十二卷

［2］ 马元台、张隐庵合注．黄帝内经素问灵枢合编，上海锦章图书局藏版，1922年夏月印．

［3］ 晋·葛洪撰，梁·陶弘景增补，金·杨用道附广．肘后备急方·华阳隐居补阙肘后百一方序．北京：人民卫生出版社影印，1956．

［4］ 隋·巢元方．诸病源候论·目病诸候·卷二十八．北京：人民卫生出版社影印本，1955．

［5］ 唐·孙思邈原辑．银海精微．清·文德堂梓行

［6］ 李玉纯．现代眼科学．癸未医学出版社，1953．

［7］ 唐·王焘．外台秘要．北京：人民卫生出版社影印本，1955．

［8］ 元·华寿编，明·汪机续注．黄帝素问钞．明·万历四十年（1612）闽建乔木山房刻本卷之三．

［9］ 明·葆光道人．眼科龙木论．大文堂藏板

［10］ 明·王肯堂．证治准绳·杂病．上海：上海科学技术出版社，1959．

［11］ 明·傅仁宇．审视瑶函．清·文德堂梓行

［12］ 王延华，宋守道，宋国祥．眼与全身病．天津：天津人民出版社，1975．

［13］ 惠延年．眼科学（第6版）．北京：人民卫生出版社，1980．

［14］ 赵金铎．中医证候鉴别诊断学．北京：人民卫生出版社，1987．

［15］ 张崇孝．中医诊断学自学指导．西安：陕西科学技术出版社，1990．

［16］ 马居里，严惠芳．目络诊法刍议．陕西中医函授，1991，（6）：11．

［17］ 程绍恩，夏洪生．中医证候诊断治疗学．北京：北京科学技术出版社，1993．

［18］ 刘强．中医诊断十四法．北京：金盾出版社，1994．

［19］ 彭清华，朱文锋．中国民间局部诊法．长沙：湖南科技出版社，1995．

［20］ 陶昌华．目诊在临床上的应用．浙江中医杂志，1995，（4）：186．

［21］ 陈晓阳．略论仲景目诊的临床诊断价值．中医诊断学杂志．1996，2（2）：34．

［22］ 欧阳锜．中医症证病三联诊疗．北京：人民卫生出版社，1998．

［23］ 王付．仲景目诊探析．河南中医药学刊，1998，13（4）：6．

［24］ 孙曾祺，王兆淦．实用中医辨证论治学基础．北京：学苑出版社，1999．

［25］ 王启华．实用眼耳鼻咽喉解剖学．北京：人民卫生出版社，2002．

［26］ 李美玉，王宁利．眼解剖与临床．北京：北京大学医学出版社，2003．

跋

　　《书经·商书·说命下》曰："事不师古，以克永世，匪说攸闻。"著者遵循古训，并历经五十余年严谨临床，现在终于研究总结出了"望目辨证诊断学"理论与方法。

　　当形成相关眼象时，其中必有经络体系参与。但是，目前仅看到经络现象而尚未发现经络实体。不同脏腑罹患病证之后，"目"之有关部位出现相应特征，包括血脉特征，其气血运行必然发生病理变化，这些变化在现代科学领域出现何种病理改变，其数据如何，这些数据与中医学理论之间存在何种内在联系，这些内在联系所显现出的具体数据可否为中医诊断数据化、客观化提供依据等等，为我们在这些领域提出诸多值得深入研究的课题。恰当地解决此类相关课题，不仅可以使"望目辨证诊断学"现代化、客观化，而且有望使传统中医诊断学现代化、客观化，从而创建新的具有中国医学特色的医学理论体系。

　　本书至此仅是完成了学习和研究中医学过程中的一个阶段，未来的道路尚十分漫长。愿有志于献身中医事业的同仁们和各界关心中医学、热爱中医学的专家、学者和朋友们共同努力，为继承、发展中医学，更好地为人类健康而携手奋斗。

　　在写作本书过程中，自始至终得到中国中医科学院多位领导与同事的关心，特别是常务副院长刘保延首席研究员多年关注我的研究进展状况。爱妻沙秀云数十年如一日予以细致、周到的关心和帮助；计算机专业高级工程师袁忠强给予众多具体帮助，使我在写作过程中能够克服很多计算机方面的难题；中国科学院计算技术研究所研究员沈理教授也帮助解决很多计算机方面的问题。此外，先后有中国中医科学院姜岩、中国科学院赵树勤，以及王嫣、王婧、徐祖永、朱贵冬、马杰等诸多朋友和亲人帮助蒐集整理病例资料、了解和考察国内外研究信息动态，在此一并衷心致以诚挚的谢意！